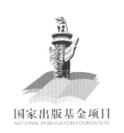

国家出版基金项目
NATIONAL PUBLICATION FOUNDATION

产前遗传病诊断
（第二版）中册

Prenatal Diagnosis of Genetic Disorders
（Second Edition）Volume II

陆国辉　张　学　主编

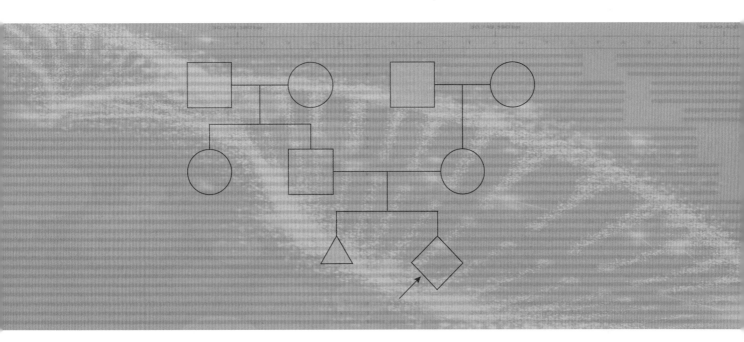

SPM 南方出版传媒
广东科技出版社 | 全国优秀出版社
·广 州·

目录
Contents

第三篇
临床遗传咨询

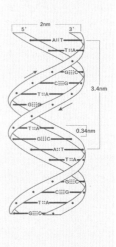

第十九章　内分泌系统疾病

第二十章　遗传性代谢疾病

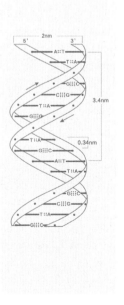

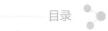

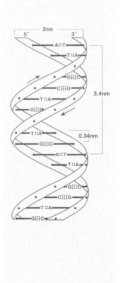

目录
Contents

第二十四章　眼科遗传性疾病

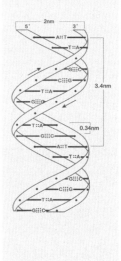

第三篇

临床遗传咨询

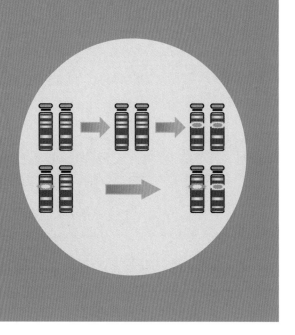

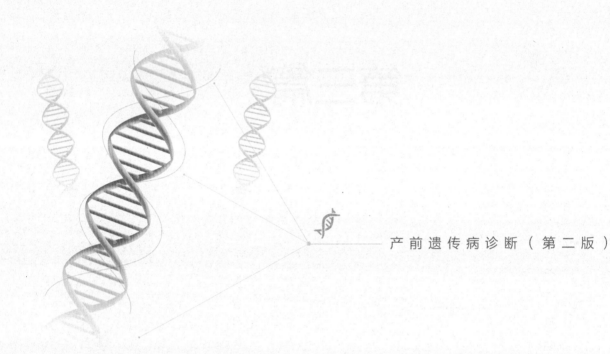

产前遗传病诊断（第二版）

责任编委：廖世秀　严提珍

第十八章

CHAPTER 18
染色体病

　　染色体是组成细胞核的基本物质，是基因的载体。由于染色体数目异常和结构畸变所致的疾病称为染色体病。染色体病分为常染色体病（autosomal chromosomal disorder）和性染色体病（sex chromosomal disorder）两大类。常染色体病共同的临床表现为智力障碍、生长发育迟缓和多发畸形，但由于额外的染色体所包含的基因不同，因此它们又有各自独特的临床表型。性染色体病患者共同的临床特征是性发育不全或两性畸形，有些患者仅表现为闭经、生殖力下降、行为异常和智力稍差等。

　　染色体病是常见的一大类遗传性疾病。现已发现人类染色体数目异常和结构畸变2万多种，染色体综合征200多种，其发生率在新生活婴中高达1/100，在一般人群中高达1/250[1]。通过对流产胚胎、死产婴儿、新生儿的调查发现，染色体异常占流产胚胎的50%～70%，占死产婴儿的10%，占新生儿死亡者的10%[2]。染色体病属于严重出生缺陷，即致死或严重致残，目前尚缺乏有效的治疗方法，预防染色体病的有效途径是通过产前诊断等手段发现染色体异常胎儿并选择性终止妊娠，对于符合指征的家庭也可以通过植入前遗传学检测手段筛选正常胚胎。

　　除了疑似染色体病综合征的患者应常规进行染色体检查外，其他需行染色体分析的临床指征还包括：①不明原因的生长发育迟缓、特殊面容、多发畸形、身材矮小、两性畸形和智力发育迟缓的患者；②具有原发性闭经或不明原因的继发性闭经的女性；③不明原因死产和新生儿死亡；④一级亲属中携带已知的或可疑的染色体异常；⑤原发性不育或习惯性流产的夫妇；⑥高龄妊娠；⑦肿瘤。

　　从诊断能力的角度来分析，几乎所有的染色体病都可以在出生前通过染色体核型分析和分子细胞遗传方法得到诊断。但是，由于一部分的染色体疾病在产前缺乏特征性的临床表现，因而在出生后才能被诊断出来。本章只重点介绍产前诊断中最常见的染色体数目异常和结构畸变，以及近年来发现和研究较深入的邻近基因综合征。

　　NIPT已经成为染色体数目异常（特别是21、13、18号染色体和X染色体）的常规产前筛查项目，对不平衡性染色体结构异常的筛查也逐步成熟，在临床遗传咨询门诊时需要密切与其他产前检查结果（特别是胎儿超声结果）相结合分析，以免漏诊。

第一节 染色体数目异常疾病

一、21三体综合征

21三体综合征（trisomy 21 syndrome）又称唐氏综合征（Down syndrome），Kohn Langdon Down 在1866年首先对该病进行描述。事隔近一个世纪，Lejeune等在1959年证实该病是因为额外多出一条21号染色体而导致。

21三体综合征既是产前遗传诊断中最常见的疾病，又是新生儿中最常见的非整倍体性染色体异常和由单个病因引起的智力低下（mental retardation），同时也是小儿科最常见的染色体异常[3]。21三体综合征在新生儿中的发病率为1/1 000～1/650，目前全球有近600万21三体综合征患者[4]；21三体综合征在死胎和流产胎儿/胚胎中的比例分别为1.3%和2.3%[5]。

【临床表型特征】

21三体综合征的临床表现与诊断要点见表18-1。其临床表现多种多样，累及人体不同的系统（表18-2），主要临床特征包括特殊面容（图18-1）、智力障碍、发育迟缓和肌张力减退等。

表18-1　21三体综合征的临床表现与诊断要点

项目	临床表现
特殊面容	头小而圆，枕骨扁平；上斜眼睑，眼距增宽；低鼻梁，小嘴，张口伸舌；颈短，小耳郭
肌张力低下	刚出生的患21三体综合征新生儿必有的体征，也是最常见的临床特征之一
智力低下	所有患者都表现出不同程度的智力障碍，其中大多数患者的智力障碍程度为中等到严重。智商（IQ）在25～60。30岁以后大多数患者脑组织的代谢和神经化学病理改变都与阿尔茨海默病相似，从而表现出阿尔茨海默病的临床特征
通贯掌和指纹	60%～85%的患者表现出通贯掌，呈双侧性或者单侧性出现。斗状指纹减少，而箕状纹增多
先天性心脏病	估计70%的患病胎儿都患有房室联合通道。30%～40%的成活患者患有房室联合通道或室间隔缺损
白血病发生	患者白血病发生率较正常人高出10～20倍。急性巨核细胞性白血病（acute megakaryocytic leukemia）的发生率比正常人高出200～400倍。作者曾总结过116例急性巨核细胞性白血病，其中43例患有21三体综合征。在这43例21三体综合征患者中，除了一例是12岁外，其余42例都是3岁以下的儿童。部分新生儿患者表现出短暂性急性白血病，或者类白血病反应，这种白血病会自发地完全缓解消失
体格发育迟缓	患21三体综合征的胎儿都有宫内发育迟缓，出生时的身长、体重都比正常儿低。随后的发育生长指标也落后于正常儿童
其他	包括免疫缺陷、血液生化改变以及十二指肠闭锁等其他器官先天畸形。几乎所有男性患者都患不孕症。21三体综合征胚胎或胎儿发生自然流产的比例为75%～80%

表18-2　21三体综合征主要临床特征及其发生率[11]

临床特征	频率（%）	临床特征	频率（%）
智力低下	100	中耳炎	50～70
肌张力低下	100	屈光不正	50
40岁后脑组织Alzheimer样病理改变	100	耳郭发育不良	50
男性不育症	100	伸舌	45
指纹异常	85	先天性心脏病	40～50
上斜眼睑	80	牙缺失和牙萌延迟	23
颈背或颈部皮肤松弛	80	甲状腺功能低下	4～18
早期反射消失延迟	80	白内障	15
腭部狭窄	75	胃肠闭锁	12
短头畸形	75	癫痫发作	1～13
听力问题	75	血液学问题：含铁异常	10
鼻梁扁平	70	血液学问题：暂时性骨髓增生性疾病	10
新生儿盆骨发育不良	70	腹腔疾病	5
第一、二趾间距增宽	70	血液学问题：贫血	3
手短而粗	65	寰枢椎不稳定性	1～2
视力问题	60	自闭症	1
第五指变短	60	白血病	1
张口	60	先天性巨结肠	1
通贯掌	55	新生儿类白血病反应	0.1
阻塞性睡眠呼吸暂停	50～75		

引自：陆国辉, 徐湘民. 临床遗传咨询 [M]. 北京：北京大学医学出版社, 2007.[11]

Bull MJ, Committee on Genetics. Health supervision for children with Down syndrome[J]. Pediatrics, 2011, 128: 393–406.

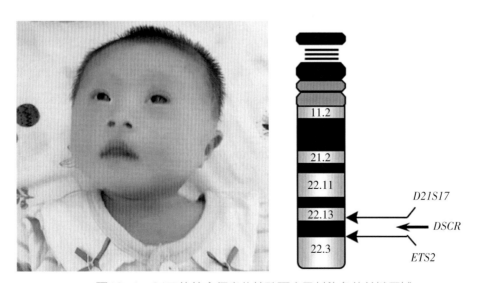

图18-1　21三体综合征患儿特殊面容及其染色体关键区域

【遗传因素】

21三体综合征的病因是21号染色体全部或部分基因重复。发病机制则是基因组异常的剂量效应（dosage effect）。由于每一条21号染色体都载有同样的基因，多余的21号染色体破坏了基因组遗传物质间的平衡，从而导致胎儿发育异常，表现出多种不同的临床特征。

21三体综合征的遗传方式呈显性。凡是出生后基因组变异是21三体的患者，都表达出21三体综合征的表现型。21三体综合征患者的染色体核型包括下列四种类型：

1. 21三体型（标准型）　染色体核型为女性47,XX,+21或者男性47,XY,+21，约占21三体综合征中的95%（图18-2）。是21号染色体在减数分裂过程中不分离或姐妹染色单体提前分离导致，其中95%发生在减数分裂过程中。绝大部分的减数分裂不分离属母源性，占93%，其中77.5%发生在减数分裂Ⅰ期；父源性减数分裂不分离仅占7%[2]。

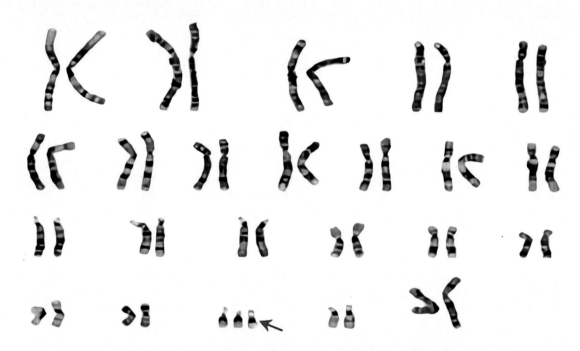

图18-2　女性标准型21三体综合征核型（47,XX,+21）

（引自：陆国辉. 产前遗传病诊断 [M]. 广州：广东科技出版社，2002.[3]）

2. 罗伯逊易位型　约占21三体综合征患者的4%。染色体数目为46条，其中一条是罗伯逊易位的染色体，通常由一条近端着丝粒染色体与一条21号染色体的长臂通过着丝粒融合而成，分为非同源罗伯逊易位和同源罗伯逊易位。非同源罗伯逊易位型最常见核型为D组与21号染色体形成的罗伯逊易位，如女性46, XX, der (13;21) (q10;q10), +21；或者男性46, XY, der (13;21) (q10;q10), +21（图18-3）。在由D组染色体与21号染色体组成的罗伯逊易位21三体综合征患者中75%属于新发，25%为家族性。同源罗伯逊易位21三体综合征患者核型为女性46, XX, der (21;21) (q10;q10), +21；或者男性46, XY, der (21;21)(q10;q10), +21，但较少见，大部分为21号染色体长臂复制形成的等臂染色体。

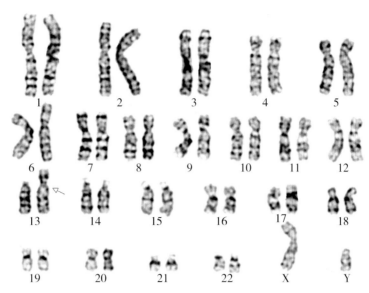

图18-3 男性罗伯逊易位型21三体综合征染色体核型——46, XY, der (13;21) (q10;q10), +21

3. 嵌合体型 是受精后体细胞有丝分裂染色体不分离的结果，通常由正常染色体核型和21三体核型的细胞株组成。嵌合体型21三体综合征患者表型比标准型的21三体综合征患者轻，在个体间有广泛的可变性，表型的严重程度与异常染色体核型所占比例有关。

4. 其他型 由染色体结构重排导致21号全部或部分重复，很罕见。

孕妇年龄与21三体综合征发生的关系已被肯定。21三体综合征胎儿的风险随着孕妇年龄的增加而升高，这种变化在孕妇超过35岁后更为明显（图18-4）。当孕妇年龄在30岁以下时，新生儿患21三体综合征的风险率是1/1 500～1/1 000。当孕妇年龄为35岁时，风险率是1/380。当孕妇40岁时，风险率增高到1/100，而在45岁时就达到1/25。由于大部分患病胎儿在出生前死亡流产，因此第二妊娠期的风险率比新生儿高，为1/270。对21三体综合征产前筛查时通常是利用母体血清生化标志来判断阳性与阴性的指标。但高龄孕妇生育21三体综合征患儿的机制尚不明确，目前关于发病机制的研究主要涉及染色体配对及重组异常、纺锤体组装检查点异常、"生物学衰老"假说、内分泌环境变化、卵母细胞嵌合选择模型以及维持DNA稳定性相关基因的SNP等[6, 7]。

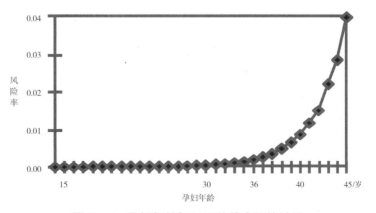

图18-4 孕妇年龄与21三体综合征的关系

（引自：陆国辉. 产前遗传病诊断 [M]. 广州：广东科技出版社，2002.[3]）

与标准型21三体型不同，罗伯逊易位型的核型只有46条染色体，其中包括一条异常的罗伯逊易位染色体。最常见的是D/G易位，又以14/21易位最多见。这一类型的21三体综合征通常属于散发性，占75%，与父方关系不大。属遗传性病例的父方或母方，则是罗伯逊易位染色体的携带者。几乎所有14/21、21/21罗伯逊易位的病理改变都属于母源性。14/21易位发生在成熟分裂Ⅰ期中染色单体进行互换之前，而随后的Ⅰ期、Ⅱ期分裂正常。大约82.4%的21/21罗伯逊易位染色体是21号染色体长臂复制而形成的等臂染色体，而不是易位的结果。

额外多余的一条21号染色体造成21三体综合征的发生。额外的全部或部分21号染色体导致mRNA产物增加和过度蛋白形成，进而破坏蛋白质内稳态[8]。据估计，第21号染色体含有600～1 000个基因。到目前为止，已有54个基因被定位和克隆在21号染色体的长臂。经过对部分21三体综合征患者的研究，证实与21三体综合征表现型相关的主要区域是21号染色体长臂上的一小片段，即21q22.13-q22.2，称为21三体综合征关键区域（Down syndrome critical region，DSCR）（图18-1）。它相当于DNA标记D21S17和ETS2之间约4Mb大小的片段，仅占21号染色体长臂的10%，估计含有50～100个基因。患者的基因型只要是DSCR三体性，其表现型就具有21三体综合征的典型临床特征。已有多个基因定位在DSCR上，其中包括*CBR*、*SIM2*、*HCS*、*ERG*和*GIRK2*等，*ERG*是癌基因[3]。所以，21三体综合征患者的肿瘤发生风险，特别是第七型急性髓细胞性白血病，远高于正常人群（表18-2）。

【实验室与辅助检查】

1. 实验室检测　根据特殊面容、肌张力低下、智力低下以及先天畸形（如心脏病）等典型临床表现，可以初步作出临床诊断。最后确诊需作染色体核型分析，发现21三体后，诊断便能建立。对出生后患者的染色体核型分析，通常采用外周血培养法进行。特殊面容和肌张力低下通常是新生儿患者具有的临床特征，是临床诊断的重要依据。核型为嵌合型的患者，常常表现出不典型的临床特征，必须与其他疾病进行鉴别诊断，建议采用染色体微阵列分析（CMA可以检出比例在20%以上的嵌合）；或者采用拷贝数变异测序（CNV-seq）技术进行检测，可检出比例在5%以上的嵌合。如果只表现出轻度的智力低下，要注意与脆性X综合征鉴别。作外周血核型分析是最好的鉴别手段。

2. 产前筛查与产前诊断方法　目前，临床上通常联合孕妇年龄、超声学检查和孕妇血清学检测，以及使用母体外周血胎儿游离DNA检测（即NIPT）进行21三体综合征、18三体综合征和13三体综合征的产前筛查方案。

（1）孕早期产前筛查　妊娠早期产前超声筛查一般是在孕11～13^{+6}周测量胎儿颈项透明层（nuchal translucency, NT）厚度和胎儿鼻骨（nasal bone, NB）完整性等。正常妊娠11～13^{+6}周胎儿NT随孕周略微上升，孕11周时NT的第95百分位数约为2.0mm，孕13^{+6}周时第95百分位数约为2.7mm。透明层增厚表现为颈背部均匀的无回声区增厚（图18-5）。在有些极度增厚的病例也可以表现为颈部水囊瘤。妊娠11～13^{+6}周NT增厚（≥3.0mm）的发生率为5%，其中半数最终发现或是染色体异常或是发生宫内死亡。75%～80%的21三体综合征胎儿表现为NT增厚，其他染色体异常如18三体综合征、13三体综合征的NT也可增厚，并且NT越厚，染色体异常发生风险越高[9]。NT增厚除了染色体异常风险率增加，还与多种胎儿病理情况有关，包括心脏畸形或心功能失调、胸腔占位改变、淋巴系统发育异常、骨骼系统发育异常、胎儿贫血以及宫内感染等[10]。

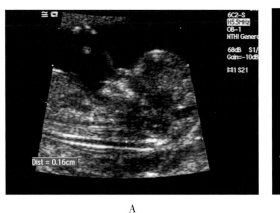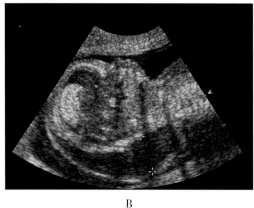

A   B

图18-5　颈项透明层检测

A. 孕12周正常胎儿NT测量，厚约0.16cm；B. 孕12周胎儿颈部NT增厚为0.55cm，染色体核型为21三体。（引自：陆国辉，徐湘民.临床遗传咨询 [M].北京：北京大学医学出版社，2007.[11]）

与NT一样，观察胎儿鼻骨的孕周也是在孕11～13^{+6}周，如果不见鼻骨回声或鼻骨回声低于鼻梁回声，可认为鼻骨缺失或发育不良。鼻骨缺失见于60%的21三体综合征、50%的18三体综合征及40%的13三体综合征胎儿，但也有1%～3%的正常染色体胎儿孕早期表现为鼻骨缺失[10]。其他超声标记如胎心率、颌面角度、静脉导管血流（ductus venosus）、三尖瓣反流（tricuspid regurgitation）等筛查21三体综合征均有不同程度的敏感性和特异性。

孕早期血清学筛查一般在孕11～13^{+6}周进行，主要测定指标为孕妇血清妊娠相关蛋白A（PAPP-A）和游离β-绒毛膜促性腺激素（free β-hCG）。表18-3显示了孕早期不同指标联合筛查21三体综合征的阳性检出率及假阳性率，可以看出联合的指标越多，筛查敏感性越高，假阳性率越低。

表18-3　孕早期联合筛查21三体综合征的敏感性与假阳性率[10]

筛查项目	敏感性（%）	特异性（%）
孕妇年龄≥35岁	30/50	5/15
孕妇年龄+NT	70～80	5
孕妇年龄+NT+NB	90	5
孕妇年龄+PAPP-A+β-hCG+NT	80～90	5
孕妇年龄+PAPP-A+β-hCG+NT+胎心率	90	3
孕妇年龄+PAPP-A+β-hCG+NT+NB	95	5
孕妇年龄+PAPP-A+β-hCG+NT+NB+胎心率	93	2.5
孕妇年龄+PAPP-A+β-hCG+NT+胎心率+颌面角度	94	2.5
孕妇年龄+PAPP-A+β-hCG+NT+DV/TR+胎心率	95	2.5

（引自：严英榴，杨秀雄.产前超声诊断学 [M].北京：人民卫生出版社，2012.[10]）

（2）孕中期产前筛查　孕中期胎儿21三体综合征的筛查项目与孕早期相似，包括孕妇年龄、既往染色体异常胎儿妊娠史、血清学生化指标测定及超声检查。

孕中期血清学筛查：一般在妊娠15~20^{+6}周进行，主要测定孕妇血清甲胎蛋白（alpha—fetoprotein，AFP）、游离β-绒毛膜促性腺激素（free β-hCG）、非结合雌三醇（uE3）及抑制素A（inhibin A）。妊娠21三体综合征胎儿时，孕妇血清β-hCG和inhibin A增高、AFP和uE3降低。结合孕妇年龄，在假阳性率为5%的情况下，阳性检出率可达70%~80%[2]。

筛查结果的评价和高危孕妇的处理原则：①孕妇年龄≥35岁、21三体综合征风险≥1/270、18三体综合征风险≥1/350者建议进行胎儿染色体核型分析。②AFP≥2.5MoM者建议复查和超声排查开放性神经管缺陷；AFP≥3.0MoM或复查后仍AFP≥2.5MoM，在超声检查未发现胎儿明显结构畸形时，建议做胎儿染色体核型分析。③产前筛查结果为低风险，但筛查指标AFP、游离β-hCG、uE3、inhibin A中的任何一项异常，建议遗传咨询并作为高危孕妇监测管理。④应尽可能对高风险孕妇进行胎儿染色体核型分析，在未作出明确诊断之前不得随意为孕妇做终止妊娠的处理。

孕中期胎儿超声检查：大部分染色体异常胎儿或多或少都存在解剖结构畸形，如先天性心脏病、全前脑等，但有些染色体异常胎儿出现的影像改变为非特异性，称为染色体标记或软指标，如NT增厚、肠管回声增强等。国际妇产科超声学会建议孕中期胎儿畸形超声筛查的孕周介于孕18~22周[9]。

并非所有的21三体综合征胎儿都有异常影像表现。据统计，孕中期仅16%~17%的21三体综合征胎儿影像图上表现出明显的解剖结构畸形，结合超声染色体异常标记，筛查敏感性为70%~75%，假阳性率为10%~17%。21三体综合征胎儿常见的解剖结构畸形主要是心内膜垫缺损、十二指肠狭窄或闭锁、水肿或体腔积液、法洛四联征、室间隔缺损、脐膨出、颈部水囊瘤、唇腭裂及马蹄内翻足等；超声软标记有鼻骨缺损或短小、NT增厚、轻度脑室增宽、肠管强回声、轻度肾盂扩张、草鞋足、脉络丛囊肿、心室内强回声点等。

孕妇外周血胎儿游离DNA产前筛查：基于高通量测序的孕妇外周血中胎儿游离DNA筛查21三体综合征、18三体综合征和13三体综合征，敏感性、特异性比血清学筛查高。

根据《孕妇外周血胎儿游离DNA产前筛查与诊断技术规范》，筛查目标疾病为21三体综合征、18三体综合征和13三体综合征三种常见胎儿染色体非整倍体异常。适宜孕周为孕12~22^{+6}周。

适用人群：①血清学筛查显示胎儿常见染色体非整倍体风险介于高风险切割值与1/1 000之间的孕妇；②有侵入性产前检测禁忌证者（如先兆流产、发热、出血等）；③孕20^{+6}周以上，错过血清学筛查最佳时间，但要求评估常见染色体非整倍体风险者。

慎用人群（检测准确性有一定程度下降，检出效果尚不明确，或按有关规定应建议其进行产前诊断的情形）：①孕早、中期产前筛查高风险；②预产期年龄≥35岁；③重度肥胖（体重指数>40）；④通过体外受精-胚胎移植方式受孕；⑤有染色体异常胎儿分娩史，但除外夫妇染色体异常的情形；⑥双胎及多胎妊娠；⑦医师认为可能影响结果准确性的其他情形。

不适用人群：①孕周<12周；②夫妇一方有明确染色体异常；③1年内接受过异体输血、移植手术、异体细胞治疗等；④胎儿超声检查提示有结构异常须进行产前诊断；⑤有基因遗传病家族史或提示胎儿罹患遗传病高风险；⑥孕期合并恶性肿瘤；⑦医师认为可能影响结果准确性的其他情形。

21三体综合征、18三体综合征、13三体综合征产前筛查和产前诊断流程见图18-6。

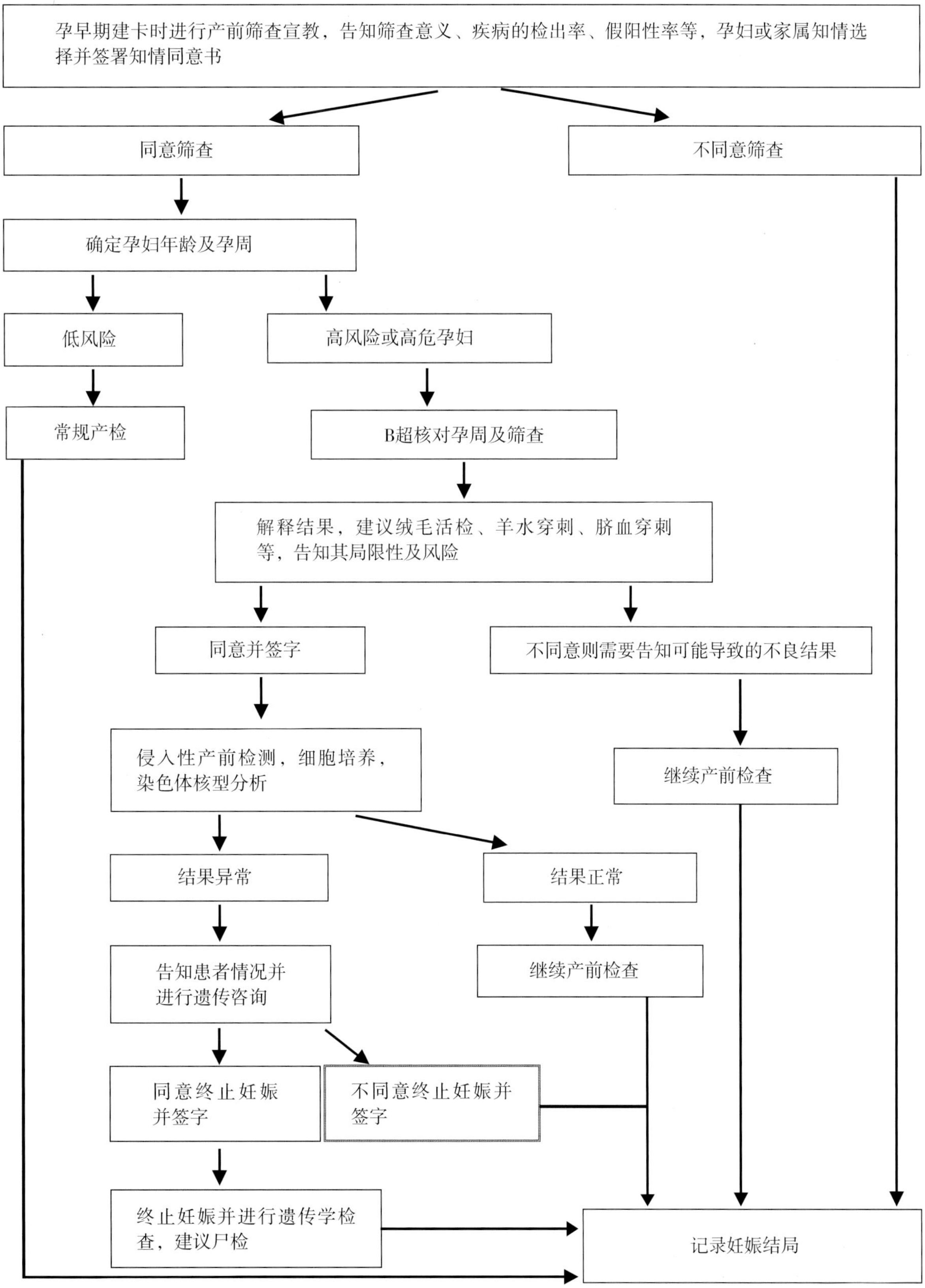

孕早期建卡时进行产前筛查宣教，告知筛查意义、疾病的检出率、假阳性率等，孕妇或家属知情选择并签署知情同意书

同意筛查　　　　　　　　　不同意筛查

确定孕妇年龄及孕周

低风险　　　　　高风险或高危孕妇

常规产检　　　　B超核对孕周及筛查

解释结果，建议绒毛活检、羊水穿刺、脐血穿刺等，告知其局限性及风险

同意并签字　　　　　　不同意则需要告知可能导致的不良结果

侵入性产前检测，细胞培养，染色体核型分析　　　　　继续产前检查

结果异常　　　　　结果正常

告知患者情况并进行遗传咨询　　　　继续产前检查

同意终止妊娠并签字　　不同意终止妊娠并签字

终止妊娠并进行遗传学检查，建议尸检　　　　　记录妊娠结局

图18-6　21、18、13三体综合征产前筛查和产前诊断流程

（3）胎儿染色体核型分析及分子遗传诊断方法　胎儿染色体核型分析包括绒毛、羊水和脐血细胞培养三种方法（详见第十三章）。胎儿染色体核型分析仍然是诊断染色体病的"金标准"。必要时可以进行染色体荧光原位杂交分析和染色体微阵列分析（详见第十三章）。

【诊断标准】

1. 临床诊断　具有特殊面容、肌张力低下、智力低下以及先天畸形等典型临床表现。

2. 实验室诊断　染色体核型为21三体型或易位型（包括嵌合体），其他实验室诊断21号染色体拷贝数为3。

3. 21三体综合征的产前诊断　以胎儿染色体核型分析为金标准，CMA、FISH、NGS、Q-PCR等产前实验室检测可以作为重要补充，同时结合超声检查。

4. 嵌合型21三体综合征的诊断　异常染色体核型≥2个，且分别在不同克隆或培养瓶。羊水细胞培养出现嵌合体，若嵌合体比例超过10%，一般建议孕妇进行脐带血穿刺复查，如果两次结果相同，则诊断为真性嵌合；如果第二次结果正常，则诊断为假性嵌合。对使用原位细胞培养方法得到的绒毛或羊水细胞克隆进行分析的结果准确性高。

5. 鉴别诊断　其他染色体异常。需要对由染色体结构重排所产生的含有21号染色体长臂上21三体综合征关键区域的衍生染色体进行细致分析，排除21号染色体长臂部分三体21三体综合征。

【治疗与预后】

目前对21三体综合征尚无有效的治疗方法。患儿寿命取决于有无严重的先天性心脏病、白血病、消化道畸形以及抗感染能力等。早期干预、定期体检、药物或外科对症治疗，以及良好的家庭环境和职业相关训练等可以改善患儿的发育状况，延长患儿寿命，提高患者生存质量。在医疗卫生条件较好的一些国家，目前开始采用"预期性指导（anticipatory guidance）"方案对患者进行治疗。该方案包括如下措施：

1. 在患者年满1周岁前，对先天性心脏病进行外科纠正。

2. 早期对患者进行定期的眼科检查以防治斜视。

3. 每年复查甲状腺功能，防治甲状腺功能低下。

4. 从6~8个月开始，定期进行听力检查，防治耳聋。

5. 对有神经症状或者计划参加体育活动的年纪较大的患者，定期对脊椎，特别是第一、第二颈椎进行检查，及时发现和防治由于第一、第二颈椎的不稳定性所造成的脊髓损害。

6. 主张将患者送进学前班受教育，改善智力发育。

随着医疗事业的进步，如先天性心脏病的外科手术治疗、免疫接种、抗感染、甲状腺激素治疗、白血病治疗、抗惊厥治疗等已明显改善21三体综合征患者的生存质量，其寿命由20世纪60年代的30岁，已提高到目前超过60岁。最近有研究报道利用X染色体失活机制尝试灭活额外的21号染色体，以达到治疗目的。

预防方法主要是开展和落实产前诊断工作。对于下列情况建议进行产前诊断：①羊水过多或过少；②产前超声检查怀疑胎儿可能有染色体异常；③产前筛查提示胎儿染色体异常高风险；④曾生育过染色体病患儿或夫妇一方为染色体异常；⑤孕妇预产期年龄≥35岁；⑥NIPT阳性等。

【遗传咨询与产前诊断】

　　向患者及其家属解释21三体综合征的表现型和在不同年龄组的发病率，解释筛查和产前诊断方法及其局限性，以及由此可能产生的后果或风险，提供确诊后的遗传咨询，明确各类基因型的再发风险率（表18-4和表18-5）。一般来说，生育过标准型21三体综合征患儿的孕妇的再发风险率比正常孕妇稍升高。如果该孕妇再次分娩时的年龄在30岁以下，其风险率约为1%。如果胎儿的核型属于罗伯逊易位或其他平衡易位类型，则应该对其父母做外周血核型分析。如果一对夫妇生下两个以上患儿，而且都属标准21三体型，则应该警惕其中一方是21三体的嵌合体（生殖细胞性）患者，并建议进行外周血核型分析。

表18-4　21三体综合征各种罗伯逊易位型再发风险率（%）

	D/21或21/22易位	21/21易位	21/其他染色体平衡易位
母源性	15.0	100	10.0
父源性	2.0	100	10.0
新发性	3.7	3.7	3.7

　　注　D：包括13、14、15号染色体。（引自：陆国辉，徐湘民. 临床遗传咨询 [M]. 北京：北京大学医学出版社，2007.[11]）

表18-5　标准型三体综合征再发风险*[11]

先证者三体和相关孕妇分娩年龄	三体再发时相关孕妇分娩年龄	相同三体再发风险	非相同成活三体再发风险
21三体			
任何年龄	任何年龄	升高2.4倍	升高2.3倍
<30岁	<30岁	升高8.0倍	
≥30岁	≥30岁	升高2.1倍	
所有成活三体**			升高1.6倍
所有成活非21三体		升高2.5倍	
所有流产三体**			升高1.8倍

　　注：*以标准发病比率（standardized morbidity ratio, SMR）表示，即产前诊断得到的三体综合征病例与相对孕妇年龄特异性发病率计算得到的病例之间的比值；**包括13、18、21、XXX、XXY三体。（引自：陆国辉，徐湘民. 临床遗传咨询 [M]. 北京：北京大学医学出版社，2007.[11]）

（廖世秀　陆国辉）

二、13三体综合征

　　13三体综合征又称为Patau综合征（Patau syndrome），是由于体细胞基因组额外多出一条13号染色体所致。该病于1960年由Patau首先报道。13三体综合征常引起胎儿严重的多发结构畸形，包括颅脑、颜面部及心脏等，胎儿预后极差，出生后几小时或几天内即可死亡，50%的患儿在出生后1个月内死亡，75%在出生后6个月内死亡，90%在1岁内死亡，能存活至3岁者低于5%，且有严重的脑发育迟缓及癫痫发作。活产新生儿中的发病率为1/10 000 ~ 1/6 000[2, 3, 10]。

【临床表型特征】

特征性表现：多发严重畸形，如前脑无裂畸形（图18-7）、轴后多指（趾）（图18-8）；枕骨区头皮缺陷和眼、鼻、唇畸形。

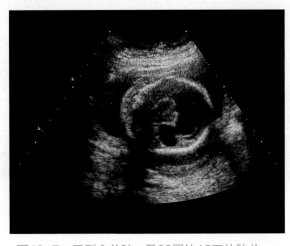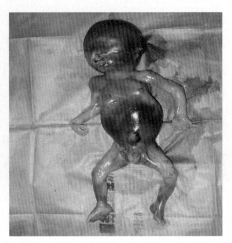

图18-7　无裂全前脑，孕23周的13三体胎儿　　　图18-8　轴后多指，引产后的13三体综合征

（引自：陆国辉，徐湘民. 临床遗传咨询 [M]. 北京：北京大学医学出版社，2007.[11]）

13三体综合征患儿出生时低体重，80%有全前脑缺陷，伴不同程度的嗅神经和视神经发育不良，严重的智力障碍。中度小头，前额后缩，两颞窄，矢状缝和囟门宽大；眼距宽，小眼畸形，虹膜缺损，视网膜发育不良；唇裂、腭裂或两者兼有（60%~80%）；耳聋，耳轮畸形，伴有或不伴有耳位低下；60%有通贯掌，手指多弓形纹，无名指有桡侧箕纹，指甲明显凸出狭窄，手指弯曲、多指（趾），足跟后突；皮肤松弛，前额毛细血管瘤，顶骨与枕骨区头皮缺陷，颈后倾。X线检查可发现头颅骨及肋骨异常，有时缺乏第一及第二脊椎，可见骶骨增生，骨龄落后，骨盆发育不良。约80%以上的患者有先天性心脏病，主要是室间隔缺损，余为房间隔缺损、动脉导管未闭和心脏右移位等。外生殖器发育异常，80%男性可有隐睾，阴囊畸形，女性可有双角子宫，阴蒂肥大及双阴道。此外，可有脐疝、腹疝、多囊肾等其他器官畸形。

【遗传因素】

13三体综合征发生的机制主要是由于生殖细胞减数分裂过程或合子后早期卵裂过程中的染色体不分离，核型及其频率见表18-6，其遗传病理包括：

表18-6　13三体综合征染色体核型分类及频率

核型类型	核型	频率
标准型	47, XN, +13	80%
罗伯逊易位型	46, XN, der (13;13) (q10;q10)	14%
	46, XN, der (13;14) (q10;q10)	
嵌合体型	46, XN/47, XN, +13	6%

注　N：女性为X，男性为Y。（引自：陆国辉、徐湘民. 临床遗传咨询[M]. 北京：北京大学医学出版社，2007.[11]）

1. 染色体不分离或染色体后期迟滞　由于生殖细胞减数分裂过程发生染色体不分离，产生13号染色体二体配子，受精发育的胚胎成为13三体。核型为47, XN, +13（女性时N为X，男性时N为Y）（图18-9）。属卵细胞减数分裂异常的占标准型13三体的90%，染色体不分离通常发生在M Ⅰ期，并与孕妇年龄有关。

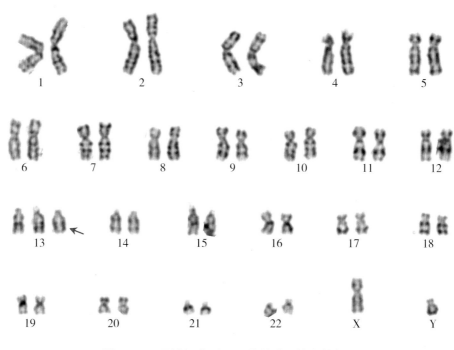

图18-9　男性标准型13三体综合征染色体核型

2. 家族性罗伯逊易位携带者　以13号和14号染色体易位为多见。约90%的13q/13q罗伯逊易位都是等臂染色体，并且通常为新发性。

3. 嵌合体　由于受精卵在早期有丝分裂过程中染色体不分离所致。

【实验室与辅助检查】

1. 外周血染色体核型分析　外周血染色体核型分析是诊断13三体综合征的"金标准"。对于嵌合型患者，往往需要加大外周血计数核型数目，或者采用CMA进行检测（可检出比例在20%以上的嵌合，但各不同实验室平台有差异），或者采用CNV-seq技术进行检测（可检出比例在5%以上的嵌合），必要时取患儿其他胚层来源组织（如皮肤）进行检测。

2. 超声影像异常　主要包括颅脑畸形的小头畸形和前脑无裂畸形，以双侧完全唇腭裂为特点的颜面部畸形，以轴后多指（趾）为常见的肢体畸形，以及脐膨出、多囊肾等。心脏畸形占90%以上。

【治疗与预后】

对于13三体综合征目前无特殊治疗，主要是对症治疗，患儿预后差，约80%出生后1个月内死亡，平均生存期130天，幸存者均有严重的智力障碍及其他畸形。若患儿合并有先天性心脏畸形，可对存活超过数月的患儿实行心脏外科手术。嵌合体患者存活时间较长。

【遗传咨询与产前诊断】

13三体综合征的产前筛查包括血清学产前筛查、产前超声筛查和孕妇外周血胎儿游离DNA产前筛查（同21三体综合征）。13三体胎儿影像图上很容易观察到畸形改变，尤其是当出现全前脑以及面部改变如眶间距短、中央唇裂等，可强烈提示胎儿13三体综合征；多指（趾）也是13三体综合征的特点之一，均为轴后多指（趾）；另外还可见其他一些异常影像图改变，如双肾增大、心脏畸形、颈部水囊瘤、小脑蚓部发育不良等。对于13三体综合征高风险胎儿，染色体核型分析可确诊，也可以用FISH方法应用13号染色体着丝粒探针探测经培养或未经培养细胞13号染色体数目，然后用核型分析最后确诊。由于13号和21号染色体中心粒NIPT、CMA和CNV-seq技术的临床诊断和产前筛查诊断应用，给13三体的产前诊断带来新的前景。

1. 有典型13三体或其他三体妊娠史者，其13三体或其他三体再发风险会升高（表18-6），需产前筛查和产前诊断，并行超声波检查。

2. 家族性罗伯逊易位携带者的再发风险为1%～5%。如果双亲之一为罗伯逊易位der (13;13)(q10;q10) 携带者，由于只能产生三体或单体的合子，几乎100%流产。

3. 有13三体生育史者，再次怀孕时必须行产前诊断。

（廖世秀　陆国辉）

三、18三体综合征

18三体综合征（trisomy 18 syndrome）是由于基因组多出一条18号染色体的结果。该病由Edwards在1960年首先报道，所以又称为Edwards综合征（Edwards syndrome）。活产新生儿的发病率为1/6 000～1/3 000，是仅次于21三体综合征的第二大常见三体综合征，死胎和死产率极高[3, 10]。

【临床表型特征】

主要特征性表现：胸骨短、钳状手和手指弓形纹过多，见表18-7。

表18-7　18三体综合征的临床表现

项目	临床表现
整体表型	生长发育迟缓、肌张力增高
特殊面容	小眼球、上睑下垂、白内障、角膜混浊、耳低位、耳郭发育不全、小下颌、偶有颅面裂
心血管	室间隔缺损、动脉导管未闭等
四肢	特殊握拳方式、指（趾）甲发育不全、拇指短小、并指（趾）、足内翻、摇椅形足底、足趾大而短
骨骼	胸骨短、肋骨细小、小骨盆等
神经系统	小脑发育不全、多小脑回、胼胝体发育不全、脊柱裂、偶有癫痫发作、严重精神发育迟滞等
其他器官	食管闭锁伴食管气管瘘、幽门狭窄、脐膨出、脐疝或腹股沟疝等

18三体通常过期分娩，胎动少，羊水过多，胎盘小及单一脐动脉；出生体重低，肌张力增高；发育迟缓，严重智力障碍。

颜面部畸形以小下颌畸形常见，可高达70%。唇/腭裂可在18三体中出现，但远较13三体为少。其他的包括小头，枕部突出；眶嵴发育不良，眼裂短，内眦赘皮，小眼球，角膜混浊；鼻梁窄而长，腭狭窄，下颌小，嘴小，耳位低，耳郭扁平、上端尖，形似动物耳；颈短；皮肤松弛，前额与后背多毳毛，大理石状皮肤。

胸骨短，乳头小；脐疝；消化系统异常包括肠旋转、肠管闭锁、胆管和肛门闭锁；脾异常；马蹄形肾，双囊肾，肾积水；骨盆狭窄；隐睾、阴蒂、大阴唇发育不良。

手指屈曲、重叠且姿势固定是18三体最具特征、最明显的畸形之一（图18-10）。双手呈特殊性握拳状，第3指和第4指紧贴手掌，第2指和第5指压在其上，手指弓形纹过多，约1/3患者为通贯掌；摇椅足，足跟突出，指（趾）甲发育不良。

头颅形态异常，草莓头颅是18三体的重要特征之一，发生率可高达45%。颅后窝池增宽，可见Dandy-Walker畸形，小脑小。部分病例可见脑膜膨出和脑室增宽，约1/3的18三体胎儿有脉络丛囊肿。

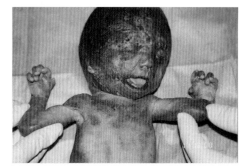

图18-10　18三体综合征的重叠屈曲指、小下颌、小耳等畸形

（引自：陆国辉、徐湘民. 临床遗传咨询[M]. 北京: 北京大学医学出版社，2007.[11]）

大约90%的18三体综合征胎儿都有心脏畸形，主要为室间隔缺损，动脉导管未闭，少数有房间隔缺损，主、肺动脉瓣异常及胸腔大血管异常等；其他症状有唇裂、腭裂、脊柱裂，脑膜膨出，双子宫，卵巢发育不良，短肢畸形。

嵌合体患者的临床表型变化大，视嵌合体水平不同，从近似正常到近似典型18三体综合征不等。

【遗传因素】

18三体发生的遗传病理基础是18号染色体的三体性导致遗传物质的异常。18三体发生的机制主要是卵细胞减数分裂过程的染色体不分离，但多数发生在卵细胞有丝分裂Ⅱ期，并与孕妇年龄关系密切。染色体核型为女性47，XX，+18（图18-11），或者男性47，XY，+18。嵌合体型18三体综合征的染色体不分离发生在体细胞的有丝分裂过程，形成47，XN，+18/46，XN核型。多重三体型，如48，XYY，+18。18三体综合征的核型分类见表18-8。

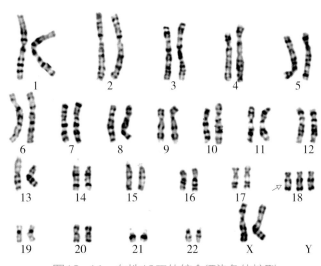

图18-11　女性18三体综合征染色体核型

表18-8　18三体综合征的核型分类

核型类型	核型	比率	遗传病理
标准型	47, XN, +18	80%	97%是由于卵细胞减数分裂过程中发生染色体不分离，70%为卵细胞减数分裂Ⅱ期姐妹染色体单体不分离，与孕妇年龄相关
嵌合型	46, XN/47, XN, +18	10%	由于受精卵在早期有丝分裂过程中染色体不分离所致
多重三体	48, XYY, +18	<10%	机制未明

注　N：女性为X，男性为Y。

【实验室与辅助检查】

1. 染色体核型分析　常规外周血染色体核型分析发现18三体。可以用FISH方法应用中心粒探针探测细胞中18号染色体的数目，羊水细胞培养胎儿染色体核型发现18三体即可确诊。目前NIPT、CMA、CNV-seq及MLPA等技术也广泛应用于18三体综合征的产前实验室筛查诊断。

2. 血清学产前筛查　孕中期母体"三联"血清生化指标筛查结果为"三低"，中位值为AFP≤0.75MoM，hCG≤0.55MoM及uE3≤0.60MoM。设假阳性为5.0%，"三联"检查可检出60%~80%的18三体胎儿。孕妇外周血胎儿游离DNA产前筛查18三体阳性检出率可高达90%~99%[11]。孕早期血清筛二联筛查（PAPP-A+free β-hCG）和联合NT筛查（PAPP-A、free β-hCG+NT），18三体阳性检出率达76.92%~83.33%。

3. 产前超声筛查　约75%的病例在孕早期胎儿会出现颈部透明层增厚，往往较明显，有些甚至呈水肿样。在孕中期影像图上几乎所有18三体综合征胎儿均有解剖结构异常，且为多发性异常。典型的影像图表现有草莓头、脉络丛囊肿及中枢神经系统畸形。特征性的握拳手指交搭、摇椅状足底、心脏畸形和羊水过多有助于产前诊断。脐带囊性包块（图18-12）可在孕早期被超声检出，当持续存在到中、晚期时，与18三体可能有关。

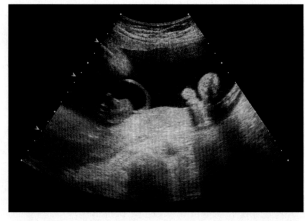

图18-12　26周双胎之一胎儿无心畸形，胎脐带囊肿

（引自：陆国辉，徐湘民.临床遗传咨询[M].北京：北京大学医学出版社，2007.[11]）

【治疗和预后】

主要是对症治疗。

患儿预后差，大多出生后不久死亡，平均寿命70天。30%的患者在出生后1个月内死亡，50%的患者在出生后2个月内死亡，1岁内死亡率高达90%。可幸运活至儿童期者，常伴有严重智力障碍和身体畸形。正常细胞比例高的嵌合体患者可存活达10岁以上。

【遗传咨询与产前诊断】

1. 一般措施与21三体综合征相同。

2. 孕期超声检查结合孕妇血清生化指标筛查和NIPT可以将大部分的病例筛查出来。

3. 核型异常者建议终止妊娠。

4. 有18三体或其他三体妊娠史者，18三体和其他三体再发风险会增高，按表18-4咨询。

5. 有18三体生育史者，再次怀孕时必须行产前诊断。

（廖世秀　陆国辉）

四、8号染色体三体综合征

8号染色体三体综合征又称为"Warkany's综合征"或8三体综合征，发病率为1/50 000～1/25 000，男女性别比约为5：1。通常情况下8三体是致死性的，占自然流产的0.7%～0.8%。目前临床报道的活产8三体综合征患者多为嵌合型8三体、8号染色体部分三体或者额外8号环状染色体[12-14]。

【临床表型特征】

8号染色体三体综合征临床表型变化多样，主要包括中/重度智力障碍、特殊面容（额头突出、眼窝深陷、鼻根宽、小下颌，突出的杯状耳）、生长缓慢、四肢发育异常（手掌、脚底深皱褶）、骨骼异常（髌骨缺失、脊柱畸形等）、关节活动差、指弯曲、先天性心脏病及胼胝体发育不全等；脚底深皱褶皮纹是其特征性表现[13, 14]。

单纯型8三体较少报道，其表型严重，多在婴儿早期夭折。嵌合体患者临床表型存在较大变异，严重程度与外周血核型分析异常细胞嵌合比例的关系目前尚不确定。目前认为嵌合型8三体患者普遍存在的表型是中至重度发育迟缓和手掌、脚底深皱褶。注意有白血病发生的风险。嵌合型的额外8号环状染色体临床表现和经典嵌合型8号染色体三体临床症状部分重叠，但整体而言相对较轻，据报道曾在正常成年人淋巴细胞分析中发现10%和27%嵌合比例的8号环状染色体三体[15]。

【遗传因素】

8三体嵌合型核型为47, XN, +8/46, XN或者47, XN, +r(8)/46, XN; 单纯型核型为47, XN, +8。

【实验室诊断】

8号染色体三体综合征的实验室诊断主要依赖外周血染色体核型分析和FISH检测技术。怀疑为8三体综合征或者外周血淋巴细胞为嵌合型8三体的患者，推荐进行皮肤成纤维细胞染色体核型分析。据报道，极少数情况下8三体染色体改变仅见于成纤维细胞。另外，需要注意的是某些情况下常规染色体核型分析易将8号环状染色体认作标记染色体。CMA对于低比例嵌合体的诊断能力有限，但是对于怀疑为额外8号环状染色体的患者可以辅助明确诊断[13-15]。

【诊断标准】

8号染色体三体综合征和其他染色体病临床症状有重叠，其诊断主要依赖实验室检查。FISH、染色体核型分析和CMA检测可确诊。

【治疗与预后】

8三体综合征患儿主要是对症治疗。单纯型8三体综合征预后差，多在婴儿早期死亡。预防该病的关键在于对高危孕妇进行定期产前检查和严格产前诊断。

【遗传咨询与产前诊断】

1. 遗传咨询

（1）尚无文献表明产前孕妇血清生化指标可用于8三体综合征的筛查。

（2）目前尚无文献报道对8三体综合征再发风险进行评估。

（3）单纯型8三体或者8号环状染色体三体产前诊断确诊后应尽早终止妊娠；嵌合型8三体可根据嵌合比例、超声检查表现和孕妇及家属意愿确定。

（4）注意嵌合型8三体存活患者有白血病发生风险升高的咨询。

2. 产前诊断　妊娠11～13周行绒毛活检取样或16～22周行羊膜腔穿刺抽取羊水，以及妊娠22周后行脐带穿刺抽取脐血进行胎儿细胞的染色体核型分析、FISH检测或者CMA检测。

（侯巧芳　霍晓东）

五、9号染色体三体嵌合体

9号染色体三体（简称9三体）和9号染色体三体嵌合体（简称9三体嵌合体）是罕见的染色体异常，目前世界范围内报道的案例不超过100例。9号染色体三体嵌合体大部分表现为孕期自然流产、死胎，少部分可以活产出生，但往往伴发多种先天畸形[16, 17]。

【临床表型特征】

9三体嵌合体往往具有明显的临床表型，例如特殊面容、发育迟缓、智力低下、先天性心脏病、骨骼、泌尿生殖系统、呼吸系统等异常。9三体嵌合体的临床表现具有异质性。其中面部异常，如低位耳、小颌畸形和球鼻普遍存在；约20%的病例出现唇裂；骨骼异常（包括髋关节脱位和关节挛缩）较常见；先天性心脏病、脑内病变、泌尿生殖系统畸形相对常见；其他症状如先天性膈疝、肺异常分叶较为罕见[17, 18]。

9三体和9三体嵌合体胎儿孕期主要表现为流产、宫内发育迟缓、死胎；产前超声检查可发现的异常包括：单脐动脉、NT增厚、鼻骨缺失、中枢神经系统异常（颅后窝囊肿、Dandy-Walker畸形、巨大枕大池、小脑蚓部缺失等）、下颌骨发育不全、心脏畸形、骨骼畸形（如腰骶脊柱裂）等。9三体大部分在孕早期流产，持续妊娠者胎儿在孕中晚期往往出现超声检查异常。仅有极少数9三体胎儿可以活产出生，且出生后多在新生儿早期死亡。据统计，12例9三体新生儿中仅有3例存活超过1周。20例9三体嵌合体胎儿中，11例孕中期前自然流产，1例死胎，其他8例活产出生；1例死胎患儿有严重的宫内发育迟缓。活产出生的9三体嵌合体患儿大部分有轻度的宫内发育迟缓，目前报道9三体嵌合体患者可存活至成人[16-18]。

【实验室与辅助检查】

9三体、9三体嵌合体和18三体、13三体等染色体异常临床表现部分重叠，其确诊依赖于实验室检查。染色体核型分析和FISH检测是确诊9三体和9三体嵌合体的有效手段。

【诊断标准】

FISH、染色体核型分析和CMA检测可确诊。

【治疗与预后】

9三体嵌合体患儿主要对症治疗。预防该病的关键在于对高危孕妇进行定期产前检查和严格产前诊断。

【遗传咨询与产前诊断】

1. 遗传咨询

（1）9三体和9三体嵌合体大部分为新发变异，原因不明。目前统计数据认为和孕妇高龄无明确关联。

（2）鉴于其严重致残、致死性，孕期超声如有可疑发现或者有生育史者建议产前诊断进行胎儿组织细胞染色体核型分析[18]。

（3）遗传咨询尤其是产前遗传咨询中，需要注意9三体和9三体嵌合体预后的区别。

2. 产前诊断　妊娠11～13周行绒毛活检取样或16～22周行羊膜腔穿刺抽取羊水，以及妊娠22周后行脐带穿刺抽取脐血进行胎儿细胞的染色体核型分析、FISH检测或者CMA检测。

（侯巧芳　霍晓东）

六、Klinefelter综合征

Klinefelter综合征（klinefelter syndrome, KS）由Harry F Klinefelter于1942年首次描述，为原发性小睾丸症或生精小管发育不良，又称XXY综合征或克莱恩费尔特氏综合征（简称克氏综合征），是由于男性患者细胞额外多出一条X染色体所致。据统计，KS在新生儿中发病率为1/1 000～1.5/1 000[1]。KS在男性不育患者中约占3%，在无精子症患者中约占13%，是引起男性性功能低下的最常见疾病。

【临床表型特征】

典型的Klinefelter综合征主要表型为身材高大、第二性征发育异常、不育和男性乳房发育。新生儿期就可见身长增大，5岁后身体生长速度开始加快，至青春期时表现为身材细长，并以下肢为明显。

Klinefelter综合征是男性不育的重要原因。患者出生时阴茎和睾丸就相对小，成熟期时生精小管呈玻璃样变性和纤维样变性，无精子产生。第二性征发育异常，表现为胡须、体毛稀少，阴毛分布似女性，喉结不明显。约半数的青春期患者的乳腺过度发育呈女性样。除个别47, XXY/46, XY嵌合体患者外，单纯型Klinefelter综合征都患无精症或少精症。

患者的智商较同龄对照组稍低，平均IQ为85～90，语言IQ低于动作IQ，有精神异常或精神分裂症的倾向。偶有表型包括糖尿病、甲状腺功能低下、乳腺癌、性腺细胞瘤等。Klinefelter综合征的表型随着X染色体数目的增多而趋于严重，主要表现在智力下降和机体发育畸形严重。

【遗传因素】

与其他性染色体数目异常综合征一样（表18-9），生殖细胞减数分裂过程中的染色体不分离是Klinefelter综合征的遗传病理，导致性染色体二体配子的产生。额外的X染色体导致精细胞发育障碍，位于X染色体上逃避X失活的基因剂量效应也可能是遗传病理之一。

染色体不分离可以发生在卵细胞分裂，也可以发生在精细胞分裂，各约占50%，前者与孕妇高龄相关，而后者与父方高龄无关。精细胞的染色体不分离只限于减数分裂Ⅰ期（图18-13），生成XY配子后与正常卵子受精便得到XXY合子。约3/4的卵细胞的染色体不分离发生在MⅠ期。

80%～85%的Klinefelter综合征的核型是47, XXY（图18-13）；嵌合体（47, XXY/46, XY）的约占15%；其余的为48, XXXY、49, XXXXY等。

成年Klinefelter综合征患者的睾丸活检组织显示，生精小管玻璃样化和纤维化，睾丸间质细胞（leydig细胞）增生、肥大，而幼年患者的睾丸组织几乎正常。

表18-9　常见性染色体数目异常综合征比较

综合征	核型	性染色体不分离		主要表型			精神社会行为
		母源性	父源性	体型	性发育	智力发育	
Turner综合征	45, X	30%	70%	矮小女性	不孕，索状卵巢	正常	少见
XXX综合征	47, XXX	90%；其中MⅠ：78%，MⅡ：22%	10%	女性，通常身材高大	通常正常	学习教育障碍（70%）	偶然发生
Klinefelter综合征	47, XXY	54%；其中MⅠ：75%，MⅡ：25%	46%；MⅠ：100%	身材高大男性	不育，睾丸发育不良	学习教育障碍（65%）	较差
XYY综合征	47, XYY	-	100%	身材高大男性	正常	正常	常见

（引自: 陆国辉, 徐湘民. 临床遗传咨询[M]. 北京: 北京大学医学出版社, 2007.[11]）

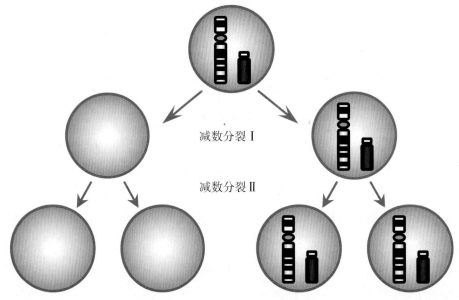

图18-13　XXY综合征发生机制

MⅠ：减数分裂Ⅰ；MⅡ：减数分裂Ⅱ。（引自: 陆国辉, 徐湘民. 临床遗传咨询[M]. 北京: 北京大学医学出版社, 2007.[11]）

【实验室与辅助检查】

1. 性激素水平检测　常规的性激素检测主要包括雌激素、孕激素、睾酮、催乳素、促卵泡激素及黄体生成素。Klinefelter综合征患者主要表现为睾酮低下，而促卵泡激素和黄体生成素升高。

2. 精液检测　Klinefelter综合征患者主要表现为精液量少、无精子。少数患者睾丸穿刺可见少量精子，但射精时无精子。

3. 细胞遗传学检测　细胞遗传学检测是Klinefelter综合征确诊的首选技术。如果染色体核型分析发现可疑但无法确认的X染色体或Y染色体时，可选择染色体微阵列技术检测拷贝数变异或行染色体FISH检测进一步确定。

4. 产前诊断　产前诊断方法同其他染色体数目异常疾病相同，以羊水和绒毛细胞染色体核型分析为主。近年来CMA的临床诊断使用，也给Klinefelter综合征的产前诊断带来了新的方法。

【治疗与预后】

迄今无特异性治疗，只能是对症处理和支持治疗；要特别注意有目的地向患者解释疾病的特点，解决患者的心理障碍。

1. 雄激素替代疗法　从12～14岁开始。先使用小剂量，根据反应情况，逐渐加量，以促进第二性征发育、心理和行为的发展，改善骨质疏松。雄激素可改善并维持第二性征，使患者体形男性化表征，性欲增强，但不能治疗已经闭锁的性细胞和已经增大的乳房。长期应用雄激素会引起前列腺增生，故从30岁起，应每年定期检查。

2. 外科治疗　纠正女性体态，恢复男性体态，如乳房发育者可行整形术，行脂肪抽吸术纠正女性体态。

3. 心理治疗　加强语言阅读和拼写方面的训练，注意精神病学、行为学方面的治疗。多关心和帮助患者，以解除他们的心理障碍，使他们愿意接受治疗，建立改善自我形象的信心。

4. 不育症　通过睾丸取精术获取少量精子，通过辅助生殖技术卵泡浆内单精子注射（ICSI），而得到后代。手术方式可分为传统的睾丸取精术和显微睾丸取精术（micro-TESE）ICSI治疗严重少精的男性不育，如采用患者的精子，必须谨慎，因为可能产生下代的异常。

5. Klinefelter综合征胎儿流产率高，占11%左右。其余在宫内无特殊异常表现，可存活到出生。

【遗传咨询与产前诊断】

1. 风险评估　Klinefelter综合征大部分是新发性的染色体异常，再发风险低，约<1%。但如果有Klinefelter综合征或其他三体生育史，其再发风险会升高，可按表18-9评估。

2. 该病与孕妇高龄有关，应对高龄孕妇做产前诊断。已生育过Klinefelter综合征患儿的双亲再次生育时，应进行行产前相关检查。

（廖世秀　陆国辉）

七、XYY综合征

XYY综合征1961年由Sandberg等首先报道，是一种较为常见的性染色体非整倍数异常，又被称为超男性综合征（superman syndrome）。其发病率约为1/1 000，在精神病患者人群中发病率约为2%。

【临床表型特征】

高身材，轻度不对称的脸，轻度的漏斗胸，轻度的翼状肩，长耳，瘦下巴。肌肉衰弱，协调性差，多数47, XYY男性是能生育的，带有多个Y的患者有智力发育不全，儿童期通常症状不明显，易造成漏诊[3]。XYY综合征的临床表现见表18-10。

表18-10　XYY综合征的临床表现

项目	临床表现
骨骼方面	骨骼的长度比宽度增加明显，尤其在头顶、手与脚。也可能会有轻微的漏斗胸。桡尺骨接合（radioulnar synostosis）情形也普遍存在于这些患者的身上
生长发育	可能会比一般人较为高大，出生时便比别人高，5～6岁之后更明显
中枢神经系统	智力正常，但也有可能会比家中其他成员稍低些。50%有学习障碍，讲话比较晚。动作障碍，精细动作较不协调，胸肌力量较弱
情绪问题	有人说Y越多越有暴力倾向，但尚未被证实。易怒、过动、注意力不集中等在青春期早期可能出现，但随年纪渐长反应可学习控制自己
生育与内分泌方面	此症患者睾酮的量较高，所以青春期时可能会长出很多青春痘。通常比其他人晚6个月进入青春期；大多数的患者可以生育下一代，而且生出染色体正常小孩
其他	隐睾、阴茎短、尿道下裂、心脏传导障碍

【遗传因素】

正常的男性只有一个Y染色体，如果核型的染色体数为47条，有2条Y染色体，则它的细胞染色体核型为47, XYY。47, XYY核型的形成大部分为新发变异，即其父亲染色体正常，但精细胞在进行第二次减数分裂时受到某种因素影响而造成Y染色体不分离而形成YY精子，YY精子与正常含X染色体的卵子结合后形成染色体核型为47, XYY的患者。亦有很少一部分患者是由其父亲嵌合体的47, XYY遗传而来。

【实验室诊断】

XYY综合征的临床确诊主要依赖于遗传实验室诊断，包括染色体核型分型、FISH、MLPA以及CMA等。

【治疗与预后】

一般对症处理和支持治疗；要特别注意有目的地向患者解释疾病的特点，解决患者的心理障碍。有生育障碍的患者可行辅助生殖技术助孕。

【遗传咨询与产前诊断】

胎儿染色体核型分析是产前诊断的主要方法。基于高通量测序的孕妇外周血中胎儿游离DNA检测也可以筛查出80%以上的XYY综合征。

（霍晓东　廖世秀）

八、Turner综合征

Turner综合征（Turner syndrome）是由于女性患者缺少一条性染色体或者X染色体的一部分，表现为身材矮小、性发育不全和一系列体质的发育异常等临床症状。最早在1938年由Turner首先报道，1959年发现其染色体核型为45, X。大约99%的45, X胎儿会发生自然流产，只有1%的胎儿能够出生。但该病仍然是常见的染色体疾病之一，在女性新生儿中的发生率为1/（2 500～5 000）[19]，在流产胎儿中发现的染色体异常中有约10%为45, X。

【临床表型特征】

　　Turner综合征的典型临床表现：身材矮小，生殖腺发育不良（通常是条索状），后发际低，颈蹼，胸平而宽、乳头间距增宽，心血管和肾脏畸形等[19]（图18-14）。99%以上的X单体都在28孕周前流产。然而，出生后Turner综合征的表现型却较轻，其原因尚不清楚。Turner综合征的临床特征见表18-11。

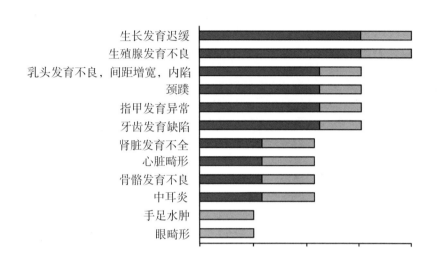

图18-14　Turner综合征常见临床表型特征与发生频率

浅阴影区示最高频率，深阴影区示最低频率。（引自：Saenger P. Turner's syndrome [J]. N Engl J Med, 1996, 335: 1749-1754.[19]）

表18-11　Turner综合征的临床特征

项目	临床表现
生长发育	出生时身材矮小，低体重；从出生到3岁，骨骼成熟迟缓；3~12岁，骨骼成熟基本正常，但身体生长速度减慢；12岁以后，生长速度减低，骨骼成熟也减慢。四肢骨骼所受的影响较躯干骨骼大，最终身高只达1.40m左右。患者有体重增加、肥胖的倾向
生殖腺与第二性征	卵巢发育不良是本病的临床特点。早期卵巢几乎正常却很快萎缩呈索状；多数患者青春期的卵巢无卵泡，已失去正常的功能；患者雌激素水平很低，促性腺激素水平增高，原发性闭经和不孕。10%~20%的患者表现出自然的青春期发育；2%~5%的患者尚可以经历初潮和规律性月经，但仅持续数月或数年，早期绝经。阴毛、外阴和乳腺等第二性征发育不良，程度则因人而异
躯干与四肢	出生时手、足背水肿。胸部宽阔呈盾状，乳头间距增宽，乳头发育不良，内陷，或两者兼有。骨骼发育不良，肘外翻，膝关节异常；第四掌骨和/或足庶骨短小。长骨末端异常，髋骨移位。指甲狭窄，高度凸出或深陷
颜面部	上颌骨狭窄，下颌骨相对较小。内眦皱襞。耳郭异常，多为突出。后发际低，颈蹼，颈短
牙齿	牙列拥挤，咬合不正
内脏器官	马蹄肾；心脏畸形多为主动脉狭窄、主动脉瓣狭窄和二尖瓣脱垂等

（续表）

项目	临床表现
皮肤	过多的色素痣，皮肤松弛，以新生儿期颈部皮肤为常见，有形成瘢瘤的倾向
智力与个性	智力在正常范围之内，但不如其正常同胞。某些患者会表现出感觉和空间思维异常，或方向辨别和空间定位困难。语言机能较差，童年患者常显示出顺从和消极的个性
其他	45, X/46, XY嵌合体的女性患者可能出现外生殖器两性异常，其中包括小阴茎、尿道下裂、腹腔隐睾等，并可能患性腺胚胎细胞瘤，其发生率为15%~30%

【遗传因素】

Turner综合征的遗传变化主要是减数分裂过程中发生性染色体不分离。由此产生的X染色体缺体配子与正常的配子受精，则形成X单体合子，即45, X。与常见的常染色体三体不同，Turner综合征的发生与孕妇年龄无关，大多数的减数分裂染色体不分离发生在父方（详见第四章）。这就是说，大多数Turner综合征的唯一的X染色体来源于母方，而X染色体来自父方的患者的临床症状通常更为轻微。

Turner综合征染色体核型除了45, X以外，还有多种嵌合体，如45, X/46, XX、45, X/47, XXX等，其临床症状表现程度与嵌合水平有关；也可由于性染色体结构异常，如X染色体长臂或短臂等臂i (Xq)/i (Xp)、长臂或短臂缺失Xq-/Xp-等（表18-12）。

表18-12　Turner综合征患者中不同核型及其频率

核型	在Turner综合征患者中的频率（%）[3, 20, 21]
45, X	40~50
45, X/46, XX	15~25
45, X/47, XXX; 45, X/46, XX/47, XXX	3
46, X, i (X) (q10) 兼有或者没有 45, X	15~18
46, XX, del (p22.3) ;46, XX, del (q24) ; 46, X, r (X) /46,XX	8
45, X/46, XY; 46, X, del (Y) ; 46, X, r (Y)	6~11
其他	2~8

Xq等臂染色体核型的患者具有典型的Turner综合征临床表现，X短臂缺失的患者表现为身材矮小和先天性畸形，而X长臂缺失的患者表型只有生殖腺功能不全，说明与Turner综合征关系密切的基因位于X短臂。已经发现Xp11.2-p22.1是Turner综合征的关键区域，Xq24区域与卵巢功能驻留相关[20]，其中位于Xp22和Yp11.3的*SHOX*基因单倍剂量不足与身材矮小、骨骼发育不良等相关[21]。r (X)的患者常表现为智力发育迟缓、面部畸形以及交流与行为障碍等自闭症特征，可能与位于Xq13的*XIST*基因有关[21]。

【实验室与辅助检查】

1. 内分泌检查　雌激素水平降低，青春期后脑垂体促性腺素升高。

2. NIPT对X染色体筛查。

3. 染色体核型分析　外周血染色体核型分析可确诊。

4. FISH和PCR等诊断方法可以对隐蔽的或低水平的45, X/46, XX、45, X/47, XXX等嵌合体进行诊断。

【诊断标准】

女孩出生时身材矮小，手、足背水肿，颈蹼以及后发际低，应高度怀疑为Turner综合征。成年患者常以原发性闭经和不孕为主诉。患者智力通常正常。根据身材矮小、颈蹼、胸平而宽、乳头间距增宽、卵巢发育不良、闭经、不孕和第二性征发育不良等的典型临床症状，对本病进行临床诊断并不困难。

【治疗与预后】

1. 早期发现，一旦确诊，应对Turner综合征的患者进行全面的身体检查，及时进行相应治疗。

2. 生长激素　从4～6岁起即开始使用生长激素，持续用到骨髓闭合，身高可增长5～10cm，最终有希望超过150cm。如到8～9岁时才开始用药者，须加用小剂量的氧甲氢龙（oxandrolone）。

3. 雌激素替代疗法　骨髓闭合后，即可开始周期性地应用雌激素，改善第二性征的发育，促进月经来潮，预防骨质增生，持续用药直至40～50岁。生长激素和雌激素的应用有助于患者的身心健康，并有利于不孕的改善。

4. 对核型为X/XY嵌合体的患者，应注意性腺胚细胞瘤的发生。定期进行常规超声检查和体检，或者做必要的性腺活检。建议在童年期实行剖腹探查术和必要的切除术。

5. 每年定期体检，持续终生。对有高血压、肥胖症、心肾异常及甲状腺疾病者，更要及时治疗和追踪观察。

【遗传咨询与产前诊断】

1. 遗传咨询　除了一般染色体异常的常规遗传咨询外，应注意针对Turner综合征的特殊性进行咨询。这主要包括解决患者生育能力的问题。由于智力正常，患者对个子矮小、第二性征发育不良、生育力缺乏等问题特别敏感并经常为此感到痛苦。因此，有目的地向患者解释疾病的特点并介绍患者到有关专科进行治疗是遗传咨询的重点。

2. 产前诊断　产前超声检查和胎儿染色体核型分析是产前诊断的主要方法。产前超声检查的重要表现包括水囊状淋巴管瘤和手足水肿等。胎儿染色体分析包括绒毛或羊水细胞核型分析。如检测到45, X核型即可确诊，但要注意其他核型的检测，特别是嵌合体的鉴定。

也有人通过测定孕妇血清生化指标来检测Turner综合征。伴水囊肿的Turner综合征孕中期的抑制素A和hCG水平升高，而不伴水囊肿时则降低。孕中期母体血清孕酮浓度的改变与Turner综合征有关。伴水囊肿的Turner综合征孕中期母体血清孕酮明显升高，可达2.11MoM，而不伴水囊肿者则为0.90MoM[22]。

（王　瑞）

九、XXX综合征

XXX综合征（XXX syndrome）最早由Jacobs在1959年报道，是比较常见的女性性染色体数目异常疾病之一，其发病率占女新生儿的1/1 000[23]。临床上最常见47,XXX核型，还有约10%为46,XX/47,XXX、47,XXX/48,XXXX、45,X/47,XXX或45,X/46,XX/47,XXX嵌合体[23]。

【临床表型特征】

47,XXX核型的女性一般不表现任何异常特征，但有少部分可能伴有生长发育异常和社会行为障碍等临床表现[24, 25]（表18-13）。因其表型不明显，许多XXX综合征在临床上并没有得到诊断，异常表型的发生比例可能比文献报道的更低。核型为48,XXXX的患者可表现出中等的智力低下，并伴骨骼异常如桡尺骨骨连接、第5指弯曲；第二性征发育不全，如腋毛、阴毛稀少，乳房小等，也可能出现生殖腺发育不良[23]。

表18-13　XXX综合征相关的临床表现

项目	临床表现
生长与发育	出生时平均体重较正常新生儿低，此后身材生长较快。一般青春期时，身高比同龄对照组高；成年人时，体形瘦高
智力与个性	偶见智商低于其同胞，平均智商为85～90。轻度的学习、语言和行动方面障碍。表现出低度自我认同，精神抑郁，被动，不成熟，人际关系差等社会行为障碍
生殖系统	多数患者的青春期发育、性生活及生殖功能正常。也有报道初潮晚的病例，月经量少，原发或继发不孕，绝经期提前。生育非整倍体后代的危险性稍高
其他	内眦赘皮、指弯曲、张力减退等轻度异常

【遗传因素】

导致XXX综合征发生的大部分（90%）染色体不分离变异都是卵细胞减数分裂过程中出现的染色体不分离，生成XX二体配子，其中4/5的变异发生在减数分裂Ⅰ期。与孕妇年龄有关，孕妇年龄越大，不分离发生的频率越高。在正常的女性体细胞中，失活X染色体仍然保持着部分具有活性的区域和基因，包括与Y染色体同源的拟常染色体区（PAR1和PAR2）和其外的部分基因；XXX综合征患者体细胞中虽然有两条X染色体失活，但染色体上的这些基因仍能逃避失活，保持活性，因此推测多余的X染色体对机体发育影响的机制可能与位于X染色体上的这些基因的剂量效应有关[23]。目前比较明确的是*SHOX*基因，在Turner综合征患者中因其单倍剂量不足可导致身材矮小，而在XXX综合征患者中由于过量表达导致身高较高[26]。

除了XXX的核型外，还有少见的48,XXXX变异型。其遗传学病理可能是出现了减数分裂Ⅰ期染色体不分离，然后在减数分裂Ⅱ期发生染色体单体迟滞失去一条X染色体，从而生成X三体配子，受精后便成为X四体。在合子后卵裂过程发生有丝分裂染色体分离失调的情况下，核型为47,XXX的合子可以发育为45,X/46,XX/47,XXX嵌合体胎儿[23]。

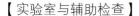
【实验室与辅助检查】

染色体核型分析可确诊。FISH和PCR诊断方法可以对嵌合体进行诊断。必要时可以进行心理和精神评估。

【诊断标准】

由于表现型不明显，给临床诊断带来困难。对怀疑是XXX综合征者，染色体核型分析可帮助确诊。

【治疗与预后】

患者潜在有出现行为、语言及学习方面障碍的危险，但是通常不需要特别的干预措施。在第二性征发育不良的情况下，可考虑补充雌激素。

【遗传咨询与产前诊断】

1. 遗传咨询　对XXX综合征的遗传咨询，应详细解释生长发育异常、社会心理障碍以及相关并发症发生的可能性。产前诊断中对于不伴有超声异常的47, XXX，应慎重选择是否终止妊娠。

患XXX综合征的孕妇，建议在妊娠早期作羊水染色体核型分析，以排除胎儿患有非整倍体染色体疾病。

2. 产前诊断　XXX综合征通常在宫内无特殊的异常表现，产前诊断出的病例一般都是在进行其他染色体异常产前筛查或诊断时偶然发现的结果。胎儿染色体分析包括绒毛或羊水细胞核型分析是主要的产前诊断方法。

（王　瑞）

十、XXXY和XXXXY综合征

XXXY和XXXXY综合征是由2条以上额外的X染色体引起的染色体病，表现为睾丸发育不良和性腺功能亢进等症状，因为其与Kinefelter综合征（47, XXY）症状相似而被认为是Kinefelter综合征的变异型，但由于此类患者有更高的先天畸形风险，以及更复杂的心理问题等，临床上应与Kinefelter综合征区别开来进行分析。48, XXXY在男性新生儿中的发病率为1/50 000，49, XXXXY在男性新生儿中的发病率为1/（85 000～100 000）[27]。

【临床表型特征】

XXXY和XXXXY综合征的临床特征见表18-14。

表18-14　XXXY和XXXXY综合征的临床特征

项目	临床表现
生长发育	48, XXXY可出现高大身材，而49, XXXXY则生长发育迟缓，身高低于平均水平
面部	头面部或器官畸形，主要表现为内眦赘皮、眼距宽、唇外突、斜视、下颌突出等
机体畸形	轻度肘发育异常，指弯曲，桡尺关节脱位或先天性肘错位
生殖系统	睾丸在儿童期和青春期均相对小，睾丸功能减退
智力与性格	严重的语言障碍和不同程度的智力缺损。性格胆小怕羞，对外界环境变化敏感和低挫折情绪障碍等
其他	15%～20%的49, XXXXY患者会出现先天性心脏畸形

【遗传因素】

导致XXXY和XXXXY染色体异常的遗传学病理由生殖细胞减数分裂Ⅰ期和Ⅱ期染色体不分离所致。XXXY的减数分裂染色体不分离发生在父方和母方的概率各为50%，而XXXXY的减数分裂染色体不分离几乎都发生在母方[28]。

【实验室与辅助检查】

染色体核型分析可确诊。

【诊断标准】

主要表现为智力下降、不育、生殖器畸形和机体畸形等，且临床表型随着X染色体数目的增加而趋于严重和早现，因此对XXXXY染色体异常的诊断平均年龄要低于XXXY[29]。染色体核型分析是确诊的方法。

【治疗与预后】

使用睾丸激素补充疗法。

通过语言训练和物理治疗等进行早期干预和刺激。

【遗传咨询与产前诊断】

1. 遗传咨询　通常不育，应做好心理疏导工作，建立改善自我形象的信心。

2. 产前诊断　胎儿绒毛或羊水细胞染色体核型分析是主要的产前诊断方法。超声检查常可见羊水过多、囊肿状水瘤、畸形足、小阴茎等。

（王　瑞）

十一、XXXXX综合征

XXXXX综合征（pentasomy X syndrome）是一种罕见的性染色体数目异常综合征，至今仅有约30例病例报道[29]，其染色体特征为比正常女性多3条X染色体。

【临床表型特征】

XXXXX综合征患者临床表型多样，通常表现为严重的发育迟缓，颅面畸形，四肢短小且常伴骨骼畸形、心血管畸形以及泌尿系统畸形，也有少数病例发现其免疫功能异常，易发生感染，外生殖器外观通常正常但性腺功能低下[30]。

精神运动发育迟缓常见语言障碍，IQ在20～75。颅面畸形包括小头畸形、小下颌畸形、斜头畸形、眼距过宽、眼裂外上斜、鼻梁低平、小耳。骨骼畸形以指弯曲、重叠趾、桡尺骨融合等多见，还可有关节脱位或半脱位、马蹄内翻足、脊柱侧凸。心血管畸形中大部分为动脉导管未闭，有时可见腹侧中隔缺损、主动脉和肺动脉狭窄。泌尿系统畸形包括马蹄肾、多囊肾或者肾发育不全。

【遗传因素】

XXXXX综合征的发病机制是由于卵细胞生成过程中连续两次减数分裂X染色体均不分离导致，与孕妇的年龄无关[31, 32]。

【实验室与辅助检查】

1. 超声检查可发现胎儿对称性宫内生长受限，颈背部皮肤增厚，桡尺骨融合，心血管畸形等。

2．分子遗传学连锁分析可用于判断额外多出的X染色体的来源。

3．FISH技术。

4．NIPT作为筛查技术，异常者通过分析细胞遗传学检测技术确诊。

5．染色体核型分析和CMA检测。

【诊断标准】

超声异常影像；NIPT提示X染色体数目异常或Z值高；FISH、染色体核型分析和CMA检测可确诊。

【治疗与预后】

无特殊治疗方案，主要对症治疗。预后极差，尚无成年人报道，存活至儿童期者，常伴有严重的智力障碍和身体畸形。

【遗传咨询与产前诊断】

1．遗传咨询

（1）目前认为孕妇高龄与XXXXX综合征没有关联。

（2）XXXXX综合征的胎儿宫内表现无明显特征性，目前少量研究报道发现胎儿宫内生长受限、颅面畸形、骨骼畸形、心血管畸形，四肢短小及部分表现为一过性胎儿水肿综合征。

（3）尚无文献表明产前孕妇血清生化指标可用于XXXXX综合征的筛查。

（4）NIPT有利于提高XXXXX综合征的检出率[33]。

（5）尚无父母性染色体异常的报道，亦无文献对其再发风险进行评估。

（6）产前诊断确诊后应尽早终止妊娠。

2．产前诊断

（1）妊娠11～13周行绒毛活检取样或16～22周行羊膜腔穿刺抽取羊水，以及妊娠22周后行脐带穿刺抽取脐血进行胎儿细胞的染色体核型分析。

（2）FISH技术具有快速、敏感等优点，也可准确诊断嵌合体[34]。

（3）CMA给XXXXX综合征的产前诊断带来了新的方法。

（尹爱华）

十二、三倍体综合征

三倍体综合征（triploidy syndrome）是指比正常二倍体多了一套单倍体染色体，染色体总数为69，有3条性染色体，是产前诊断中最常见的多倍体。99%的三倍体胎儿不能成活出生，大部分于妊娠早期流产，是孕早中期自然流产最常见的原因之一[35, 36]，仅约1/5 000可存活至16～20孕周[37]。

二倍体/三倍体混合综合征（diploid/triploid mixoploidy syndrome，DTMS）由于并非所有细胞系都受影响，其临床特征往往较温和，与三倍体综合征患者极易早期流产不同，二倍体/三倍体混合综合征患者可存活更长时间[38]。

【临床表型特征】

三倍体综合征的临床特征：大胎盘伴葡萄样变，发育障碍，第三、四指并指。三倍体的表型与基因组印记相关，父源性基因的表达影响胎盘的发育，而母源性基因的表达对胚胎的发育极为重要（表18-15）。

表18-15　三倍体的异常染色体亲源性与表型的关系[11]

项目	父源性	母源性
胎儿发育	胎儿小，宫内发育迟缓	胎儿发育差，通常早期流产
胎儿畸形	先天性心脏病，并指	
胎盘变化	大胎盘，局部性葡萄样变	小胎盘，无葡萄样变
其他	羊水过少	

（引自：陆国辉，徐湘民.临床遗传咨询[M].北京：北京大学医学出版社，2007.[11]）

根据额外多出的一套单倍体染色体的亲本来源对应的胎儿及胎盘的表现形式可分为两型。Ⅰ型：父源性三倍体常表现为孕中期以后局部性葡萄样发育的囊状大胎盘。Ⅱ型：母源性三倍体则以早期流产或严重胎儿发育障碍，头大身小，胎盘细小不发育但无葡萄样变等为特点[39]。

能存活的三倍体患者通常表现为严重宫内生长受限，头围及腹围不成比例，神经系统畸形，先天性心脏病，泌尿系统畸形以及肢体发育异常，以第三、四指并指畸形最常见，还有通贯掌、特征性马蹄内翻足等[40]。神经系统畸形常见脑血肿和小脑发育异常，先天性心脏病多为室间隔缺损。泌尿系统畸形包括肾囊性发育不良和肾盂积水。男性可有尿道下裂、阴茎过小、隐睾。还可发现颅顶发育不良，后囟大，眼距宽，鼻梁低，耳位低且畸形，小颌，色素过多或不足或两者均有等。

二倍体/三倍体混合综合征患者的临床表现形式多样而无明显特征性表现，主要包括：生长发育迟缓，低血压，不同程度的智力障碍，并趾（指），向心性肥胖，皮肤的异常色素沉着及躯干、脸部和身体的发育不对称[41]，生殖器及神经系统异常等[42]。

【遗传因素】

三倍体的核型分三种，即69, XXX、69, XXY和69, XYY，发生机制包括双雄受精和双雌受精两种。若三倍体是双雌受精，三种性别比例分别为1∶1∶0；若三倍体是双雄受精，则三种性别比例为1∶2∶1[43]。

双雄受精分两种，由两个单倍体精子同时与一个单倍体卵子受精或由一个二倍体精子和一个单倍体卵子受精。双雌受精是指一个单倍体精子与一个二倍体卵子结合的受精。

卵细胞减数分裂异常是二倍体卵子发生的主要原因，发生在减数分裂Ⅱ期的占67%，减数分裂Ⅰ期的占22%，由两个卵子融合而成的二倍体卵子罕见。

三倍体中以两个精子同时受精的双雄受精最常见，占三倍体综合征总病例的66%。其次，由精细胞减数分裂过程中发生染色体不分离导致的二倍体精子与一个正常卵子结合的双雄受精占24%。由卵细胞减数分裂过程中发生的染色体不分离导致的双雌受精仅占10%[44]。

二倍体/三倍体混合综合征是由于受精卵分裂时发生错误，导致一个个体中同时存在两种不同核型的细胞系。目前有三种假说解释DTM综合征的形成：①第二极体的卵原核并入二倍体受精卵的一个卵裂球。②第二个精子原核并入二倍体受精卵的一个卵裂球。③二倍体胚胎和三倍体胚胎的融合[45]。

【实验室与辅助检查】

1. 孕妇血清学检查　父源性三倍体可见hCG和AFP升高，PAPP-A降低，母源性三倍体hCG、AFP和PAPP-A均降低。

2. 超声检查　在孕早期、孕中期可发现非对称性胎儿宫内生长受限，腹围极小。父源性三倍体还可见胎盘增厚或极多葡萄样结构，胎儿发育差，羊水过少，而母源性三倍体可见胎盘严重发育不良。其他改变包括NT增厚、单脐动脉、偶有羊水过多，合并其他畸形可见相应的影像图改变。

3. 分子遗传学连锁分析　有助于判断额外多出的一套单倍体染色体的来源。

4. NIPT作为筛查技术，异常者通过分析细胞遗传学检测技术确诊。

5. 产前诊断染色体核型分析和CMA检测可确诊。

6. DTM综合征大部分三倍体核型在成纤维细胞中，少部分可在外周血淋巴细胞中发现，可行流式细胞技术、皮肤活检、外周血染色体核型分析等，极易漏诊[46]。

【诊断标准】

孕妇血清学检查指标异常；孕早期、孕中期超声提示非对称性胎儿宫内生长受限，腹围极小，胎盘及胎儿有相应的异常影像；NIPT提示X染色体数目异常或Z值高；产前诊断染色体核型分析和CMA检测确诊。

二倍体/三倍体混合综合征大部分三倍体核型存在于成纤维细胞中，外周血淋巴细胞中存在的三倍体核型由于含量较少而无法被常规染色体核型分析检测出来。因此，单纯的流式细胞技术、皮肤活检以及外周血染色体核型分析等结果正常均不能完全排除二倍体/三倍体混合综合征。

【治疗和预后】

无特殊治疗方法。三倍体综合征流产率达99%，少数幸存者大多数为嵌合体型，大部分在产后1h内死亡，尤其是双雌受精性三倍体，能存活1个月者罕见，双雄受精性三倍体相对可短期成活，有报道最长存活时间为40周。

三倍体综合征的胎盘病理改变可在孕晚期诱发母体早发性重度子痫前期，增加妊娠风险。

【遗传咨询与产前诊断】

1. 遗传咨询

（1）双雌受精性三倍体的再发风险不升高，双雄受精性三倍体的再发风险为1%~3%。

（2）再次妊娠时要警惕恶性葡萄胎的出现，孕期监测母体血清hCG变化，定期超声检查，严密随访。

（3）妊娠过程出现胎儿生长受限、胎盘增厚和小水泡样改变现象时，要注意与一般胎儿生长受限、胎盘早剥和父源性单亲二体引起的完全性葡萄胎进行鉴别。

（4）暂无二倍体/三倍体混合综合征再发报道，当怀疑DTM综合征时，建议行绒毛或羊水染色体核型分析，出生后可行流式细胞技术、皮肤活检等，但结果正常也不能完全排除二倍体/三倍体混合综合征的可能。

2. 产前筛查与产前诊断

（1）非侵入性产前基因检测。

（2）妊娠11~13周行绒毛活检取样或16~22周行羊膜腔穿刺抽取羊水进行胎儿细胞的染色体

核型分析。

（3）非侵入性产前基因检测和CMA检测也给三倍体的产前筛查和产前诊断带来了新的方法。

（尹爱华）

第二节　染色体结构异常疾病

一、猫叫综合征

猫叫综合征1963年由Lejeune等[47]首先报道了猫叫综合征，它是一种由于5号染色体短臂不同长度片段缺失导致的以特殊面容、严重智力障碍、小头畸形、精神发育异常、哭声小且似猫叫等为主要临床表现的染色体遗传病。早期国外报道该综合征在新生儿中的发病率为1/50 000～1/15 000[48]，女性多见，在智力障碍患者中发病率<1%。与该猫叫综合征特征性猫叫临床表型相关的缺失断裂点通常位于5p15，并延伸至端粒区，关键缺失区域位于5p15，大小为10～45Mb，但染色体的缺失通常延伸至端粒区[48]。

包括5p15片段的不同的染色体5p缺失也有被称为5p缺失综合征。与猫叫综合征不同，该综合征缺失断裂点可位于5p不同的区域，缺失区域大小为540～40 960Mb，临床特征及严重程度取决于缺失的位置和片段大小（图18-15）[49]，临床表型与5p染色体不同片段缺失之间的关系有待于进一步研究。

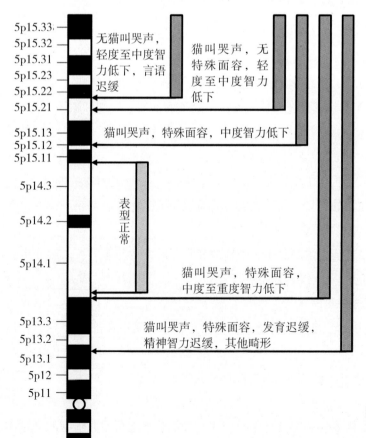

图18-15　5p不同缺失位置及大小可导致不同的临床表现[49]

【临床表型特征】

猫叫综合征患者的临床表现见表18-16。患者最典型的临床特征是新生儿期尖锐的、猫叫样哭声，一年后逐渐消失。在临床上，对于1岁以上的患儿应注意询问其1岁内哭声情况，防止漏诊，并注意与5p缺失综合征相鉴别。

表18-16　猫叫综合征患者的临床表现[47-52]

项目	最常见表型	常见表型	罕见表型
面部*	鼻梁宽、短人中、内眦赘皮、耳位低、上颌扁平、圆脸（满月状）	眼间距过宽、面部不对称、外眦下斜、短颈、上唇薄、嘴唇异常	小头畸形（6.25%）、面部肌肉张力低下（15.62%）、面部色素沉着、前额小、小睫毛、平枕
口腔	下颌后缩（90%）、前牙开咬（63.3%）、安氏Ⅱ类错牙、口周围肌肉张力减退（96.8%）	高腭弓（55%）、巨牙、巨口	巨舌症、釉质发育不全、牙发育不全、牙移位、多生牙、颞下颌关节紊乱（15.38%）
生长发育	出生体重低、出生后生长发育迟缓、智力低下（几乎100%出现，常见IQ<20）、运动功能发育迟缓		
其他	先天性心脏病、肌张力低下、腹直肌分离、腹股沟疝、通贯掌、指（趾）蹼、指（趾）融合、脊柱侧凸		

注：*随着年龄增长，患者面部特征也会发生变化，在年长患者中，巨口、长脸、脊柱侧凸较为明显，还可出现早老面容。童年期肌张力低下，到成年期则转变为肌张力过高。

【遗传因素】

在配子形成过程中的细胞分裂期，在细胞分裂过程中染色体不能准确排列，染色体配对成分不能正常交叉重组。若父母为染色体平衡易位携带者或臂间倒位携带者，在减数分裂期间可因不平衡分离生成染色体部分缺失的配子，与另一正常配子受精后即为杂合性缺失的合子。88%的病例为新发缺失变异，12%的病例由双亲之一为染色体相互易位或倒位引发。5p14.1-p15.33区域含有TERT、SLC6A3、SEMA5A、MARCH6、CTNND2、CDH18、CDH12、CDH10、CDH9等9个重要基因，这些基因的单倍剂量不足（haploinsufficient），可能与发育迟缓、智力障碍及发音异常等有关。5p15.2是猫叫综合征的致病染色体区域，其中CTNND2为关键基因，该基因编码的蛋白在维持成熟大脑皮层的树突棘及树突中起重要作用，但不参与其形成过程[48]。

【实验室与辅助检查】

包括染色体核型分析、FISH、实时定量PCR、MLPA、CMA、基于低覆盖度高通量测序的拷贝数变异检测（CNV-Seq）等技术。

【诊断标准】

1. 临床诊断　包括体格检查（身高、体重、体重指数、头围、头颈部、脊柱与四肢、腹部、外生殖器等）、心电图、心脏B超、智力和行为评估、脑电图、脑MRI等。患儿出生后有猫叫样哭声，随年龄增长而逐渐消失，2岁后不再出现。B超检测发现主动脉瓣狭窄的胎儿病例是该病产前诊断的重要对象。

2. 染色体5p上基因组CNVs的判读　对于临床上检测出的CNVs，根据《染色体基因组芯片在儿科遗传病的临床应用专家共识》的规范要求进行分析判读，主要包括CNVs区间大小、CNVs区间内包含及邻近的基因及数目，结合相关数据库资料（如DECIPHER、DGV、UCSC、ECARUCA、OMIM等）进行比较[53]。

【治疗与预后】

猫叫综合征治疗应采用包括康复理疗、心理、发育行为、营养、神经科、眼科、耳鼻喉科、骨科、外科等在内的多学科参与的综合管理模式，根据不同患儿的表型特征，针对不同的相关问题进行有效干预，同时应定期进行随访观察。患者病情预后差。

【遗传咨询与产前诊断】

1. 由于多数猫叫综合征患者为新发变异，少数患者属家族遗传。患者的遗传学病因一旦确诊，发现致病性CNVs，必须对其双亲进行验证，以明确致病性CNVs的父母起源。新发性亚端粒重组者的再发风险为3%～5%；家族性亚端粒重组者的再发风险为10%～15%[48]。

2. 若先证者父母之一携带患儿具有的致病性CNVs，则再生育风险为50%。

3. 若先证者父母均不携带患儿具有的新发致病性CNVs，则其再生育类似疾病患儿的风险<1%，但由于可能存在生殖细胞嵌合的现象，其生育类似疾病患儿的风险比一般人群要高。

4. 若有该综合征家族史或生育史者，应进行产前检查，包括关注主动脉瓣狭窄的胎儿B超、胎儿染色体核型分析或FISH、CMA、CNV-Seq检测。遗传学产前诊断可通过绒毛活检（孕11～13周）、羊膜腔穿刺（孕16～22周）或脐静脉穿刺（孕22周后）进行。此外，也可以进行染色体PGD。

【临床典型案例】

患儿，女，2岁，因"特殊哭声、特殊面容、发育迟缓"由儿童康复科转诊来遗传咨询门诊就诊。G_2P_2，足月顺产，出生后即发现哭声低，吸奶乏力。出生时身长48cm，体重2.8kg，阿氏评分9分。体格检查：身长86cm，体重11.7kg，头围48cm。头面部检查：小头畸形、圆脸、眼间距过宽、外眦下斜、鼻梁塌陷、招风耳、上唇薄、短颈。四肢检查：双手通贯掌，四肢肌张力稍高。脑电图检测结果未见异常。头颅MRI显示未见脑实质形态异常。患儿染色体核型分析结果显示为46, XX, del (5) (p15)（图18-16）。

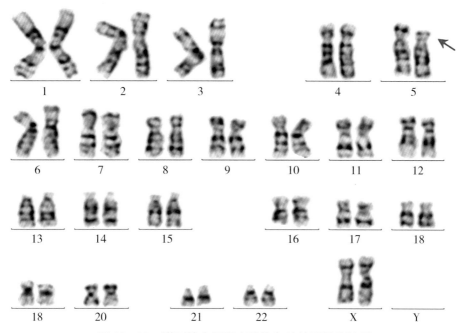

图18-16 猫叫综合征患者的染色体核型检测结果

患儿染色体核型分析结果显示为46, XX, del (5) (p15)。

（严提珍）

二、3p缺失综合征

3p缺失综合征（3p deletion syndrome）是由于3号染色体p25–pter区域片段缺失导致的以特殊面容、中度至重度智力障碍、肌张力低下、脊柱侧弯、多指（趾）、听力障碍、孤独谱系障碍、癫痫等为主要特征的综合征[54]。该综合征群体发病率尚无报道，全世界已有超过100个病例报道。

【临床表型特征】

3p缺失综合征患者缺失片段的大小差不多，但临床表现差异很大，可表现为无症状个体，也可有重度临床表现。3p缺失综合征的临床表现及发生率见表18-17。

表18-17 3p缺失综合征的临床表现及发生率[33, 36]

临床表现	发生率（%）	临床表现	发生率（%）
生长迟缓	95	胃肠道异常	32
耳朵畸形/耳低位	95	癫痫发作或脑电图异常	30
发育迟缓/智力障碍	81	听力损失	30
上睑下垂	76	屈指	30
鼻畸形	76	平枕	24
小颌畸形	68	一字眉或浓密的眉毛	24
人中异常	68	肾功能异常	24

（续表）

临床表现	发生率（%）	临床表现	发生率（%）
肌张力异常	62	心血管异常	24
精神运动迟缓	59	三角脸	19
小头畸形	59	短颈	19
内眦赘皮	54	短指	19
薄上唇	46	睑裂	16
腭异常	41	并指	11
轴后多指畸形	41	脊柱后凸或脊柱侧凸	8
骶骨酒窝	38	牙齿发育不良	8
向下的嘴角	32	脚趾重叠	5
睑裂上斜	32	倒V形眉	3

【遗传因素】

3p缺失综合征的致病机制主要有三种：①3p25-pter区域缺失；②3p25-pter区域内关键基因单倍体剂量不足；③3p25-pter区域内基因缺失变异。3p25和3p26上有*ATP2B2*、*VHL*、*CRELD1*、*SETD5*、*SRGAP3*、*OXTR*、*ITPR1*、*CRBN*、*CNTN4*和*CHL1*基因。其中*CRELD1*基因与心脏发育有关；*SETD5*编码一种甲基转移酶，基因的缺失或变异与常染色体显性遗传的智力障碍有关，患者可表现为学习困难、肌张力低下、鼻梁低、鼻子和上唇之间长的凹槽、心脏问题或腭裂；*ITPR1*基因与脊髓小脑共济失调15型（SCA15）有关；*CNTN4*基因在神经元生长过程中起重要作用；其他基因与智力发育相关。大部分病例为新发缺失变异，少数病例由双亲之一为染色体相互易位或倒位引发。

【实验室与辅助检查】

包括染色体核型分析、FISH、实时定量PCR、MLPA、CMA、CNV-Seq等技术。3p缺失综合征的细胞和分子遗传学检测技术汇总见表18-18。

表18-18　3p缺失综合征的细胞和分子遗传学检测技术汇总

检测方法	变异检测范围	检测方法可检测变异概率
细胞遗传学分析（染色体核型分析）	>5Mb缺失	~25%
FISH	>100kb缺失	>95%
CMA	>100kb缺失	>95%
MLPA	3p26.2-p26.3端粒区域	>95%

注：1Mb=10^6 DNA碱基；1kb=10^3 DNA碱基。

【诊断标准】

包括体格检查（身高、体重、体重指数、头围、头颈部、脊柱与四肢、腹部、外生殖器等）、心电图、心脏B超、智力和行为评估、脑电图、脑MRI等。3p染色体上基因组CNVs的判读原则与猫叫综合征相同。

【治疗与预后】

3p缺失综合征治疗应采用包括康复理疗、心理、发育行为、营养、神经科、眼科、耳鼻喉科、骨科、外科等在内的多学科参与的综合管理模式，根据不同患儿的表型特征，针对不同的相关问题进行有效干预，同时应定期进行随访观察。

【遗传咨询与产前诊断】

原则参照猫叫综合征。

【临床典型案例】

患儿，男，10岁。G_1P_1，足月顺产，出生体重3.4kg，身长52cm，血液和尿液遗传代谢病筛查均未见异常。母亲怀孕期间无特殊情况，家中有一健康的妹妹。2岁时诊断为发育迟缓，头颅MRI未见异常。体格检查：身高123cm，体重28kg，头围52cm。眼睑下垂，鼻梁塌陷，肌张力低下。采用Stanford-Binet IV测试，记忆能力60，行为分析能力78；自闭症评估量表分数提示为自闭症谱系障碍，综合能力水平相当于4岁。采用Illumina HumanCytoSNP-12芯片对患儿外周血DNA进行检测，结果提示3p26.3-p25.3（BP1-BP2）杂合性缺失约8Mb（图18-17）。

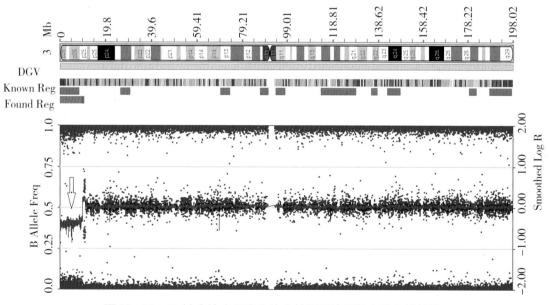

图18-17　3p缺失综合征患儿的全基因组拷贝数变异分析结果

图示为患儿3号染色体BAF和Log R参数图。BAF值分别位于0、1处，结合Log R值下降，提示3p26.3-p25.3（BP1-BP2）杂合性缺失。

（严提珍）

三、3q重复综合征

3q重复综合征（3q duplication syndrome）是由于3号染色体长臂区域片段重复导致的一种综合征[58]。于1966年由Falek等[57]首次报道。该综合征群体发病率尚无报道，全世界已有超过100个病例报道。该综合征重复区域通常位于3q26-qter，患者临床表现与重复片段的位置和大小相关[58]。部分患者的重复区域包括德朗热综合征（Cornelia de Lange syndrome, CdLS），它是一种多发性先天发育异常综合征[59]；3q29微重复综合征（3q29 microduplication syndrome），该综合征群体患病率尚未见报道，目前全球已报道病例不超过30例。

【临床表型特征】

3q重复综合征的临床表现在不同患者中有所差异（表18-19）。

表18-19　3q重复综合征患者的临床表现[59]

分类	亚分类	临床表现
生长	其他	出生前后生长发育迟缓
神经	中枢神经系统	胼胝体发育不全、皮质发育不良、Dandy-Walker畸形、智力障碍、发育迟缓、精神和行为障碍、语言障碍、癫痫、肌张力低下、视神经发育不全
头颈部	头部	小头畸形、颅缝早闭
	面部	人中突出、下颌后缩、小下颌
	眼睛	眼间距增宽、小眼球、角膜混浊性内斜视、睑裂下斜、上睑下垂、浓密的眉毛、眉毛缺损、长睫毛
	鼻子	宽鼻桥、鼻孔前倾
	嘴巴	上唇薄、嘴角向下、高腭、腭裂
	颈部	颈短、蹼颈
	耳朵	耳低位、耳畸形、传导性耳聋
心血管	心脏	法洛四联征、室间隔缺损、房间隔缺损或动脉导管未闭
腹部	胃肠道	肝脾肿大、肛门直肠畸形
泌尿生殖系统	内生殖器	男性隐睾、小阴茎
	肾脏	囊肿、囊性发育不良
骨骼	胸部X光片	漏斗胸、骨骼畸形
	手	短指、屈指、指（趾）畸形
皮肤/头发		多毛症、发际低
肿瘤		骶前肿瘤

【遗传因素】

在配子形成过程中的细胞分裂期，在细胞分裂过程中染色体不能准确排列，染色体配对成分不能正常交叉重组。父母为染色体平衡易位携带者或臂间倒位携带者，在减数分裂期间可因不平衡分离生成染色体部分重复的配子，与另一正常配子受精后即为部分重复的合子。大部分病例源自新发变异，少部分为亲代染色体平衡易位携带者。3q26.32-q27.2区域导致不同临床表征的基因见表18-20。

表18-20　3q26.32-q27.2区域导致不同临床表征的基因[59]

基因	参考序列ID	已报道的功能/特征	导致3q重复综合征的特征
GHSR	NM_198407.2	家族性矮小	生长迟缓
TBL1XR1	NM_001321193.1	Pierpont综合征	发育迟缓、小头畸形、面部畸形、泌尿生殖系统和四肢畸形
NLGN1	NM_014932.3	在小鼠胚胎新皮层中的表达及其在突触功能和突触信号传导中的作用	脑异常与智力障碍
CLDN11	NM_005602.5	正常小鼠中枢神经系统功能所必需的	
ECT2	NM_001258315.1	轴突生长调节	智力障碍
PLD1	NM_002662.4	信号转导、膜转运、有丝分裂的调控和对β淀粉样蛋白的转运	智力障碍、生长迟缓
ZBBX	NM_001199201.1	多动症的易感基因	智力障碍
DVL3	NM_004423.3	Dvl2+/-；Dvl3-/-小鼠发生骨骼缺陷、尾部畸形、颅脊柱裂	骶骨异常
EPHB3	NM_004443.3	小鼠基因敲除模型显示该基因参与尿直肠发育和分化	肛门直肠畸形、胼胝体发育不全

【实验室与辅助检查】

包括染色体核型分析、FISH、实时定量PCR、CMA、CNV-Seq等技术。

【诊断标准】

包括体格检查（身高、体重、体重指数、头围、头颈部、脊柱与四肢、腹部、外生殖器等）、心电图、心脏B超、智力和行为评估、脑电图、脑MRI等。3q染色体上基因组CNVs的判读原则与猫叫综合征相同。

【治疗与预后】

3q重复综合征治疗应采用包括康复理疗、心理、发育行为、营养、神经科、眼科、耳鼻喉科、骨科、外科等在内的多学科参与的综合管理模式，根据不同患儿的表型特征，针对不同的相关问题进行有效干预，同时应定期进行随访观察。包括认知、言语和语言、运动和社交技能的综合发展评估；自闭症谱系障碍的神经精神症状患者的精神病评；评估喂养问题和营养；必要时咨询儿科喂养专家；与儿科牙医的早期会诊；婴儿期诊断为先天性心脏病应尽早做手术；复发性中耳炎需要咨询儿童耳鼻喉科，临床遗传医师和遗传咨询师等。

【遗传咨询与产前诊断】

原则参照猫叫综合征。

【临床典型案例】

患儿，女，2岁。G₂P₂，早产剖腹产，出生体重2.5kg，身长48cm。母亲怀孕期间出现妊娠期高血压。家中有一健康的哥哥，新生儿期血液和尿液遗传代谢病筛查均未见异常。体格检查：身高82cm，体重8kg，头围46cm。小头畸形、颅缝早闭、上睑下垂、眼间距增宽、耳低位、肌张力低下、室间隔缺损。儿童早期诊断发现癫痫、智力障碍、发育迟缓和语言障碍。采用Illumina HumanCytoSNP-12芯片对患儿外周血DNA进行检测，结果提示3q25.1-q29（BP1-BP2）重复约48Mb（图18-18）。

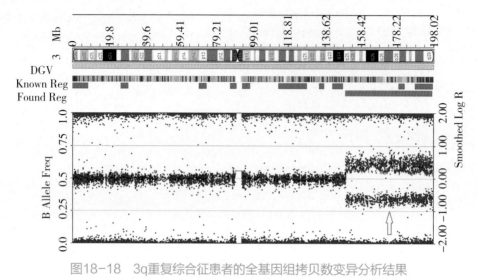

图18-18　3q重复综合征患者的全基因组拷贝数变异分析结果

图示为患儿3号染色体BAF和Log R参数图。BAF值分别位于0.33、0.67处，结合Log R值上升，提示3q25.1-q29（BP1-BP2）重复。

（严提珍）

四、4p缺失综合征

4p缺失综合征（4p deletion syndrome），也称为Wolf-Hirschhorn综合征（Wolf-Hirschhorn syndrome，WHS），1965年由Hirschhorn等[60]首先报道。它是一种罕见的由4号染色体短臂末端缺失导致的以智力低下、"希腊勇士头盔"鼻子、小头畸形、眉间前发际线高、内眦赘皮、高拱形的眉毛、人中短、生长发育迟缓、肌张力低下、小颌畸形、耳朵畸形等为临床表现的涉及两个或两个以上相邻基因座缺失的综合征[61]。国外报道该综合征在新生儿中的发病率为1/50 000～1/20 000，女性患者多于男性（2∶1）[62]。

【临床表型特征】

Wolf-Hirschhorn综合征的临床表现及发生率见表18-21。

表18-21　Wolf-Hirschhorn综合征的临床表现及发生率[61, 63-65]

临床表现	发生率（%）
典型的面部特征、宫内/出生后生长迟缓、智力障碍、肌张力低下、肌肉体积减少、癫痫发作和/或特殊脑电图异常、喂养困难	＞75
皮肤的变化（血管瘤；大理石/干燥的皮肤）、骨骼异常、颅面不对称、上睑下垂、牙齿异常、抗体缺乏症	50～75
听力损失、心脏缺损、眼/视神经异常、唇裂/腭裂、泌尿生殖道畸形、脑结构异常、刻板行为（洗手、拍打、摇摆）	25～50
其他异常：肝、胆囊、肠、隔膜、食管、肺、主动脉	＜25

【遗传因素】

在配子形成过程中的细胞分裂期，在细胞分裂过程中染色体不能准确排列，染色体配对成分不能正常交叉重组。若父母为染色体平衡易位携带者或臂间倒位携带者，在减数分裂期间可因不平衡分离生成染色体部分缺失的配子，与另一正常配子受精后即为杂合性缺失的合子。双亲染色体的复杂重排也导致4号染色体短臂缺失。85%~90%的Wolf-Hirschhorn综合征患者源自新发的染色体畸变，10%~15%源自亲代的染色体平衡易位携带者（其中33%源自父亲，67%源自母亲）。Wolf-Hirschhorn综合征的关键区域位于4p16.3（chr4：419224_2010962），片段大小为1.4~1.9Mb，关键区域内包含*CPLX1*、*CTBP1*、*FGFRL1*、*LETM1*、*NELFA*、*NSD2*、*PIGG*等基因[61, 65]。

【实验室与辅助检查】

包括染色体核型分析、FISH、MLPA、实时定量PCR、CMA、CNV-Seq等技术。Wolf-Hirschhorn综合征的遗传学检测方法见表18-22。

表18-22　Wolf-Hirschhorn综合征的遗传学检测方法[61]

缺失	ISCA ID	区域位置	检测方法	检测敏感性	
				先证者	家系成员风险
4p16.3上0.5~2.0Mb 杂合性缺失	ISCA-37429	GRCh37/hg19 chr4: 419224_2010962	CMA	>95%	>95%
			细胞遗传学分析	~50%	>95%
			FISH	>95%	>95%

【诊断标准】

包括体格检查（身高、体重、体重指数、头围、头颈部、脊柱与四肢、腹部、外生殖器等）、心电图、心脏B超、智力和行为评估、脑电图、脑MRI等。4p染色体上基因组CNVs的判读原则与猫叫综合征相同。

【治疗与预后】

4p缺失综合征治疗应采用包括康复理疗、心理、发育行为、营养、神经科、眼科、耳鼻喉科、骨科、外科等在内的多学科参与的综合管理模式，根据不同患儿的表型特征，针对不同的相关问题进行有效干预。同时应定期进行随访观察，包括体格发育、血生化指标、骨龄、骨密度、营养状况、神经精神状况、青春发育等的监测。

【遗传咨询与产前诊断】

原则参照猫叫综合征。

【临床典型案例】

患儿，男，3岁。G_2P_1，足月顺产，出生体重3.3kg，身长50cm，Apgar评分8分，出生后第3天动脉导管才关闭，血液遗传代谢病筛查未见异常，母亲怀孕期间无特殊情况。体格检查：身高95cm，体重13kg，头围50cm。颜面不对称、上睑下垂、眼间距增宽、耳低位、肌张力低下。儿童早期诊断发现癫痫、智力障碍、发育迟缓。采用Illumina HumanCytoSNP-12芯片对患儿外周血DNA进行检测，结果提示4p16.3-p16.2（BP1-BP2）缺失约4.8Mb（图18-19）。

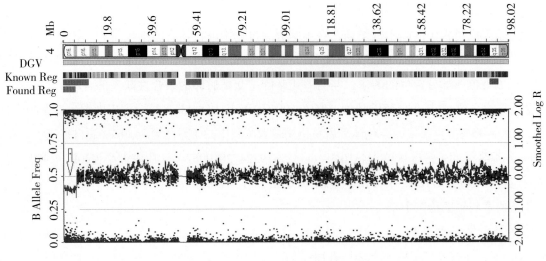

图18-19　4p缺失综合征患儿的全基因组拷贝数变异分析结果

　　图示为患儿4号染色体BAF和Log R参数图。BAF值分别位于0、1处，结合Log R值下降，提示4p16.3-p16.2（BP1-BP2）杂合性缺失。

（严提珍）

五、4q缺失综合征

　　4q缺失综合征（4q deletion syndrome）是一种由4号染色体长臂缺失导致的以智力发育迟缓、语言发育迟缓、特殊面容及肌张力低下等为常见临床表现的连续多个基因异常的综合征[66]。国外报道该综合征群体发病率约为1/100 000[67]。目前已报道超过150例。

【临床表型特征】

　　4q缺失综合征的临床特征及发生率见表18-23。

表18-23　4q缺失综合征的临床特征及发生率[67-70]

临床特征	发生率
男/女比例	0.91
双亲其中一方存在染色体异常	14%（13/90）
早产儿	14%（12/85）
发育迟缓	94%（77/82）
生长障碍	60%（56/94）
死亡率	28%（28/101）
颅面畸形	99%（100/101）
皮埃尔罗宾序列（Pierre-robin sequence）（唇/腭裂）	37%（37/101）
中枢神经系统	34%（34/101）
眼系统	44%（44/101）

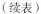

（续表）

临床特征	发生率
听力	37%（16/43）
数字异常	88%（89/101）
肌肉系统	45%（45/101）
心血管系统	50%（50/101）
呼吸道	32%（32/101）
牙列	18%（18/101）
胃肠道	40%（40/101）
肝胆系统和胰腺	17%（17/101）
淋巴系统与脾脏	8%（8/101）
内分泌系统	6%（6/101）
肾泌尿道	19%（19/101）
生殖器	28%（28/101）
皮肤/头发	43%（43/101）

【遗传因素】

在配子形成过程中的细胞分裂期，在细胞分裂过程中染色体不能准确排列，染色体配对成分不能正常交叉重组。若父母为染色体平衡易位携带者或臂间倒位携带者，在减数分裂期间可因不平衡分离生成染色体部分缺失的配子，与另一正常配子受精后即为杂合性缺失的合子。双亲染色体的复杂重排也导致4号染色体长臂缺失。86%的病例为新发缺失变异，14%病例由父母中一方存在4号染色体平衡易位引发[66]。4q31-q34最为常见，其次是4q11-q31。4q32.2-q34.3是心血管发育的关键区域[69, 70]。4q缺失综合征相关基因包括*TLL1*、*HAND2*、*BMP3*、*PRKG2*、*RASGEF1B*、*FGF2*、*ABCE1*（*RNS4I*）、*OTUD4*、*SMAD1*、*MMAA*、*HHIP*、*ANAPC10*、*GYPA/GYPB/C4orf51*、*ZNF827/LSM6*、*FG*（*A/B/G*）和*NPY2R*，各个基因的功能见OMIM数据库，这些基因的单倍剂量不足或基因缺失变异可以引发4q缺失综合征[69, 71]。

【实验室与辅助检查】

包括染色体核型分析、FISH、MLPA、实时定量PCR、CMA、CNV-Seq等技术。

【诊断标准】

包括体格检查（身高、体重、体重指数、头围、头颈部、脊柱与四肢、腹部、外生殖器等）、心电图、心脏B超、智力和行为评估、脑电图、脑MRI等。4q染色体上基因组CNVs的判读原则与猫叫综合征相同。

【治疗与预后】

4q缺失综合征治疗应采用包括康复理疗、心理、发育行为、营养、神经科、眼科、耳鼻喉科、骨科、外科等在内的多学科参与的综合管理模式，根据不同患儿的表型特征，针对不同的相关问题进行有效干预。同时应定期进行随访观察，包括体格发育、血生化指标、骨龄、骨密度、营养状况、神经精神状况、青春发育等的监测。

【遗传咨询与产前诊断】

原则参照猫叫综合征。

【临床典型案例】

患儿，女，1岁。G_1P_1，足月剖宫产，出生体重2.6kg，身长49cm，发育落后，出生时无缺氧、窒息史。母亲孕期无患病及治疗史，家族史无异常。体格检查：体重7.2kg，头围42cm。反应差、表情淡、智力低下；头稍右偏、头后垂，俯卧位抬头90°，不会翻身，不会抓物，扶站不稳，肌张力低，反射弱。采用Illumina HumanCytoSNP-12芯片对患儿外周血DNA进行检测，结果提示4q35.1-q35.2（BP1-BP2）重复约4.6Mb（图18-20）。

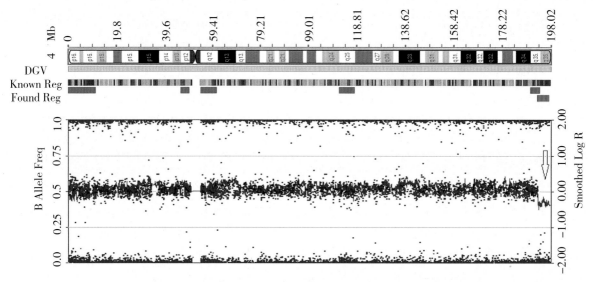

图18-20　4q缺失综合征患儿的全基因组拷贝数变异分析结果

图示为患儿4号染色体BAF和Log R参数图。BAF值分别位于0、1处，结合Log R值下降，提示4q35.1-q35.2（BP1-BP2）杂合性缺失。

（严提珍）

六、9p缺失综合征

9p缺失综合征（9p deletion syndrome）是一种由9号染色体短臂缺失导致的以严重智力低下、特殊面容、肌张力低下、心脏畸形及癫痫为主要特征的连续多个基因异常的综合征[72, 73]。该综合征缺失的主要片段涉及9p21-pter片段。患者临床表现与缺失片段的位置和大小相关[72-74]。国外报道该综合征在新生儿中的发病率约为1/50 000[73]。

【临床表型特征】

9p缺失综合征的临床表现见表18-24。

表18-24　9p缺失综合征的临床表现[72, 74, 75]

项目	临床表现
面部和颈部	三角头、额头突出、面中部发育不良、眼球凸出、眼距宽、外眼角上斜、小睑裂、内眦赘皮、鼻短、鼻梁扁平、鼻孔前倾、后鼻孔闭锁、中耳畸形、耳位低、人中长、小颌畸形、下颌后缩、小口畸形、腭弓高、牙齿不整齐、颈短、颈部宽或蹼颈
心血管	心脏杂音、先天性心脏病、心脏畸形、房间隔缺损、室间隔缺损、动脉导管未闭
胸部	广泛分布的乳头
腹部	脐疝、腹股沟疝、脐膨出
泌尿生殖系统	男性阴茎尿道下裂、小阴茎；女性大阴唇发育不良、小阴唇过度发育
骨骼	脊柱侧弯、脊柱后凸、扁平足、指（趾）长
皮肤、指甲和头发	皮肤苍白、指甲方形/凸起、棕色或金色头发、高弓眉毛
神经系统	肌张力低下、精神发育迟滞、中度至重度智力低下（IQ：30~60）、运动迟缓、言语障碍、癫痫

注：缺失片段大小不同，患者临床表现会存在差异；缺失片段大小相同或同一个家系不同成员患病也可能出现不同的表型。

【遗传因素】

在配子形成过程中的细胞分裂期，在细胞分裂过程中染色体不能准确排列，染色体配对成分不能正常交叉重组。若父母为染色体平衡易位携带者或臂间倒位携带者，在减数分裂期间可因不平衡分离生成染色体部分缺失的配子，与另一正常配子受精后即为杂合性缺失的合子。双亲染色体的复杂重排也导致9号染色体短臂缺失。目前普遍认为，9p区域缺失发生的原因是染色体减数分裂时出现大片段的低水平复制，导致减数分裂后重组时出现不对称和异常。9p缺失断裂点区域都有低拷贝重复序列（low copy repeats，LCR），LCR在减数分裂期间的同源重组介导了重排的发生。99%的病例为新发缺失变异，1%的病例由父母中一方存在9号染色体平衡易位引发[72, 74]。9p缺失综合征的致病机制主要有三种：①9p区域部分片段缺失；②9p区域内关键基因单倍体剂量不足；③9p区域内基因缺失变异。睾丸发育异常和DMRT1基因产物剂量不足有关，而其他基因（MNX1、EZH2、SMARCA2、SHH、DOCK8、GLDC、VLDLR和GLIS3）的单倍剂量不足，可能和发育迟缓、智力低下及代谢异常有关。9p22-pter与异常临床表现相关的基因见表18-25[76]。

表18-25　9p22-pter与异常临床表现相关的基因

细胞条带	基因	功能	表型
9p22.3	CER1	细胞因子，在前神经诱导和胚胎发育过程中体节形成发挥作用	三角形头
9p22.3	FREM1	细胞外基质蛋白，在胚胎发育过程中起着表皮分化和表皮黏附的作用	颅缝早闭

（续表）

细胞条带	基因	功能	表型
9p23	TYRP1	5, 6-二羟基-2-羧酸氧化成吲哚-5-苯醌-2-羧酸，可以调节或影响黑色素合成	眼、皮肤白化病Ⅲ型
9p23	MPDZ	与HTR2C相互作用，聚集在细胞表面；NMDAR信号复合物的成员，可能在AMPAR增强和兴奋性突触的突触可塑性的控制中起作用	脑积水，非综合征型常染色体隐性遗传2型
9p24.1	JAK2	非受体酪氨酸激酶参与细胞生长、发育、分化或组蛋白修饰等多种过程，介导了先天免疫和适应性免疫中的重要信号事件，在信号转导中起着关键作用	真性红细胞增多症、骨髓纤维化、原发性血小板增多症
9p24.1	GLDC	甘氨酸脱羧酶，在催化甘氨酸裂解系统第一步起作用	甘氨酸脑病、智力障碍、癫痫发作
9p24.2	VLDLR	通过脂蛋白受体VLDLR与APOER2作用于神经细胞表面，调节神经元DAB1酪氨酸磷酸化和微管的功能	智力障碍、言语障碍、小脑共济失调
9p24.2	KCNV2	钾通道亚单位	视网膜锥体营养不良3B型
9p24.2	GLIS3	转录激活子和阻遏子	糖尿病，新生儿先天性甲状腺功能低下
9p24.2	SLC1A1	谷氨酸转运体	易感性精神分裂症
9p24.3	FOXD4	翼状螺旋盒家族的转录因子，调节胚胎发育、组织分化	言语障碍
9p24.3	DOCK8	影响丝状肌动蛋白的功能，包括转运调节、细胞形态、细胞黏附和细胞生长；同时可能影响人类的认知功能	智力障碍、癫痫发作
9p24.3	KANK1	通过调节肌动蛋白聚合来控制细胞骨架的形成；抑制肌动蛋白纤维的形成和细胞迁移	脑性麻痹，痉挛
9p24.3	SMARCA2	转录共激活因子，属于神经祖细胞特异性染色质重塑复合物（npbaf复杂）和神经元特异染色质重塑复合物（NBAF复杂）	Nicolaides-Baraitser综合征

来源：http://www.genecards.org; http://www.omim.org.

【实验室与辅助检查】

包括染色体核型分析、FISH、MLPA、实时定量PCR、CMA、CNV-Seq等技术。

【诊断标准】

包括体格检查（身高、体重、体重指数、头围、头颈部、脊柱与四肢、腹部、外生殖器等）、心电图、心脏B超、智力和行为评估、脑电图、脑MRI等。9p染色体上基因组CNVs的判读原则与猫叫综合征相同。

【治疗与预后】

9p综合征治疗应采用包括康复理疗、心理、发育行为、营养、神经科、眼科、耳鼻喉科、骨科、外科等在内的多学科参与的综合管理模式，根据不同患儿的表型特征，针对不同的相关问题进行有效干预。同时应定期进行随访观察，包括体格发育、血生化指标、骨龄、骨密度、营养状况、神经精神状况、青春发育等的监测。

【遗传咨询与产前诊断】

原则参照猫叫综合征。

【临床典型案例】

患儿，女，7岁，因"生长发育落后、智力低下"来儿童保健科门诊进行咨询。G_2P_2，出生时有特殊面容，家中有一个哥哥，现12岁，身体发育和智力均正常。母亲孕16周有农药接触史，否认家族史。体格检查：身高116cm，体重18.4kg。面容特殊：眼裂上斜、内眦赘皮、鼻短、鼻梁低、鼻孔前倾、人中长、小下额、外耳发育不良后旋、颈短而宽、发际不低。手指中指较长、指甲短、足二三趾较长，通贯掌（图18-21）。染色体核型分析结果显示该患儿核型为46, XX, del (9)(p21) dn（图18-22），父母染色体核型正常。

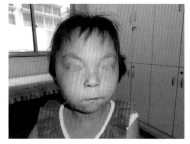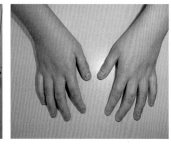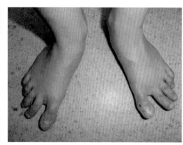

图18-21　患儿面部、手足照片

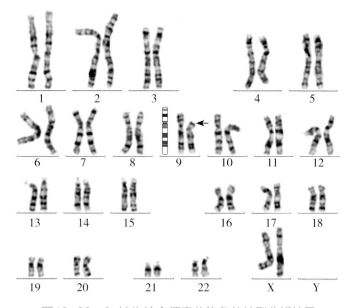

图18-22　9p缺失综合征患儿染色体核型分析结果

（严提珍）

七、9q重复综合征

9q重复综合征（9q duplication syndrome）是9号染色体长臂发生片段重复而导致的一种临床综

合征。1973年由Turleau等[77]首次报道，目前全世界报道不超过50例。

【临床表型特征】

9q重复综合征的临床特征及发生率见表18-26。

表18-26　9q重复综合征的临床特征及发生率

临床特征	发生率*
发育障碍（运动/语言/智力）	62%（16/26）
小颌畸形/下颌后缩	12%（3/26）
出生前或出生后发育迟缓	35%（9/26）
中枢神经系统异常	15%（4/26）
三角脸/面部异常	8%（2/26）
耳位低	19%（5/26）
心脏缺陷	12%（3/26）
鼻/鼻梁异常	19%（5/26）
眼间距过宽	19%（5/26）
新生儿（呼吸道）感染	8%（2/26）
行为/精神异常（自闭症、注意力缺陷、自动攻击行为、模仿言语）	50%（13/26）
肌张力低下	19%（5/26）
低出生体重	15%（4/26）
纤细、尖细的手指	15%（4/26）
喂养困难	12%（3/26）
眼球震颤	8%（2/26）

注：*病例来源于Decipher数据库和ClinVar数据库。

【遗传因素】

在配子形成过程中的细胞分裂期，在细胞分裂过程中染色体不能准确排列，染色体配对成分不能正常交叉重组。若父母为染色体平衡易位携带者或臂间倒位携带者，在减数分裂期间可因不平衡分离生成染色体部分重复的配子，与另一正常配子受精后即为重复的合子。多数病例为新发性的染色体畸形，少数病例源自亲代的染色体平衡易位携带者。多数病例的重复片段为9q34-qter，现已确定此片段与9q重复综合征的主要症状、性状密切相关，关键基因有*RXRA*、*NDTCH1*、*EHMT1*[78-80]。

【实验室与辅助检查】

包括染色体核型分析、FISH、MLPA、实时定量PCR、CMA、CNV-Seq等技术。

【诊断标准】

包括体格检查（身高、体重、体重指数、头围、头颈部、脊柱与四肢、腹部、外生殖器等）、心电图、心脏B超、智力和行为评估、脑电图、脑MRI等。9q染色体上基因组CNVs的判读原则与猫叫综合征相同。

【治疗与预后】

9q重复综合征治疗应采用包括康复理疗、心理、发育行为、营养、神经科、眼科、耳鼻喉科、骨科、外科等在内的多学科参与的综合管理模式，根据不同患儿的表型特征，针对不同的相关问题进行有效干预。同时应定期进行随访观察，包括体格发育、血生化指标、骨龄、骨密度、营养状况、神经精神状况、青春发育等的监测。

【遗传咨询与产前诊断】

原则参照猫叫综合征。

【临床典型案例】

患儿，女，2个月。G_2P_1，足月剖宫产，出生体重2.3kg。孕33周B超显示羊水过多，羊水指数30cm。出生后混合喂养，食纳差，体重增加不明显，听力筛查通过。体格检查：身高55cm，体重3.2kg，头围45cm。小头畸形、眼间距过宽、睑裂上斜、短鼻、鼻孔前倾、高腭、小下颌、脐疝、肌张力低下、右手通贯掌纹、心脏彩超显示室间隔缺损，血液和尿液遗传代谢病筛查未见异常。采用Illumina HumanCytoSNP-12芯片对患儿外周血DNA进行检测，结果提示9q21.2-q34.3（BP1-BP2）重复约62Mb（图18-23）。

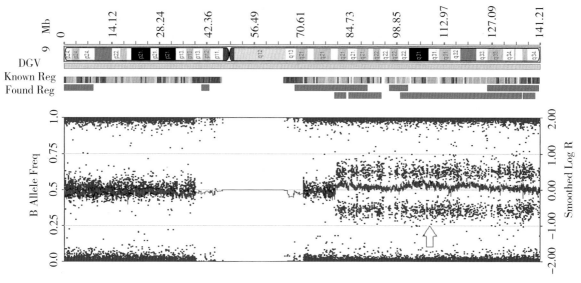

图18-23　9q重复综合征患儿的全基因组拷贝数变异分析结果

图示为患儿9号染色体BAF和Log R参数图。BAF值分别位于0.33、0.67处，结合Log R值上升，提示9q21.2-q34.3（BP1-BP2）重复。

（严提珍）

八、10q重复综合征

10q重复综合征（10q duplication syndrome）是由10号染色体长臂发生片段重复而导致的一种临床综合征。1965年由de Grouchy J等[81]首次报道，男性患者多于女性患者（比例为7：2）[82]。

【临床表型特征】

10q重复综合征的常见临床特征见表18-27。

表18-27　10q重复综合征的常见临床特征[83-85]

类型	临床特征
面部	扁平脸、前额宽而隆凸、细眉毛、小眼球、睑裂狭窄、眼间距过宽、外眼角下斜、内眦赘皮、扁平鼻梁、蒜头鼻（短鼻）、鼻孔朝天、耳低位、耳郭后旋、睑裂短、腭裂或腭弓高尖、弓形嘴、人中长、小下颌
肌肉骨骼系统	小头畸形、肌张力低下、关节松弛、指屈曲、脊柱侧凸、短颈、一二趾趾间距宽
其他	出生前后生长发育严重迟缓、精神发育迟滞、智力低下、眼部异常、肾异常、大脑异常、肺异常、自闭症谱系障碍、男性隐睾、25%有先天性心脏病（主要为室间隔缺损、左心发育不良等）、通贯掌（指纹中尺侧箕形纹比例多）

【遗传因素】

在配子形成过程中的细胞分裂期，在细胞分裂过程中染色体不能准确排列，染色体配对成分不能正常交叉重组。若父母为染色体平衡易位携带者或臂间倒位携带者，在减数分裂期间可因不平衡分离生成染色体部分重复的配子，与另一正常配子受精后即为重复的合子。多数病例源自亲代的染色体平衡易位携带者，少数为新发生的染色体畸形[83]。多数病例的重复片段为10q24-10qter，现已确定此片段与10q重复综合征的主要症状、性状密切相关[84, 85]。

【实验室与辅助检查】

包括染色体核型分析、FISH、MLPA、实时定量PCR、CMA、CNV-Seq等技术。

【诊断标准】

包括体格检查（身高、体重、体重指数、头围、头颈部、脊柱与四肢、腹部、外生殖器等）、心电图、心脏B超、智力和行为评估、脑电图、脑MRI等。10q染色体上基因组CNVs的判读原则与猫叫综合征相同。

【治疗与预后】

10q重复综合征治疗应采用包括康复理疗、心理、发育行为、营养、神经科、眼科、耳鼻喉科、骨科、外科等在内的多学科参与的综合管理模式，根据不同患儿的表型特征，针对不同的相关问题进行有效干预。同时应定期进行随访观察，包括体格发育、血生化指标、骨龄、骨密度、营养状况、神经精神状况、青春发育等的监测。

【遗传咨询与产前诊断】

原则参照猫叫综合征。

【临床典型案例】

患儿，男，10岁。G_2P_1，足月剖宫产，出生体重2.1kg，身高45.6cm，头围31cm。Apgar评分9～10分，无反复流产、智力低下或畸形综合征家族史。在4岁10个月内进行内分泌检查，甲状腺功能、胰岛素样生长因子1试验和串联质谱（MS/MS）检测结果均未见异常。体格检查：身高99.7cm，体重12.8kg，头围43cm。小头畸形、前额高、眼睑下垂、眼睑短裂、弓形口、耳后旋转、屈趾，左侧腹股沟疝并接受疝修补术，精神运动落后，听力测试结果正常，超声心动图检查无异常，超声检查显示肾脏偏小。大脑的磁共振成像（MRI）扫描显示脑萎缩。在9岁4个月，患儿接受个人智力测试（WISC-IV），显示中度智力低下（49分）。重复肾超声检查显示双侧肾脏萎缩伴有慢性肾脏疾病2期，并在左肾发现一个简单的肾囊肿。其他脏器正常。采用Illumina HumanCytoSNP-12芯片对患儿外周血DNA进行检测，结果提示10q26.12-q26.3重复约13.6Mb（图18-24）。

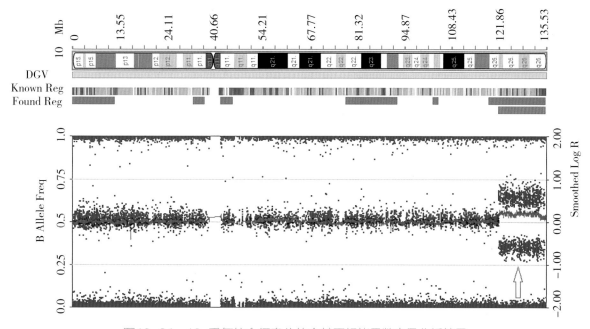

图18-24　10q重复综合征患儿的全基因组拷贝数变异分析结果

图示为患儿10号染色体BAF和Log R参数图。BAF值分别位于0.33、0.67处，结合Log R值上升，提示10q26.12-q26.3重复。

（严提珍）

九、11q缺失综合征

1973年丹麦的研究人员Jacobsen等[86]首先报道了11q缺失综合征（11q deletion syndrome），也称为雅各布森综合征（Jacobsen syndrome，JBS），它是一种罕见的由11号染色体长臂远端缺失导致的以发育落后、智力障碍及多发畸形、血小板功能异常为主要特征的连续多个基因异常的综合征[87,88]。该综合征缺失断裂点通常位于11q23或11q24，并延伸至端粒区，缺失区域大小为7～20Mb，患者临床表现与缺失片段的位置和大小相关[86,88]。80%患者的缺失片段包括Paris-Trousseau综合征（Paris-Trousseau syndrome，PTS）的缺失区域（11q23.3-q24.1）[89]。国外报道该综合征在新生儿中的发病率约为1/100 000，女性患者多于男性（比例为2：1）。

【临床表型特征】

11q缺失综合征患者的临床表现因染色体缺失的位置及大小存在较大差异。通常缺失片段越大则临床表现越严重，尤其是智力低下，但患者可能出现的其他症状很难通过缺失片段的大小来预测。目前国内外已报道超过200例病例，综合这些病例的临床资料，11q缺失综合征患者主要临床表现有宫内发育迟缓、出生后发育迟缓（75%的患者身高偏矮，97%的患者伴有轻度至中度智力发育落后、学习障碍、语言发育落后，47%的患者存在孤独谱系障碍等[90]）；特殊面容（包括前额突出、小头、上睑下垂、内眦赘皮、眼间距宽、斜视、鼻梁塌陷、上唇薄、小下颌、耳位低等）、先天畸形（65%的患者有脑室增宽或大脑萎缩、胼胝体发育不全等，56%的患者有先天性心脏畸形，主要是左心梗阻性畸形和室间隔缺损）；18%的患者合并消化道畸形（如肛门闭锁或狭窄、幽门狭窄、十二指肠闭锁等）；13%的患者伴有泌尿系统畸形（如肾积水、多囊肾、单侧肾缺如、双输尿管等）；15%的患者有腹股沟疝；14%的患者合并骨骼系统异常（如双脚粗短、大脚趾粗长、椎体异常、隐性脊柱裂、肋骨数目异常、胸廓畸形等）；≥36%的男性患者伴有隐睾等；女性患者月经过多；凝血功能障碍（约80%患者合并PTS，临床表现为血小板减少或持续性血小板功能障碍）[91]。部分患者行为异常（如冲动、易怒，注意力缺陷）；新生儿期肌张力低下，吞咽功能不协调，导致喂养困难，体重不增；25%的患者伴有睡眠障碍（如入睡困难、早醒、梦游等）；22%的患者有皮肤湿疹；斜视、视网膜后血管迂曲；运动协调能力差；听力受损等。此外，也有学者认为11q缺失综合征是一种原发的免疫缺陷病，表现为反复感染、中耳炎、鼻窦炎、血清抗体（IgG、IgM、IgA）水平呈现不同程度的降低、成熟B细胞总数降低等症状[92]。11q缺失综合征的临床特征见表18-28[86, 88-92]。

表18-28　11q缺失综合征的临床特征

部位	常见临床特征（＞40%）	罕见临床特征（＜40%）
头颅	前额突出、小头、面部不对称	三角头
眼	眉毛稀疏、上睑下垂、眼间距宽、睑裂下斜、内眦赘皮、斜视	眼睑外翻、眼睑缺损、白内障、虹膜缺损、视网膜血管迂曲
鼻	鼻梁塌陷（早期）、鼻梁凸出（后期）、朝天鼻、短鼻、鼻小柱下悬	宽鼻梁
耳	小耳、外耳畸形、后旋耳、耳位低、耳轮发育不全	—
口	浅人中、长人中、V形嘴、上唇薄、下颌后移、小下颌	下唇厚、高腭、牙齿异常
颈	短颈	颈蹼
手	并指、第一指节大关节、细指、指尖扁平及瘤状突起、小鱼际发育不良、异常掌纹	大鱼际发育不良
足	短足、宽足、扁平足、巨拇指、短趾、多趾、一二趾并趾	—

【遗传因素】

在配子形成过程中的细胞分裂期，在细胞分裂过程中染色体不能准确排列，染色体配对成分不能正常交叉重组。若父母为染色体平衡易位携带者或臂间倒位携带者，在减数分裂期间可因不平衡分离生成染色体部分缺失的配子，与另一正常配子受精后即为杂合性缺失的合子。85%的病例为新发缺失变异，15%的病例由父母中一方存在11号染色体平衡易位引发。11q23.3-q25是一个基因高度密集的区域，该区域包括了342个基因，其中有11个关键基因（*B3GAT1*、*JAM3*、*ADAMTS15*、*BARX2*、*KCNJ1*、*RICS*、*FLI1*、*FEZ1*、*NRGN*、*BSX*和*TECTA*）已证实和临床疾病相关[87, 89]，其中*B3GAT1*、*RICS* 和*FEZ1*基因与神经突触的功能及神经系统的发育相关，是引起患者智力发育迟滞的候选基因；*JAM3*基因属于细胞连接黏附分子，是三角头畸形及左心脏发育不全的候选基因；*ADAMTS15*和*KCNJ1*基因可能是引发患者肾脏畸形的候选基因；*BARX2*基因对维持机体颅面结构的协调及神经系统发展起重要作用，可能是导致患者颅面畸形和颅缝早闭的致病基因；*FLI1*基因属于ETS家族的原癌基因，该基因与细胞间黏附作用、体内血管的发生和巨核细胞分化相关，该基因杂合性功能丢失可导致巨核细胞再生障碍及Paris-Trousseau血小板缺乏症；*NRGN*基因编码的蛋白在神经系统突触重塑的过程中发挥重要功能；*BSX*基因编码一种在大脑的早期发育中起重要作用的高度保守的蛋白，该基因是导致发育迟缓的候选基因；*TECTA*基因与神经性耳聋相关。

【实验室与辅助检查】

包括染色体核型分析、FISH、MLPA、实时定量PCR、CMA、CNV-Seq等技术。

【诊断标准】

11q缺失综合征的诊断/治疗要点见表18-29。

表18-29　11q缺失综合征的诊断/治疗要点

类型	诊断/治疗要点
体格检查	包括身高、体重、体重指数、头围、头颈部、脊柱与四肢、腹部等
心脏方面 （56%的患者有先天性心脏病）	儿科心脏专家进行基础评估（包括心电图、超声心动图、杂音等）
出血方面 （患儿出生时血小板减少或功能持续下降）	1.初期每个月进行全血细胞计数，三个月复查一次，之后一年复查一次； 2.血小板功能分析（直到血小板计数恢复正常）； 3.若出血达到危急值，可输注血小板或喂养中添加ddAVP； 4.避免服用干扰血小板功能的药物（如布洛芬）； 5.可考虑服用口服避孕药治疗女性月经过多
神经认知方面 （大部分为轻度至中度发育迟缓，主要表现为语言表达落后，少部分患者出现癫痫）	1.每半年或每年心理学家/行为专家进行基础评估（包括脑成像技术，如MRI等）； 2.早期干预计划/环境改进； 3.音乐疗法有利于语言发展； 4.视力和听力检测； 5.转诊给小儿科神经科医师进行癫痫治疗（患癫痫病例需要）； 6.认知功能障碍的程度与缺失片段的大小相关
行为方面 （多动症常见，精神分裂症罕见，部分患者有自闭症谱系障碍）	由儿科医生/儿科精神病专家/心理专家进行行为评估
眼科检查 （常见"懒惰眼睛"，若第一年不及时治疗，会导致失明）	出生6周开始进行眼科检查（如瞳孔放大），3个月复查一次，6个月时复查一次，在3岁前每半年复查一次，3岁后每年复查一次

（续表）

类型	诊断/治疗要点
内分泌方面 （常见身材矮小，其中50%的患者有生长激素缺乏症；甲状腺功能减退症不常见）	1.根据临床病程需要（如身材矮小），进行生长激素（IGF-1）和下丘脑/垂体检查； 2.人类生长激素替代疗法的风险/益处未知； 3.监测TSH水平
胃肠道方面 （10%的患者有幽门狭窄；慢性便秘常见；先天性巨结肠；婴儿期喂养困难）	1.上消化道/腹部超声排除幽门狭窄； 2.针对慢性便秘，可进行直肠测压和/或直肠活检； 3.慢性便秘内科治疗
泌尿生殖系统 （10%的患者泌尿生殖系统结构缺陷；50%的男性患者有隐睾，需要手术矫正）	1.肾脏超声检查； 2.转诊到小儿泌尿科进行睾丸或其他异常检查
耳鼻检查 （常见听力损伤）	1.从婴幼儿开始进行听力测试，定期监测； 2.悬雍垂裂成像研究以排除中线缺陷； 3.转诊耳鼻喉科治疗慢性/复发性耳部感染、鼻窦炎
过敏/免疫方面 （免疫缺陷罕见，20%的患者出现湿疹）	1.常规免疫接种，根据临床病程需要（如严重或反复感染）进行免疫系统评估； 2.系统性治疗湿疹，如遇疑难病例转诊到皮肤科进行治疗
神经外科 （1/3的患者表现为三角头，通常由颅缝早闭引起）	怀疑颅缝早闭，则转诊给小儿神经外科医师进行诊治
整形手术方面 （常见粗大运动、精细运动发育迟缓及肌张力减退）	1.康复训练（物理治疗）； 2.根据需要转介给儿科矫形外科医生
代谢方面 （一般无特殊代谢异常）	某些个案需要代谢评估
睡眠问题 （睡眠困难；失眠）	1.针灸； 2.音乐疗法
遗传学检测方面	包括染色体核型分析、FISH、MLPA、实时定量PCR、CMA、CNV-Seq等技术

【治疗与预后】

11q缺失综合征治疗应采用包括康复理疗、心理、发育行为、营养、神经科、眼科、耳鼻喉科、骨科、外科等在内的多学科参与的综合管理模式，根据不同患儿的表型特征，针对不同的相关问题进行有效干预（表18-29）。同时应定期进行随访观察，包括体格发育、血生化指标、骨龄、骨密度、营养状况、神经精神状况、青春发育等的监测。

【遗传咨询与产前诊断】

原则参照猫叫综合征。

【临床典型案例】

　　患儿，女，5岁。G_3P_3，足月顺产，出生体重2.8kg，身高48.2cm。患儿6个月时发现全身性发育迟缓，包括不能翻身、延迟爬行、不会坐。因"发育迟缓"到医学遗传科遗传咨询门诊就诊。体格检查：身高101cm，体重14kg，头围48.3cm。眼距轻度过宽（内眦距27mm）、前额突出、面部轮廓平坦、鼻宽、舌形光滑、上唇薄、上睑裂，脑部MRI正常。没有发现其他缺陷。患儿有睡眠障碍的病史。采用Illumina HumanCytoSNP-12芯片对患儿外周血DNA进行检测，结果提示11q23.3-q25（BP1-BP2）缺失约14.5Mb（图18-25）。

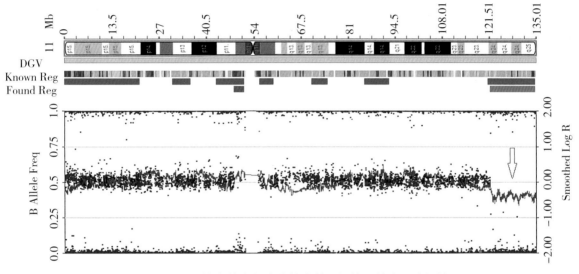

图18-25　11q缺失综合征患儿的全基因组拷贝数变异分析结果

　　图示为患儿11号染色体BAF和Log R参数图。BAF值分别位于0、1处，结合Log R值下降，提示11q23.3-q25（BP1-BP2）杂合性缺失（红色箭头所示）。

（严提珍）

十、13q缺失综合征

　　由于13号染色体长臂部分缺失，所导致的一系列临床表型的异常称为13q缺失综合征。13q缺失综合征于1969年首次报道[93]，临床症状各有不同，临床特征及严重程度取决于缺失的位置和片段大小。此外，13号环状染色体的患者也有相似的畸形特征。

【临床表型特征】

　　13q缺失综合征的临床特征见表18-30[94-96]。

表18-30　13q缺失综合征的临床特征

项目	临床特征
生长发育	生长发育迟缓，智力障碍
颜面部	小头，眼间距宽，上睑下垂，常出现双眼视网膜母细胞瘤，小下颌，低位耳
四肢	拇指缺失，小指弯曲，第4、5掌骨并合，马蹄内翻足

（续表）

项目	临床特征
心脏	心脏发育畸形
生殖器	尿道下裂，隐睾
其他	偶发异常：视神经和视网膜发育不良，耳后小凹，腭窄，肛门闭锁，阴囊分裂，肾畸形

【遗传因素】

在配子形成过程中的细胞分裂期，在细胞分裂过程中染色体不能准确排列，染色体配对成分不能正常交叉重组。13q缺失综合征大多为散发病例，如果父母中一方存在染色体重排（平衡易位、倒位），可能导致胎儿13号染色体长臂缺失。缺失的部位决定其临床症状，若近端缺失不包括q32区域，则表现为轻度或中度的智力障碍、轻度畸形和生长发育迟缓[94-96]。缺失包括q14区域则易患视网膜母细胞瘤，血液肿瘤发生风险升高。较远端缺失且包括部分q32区域，则常导致严重的智力障碍、生长迟缓或重度畸形，包括小头、中枢神经系统缺陷、肢端畸形、眼缺陷等。大多13号染色体q14区缺失的患者会表现为视网膜母细胞瘤，但仍有13%～20%的患者不会引起此症。

【实验室与辅助检查】

根据上述临床表型可以初步作出临床判断，最后确诊需进行染色体核型分析，核型下见13号染色体长臂部分缺失即确诊。但缺失片段的大小及位置的确定以及常规核型难以发现缺失（<5Mb），需要结合CMA、FISH、MLPA、CNV-Seq等技术确诊。

【诊断标准】

1. 临床诊断　包括体格检查（身高、体重、体重指数、头围、头颈部、脊柱与四肢、腹部、外生殖器等），心脏超声，智力、语言、运动等发育水平评估，脑电图，头部MRI等。

2. 实验室诊断　染色体核型分析初步判定缺失位置，参照ISCN（2016），CNVs的判读结合ACMG指南以及相关数据库（DECIPHER、DGV、UCSC、OMIM等）。

【治疗与预后】

13q缺失综合征无有效治疗方法，主要针对相应的临床症状采取对症治疗。注重智力训练。

【遗传咨询与产前诊断】

若13q缺失发生在末端，建议父母双方行染色体检查，排除父母一方为平衡易位、倒位携带者。若父母一方为平衡易位、倒位携带者，则告知下次妊娠再发风险，以及也可选择植入前遗传学诊断。若先证者父母之一为13q缺失综合征患者，则再生育风险为50%。若为新生变异，则再生育后代发生13q缺失的风险较低，同时也不排除生殖细胞嵌合变异可能。孕期根据孕周，可选择绒毛活检、羊膜腔穿刺或脐静脉穿刺，行胎儿常规染色体核型G显带分析，同时选择高分辨率的CMA、FISH可确定缺失片段大小及位置。

（姚　宏）

十一、15q重复综合征

Fujimoto[97]等首次描述15q远端重复综合征，所有病例的染色体断裂点几乎都在15q21和15q23之间，但也有断裂点在15q25的报道，该病临床表型较一致且易于识别。该综合征是由于15q远端重复所致，大多为染色体非平衡易位导致。

【临床表型特征】

15q重复综合征的临床特征见表18-31[98, 99]。

表18-31　15q重复综合征的临床特征

项目	临床特征
生长发育	产前即出现生长迟缓，出生后生长不足，智力低下
颜面部	小头畸形，前额倾斜，眼裂短，眼裂下斜，上睑下垂，鼻突出、鼻梁宽，人中长，小下颌
骨骼	漏斗胸，脊柱侧凸，短颈伴有或不伴脊椎畸形，指细长，屈曲指
心脏	心脏发育缺陷
其他	偶发异常：①生殖器畸形包括隐睾和大阴唇发育不良；②耳前有小凹；③1/3患者患有反复性呼吸系统感染和吸入性肺炎

【遗传因素】

15q重复可由于父母一方染色体平衡易位、倒位所致或新发变异。在配子形成过程中的细胞分裂期，染色体不能准确排列，染色体配对成分不能正常交叉重组。若父母一方存在染色体平衡易位或倒位，在减数分裂期间可因不平衡分离生成染色体部分重复的配子。双亲染色体的复杂重排也可导致15号染色体长臂部分重复。15q重复综合征的致病机制主要有两种：①15q区域部分片段重复；②15q区域内三倍剂量敏感基因重复导致致病性。*IGF1R*基因的三倍剂量敏感性与过度生长、高身材有关；*SIN3A*基因的三倍剂量敏感性与生长发育迟缓、智力缺陷有关。

【实验室与辅助检查】

对于临床疑似病例行染色体核型分析，核型下见15号染色体长臂部分重复即可确诊。但重复片段的大小及位置的确定以及常规核型难以发现的片段（<5Mb）需要结合CMA、FISH、MLPA、CNV-Seq等技术确诊。

【诊断标准】

1.临床诊断　包括体格检查（身高、体重、体重指数、头围、头颈部、脊柱与四肢、腹部、外生殖器等），心脏超声，智力、语言、运动等发育水平评估，脑电图，头部MRI等。

2.实验室诊断　染色体核型分析初步判定片段重复位置，参照ISCN（2016），CNVs的判读结合ACMG指南以及相关数据库（DECIPHER、DGV、UCSC、OMIM等）。

【治疗与预后】

15q重复综合征无有效治疗方法，主要针对相应的临床症状采取对症治疗，注重智力训练，预后一般较差。

【遗传咨询与产前诊断】

若15q重复片段移到其他染色体上，而并非自身重复，建议父母双方行染色体检查，排除是否存在染色体重排。若父母一方为平衡易位携带者，则告知下次妊娠再发风险以及也可选择植入前遗传诊断。若先证者父母之一为15q重复综合征患者，则再生育风险为50%。若为新发变异，则再生育后代发生15q重复的风险较低，同时也不排除生殖细胞嵌合变异可能。产前诊断根据孕周，可选择绒毛活检、羊膜腔穿刺或脐静脉穿刺，行胎儿常规染色体核型G显带分析，同时选择高分辨率的CMA、FISH检查可确定重复片段大小及位置。

【临床典型案例】

患者，女，28岁。G₃P₀（自然流产2次），自然受孕，孕25周，因超声提示胎儿双足内翻持续、左下腹肠袢回声增强，孕妇本人染色体平衡易位，于2016年9月20日在陆军军医大学第一附属医院产前诊断中心行羊膜腔穿刺术。孕妇染色体核型：46, XX, t (7;15) (q35;q24)（即7号、15号染色体平衡易位）；羊水染色体核型：46, XY, der (7) t (7;15) (q35;q24)mat（衍生的7号染色体来自母亲的7号与15号染色体易位，即7号染色体部分单体，15号染色体部分三体，见图18-26）。采用Illumina HumanCytoSNP-12芯片对羊水DNA进行检测，结果提示7q36.1-q36.3（152367616_159120996）缺失约6.7Mb，15q25.1-q26.3（80606988_102398631）重复约21.7Mb（图18-27）。电话随访夫妇选择终止妊娠。

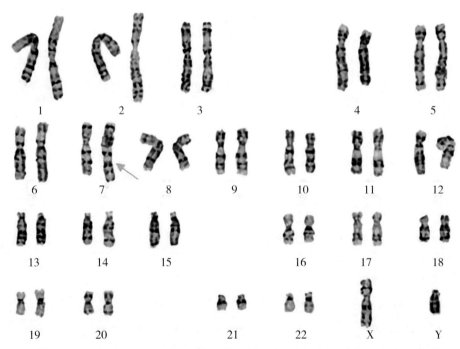

图18-26　羊水染色体核型分析结果：46, XY, der (7) t (7;15) (q35;q24)

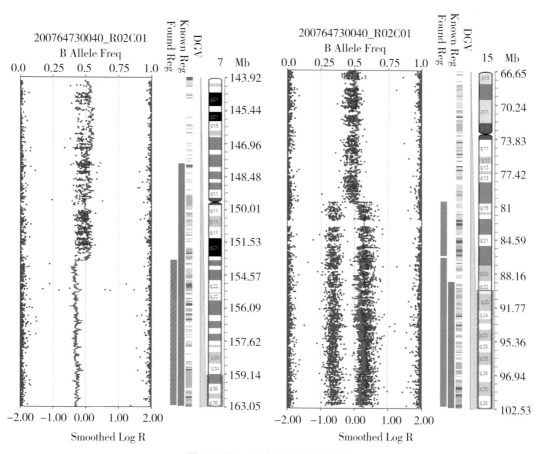

图18-27　羊水芯片检测结果

7q36.1-q36.3缺失一个拷贝约6.7Mb，15q25.1-q26.3重复一个拷贝约21.7Mb。

（姚　宏）

十二、18p缺失综合征

1963年，de Grouchy J[100]等首次报道了18p失综合征，其临床表型较为复杂。此综合征的病因是18号染色体短臂缺失，18号染色体环化也是该综合征的部分病因。

【临床表型特征】

18p缺失综合征的临床特征见表18-32。

表18-32　18p缺失综合征的临床特征[101-103]

项目	临床特征
生长发育	轻度至中度生长迟缓，智力低下，身材矮小
颜面部	小头畸形，上睑下垂，内眦赘皮，低鼻梁，眼距宽，小下颌
其他	肌张力低，女性可有颈短、颈蹼、后发际低等，龋齿出现率高，手和脚较小，漏斗胸
偶发异常	血清IgA低或缺如，前脑无裂畸形，秃头，皮肤色素沉着不足，白内障，斜视，小指弯曲、并指，通贯掌，肘外翻，腹股沟疝，髋关节脱位，马蹄内翻足，生殖器畸形（18%），多发性肌炎，心脏缺陷（10%），生长激素缺乏

【遗传因素】

新发变异或由于父母一方染色体平衡易位所致。在配子形成过程中的细胞分裂期，在细胞分裂过程中染色体不能准确排列，染色体配对成分不能正常交叉重组。若父母为染色体平衡易位或倒位携带者，在减数分裂期间可因不平衡分离生成染色体部分缺失的配子。复杂重排也可导致18号染色体短臂缺失。18p缺失综合征的致病机制主要有三种：①18p区域部分片段缺失；②18p区域内关键基因单倍体剂量不足；③18p区域内基因缺失变异。TGIF1单倍体剂量不足和前脑无裂畸形、面容异常有关，AFG3L2单倍体剂量不足和脊髓小脑性共济失调有关，SMCHD1单倍体剂量不足和面肩胛肱型肌营养不良有关，而其他基因（MAFD1、RBBP8、GNAL、LAMA1）的单倍体剂量不足，可能和发育迟缓、智力低下及肌张力低下有关。

【实验室与辅助检查】

对于临床疑似病例行染色体核型分析，核型下见18号染色体短臂片段丢失即可确诊。但缺失片段的大小及位置的确定以及常规核型难以发现的缺失（<5Mb），则需要结合CMA、FISH、MLPA、CNV-Seq等技术确诊。

【诊断标准】

1. 临床诊断　包括体格检查（身高、体重、体重指数、头围、头颈部、脊柱与四肢、腹部、外生殖器等），心脏超声，智力、语言、运动等发育水平评估，脑电图，头部MRI等。

2. 实验室诊断　染色体核型分析初步判定缺失位置，参照ISCN（2016），CNVs的判读结合ACMG指南以及相关数据库（DECIPHER、DGV、UCSC、OMIM等）。

【治疗与预后】

18p缺失综合征无有效治疗方法，主要针对相应的临床症状采取对症治疗。注重智力训练，预后一般较差。

【遗传咨询与产前诊断】

患者父母需进行染色体分析，以确定是否其中一方存在染色体重排。若父母一方为平衡易位、倒位携带者，则告知下次妊娠再发风险，以及也可选择植入前遗传学检测（PGT）。若先证者父母之一为18p缺失综合征患者，则再生育风险为50%。若为新发变异，则再生育后代发生18p缺失的风险较低，同时也不排除生殖细胞嵌合变异可能。产前诊断则根据孕周，可选择绒毛活检、羊膜腔穿刺或脐静脉穿刺，行胎儿常规染色体核型G显带分析，同时选择高分辨率的CMA、FISH检查可确定缺失片段大小及位置。

【临床典型案例】

患者，女，26岁。G_1P_0，自然受孕，孕18周，因NT增厚4.2mm，于2015年6月29日在陆军军医大学附属第一医院行羊膜腔穿刺术产前诊断。否认孕期不良接触史，否认家族遗传病史，羊水染色体核型：46, XX, del (18)(p11.2)（即18号染色体短臂部分单体）。采用Illumina HumanCytoSNP-12芯片进行羊水DNA检测，结果提示18p11.32-p11.21（1320397_14352092）缺失约13Mb（图18-28）。26周系统超声提示胎儿双侧侧脑室正常高值（左侧8.9mm，右侧8.6mm），后选择终止妊娠。

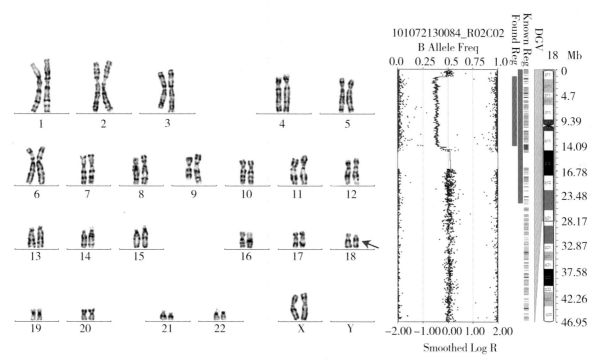

图18-28　羊水检测结果

　　染色体核型分析结果（左）：46, XX, del (18) (p11.2)；芯片结果（右）：18p11.32-p11.21缺失一个
拷贝约13Mb。

（姚　宏）

十三、18q缺失综合征

　　18q缺失综合征在存活新生儿中的发病率约为1/40 000[104]。18号染色体长臂从18q21.3或18q22.2
至qter不同大小的部分缺失是此综合征的病因。18q缺失综合征也称为18q部分缺失。一般来说，缺
失片段的大小与表型的严重程度相关。

【临床表型特征】

　　18q缺失综合征的临床特征见表18-33。

表18-33　18q缺失综合征的临床特征[105-108]

项目	临床特征
生长发育	生长发育迟缓，身材矮小，智力低下
颜面部	眼球震颤，传导性耳，小头畸形，面部中央凹陷，唇腭裂，鲤鱼型嘴（75%），斜视，外耳道狭窄或闭锁
四肢	手指细长逐渐变细，第1掌骨短，近侧拇指指端多斗形纹，掌中轴三叉点远位，通贯掌，小指弯曲，马蹄内翻足，脚短
生殖器	女性：小阴唇发育不良；男性：隐睾和/或小阴茎，小阴囊，尿道下裂
心脏	心脏缺陷
其他	肌张力低，癫痫

（续表）

项目	临床特征
偶发异常	（1）眼：内眦赘皮，眼裂倾斜，眼距宽，小眼，角膜异常，虹膜发育不良，眼部组织缺损，白内障，视网膜缺损，视盘异常，近视，视神经萎缩。 （2）耳：中耳闭锁，耳位低，小耳。 （3）其他：腭裂（30%），唇裂，系带短，乳头间距宽，腹部静脉明显，多余肋骨，马蹄形肾，乳糜泻，脚侧缘脂肪瘤，半身肥大，脊柱侧凸，脊椎畸形，股骨头异常，舞蹈手足徐动症样动作，湿疹，IgA减少甚至缺失，生长激素分泌不足，嗅神经和视神经萎缩，中枢白质束髓鞘缺损而胼胝体有相对正常的髓鞘，脑积水，小脑发育不良

【遗传因素】

在配子形成过程中的细胞分裂期，在细胞分裂过程中染色体不能准确排列，染色体配对成分不能正常交叉重组。若双亲之一为染色体重排（平衡易位或倒位）携带者，在减数分裂期间可因不平衡分离生成染色体部分缺失的配子。大部分病例为新生变异，少部分为亲代染色体平衡易位携带或倒位携带者。18q缺失综合征的致病机制主要有三种：①18q区域部分片段缺失；②18q区域内关键基因单倍体剂量不足；③18q区域内基因缺失变异。*TSHZ1*单倍体剂量不足和先天性耳道闭锁、听觉障碍有关，*TCF4*单倍体剂量不足和智力发育迟缓、呼吸困难有关，*SMAD4*单倍体剂量不足和智力发育迟缓、面部畸形、身材矮小有关，*SETBP1*单倍体剂量不足和严重的智力发育迟缓、面部畸形、多发畸形有关，*ASXL3*单倍体剂量不足和精神运动发育、严重的智力低下、肌张力低下、面容异常有关，*GATA6*、*DSC2*、*DSG2*单倍体剂量不足和先天性心脏病有关。

【实验室与辅助检查】

染色体核型高分辨率显带技术可以对18q缺失综合征做出明确诊断，但是常规的核型分析尚无法对缺失的片段做出精确基因组定位，应结合CMA、特定探针进行FISH、MLPA、CNV-Seq对长臂缺失基因组精确定位，这对18q缺失综合征的表型分类、预后判断有重要意义。

【诊断标准】

1.临床诊断　包括体格检查（身高、体重、体重指数、头围、头颈部、脊柱与四肢、腹部、外生殖器等），心脏超声，智力、语言、运动等发育水平评估，脑电图，头部MRI等。

2.实验室诊断　染色体核型分析初步判定缺失位置，参照ISCN（2016），CNVs的判读结合ACMG指南以及相关数据库（DECIPHER、DGV、UCSC、OMIM等）。

【治疗与预后】

18q缺失综合征无有效治疗方法，主要针对相应的临床症状采取对症治疗。注重智力训练，预后一般较差。

【遗传咨询与产前诊断】

18q缺失综合征大多是新发变异的散发病例，患者双亲染色体核型正常再生育，子代再发病风险较低。而父母一方有染色体平衡易位或倒位携带者，再生育需要做产前诊断，可考虑植入前遗传学检测。先证者父母之一为18q缺失综合征患者，则再生育风险为50%。产前诊断，孕期则根据孕周，可选择绒毛活检、羊膜腔穿刺或脐静脉穿刺，行胎儿常规染色体核型G显带分析，同时选择高分辨率的CMA、FISH检查可确定缺失片段大小及位置。

【临床典型案例】

患者，女，28岁。G_2P_0，自然受孕，孕24周，因孕妇智力低下，于2016年11月29日在陆军军医大学第一附属医院产前诊断中心行羊膜腔穿刺术。孕妇染色体核型：46, XX, del (18) (q21.3)（即18号染色体长臂部分单体），羊水染色体核型：46, XX, del (18) (q21.3)mat（18号染色体长臂部分缺失，来自母亲）。采用Illumina HumanCytoSNP-12芯片进行羊水DNA检测，结果提示18q21.33-q23（60224101_78014582）缺失约17.7Mb（图18-29）。孕24⁺周系统超声提示胎儿静脉导管缺如，永存左上腔静脉，夫妇双方选择终止妊娠。

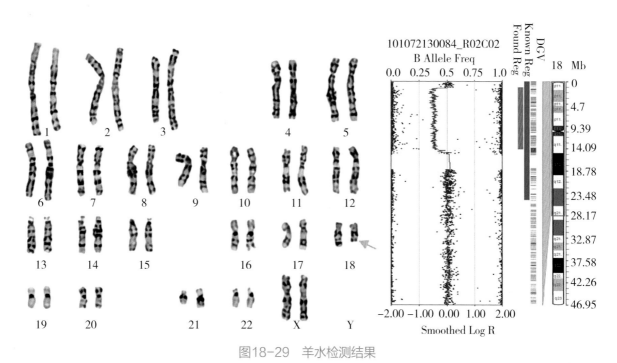

图18-29　羊水检测结果

染色体核型分析结果（左）：46, XX, del(18)(q21.3)；芯片结果（右）：18q21.33-q23缺失一个拷贝约17.7Mb。

（姚　宏）

十四、WAGR综合征

20世纪70年代，Riccardi[109]等报道11号染色体短臂中间缺失的患者，存在无虹膜畸形、Wilms瘤、泌尿生殖系统异常、智力发育迟缓等临床症状，这些症状又称为WAGR综合征。该综合征临床较为罕见，发病率为1/1 000 000～1/50 000。

【临床表型特征】

WAGR综合征的临床特征见表18-34。

表18-34　WAGR综合征的临床特征[109-112]

项目	临床特征
智力	大部分患者有中度或重度智力缺陷
生长	一半以上患者伴有生长缺陷，小头畸形
颅面部	嘴唇突出，小下颌，耳形发育差，大部分患者无虹膜，先天性白内障，眼盲
生殖器	尿道下裂
其他	50%的患者患有Wilms瘤
偶发异常	青光眼，眼前部异常，小眼，脊柱后侧凸，腹股沟疝，肥胖，外生殖器性别不清，条索状性腺，性腺胚细胞瘤，肾囊状缺损，小指弯曲，室间隔缺损

【遗传因素】

引起WAGR综合征的基因主要定位于11p13（变异基因 *WT1*、*PAX6*）、11p15（变异基因 *WT2*），约30%的病例是由于11p缺失所致[110-112]。无虹膜畸形、智力发育异常主要是 *PAX6* 基因表达异常所致，*WT1* 基因在泌尿生殖系统的发育、间质向上皮细胞的转化中起非常重要的作用，*WT1* 基因的表达异常导致了WAGR综合征患者的泌尿生殖系统异常。不同患者中缺失片段的大小不同（尤其是11p13远端）与不同的并发症、生长和智力发育迟缓的程度相关。如果11p缺失片段不包括11p13，则不会引发无虹膜-Wilms瘤联合征。也有平衡插入易位的非平衡传递家族遗传的报道。

【实验室与辅助检查】

对患有Wilms瘤和/或无虹膜症的智障患者，在进行细胞遗传学常规G显带检查时应对其是否含有11p中间缺失进行特殊检查，例如CMA、FISH、MLPA、CNV-Seq等。

【诊断标准】

1.临床诊断　包括体格检查（身高、体重、体重指数、头围、头颈部、脊柱与四肢、腹部、外生殖器等），心脏超声，智力、语言、运动等发育水平评估，脑电图，头部MRI等。

2.实验室诊断　染色体核型分析初步判定缺失位置，参照ISCN（2016），CNVs的判读结合ACMG指南以及相关数据库（DECIPHER、DGV、UCSC、OMIM等）。

【治疗与预后】

由于大多数病例在婴儿期被发现，对于Wilms瘤建议早期接受专科治疗，避免病情恶化。注重智力训练，预后一般较差。

【遗传咨询与产前诊断】

先证者父母之一为WAGR综合征患者，则再生育风险为50%。大多数病例11p13缺失是新发生的，对于孕期超声、核磁共振（MRI）提示Wilms瘤、无虹膜症同时伴有泌尿生殖系统异常的胎儿，根据孕周大小，可选择绒毛活检、羊膜腔穿刺或脐血穿刺，若11p缺失小于5Mb，则常规的细胞核型G显带不能发现，建议同时进行CMA检查。

（姚　宏）

十五、平衡易位

两条染色体各发生一处断裂，并交换其无着丝粒节段，形成新的衍生染色体，这些易位都保留了原有基因总数，只改变易位节段在染色体上的相对位置。

【临床表型特征】

通常没有异常表型，部分染色体平衡易位个体有表型的异常，表现为各种类型的先天异常、生长发育落后、智力低下等[113-116]。文献报道异常表型的发生率大约为6.4%。

【遗传因素】

父母一方为平衡易位携带者或新发变异。

【实验室与辅助检查】

常规G显带核型分析，或结合FISH、高通量测序技术。

【诊断标准】

核型分析参照ISCN（2016）。

【治疗或预后】

尚无有效治疗方法，针对生育问题进行遗传咨询可选择辅助生殖PGD技术。

【遗传咨询与产前诊断】

平衡易位携带者理论上可形成18种类型的配子，其中一种为正常配子，一种为平衡易位配子，其余均为不平衡配子。对于平衡易位的患者，可建议行植入前遗传学诊断。产前诊断病例需采用CMA技术排除断裂位点有无染色体微小片段缺失或重复。

（姚　宏）

十六、罗伯逊易位

罗伯逊易位又称着丝粒融合（centric fusion），只发生在近端着丝粒染色体之间，是整臂易位的一种特殊形式。两条近端着丝染色体在其着丝粒区发生断裂，两者的长臂在着丝粒区附近彼此连接，形成一条新染色体。两者的短臂也可能彼此连接成一条小染色体，含很少的基因，一般在以后细胞分裂中消失。

【临床表型特征】

通常没有异常表型。

【遗传因素】

可能与各染色体核仁组织者区的重复DNA序列和结构以及在间期中核仁形成方式有关。父母一方为罗伯逊易位携带者或新发变异。

【实验室与辅助检查】

常规染色体核型G显带分析（图18-30）。

【诊断标准】

核型分析参照ISCN（2016）。

【治疗】

尚无治疗方法，主要关注生育问题进行遗传咨询。

【遗传咨询与产前诊断】

非同源易位罗伯逊易位携带者，可形成1/6正常配子、1/6平衡易位携带型配子、4/6异常配子。子代中接受罗伯逊易位染色体遗传的概率约为50%，可能形成单体或三体，引起自发流产[117]。可建议行植入前遗传学诊断。同源近端着丝粒染色体之间也可发生罗伯逊易位，这种个体不可能生育正常的后代。

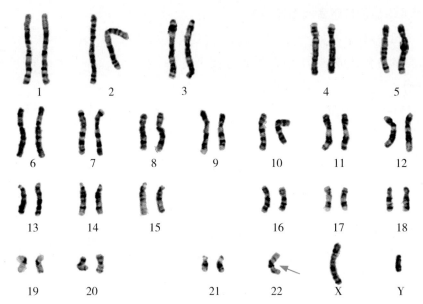

图18-30　发现22号染色体罗伯逊易位的一早期胚胎停育病史患者配偶核型分析
结果：45, XY, rob (22;22) (q10;q10)

（姚　宏）

十七、倒位

一条染色体内发生两处断裂，形成三个节段，中段顺序颠倒再连接，这样的结构畸变称为倒位（inversion，inv）。两处断裂如果发生在着丝粒一侧（长臂或短臂）形成的倒位，称为臂内倒位（paracentric inversion）（图18-31）；如果两处断裂发生在着丝粒的两侧，形成的倒位称为臂间倒位（pericentric inversion）。正常人群中倒位的发生率为1%～2%，染色体臂间倒位的概率远大于臂内倒位。

【临床表型特征】

通常没有异常表型。

【遗传因素】

新发变异，或来自父母一方染色体倒位。

【实验室与辅助检查】

常规G显带核型分析，或结合FISH、NGS。

【诊断标准】

核型分析参照ISCN（2016）。

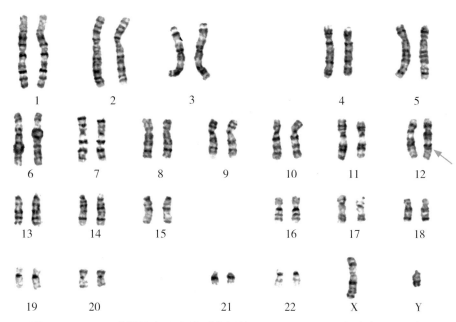

图18-31　IVF术前检查患者核型分析结果：46, XY, inv (12) (q12q21)

【治疗或预后】

尚无治疗方法，主要关注生育问题进行遗传咨询。

【遗传咨询与产前诊断】

倒位携带者其生殖细胞减数分裂过程中，产生四种配子，一种为正常染色体，一种为倒位染色体，另外两种由于倒位片段与正常配子受精后，导致遗传物质缺失或重复进而发生流产。臂间倒位节段的长短关系子代胚胎的存活[118, 119]，生育前检出倒位携带者具有重要的优生意义[120]。

（姚　宏）

十八、环状染色体

染色体的长臂和短臂，在两端附近各发生一次断裂，有着丝粒节段的两端以断面彼此连接，形成的染色体即为环状染色体（ring chromosome，r）（图18-32）。环状染色体的发病率约为1/50 000。

【临床表型特征】

轻度的发育迟缓、非特异的轻微异常，轻度、中度的智力发育迟缓[121-124]。

【遗传因素】

大多为新发变异。环状染色体在有丝分裂中通过姐妹染色单体之间的互换，可以形成各种倍性环。在核型染色体数为正常46而带有由环状染色体取代相应的正常染色体的个体，其临床表型特征及其严重程度决定于相应的染色体及其丢失片段大小。

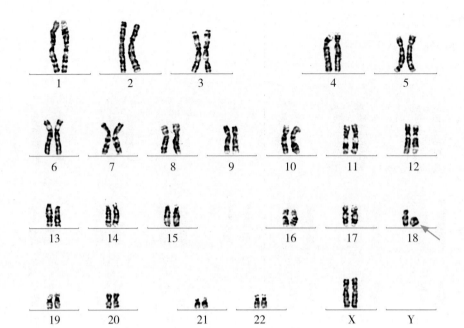

图18-32　一智力低下患儿核型分析结果：46, XX, r(18)

【实验室与辅助检查】

常规染色体核型G显带分析，同时选择高分辨率的染色体芯片明确有无染色体小片段的丢失。

【诊断标准】

核型分析参照ISCN（2016）。

【治疗或预后】

尚无治疗方法。根据患者症状到相应科室进行对症治疗，关注智力水平训练。

【遗传咨询与产前诊断】

大多数环状染色体为新发变异。大约只有1%的病例遗传于父母，而且具有比父母较大的表型差异。新发变异则再生育风险低。

（姚　宏）

十九、等臂染色体

一条染色体的两臂在形态上和遗传上相同，并以1～2个着丝粒连接在一起，这样的染色体称为等臂染色体（isochromosome，i）。

【临床表型特征】

除了在肿瘤细胞，多数非平衡等臂染色体都不能存活，只有少数例外。例如，i(9p)、i(12p)、i(18p)、i(18q)、i(21q)、i(Xp)、i(Xq)、i(Yq)。等臂染色体常见于Turner综合征的X染色体，临床表现为性征异常[125-127]。Pallister-Killian综合征是一种罕见的遗传病，由于特异性组织细胞里额外多加的等臂i(12p)所致（图18-33），特征性的临床表型有：严重智力低下、癫痫、肌张力低下等[128]。

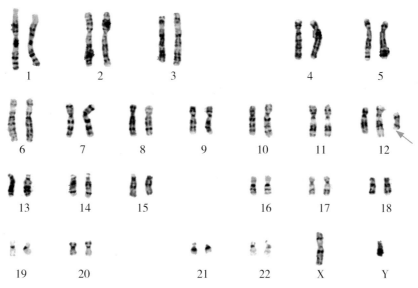

图18-33　超声提示胎儿多发畸形病例核型分析结果：47, XY, +i (12p)

【遗传因素】

大多为新发变异。等臂染色体的形成机制一般认为在染色体复制前后，其着丝粒可能横断，使复制后两条染色单体的长臂和短臂分开，两条长臂（或短臂）以着丝粒连接成一条等臂染色体。另一种可能是，两条同源染色体着丝粒融合，短臂部分和长臂部分分开，分别以着丝粒连接成等臂染色体。这两种解释究竟何者正确或尚有其他机制目前尚难判明。

【实验室与辅助检查】

常规染色体核型G显带分析，CMA。

【诊断标准】

核型分析参照ISCN（2016）。

【治疗或预后】

尚无治疗方法。根据患者症状到相应科室进行对症治疗。

【遗传咨询与产前诊断】

大多数等臂染色体为新发变异。在减数分裂中等臂染色体有形成2条独立染色体的可能。新发变异则再生育风险低。

（姚　宏）

二十、双着丝粒染色体

具有两个着丝粒的染色体或其染色单体，称为双着丝粒染色体（dicentric chromosome, dic）或双着丝粒染色单体。在人类中已记载的仅有如下两种：①两个着丝粒极为靠近的衍生染色体，如dic(Y)、dic(X)、dic(13;14)(p11p11)等[129, 130]。②在两个或多个着丝粒中仅一个有功能的假双着丝粒染色体（pseudodicentric chromosome, psudic）或假三着丝粒染色体（pseudotricentric chromosome, psutri）。

【临床表型特征】

等臂双着丝粒染色体的临床表型决定于相应的染色体及其相关双着丝粒染色体的结构。例如46, XY, idic(21) (q22.3)，其临床症状类似于21三体综合征。

【遗传因素】

大多为新发变异。在两条染色体上各发生一次断裂，它们携带着丝粒的片段相互重接而成，既可发生在两条姐妹染色单体之间，也可发生在同源和非同源染色体之间。由于双着丝粒染色体在细胞分裂的后期可形成染色体桥，所以它是一种非稳定性结构畸变。

【实验室与辅助检查】

常规染色体核型G显带（图18-34）分析，CMA。

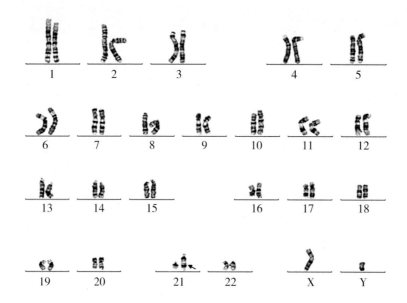

图18-34 含双着丝粒染色体21三体综合征核型分析结果：46, XY, idic (21) (q22.3)

【诊断标准】

核型分析参照ISCN（2016）。

【治疗或预后】

尚无治疗方法。根据患者症状到相应科室进行对症治疗。

【遗传咨询与产前诊断】

双着丝粒染色体经C显带可见。等臂双着丝粒的患者，家系核型大多正常。产前诊断发现双着丝粒染色体要依据家族遗传情况，以及基因组完整性详细讲述病因、临床症状及预后。新发变异则再生育风险低。

（姚　宏）

二十一、标记染色体

标记染色体是指通过常规细胞遗传学显带技术可以辨认但无法确定结构，大小通常等于或小于同一分裂像20号染色体的染色体片段。文献中有很多术语用于描述标记染色体，如多余标记染色体、额外结构异常染色体、多余环状染色体、附加染色体等，目前主要称微小额外标记染色体（supernumerary small marker chromosome，sSMC）。

【临床表型特征】

sSMC临床表现复杂，涉及范围广，其效应取决于sSMC遗传背景，如家族遗传、来源、结构、嵌合比率等。其中家族性sSMC，大多数情况下能保持遗传的稳定性，表型可正常，国内外均有表型正常的长期随访病例报道。

新发sSMC可引起多种综合征，较为常见的有特纳综合征，15号标记染色体综合征，Emanuel综合征，猫眼综合征，der (22) t (8;22) (q24.1;q11.1) 综合征、i(5) (p10)、i(9p)、i(18p)、Tetrasomy 15qter综合征、Pallister-Killian综合征等[131-134]。此外，在智力障碍、不孕不育、反复流产等人群，以及胎儿发育异常羊水细胞中也常检测到sSMC，这说明sSMC可能在一定程度上与这些疾病相关[134]。

【遗传因素】

sSMC在新生儿中的发生率为0.043%，在产前诊断中sSMC发生率约为0.075%，其中来源于父母遗传约占30%，新发变异占70%[131]。目前所有染色体均有sSMC报道，其中来源15号染色体最常见，约占报道数目的26.2%，其他常见染色体来源依次为22号（15.3%）、Y（11%）、12号（7.6%）、18号（6%）、X（4%）、8号（3%）、14（3%）号染色体[132]。

sSMC结构复杂，可呈多种形式染色体结构异常（图18-35），如倒位重复（inv dup）染色体、微小（min）染色体、环状（r）染色体，及其他复杂染色体片段重排。其可能的发生机制之一是在染色体减数分裂期间，姐妹染色单体发生U形交叉互换后分裂错误形成，进而近端着丝粒染色体容易形成主要由相关染色体短臂构成的部分四体结构，其他非近端着丝粒容易形成环状及微小染色体结构[133]。此外有研究报道显示，sSMC形成还可能来源于受精错误，细胞分裂异常后的染色体降解、三体自救、单体自救等过程。

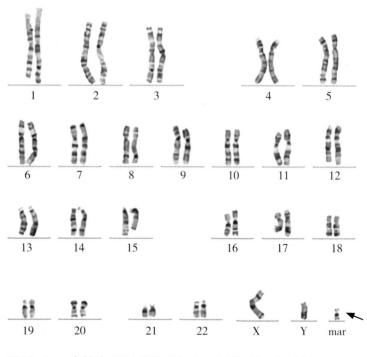

图18-35 自然流产2次患者配偶核型分析结果：47, XY, 1 mar

【实验室与辅助检查】

常规G显带技术即可确诊，可采用C显带、CMA、FISH等技术进一步明确其染色质形式及来源。

【诊断标准】

核型分析参照ISCN（2016）。

【治疗或预后】

尚无治疗方法。根据临床症状到相应科室进行对症治疗。

【遗传咨询与产前诊断】

1. 家族遗传性sSMC　父母表型正常，在家族中稳定传递的，可建议正常生育，妊娠期间胎儿要进行超声随访，密切观察胎儿生长发育情况。同时应告知sSMC与疾病的不确定性，必要时建议对sSMC来源进行深入分析。

2. 新发sSMC　详细询问其病史及查体，采集可能存在的疾病表型，建立初步联系。对于成年个体，建议其确定sSMC来源后再生育，对于妊娠期间发现的新发sSMC，应及时明确其来源，超声密切随访，分析其可能引起的疾病。同时，应充分告知家属sSMC与疾病表型的不确定性。新发变异则再生育风险低。

（姚　宏）

二十二、临床意义未明确的染色体畸变

临床意义未明确的染色体畸变是一个较为宽泛的概念，包括传统显带技术发现的片段较大的染色体畸变，同时也包括CMA和高通量测序发现的片段较小的染色体畸变。传统显带技术与CMA和高通量测序分析技术相互补充，最大程度地去发现各种染色体畸变。通过CMA及高通量测序分析平台，发现了大量的1kb以上的DNA拷贝数变异（CNV），需要医学遗传学人员对其进行专业分析及解读。因此，美国医学遗传学会（ACMG）于2011年发布了基因芯片拷贝数变异结果解读指南，协助各个实验室CNV结果的临床评价，并促进结果解读的一致性，利于相互参考[135]。指南将检测到的CNV变异分为三大类："致病""临床意义不明""良性"。"临床意义不明"的变异又可包括三个子分类："临床意义不明-可能致病""临床意义不明-可能良性""临床意义不明-未分类"。这与2013年ACMG发布的遗传变异分类标准与指南中的五级分类标准"致病""可能致病""临床意义不明""可能良性"和"良性"略有不同。本节主要基于指南对CMA技术检测到的临床意义不明确的CNV变异展开讨论。

【遗传因素】

CNV被定义为一段至少1kb大小DNA的拷贝数，广泛分布于人类基因组，需用缺失或重复对其剂量进行界定。CNV区域内基因的功能及致病机制是分析CNV最常考虑的因素，主要包括基因的剂量效应、位置效应、基因破坏及基因融合、暴露隐性基因等方面[136]。此外，CNV区域内的调控元件、假基因也可能与疾病相关。以下是一些常见的CNV相关遗传学机制：①单倍剂量不足导致相关表型的基因，其拷贝数增加可能不影响表型。②显性遗传疾病主要以变异导致基因功能变化为主，因此这类基因的CNV可能没有相关的临床表型，或者因涉及剂量效应导致其他的临床表

型。例如，成纤维细胞生长因子受体1基因（*FGFR1*基因）的重复变异导致骨骼发育不良，而缺失变异则会导致Kallman综合征。③当拷贝数增加只涉及基因的一部分时，可能使得基因的结构被破坏或编码序列发生改变而影响功能，尤其是单倍剂量不足可致病的一类基因。④隐性遗传相关基因单拷贝的缺失仅代表变异携带。⑤只涉及内含子序列，范围小的CNV可能对基因功能无影响。⑥CNV可能涉及某些重要的调控元件，引起其调控基因表达异常。⑦某些CNV缺失本身不引起疾病，但另一条染色体等位基因属于能影响基因表达的罕见单倍型，可能会加剧基因剂量不足而引发疾病。

【主要特点】

1. 临床意义不明确–可能致病的 ①CNV出现在个案报告，但具有明确的断裂点和表型且和患者临床特征相关。②在CNV区域内有和患者病因有关的具有明显功能的基因。

2. 临床意义不明确–可能良性的 ①CNV大小超过了实验室建立的标准而被报告，但该CNV区域内没有基因。②CNV在数据库的少数病例中有描述，但亦非多态性。

3. 临床意义不明确–未分类 ①CNV区域内包含基因，但不清楚基因是否是剂量敏感型。②CNV在多个文献或数据库的报道结果相互矛盾，其确切的临床意义尚无结论。

4. 临床意义不明确的CNV包括目前意义不明，但后续研究证明是明确致病或明确不致病的CNV。

【遗传咨询】

对于临床意义未明确的CNV变异，在遗传咨询过程中应当尽可能详细告知，主要咨询内容如下。

1. CNV定位、大小、重复或缺失信息 对于芯片数据，注意结合芯片的分辨率、覆盖范围等来解释。对于高通量测序数据，注意结合测序深度等来解释。

2. 明确告知患者本次检测到的CNV临床意义不明确，并对其他潜在的疾病风险进行告知 在CNV内包含的基因与疾病的关系不明确的案例，对于CNV是否与疾病相关还需要结合相关医学文献进行定期跟踪检索。CNV涉及非常明确的隐性致病基因时，告知其隐性遗传携带者的事实，以便为先证者及有关家庭成员生育咨询和进一步检测提供机会。此外，如果缺失区域内有已知的抑癌基因，告知其与肿瘤发生的可能性，如涉及*RB1*、*TP53*和*APC*等基因。

3. 告知患者进行适当临床随访 CNV可能是未确诊的症状前诊断，或临床未被发现的情况（例如涉及Y染色体AZF区域缺失的男性不育症）。告知患者使其能及早发现问题，并获得相关的医疗保健。产前诊断过程中发现的临床意义未明确的CNV，需及时随访，监测胎儿生长发育情况。

4. 注意参照其他家庭成员CNV数据作重新评估 参照CNV是否遗传自父母来获取进一步的信息，判断其是家族遗传或新发变异。用该方式衡量CNV临床意义应当注意，很难通过单一家庭遗传来鉴别该CNV的临床意义，否则会得到轻率的结论。特定的CNV只有通过大家系内同时多个受累个体具有相同CNV，而未受累个体无该CNV，或人群中多个个体具有相同CNV，才能合理评估该CNV的临床意义。鉴于此，ACMG建议尽量多收集和整理不同患者来源的临床资料，有利于准确评估CNV临床意义。在缺少大家系数据支持的情况下，应根据现有家庭成员的信息进行谨慎推断，并及时更新和完善最初的解释。

（1）新发变异的CNV　参照以上1、2、3点进行遗传咨询。

（2）遗传性CNV　即使分析过程中可能良性的证据增加，也应清楚认识从单一家系发现的遗传性CNV仍然难以得出决定性结论，必要时需考虑以下可能。①不完全外显：在不完全外显的情况下，该CNV可能是致病的，但携带者的亲本并无临床表型。②临床表型差异：亲本携带者可能具有亚临床特征，这些特征有可能会发展成该CNV相关的临床表型。③基因印记效应：该CNV区域可能被印记，使从特定亲本遗传才会出现临床表型（如与携带者的CNV来源有关）。④芯片未检测到的第2个变异：芯片无法检测到探针以外区域的缺失，例如先证者为一种隐性遗传病时，其父母可能存在芯片无探针覆盖的外显子或调控元件的缺失，或者存在一个或多个"修饰"的基因等复杂的情况。⑤先证者亲本嵌合型CNV：该CNV可能不存在于亲本，因此，父母可能没有与CNV关联的临床特征。⑥先证者CNV和亲本CNV大小不同：在极少数情况下，CNV从携带者亲本传到先证者的过程发生了进一步的修改（例如，缺失范围扩大）。尤其是对亲本的分析由另一种替代检测方法进行，如荧光原位杂交，这种可能性不能被排除。⑦X-连锁的CNV需特别考虑：当一个男性先证者X-连锁CNV来源于未受累的携带者母亲，应考虑母亲是否是一个无临床症状的携带者。由于存在X染色体失活，故并非所有的X-连锁疾病在携带者女性都有临床表现。这种情况可以参照该母系家族的其他男性获得更多的信息。

5.对于传统细胞遗传学上发现的意义不明确的染色体结构畸变，如一些意义未明的平衡异位、倒位等，涉及重要致病基因区域时，对其可能存在的断裂点基因进行合理解释。

对于临床意义未明确的CNV变异的遗传咨询充满挑战，本部分主要参照ACMG指南及最新研究进展重新整理，在实际工作中需要具体问题具体分析，无论胎儿，或者出生后发现的个体，均应长期进行随访报道，并及时追踪最新文献及更新数据库信息，有望将这一医学遗传学中的难点逐渐攻克。

（姚　宏）

第三节　染色体微重复/微缺失综合征

一、微结构异常染色体疾病

微结构异常染色体疾病又称为基因组病，最早由Lupski等[137]人提出，主要是指由于人类基因组自身结构的特异性导致的基因组DNA结构发生重排，引起基因组拷贝数变异而导致的一类遗传性疾病。患者主要的临床表现为智力低下、多发畸形、特殊面容、复发性流产，以及自闭症等行为异常。这类染色体细微结构畸变用传统的染色体显带技术常常无法分辨，但随着分子细胞遗传技术的发展，特别是近年CMA及低覆盖度高通量测序技术的应用推广，越来越多微结构异常染色体疾病被人们发现。目前，通过以上检测方法得知的染色体微缺失/微重复综合征有300余种，随着检测技术及生物信息分析的高速发展，该类疾病的种类仍不断明确且增加。

【发生机制】

微结构异常染色体疾病的形成机制包含了低拷贝重复序列（low copy repeat，LCR）/长、短散在核成分（long/short interspersed nuclear elements，LINE/SINE）等介导的非等位同源重组；DNA双链断裂修复的非等位同源末端连接；DNA复制过程中的复制错误机制（FoSTeS机制）等。其主要的致病分子机制包括：染色体微缺失、微重复区域内剂量敏感基因拷贝数增加或减少引起的剂量效应；染色体微缺失导致的区域内隐性致病基因变异的暴露；染色体结构畸变导致的位置效应；染色体结构发生变异时，打断了某个关键致病基因或断裂连接时形成新的致病融合基因等[138]。

【实验室与辅助检查】

目前，对于微结构异常染色体疾病，主要的实验室检测方法包含CMA、CNV-seq、FISH、实时荧光定量PCR、MLPA等。其中CMA及CNV-seq技术是检测染色体畸变最有效、最全面的诊断方法；针对目标靶向区域，配合使用亚端粒探针的FISH检测方法是最直接的诊断方法，产前超声等影像检查也重要。

【治疗与预后】

对如下述的染色体亚端粒重组异常相关性智力低下、22q11.2微缺失综合征、22q11.2微重复综合征等微结构异常染色体疾病，目前尚没有有效的治疗方法，相关疾病预后差。

【遗传咨询与产前诊断共性】

染色体微缺失、微重复变异可以遗传自父母，也可以是新发变异。通常大片段的致病性变异为新发，在子代的传递过程中可以稳定遗传，遵循孟德尔遗传方式，且大多数为显性遗传，也存在外显不全现象。在临床上，微结构异常染色体疾病一般无有效的根治办法，主要是对症处理及加强训练（如22q11.2微缺失综合征的表型属多系统性，必须给予多专科综合治疗，包括心脏外科、儿科、内分泌科、免疫科和精神科等，对于该病患者应特别注意低血钙和感染性疾病的防治）。因此，通过遗传咨询及产前诊断来预防该类疾病患儿的出生尤为重要。若检测到患者致病性拷贝数变异，即可明确遗传学病因，建议其双亲行CMA或FISH检测，以明确缺失/重复片段起源。有此类疾病生育史或家族史者，应为该家系提供遗传咨询、再发风险评估及植入前遗传学诊断或产前诊断（通过绒毛活检、羊膜腔穿刺、脐带血穿刺行胎儿染色体核型分析和CMA，并结合系统超声检查）。

这里介绍的是有代表性的几种微缺失/微重复综合征。

（王　华）

二、染色体亚端粒重组异常相关性智力低下

智力低下是一组以18周岁前起病、认知功能障碍、社会适应能力缺陷为特征的疾病。在人群的发病率为1%～3%[139]，男女比例为（1.4～1.6）：1[140, 141]。其病因复杂多样，包括环境因素、围产期缺氧及遗传因素，其中遗传因素占2/3。遗传检测技术及生物信息学的发展证实了染色体异常是智力低下的主要原因。

几乎所有的染色体异常都可以导致智力低下的发生，这包括以21三体综合征为主的染色体数

目异常（见本章第一节）、以22q11.2微缺失综合征为常见的染色体微缺失综合征（见本节其他疾病）和各种不同类型的染色体异常。

染色体亚端粒重组（subtelomere rearrangement）属染色体微结构异常，主要包括微缺失和微重复。染色体亚端粒通常是含基因丰富的染色体结构，其结构异常相关性智力低下的发生率占中度及重度智力低下儿科患者的7.4%，在病因不明的智力低下儿科患者中也占0.5%，其中最常见的是片段大小为数千碱基的1p36微缺失，其在成活分娩胎儿中的发生率为1/5 000。

【临床表型特征】

智力低下是不同染色体亚端粒重组异常患者的共有表型，其余的临床表现复杂多样，但也有共同的特点。

1. 出生史和发育史　宫内发育受限、早产儿、出生低体重、身材矮小、肌张力低下。

2. 头面部畸形　特殊面容，包括面部不对称、斜视、眼距增宽、眼裂细窄、眼外斜、耳郭褶皱、低位耳、耳前陷窝、耳垂发育不良、小鼻畸形、低鼻梁、鼻孔朝下等。

3. 非头面部畸形　毛发异常、手异常（小手畸形、短指、拇指畸形等）、先天性心脏畸形、尿道下裂和男性隐睾等。

4. 家族史　智力低下阳性家族史，生育过出生缺陷患儿或有复发性流产史。

与不明原因智力低下患者相比较，在染色体亚端粒重组性智力低下患者中，伴头面部畸形的发生率具有统计学意义，宫内发育不良和智力低下阳性家族史的发生率显著升高，具有鉴别诊断意义。

30%染色体亚端粒重组性智力低下患者伴有小头畸形、身材矮小、眼距增宽、耳鼻异常、手畸形及男性隐睾，同时具有两种以上头面部畸形的高达80%。

影响染色体亚端粒重组异常表型的因素有多种，主要包括：①缺失/重复片段的大小；②缺失/重复片段在染色体上的位置效应；③缺失/重复片段包含的基因；④缺失/重复片段剂量效应；⑤同源染色体上相关等位基因的隐性致病变异。

【遗传因素】

主要包括染色体亚端粒缺失和由累及亚端粒的包括衍生染色体（derivative chromosome）和复杂性染色体重组为主的非平衡性结构异常两大类，前者通常属新发变异，后者则属家族性遗传。亚端粒缺失可以发生在不同染色体上，缺失DNA片段大小不一，可为3~10Mb或更大不等，缺失区间包含基因不同，其可以来自母源或父源。除个别染色体的亚端粒缺失（如1p36.3微缺失综合征和22q13微缺失综合征）外，大部分染色体亚端粒缺失临床表型与基因型的关系尚不清楚。

【诊断标准】

实验室诊断方法费用高昂，会给患者带来经济负担。为了避免不必要的检查，de Vries等[141]根据亚端粒重组性智力低下主要的临床特点制订疑似患者的评分方案，如果总分≥3分，约20%的病例可以不做进一步实验室诊断而无一例漏诊（表18-35）。

表18-35 染色体亚端粒重组性智力低下临床表现评分方案

临床表现	分数
智力低下阳性家族史	
家族遗传方式遵循孟德尔遗传	1
家族遗传方式不遵循孟德尔遗传（包括表型不相符者）	2
出生低体重	2
产后生长发育异常（小头畸形、大头畸形、身材矮小，身高超过正常范围各占1分，但总分不能超过2分）	2
同时具有两种或两种以上的头面部畸形（主要包括眼部异常、耳异常和鼻异常，各占1分，但总分不能超过2分）	2
非头面部畸形和先天性畸形（包括手畸形、心脏畸形、尿道下裂和男性隐睾各占1分，但总分不能超过2分）	2

值得注意的是，一些染色体亚端粒缺失患者的表型非常轻微甚至缺如，在这种情况下，上述临床表现评分法的使用往往也不容易发现这样的病例。

对于【实验室与辅助检查】和【治疗与预后】，请参考本节"一、微结构异常染色体疾病"部分的相关内容。

【临床典型病例】

患儿，女，8月龄，因"精神运动发育迟缓"由儿童保健科转诊来遗传门诊就诊。初步病史采集如下：患儿为G_1P_1，足月顺产，出生时体重2.5kg，母乳喂养，吸奶乏力，体重增加不明显，2^+月双眼不追物，4^+月竖头不稳，现8^+月尚不能独坐，不会发"爸爸、妈妈"等单音词。母亲孕期有甲醛接触史，无智力障碍家族史。体格检查：身高64cm，体重6.8kg，头围43cm。小头畸形、上睑下垂、长人中、耳郭畸形、高腭弓、小下颌、短指、指（趾）甲发育不良，全身肌张力低下。对疼痛耐受性高，发育迟缓。头颅MRI：脑外间隙增宽，双侧侧脑室扩大，脑实质形态未见异常。0~6岁小儿神经心理检查：大运动72分，精细运动67分，语言58分，社交行为60分，发育商DQ65分。

根据染色体亚端粒重组性智力低下临床表现评分方案，患儿评分6分，采用Affymetrix CytoScan 750K芯片对患儿外周血DNA进行检测，结果提示：22号染色体长臂末端22q13.31 q13.33（nt：44431736_51197766）杂合性缺失约6.8Mb（图18-36）。

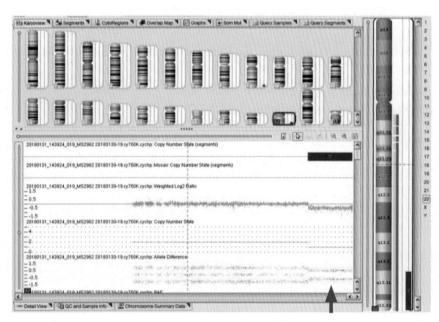

图18-36　患儿Affymetrix CytoScan 750K芯片检测结果：22q13杂合性缺失约6.8Mb

（王　华）

三、22q11.2微缺失综合征

DiGeorge综合征（DiGeorge syndrome，DGS）、腭心面综合征（velocardiofacial syndrome，VCFS）及椎干异常面容综合征（conotruncal anomaly face syndrome，CAFS）的分子遗传病理基础都是22q11.2片段的微缺失，故统称为22q11.2微缺失综合征。其发病率为活产新生儿的1/5 950[142, 143]。三种亚型在病理变化和表型上都有较大的区别。

【临床表型特征】

先天性免疫缺陷、先天性心脏病和严重低血钙是DGS综合征表型的三大特点；腭裂、心血管缺陷、手指细长、特殊面容等是VCFS的主要表型；心脏流出道畸形及特殊面容是CAFS的主要表现。三者的表型特征见表18-36。

表18-36　22q11.2微缺失综合征三种亚型表型特征比较

表型	DiGeorge综合征（DGS）	腭心面综合征（VCFS）	椎干异常面容综合征（CAFS）
智力低下	轻中度	约40％的患者患轻度智力低下，平均IQ为60~80。大部分患者都有非语言性学习障碍	轻度发育迟滞
头面部异常	单侧内眦移位、内外眦距短、人中短、小颌、耳郭异常	以灯泡样鼻伴鼻根窄小和小鼻翼、小头畸形、小颌和长脸为特点。其他的包括颧骨平坦、下颌后移、杏仁样眼睑裂等	典型的面部特征，包括眼距宽、内外眦距短、杏仁样眼睑裂、低鼻梁、小耳、小下颌、悬雍垂裂伴鼻音重

（续表）

表型	DiGeorge综合征（DGS）	腭心面综合征（VCFS）	椎干异常面容综合征（CAFS）
心血管畸形	主要表现：①共干心缺陷，包括动脉干狭窄、法洛四联征、室间隔缺损；②动脉弓缺陷，包括B型动脉弓离断，通常发生在右动脉弓	室间隔缺损、右主动脉弓缺陷、法洛四联征、左锁骨下动脉迷失等	主要表现为心脏流出道畸形，包括法洛四联征、肺动脉闭锁、右室双出口、共同动脉干、主动脉弓异常等
特征性异常	先天性免疫缺陷：胸腺发育不良或缺如导致细胞免疫缺陷，患者容易患严重感染性疾病。淋巴细胞对PHA等的细胞刺激素不敏感，故血液培养的分裂指数低，中期细胞少。 严重低血钙：甲状旁腺发育不良或缺如而导致婴儿患者早期严重低钙，抽搐	腭咽发育不良：包括腭裂、黏膜下腭裂、咽腭发育不良等。由于咽腭部畸形，患者通常表现出说话时鼻音浓重	部分患者有低血钙，尤其是在新生儿期（有时伴有甲状旁腺功能减退症），以及胸腺不发育或发育不全

【遗传因素】

22q11.2片段缺失是DGS、VCFS及CAFS的遗传病理，片段DNA大小为1.5～3.1Mb，称为DiGeorge关键区域（DiGeorge critical region，DGCR）。90%以上的DGS和85%以上的VCFS病例都有DGCR的缺失，其中大部分属中间缺失，其余的与累及22q11.2的染色体易位或倒位等染色体结构异常及TBX1基因变异相关[144]。22q11.2微缺失综合征关键区域内存在多个低拷贝重复（low-copy repeat，LCR），由于LCR介导非等位同源重组易导致片段的缺失[145]。22q11.2缺失片段包含30～40个基因，其中包括TUPLE、TBX1和最近发现的UFD1L基因。TBX1基因在进化过程中高度保守，该基因转录因子参与调控发育过程。研究显示，TBX1基因变异与22q11.2微缺失综合征临床表型密切相关[146-148]；UFD1L基因的产物与辅酶Q蛋白的降解有关。不平衡重组属于非等位基因同源性重组。绝大多数病例属散发性，只有少数家族性病例表现出常染色体显性遗传传递方式。

【诊断标准】

目前还没有特定的诊断标准，但可以根据上述的疾病临床特点而得到初步诊断，CMA或者FISH检查阳性结果就可以确诊。

对于【实验室与辅助检查】和【治疗与预后】，请参考本节"一、微结构异常染色体疾病"部分的相关内容。

【临床典型病例】

患儿，男，2岁，因"先天性心脏病、特殊面容"由儿科转诊来遗传门诊就诊。初步病史采集如下：患儿为G_2P_0，足月顺产，出生时体重3.2kg，Apgar评分10分。出生后即发现哭声低，嘴唇发绀，吸奶乏力。2+月能追物，3+月竖头，6+月能独坐，14月能独行，1岁可喊"爸爸、妈妈"，现能讲3个字以内的短句，但吐词不清，有较浓的鼻音。母亲孕期四维超声发现胎儿室间隔膜周部缺损，大小约3.2mm，1岁时已行心脏手术治疗。无心脏病家族史。父母诉其自幼体质弱，易发生肺炎。平时好动，注意力不集中。否认癫痫发作史，但患儿睡眠时易惊厥，四肢抖动。体格检查：身高88cm，体重12.8kg，头围51.5cm。面部不对称、颊部平坦、内眦赘皮、低位耳、中耳炎、悬雍垂裂、小下颌。双手通贯掌，四肢肌张力稍高。辅肋检查：电解质K$^+$4.1mmol/L，Na$^+$146.9mmol/L，Ca^{2+}19.0mmol/L，Cl$^-$102.3mmol/L。头颅MRI：未见脑实质形态异常。脑电图：未见异常。

采用Affymetrix CytoScan 750K芯片对患儿外周血DNA进行检测，结果提示：22号染色体长臂22q11.21（nt:18648855_21800471）杂合性缺失约3.1Mb（图18-37）。

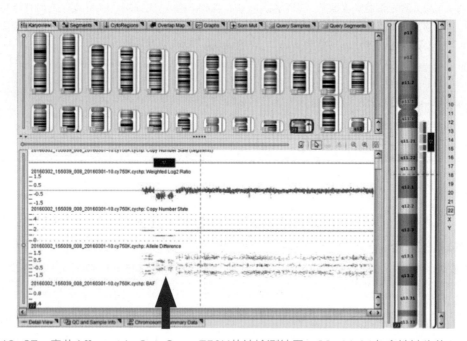

图18-37　患儿Affymetrix CytoScan 750K芯片检测结果：22q11.21杂合性缺失约3.1Mb

（王　华）

四、22q11.2微重复综合征

22q11.2微重复综合征（22q11.2 microduplication syndrome）是指由于22q11.2区域所包含的DNA片段杂合性重复而引起的一种临床综合征。22q11.2重复区间与DGS/VCFS缺失范围一致。理论上，22q11.2微重复综合征的发病率应该与DGS/VCFS的相同，但目前为止，22q11.2微重复综合征被报道相对于22q11.2微缺失较少，可能是受检测方法的限制或者因为该疾病的外显不全而容易漏诊。

【临床表型特征】

22q11.2微重复综合征患者表型呈高度异质性，症状的严重程度可以从无任何表型或轻微症状到严重畸形。22q11.2微重复综合征的表型通常轻微或不典型，故容易被漏诊，但该病患者有其特定的表型，主要表现为头面部畸形（上位眉毛、眼睑下斜或伴下垂、轻度的小颌/宿颌、长脸）、腭咽发育不全、腭裂、讲话鼻音重、先天性心脏畸形、听力障碍、肾生殖系统畸形、胸腺缺如、脾脏缺如、认知障碍等[149]。

【遗传因素】

22q11.2微重复综合征的遗传病理是22号染色体长臂近着丝粒端片段22q11.21-11.23的重复。重复的DNA大小为3.4～6.0Mb，包括*TUPLE1*基因在内。微重复发生的机制与DGS/VCFS的相同，但其结果是22q11.2微重复。与22q11.2微缺失不同的是，22q11.2微重复大多数来源于表型正常的父母，新发变异较为少见。

【诊断标准】

目前还没有特定的诊断标准，但可以根据上述的疾病临床特点而得到初步诊断，CMA或者FISH检查阳性结果就可以确诊。

对于【实验室与辅助检查】和【治疗与预后】，请参考本节"一、微结构异常染色体疾病"部分的相关内容。

【临床典型病例】

患者，女，25岁，停经33⁺周，因四维超声发现"胎儿股骨、肱骨约29⁺周，左心室强回声光点"由产科转诊来遗传门诊就诊。初步病史采集如下：停经33⁺周，G_2P_1，孕早期无阴道流血，否认感冒等病史，无不良因素接触史。孕期产检无特殊，已行NT检测，测值1.5mm。早、中期唐氏筛查低风险，风险值1/14 200。孕33周四维超声提示：胎儿股骨、肱骨约29⁺周，左心室强回声光点。无家族遗传病病史。

采用Affymetrix CytoScan 750K芯片对胎儿脐血DNA进行检测，结果提示：胎儿22号染色体长臂22q11.21（nt:18935464_21800471）杂合性重复约2.8Mb；孕妇夫妇外周血芯片对照检测，发现孕妇本人与胎儿携带的22q11.21重复片段基本一致，可以推测胎儿重复片段来自母亲（图18-38）。

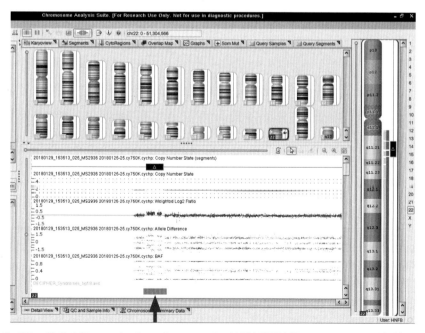

图18-38　胎儿Affymetrix CytoScan 750K芯片检测结果：22q11.21重复约2.8Mb

（王　华）

五、Prader-Willi综合征

Prader-Willi综合征（Prader-Willi syndrome，PWS），又称张力减退-智力减退-性腺功能减退与肥胖综合征，是导致人类肥胖最常见综合征之一，发病率为1/30 000～1/10 000。我国现缺乏流行病学资料，大部分为散发性，少数为家族性。与Angelman综合征（Angelman syndrome，AS）一样，大多数PWS是由于3～5Mb大小的染色体片段15q11.2-q13缺失所致，两者都是非孟德尔遗传-基因组印记的典型代表，但两者间的表型和发病机制不同。

【临床表型特征】

以影响中枢神经系统，特别是下丘脑为主。其特征性的临床表现为肌张力减退、轻度到中度智力低下、性腺功能减退、肥胖、身短、手脚短小、杏仁眼、额径狭窄和痛觉域高等。

新生儿期严重肌张力减退、喂养困难和生长障碍。胎儿期胎动减少，宫内生长受限。儿童期下丘脑功能失调导致的不可抗拒的食欲亢进和严重肥胖，有"小胖威利"之称，脂肪多分布在四肢近端、下腹部和臀部，占体重的30%～40%。严重肥胖会给中年患者带来心、肺功能衰竭等致命性的威胁。

促性腺激素分泌功能低下导致性腺功能减退，表现为外生殖器发育不良、性腺成熟迟缓或不完全、青春期发育迟缓、男女不孕不育。生长激素缺乏导致躯体矮小、四肢短。

头面部轻度畸形，包括额径狭窄、杏仁眼、斜视、嘴下歪、上唇薄、耳畸形、牙齿缺损。

轻度到中度智力低下，IQ在20～100不等，通常在40～80，以语言和阅读为主的学习困难，逻辑思维能力差，运动技巧迟钝。患者嗜睡、呕吐及疼痛阈值增高。与饥饿寻食有关的各种行为异常，包括情感异常如发脾气、固执、暴躁、暴力、偷窃等。

10%～20%患者患有糖尿病，多发生在10岁之后。1/2～2/3含染色体缺失的患者呈现与家族背景相关的皮肤毛发低色素，这与包含在关键区内的色素基因P缺失相关。

由于Prader-Willi综合征临床表型复杂多样，且异常表型随年龄而异，多位专家学者提出了《中国Prader-Willi综合征诊治专家共识（2015）》[150]，对该疾病不同年龄段的临床表型进行概括[151]，具体见表18-37。

表18-37　Prader-Willi综合征不同年龄段的主要临床表现

年龄	体貌特征	肌力和肌张力	神经精神发育	性腺发育	其他
胎儿期～3岁	出生时情况可不明显，随年龄增长特征性面容渐典型：长颅、窄面、杏仁眼、小嘴等	胎儿期胎动少；新生儿期中枢性肌张力低下、活动少、吸吮无力	早期即可出现运动、语言发育落后	外生殖器发育不良，男婴阴囊发育不全、隐睾、小阴茎；女婴阴唇、阴蒂缺如或严重发育不良等	新生儿期生长缓慢或停滞

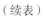

（续表）

年龄	体貌特征	肌力和肌张力	神经精神发育	性腺发育	其他
~10岁	小手/小足、手背肿胀、手指呈锥形；40%~100%患儿因生长激素缺乏导致身材矮小；因过度饮食出现超重或肥胖	肌张力低下随年龄增长不断改善，但通常低于同龄正常儿	6岁前认知、运动及语言发育落后明显；学龄期可有严重的学习困难及行为问题	15%~20%的患儿可发生肾上腺皮质功能异常（阴毛、腋毛），偶有患者发生性早熟	过分贪食可引起胃穿孔；出现肥胖相关并发症
~18岁	肥胖体型更加显著	肌张力低下有所改善，但通常低于同龄正常儿	行为问题更加突出，可出现偷窃或异常摄食行为	青春期发育延迟、不完全	缺乏青春期生长突增
成人期	身材矮小，男性身高约155cm，女性身高约148cm	仍存在轻度肌张力低下伴肌肉容积和肌张力减低	10%~20%成年患者可有明显精神病样症状；老年患者行为问题减少	性腺功能减退，如不孕不育、原发性闭经、月经稀发等	

【遗传因素】

主要包括父源性15q11.2-q13的缺失、母源性15号染色体单亲二体（uniparental disomy，UPD）和基因组印记变异。这三种基因变异都有异常的甲基化。基因组印记中心（imprinting center，IC）定位在15q11.2-q13[152]，具体的发病机制见表18-38。

由于基因组印记效应，15q11.2-q13区域里的基因表达取决于基因的亲源性。父源性基因的不表达导致PWS的发生，母源性基因的不表达则与AS相关。与PWS发生最常见的细胞遗传学异常包括：

（1）15q11.2-q13的缺失　属父源，大部分为新发缺失。其中5%由累及15q11.2-q13区域的其他类型染色体重组所致，包括倒位、重复、易位和小双随体额外染色体。

表18-38　Prader-Willi综合征和Angelman综合征

类别	Prader-Willi综合征	Angelman综合征
发病率	1/15 000（新生儿）	1/15 000（新生儿）
性别	男性多见	女性多见
发病机制		
基因变异	SNRPN、NDN、ZNC127、IPW	SNRPN（约占5%），UBE3A**（占15%~20%）
染色体缺失*	父源性15q11.2-q13片段缺失（占70%）	母源性15q11.2-q13片段缺失（占70%）
单亲二体*	母源性15号染色体单亲二体（占20%~25%），大部分属异二体（heterodisomy）；染色体不分离通常发生在卵细胞MⅠ期，与孕妇高龄有关	父源性15号染色体单亲二体（占比≤5%），大部分属同二体（isodisomy），由正常精子与缺15号染色体卵子受精，然后由单个父源性15号染色体复制而成；与孕妇高龄有关

（续表）

类别	Prader-Willi综合征	Angelman综合征
基因组印记*	+（约占5%）	+（约占5%）
临床特征	轻度到中度智力低下；婴儿期肌张力降低；食欲亢进；肥胖；性功能减退，阴茎幼稚，隐睾，小阴唇和阴蒂发育不良，性欲减退；机体矮小，手脚小，杏仁眼，斜视；前额窄；痛觉域高；唾液浓稠；低色素	严重智力障碍，少语或语言障碍；小脑，后枕平坦；共济失调，特征性步态；无意识发笑；癫痫发作

注 *：伴有异常甲基化；**：*UBE3A*基因属母源性，只在脑组织表达。

（2）15号染色体单亲二体 属母源性，主要是由于卵细胞减数分裂的染色体不分离，生成含15号染色体二体配子，与正常精子受精后产生15号染色体三体后丢失父源性15号染色体而成（图18-39B）。小部分病例由含15号染色体二体卵子与缺乏15号染色体的精子受精而成（图18-39A）。

（3）非平衡易位 少见，通常属新发性。

（4）家族性或新发性的平衡易位。

大多数与PWS相关的母源性15号染色体单亲二体是在卵细胞的减数分裂Ⅰ期发生染色体不分离所致，约占80%。然而，引起AS的父源性单亲二体的染色体不分离通常发生在卵细胞减数分裂Ⅱ期或合子后早期卵裂过程的有丝分裂，其中大部分是由正常精子与缺15号染色体的卵子受精，然后由单一父源性15号染色体复制而成（图18-39C）。

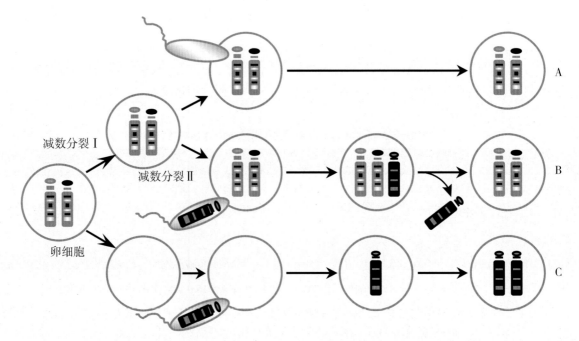

图18-39 Prader-Willi综合征和Angelman综合征单亲二体发生机制

父源性15q11.2-q13微缺失、母源性UPD、印记基因三者及其异常甲基化导致15q11.2-q13内的父源性基因不表达，这包括*SNRPN*、*NDN*、*ZNC127*和*IPW*基因，其中*IPW*是印记基因。

【实验室与辅助检查】

遗传诊断方法包括高分辨染色体核型分析、FISH检测、利用微卫星随体DNA分析检测单亲二体、DNA甲基化分析、印记变异DNA分析、CMA、高通量测序等[153]。（详见第十一章第三节）

1. 高分辨染色体核型分析　对临床疑为PWS时，需做550条带以上的高分辨染色体检查，以辨别各种类别的染色体异常。

2. FISH检测　应用染色体单一序列探针做FISH检测，能够快速、准确、有效地检测15q11.2-q13的缺失，可检测出70%的患者。

3. DNA甲基化分析　包括Southern印迹杂交分析和甲基化特异性PCR检测两种方法。Southern印迹杂交法可分析*SNRPN*基因的两个被DNA甲基化印记区域：一是表达的父源等位基因非甲基化，不表达的母源等位基因甲基化的外显子1；二是父源等位基因甲基化，母源等位基因非甲基化的内含子7。甲基化特异性PCR可检测*SNRPN*基因启动子区含有父源等位基因甲基化而母源等位基因非甲基化的CpG岛。DNA甲基化分析可检出所有的病例，是基因诊断检出率最高、最准确的方法。

4. 应用15号染色体上的微卫星标记进行染色体UPD连锁分析，可检测25%的患者。

5. 近年来临床诊断使用的染色体微阵列及高通量测序技术，是PWS诊断的新方法。CMA可检测出15q11.2-q13缺失导致的PWS，SNP芯片可以同时检测15q11.2-q13缺失及单亲二体。

此外，还可以从RNA或蛋白质水平进行检测。

【诊断标准】

Cassidy（2012）等[154]根据PWS患者的临床特点修正了PWS临床评分标准，包括6条主要标准、11条次要标准和8条支持证据。如果年龄<3岁总评分5分以上，主要诊断标准达4分即可诊断；年龄≥3岁总评分8分以上，主要诊断标准达5分即可诊断，见表18-39。

表18-39　Prader-Willi综合征的临床评分标准[154]

标准	内容
主要标准（1分/项）	1. 新生儿和婴儿期肌张力低下、吸吮力差；
	2. 婴儿期喂养、存活困难；
	3. 1~6岁期间体重增长过快、肥胖、贪食；
	4. 特征性面容：婴儿期头颅长、窄脸、杏仁眼、小嘴等；
	5. 外生殖器小、青春发育延迟或发育不良；
	6. 发育延迟、智力障碍
次要标准（0.5分/项）	1. 胎动减少，婴儿期嗜睡、少动；
	2. 特征性行为问题：易怒、情感爆发和强迫行为等；
	3. 睡眠呼吸暂停；
	4. 15岁仍身材矮小（无家族遗传史）；

（续表）

标准	内容
次要标准（0.5分/项）	5. 色素沉着减退； 6. 小手（≤25th）、小足（≤10th）； 7. 收窄、双尺骨边缘性缺乏弧度； 8. 内斜视、近视； 9. 唾液黏稠，可在嘴角结痂； 10. 说话吐词不清； 11. 皮损（扣、抓、挠等）

【治疗与预后】

目前尚无特殊的治疗方法，主要是对症处理。需注重婴儿的早期喂养，通常采用胃管喂养。用体疗改善肌张力低下。婴儿期后要严格控制饮食，给予行为教育和心理治疗，增加运动量以控制肥胖的发展。早期生长激素疗法可以改善患者身高，也可以提高肌张力和减少脂肪。应用枸橼酸克罗米芬，可使血浆黄体激素、睾酮和尿中促性腺激素的水平升高至正常，并能产生正常的精子和青春期体征，有助于小阴茎的发育。

对于已经严重肥胖的患者，应将严格限制饮食和心理治疗相结合，有望使患者体重降至65kg，高血糖和糖尿均可好转，改善心脏功能。迷走神经切断术可以成功地治疗由下丘脑病变导致的实验性肥胖。其他畸形可由相应的外科手术进行纠正。

【遗传咨询与产前诊断】

1. 遗传咨询　PWS多由新发变异引起，大部分为散发。再发风险因遗传学病因的不同而异。

（1）绝大多数染色体微缺失和单亲二体患者再发风险为1%。

（2）孕妇高龄可以使单亲二体的再发风险明显升高。

（3）累及15q11.2-q13片段的家族隐蔽性染色体结构性畸变，可通过减数分裂导致15q11.2-q13微缺失和单亲二体的发生，其风险高。

（4）印记基因变异（如印记中心缺失）可以隐蔽性地往下传递多代，子代的患病风险为50%。

2. 产前诊断

（1）对有家族史的病例，做常规的羊水或绒毛细胞培养，并做有关的遗传诊断检查。

（2）对孕妇高龄和家族隐蔽性染色体结构性畸变携带者做产前诊断和遗传咨询。

（王　华　陆国辉）

六、Angelman综合征

Angelman综合征（Angelman syndrome，AS）又称愉快木偶综合征，和PWS一样，也可以由染色体片段15q11.2-q13的缺失引起。

【临床表型特征】

产后小头畸形、头短畸形、严重智力障碍、语言障碍、共济失调步态、提臂屈肘、震颤、癫痫发作、好动症、下颌前突、流涎、张口吐舌和无意识发笑，以及以大振幅慢峰波为特点的脑电图是主要的临床特征[155]。患者出生时通常正常，但很快出现严重的发育迟缓。IQ处于严重障碍水平。幼年早期患者语言发育缺乏，出现无意识发笑伴欢乐姿态，在遇到精神或机体刺激时常伴发笑，故有"欢乐木偶"之称。出生后6个月患者各种运动发育迟缓，通常具有特征性的共济失调步态，双脚分开呈待跑姿势。疾病严重者走路时步态僵硬、摇动和颠簸。婴儿期患者通常手持物品，口含杂物，这种好动症可以随着年龄增大而改善。癫痫通常在3~6岁出现，其严重程度不一，形式多样化。癫痫发作时脑电图持续异常，并可以持续到癫痫发作被控制之后。癫痫发作可在青春期减少或消失。50%~75%的患者可见毛发、皮肤和眼部色素减退，这与色素蛋白P基因的缺失有关。

【遗传因素】

AS发生的原因是由于母源性15q11.2-q13基因的不表达，其遗传病理包括母源性15q11.2-q13微缺失、父源UPD（详见有关PWS"遗传因素"部分）、印记基因和UBE3A基因变异四类，其中前三类都有异常甲基化。

UBE3A基因属母源性，并且特异性地在脑组织表达，15%~20%的AS患者与其变异相关，基因变异具有异质性，大多数属新发性[156]。

【实验室与辅助检查】

遗传诊断方法与PWS基本相同，FISH分析检测15q11.2-q13片段缺失，可以诊断出70%的AS患者，而UPD和印记基因检测可各发现5%的患者，这些患者都有双亲等位基因甲基化异常。通过序列分析UBE3A基因可发现15%~20%的患者，这部分患者无甲基化异常（详见第十一章第三节）。还可以做脑电图分析，其特征性脑电图为大振幅慢峰波图（通常是2~3Hz）。CMA可以将15q11.2-q13微缺失检测出来。

【治疗与预后】

主要是对症治疗。在特定的良好环境下给予特殊的行为、语言方面教育和相应的心理治疗，可减轻患者的症状。对患者的行为异常、共济失调和可能的癫痫发作，采取相应的保护措施，给特定的生活环境和生活用品，如特定的椅子、固定器和卧室等。癫痫发作通常需要药物治疗，常用的有氯硝西泮、苯巴比妥等。患者癫痫容易再发[157]。

【遗传咨询与产前诊断】

1. 遗传咨询

（1）AS与PWS基本相同，AS通常是新发性，而且大部分为散发。

（2）再发风险因遗传学病因的不同而异（表18-40）。

（3）绝大多数染色体微缺失患者和单亲二体再发风险低于1%。

（4）值得注意的是，母亲为UBE3A基因携带者时，其后代再发风险为50%。

2. 产前诊断　与PWS相同。

表18-40　AS遗传再发风险率[11]

遗传学病因	频率	再发风险
15q11.2-q13微缺失	约70%	1%
与15q11.2-q13相关的家族性平衡易位	<1%	2%~10%
父源UPD	3%~7%	<1%
罗伯逊易位der(15;15)性父源UPD	<1%	100%
印记缺失伴印记中心的缺失	0.5%	50%
印记缺失不伴印记中心的缺失	2.5%	<1%
*UBE3A*基因变异	15%~20%	50%（母亲是携带者时）

（引自：陆国辉，徐湘民.临床遗传咨询[M].北京：北京大学医学出版社，2007.[11]）

【临床典型病例】

患儿，男，3岁，因"精神运动发育落后伴癫痫"由儿科转诊来遗传门诊就诊。初步病史采集如下：患儿是G_2P_2，足月剖宫产，出生时体重3.4kg，Apgar评分不详，否认缺血缺氧窒息史，母乳喂养，吸奶乏力。5⁺月能竖头，11⁺月能独坐，14月能扶站，2岁可发"爸爸、妈妈"等少数几个单音词，吐词不清。现3岁，可独行但不稳，走路双上肢扑翼样动作；好动，注意力不集中，易兴奋，欢乐样面容，有咬手、拍手等固定动作。6个月时，父母首次发现患儿出现癫痫发作，表现为双眼直视，双手握拳，四肢僵硬，持续3~5min，自行缓解。之后有多次癫痫发作，频率为2~3个月1次，症状相似，服用抗癫痫药物治疗，效果欠佳。患儿姐姐无特殊临床表型。无智力障碍及癫痫家族史。体格检查：身高95cm，体重16.8kg，头围50cm。小头畸形、内眦赘皮、小下颌、牙间隙稍宽、四肢肌张力高。辅助检查：头颅MRI：双侧侧脑室长T2信号影，胼胝体偏薄。脑电图：异常儿童脑电图，各区可见大量尖波、慢尖波发放。临床诊断为Angelman综合征。

采用Affymetrix CytoScan 750K芯片对患儿外周血DNA进行检测，结果提示：15号染色体为单亲二体（nt: 22817870_102397317），对其父母行SNP芯片对照，发现患儿芯片单亲二体来源于患儿父亲，可确诊该患儿为父源性单亲二体导致的AS（图18-40）。

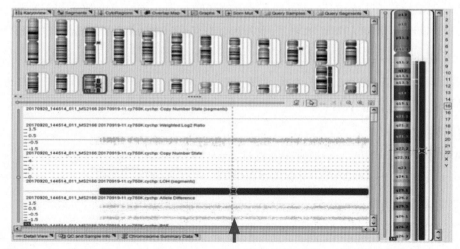

图18-40　患儿Affymetrix CytoScan 750K芯片检测结果：15号染色体为单亲二体

（王　华　陆国辉）

七、Beckwith-Wiedemann综合征

Beckwith-Wiedemann综合征（Beckwith-Wiedemann syndrome，BWS）又称脐疝-巨舌-巨大发育综合征，是一种体细胞生长调节障碍和胚胎肿瘤倾向性疾病，1963年、1964年先后由Beckwith和Wiedemann报道。BWS具有临床异质性和遗传多样性，主要临床表现为巨舌、腹壁缺损、偏侧肢体增生（单侧过度生长）、腹部器官肥大和儿童早期胚胎性肿瘤易感等。11p15.5区域内遗传或表观遗传缺陷是其主要发病机制[158-161]。据国外报道发病率约为1/10 340[158]，辅助生殖技术胎儿BWS患病风险可能有所增加，但绝对发病率仍然小于1/1 000[159,160]。

【临床表型特征】

BWS主要表现为过度生长（脐膨出、巨舌、巨内脏）、不对称生长（偏侧生长过快）、腹壁缺损（脐疝、腹直肌分离）、低血糖、耳朵特殊折痕，以及胚胎瘤（如肾母细胞瘤、肝母细胞瘤、神经母细胞瘤、横纹肌肉瘤）易感性等临床特征[158-161]。越来越多的研究表明，BWS的特征性表现并不在所有的患者中表现。比如早些年认为最具特征的"巨大儿"，仅在约一半存在11p15.5区域异常的患者中出现[159]。

BWS患儿在母亲孕中晚期和产后的幼年期内表现出过度生长。生长参数的典型表现是身高、体重在第97百分位数，成年后身高则一般在正常范围内。偏侧肢体肥大和巨舌也是常见的临床表现。巨舌可导致喂养困难、发音困难，偶尔可造成睡眠呼吸暂停。面部特征性表现为眼外凸和眼眶下折痕、鲜红斑痣、面中部发育不良、下颌前突、耳前折痕等。BWS的面部特征在儿童期逐步正常化，因此青少年或者成年BWS的诊断需要参考幼儿期照片。除非病因是11p15.5重复或者合并严重的围产期疾病如早产或者未控制的新生儿低血糖，BWS幼儿阶段性发育评估往往正常。据报道30%~50%的BWS患儿合并低血糖，其原因可能是胰岛细胞肥大和高胰岛素血症。

BWS患儿常合并其他畸形，如腹壁缺损（脐膨出、脐疝、腹直肌分离）、单一或者多个内脏肥大（如肝、脾、胰腺、肾和肾上腺）。肾上腺皮质增生是BWS特征性表现之一，单侧或者双侧的肾脏畸形包括肾上腺髓质发育不良、肾钙质沉着和肾结石。约20%的患儿存在先天性心脏病，其中约一半为可自行消退的心脏肥大，心肌病较为罕见。

BWS患儿最需要关注的是胚胎性恶性肿瘤的发生。BWS相关的胚系肿瘤大部分发生在8~10岁之前；最常见的是Wilms肿瘤和肝母细胞瘤，其他胚系肿瘤包括横纹肌肉瘤、肾上腺肿瘤和神经母细胞瘤，其他良、恶性肿瘤也偶有报道。目前报道BWS患儿发展为肿瘤的风险在4%~20%，平均约7%。肿瘤高风险相关的临床特征包括偏侧肢体肥大、肾脏肥大和其他肾源性疾病。目前BWS分子亚型和不同肿瘤的发生风险之间的相关性尚不明确。

【遗传因素】

BWS遗传基础主要是11p15.5区域生长调控基因的各种遗传学和/或表观遗传改变[159,160]。其发生机制主要是表观遗传学修饰异常和基因变异导致的亲本等位基因表达异常。11号染色体短臂末端11p15.5区域包含父源性表达的IGF2，INS和LIT1（KCNQ1OT1），和母源性表达的p57（KIP2）、H19、CDKN1C和KCNQ1。11p15.5区域突源性重复/缺失、染色体区域倒位/插入、印记中心甲基化改变、单亲二体（uniparental disomy，UPD）和印记基因变异等都可以导致11p15.5印记

异常从而出现BWS临床表现（图18-41）。其中IC1区域的过度甲基化约见于5%的BWS患者，IC2区域的甲基化缺失约见于50%的BWS患者，11p15.5区域父源性UPD约占20%，*CDKN1C*基因致病变异占8%~10%；此外，还有约1%的BWS患者存在11号染色体的易位、倒位等结构重排[160]。

BWS患者中约85%为散发性病例，15%为家族遗传性病例，后者常呈常染色体显性遗传方式，且变异往往来自母亲。BWS的分子亚型决定了其复发风险不同。

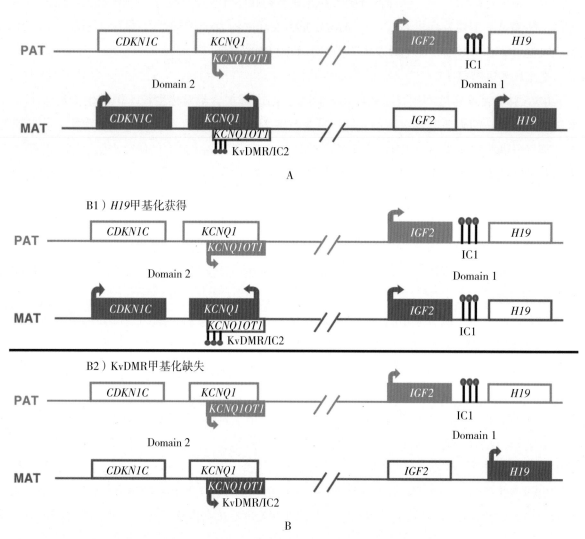

图18-41　染色体的11p15.5印记区及BWS患者甲基化异常示意图[161]

A. 正常11p15.5甲基化区域示意图。B. BWS患者11p15.5两种类型的甲基化改变示意图。

A. 11p15.5印记区包含两个主要功能区域。Domain1包含*IGF2*基因和*H19*基因。*IGF2*是父源表达胎儿生长因子，*H19*是非编码RNA。*H19*基因相关的印记中心（IC1）通常是对母源染色体非甲基化、对父源染色体甲基化。正常情况下*H19*基因母源等位表达，而*IGF2*父源等位基因表达。Domain2包含*KCNQ1*、*KCNQ1OT1*和*CDKN1C*印记基因。差异甲基化区域印记中心（IC2）包含*KCNQ1OT1*启动子，该基因的父源非编码转录本调控IC2母源表达基因的顺式表达调控。B1）：IC1区域的过度甲基化约见于5%的BWS患者，这种异常获得的甲基化导致*IGF2*产生双等位基因表达。B2）：KvDMR差异甲基化区（IC2区）的甲基化缺失约见于50%BWS患者。该甲基化异常导致*CDKN1C*表达减少。（红色表示母源性等位基因表达，蓝色表示父源性等位基因表达；填充矩形表示表达基因，空矩形表示非表达基因）

【实验室与辅助检查】

1. 遗传学检查　对应其致病机制的多样性，BWS患者可能需要进行MS-MLPA或MS-PCR等甲基化检测（甲基化获得/缺失）、CMA检测（11p15.5微缺失/微重复、单亲二体）、测序（如*CDKN1C*变异）、染色体核型分析（11p15.5染色体易位）。　MS-MLPA可以同时检测甲基化异常和拷贝数变化。

2. 其他临床辅助检查　新生儿血糖检测可能发现低血糖。肝、脾、胰腺、肾和肾上腺的腹部超声检查或者MRI检查可发现内脏肥大或者儿童胚胎肿瘤。肿瘤标志物检测有助于发现儿童胚胎肿瘤。

【诊断标准】

BWS具有较大的临床异质性。BWS患儿可以仅仅表现出偏侧肢体肥大和鲜红斑痣或者耳前折痕，严重的则可以表现为宫内、新生儿期或者儿童期死亡。BWS诊断评分方案多达6种以上，目前并没有统一诊断标准[158-162]。一般认为至少符合3项主要表现或者2项主要表现和1项次要表现即可临床确诊（表18-41）。但是如果有阳性的分子诊断结果，即使有较少的临床表现仍然可以明确诊断。据报道曾有11p15表观遗传学改变的患儿仅仅表现为Wilms肿瘤。因此，在临床处理上，对于肿瘤相关的临床特征即使仅有较轻临床表现（如舌外突、脐疝）也应该足够重视。

BWS的鉴别诊断包括Simpson-Golabi-Behmel综合征、Costello综合征、Perlman综合征、SOTO综合征、黏多糖贮积症Ⅵ型和嵌合型8号染色体三体。对于仅有不对称生长表现的患者，需要区分偏侧肢体过度生长和偏侧肢体发育不良，后者和肿瘤风险无明确相关性。

表18-41　BWS诊断标准[159, 160]

主要表现	次要表现
巨舌 巨大儿（一般定义为体重、身长大于第97百分位数）	妊娠相关异常：羊水过多、胎盘偏大和/或脐带增厚、早产
耳前折痕和/或耳后折痕	新生儿低血糖
内脏肥大，如肝、肾、脾、胰腺、肾上腺	鲜红斑痣
儿童期胚胎肿瘤	心脏肥大、心脏结构异常、心肌病
偏侧肢体肥大	特征性面容
胎儿肾上腺皮质肥人，通常是双侧融合性的	腹直肌分离
肾脏异常，包括髓质发育不良和肾髓质海绵发育滞后	骨龄超前
BWS家族史	
腭裂	

【治疗与预后】

BWS的治疗手段包括支持性治疗和外科手术治疗，后者主要针对脐膨出修复和巨舌矫形。对于产前诊断确诊或者怀疑为BWS的新生儿，应当在产后的几天内检测血糖水平，及时治疗新生儿低血糖。确诊或者怀疑为BWS的患儿，8岁之前每季度进行肝、脾、胰腺、肾和肾上腺的腹部超声检查。超声检查有可疑异常时，还应当进行X线摄影或者MRI检查。4岁之前还应当定期进行肿瘤标志物检测，比如每3个月左右进行AFP检测，尽早发现肝母细胞瘤的发生；由于神经母细胞瘤的发生率极低，目前不推荐对其进行定期常规检测。其他临床表现，如低血糖、腹壁缺损、肾脏功能受损等，则和普通患病儿童的处理无明显区别[159-163]。

【遗传咨询与产前诊断】

1. 遗传咨询　遗传咨询主要依据对患儿及其家属的全面诊断评估和遗传学检查。但是，迄今为止某些分子亚型的再发风险只是理论值，并没有经过临床经验数据的验证[158-163]。

（1）母源性11p15.5染色体易位、CDKN1C基因变异、11p15.5微缺失再发风险相对较高。对于家族史阳性者，即使先证者遗传学检查未发现异常，再发风险仍然较高。其发生具体风险和潜在致病变异与携带来自父源还是母源有关。CDKN1C基因变异和11p15.5染色体易位/倒位，如果变异来自母亲，子代再发风险为50%。如果CDKN1C基因变异来自父亲，再发风险明显降低，到目前为止仅有1例该情况的报道。父源性重复的再发风险未确切定义，但是，如果父亲携带染色体易位，那么再发风险相对较高。检测策略见图18-42。

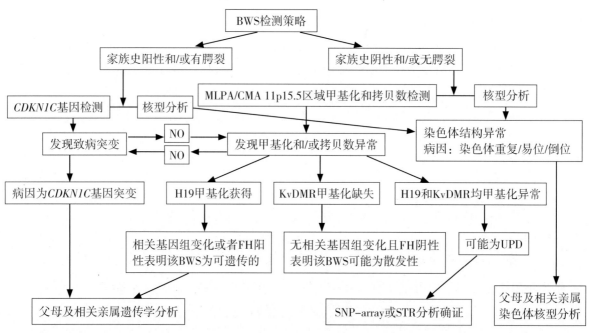

图18-42　BWS检测策略[159, 161]

（2）如果先证者致病机制为11p15.5区域UPD，则父母双方不推荐进行遗传学检查，这是因为从理论上UPD是合子后体细胞重组形成的。但是其他类型基因组改变则推荐进行父母双方相应的遗传学检查。当先证者父母双方未检测到变异时，还要考虑生殖细胞嵌合变异的可能性。

（3）辅助生殖技术胎儿BWS发病率较普通人群发病率升高4~6倍，约为1/4 000。

2. 产前诊断

（1）如果先证者致病变异确定，可以在携带者妊娠11~13周进行绒毛活检取样或16~22周羊膜腔穿刺抽取羊水进行胎儿组织细胞的相应遗传学检查；当确认胎儿为患胎时，应在知情的情况下，由孕妇及家属决定是否采取治疗性流产或引产。

（2）先证者为新发变异的家庭，考虑生殖细胞嵌合变异的存在，也可以进行相应产前诊断。

（3）特别要注意的是，随访研究发现孤立性脐膨出的胎儿中，约20%符合BWS临床或者遗传学诊断。孕中期超声波检测可见羊水过少、脐膨出、胎儿生长过度，发现躯体生长不对称、腹壁缺陷、腹内脏器过大等，应对本病高度怀疑。有显性遗传家族史者对产前诊断更有利。

（侯巧芳）

八、Williams综合征

Williams综合征（Williams syndrome，WS）也称Williams-Beuren综合征（Williams-Beuren syndrome，WBS），是由于染色体7q11.23区域1.5～1.8Mb微缺失导致的神经精神发育障碍性疾病。据国外报道发病率约为1/10 000[164-167]。

【临床表型特征】

Williams综合征具有一系列特征性临床表现，主要包括特殊面容、先天性心血管疾病、内分泌异常（如婴儿高钙血症）、生长发育迟滞和结缔组织发育不良等。Williams综合征存在临床异质性[166]。

特殊面容在儿童期常表现为唇厚、眶周浮肿、内眦赘皮、蓝虹膜、斜视、鼻梁扁平、短朝天鼻、长人中等，而较大年龄或者成年期患者面部表现较模糊，常常被描述为嘴唇饱满、口宽、鼻尖突出等。

Williams综合征的心血管表现主要是血管平滑肌增生增厚导致中、大动脉狭窄。其最具有特征的是主动脉瓣上狭窄，少数患者可表现出肺动脉、冠状动脉、肾动脉、肠系膜动脉和颅内动脉等某个或者多个血管的狭窄。病变范围从局部"沙漏"样变窄到多个狭窄的区域，甚至有时可表现为弥漫性发育不全。心内结构病变如心室或心房间隔缺损相对较为罕见。20%的患者可出现主动脉瓣或/和二尖瓣黏液变性。Williams综合征患者儿童期高血压较为少见，但最终约有50%的患者罹患高血压。心血管并发症是Williams综合征最常见的死因。一项对1～55岁Williams综合征患者的研究表明，其心血管病死亡率是对照人群的25～200倍[164, 165]。

Williams综合征内分泌异常：除了最早受到关注的婴儿高钙血症之外，也可表现为糖尿病或亚临床甲状腺功能减退症。5%～50%Williams综合征患者在婴儿期出现轻度到重度的高钙血症。高钙血症可无症状或伴有非特异性症状（如绞痛、烦躁不安、肌张力减退、食欲降低和便秘）。Williams综合征患者糖耐量减退发生率常异常增高。一项对20例成年Williams综合征患者的研究发现，2例已经确诊为糖尿病，其他患者进行口服葡萄糖耐量实验（oral glucose tolerance test，OGTT）发现其中7例可诊断为糖尿病，9例有糖耐量受损，仅2例OGTT为正常结果。此外，30%的筛查患者诊断为亚临床甲状腺功能减退，并伴随轻度的甲状腺发育不全[164, 165]。

Williams综合征患者早期语言和运动发育较为迟缓。儿童和成人的标准化测试智商平均值为50～60，智商范围从40～100.53，大部分患者为轻度到中度智力障碍。Williams综合征患者具有特征性人格、行为与情绪表现。大多数患者都表现为友好、高度社会化（过度社交）和移情的"鸡尾酒人格"，但是也有很多患者表现出行为障碍甚至精神病。超过80%的成年Williams综合征患者有焦虑、偏见或执着、注意力不集中、易怒。50%～90%青少年和成人符合焦虑症、恐惧症、注意缺陷多动障碍的诊断标准。几乎所有Williams综合征患者都表现出音乐兴趣，部分患者对特殊声音较为敏感[164-167]。

【遗传因素】

Williams综合征的关键致病区域7q11.23的1.5～1.8Mb微缺失包含26～28个已知基因，该区域具有独特的基因结构特征。区域侧翼由高度同源的基因和假基因簇形成复制子。侧翼序列的高度同源性在减数分裂过程中容易发生错配和不平等交换，导致Williams综合征关键区缺失。这种缺失基本上是散发的，既可来源于父亲也可来源于母亲，发生在配子形成期。因此，有Williams综合征患儿生育史的夫妇，再次生育该疾病患儿的概率＜1%[165, 168]。

弹性蛋白基因（elastin gene，*ELN*）是Williams综合征的关键基因，目前研究认为该基因杂合缺失与Williams综合征主动脉瓣上狭窄、高血压和血管平滑肌细胞过度生长有关。家族性主动脉瓣上狭窄由*ELN*变异引起。但是对具有该特征性心脏表现的Williams综合征患者筛查发现，所有的病例中仅有*ELN*基因缺失，而不存在*ELN*基因点变异。因此，认为Williams综合征是典型的微缺失性疾病，而非基因变异导致的疾病[164]。此外研究认为*ELN*基因可能和皮肤过早老化、声音嘶哑、腹股沟疝有关。Williams综合征关键致病区域内参与表型形成的其他基因主要有*FZD9*、*BAZ1B*、*STX1A*、*LIMK1*、*CLIP2*、*GTF2I*等。

【实验室与辅助检查】

1.Williams综合征的心血管表现主要是中、大动脉狭窄，其最具有特征的是主动脉瓣上狭窄。

2.磁共振成像（MRI）检查显示患者大脑脑体积有10%～15%的减少、小脑体积正常、约10%患者存在Chiari畸形Ⅰ型。40%～70%的不同年龄受试者表现出反射亢进、阵挛等锥体外系症状和小脑体征[164]。

3.外周血或者胎儿组织样本CMA、MLPA、FISH检查发现7q11.23微缺失是该病的确诊手段。

【诊断标准】

临床特征结合特征性心脏超声检查结果是Williams综合征临床诊断的主要依据，遗传学检查发现7q11.23微缺失是该病的最终确诊手段。

【治疗与预后】

Williams综合征缺乏治愈手段，患者需要终身治疗。目前的医疗处理方案包括医学监测、药物治疗、外科手术和适应性改变。其中最影响患者生存的是心血管系统、内分泌系统和神经系统问题。

（1）对于局部重度主动脉瓣上狭窄，手术修复是首选方案，其他微创方式，如球囊血管成形术、支架植入术虽然有成功报道，但伴有动脉瘤破裂或再狭窄的风险。

（2）鉴于葡萄糖耐量异常的患病率较高，成人Williams综合征患者应当进行常规糖耐量筛查，必要时使用胰岛素或口服降糖药物治疗。

（3）高钙血症具有非特异性临床表现，因此Williams综合征患者应当长期检测血钙水平，必要时进行饮食限制或者药物治疗，并密切关注肾钙质沉着症的发生。

（4）情绪和精神问题是成年后Williams综合征患者的主要健康问题，约一半的青少年和成年

Williams综合征患者需要接受抗焦虑治疗。

最近有动物实验研究表明，表没食子儿茶素没食子酸酯（Epigallocatechin-3-gallate，EGCG）可能通过抑制双底物特异性酪氨酸磷酸化调节激酶A（dual specificity tyrosine-phosphorylation-regulated kinase 1A，DYRK1A）的作用，有效减少心肌肥厚，并能改善完全缺失（complete deletion）小鼠的短期记忆缺陷[168]。但该发现应用于临床的前景尚不明确。

【遗传咨询与产前诊断】

1.遗传咨询

（1）Williams综合征绝大部分为散发病例。曾有患儿生育史的夫妇，再发风险<1%。

（2）如果双亲之一为患者，子代再发风险为50%。

2.产前诊断

（1）Williams综合征绝大部分为散发病例，产前超声检查发现主/肺动脉瓣上狭窄的胎儿是高风险对象，可进行羊水组织CMA分析或者FISH检测。

（2）曾生育Williams综合征患儿或者双亲之一为患者的，应当在妊娠11～13周绒毛活检取样或16～22周羊膜腔穿刺抽取羊水进行产前诊断。

（侯巧芳）

九、1p36缺失综合征

1p36缺失综合征（1p36 deletion syndrome）是目前最常见的端粒缺失综合征，发生率约为1/5 000，据报道占不明原因智力低下患者的1%。1p36缺失综合征的致病原因是1号染色体短臂末端的部分缺失。主要临床表现为智力低下、发育迟缓、听力障碍、癫痫发作、肌张力低下和先天性心脏病[169-172]。

【临床表型特征】

1p36缺失综合征的特殊面容表现包括：直眉毛、眼睛深陷、面中部发育不全、宽鼻根、长人中、尖下巴[169-172]。

所有的1p36缺失综合征患者都表现出中、重度智力低下和发育迟缓，约98%的患儿语言发育迟缓，此外50%～79%的患者有抽搐或癫痫发作，超过50%的患者有肌张力低下、喂养困难或者吞咽困难的表现，55%的患者有自虐行为。MRI发现的异常包括多小脑回、脑白质病、侧脑室增宽和泛发性脑萎缩。此外，77%的患者表现出听力障碍，主要为传导性和/或感音神经性耳聋，也可有部分患者表现为近视或者视力发散。

约70%的1p36缺失综合征患儿存在先天性心脏病，其中最常见的为心脏结构异常，包括室间隔缺损、动脉导管未闭和卵圆孔未闭；其他较少见的心脏畸形包括主动脉瓣关闭不全、三尖瓣下移等。此外，约20%的1p36缺失综合征患者表现为心肌病，最常见的为左心室致密化不全。其他较少见的临床表现还包括先天性指（趾）侧弯、甲状腺功能低下等。

【遗传因素】

1p36缺失综合征染色体重排包括4种类型：①衍生不平衡易位；②短臂中段缺失重排；③单纯的末端截断缺失；④复杂染色体重排。目前认为约67%的新发1p36缺失是单纯的末端截断缺失，其他33%则为复杂结构重排，其中约16.4%为不平衡易位（衍生染色体），约9.7%为短臂中段缺失，约6.7%是复杂的重排，包括缺失合并重复插入、大片段重复/三体合并末端缺失等。研究认为缺失区域的大小和临床表型之间无明确关联[169,170]。

1号染色体短臂末端基因丰富，目前尚难以区分众多基因和表型之间的确切关系。目前的研究认为，*SKI*原癌基因可能是1p36缺失综合征唇裂/腭裂的致病因素；*KCNAB2*基因可能与其他基因共同参与癫痫的发病调控；*MMP23*基因可能和1p36缺失综合征患者颅缝闭合异常相关；γ-氨基丁酸A受体δ亚基基因（*GABRD*）可能与神经精神和神经发育异常相关；*PRDM16*基因变异导致1p36缺失综合征的左心室致密化不全等心肌病[170,171]。此外有证据表明*MMP23B*、*RERE*、*UBE4B*、*CASZ1*、*PDPN*、*SPEN*、*ECE1*、*HSPG2*和*LUZP1*等基因单倍体剂量不足可能参与各种1p36缺失表型的发展（图18-43）。

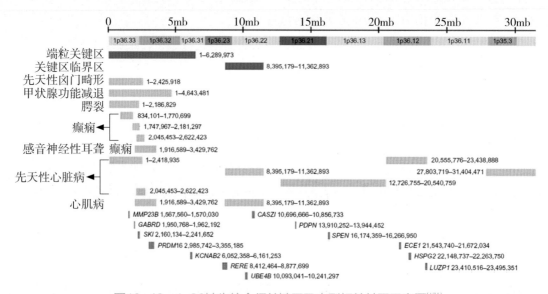

图18-43　1p36缺失综合征关键区及表型相关基因示意图[171]

1p36缺失综合征关键区跨度约30Mb。红色条代表远端和近端关键区域的大致位置；橙色条代表不同1p36相关表型关键区域的大致位置；绿色条代表候选基因的大致位置，其单倍剂量不足可能导致1p36缺失相关的表型。

【实验室与辅助检查】

1p36缺失综合征的实验室诊断主要依赖FISH、MLPA、CMA、CNV-Seq等技术。但是需要注意的是，近年CMA分析发现越来越多的1p36末端30Mb范围内部分缺失重排型患者，这类患者常规染色体核型分析和仅有末端探针的FISH检测都有可能会漏检。

【诊断标准】

对于怀疑为1p36缺失综合征的患者，建议进行全面的心脏检查，包括听诊、心电图和心脏多普勒超声检查；如果患者有抽搐或者癫痫表现，应当进行脑电图检查；此外，听力、视力、甲状腺功能筛查和发育评估检测都有助于其临床诊断。遗传学检查发现1p36微缺失或者复杂重排是该病的最终确诊手段。

【治疗与预后】

该疾病尚无特殊疗法，目前主要以对症治疗为主。由于1p36缺失综合征涉及多器官多系统，故当明确诊断后，均应对患儿进行全面的临床评估、对症治疗及密切随访，以期达到预防及改善预后的目的。

【遗传咨询与产前诊断】

1. 遗传咨询

（1）1p36缺失综合征患者染色体缺失往往是新发的，患儿父母再次生育相同疾病患儿的概率较低。

（2）如果双亲之一为患者，子代再发风险为50%。

2. 产前诊断　由于嵌合体和/或染色体重排存在的可能性，曾生育1p36缺失综合征患儿或者双亲之一为患者的，应当在妊娠11～13周绒毛活检取样或16～22周羊膜腔穿刺抽取羊水进行产前诊断。

（侯巧芳）

十、Smith–Magenis综合征

Smith–Magenis综合征（Smith–Magenis syndrome，SMS）是由于包含编码维甲酸诱蛋白–1（Retinoic Acid Induced 1，RAI1）基因的染色体17p11.2微缺失或RAI1基因杂合变异而导致的多发性先天异常临床综合征。发病率为1/25 000～1/15 000[173, 174]。

【临床表型特征】

SMS常见的临床表现：①生长发育落后、精神发育迟滞（语言发育落后更明显）。②颅面部畸形：主要包括小头畸形、不对称面容、唇外翻、下颌前突、耳位低下和（或）其他耳朵异常、眼睛异常（斜视、近视、小角膜、虹膜发育不良）等。③睡眠问题：在SMS患者中的辨识度较高，入睡难、睡眠期短、白天过度睡眠、遗尿等均可能在患者中有不同程度的表现。④行为异常：也是SMS典型的临床表型，包括冲动易怒、明显多动和自我伤害行为等，如打人、撞头、咬手腕、拔甲癖等。⑤先天性心脏病：房室间隔缺损、法洛四联症等。⑥其他症状：听力障碍（传导性、感音神经性或混合性）、身材矮小、脊柱侧凸、肥胖（在儿童期晚期和成年期）和癫痫发作等[173, 175]。

【遗传因素】

SMS的病因为17p11.2缺失，典型缺失区间大小为3.7Mb左右。SMS缺失热区大约有100个基因，RAI1基因是目前确定的导致大部分SMS表型的主效致病基因。17p11.2缺失型SMS的发生机制主要是有丝分裂期染色体非同源重组。染色体重组导致RAI1基因缺失，RAI1基因单倍剂量不足（haploinsufficiency）致使褪黑激素分泌紊乱，产生SMS的主要症状。约10%的SMS是由于RAI1基因杂合变异所致。这种变异导致等位基因功能丧失，RAI1基因单倍剂量不足，从而出现类似17p11.2缺失的临床表现[174-176]。SMS患者具有明显的表型异质性，目前的研究表明除了RAI1基因外，17p11.2区域的PMP22、TNFRSF13B、MYO15A等基因及其他区域的基因变异也可能对SMS的发生、发展起调节作用[173, 174, 176]。

【实验室与辅助检查】

常用遗传学实验室诊断技术包括FISH、MLPA、CMA或者CNV-Seq等。

【诊断标准】

SMS临床诊断主要基于患者的特征性表现及分子遗传学检测结果。根据临床特征怀疑为SMS的患者，CMA为首选检测方案；如果CMA检测为阴性，而临床高度怀疑的，可进行*RAI1*基因测序分析。

【治疗与预后】

SMS治疗缺乏有效的特异性药物，目前主要以对症治疗为主。由于SMS涉及多器官、多系统，故当明确诊断后，均应对患儿进行全面的临床评估及密切随访，以期达到预防及改善预后的目的。

由于睡眠障碍有可能促进行为紊乱发生，而行为紊乱反过来进一步增加睡眠问题，因此SMS患者出现行为问题时应该尽快治疗。其治疗方案一般包括晚上应用褪黑素，早上应用β受体阻滞剂。患者父母对于患者睡眠的监管也是睡眠和行为问题的重要管理措施。据报道，成年期以后患者的睡眠障碍会自然得到改善[173]。

【遗传咨询与产前诊断】

SMS的17p11.2缺失或者*RAI1*基因变异往往是新发的，因此，患儿父母再次生育相同疾病患儿的概率很低。但是由于嵌合体和/或染色体重排存在的可能性，一旦先证者基因诊断明确，仍然推荐对患儿父母进行相应的检查，以便更加明确地评估疾病再发风险。

（侯巧芳）

参考文献

[1] 边旭明. 实用产前诊断学 [M]. 北京: 人民军医出版社, 2008.

[2] 邬玲仟, 张学. 医学遗传学 [M]. 北京: 人民卫生出版社, 2016.

[3] 陆国辉. 产前遗传病诊断 [M]. 广州: 广东科技出版社, 2002.

[4] Dekker AD, Fortea J, Blesa R, et al. Cerebrospinal fluid biomarkers for Alzheimer's disease in Down syndrome [J]. Alzheimers Dement (Amst), 2017, 8: 1-10.

[5] 卫生部. 卫生部发布《中国出生缺陷防治报告 (2012)》[J]. 中华医学信息导报, 2012, 18: 6-7.

[6] 褚楠, 张月萍, 张斌. 高龄孕妇生育唐氏综合征患儿机制的研究进展 [J]. 中华医学遗传学杂志, 2016, 33: 863-866.

[7] Marucci GH, Zampieri BL, Biselli JM, et al. Polymorphism C1420T of Serine hydroxymethyltransferase gene on maternal risk for Down syndrome [J]. Mol Biol Rep, 2012, 39: 2561-2566.

[8] Stingele S, Stoehr G, Peplowska K, et al. Global analysis of genome, transcriptome and proteome reveals the response to aneuploidy in human cells [J]. Mol Syst Biol, 2012, 8: 608.

[9] Spaggiari E, Czerkiewicz I, Sault C, et al. Impact of including or removing nuchal translucency measurement on the detection and false-positive rates of first-trimester Down syndrome screening [J]. Fetal Diagn Ther,

2016, 40: 214–218.

[10] 严英榴, 杨秀雄. 产前超声诊断学 [M]. 北京: 人民卫生出版社, 2012.

[11] 陆国辉, 徐湘民. 临床遗传咨询 [M]. 北京: 北京大学医学出版社, 2007.

[12] Agrawal A, Agrawal R. Warkany syndrome: a rare case report [J]. Case Rep Pediatr, 2011, 2011: 437101.

[13] Udayakumar AM, Al-Kindy A. Constitutional trisomy 8 mosaicism syndrome: case report and review [J]. J Pediatr Genet, 2013, 2: 197–201.

[14] Tonk VS, Kukolich MK, Morgan D, et al. Ring chromosome 8 syndrome: further characterization [J]. Am J Med Genet, 2000, 90: 162–164.

[15] Giraldo G, Gómez AM, Mora L, et al. Mosaic trisomy 8 detected by fibroblasts cultured of skin [J]. Colomb Med (Cali), 2016, 47: 100–104.

[16] Pruksanusak N, Rujirabanjerd S, Kanjanapradit K, et al. Prenatal diagnosis of complete trisomy 9 with a novel sonographic finding of heart calcification [J]. J Ultrasound Med, 2014, 33: 1871–1873.

[17] Saura R, Traore W, Taine L, et al. Prenatal diagnosis of trisomy 9. Six cases and a review of the literature [J]. Prenat Diagn, 1995, 15: 609–614.

[18] Bruns DA, Campbell E. Twenty-five additional cases of trisomy 9 mosaic: birth information, medical conditions, and developmental status [J]. Am J Med Genet A, 2015, 167A: 997–1007.

[19] Saenger P. Turner's syndrome [J]. N Engl J Med, 1996, 335: 1749–1754.

[20] Wolff DJ, Van Dyke DL, Powell CM, et al. Laboratory guideline for Turner syndrome [J]. Genet Med, 2010, 12: 52–55.

[21] Gravholt CH, Andersen NH, Conway GS, et al. Clinical practice guidelines for the care of girls and women with Turner syndrome: proceedings from the 2016 Cincinnati International Turner Syndrome Meeting [J]. Eur J Endocrinol, 2017, 177: G1–G70.

[22] Gravholt CH. Clinical practice in Turner syndrome [J]. Nat Clin Pract Endocrinol Metab, 2005, 1: 41–52.

[23] Tartaglia NR, Howell S, Sutherland A, et al. A review of trisomy X (47, XXX) [J]. Orphanet J Rare Dis, 2010, 5: 8.

[24] Gruchy N, Blondeel E, Le Meur N, et al. Pregnancy outcomes in prenatally diagnosed 47, XXX and 47, XYY syndromes: a 30-year French, retrospective, multicentre study [J]. Prenat Diagn, 2016, 36: 523–529.

[25] Otter M, Schrander-Stumpel CT, Curfs LM. Triple X syndrome: a review of the literature [J]. Eur J Hum Genet, 2010, 18: 265–271.

[26] Ottesen AM, Aksglaede L, Garn I, et al. Increased number of sex chromosomes affects height in a nonlinear fashion: a study of 305 patients with sex chromosome aneuploidy [J]. Am J Med Genet A, 2010, 152A: 1206–1212.

[27] Visootsak J, Graham JM Jr. Klinefelter syndrome and other sex chromosomal aneuploidies [J]. Orphanet J Rare Dis, 2006, 1: 42.

[28] Lorda-Sanchez I, Binkert F, Hinkel KG, et al. Uniparental origin of sex chromosome polysomies [J]. Hum Hered, 1992, 42: 193–197.

[29] Rogol AD. 50 years ago in The Journal of Pediatrics: the XXXXY syndrome: a report of a case and review of the literature [J]. J Pediatr, 2013, 163: 1569.

[30] Schoubben E, Decaestecker K, Quaegebeur K, et al. Tetrasomy and pentasomy of the X chromosome [J]. Eur J Pediatr, 2011, 170: 1325-1327.

[31] Markholt S, Graakjaer J, Thim SB, et al. A case of penta X syndrome caused by nondisjunction in maternal meiosis 1 and 2 [J]. Clin Case Rep, 2017, 5: 1136-1140.

[32] Pirollo LM, Salehi LB, Sarta S, et al. A new case of prenatally diagnosed pentasomy x: review of the literature [J]. Case Rep Obstet Gynecol, 2015, 2015: 935202.

[33] Aytac PC, Tarim E, Sahin FI. Transient hydrops fetalis in a prenatally diagnosed pentasomy X? [J]. J Obstet Gynaecol Res, 2012, 38: 1335-1338.

[34] Demirhan O, Tanriverdi N, Yilmaz MB, et al. Report of a new case with pentasomy X and novel clinical findings [J]. Balkan J Med Genet, 2015, 18: 85-92.

[35] Doshi N, Surti U, Szulman AE. Morphologic anomalies in triploid liveborn fetuses [J]. Hum Pathol, 1983, 14: 716-723.

[36] Obersztyn E, Kutkowska-Kazmierczak A, Jakubow-Durska K. Clinical expression of triploidy [J]. Med Wieku Rozwoj, 2002, 6: 329-336.

[37] Ferguson-Smith MA, Yates JR. Maternal age specific rates for chromosome aberrations and factors influencing them: report of a collaborative european study on 52 965 amniocenteses [J]. Prenat Diagn, 1984, 4: 5-44.

[38] Toufaily MH, Roberts DJ, Westgate MN, et al. Triploidy: variation of phenotype [J]. Am J Clin Pathol, 2016, 145: 86-95.

[39] Iliopoulos D, Vassiliou G, Sekerli E, et al. Long survival in a 69, XXX triploid infant in Greece [J]. Genet Mol Res, 2005, 4: 755-759.

[40] Massalska D, Bijok J, Ilnicka A, et al. Triploidy-variability of sonographic phenotypes [J]. Prenat Diagn, 2017, 37: 774-780.

[41] Boonen SE, Hoffmann AL, Donnai D, et al. Diploid/triploid mosaicism: a rare event or an under-diagnosed syndrome? [J]. Eur J Med Genet, 2011, 54: 374-375.

[42] Park SM, Rho D, Lee HJ, et al. A case of pigmentary mosaicism associated with diploid/triploid mixoploidy [J]. Int J Dermatol, 2018, 57: 1120-1122.

[43] Mcfadden DE, Langlois S. Parental and meiotic origin of triploidy in the embryonic and fetal periods [J]. Clin Genet, 2000, 58: 192-200.

[44] Philipp T, Grillenberger K, Separovic ER, et al. Effects of triploidy on early human development [J]. Prenat Diagn, 2004, 24: 276-281.

[45] Carson JC, Hoffner L, Conlin L, et al. Diploid/triploid mixoploidy: a consequence of asymmetric zygotic segregation of parental genomes [J]. Am J Med Genet A, 2018, 176: 2720-2732.

[46] Posey JE, Mohrbacher N, Smith JL, et al. Triploidy mosaicism (45, X/68, XX) in an infant presenting with

failure to thrive [J]. Am J Med Genet A, 2016, 170: 694–698.

[47] Lejeune J, Lafourcade J, Berger R, et al. 3 case of partial deletion of the short arm of a 5 chromosome [J]. C R Hebd Seances Acad Sci, 1963, 257: 3098–3102.

[48] Rodríguez–Caballero A, Torres–Lagares D, Rodríguez–Pérez A, et al. Cri du chat syndrome: a critical review [J]. Med Oral Patol Oral Cir Bucal, 2010, 15: e473–e478.

[49] Nguyen JM, Qualmann KJ, Okashah R, et al. 5p deletions: current knowledge and future directions [J]. Am J Med Genet C Semin Med Genet, 2015, 169: 224–238.

[50] Corcuera–Flores JR, Casttellanos–Cosano L, Torres–Lagares D, et al. A systematic review of the oral and craniofacial manifestations of cri du chat syndrome [J]. Clin Anat, 2016, 29: 555–560.

[51] Mak ASL, Ma TWL, Chan KYK, et al. Prenatal diagnosis of 5p deletion syndrome: report of five cases [J].J Obstet Gynaecol Res, 2019, 45: 923–926.

[52] Liverani ME, Spano A, Danesino C, et al. Children and adults affected by Cri du Chat syndrome: care's recommendations [J]. Pediatr Rep, 2019, 11: 7839.

[53] 中国医师协会医学遗传学分会, 中国医师协会青春期医学专业委员会临床遗传学组, 中华医学会儿科学分会内分泌遗传代谢学组. 染色体基因组芯片在儿科遗传病的临床应用专家共识 [J].中华儿科杂志, 2016, 54: 410–413.

[54] Verjaal M, De Nef MB. A patient with a partial deletion of the short arm of chromosome 3 [J]. Am J Dis Child, 1978, 132: 43–45.

[55] Dimitrov BI, Ogilvie C, Wieczorek D, et al. 3p14 deletion is a rare contiguous gene syndrome: report of 2 new patients and an overview of 14 patients [J]. Am J Med Genet A, 2015, 167: 1223–1230.

[56] Suzuki–Muromoto S, Hino–Fukuyo N, Haginoya K, et al. A case of 3p deletion syndrome associated with cerebellar hemangioblastoma [J]. Brain Dev, 2016, 38: 257–260.

[57] Falek A, Schmidt R, Jervis GA. Familial de Lange syndrome with chromosome abnormalities [J]. Pediatrics, 1966, 37: 92–101.

[58] Dworschak GC, Crétolle C, Hilger A, et al. Comprehensive review of the duplication 3q syndrome and report of a patient with Currarino syndrome and de novo duplication 3q26.32–q27.2 [J]. Clin Genet, 2017, 91: 661–671.

[59] Yatsenko SA, Mendoza–Londono R, et al. Omphalocele in trisomy 3q: further delineation of phenotype [J]. Clin Genet, 2003, 64: 404–413.

[60] Hirschhorn K, Cooper HL, Firschein IL. Deletion of short arm of chromosome 4 in a child with defects of midline fusion [J]. Humangenetik, 1965, 1: 479–482.

[61] Battaglia A, Carey JC, South ST. Wolf–Hirschhorn Syndrome [J]. GeneReviews® [Internet]. 1993–2017.

[62] Battaglia A, Carey JC, South ST. Wolf Hirschhorn syndrome: a review and update [J]. Am J Med Genet C Semin Med Genet, 2015, 169: 216–223.

[63] Battaglia A, Carey JC. Update on the clinical features and natural history of Wolf Hirschhorn syndrome (WHS): experience with 48 cases [J]. Am J Hum Genet, 2000, 67: 127.

[64] Battaglia A, Filippi T, Carey JC. Update on the clinical features and natural history of Wolf–Hirschhorn (4p–) syndrome: experience with 87 patients and recommendations for routine health supervision [J]. Am J Med Genet C Semin Med Genet, 2008, 148C: 246–251.

[65] Derar N, Al–Hassnan ZN, Al–Owain M, et al. De novo truncating variants in WHSC1 recapitulate the Wolf–Hirschhorn (4p16.3 microdeletion)syndrome phenotype [J]. Genet Med, 2019, 21: 185–188.

[66] Strehle EM, Bantock HM. The phenotype of patients with 4q–syndrome [J]. Genet Couns, 2003, 14: 195–205.

[67] Vona B, Nanda I, Neuner C, et al. Terminal chromosome 4q deletion syndrome in an infant with hearing impairment and moderate syndromic features: review of literature [J]. BMC Med Genet, 2014, 15: 72.

[68] Strehle EM. Dysmorphological and pharmacological studies in 4q– syndrome [J]. Genet Couns, 2011, 22: 173–185.

[69] Strehle EM, Yu L, Rosenfeld JA, et al. Genotype–phenotype analysis of 4q deletion syndrome: proposal of a critical region [J]. Am J Med Genet A, 2012, 158A: 2139–2151.

[70] Xu W, Ahmad A, Dagenais S, et al. Chromosome 4q deletion syndrome: narrowing the cardiovascular critical region to 4q32.2–q34.3 [J]. Am J Med Genet A, 2012, 158A: 635–640.

[71] Hemati P, du Souich C, Boerkoel CF. 4q12–4q21.21 deletion genotype–phenotype correlation and the absence of piebaldism in presence of KIT haploinsufficiency [J]. Am J Med Genet A, 2015, 167A: 231–237.

[72] Spazzapan P, Arnaud E, Baujat G, et al. Clinical and neuroradiological features of the 9p deletion syndrome [J]. Childs Nerv Syst, 2016, 32: 327–335.

[73] Güneş S, Ekinci Ö, Ekinci N, et al. Coexistence of 9p Deletion Syndrome and Autism Spectrum Disorder [J]. J Autism Dev Disord, 2017, 47: 520–521.

[74] Sivasankaran A, Kanakavalli MK, Anuradha D, et al. Ring chromosome 9 and chromosome 9p deletion syndrome in a patient associated with developmental delay: a case report and review of the literature [J]. Cytogenet Genome Res, 2016, 148: 165–173.

[75] Durmaz CD, Yararbaş K, Kutlay NY, et al. Unusual chromosomal rearrangement resulted in interstitial monosomy 9p: case report [J]. Cytogenet Genome Res, 2016, 148: 19–24.

[76] http://www.genecards.org; http://www.omim.org

[77] Turleau C, De Grouchy J, Chavin–Colin F, et al. Partial trisomy 9q: a new syndrome [J]. Humangenetik, 1975, 29: 233–241.

[78] Martín–De Saro MD, Valdés–Miranda JM, Plaza–Benhumea L, et al. Characterization of a complex chromosomal rearrangement involving a de novo duplication of 9p and 9q and a deletion of 9q [J]. Cytogenet Genome Res, 2015, 147: 124–129.

[79] Blanchard M, Dubourg C, Pasquier L, et al. Postnatal diagnosis of 9q interstitial imbalances involving PTCH1, resulting from a familial intrachromosomal insertion [J]. Eur J Med Genet, 2014, 57: 195–199.

[80] Amarillo IE, O'Connor S, Lee CK, et al. De novo 9q gain in an infant with tetralogy of fallot with absent pulmonary valve: patient report and review of congenital heart disease in 9q duplication syndrome [J]. Am J

Med Genet A, 2015, 167A: 2966–2974.

[81] de Grouchy J, Canet J. 6–12 13–15 translocation and partial 6–12 trisomy (probably 10) [J]. Ann Genet, 1965, 8: 16–20.

[82] Manolakos E, Vetro A, Garas A, et al. Proximal 10q duplication in a child with severe central hypotonia characterized by array–comparative genomic hybridization: a case report and review of the literature [J]. Exp Ther Med, 2014, 7: 953–957.

[83] Alesi V, Orlando V, Genovese S, et al. Interstitial 10q21.1q23.31 duplication due to meiotic recombination of a paternal balanced complex rearrangement: cytogenetic and molecular characterization [J]. Cytogenet Genome Res, 2017, 151: 179–185.

[84] Wong SL, Chou HH, Chao CN, et al. Distal 10q trisomy with copy number gain in chromosome region 10q23.1–10q25.1: the Wnt signaling pathway is the most pertinent to the gene content in the region of copy number gain: a case report [J]. BMC Res Notes, 2015, 8: 250.

[85] Browne PC, Adam S, Badr M, et al. Prenatal diagnosis of sub–microscopic partial trisomy 10q using chromosomal microarray analysis in a phenotypically abnormal fetus with normal karyotype [J]. J Neonatal Perinatal Med, 2016, 9: 217–222.

[86] Jacobsen P, Hauge M, Henningsen K, et al. An (11;21) translocation in four generations with chromosome 11 abnormalities in the offspring. A clinical, cytogenetical, and gene marker study [J]. Hum Hered, 1973, 23: 568–585.

[87] Grossfeld P. Brain hemorrhages in Jacobsen syndrome: a retrospective review of six cases and clinical recommendations [J]. Am J Med Genet A, 2017, 173: 667–670.

[88] Favier R, Akshoomoff N, Mattson S, et al. Jacobsen syndrome: advances in our knowledge of phenotype and genotype [J]. Am J Med Genet C Semin Med Genet, 2015, 169: 239–250.

[89] Favier R, Jondeau K, Boutard P, et al. Paris–Trousseau syndrome: clinical, hematological, molecular data of ten new cases [J]. Thromb Haemost, 2003, 90: 893–897.

[90] Akshoomoff N, Mattson SN, Grossfeld PD. Evidence for autism spectrum disorder in Jacobsen syndrome: identification of a candidate gene in distal 11q [J]. Genet Med, 2015, 17: 143–148.

[91] Stevenson WS, Rabbolini DJ, Beutler L, et al. Paris–Trousseau thrombocytopenia is phenocopied by the autosomal recessive inheritance of a DNA–binding domain mutation in FLI1 [J]. Blood, 2015, 126: 2027–2030.

[92] Grossfeld PD, Mattina T, Lai Z, et al. The 11q terminal deletion disorder: a prospective study of 110 cases [J]. Am J Med Genet A, 2004, 129A: 51–61.

[93] Allderdice PW, Davis JG, Miller OJ, et al. The 13q– deletion syndrome [J]. Am J Hum Genet, 1969, 21: 499 512.

[94] Quélin C, Bendavid C, Dubourg C, et al. Twelve new patients with 13q deletion syndrome: genotype– phenotype analyses in progress [J]. Eur J Med Genet, 2009, 52: 41–46.

[95] Kirchhoff M, Bisgaard AM, Stoeva R, et al. Phenotype and 244k array–CGH characterization of chromosome 13q deletions: an update of the phenotypic map of 13q21.1–qter [J]. Am J Med Genet A, 2009, 149A: 894–905.

[96] Talvik I, Ounap K, Bartsch O, et al. Boy with celiac disease, malformations, and ring chromosome 13 with deletion 13q32–qter [J]. Am J Med Genet, 2010, 93: 399–402.

[97] Fujimoto A, Towner JW, Ebbin AJ, et al. Inherited partial duplication of chromosome No.15 [J]. J Med Genet, 1974, 11: 287–291.

[98] 王维鹏, 胡昌明, 毕欣, 等. 10例伴15q11q13拷贝数重复的自闭症患者的临床及遗传学研究 [J]. 中华医学遗传学杂志, 2018, 35: 23–28.

[99] Isles AR, Ingason A, Lowther C, et al. Parental origin of interstitial duplications at 15q11.2–q13.3 in schizophrenia and neurodevelopmental disorders [J]. PLoS Genet, 2016, 12: e1005993.

[100] de Grouchy J, Lamy M, Thieffry S, et al. Dysmorphie complexe avec oligophrenie: deletion des bras courts d'un chromosome 17–18 [J]. C R Acad Sci, 1963, 256: 1028.

[101] Maranda B, Lemieux N, Lemyre E. Familial deletion 18p syndrome: case report [J]. BMC Med Genet, 2006, 7: 60.

[102] Turleau C. Monosomy 18p [J]. Orphanet J Rare Dis, 2008, 3: 4.

[103] Willoughby BL, Favero M, Mochida GH, et al. Neuropsychological function in a child with 18p deletion syndrome: a case report [J]. Cogn Behav Neurol, 2014, 27: 160–165.

[104] Wertelecki W, Gerald PS. Clinical and chromosomal Studies of the 18q– Syndrome [J]. J Pediatr, 1971, 78: 44–52.

[105] Häusler M, Anhuf D, Schüler H, et al. White–matter disease in 18q deletion (18q–)syndrome: magnetic resonance spectroscopy indicates demyelination or increased myelin turnover rather than dysmyelination [J]. Neuroradiology, 2005, 47: 83–86.

[106] Dostal A, Nemeckova J, Gaillyova R, et al. Identification of 2.3–Mb gene locus for congenital aural atresia in 18q22.3 deletion: a case report analyzed by comparative genomic hybridization [J]. Otol Neurotol, 2006, 27: 427–432.

[107] Feenstra I, Vissers LE, Orsel M, et al. Genotype–phenotype mapping of chromosome 18q deletions by high–resolution array CGH: an update of the phenotypic map [J]. Am J Med Genet A, 2007, 143A: 1858–1867.

[108] Kline AD, White ME, Wapner R, et al. Molecular analysis of the 18q– Syndrome and correlation with phenotype [J]. Am J Hum Genet, 1993, 52: 895–906.

[109] Riccardi VM, Sujansky E, Smith AC, et al. Chromosomal imbalance in the Aniridia–Wilms' tumor association: 11p interstitial deletion [J]. Pediatrics, 1978, 61: 604–610.

[110] Xu S, Han JC, Morales A, et al. Characterization of 11p14–p12 deletion in WAGR syndrome by array CGH for identifying genes contributing to mental retardation and autism [J]. Cytogenet Genome Res, 2008, 122: 181–187.

[111] Fischbach BV, Trout KL, Lewis J, et al. WAGR syndrome: a clinical review of 54 cases [J]. Pediatrics, 2005, 116: 984–988.

[112] Yamamoto T, Togawa M, Shimada S, et al. Narrowing of the responsible region for severe developmental delay and autistic behaviors in WAGR syndrome down to 1.6Mb including PAX6, WT1, and PRRG4 [J].

Am J Med Genet A, 2014, 164A: 634–638.

[113] Evans JA, Canning N, Hunter AG, et al. A cytogentic survey of 14069 newborn infants III: an analysis of the significance and cytologic behavior of the Robertsonian and reciprocal translocations [J]. Cytogenet Cell Genet, 1978, 20: 96–123.

[114] Peng HH, Chao AS, Wang TH, et al. Prenatally diagnosed balanced chromosome rearrangements: eight years'experience [J]. J Reprod Med, 2006, 51: 699–703.

[115] Bugge M, bruun–Petersen G, Brondum–Nielsen K, et al. Disease associated balanced chromosome rearrangements: a resource for large scale genotype–phenotype delineation in man [J]. J Med Genet, 2000, 37: 858–886.

[116] Zhang HG, Zhang XY, Zhang HY, et al. Balanced reciprocal translocation at amniocentesis: cytogenetic detection and implications for genetic counseling [J]. Genet Mol Res, 2016, 15: gmr. 15038556.

[117] Xu J, Zhang Z, Niu W, et al. Mapping allele with resolved carrier status of Robertsonian and reciprocal translocation in human preimplantation embryos [J]. Proc Natl Acad Sci U S A, 2017, 114: E8695–E8702.

[118] Chen CP, Ko TM, Su YN, et al. Prenatal diagnosis and molecular cytogenetic characterization of rec (10) dup (10p) inv (10) (p11.2q26.3) in a fetus associated with paternal pericentric inversion [J]. Taiwan J Obstet Gynecol, 2016, 55: 733–737.

[119] Sheth F, Rahman M, Liehr T, et al. Prenatal screening of cytogenetic anomalies – a Western Indian experience [J]. BMC Prengnancy Childbirth, 2015, 15: 90.

[120] Abrams L, Cotter PD. Prenatal diagnosis of de novo X;autosome translocations [J]. Clin Genet. 2004, 65: 423–428.

[121] Sarri C, Douzgou S, Kontos H, et al. 35–year follow–up of a case of ring chromosome 2: array–CGH analysis and literature review of the ring syndrome [J]. Cytogenet Genome Res, 2015, 145: 6–13.

[122] Yip MY. Autosomal ring chromosomes in human genetic disorders [J]. Transl Pediatr, 2015, 4: 164–174.

[123] Kosho T, Matsushima K, Sahashi T, et al. "Ring syndrome" involving chromosome 2 confirmed by FISH analysis using chromosome–specific subtelomeric probes [J]. Genet Couns, 2005, 16: 65–70.

[124] Guilherme RS, Bragagnolo S, Pellegrino R, et al. Clinical, cytogenetic and molecular study in a case of r (3) with 3p deletion and review of the literature [J]. Cytogenet Genome Res, 2011, 134: 325–330.

[125] Yamamoto M, Suzuki S, Mukae JI, et al. Atypical chronic myeloid leukemia with isochromosome (X) (p10): A case report [J]. Oncol Lett, 2017, 14: 3717–3721.

[126] Demirhan O, Pazarbasi A, Tanriverdi N, et al. The clinical effects of isochromosome Xq in Klinefelter syndrome: report of a case and review of literature [J]. Genet Couns, 2009, 20: 235–242.

[127] Kondo T, Kuroda S, Usui K, et al. A case of a rare variant of Klinefelter syndrome, 47, XY, i (X) (q10) [J]. Andrologia, 2018, 50, e13024.

[128] Shiohama T, Fujii K, Shimizu K, et al. Progressive subglottic stenosis in a child with Pallister–Killian syndrome [J]. Congenit Anom (Kyoto), 2018, 58: 102–104.

[129] Tsai AC, Fine CA, Yang M, et al. De novo isodicentric Xchromosome: 46, X, idic (X) (q24), and summary

of literature [J]. Am J Med Genet, 2006, 140: 923–930.

[130] Bruyère H, Speevak MD, Winsor EJ, et al. Isodicentric Yp: prenatal diagnosis and outcome in 12 cases [J]. Prenat Diagn, 2006, 26: 324–329.

[131] 苏景玉, 郑海洋, 费冬梅, 等. 标记染色体的诊断与遗传咨询 [J]. 中国优生与遗传杂志, 2016, 24: 60–61.

[132] Al-Rikabi ABH, Pekova S, Fan X, et al. Small supernumerary marker chromosome may provide information on dosage-insensitive pericentric regions in human [J]. Curr Genomics, 2018, 19: 192–199.

[133] Jafari-Ghahfarokhi H, Moradi-Chaleshtori M, Liehr T, et al. Small supernumerary marker chromosomes and their correlation with specific syndromes [J]. Adv Biomed Res, 2015, 4: 140.

[134] Liehr T, Ewers E, Kosyakova N, et al. Handling small supernumerary marker chromosomes in prenatal diagnostics [J]. Expert Rev Mol Diagn, 2009, 9: 317–324.

[135] Kearney HM, Thorland EC, Brown KK, et al. American College of Medical Genetics standards and guidelines for interpretation and reporting of postnatal constitutional copy number variants [J]. Genet Med, 2011, 13: 680–685.

[136] Gamazon ER, Stranger BE. The impact of human copy number variation on gene expression [J]. Brief Funct Genomics, 2015, 14: 352–357.

[137] Lupski JR. Genomic disorders: structural features of the genome can lead to DNA rearrangements and human disease traits [J]. Trends Genet, 1998, 14: 417–422.

[138] Eisfeldt J, Pettersson M, Vezzi F, et al. Comprehensive structural variation genome map of individuals carrying complex chromosomal rearrangements [J]. PLoS Genet, 2019, 15: e1007858.

[139] Michelson DJ, Shevell MI, Sherr EH, et al. Evidence report: genetic and metabolic testing on children with global developmental delay: report of the Quality Standards Subcommittee of the American Academy of Neurology and the Practice Committee of the Child Neurology Society [J]. Neurology, 2011, 77: 1629–1635.

[140] Moeschler JB, Shevell M. American Academy of Pediatrics Committee on Genetics. Clinical genetic evaluation of the child with mental retardation or developmental delays [J]. Pediatrics, 2006, 117: 2304–2316.

[141] de Vries BB, White SM, Knight SJ, et al. Clinical studies on submicroscopic subtelomeric rearrangements: a checklist [J]. J Med Genet, 2001, 38: 145–150.

[142] Botto LD, May K, Fernhoff PM, et al. A population-based study of the 22q11.2 deletion: phenotype, incidence, and contribution to major birth defects in the population [J]. Pediatrics, 2003, 112: 101–107.

[143] Burnside RD. 22q11.21 deletion syndromes: a review of proximal, central, and distal deletions and their associated features [J]. Cytogenet Genome Res, 2015, 146: 89–99.

[144] McDonald-McGinn DM, Sullivan KE, Marino B, et al. 22q11.2 deletion syndrome [J]. Nat Rev Dis Primers, 2015, 1: 15071.

[145] Hacıhamdioğlu B, Hacıhamdioğlu D, Delil K. 22q11 deletion syndrome: current perspective [J]. Appl Clin Genet, 2015, 8: 123–132.

[146] Racedo SE, Hasten E, Lin M, et al. Reduced dosage of β-catenin provides significant rescue of cardiac outflow tract anomalies in a Tbx1 conditional null mouse model of 22q11.2 deletion syndrome [J]. PLoS Genet, 2017, 13: e1006687.

[147] Gao S, Li X, Amendt BA. Understanding the role of Tbx1 as a candidate gene for 22q11.2 deletion syndrome [J]. Curr Allergy Asthma Rep, 2013, 13: 613-621.

[148] Hasten E, McDonald-McGinn DM, Crowley TB, et al. Dysregulation of TBX1 dosage in the anterior heart field results in congenital heart disease resembling the 22q11.2 duplication syndrome [J]. Hum Mol Genet. 2018, 27: 1847-1857.

[149] Kylat RI. 22q11.2 microduplication: an enigmatic genetic disorder [J]. J Pediatr Genet, 2018, 7: 138-142.

[150] 中华医学会儿科学分会, 内分泌遗传代谢学组. 中国Prader-Willi综合征诊治专家共识 (2015) [J]. 中华儿科杂志, 2015, 6: 419-424.

[151] Ishii A, Ihara H, Ogata H, et al. Autistic, aberrant, and food-related behaviors in adolescents and young adults with Prader-Willi syndrome: the effects of age and genotype [J]. Behav Neurol, 2017, 2017: 4615451.

[152] Horsthemke B, Wagstaff J. Mechanisms of imprinting of the Prader-Willi/Angelman region [J]. Am J Med Genet A, 2008, 146A: 2041-2052.

[153] Liu C, Zhang X, Wang J, et al. Genetic testing for Prader-Willi syndrome and Angelman syndrome in the clinical practice of Guangdong Province, China [J]. Mol Cytogenet, 2019, 12: 7.

[154] Cassidy SB, Schwartz S, Miller JL, et al. Prader-Willi syndrome [J]. Genet Med, 2012, 14: 10-26.

[155] Prasad A, Grocott O, Parkin K, et al. Angelman syndrome in adolescence and adulthood: a retrospective chart review of 53 cases [J]. Am J Med Genet, 2018, 176: 1327-1334.

[156] Kishino T, Lalande M, Wagstaff J. UBE3A/E6-AP mutations cause Angelman syndrome [J]. Nat Genet, 1997, 15: 70-73.

[157] Bonello D, Camilleri F, Calleja-Agius J. Angelman syndrome: identification and management [J]. Neonatal Netw, 2017, 36: 142-151.

[158] Mussa A, Russo S, De Crescenzo A, et al. Prevalence of Beckwith-Wiedemann syndrome in North West of Italy [J]. Am J Med Genet A, 2013, 161A: 2481-2486.

[159] Brioude F, Kalish JM, Mussa A, et al. Clinical and molecular diagnosis, screening and management of Beckwith-Wiedemann syndrome: an international consensus statement [J]. Nat Rev Endocrinol, 2018, 14: 229-249.

[160] Mussa A, Molinatto C, Cerrato F, et al. Assisted reproductive techniques and risk of Beckwith-Wiedemann syndrome [J]. Pediatrics, 2017, 140.

[161] Eggermann T, Brioude F, Russo S, et al. Prenatal molecular testing for Beckwith-Wiedemann and Silver-Russell syndromes: a challenge for molecular analysis and genetic counseling [J]. Eur J Hum Genet, 2016, 24: 784-793.

[162] Edmondson AC, Kalish JM. Overgrowth syndromes [J]. J Pediatr Genet, 2015, 4: 136-143.

[163] Õunap K. Silver–Russell syndrome and Beckwith–Wiedemann syndrome: opposite phenotypes with heterogeneous molecular etiology [J]. Mol Syndromol, 2016, 7: 110–121.

[164] Pober BR. Williams–Beuren syndrome [J]. N Engl J Med, 2010, 362: 239–252.

[165] Mervis CB, Pitts CH. Children with Williams syndrome: developmental trajectories for intellectual abilities, vocabulary abilities, and adaptive behavior [J]. Am J Med Genet C Semin Med Genet, 2015, 169: 158–171.

[166] Pankau R, Siebert R, Kautza M, et al. Familial Williams–Beuren syndrome showing varying clinical expression [J]. Am J Med Genet, 2001, 98: 324–329.

[167] Schubert C. The genomic basis of the Williams–Beuren syndrome [J]. Cell Mol Life Sci, 2009, 66: 1178–1197.

[168] Ortiz–Romero P, Borralleras C, Bosch–MoratM, et al. Epigallocatechin–3–gallate improves cardiac hypertrophy and short–term memory deficits in a Williams–Beuren syndrome mouse model [J]. PLoS One, 2018, 13: e0194476.

[169] Gajecka M, Mackay KL, Shaffer LG. Monosomy 1p36 deletion syndrome [J]. Am J Med Genet C Semin Med Genet, 2007, 145C: 346–356.

[170] Rocha CF, Vasques RB, Santos SR, et al. Mini–review: monosomy 1p36 syndrome: reviewing the correlation between deletion sizes and phenotypes [J]. Genet Mol Res, 2016, 15: gmr. 15017942.

[171] Ordan VK, Zaveri HP, Scott DA. 1p36 deletion syndrome: an update [J]. Appl Clin Genet, 2015, 8: 189–200.

[172] Arndt AK, Schafer S, Drenckhahn JD, et al. Fine mapping of the 1p36 deletion syndrome identifies mutation of PRDM16 as a cause of cardiomyopathy [J]. Am J Hum Genet, 2013, 93: 67–77.

[173] Shayota BJ, Elsea SH. Behavior and sleep disturbance in Smith–Magenis syndrome [J]. Curr Opin Psychiatry, 2019, 32: 73–78.

[174] Neira–Fresneda J, Potocki L. Neurodevelopmental disorders associated with abnormal gene dosage: Smith–Magenis and Potocki–Lupski syndromes [J]. J Pediatr Genet, 2015, 4: 159–167.

[175] Boone PM, Reiter RJ, Glaze DG, et al. Abnormal circadian rhythm of melatonin in Smith–Magenis syndrome patients with RAI1 point mutations [J]. Am J Med Genet A, 2011, 155A: 2024–2027.

[176] Falco M, Amabile S, Acquaviva F. RAI1 gene mutations: mechanisms of Smith–Magenis syndrome [J]. Appl Clin Genet, 2017, 10: 85–94.

责任编委：巩纯秀

第十九章
CHAPTER 19

内分泌系统疾病

经典的内分泌系统是由内分泌腺（垂体、甲状腺、甲状旁腺、肾上腺、性腺和胰岛）组成的。随着研究的深入，发现内分泌系统不仅局限于传统内分泌腺，许多组织器官，如心血管、肝、胃肠道、皮肤、免疫器官等亦具有内分泌功能。内分泌系统功能与胎儿器官形成、分化与成熟以及青少年生长发育、器官功能、免疫机制等密切相关，相关激素的产生和分泌异常以及腺体结构和功能异常均可造成内分泌系统疾病。

儿童常见的内分泌经典腺体疾病集中在下丘脑-垂体-靶器官轴，主要包括甲状腺、肾上腺、性腺、生长轴；尚有下丘脑-胰腺-胃肠及脂肪细胞轴和甲状旁腺-钙磷代谢-各个维生素代谢系统轴等。甲状腺轴功能异常相关遗传病包括先天性甲状腺功能减退症、甲状旁腺功能减低-感音神经性耳聋-肾发育不良、甲状旁腺功能亢进、甲状腺激素抵抗综合征等；生长发育和性发育相关的孤立性生长激素缺乏症和多种垂体激素联合缺陷疾病、肾上腺功能亢进和低下；肾上腺和性腺异常相关遗传病如先天性肾上腺皮质增生症（细胞色素P450氧化还原酶缺乏症、StAR综合征）、芳香化酶缺乏症、X-连锁先天性肾上腺发育不良症、盐皮质类固醇激素过多综合征、假性醛固酮减少症；性腺遗传性疾病如家族性高睾酮血症、Kallmann综合征和Müllerian管（苗勒管）永存综合征等疾病。糖和脂代谢异常相关遗传病包括青少年发病的成人型糖尿病、家族性乳糜微粒血症、卵磷脂胆固醇酰基转移酶缺乏症、高胰岛素血症性低血糖症、脂质沉积病、家族性高胆固醇血症等。近年来因为基因检测的临床应用，极大地提高了内分泌疾病的诊断水平。由于内分泌系统单基因病种类繁多、罕见且临床表型特征各异，需要不断积累病例和诊疗经验，以进一步认识这些疾病。

⮞⮞ 第一节　先天性肾上腺皮质增生症 ⮜⮜

先天性肾上腺皮质增生症（congenital adrenal hyperplasia，CAH）是一组较常见的常染色体隐性遗传病。肾上腺皮质激素属于固醇类激素，其合成过程所需的任意一种酶缺陷都可导致该病的发生。合成酶缺陷主要包括21-羟化酶缺乏症（21-hydroxylase deficiency）、11β-羟化酶缺乏症

（11β-hydroxylase deficiency）、17α-羟化酶缺乏症（17α-hydroxylase deficiency）、3β-羟类固醇脱氢酶缺乏症（3β-hydroxysteroid dehydrogenase deficiency）、20, 22-碳链酶缺乏症，以及近期明确的氧化还原酶缺乏症等。由于缺陷酶种类和程度不同，先天性肾上腺皮质增生症具有广泛的临床表型谱及生化异常。21-羟化酶、11β-羟化酶缺乏可导致肾上腺皮质类固醇合成障碍，而17α-羟化酶/17, 20-裂解酶缺乏、3β-羟类固醇脱氢酶缺乏和20, 22-碳链酶缺乏，不仅导致肾上腺皮质类固醇合成障碍，还可导致性腺类固醇的合成障碍。21-羟化酶缺乏症占先天性肾上腺皮质增生症总数的90%~95%，根据临床表现的严重程度分为典型和非典型。各个国家和地区典型的21-羟化酶缺乏症发生率均不相同，国际报道为1/23 000~1/10 000，国内报道为1/16 466~1/12 200。占第二位的是11β-羟化酶缺乏症，占比5%~8%，其经典型在白人种群中发病率约在1/100 000。其余类型总共占余下的1%~4%。另外报道3β-羟类固醇脱氢酶缺乏症约占先天性肾上腺皮质增生症的0.5%[1]。但是我国17α-羟化酶/17, 20-裂解酶缺乏症在儿科临床较11β-羟化酶缺乏症更多见，与国外报道不太一致，其确切发病率不详。

【临床表型特征】

先天性肾上腺皮质增生症患者临床表现多样[2]。对于临床症状较轻（雄激素增多）或者仅生化异常符合者归为非经典型。任何一个先天性肾上腺皮质增生症亚型均有非经典型，由于患者可产生正常或接近正常水平的皮质醇和醛固酮，出生时无明显异常，可在儿童期或以后发病。因症状不典型，诊断标准不统一，较难诊断，因此其患病率不详。其中的21-羟化酶缺乏症、11β-羟化酶缺乏症的非经典型相对常见。一般男孩仅表现为生长加速和阴毛早现。女孩可表现为青春期阴毛早现、多毛、月经过少、痤疮、高雄激素血症等，极少数患者因不孕症初诊。此类患者的临床表现与多囊卵巢综合征有相似之处，需注意鉴别。

1. 21-羟化酶缺乏症

（1）失盐型（salt wasting）　约75%的典型21-羟化酶缺乏症患者具有失盐表现。患者在新生儿早期，多在2周内发病，出现呕吐、腹泻、脱水和唇樱红等酸中毒表现，伴或不伴低血糖，常有低钠血症、高钾血症、代谢性酸中毒和高肾素血症，进一步加重可致低血容量、循环衰竭、休克。代谢危象常因应激诱发。非危象起病者常表现为虚弱无力，喂养困难，易恶心、呕吐，腹泻，慢性脱水，体格生长迟滞。通过检查电解质、醛固酮和肾素评估患者代谢状况，如低钠、高钾、高肾素及低醛固酮血症；血清睾酮和17-羟孕酮增高。

（2）单纯型（simple virilizing）　男性化型或男性假性性早熟，患儿皮肤色深，女性患者主要表现为阴蒂增大，阴唇后部融合，尿生殖窦，子宫、输卵管和卵巢均正常，但缺乏Wolffian管发育。女性男性化表现为腋毛、阴毛早现，阴蒂持续增大，性早熟。男性患者色素沉着，阴茎肥大。不治疗的患者最终身高低于同龄平均身高1.4SD。

约80%的单纯男性化型和60%的失盐型患者是可以生育的。大部分女性患者不孕的主要原因来自社会心理压力。大部分男性患者具有正常精子数量，能自然生育后代。

2. 11β-羟化酶缺乏症　临床可分为经典型和非经典型。新生儿对盐皮质激素有一定的抵抗或不敏感，故可有轻度的暂时失盐表现。因典型患儿脱氧皮质酮（deoxycorticosterone）增加，主要表现为低血钾、高血钠、碱中毒和高血容量，故随年龄增长病程延长，大部分患者出现高血压症状。患者有高雄激素症状和体征，表现为女性男性化（但一般女孩的男性化体征较21-羟化酶缺乏症轻），男性性早熟（男孩出生后外生殖器多正常，至儿童期才出现性早熟体征）。

3. 17α-羟化酶及17, 20-裂解酶缺乏症

（1）性发育异常　患者常因原发性闭经或青春期延迟而就诊。女性至青春期乳房不发育，无腋毛、阴毛，无月经、外阴幼女型、体型瘦高。男性外生殖器似女性或男性化不全，往往被作为女性抚养，但无子宫、输卵管，睾丸可位于腹股沟或腹腔内。

（2）低肾素性高血压、低血钾　患者往往有不同程度高血压，有的在7~8岁出现高血压，个别有严重高血压，一般抗高血压药难以见效。患者多见低血钾，常伴有无力、疲劳、夜尿，甚至麻痹，骨骺融合延迟。

因酶缺陷程度的不同，部分患者早期仅表现为性发育异常。但长期观察发现虽然早期表现为单纯的17, 20-裂解酶缺乏症，在青春期会进展为17α-羟化酶及17, 20-裂解酶同时缺乏。

4. 3β-羟类固醇脱氢酶缺乏症　由于*HSD3B2*基因缺陷导致3β-羟类固醇脱氢酶缺乏或不足，详见本章第四节。

5. 先天性类脂质性肾上腺增生症（Congenital lipoid adrenal hyperplasia, LCAH），详见本章第五节。

6. StAR综合征，详见本章第三十一节。

7. 细胞色素P450氧化还原酶缺乏症，详见本章第六节。

8. 固醇类激素合成缺陷的非经典型或其他相关疾病，详见本章第七节。

【遗传方式与相关致病基因】

先天性肾上腺皮质增生症是一组较常见的常染色体隐性遗传病。常见的致病基因对应酶缺陷有7种（表19-1），最常见的类型为21-羟化酶缺乏症。21-羟化酶是一种细胞色素P450酶，位于胞质内质网，能催化17-羟孕酮转变为11-脱氢皮质醇（皮质醇前体），同时21-羟化酶还能催化孕酮转变为脱氧皮质酮（醛固酮前体）。因此，一旦21-羟化酶缺乏，将无法继续合成皮质醇，促肾上腺皮质激素（adrenocorticotropic hormone, ACTH）分泌增加，刺激肾上腺皮质细胞增生，产生大量前体物质；部分前体细胞合成性激素导致雄激素过多；盐皮质激素合成通路阻滞使孕酮不能向醛固酮转化导致醛固酮低下，使患者出现失盐症状。

表19-1　先天性肾上腺皮质增生症（CAH）的主要致病基因

CAH分类	致病基因	染色体位置	占比	临床表型	酶部位
21-羟化酶缺乏症	*CYP21A2*	6p21.33	90%~95%	典型失盐或者高睾酮表现；非典型者表现为雄激素过多	内质网
11β-羟化酶缺乏症	*CYP11B1*	8q24.3	5%~8%	单纯男性化，高血压	线粒体
17α-羟化酶/17, 20-裂解酶缺乏症	*CYP17A1*	10q24.32	~1%	典型性发育不良，高血压，低钾血症，碱中毒	内质网
3β-羟类固醇脱氢酶缺乏症	*HSD3B2*	1p12	罕见	肾上腺功能严重不足，性发育不良，男性假性两性畸形，女性男性化	内质网

（续表）

CAH分类	致病基因	染色体位置	占比	临床表型	酶部位
细胞色素P450侧 链裂解酶缺乏症 （P450scc）	*CYP11A1*	15q24.1	罕见	肾上腺功能严重不足，性发育不良，男性假性两性畸形，女性男性化	内质网
先天性类脂质性肾 上腺皮质增生症 （LCAH）	*STAR*	8p11.23	罕见	肾上腺功能严重不足，性发育不良，男性性反转，肾上腺脂质堆积	微粒体
细胞色素P450氧化 还原酶缺乏症	*POR*	7q11.23	罕见	女性患者由于宫内高雄激素，出生时外生殖器模糊，生后女性男性化进展缓解，睾酮正常或低值；男性患者表现为男性化不足；伴有骨骼畸形	内质网/线粒体

【实验室与辅助检查】

1. 血生化、电解质及血气分析　血糖、血脂、钠、钾、氯及酸碱平衡。

2. 激素测定　肾素、血管紧张素、醛固酮、ACTH、皮质醇、促黄体生成素、卵泡刺激素、雌二醇、睾酮等性激素及前体物质，包括孕酮、17-羟孕酮、硫酸脱氢表雄酮等。

3. 肾上腺CT或MRI扫描。

4. 基因检测　可通过高通量测序技术检测致病基因变异。

需要注意的是，由于*CYP21A2*基因和其附近的假基因（*CYP21A1P*基因）具有高度的同源性，PCR扩增时容易对该假基因同时进行扩增。可先采用特异性引物扩增*CYP21A2*基因片段，以区别真假基因，然后在PCR产物的基础上再进行高精度的高通量测序，以检测常见的基因点变异和小片段插入缺失。另外，对PCR产物进行限制性内切酶片段长度多态性（RFLP）的分析，根据酶切后的电泳图谱分析该基因大片段的重复和缺失变异。可通过明确父母的基因型，来判断变异来源，以排除假基因干扰；同时可以验证变异类型，明确新发的重组类型。其他不同的基因类同。但需要注意做好致病性分析。

【诊断标准】

21-羟化酶缺乏症是先天性肾上腺皮质增生症中最常见的类型，因21-羟化酶缺乏，合成代谢停留在孕酮和17-羟孕酮水平，17-羟孕酮增多，皮质醇合成减少，负反馈引起ACTH增多，刺激肾上腺分泌更多的雄激素。具体根据酶缺陷的型别而又不同。

1. 失盐症　典型者大多在出生后不久出现异常。

2. 激素测定　血清17-羟孕酮水平显著升高，患儿多>300nmol/L，正常足月新生儿<30nmol/L。雄激素（睾酮和硫酸脱氢表雄酮）升高，皮质醇降低，ACTH升高。

3. 生殖器检查　两性模糊，出生时外生殖器模糊，女性患者主要表现为增大的阴蒂似男性阴茎，阴唇后部融合，覆盖阴道和尿道，女性青春期常无月经，第二性征不发育。男性患者表现为男性假两性畸形、色素沉着以及阴茎增大，但睾丸较小。

4. 基因检测 相应候选基因存在相关的致病变异。

【治疗与预后】

1. 糖皮质激素 首选氢化可的松，失盐型多需联合口服盐皮质激素。

2. 新生儿筛查，及早发现先天性肾上腺皮质增生症，及早治疗。

3. 根据女性外阴男性化异常的不同采取不同的手术方法治疗。

【遗传咨询与产前诊断】

对患者家系成员开展遗传咨询，找出致病基因，对高风险胎儿进行产前诊断是发现患胎的有效手段。

1. 明确患者的临床诊断，建立档案，进行专科会诊。

2. 若有家族史，则绘制家系图，明确遗传规律。筛查患者致病基因，对父母和家系其他患者进行验证，对患者配偶进行相同致病基因检测。

3. 先证者父母风险的评估 先天性肾上腺皮质增生症为常染色体隐性遗传病，大部分患者父母均为杂合子（即各携带1种致病变异）；极少数患者父母其一没有携带致病变异，患儿可能产生新发变异；父母表型通常正常，没有患该病风险；系谱中患者的分布往往是散发的，通常看不到连续传递的现象，有时整个系谱中甚至只有先证者一个患者。

4. 先证者同胞风险评估 若先证者双亲表型正常，均为致病基因携带者，同胞中有25%的发病概率，男女患病的概率相等。若先证者父母一方为患者，另一方为表型正常的致病基因携带者，则患者同胞中有50%的发病概率，表型正常的同胞均为携带者，男女患病的概率相等。若先证者一个变异来源于父亲或母亲，另一个变异为新发变异，其同胞再发风险相对较低；但是由于新发变异不能排除父母可能为生殖细胞嵌合的情况，因此，仍认为其同胞具有患病风险。

5. 先证者后代风险评估 先证者经积极治疗后有生育机会。若患者的配偶在相同基因发现致病位点，则后代理论上有50%患病的概率，需通过侵入性产前检测（妊娠11～13周进行绒毛活检或16～22周羊膜腔穿刺取羊水，进行胎儿细胞DNA基因检测）或者胚胎植入前遗传学检测的方式阻断患儿的出生。若患者的配偶未发现致病基因变异，则后代理论上无患病的可能（除外新发变异），则无须行侵入性产前检测，其后代均为携带者。

（巩纯秀　杨冬梓）

第二节　17β-羟类固醇脱氢酶3缺乏症

17β-羟类固醇脱氢酶3缺乏症（17β-hydroxysteriod dehydrogenase 3 deficiency）是一种由于17β-羟类固醇脱氢酶3（17β-hydroxysteroid dehydrogenase 3，17β-HSD3）缺乏导致的男性性发育不全病症。17β-HSD3主要在睾丸中表达，作为辅助辅因子催化雄烯二酮转化为睾酮，该酶缺乏使雄烯二酮转化为睾酮受阻，影响胚胎期男性外生殖器的形成[3]。该病于1971年由Saez等第一次报道，1994年Geissler等明确了其致病基因为HSD17B3。

【临床表型特征】

17β-羟类固醇脱氢酶3缺乏症主要表现为男性化不全，典型的临床表现为：

（1）患者有男性内生殖器睾丸、附睾、输精管、生精管及射精管结构。

（2）外生殖器表现为不同程度的男性化不全，如不同程度尿道下裂，甚至可表现为完全女性外阴伴或不伴阴蒂肥大，或腹股沟包块、阴囊融合或阴道盲端。

（3）被当作女性抚养的患者，青春期时血清睾酮可上升至正常范围低限，导致患者出现进行性男性化。

【遗传方式与相关致病基因】

17β-羟类固醇脱氢酶3缺乏症是一种常染色体隐性遗传病，发病率不明，荷兰新生儿的发病率为1/147 000，而在阿拉伯国家族内通婚率高的人群中发病率可达1/300～1/100。该病致病基因为 *HSD17B3*，定位于9q22.32。*HSD17B3*基因变异的46, XX个体表型基本正常，或仅为月经紊乱[4]。而46, XY患者的临床表现取决于17β-羟类固醇脱氢酶3的残余活性。

【实验室与辅助检查】

1. 性激素检测　卵泡刺激素（follicle-stimulating hormone, FSH）、黄体生成素（luteinizing hormone, LH）、雌二醇、孕酮、睾酮、雄烯二酮。促性腺激素水平升高，雄烯二酮水平升高，而睾酮水平降低或在正常范围下限。

2. 人绒毛膜促性腺激素（human chorionic gonadotropin, hCG）激发试验后睾酮/雄烯二酮<0.8是诊断17β-羟类固醇脱氢酶3缺乏症的可靠指标，特异度可达100%[4]。

3. 盆腔及泌尿系统B超　无子宫卵巢回声，有睾丸、附睾、输精管等。

4. 染色体核型检测，患者核型为46, XY。

5. 基因检测　*HSD17B3*基因的致病性变异。

【诊断标准】

1. 患者外生殖器男性化不全、性别不明或完全女性外阴，可伴或不伴有阴蒂肥大、阴囊融合或阴道盲端。体格检查和B超提示患者有睾丸、附睾、输精管、生精管及射精管，未见子宫和卵巢。

2. 青春期患者出现进行性男性化时，血清睾酮不同程度上升，可达到正常水平。

3. 血清雄烯二酮水平升高，睾酮水平降低或在正常范围。

4. hCG激发试验后睾酮/雄烯二酮<0.8。

5. 患者的染色体核型为46, XY。

6. *HSD17B3*基因检测发现致病性变异。

【治疗与预后】

17β-羟类固醇脱氢酶3缺乏症的治疗主要在于患者性别的选择和男性化不全的干预。应根据患者的社会心理角色、表型性别和性腺功能评估结果，在充分沟通和考虑患者及其监护人的意愿后作出选择。

大多数按女孩抚养的17β-羟类固醇脱氢酶3缺乏症患者，如果性腺未被摘除，会出现进行性的男性化表现，因此如果选择继续女性，青春期前不建议切除性腺组织，需要等到患者能自己决定性别后再做决定。摘除睾丸的患儿，需要雌激素替代维持女性性征。男性患者除了必要的手术治疗外，一般不需治疗即可在青春期得到充分的男性化发育，有的可以生育。曾有报道患者的父亲为轻型患者[5]。但这类患者需要定期检查肿瘤标志物，17β-羟类固醇脱氢酶3缺乏症患者的生殖细胞恶变率高达28%。

【遗传咨询与产前诊断】

1. 遗传咨询

（1）确定咨询者家系中17β-羟类固醇脱氢酶3缺乏症的临床诊断，建立遗传咨询档案。确定临床诊断。

（2）绘制咨询者的家系图，是否符合常染色体隐性遗传方式。

（3）明确HSD17B3基因变异位点的致病性，按照常染色体隐性遗传咨询。

（4）如果患者父母表型正常，可能为HSD17B3基因变异携带者，再生育时每一胎有25%的概率受累，50%的概率为表型正常或临床症状较轻的携带者，25%的概率HSD17B3基因型正常。

（5）对先证者进行HSD17B3基因检测，明确其变异位点，并确定其来源。

（6）若先证者父母分别携带一个与先证者相同的HSD17B3基因变异，说明其父母为HSD17B3基因变异的携带者，通常不发病或症状较轻。

2. 产前诊断

（1）确认先证者的临床表型和HSD17B3基因变异位点。

（2）对先证者父母进行HSD17B3基因相关变异的验证，确认患者的父母为变异基因携带者。

（3）若夫妻双方均为HSD17B3基因变异携带者时，建议在妊娠期对胎儿进行HSD17B3基因检测，当确认胎儿获得与先证者相同的HSD17B3基因致病变异时，提示为该病患儿，需向其父母告知病情，因17β-羟类固醇脱氢酶3缺乏症通常无致死性、致残性，患儿智力、体力通常正常，外生殖器异常，与父母协商后可决定是否继续妊娠。

（4）对于先证者有典型的临床表型和明确的HSD17B3基因变异，但其父母没有发现与患者相同的变异时，需注意父母生殖细胞嵌合可能，也不排除先证者新发变异的可能性，建议在下次妊娠时对胎儿进行HSD17B3基因检测。

（5）对于产前基因确诊后出生的患儿，应进行睾酮和雄烯二酮的比值检测，并进行随访和记录。

（郑灵燕　杨冬梓）

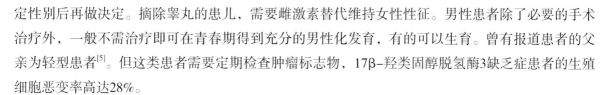

第三节　芳香化酶缺乏症

芳香化酶缺乏症（aromatase deficiency）是一种性发育障碍疾病，属于罕见的常染色体隐性遗传病。芳香化酶细胞色素P450（简称芳香化酶）是雌激素合成过程中的关键酶，芳香化酶缺乏导致雌激素合成障碍。1993年Ito等[6]首次确诊了一例芳香化酶缺乏症患者，并发现患者在CYP19A1基因上存在两个致病变异，确认CYP19A1基因为致病基因。

【临床表型特征】

患者的临床表现包括两方面：一是由于芳香化酶缺乏导致雌激素缺乏；二是由于体内雄激素不能转化为雌激素导致雄激素过多的表现。除了肥胖、糖耐量异常和胰岛素抵抗外，男性和女性各有其特异性临床表现[7]。

1. 女性　出生时外生殖器模糊，青春期性发育障碍，原发性闭经，乳腺发育障碍，有卵巢囊肿的倾向，骨龄延迟，女性男性化等[8]。母亲在怀孕后期会出现男性化表现（多毛、痤疮），血清雄激素水平升高，血清和尿中的雌激素水平降低。

2. 男性　主要与雌激素缺乏引起的骨骼变化有关。多数患者出生时无异常，能够正常进入青春期，在成年初期出现异常，身材高大，骨骼成熟延迟，骨骼疼痛，骨密度低，干骺融合延迟[9]。部分患者表现为小睾丸，精子生成障碍，可能不育。

【遗传方式与相关致病基因】

芳香化酶缺乏症是一种常染色体隐性遗传病，目前已知CYP19A1基因变异为致病原因，定位于染色体 15q21.2，其纯合变异或复合杂合变异影响芳香化酶合成。芳香化酶是雌激素合成的限速酶，是调节雌激素的重要物质。

【实验室与辅助检查】

1. X线检查骨龄和骨骼密度。

2. 性激素检查　LH、FSH、雌二醇、睾酮、雌激素、性激素结合球蛋白和泌乳素。

3. 遗传学检测　CYP19A1基因变异检测。

【诊断标准】

1. 肥胖、糖耐量异常和胰岛素抵抗。

2. 女性患者男性化　一般出生时可诊断，外生殖器畸形，原发性闭经，乳腺发育障碍，有卵巢囊肿的倾向，骨龄延迟，母亲在怀孕后期会出现男性化表现（多毛、痤疮）。血清雄激素水平升高，血清和尿中的雌激素水平降低。

3. 男性患者出生时无特殊临床表现，成年后出现骨骼异常，身材高大，骨骼疼痛，骨密度低，干骺融合延迟。部分患者不育或生育力低下[10]。

4. 遗传学分析CYP19A1基因发现致病变异。

【治疗与预后】

对芳香化酶缺乏症目前尚无根治性的治疗手段，及时给予雌激素替代治疗，抑制雄激素作用，维持正常性发育和骨骼发育，诱导或维持第二性征，或可恢复生育能力。

【遗传咨询与产前诊断】

芳香化酶缺乏症是一种常染色体隐性遗传病，遗传咨询及产前诊断原则同17β-羟类固醇脱氢酶3缺乏症。

（郑灵燕　杨冬梓）

第四节　3β-羟类固醇脱氢酶缺乏症

3β-羟类固醇脱氢酶缺乏症（3β-hydroxysteroid dehydrogenase deficiency）是罕见的先天性肾上腺皮质增生症亚型，约占0.5%，为常染色体隐性遗传病，由于HSD3B2基因缺陷导致3β-羟类固醇脱氢酶（3β-HSD）缺乏或不足所致。1962年Bongiovanni[11]第一次报道该病，3β-HSD有两种同工酶，Ⅰ型为非肾上腺-性腺型，主要在胎盘、皮肤、肝和脑组织中表达；Ⅱ型为肾上腺-性腺型，主要在肾上腺、睾丸和卵巢组织中表达，其催化产物是类固醇激素合成途径中重要的中间产物。二者编码的酶蛋白同源性高，序列一致性高达93%。3β-羟类固醇脱氢酶缺乏症可同时导致肾上腺类固醇合成和性腺类固醇合成的障碍[12]。

【临床表型特征】

依据患者肾上腺皮质功能减退及外生殖器异常的程度，将3β-羟类固醇脱氢酶缺乏症分为经典型与非经典型。

1. 经典型

（1）性发育异常　患者多于胎儿时期发病，性激素合成障碍，导致两性患儿均有不同程度外生殖器发育不良。男性表现为小阴茎、尿道下裂，外生殖器似女性等男性化不全表型；女性出现不同程度的男性化[13]。

（2）失盐　由于醛固酮分泌不足，在新生儿期即发生失盐及肾上腺功能不全，脱水，低血钠，高血钾，病情严重者发生肾上腺危象，因循环衰竭致死[13, 14]。

2. 非经典型　患儿出生时无明显异常，症状相对较轻，可在儿童期或以后发病，青春期阴毛早现或女性患儿高雄激素血症，多毛、痤疮、月经稀少等。

【遗传方式与相关致病基因】

3β-羟类固醇脱氢酶缺乏症是常染色体隐性遗传，致病基因HSD3B2定位于1p12。3β-羟类固醇脱氢酶主要催化△5-3-羟固醇合成活性较强的△4-类固醇，3β-羟类固醇脱氢酶缺陷使△5-孕烯醇酮不能转化为孕酮，17α-羟孕烯醇酮不能转化为17α-羟孕酮，而醛固酮、皮质醇及性激素合成均受阻，脱氢表雄酮、△5-雄烯二酮及孕酮增加，尿液中排出量增多[6]。目前已报道HSD3B2基因多种变异[14]。

【实验室与辅助检查】

1. 激素测定　卵泡刺激素、黄体生成素、雌二醇、孕酮、雄激素（睾酮和硫酸脱氢表雄酮）、皮质醇，醛固酮、促肾上腺皮质激素、17α-羟孕酮等。

2. 电解质测定　血钠、血钾。

3. 肾上腺CT增强扫描。

4. 基因检测　检测HSD3B2基因的致病变异。

【诊断标准】

1. 临床表现为46, XY男性性发育不全，而46, XX女性不同程度的男性化。

2. 类固醇激素检测　血孕烯醇酮、17α-羟孕烯醇酮和脱氢表雄酮水平明显升高，血孕酮、17α-羟孕酮下降，血促肾上腺皮质激素和血浆肾素活性升高，硫酸脱氢表雄酮/雄激素升高。

3. 基因检测发现*HSD3B2*基因致病性变异。

【治疗与预后】

同21-羟化酶缺乏性先天性肾上腺皮质增生症。

【遗传咨询与产前诊断】

同21-羟化酶缺乏性先天性肾上腺皮质增生症。

（杨冬梓　巩纯秀）

第五节　先天性类脂质性肾上腺增生症

先天性类脂质性肾上腺增生症（congenital lipoid adrenal hyperplasia, LCAH）主要是由于编码类固醇合成急性调控蛋白（steroidogenic acute regulatory protein, StAR）的基因发生变异，导致类固醇激素合成第一步受损，肾上腺与性腺类固醇激素分泌不足，导致肾上腺功能低下及男性女性化，为常染色体隐性遗传病。细胞色素P450scc缺陷也可导致先天性类脂质性肾上腺增生症，但大多导致胎儿死亡，因此临床所见多为*STAR*基因变异。先天性类脂质性肾上腺增生症是先天性肾上腺增生症中最严重、最罕见的一型[15]，可引起皮质醇、醛固酮及性激素合成严重受阻，胆固醇大量堆积于肾上腺皮质细胞并对其产生毒性作用致病，肾上腺肥大。未经及时治疗的患者常出现严重失盐及肾上腺皮质危象，危及生命。

先天性类脂质性肾上腺增生症在欧洲和北美人群中相当罕见。大多数病例报道发生在日本、韩国（其新生儿的发病率为1/300 000）和巴勒斯坦阿拉伯人。

【临床表型特征】

个体变异较大。典型的先天性类脂质性肾上腺增生症因变异StAR活性常常低于正常人的10%，主要表现为肾上腺皮质功能不全（呕吐、腹泻、脱水、低血钠、高血钾等）及性发育异常（男性外生殖器女性化），皮肤色素沉着是最常见的症状，反复呕吐是就诊的首要原因。患者常在出生后2个月内发病，若不及时治疗，可危及生命。若变异StAR活性保持在10%~20%，则为非典型性，轻度失盐，一般无脱水，46,XY患儿外生殖器仅男性化不足，可生育。

46,XX先天性类脂质性肾上腺增生症患儿表现为性幼稚，也可外阴正常、盆腔性腺解剖结构正常。即使最严重的46,XX先天性类脂质性肾上腺增生症患儿，经充分肾上腺皮质激素替代治疗也可有自发第二性征发育及周期性月经来潮。与46,XY先天性类脂质性肾上腺增生症严重的性发育异常不同，此特征与*STAR*基因变异严重程度无关。正常女婴卵巢形成与发育有赖于睾丸发育被抑制和正常存活的生殖细胞，而不是雌激素引导发育；胎盘和母亲雌激素足够使卵巢形成。仅在青春期发育后，受促性腺激素刺激，颗粒层细胞才开始表达StAR，其基因变异导致固醇类激素产生受阻。胆固醇合成激素的途径有急性和慢性两种。慢性途径即StAR不存在时，固醇类激素以14%的StAR的速度合成。女性患儿生殖器虽然幼稚，保持在原始卵泡期，当青春发育启动时，受累卵巢仍能生成少许雌激素，引导女性第二性征发育。由于雌激素合成少，卵泡不能成熟，不能合成足够孕酮，故患儿无自发性排卵。46,XX先天性类脂质性肾上腺增生症患儿青春期后可能发生卵巢囊肿[16]。

【遗传方式与相关致病基因】

编码StAR的基因*STAR*位于8p11.23。StAR主要表达于肾上腺、性腺组织，对调控胆固醇从胞浆转入线粒体内发挥重要作用，这一过程是胆固醇转换为孕酮进而合成类固醇激素的起始和限速步骤。StAR失活致使类固醇激素生成严重受阻，胆固醇堆积于肾上腺皮质细胞胞浆内并产生毒性作用而致病。

已有实验证实，羧基末端或氨基末端缺失位置的不同对StAR的活性影响不同。当缺失羧基末端的10个氨基酸残基时，StAR的活性减半；而由无义变异p.Q258X导致羧基端28个残基缺失时，StAR的活性则完全消失；当氨基末端的62个残基缺失时，即使缺失整个线粒体引导序列，StAR功能并不受影响。无义变异p.Q258X在日本人[17]及韩国人[18]中报道较多。

先天性类脂质性肾上腺增生症患者虽有严重的失盐表现，但可不经治疗存活至数月龄，因为类固醇激素生成细胞存在两种激素生成途径，即依赖StAR的主要途径和不依赖StAR的次要途径。次要途径可生成少量激素，新生儿期可不发病，然而随着低剂量激素水平引起ACTH、促性腺激素分泌激素及血管紧张素Ⅱ的分泌增加，引起肾上腺细胞摄入胆固醇增加，不能转化为孕酮的胆固醇在细胞内堆积并破坏细胞的结构和功能，也破坏了类固醇激素生成的次要途径，导致患者发病。

【实验室与辅助检查】

1. 血生化、电解质及血气分析测定　血糖、血脂、钠、钾、氯及酸碱平衡。

2. 激素测定　肾素、血管紧张素、醛固酮、ACTH、皮质醇、促黄体生成素、卵泡刺激素、雌二醇、睾酮等性激素及前体物质，包括孕酮、17α-羟孕酮、硫酸脱氢表雄酮、雄烯二酮等。终末激素醛固酮、皮质醇及睾酮均低，中间代谢物升高。

3. 肾上腺彩超、CT或MRI扫描。

4. 基因检测　检测*STAR*基因的致病变异。

【诊断标准】

对于疑似先天性类脂质性肾上腺增生症的患者，必须与其他有糖皮质激素和盐皮质激素缺乏的疾病进行鉴别诊断。先天性类脂质性肾上腺增生症最易与3β-羟类固醇脱氢酶缺乏症相混淆，二者均有血糖皮质激素、盐皮质激素和性激素及17α-羟孕酮水平降低，染色体核型为46,XY的3β-羟类固醇脱氢酶缺乏症患者表现为男性外生殖器性发育不良或女性化，如尿道下裂等；而46,XY的先天性类脂质性肾上腺增生症患者均呈现完全女性化外阴。

3β-羟类固醇脱氢酶缺乏症患者具有血和尿中17α-羟孕烯醇酮、硫酸脱氢表雄酮水平升高及ACTH兴奋试验硫酸脱氢表雄酮对ACTH刺激有反应等特点，而先天性类脂质性肾上腺增生症患者具有17α-羟孕烯醇酮、硫酸脱氢表雄酮水平低，ACTH兴奋试验硫酸脱氢表雄酮对ACTH的刺激完全无反应等特点。

与先天性类脂质性肾上腺增生症的StAR鉴别较困难的还有细胞色素P450scc缺乏症，StAR导致的先天性类脂质性肾上腺增生症双侧肾上腺增大，而细胞色素P450scc缺乏症患者的肾上腺较小。

另外，还需与SF-1缺陷及DAX-1缺陷相鉴别，因为均可同时导致性腺及肾上腺发育不全，伴或不伴失盐表现，但DAX-1缺陷多伴有低促性腺性发育不良，肾上腺无肿大。

基因检测发现相关基因致病性变异可确诊此病。

【治疗与预后】

1. 糖皮质激素氢化可的松为首选药物，失盐型多需联合盐皮质激素。生理剂量替代治疗，应激时加倍。

2. 46,XX的先天性类脂质性肾上腺增生症患儿青春期或青春期后需要雌激素补充治疗，积极干预保护生育和受孕能力。46,XY的先天性类脂质性肾上腺增生症患儿根据抚养性别对症处理。

【遗传咨询与产前诊断】

同21-羟化酶缺乏性先天性肾上腺皮质增生症。

（巩纯秀）

第六节 细胞色素P450氧化还原酶缺乏症

细胞色素P450氧化还原酶缺乏症（cytochrome P450 oxidation reductase deficiency，亦即disordered steroidogenesis due to cytochrome P450 oxidoreductase），是由于P450氧化还原酶（cytochrome P450 oxidoreductase, POR）缺陷导致的包括21-羟化酶和17α-羟化酶在内的多种酶活性下降，进而影响盐皮质激素、糖皮质激素和性激素合成的一种疾病，属于先天性肾上腺皮质增生症的一种新亚型。早在1985年即有文献报道[19]，2004年才证实为POR基因缺陷所致[20]。临床表现为类固醇激素（包括糖皮质激素、盐皮质激素和性激素）合成缺陷、性发育障碍、骨骼及泌尿系统发育畸形等[20]。

【临床表型特征】

细胞色素P450氧化还原酶缺乏症患者具有先天性肾上腺皮质增生症的典型表现，严重或部分皮质醇缺乏，睾酮较低，且在hCG或者ACTH刺激下无升高或仅轻度升高。临床上表现为Antley-Bixler综合征合并生殖器畸形和类固醇激素合成障碍，外生殖器模糊不清、骨骼畸形、类Antley-Bixler综合征表型、卵巢多囊样改变等。

1. 性发育障碍 男女均可患病，均可出现外生殖器性别模糊不清或性反转。如46,XY性发育障碍，表现为小阴茎、隐睾等；男性青春期发育迟滞，外生殖器发育不良以及生精障碍。46,XX性发育障碍，如阴蒂肥大甚至如男性外观、阴唇融合和发育不全；或者女性患者青春期后原发性闭经、反复发作的巨大卵巢囊肿。

2. 母亲在妊娠期出现明显的男性化表现，如多发痤疮、鼻毛生长、多毛、胡须，嘴唇肿胀、声音低沉。

3. 骨骼畸形 颅缝早闭包括冠状缝、人字缝，导致短头、前囟扩大、前额突出、面中部发育不良、后鼻孔闭锁或狭窄、鼻梁扁平、梨形短鼻、高腭弓、低耳位、外耳道狭窄致传导性听力损失；脊柱侧弯、脊椎和肋骨发育异常、肩胛骨发育不良、窄胸和/或骨盆、前臂后旋异常、肘关节

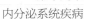

强直、新生儿骨折、先天性长骨弯曲（尤其是股骨）、屈曲指、细长指、短趾及不规则趾、摇椅足等，这种骨骼畸形类似于Antley–Bixler综合征。

4. 其他 17α-羟化酶缺陷致成年高血压；偶见合并脑积水，尿路异常包括肾盂扩张和膀胱输尿管反流。部分儿童体格发育迟缓，认知、语言和精细动作发育迟缓。

【遗传方式与相关致病基因】

编码细胞色素P450氧化还原酶的POR基因定位于7q11.23。POR是电子供体，可为细胞色素P450氧化还原酶提供电子，包括11β-羟化酶（P450c11）、17α-羟化酶/17, 22裂解酶（P450c17A）、21-羟化酶（P450c21）、芳香化酶（P450arom）5种类型，参与类固醇激素的合成，分别存在细胞线粒体和内质网等微粒体，在多种组织细胞中表达。

编码细胞色素P450氧化还原酶缺乏症导致多种酶功能缺陷：

1. 21-羟化酶（21-hydroxylase, P450c21） 在微粒体中表达，可以催化孕酮和17α-羟孕酮经21位羟基化分别转化为脱氧皮质酮和11-脱氧皮质醇，分别转化为盐皮质激素和糖皮质激素。21-羟化酶缺陷导致盐皮质激素及糖皮质激素分泌不足，90%以上的先天性肾上腺皮质增生症临床病例因21-羟化酶缺陷导致。

2. 11β-羟化酶（11β-hydroxylase, P450c11） 包括两种同工酶，即CYP11B1（P450c11，通常称11β-羟化酶，由ACTH调节）和CYP11B2（P450c18、P450aldo，醛固酮合成酶，由血管紧张素Ⅱ调节），两种酶存在于线粒体中，含量较多的是CYP11B1，可以将11-脱氧皮质醇和11-脱氧皮质酮转化为皮质醇和皮质酮。CYP11B2也具有很强的11β-羟化酶活性，在C-18位置上可羟化和氧化，促进脱氧皮质酮转化为皮质酮并最终转化为醛固酮。编码P450c11的CYP11B1基因变异造成11β-羟化酶缺陷。

3. 17α-羟化酶（17α-hydroxylase, P450c17） 存在于内质网，同时具有17α羟化和C-17, 20裂解作用，使孕烯醇酮和孕酮经17α-羟基化为17α-羟孕烯醇酮和17α-羟孕酮，继而发挥其C-17, 20裂解活性催化上述物质转化为脱氢表雄酮，是类固醇激素合成过程中的重要部分。P450c17的功能最易受到细胞色素P450氧化还原酶的影响，导致性激素合成障碍。

4. 芳香化酶（aromatase, P450arom） 在生物体内广泛分布，催化雄烯二酮和睾酮转化为雌酮和雌二醇，是雌激素合成最后一步的限速酶，其调节异常是多囊卵巢综合征患者排卵障碍和雄激素过多的重要原因之一。

5. 胆固醇侧链（20、22碳链）裂解酶（20、22-Desmolase, P450scc） 对胆固醇转化为孕烯醇酮起催化作用，存在于线粒体，是类固醇激素合成过程的限速酶。

中国人细胞色素P450氧化还原酶缺乏症患者最常见的变异是P.R457H。这种变异包括纯合子变异和杂合变异，杂合变异患者的骨骼畸形、糖皮质激素和性激素缺乏程度比纯合子更加严重[21]，提示杂合子患者细胞色素P450氧化还原酶活性受损更加严重。

【实验室与辅助检查】

1. 细胞色素P450氧化还原酶缺乏症患者的内分泌异常主要表现为类固醇激素水平低下、ACTH偏低或ACTH刺激后反应低下，其激素异常特征是同时兼具21-羟化酶和17α-羟化酶缺乏的改变。

（1）血浆ACTH水平正常或升高。

（2）血清皮质醇水平正常或低下；在ACTH刺激后反应低下。

（3）孕烯醇酮、孕酮、17α-羟孕烯醇酮、17α-羟孕酮水平升高，ACTH刺激后会进一步升高。①脱氢表雄酮、硫酸脱氢表雄酮、雄烯二酮水平正常或偏低，ACTH刺激后反应低下。②睾酮水平偏低，在ACTH或hCG刺激后，升高不显著，也可正常。③LH、FSH、孕酮和ACTH水平多升高，雌二醇、睾酮和17α-羟孕酮水平升高，少数正常。④尿液激素检测：患者尿液中激素代谢产物异常也兼具21-羟化酶和17α-羟化酶缺乏症的特征，尿液17-羟类固醇、17-酮类固醇和孕三醇测定异常增高。

2. 影像学检查　女性患者多表现为幼稚子宫、双侧卵巢发育不良，少数患者表现为反复发作的多发性卵巢囊肿。男性患者表现为小阴茎、隐睾、生精障碍；双侧肾上腺增生。X线及骨密度检查示骨龄落后、骨量减少。

【诊断标准】

先天性肾上腺皮质增生症患者伴有特征性骨骼畸形，同时实验室检查结果有P450c17和P450c21联合缺陷的证据，应考虑细胞色素P450氧化还原酶缺乏症，确诊需依靠基因检测。

细胞色素P450氧化还原酶缺乏症具有先天性肾上腺皮质增生症的症状但临床谱更广，与21-羟化酶和17α-羟化酶缺乏症不同，包含多个先天性肾上腺皮质增生症亚型的临床特征，还存在骨骼畸形和外生殖器发育异常等。

【治疗与预后】

1. 激素替代治疗　与其他类型先天性肾上腺皮质增生症一样，对于糖皮质激素和性激素的绝对或相对不足患者，需要给予替代治疗。

2. 存在骨骼畸形患者可根据畸形程度选择矫形手术。

3. 性发育异常，如尿道下裂、隐睾者可行矫正手术，严重阴蒂肥大者可进行手术复位和阴蒂整形。对于阴道发育不全者可行阴道再造术。男性小阴茎患者给予双氢睾酮治疗可取得一定效果。对青春期发育延迟或未发育患者，需要睾酮或雌激素替代治疗以诱导第二性征发育。

4. 反复发作卵巢囊肿的患者，可以采用雌激素序贯治疗行人工周期，或穿刺术。但反复发作易并发卵巢破裂，促性腺激素释放激素类似物对防止复发具有一定效果。

5. 存在后鼻孔闭锁或狭窄、胸腔狭窄、喉和气管狭窄缩短的患者，需要在分娩后第一时间进行气管插管，幼年时期气管狭窄者可以考虑手术治疗。

6. 合并脑积水者需及早行脑室-腹腔分流手术。

7. 预后主要取决于骨骼和颅面畸形的严重程度。呼吸道畸形导致的并发症是死亡的常见原因，应及早畅通气道，避免并发症发生。

【遗传咨询与产前诊断】

1. 遗传咨询　细胞色素P450氧化还原酶缺乏症为常染色体隐性遗传病，遗传咨询同17β-羟类固醇脱氢酶3缺乏症。

2. 产前诊断

（1）患者的预后及生育能力取决于内分泌激素异常及内外生殖器发育异常程度，因此，需对患者及早评估和对症治疗，以改善第二性征及生育能力。为避免生育患病儿，可采用辅助生殖技术，在受孕时进行植入前诊断。

（2）对于妊娠期间有男性化表现或者首次分娩已经怀疑为细胞色素P450氧化还原酶缺乏症患儿的母亲再次怀孕时，可在妊娠11～13周进行绒毛活检或16～22周进行羊膜腔穿刺对胎儿细胞的DNA做POR基因检测，为新生儿疾病风险评估提供证据。对妊娠期已经确诊的病例，若条件具备，可建议依据不同孕周进行孕妇尿液类固醇激素代谢产物的动态监测，以评估胎儿内分泌及生殖器发育异常程度。

（王若光　巩纯秀）

第七节　女性高睾酮血症

女性睾酮主要在卵巢、肾上腺皮质，少数在皮肤等组织以胆固醇为原料经固醇类激素合成途径生成，分泌释放入外周血，发挥雄性激素作用。睾酮合成释放过多，则形成高睾酮血症（hypertestosterone）。女性在卵泡早期（月经第2、第3天检测）血清睾酮的高限参考值水平分别为43ng/dL和68ng/dL。女性高睾酮血症是指任何时间检测睾酮水平，均＞70ng/dL的状态。睾酮产生过程中的前体物质过多也会发生类似高睾酮血症的临床表现，临床或称高雄激素血症、雄激素过多症（hyperandrogenism）。导致高睾酮血症的常见疾病为多囊卵巢综合征、肾上腺皮质功能亢进症、卵泡被膜增生、先天性肾上腺皮质增生症及卵巢雄激素合成肿瘤等。遗传因素相关的高雄激素血症包括多种疾病，表型各不相同。其中最常见疾病为多囊卵巢综合征，其次为先天性肾上腺皮质增生症中的21-羟化酶缺乏症，细胞色素P450氧化还原酶缺乏症、苗勒管发育不全、芳香化酶缺乏症等比较罕见。

【临床表型特征】

临床表现为月经稀发、闭经、子宫异常出血、不排卵或排卵不规则、不孕、痤疮、皮肤粗糙；男性化表现如体毛增多（胡须、乳晕、腋下、外阴、四肢多毛明显）、音调可有低沉，喉结增大。乳房发育较差、子宫偏小、内膜薄、双侧卵巢囊性增大，极少数病例可有阴蒂肥大、肥胖、满月脸等。

不同原因导致的高雄激素血症的临床表现不同，详见芳香化酶缺乏症（见本章第三节）、21-羟化酶缺乏症（见本章第一节）、细胞色素P450氧化还原酶缺乏症（见本章第六节）相关内容。

【遗传方式与相关致病基因】

因为睾酮等雄激素的合成是一个复杂过程，涉及多种酶的参与，这些酶的异常或缺陷，可产生高睾酮血症或高雄激素血症。类固醇激素代谢通路及其关键酶的作用靶点参见先天性肾上腺皮质增生症相关各节。其他高睾酮及睾酮前体物质相关的疾病见表19-2。

表19-2　其他高睾酮及睾酮前体物质相关的疾病

基因	染色体位置	遗传方式	疾病
CYP21A2	6p21.33	AR	21-羟化酶缺乏症
PCOS1	19p13.2	AD	多囊卵巢综合征1型（polycystic ovary syndrome 1）

（续表）

基因	染色体位置	遗传方式	疾病
HSD11B1	1q32.2	AD	可的松还原酶缺乏症2型
H6PD	1p36.22	AR	可的松还原酶缺乏症1型
LHCGR	2p16.3	AD	男性早熟
LHCGR	2p16.3	—	睾丸间质细胞瘤
LHCGR	2p16.3	AR	女性促黄体生成素抵抗
CYP19	15q21.2	—	芳香化酶缺乏
WNT4	1p36.12	AD	苗勒管发育不全和高雄激素血症
PAPSS2	10q23.2~q23.3	AR	先天性脊柱骨骺发育不良，巴基斯坦型
NR3C1	5q31.3	AR	糖皮质激素抵抗
ALG6	1p31.3	AR	先天性糖基化，IC型
POR	7q11.23	AR	Antley–Bixler综合征 2型
POR	7q11.23	AR	细胞色素P450氧化还原酶缺乏症
CYP11A1	15q24.1	AD，AR	先天性肾上腺皮质部分或完全性功能不全，46, XY性反转

注：AD，常染色体显性；AR，常染色体隐性。

女性高睾酮血症见于多种疾病，有关【实验室与辅助检查】、【诊断标准】、【治疗与预后】、【遗传咨询与产前诊断】的内容详见相关章节。

（巩纯秀　王若光）

第八节　X-连锁先天性肾上腺发育不良症

X-连锁先天性肾上腺发育不良症（adrenal hypoplasia congenita, AHC）为先天性肾上腺发育不良症的一个亚型，是一种罕见的家族性肾上腺发育不良，出生时即出现明显的肾上腺皮质功能不全。先天性肾上腺发育不良症可呈现出4种类型的原发性肾上腺皮质功能减退症：①单纯性肾上腺发育不良的散发型；②常染色体隐性遗传型；③X-连锁伴垂体性性功能减退症；④X-连锁伴甘油激酶缺乏症。先天性肾上腺发育不良的发病率约为1/12 500。

本节重点介绍X-连锁先天性肾上腺发育不良症，即*DAX-1*基因变异导致的遗传性疾病。*DAX-1*基因为剂量敏感的性别反转——先天性肾上腺发育不良基因，又称为*NR0B1*基因。X-连锁先天性肾上腺发育不良症的发病率不详，研究认为在儿童中可能的发病率为1/200 000～1/140 000，在男性中发病率为1/600 000～1/70 000[22]。

【临床表型特征】

X-连锁先天性肾上腺发育不良症大多数为婴儿期急性发病，表现为急性肾上腺皮质功能不全，平均发病年龄为3周（大约占60%）；约40%的患儿在儿童期发病，极少数患者成年发病。患者大多数为男性，其临床表现包括：①盐皮质激素缺乏的症状，如厌食、恶心、低血压、脱水等。②糖皮质激素缺乏表现，如皮肤黏膜色素沉着、低血糖等。③性发育问题，不同年龄段表现不同。儿童期可以表现为性反转或性腺发育不良，小阴茎等；青春期可以为低促性腺激素性性腺功能减退，无青春期发育；婴儿期或儿童早期出现暂时的性早熟，也是X-连锁先天性肾上腺发育不良症的显著特征。因此，临床上X-连锁先天性肾上腺发育不良症患者不同时期发病表现有所不同。婴儿期主要临床表现为失盐，如呕吐、喂养困难、脱水以及休克等。对于儿童，其主要表现为易患病或者应激能力差，如果不及时治疗，可出现肾上腺皮质危象而威胁生命。成年期以不育为主要表现。

【遗传方式与相关致病基因】

X-连锁先天性肾上腺发育不良症为X-连锁隐性遗传病。DAX-1基因位于Xp21.2，属于孤核受体超家族，在肾上腺皮质、下丘脑、垂体、睾丸及卵巢广泛表达，在肾上腺皮质轴和下丘脑-垂体-性腺轴的发生、分化过程中起关键作用[23]。

DAX-1基因编码一个包含DNA结合结构域的蛋白，其变异（包括无义变异、错义变异、插入变异、移码变异）以及大片段的缺失（或重复）会导致蛋白折叠或结构的改变，继而蛋白生物学活性及转录功能异常，最终导致肾上腺发育障碍。

此外，既往研究表明在卵巢、睾丸、下丘脑及垂体组织中，DAX-1表达阻断可能会引起低促性腺激素性性腺功能减退，能和核受体类固醇生成因子1（steroidogenic factor-1, SF-1）相互作用，具有抑制SF-1调节反式激活的作用[24]。

【实验室与辅助检查】

1. 血生化、电解质及血气分析测定　高钾血症、低钠血症，代谢性酸中毒。

2. 激素测定　肾素、血管紧张素、醛固酮、ACTH、皮质醇、促黄体生成素、卵泡刺激素、雌二醇、睾酮等性激素及前体物质，包括孕酮、17α-羟孕酮、硫酸脱氢表雄酮，雄烯二酮等。

3. 肾上腺彩超、CT或MRI扫描。

4. 基因检测　通过高通量测序检测致病基因变异。

【诊断标准】

1. 临床表现，如上所述。

2. 影像学诊断　腹部CT或MRI提示肾上腺腺体体积较小或正常，而在MRI上显示垂体多无明显异常。

3. 实验室诊断　对患者进行实验室检查可发现：①血清中ACTH显著升高，而皮质醇及醛固酮水平低下或正常偏低。②17α-羟孕酮在正常范围或低于正常范围。不典型而高度怀疑的，需要做ACTH或者甲吡酮等激发实验明确肾上腺轴功能状况。

4. 基因诊断　目前已知250余种与X-连锁先天性肾上腺发育不良症相关的DAX-1基因变异，大多数患者为缺失（重复）或点变异，少部分可能由DAX-1基因位点重排或者来自调节区域上游的中断所致。还有部分患者同时表现甘油酸激酶缺乏及杜兴型肌营养不良症等联合异常，这是由于X-连锁先天性肾上腺发育不良症是邻近基因缺陷综合征的一种表现[25]。

【治疗与预后】

1. 急性发作　患者急性肾上腺皮质功能不全发作时需要及时治疗，包括心肺复苏、液体替代治疗和静脉氢化可的松治疗。需要密切监测患儿血压、血糖、电解质（低血钠、高血钾）等，纠正高血钾。

2. 长期治疗　患者应使用糖皮质激素和盐皮质激素替代治疗及对症治疗。婴幼儿常需要口服1~2g/d的食用盐。

3. 应激期的治疗　当患者处于应激状态时，如生病、创伤、手术等，应加倍类固醇激素的剂量。

4. 如果患者的临床表现提示为低促性腺激素性性腺功能减退，应进行干预。

【遗传咨询与产前诊断】

1. 遗传咨询

（1）确定咨询者家系中先天性肾上腺发育不良症的临床诊断，建立遗传咨询档案。询问患儿是否存在喂养困难、脱水、呕吐等情况，是否出现糖皮质激素缺乏表现，如皮肤黏膜色素沉着、低血糖等，以及是否出现低促性腺激素性性腺功能减退和无青春期发育，血清中肾上腺皮质激素偏低、血糖及电解质紊乱，如低血钠、高血钾等。

（2）绘制咨询者的家系图，观察遗传规律是否符合X-连锁隐性遗传。

（3）对先证者进行*DAX-1*基因检测，明确致病位点。

（4）如果先证者致病位点明确，对其母亲进行相关位点的验证，如母亲为携带者，在下一次怀孕时，男孩患该病的概率为50%，50%正常；女孩为该病携带者的概率为50%，50%正常。

（5）女方为*DAX-1*基因携带者也可能表现为肾上腺皮质功能不全及低促性腺激素性性功能不全，主要是由于未携带变异的X染色体失活以及Xp21上有邻近基因缺失导致。对先证者进行*DAX-1*基因检测，明确其致病性变异位点，并对其母亲进行验证是否存在相同变异。

2. 产前诊断

（1）确认先证者的临床表型和*DAX-1*致病基因变异的位点。

（2）确认母亲家族有无先天性肾上腺发育不良症病史及母亲是否携带相同*DAX-1*致病基因变异的位点。

（3）在携带者妊娠期进行胎儿细胞的*DAX-1*致病基因检测，当确认为携带有与先证者*DAX-1*基因相同致病变异的男性胎儿时，提示是患胎，应在知情的情况下，由孕妇及其家属决定采取治疗性流产或引产；若为携带有与先证者*DAX-1*基因相同致病变异的女性胎儿时，提示为携带者。

（4）对确认的携带者，也可选择进行植入前遗传学检测，避免患胎的治疗性流产。

（罗艳敏　巩纯秀）

第九节　Xp21邻近基因缺失综合征

Xp21邻近基因缺失综合征（Xp21 contiguous gene deletion syndrome），亦称为复合型甘油激酶

缺乏症（complex glycerol kinase deficiency），是一种罕见的X-连锁遗传性代谢缺陷病。患者90%为男性，常为散发，偶为家系遗传[26]。该病涉及位于Xp21区域的并含有甘油激酶位点的不同大小片段、跨越多个疾病基因的缺失，包括甘油激酶缺乏症（GK基因）、先天性肾上腺发育不良症（NROB1基因）、杜兴型肌营养不良症（DMD基因）、慢性肉芽肿病、视网膜色素变性、Xpter-阿兰群岛眼病等[26-29]，其中NROB1和DMD基因与甘油激酶缺乏症基因距离较近，因而复合AHC-GKD-DMD（NROB1-GK-DMD）较常见。

【临床表型特征】

Xp21邻近基因缺失综合征患者的临床表现理论上应该由所涉及的多个单基因遗传病的症状群组成，但不同的单基因遗传病在临床上有不同的发病特点，故临床表现多样。Xp21邻近基因缺失综合征最常见累及NROB1、GK和DMD这3个疾病基因。

先天性肾上腺发育不良症的临床表现详见本章第八节。

单纯型甘油激酶缺乏症又分为甘油激酶缺乏症青年型（或称症状型）和甘油激酶缺乏症成年型（或称良性型）。前者症状出现早，出生后1周内即可出现低体温、嗜睡、生长缓慢，常在2～6岁时出现发作性呕吐伴有不同程度的代谢性酸中毒、酮症性低血糖，甚至类瑞氏综合征样发作，如嗜睡、木僵、意识不清等。成年型患者可一直没有明显症状和体征[30]。

若同时有GK及DMD基因受累，患儿会出现明显的精神运动发育迟缓[31]。少数患者会出现慢性肉芽肿病、鸟氨酸氨甲酰基转移酶缺乏症、慢性感染、高氨血症、色盲甚至失明等临床表现。部分患儿出现特殊面容，如三角脸、宽鼻梁和球状鼻尖等，被描述为沙漏样面中部。

DMD患者3岁以前在临床上很难发现异常，需通过必要的生化及分子遗传学检测以避免漏诊（详见第二十三章相关内容）。

【遗传方式与相关致病基因】

本病是X-连锁遗传性代谢缺陷病。单纯型甘油激酶缺乏症是由于编码甘油激酶的GK基因（位于Xp21.2）缺失导致甘油激酶活性降低。正常情况下，膳食中的脂肪在肠黏膜细胞内脂肪酶的作用下水解为脂肪酸及甘油，甘油通过门静脉进入血液循环，输送至肝、肾、肠等组织，在肝甘油激酶的作用下，转变为3-磷酸甘油，70%～90%的3-磷酸甘油脱氢生成磷酸二羟丙酮，循糖代谢途径进行分解或转变为糖。当编码肝脏甘油激酶的GK基因发生变异时，甘油激酶活性降低，甘油不能转变为糖，则在体内异常堆积，引起高甘油血症、低血糖、类瑞氏综合征样表现等。DMD的致病基因详见第二十三章相关内容。

【实验室与辅助检查】

1. 血生化、电解质、血气分析及内分泌激素测定　同本章第八节先天性肾上腺发育不良症。DMD的实验室和辅助检查见第二十三章相关章节。

2. 尿液有机酸分析提示大量甘油排出。正常情况下尿液中检测不到甘油排泄。

3. 肾上腺彩超、CT或MRI可查。

4. 基因检测　Xp21区域（尤其是男性），包含有编码甘油激酶的GK基因及引起AHC、DMD和/或CYBB1等疾病的多个基因（CYBB, IL1RAPL1, RPGR等），不同患儿的缺失片段可能有所不同，采用高通量测序可以进行检测。

【诊断标准】

1. 先天性肾上腺发育不良症的诊断见本章第八节。

2. DMD的临床诊断详见第二十三章相关内容。

3. 尿液甘油检测阳性。

4. 基因检测发现相关基因致病性变异。

【治疗与预后】

1. 饮食治疗　低脂饮食。

2. 药物治疗　补充氢化可的松、氟氢可的松，如合并性腺或第二性征发育不良，可依据病情程度给予雄激素替代治疗。对于DMD临床虽无有效治疗方案，但是适时小量糖皮质激素口服以及适度功能锻炼对于有效提高患儿生存质量有明确报道。

3. 急性期治疗　发生肾上腺危象时及时补液，维持内环境稳定，纠正高血钾、低血钠、低血糖及酸中毒等。

4. 康复治疗　随着年龄增长，进行性肌营养不良的症状加重，可予康复治疗，维持肌肉的伸展性和预防关节挛缩，改善肌肉组织微循环，最大限度维持残留的肌肉功能。例如，保持日常活动，做小运动量的游戏，穿矫正鞋、训练手指功能等。

5. 预防感染，尤其合并慢性肉芽肿患者。

【遗传咨询与产前诊断】

按照X-连锁遗传病进行遗传咨询。

在先证者基因诊断明确的基础上，母亲再次妊娠时，采取胎盘绒毛或羊水细胞进行Xp21基因/基因组分析，可进行胎儿诊断，避免相同疾病患儿出生。

（巩纯秀）

第十节　雄激素不敏感综合征

雄激素不敏感综合征（androgen insensitivity syndrome，AIS）是由于性发育过程中靶组织对雄激素完全或部分不应答导致的男性生殖系统畸形的一类疾病，是46, XY性发育异常最常见的疾病类型。1953 年，Morris首次描述了82例表型为女性但性腺为睾丸的患者，并将其称为"睾丸女性化综合征"。1974年，Wilson等报道1个不完全性男性假两性畸形的家系，其血清睾酮、促黄体生成素、雌激素和雄激素产生正常，推断该类疾病的发病机制为雄激素靶器官抵抗，也称之为不完全性睾丸女性化综合征。随着研究深入，发现AIS能更准确地反映疾病本质而被广泛接受。在遗传性别为男性的患儿中发病率为1/99 000～1/20 000。根据靶组织对雄激素的敏感性不同，可分为完全型、部分型和轻型。

【临床表型特征】

完全型雄激素不敏感综合征患者表现为完全正常女性外阴，阴毛或腋毛稀疏或缺乏。青少年患者有青春期的乳房发育（图19-1），常以原发性闭经就诊。

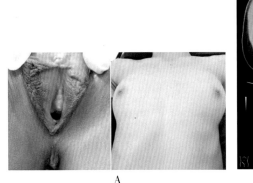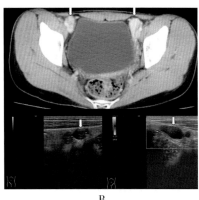

图19-1　完全型雄激素不敏感综合征患者表现

A. 患者以原发性闭经伴双侧腹股沟实性包块就诊。患者有正常女性外阴、正常乳房发育和8cm盲端阴道。B. CT及B超提示在双侧腹股沟可见睾丸样性腺。

部分型雄激素不敏感综合征患者表型多样，外阴模糊或呈男性样，伴小阴茎和/或尿道下裂、隐睾症、阴囊分叉等，或女性外阴伴阴蒂肥大。睾丸可出现于下降路线上任意的位置，表现为腹股沟疝、阴唇肿物、青春期后外生殖器会出现不同程度男性化，乳房发育程度与受体不敏感度正相关。

轻症雄激素不敏感综合征患者多为正常男性表型，仅表现为青春期时女性型乳房发育或成年后不育、少精症等。幼年通常不影响正常生活，儿童期鲜有报道，成年后普遍出现阳痿及男子乳房女性化表现。

【遗传方式与相关致病基因】

雄激素不敏感综合征是X-连锁隐性遗传病，目前发现的唯一致病基因是雄激素受体基因AR。人类AR基因位于染色体Xq12，属于转录因子核受体亚家族。90%以上临床诊断为完全型雄激素不敏感综合征患者可发现AR基因的失活变异，而不到40%临床诊断为部分型雄激素不敏感综合征患者发现AR基因的变异，提示存在其他在转录水平或翻译后修饰水平影响AR活性的因素参与了发病。最新研究表明，在AR基因变异阴性的雄激素不敏感综合征患者，发现AR近端启动子区域CpGs异常甲基化，导致转录因子不能正常结合而抑制基因表达，使得外阴皮肤成纤维细胞内AR mRNA表达减少。

【实验室与辅助检查】

1. 激素检测　基础黄体生成素和卵泡刺激素正常，血清睾酮和双氢睾酮水平正常或升高。

2. hCG激发试验　血清睾酮水平正常。

3. 生殖系统B超　未探及子宫、卵巢、输卵管和阴道上端等苗勒管结构。有盲端阴道，性腺为睾丸。

4. 核型分析　患者核型为46, XY。

5. SRY基因检测无异常，AR基因检测发现致病变异。

【诊断标准】

目前关于雄激素不敏感综合征的诊断标准尚未明确，随着基因检测技术的普及，AR基因检测阳性结合临床症状及实验室检查可作出诊断。AR基因编码区检测阴性不能排除诊断。

雄激素不敏感综合征的诊断包括以下几个方面：

（1）正常女性外阴表型，没有女性生殖道。性腺为睾丸且睾丸激素正常。

（2）未切除性腺情况下，青春期可自发女性化但没有月经初潮，无论血清睾酮正常或升高都不会出现男性化表现。

（3）青春期后腋毛及阴毛明显稀少或缺失。

（4）可有母系遗传的家族史。

（5）染色体核型为46, XY。

（6）AR基因异常是确诊的必要条件。

部分型雄激素不敏感综合征的诊断可参考完全型的诊断：患儿性别模糊，外阴呈不同程度的男性尿道下裂状，睾丸在正常睾丸下降的路径上，下丘脑-垂体-性腺轴激素水平正常或偏高。患者在不同年龄段出现不同程度的男性化表型。需要结合临床表现确诊。

【治疗与预后】

雄激素不敏感综合征治疗的核心是性别选择，早确诊对患者的生理、心理及家庭极为重要，同时也为性别选择争取时间。此外，对患者的生长发育及性心理的影响也要关注。

1. 性别选择　患儿通常按女孩抚养，患儿脑内雄激素受体抵抗使其极少受到睾酮影响，心理似正常女性，大多数认同女性性别并满意性生活状态。相比之下，部分型雄激素不敏感综合征患者会有不同程度的男性化倾向。性别认定应基于生殖潜能、性功能、最简便的医疗处理、合适的性别外观、稳定的性别认同感和健康的性心理，其中最重要的是个体的自我期望。因此，慎重决定是否进行早期性腺或外生殖器矫形手术，并咨询有经验的医疗团队，长期进行心理辅导。早期清除性的手术是冒险的，因为没有理由认为女性养育的患儿在青春期后或成年后发现自己的异常而不追问自己的疾病和处理方法，也不除外其本人会寻求改变现状。

2. 性腺处理及激素治疗　雄激素不敏感综合征无论选择男性或女性，都建议尽可能保留性腺组织。存留的性腺一般能够保证青春期发育及骨骼健康，还为可能出现的性别转换提供机会。但Swyer综合征、Denys-Drash综合征和Frasier综合征等性腺恶变风险极高，因此，睾丸活检也是通常的处理方法。完全型雄激素不敏感综合征女性患者因其性腺恶变率<1%，建议20岁后再进行性腺切除术。部分型患者如果自我有能力充分考虑后选择性别为女性，应尽早进行性腺切除术防止进一步男性化，并可以通过阴蒂缩短术及阴道成形术来改善外生殖器外观及功能。部分型患者选择男性性别者需要进行睾丸固定术及尿道下裂修补术，严重者还需进行多期手术，并且可能出现尿漏、排尿困难和射精困难等并发症。手术前准确的睾丸定位是制定手术方案的关键，B超定位阴囊和腹股沟区睾丸较敏感。MRI也是较为有效的睾丸定位手段。尽管大多数完全型雄激素不敏感综合征患者阴道短于正常女性，但基本不影响正常性生活，不提倡积极进行阴道延长手术，部分行阴道扩张即可。完全型患者无论于青春期前或中后期进行性腺切除术，都需要使用激素替代治疗来诱导青春期或维持第二性征，抑制促性腺激素过度分泌，优化骨骼健康，促进身心健康。最近

的一项多中心、随机且双盲的研究发现，在激素替代治疗中，睾酮和雌激素一样安全可耐受，睾酮可作为完全型患者的一个选择性激素替代方案，尤其是性功能下降的女性。

【遗传咨询与产前诊断】

本病影响患者的生理、心理及家庭，因此，对患者家系成员开展遗传咨询、对高风险胎儿进行产前诊断十分必要。

1. 遗传咨询　确定患者的临床诊断，建立遗传咨询档案。若有家族史，绘制咨询者的家系图，以明确遗传规律。明确AR基因变异位点的致病性，按照X-连锁隐性遗传方式开展遗传咨询。

（1）先证者父母风险评估

1）先证者父亲通常不是患者也不是携带者。

2）若先证者母亲的母系亲属中还有其他患者，则该母亲很可能为携带者，需要基因检测证实。

3）若先证者母亲生育一个以上患儿，即使没有其他母系亲属患病，该母亲可能为携带者或者为生殖细胞嵌合携带者，需要基因检测证实。约2/3无家族史的男性患者母亲为携带者。

4）若先证者为家族中唯一的患者，其母亲和其他家系成员的携带者风险有几种可能性需要考虑：①变异发生在卵子形成或第一次卵裂前，先证者每一个细胞都带有变异；其母亲一般不携带变异。②变异发生在第一次卵裂后形成体细胞嵌合，先证者外周血DNA有可能检测不到变异；其母亲一般不携带变异。③先证者母亲为新发变异携带者。

（2）先证者同胞风险评估　先证者同胞的患病风险决定于其母亲的携带状态。

1）若先证者母亲为携带者，遗传给后代的概率为50%。获得变异的46,XY个体为患者，获得变异的46,XX个体为携带者。

2）若先证者母亲外周血没有检测到致病变异，先证者可能为新发变异，但也不能排除母亲可能为生殖细胞嵌合变异情况，其同胞患病风险较群体发病率增加。

3）若先证者母亲同时为体细胞和生殖细胞嵌合变异，其同胞患病的风险较母亲仅为生殖细胞嵌合变异患病风险明显增高。

（3）先证者后代风险评估　雄激素不敏感综合征患者没有生育能力。

2. 产前诊断

（1）确认先证者的临床表型和AR基因变异位点。

（2）对先证者母亲进行AR基因相关变异的验证，确认患者母亲为变异携带者。

（3）若确认母亲为AR基因变异携带者时，建议患者母亲生育46,XX的儿童（正常儿童或致病基因携带者），或者通过胚胎植入前诊断技术，淘汰携带致病基因的胚胎。若已再次妊娠，在妊娠11～13周进行绒毛活检或16～22周进行羊膜腔穿刺，对胎儿细胞的DNA进行AR基因检测，若确认胎儿也携带相同的致病位点，提示为患儿，需向其父母告知相关病情，与父母协商后决定是否继续妊娠。

（4）若患者有典型的临床表型和明确的AR基因变异，但其母亲没有发现与患者相同的变异时，需注意母亲生殖细胞嵌合可能，但因母亲生殖细胞嵌合鉴别困难，建议通过胚胎植入前遗传学诊断后再次妊娠。

（巩纯秀）

第十一节　5-α还原酶2缺乏症

5-α还原酶2缺乏症（5-α reductase 2 deficiency）是一种罕见的常染色体隐性遗传病，可导致46, XY个体性发育异常。5-α还原酶有两种同工酶，即5-α还原酶1和5-α还原酶2。前者在新生儿皮肤和肝脏中短暂表达，成人主要在大脑、肝脏和非生殖器皮肤中表达。而5-α还原酶2主要在依赖雄激素的外生殖器、前列腺、毛囊和皮脂腺中表达，其功能是将睾酮转化为活性更强的双氢睾酮。5-α还原酶2缺乏症患者由于酶缺乏程度不同，可表现为小阴茎、会阴阴囊尿道下裂、完全女性外观伴或不伴阴蒂肥大等男性化不全的临床表型[32]。

【临床表型特征】

5-α还原酶2缺乏症临床表现多样，多为男性的严重尿道下裂小阴茎。婴儿在出生时可表现为外生殖器模糊，可出现女性表型但阴蒂肥大似阴茎，有假阴道，无子宫和输卵管，射精管开口于假阴道内；可为会阴阴囊型尿道下裂等。但患儿性腺为睾丸，位于腹股沟管、阴唇褶内或阴囊；前列腺缺如、萎缩或发育不良。出生后部分患者按女孩抚养。若未获得早期诊断与治疗，到青春期则会出现男性第二性征，如声音变粗、喉结显现等。

在青春期部分患者可因小阴茎、性腺不发育就诊，而女性抚养患者因无乳房发育、原发性闭经及出现男性第二性征就诊。

【遗传方式与相关致病基因】

已明确SRD5A2基因变异为5-α还原酶2缺乏症的病因，为常染色体隐性遗传。SRD5A2基因定位于2p23.1，在前列腺和其他雄激素敏感的组织中表达量高。Maimoun等[33]报道白种人的变异热点位于1号和4号外显子，比例分别占35.8%和21.7%；亚洲人群报道的变异热点位于1号和5号外显子[34]。SRD5A2基因变异导致5-α还原酶2活性完全或部分丧失，睾酮不能转化为足够量的双氢睾酮，导致外生殖器分化异常。

【实验室与辅助检查】

1. 激素检测　基础黄体生成素和卵泡刺激素正常，睾酮/双氢睾酮比值增高。

2. hCG激发试验，睾酮正常。

3. 生殖系统B超，提示未探及子宫及卵巢，性腺为睾丸。

4. 染色体核型　患者核型为46, XY。

5. SRY基因无异常，SRD5A2基因检测发现致病变异。

【诊断标准】

由于患者临床表现多样，有时难以与雄激素不敏感综合征等其他一些引起性分化障碍的疾病相鉴别。SRD5A2基因变异可能为中国儿童尿道下裂的常见病因之一。出生时外生殖器异常、hCG激发试验后睾酮/双氢睾酮比值升高和SRD5A2基因致病性变异是诊断要点。

1. 临床表现多样，可表现为完全女性化的外生殖器表型或接近于正常的男性外生殖器表型。

2. hCG激发试验后，睾酮/双氢睾酮比值增高，一般＞35；但是睾酮/双氢睾酮比值正常并不能完全排除该病。随着检测方法的改变，睾酮/双氢睾酮切点值（Cut-off value）也有所不同，各个实验室应该建立各自的界限值。

3. 染色体核型为46, XY。

4. *SRD5A2*基因检测发现致病性变异，可确诊。

【治疗与预后】

早期确诊和治疗有助于帮助患儿尽早选择社会性别，减轻患者由于青春期性别转换带来的生理和心理压力。根据社会性别的选择针对性给予治疗和帮助，包括激素治疗和手术治疗。研究表明，5-α还原酶2缺乏症患者中，社会性别由女性改为男性的患者较保持女性社会性别的患者在随后的社会生活中有着更强的适应力[35]。

1. 选择社会性别为男性

（1）在婴儿期明确诊断的患者，治疗用双氢睾酮凝胶涂抹于阴茎表面及其根部的皮肤上或十一酸睾酮口服，都能有效促进阴茎生长。用药期间需监测血睾酮浓度，注意药物不良反应，定期监测骨龄、血细胞比容和血脂。青春期给予雄激素替代治疗，最理想的雄性激素是双氢睾酮，但不易获得，而十一酸睾酮口服后，代谢获得部分双氢睾酮。因此，除睾酮替代治疗目前更为常见外，十一酸睾酮是比较好的选择。

（2）儿童早期阴茎长度达到3cm后可手术整形，行尿道下裂修补术和阴茎下弯矫直术，纠正排尿；睾丸位于腹股沟管内者，同时行睾丸固定术，尽可能保留生育能力。

2. 选择社会性别为女性

（1）外生殖器整形，切除睾丸、附睾和输精管，必要时实施阴道成形术。

（2）青春期时给予雌激素替代治疗，由于患者无子宫，无须补充孕激素。

【遗传咨询与产前诊断】

同17β-羟类固醇脱氢酶3型缺乏症。

（郑灵燕　杨冬梓）

第十二节　盐皮质类固醇激素过多综合征

盐皮质激素是由肾上腺皮质球状带细胞分泌的类固醇激素，包括醛固酮、皮质酮和去氧皮质酮（deoxycorticosterone），其主要生理作用是维持人体内水和电解质的平衡。盐皮质激素过多会过度激活肾脏和血管平滑肌等组织的阿米洛利（amiloride）（氨氯吡咪）敏感的钠离子通道，导致体内水盐潴留、血压升高、肾素活性抑制。遗传性盐皮质类固醇激素过多综合征包括11β-羟化酶缺乏症、17α-羟化酶缺乏症、表观盐皮质激素过多（apparent mineralocorticoid excess）、家族性醛固酮增多症、假性醛固酮增多症、假性醛固酮减少症（详见本章第十三节）以及原发性糖皮质激素抵抗综合征等一系列疾病。

【临床表型特征】

1. 关于11β-羟化酶缺乏症和17α-羟化酶缺乏症导致的先天性肾上腺皮质增生症，参见本章

第一节临床表型特征部分的内容。

2. 表观盐皮质激素过多　由11β-羟化类固醇脱氢酶2缺陷所致。11β-羟化类固醇脱氢酶2缺陷导致皮质醇大量蓄积，过度激活盐皮质激素受体，远端肾小管上皮钠通道活性升高，钠重吸收增加。患者表现为青少年高血压、低血钾、低肾素活性、低醛固酮等症状。

胎盘11β-羟化类固醇脱氢酶2通过降解母体高浓度的糖皮质激素保证胎儿的正常发育，因此11β-羟化类固醇脱氢酶2缺陷可导致胎儿宫内发育迟缓，多见低出生体重，生长发育滞后，肾钙质沉着，身材矮小，低血钾，多尿，烦渴，左室肥大。严重的患者在幼年或青春期死亡，死因多为颅内出血、心律失常。

3. 假性醛固酮增多症（pseudoaldosteronism）　又称Liddle综合征，由肾小管上皮细胞钠离子通道（ENaC）功能失调引起。临床特点为高血压、低钾血症、代谢性碱中毒，血浆肾素、血管紧张素、醛固酮水平降低。儿童期通常无明显症状，常在体检血压时发现高血压，降压药物治疗无效。成年患者主要表现为长期高血压，伴肌肉无力、疲乏、心悸、便秘等症状。长期低血钾可能导致缺钾性肾病，易并发肾盂肾炎，严重时可引起肾小管动脉硬化，晚期可能发生肾功能衰竭。

4. 家族性醛固酮增多症　分为四型，是一组以高醛固酮、低肾素、正常皮质醇为主要生化特点，以难治性高血压伴或不伴低血钾为主要临床表现的一种内分泌疾病。

家族性醛固酮增多症Ⅰ型又称糖皮质激素可治性醛固酮增多症，是由于编码11β-羟化酶和醛固酮合成酶的*CYP11B1*和*CYP11B2*基因重组融合所致[36]，融合基因导致醛固酮分泌增加，患者表现为高血压、低血钾，醛固酮分泌增多，血肾素活性受抑制，肾上腺组织可表现为轻度弥漫性增生至严重的结节性增生。患者长期使用小剂量地塞米松后，肾素血管紧张素系统抑制状态可被解除，临床症状和生化异常可得到改善和控制。患者高血压发病年龄早，严重程度不一，有些患者有严重抵抗性高血压，青年期脑出血风险高，家族中可能有年轻成员出血性卒中史；有的血压仅轻度升高或接近正常。临床表现的差异可能与患者钠摄入量、基因背景差异及融合基因的功能状态有关。

家族性醛固酮增多症Ⅱ型相对Ⅰ型发病率更高，致病基因尚不明确，初步定位于3q27.1，遗传方式为常染色体显性遗传。通常成年发病，性别分布无明显差异。患者临床表现与家族性醛固酮增多症Ⅰ型相似，区别在于是否存在家族聚集现象，且醛固酮不能被地塞米松抑制。

家族性醛固酮增多症Ⅲ型患者表现为早发性（常幼年起病）高血压，醛固酮升高及低肾素活性，严重的低血钾，血和尿中的18-羟皮质醇及18-氧皮质醇均显著升高。应用地塞米松时，尽管ACTH受抑制，但皮质醇仍持续分泌，且血压和血醛固酮进行性升高。致病基因为*KCNJ5*，编码内向整流钾通道Kir3.4，该离子通道异常使得醛固酮合成酶处于持续激活状态，导致自主性醛固酮合成。

家族性醛固酮增多症Ⅳ型在2015年首次报道，目前诊断病例较少，患者均在10岁之前发生高血压，醛固酮水平增高，肾素水平低下，预后目前尚不明确，由定位于16p13.3的*CACNA1H*基因变异导致。*CACNA1H*编码肾上腺肾小球中表达的电压门控钙通道（CAv3.2）。*CACNA1H*基因变异导致通道失活和激活受损，产生细胞内钙离子浓度增加，从而导致醛固酮产生增加。

5. 糖皮质激素抵抗综合征　是由于糖皮质激素受体异常所致，如糖皮质激素受体数目减少、与糖皮质激素亲和力下降、信号转导功能受损等。靶组织对糖皮质激素不敏感，皮质醇和ACTH代偿性升高，而ACTH升高刺激肾上腺增加皮质酮和去氧皮质酮等盐皮质激素以及肾上腺源性雄激素分泌增加，导致相应的盐皮质激素过多和高雄激素血症的症状。

大多数患者无明显临床症状，只有实验室指标异常，部分患者可能只有慢性疲乏、无力、低血糖、高血压、低血钾以及代谢性碱中毒等症状。肾上腺雄激素分泌过多，女性可出现多毛、痤疮、秃顶、月经紊乱、肌肉发达、排卵少、假两性畸形，男性可出现青春期假性性早熟、生精障碍、不育等。

盐皮质激素过多综合征相关临床特征概要见表19-3。

表19-3　盐皮质激素过多综合征相关临床特征概要

疾病	临床特征
家族性醛固酮增多症Ⅰ型	早发性高血压，出血性卒中家族史
11β-羟化酶缺乏症	出生后生长过速，成年后身材偏矮，骨龄提前，痤疮，男性性腺功能早熟、青春期提前，女性原发性闭经、多毛症、男性化
17α-羟化酶缺乏症	男性假两性畸形，女性性征幼稚
表观盐皮质激素增多	生长滞后，身材矮小，肾钙质沉着
假性醛固酮增多症	严重高血压，高钾血症，代谢性碱中毒，肌无力
糖皮质激素抵抗综合征	外生殖器性别模糊，青春期性早熟，女性可有痤疮、多毛症、排卵少或不排卵，不育

【遗传方式与相关致病基因】

盐皮质激素过多综合征具有较高的表型和遗传异质性，基因信息与遗传方式见表19-4。

表19-4　盐皮质激素过多综合征相关基因与遗传方式

疾病	基因	染色体位置	遗传方式
11β-羟化酶缺乏症	CYP11B1	8q24.3	AR
17α-羟化酶缺乏症	CYP17A1	10q24.32	AR
家族性醛固酮增多症Ⅰ型	CYP11B1/CYP11B2	8q24.3	AD
家族性醛固酮增多症Ⅱ型	CLCN2	3q27.1	AD
家族性醛固酮增多症Ⅲ型	KCNJ5	11q24.3	AD
家族性醛固酮增多症Ⅳ型	CACNA1H	16p13.3	AD
原发醛固酮增多、癫痫和神经系统异常	CACNA1D	3p21.1	AD
表观盐皮质激素增多	H3D11B2	16q22.1	AR
假性醛固酮增多症（Liddle综合征）	SCNN1B	16p12.2	AD
	SCNN1G	16p12.2	AD
糖皮质激素抵抗综合征	NR3C1	5q31.3	AD

注：AD，常染色体显性；AR，常染色体隐性。

【实验室与辅助检查】

1. 11β-羟化酶缺乏症

（1）生化特征　低钾血症，血液肾素、醛固酮、皮质醇水平降低，11-脱氧皮质酮、ACTH、去氧皮质酮水平增高，尿17-羟基皮质类固醇和去氧皮质酮增高；血清17α-羟基黄体酮和雄烯二酮增高，尿孕三醇增高。

（2）基因诊断　*CYP11B1*致病性变异，常染色体隐性遗传方式。

2. 17α-羟化酶缺乏症

（1）生化特征　去氧皮质酮降低，11-脱氧皮质酮降低，醛固酮显著降低，肾素降低，低钾血症，血浆17α-羟孕酮降低，睾酮降低。

（2）基因诊断　*CYP17A1*致病性变异，常染色体隐性遗传方式。

3. 表观盐皮质激素增多

（1）生化特征　尿皮质醇/皮质酮增高，尿（四氢皮质醇＋5α-四氢皮质醇）/四氢皮质酮增高。

（2）基因诊断　*HSD11B2*致病性变异，常染色体隐性遗传方式。

4. 假性醛固酮增多症

（1）生化特征　低钾血症，尿钾增高，血浆肾素活性降低，醛固酮分泌抑制，尿四氢-11-脱氢皮质酮降低（<2μg/24h），类固醇谱正常（24h尿皮质酮/皮质醇及其他比值），代谢性碱中毒。

（2）基因诊断　*SCNN1B*、*SCNN1G*致病性变异，常染色体显性遗传方式。

5. 家族性醛固酮增多症Ⅰ型

（1）生化特征　低钾血症，血液醛固酮增高，血浆肾素活性降低。

（2）基因诊断　*CYP11B1/CYP11B2*融合基因，*KCNJ5*、*CACNA1H*或*CACNA1D*基因致病变异，常染色体显性遗传方式。

6. 糖皮质激素抵抗综合征

（1）生化特征　血清总皮质醇和游离皮质醇增高，24h尿游离皮质醇或17-羟酮类固醇增多，血浆ACTH增高或正常。地塞米松抑制试验：地塞米松剂量达4mg/d时，雄烯二酮、尿游离皮质醇、尿17-羟类固醇、17-酮类固醇水平降至正常范围，血清皮质醇水平可降低75%以上。

（2）基因诊断　编码糖皮质激素受体的*NR3C1*基因致病性变异，常染色体显性遗传方式。

【诊断标准】

依据类型不同，盐皮质激素过多综合征有各自的诊断流程和标准。总体原则包括以下几方面：临床表现、实验室检查结果与疾病特征相符；基因诊断检出疾病相关变异；检出候选致病变异与疾病在家族中的传递模式符合。

【治疗与预后】

盐皮质激素过多综合征多数表现为高血压和水盐平衡失调，总体治疗和管理原则是限制盐摄入和控制血压，预后较好。地塞米松或氢化可的松常用于先天性肾上腺皮质增生症患者的治疗，表观盐皮质激素过多采用螺内酯和依普利酮，假性醛固酮增多症可采用噻嗪类利尿药，盐皮质激素受体缺陷的Geller综合征患者应避免使用螺内酯和盐皮质激素受体拮抗剂。具体治疗措施和预后评估应依据专科意见。

【遗传咨询与产前诊断】

1. 遗传咨询

（1）确定咨询者家系中盐皮质激素过多综合征的临床诊断，建立遗传咨询档案，询问患儿是否有生长发育落后、高血压、低钾血症。

（2）绘制咨询者的家系图，是否符合常染色体显性或常染色体隐性遗传方式。

（3）明确基因变异位点的致病性，按照常染色体显性或常染色体隐性遗传咨询。

2. 产前诊断

（1）确认先证者的临床表型和致病基因型。

（2）确认先证者父母是否携带致病基因。

（3）有创取材获得胎儿实验材料（绒毛、羊水或脐血）和胎儿父母外周血，提取DNA进行样本识别和变异位点验证。

（4）对于产前诊断后出生的新生儿，应进行相关血生化、激素和尿液等相关检查，长期随访。

（巩纯秀　姚　宏）

第十三节　假性醛固酮减少症

假性醛固酮减少症（pseudohypoaldosteronism）是常染色体显性或隐性遗传病，疾病特点是肾小管对醛固酮的作用无反应或因离子通道功能异常导致类似醛固酮减少，即高血钾伴或不伴低血钠及代谢性酸中毒的生化改变，肾小球滤过率正常。

【临床表型特征】

根据临床表现可分为伴有钠缺失及低血压的Ⅰ型（经典型）（或Cheek Perry综合征）和不伴钠缺失而呈高血压表现的Ⅱ型（Gordon综合征）。假性醛固酮减少症Ⅰ型的遗传方式为常染色体显性或隐性遗传，其中常染色体显性遗传方式仅表现为肾小管对醛固酮抵抗（又称为肾型假性醛固酮减少症Ⅰ型），隐性遗传方式则临床表现更为严重，常可累及汗腺、涎腺及结肠等（又称为多脏器假性醛固酮减少症Ⅰ型）。

一般来说，常染色体显性遗传假性醛固酮减少症Ⅰ型患儿的病情较轻，补充钠盐效果好，一段时间后病情可自行好转。常染色体隐性遗传假性醛固酮减少症Ⅰ型患儿的病情通常较重，出生后不久即可出现全身失盐症状，体重下降和早发皮炎，可引起致死性高钾血症，且易发生下呼吸道感染，可表现为反复发作的呼吸困难、发绀、发热、呼吸急促及三凹征，通常需要补充大剂量钠盐以代偿严重的多脏器失盐，并需要降钾药物控制顽固的高钾血症。至今尚无该型自行缓解的报道。随着病例报道增多，也可见到不典型患者。

【遗传方式与相关致病基因】

1. 常染色体隐性遗传假性醛固酮减少症Ⅰ型（pseudohypoaldosteronism, type Ⅰ, autosomal

recessive） 也是由于肾小管上皮细胞钠离子通道（ENaC）功能缺陷引起。主要表现为婴儿期肾盐质流失，患儿汗液、唾液、大便中含高浓度钠盐。实验室检查常显示低血钠、高血钾、血浆肾素活性增加以及血清醛固酮浓度显著升高。该病累及多个器官系统，新生儿期尤为凶险。盐皮质激素治疗无效，而积极的盐置换治疗和高钾血症控制可提高生存率。随着年龄增长，疾病严重程度可有所减轻。

2. 常染色体显性遗传假性醛固酮减少症Ⅰ型（pseudohypoaldosteronism, type Ⅰ, autosomal dominant） 又名Cheek Perry综合征，由NR3C2基因发生功能获得性变异，导致肾小管细胞对盐皮质激素受体的作用无反应或抵抗。临床特征为新生儿肾盐流失，高血钾性酸中毒，低钠血症，高肾素活性；患儿往往生长发育不良，并有脱水、呕吐等表现；随着年龄增长，在无治疗措施的情况下，多数患儿症状可逐渐改善，甚至无症状。成年患者可能由于其他疾病和内在因素诱发，再次出现电解质紊乱。值得注意的是，本病患者应避免使用螺内酯。

3. 假性醛固酮减少症Ⅱ型（pseudohypoaldosteronism, type Ⅱ） 又名Gordon综合征、家族性高血钾高血压，由于肾远曲小管阿米洛利敏感的钠离子通道异常激活导致的Na$^+$和水潴留引起疾病，主要表现为高钾血症、高氯血症、代谢性酸中毒、低肾素以及临界高血压，可合并身材矮小、牙釉质发育不全、偏头痛、肌无力等症状。患者往往对慢性高血钾有耐受性，高血钾严重时，可出现肌无力或麻痹。噻嗪类利尿剂和限制盐摄入可有效改善这类患者的症状。

假性醛固酮减少症存在遗传异质性，已知致病基因及详细信息见表19-5。

表19-5　假性醛固酮减少症分类及其相关基因和临床特征

类型	别名	遗传方式	临床特征	致病基因
Ⅰ型（经典型）	肾性	AD	肾性失盐，不是很严重。低钠血症，高钾血症，代谢性酸中毒，肾素和醛固酮升高	NR3C2
	全身型Ⅰ型	AR	全身性失盐，包括皮肤汗腺排盐、唾液、尿液等。多为严重型低钠血症、高钾血症、代谢性酸中毒、肾素和醛固酮升高	SCNN1A、SCNN1B、SCNN1G
Ⅱ型	Gordon综合征	AD、AR	高钾血症，高血压，高氯酸血症，抑制肾素，醛固酮正常或升高	CUL3、KLHL3、WNK1、WNK4
继发性	无	无	继发于肾病、泌尿道、肠道或其他失盐。低钠血症，高钾血症，代谢性酸中毒，肾素和醛固酮升高。肾小球滤过率低	无

注：AD，常染色体显性；AR，常染色体隐性。

【实验室与辅助检查】

1. 血和24h尿醛固酮明显升高，特别是大剂量盐皮质激素治疗不能纠正失盐状态。

2. 肾小管尿钾浓度梯度，用于判断尿钾是否排出增多，帮助判断是否存在盐皮质激素抵抗或缺乏。计算公式为：肾小管尿钾浓度梯度 =（尿钾/血钾）/（尿渗透压/血渗透压）。正常饮食情况下肾小管尿钾浓度梯度为8～9，早产儿由于肾小管功能尚不成熟，肾小管尿钾浓度梯度可能稍低，在高钾血症或钾摄入增加时，尿中排钾增加，肾小管尿钾浓度梯度可在10以上。当高钾血症尤其伴有低钠血症、尿钠排出增加时，如果肾小管尿钾浓度梯度呈低水平，提示存在盐皮质激素缺乏或抵抗。

3. 常染色体隐性遗传假性醛固酮减少症Ⅰ型患儿有两大表现，分别为危及生命的体重下降和早发皮炎，这种皮炎与汗腺中氯化钠含量高有关，推荐密切监测患儿体重变化和进行汗液测试（即测量汗液中氯化钠的含量）以助早期诊断，另外追问是否有同胞在新生儿期有不明原因死亡的病史也具有提示作用。

【诊断标准】

1. 临床表型　婴儿早期呕吐、脱水、失盐，高钾酸中毒。

2. 实验室检测　高钾或有低钠血症性酸中毒；肾素血管紧张素醛固酮正常或增高。

3. 由于遗传异质性，需要基因检测证实致病基因变异。

【治疗与预后】

假性醛固酮减少症Ⅰ型主要治疗方法是大剂量补充钠盐。如伴有明显的高钾血症，可应用钾离子交换树脂（聚磺苯乙烯钠散）给予降钾治疗。需提醒不可随意停药，避免进食含钾量高的食物，并密切观察患儿有无脱水的表现，尤其当患儿伴有腹泻或胃纳差的症状时。

假性醛固酮减少症Ⅱ型患者需要终身服用小剂量噻嗪类利尿剂。有研究指出，噻嗪类利尿剂经约1周的作用时间即可纠正高血钾、高血钙、高血氯、代谢性酸中毒等代谢异常。患儿若能早期得到诊断和合理治疗，水、电解质紊乱早期就能纠正，预后良好。

【遗传咨询与产前诊断】

1. 遗传咨询

（1）确定咨询者家系中假性醛固酮减少症Ⅰ型或Ⅱ型的临床诊断，建立遗传咨询档案。询问患儿是否有间断呕吐、生长发育落后、血压升高，检查是否有高钾血症、伴或不伴低钠血症。有无新生儿早期皮炎或者有无早期夭折的同胞。

（2）绘制咨询者的家系图，是否符合常染色体显性或常染色体隐性遗传方式。

（3）明确基因变异的致病性，按照常染色体显性或常染色体隐性遗传给予指导。①常染色体显性遗传，若双亲之一是患者，子女半数可能发病；若双亲都是患者，其子女有3/4可能发病（双亲均为杂合子，子代纯合子正常占1/4，纯合子患病占1/4，杂合子患病占1/2）；若患者为致病基因的纯合子，子女全部发病。②常染色体隐性遗传，如果患者父母为缺陷基因携带者，再生育时每一胎有25%的概率为受累儿，50%的概率类似父母为表型正常或临床症状较轻的携带者，25%的概率为基因型正常儿。

2. 产前诊断

（1）确认先证者的临床表型和基因变异位点。

（2）对先证者父母进行基因相关变异验证，确认患者父母是否为变异基因携带者。

（3）若夫妻双方均为基因变异携带者时，建议在妊娠期对胎儿进行致病基因检测。当确认胎儿获得与先证者相同的两个致病基因变异时，提示为该病受累儿。

（4）对于患者有典型的临床表型和明确的基因变异，但其父母没有发现与患者相同的变异时，仍需注意父母生殖细胞嵌合的可能，建议在下次妊娠时对胎儿体细胞进行致病基因检测。

（巩纯秀　黄　昱）

第十四节　甲状腺激素抵抗综合征

甲状腺激素抵抗综合征（resistance to thyroid hormone syndrome）最早由Refetoff报道[37]，又称为甲状腺激素不应征或甲状腺激素不敏感征，常见为家族性发病，少数为散发病例。患者甲状腺激素本身的结构、转运、降解代谢及透过周围组织的能力均正常，也无甲状腺激素拮抗物存在。其病因可能是甲状腺激素作用位点异常或甲状腺激素与受体结合存在障碍，导致靶器官对甲状腺激素的反应性降低，产生一系列病理生理的变化。因此，甲状腺激素抵抗综合征属于受体缺陷性疾病，易与一些常见的甲状腺疾病相混淆，临床上常被误诊和漏诊。

【临床表型特征】

甲状腺激素抵抗综合征发病呈家族性分布，散发病例约占1/3，发病年龄大都在儿童及青少年阶段，新生儿也可发病，且男女均可发病。由于垂体和外周组织对甲状腺激素不反应的程度有很大差异，临床表现多种多样。典型临床表现为血中FT$_3$、FT$_4$水平升高，TSH升高或正常，甲状腺轻度肿大，身材矮小，智力发育落后，骨骺发育延迟及点彩状骨骼，骨骼畸形，部分患者有先天性耳聋、少动、缄默、先天性鱼鳞癣。患者发病年龄不同，靶器官不反应程度各异，临床表现会有极大差别，甚至同一家庭中具有同样变异的不同成员也会有较大差异，个别病人甚至无明显临床表现[38, 39]。

根据临床特点及对甲状腺激素不敏感的组织分布，可分为三种类型：全身性甲状腺激素抵抗、垂体选择性甲状腺激素抵抗和外周组织选择性甲状腺激素抵抗。

1. 全身性甲状腺激素抵抗型　患者垂体和周围组织皆受累，依病情又分为两型，即甲状腺功能正常型（代偿型）和甲状腺功能减退型（甲减型）。

（1）代偿型　病情较轻，多为家族性发病，少数为散发。临床特征为血中甲状腺激素浓度增高，而临床甲状腺功能表现正常，受累者智力正常，有不同程度的甲状腺肿大和骨化延迟。

（2）甲减型　属常染色体隐性遗传，临床特征是血中甲状腺激素浓度显著性增高而伴有甲减表现。可有智力发育落后、骨骼发育延迟、先天性聋哑、少动、缄默、眼球震颤、甲状腺肿大等表现。

2. 垂体选择性甲状腺激素抵抗型　特征为垂体受累，对甲状腺激素反应不敏感，而外周组织不受累，对甲状腺激素反应正常。常见临床表现为甲亢，但TSH水平亦高于正常，而又无垂体分泌TSH瘤的存在。根据TSH对TRH及T$_3$、T$_4$反应性的不同分为两型，即自主型和部分型。

（1）自主型　血液TSH升高，垂体TSH对TRH无明显反应，高水平的T$_3$、T$_4$仅轻微抑制TSH分泌，地塞米松也只轻微降低TSH分泌，故称自主型，但无垂体瘤存在。患者有甲状腺肿大及甲亢临床表现，但无神经性耳聋，骨骺可愈合延迟，还可无身材矮小、智力差、计算力差及其他骨发育异常。

（2）部分型　临床表现可同自主型，但又不及自主型明显，可有甲亢，且TSH升高，垂体TSH对TRH、T_3有反应性，但其反应性又可部分被T_3及T_4所抑制。本型还可有胱氨酸尿症。

3. 外周组织选择性甲状腺激素抵抗型　本型的特点为周围组织对甲状腺激素不反应或不敏感，而垂体多无受累，对甲状腺激素正常反应。临床表现为甲状腺肿大，无声哑及骨髓变化，虽甲状腺激素及TSH正常，但临床有甲状腺功能低下表现，心动过缓、水肿、乏力、腹胀及便秘等异常，给予较大剂量的甲状腺制剂后患者可获病情缓解，因为其甲状腺功能及TSH正常，所以该型患者常常被漏诊或误诊[38]。

【遗传方式与相关致病基因】

甲状腺激素抵抗综合征多数是由于甲状腺激素β-受体（thyroid hormone receptor β，THRβ）变异所导致。甲状腺激素受体（thyroid hormone receptor，THR）主要指三碘甲状腺原氨酸（T_3）受体，是核受体超家族成员，主要有THRα和THRβ两种类型。THRβ在机体组织中广泛分布，在组织分化、生长发育、保持代谢平衡等方面具有重要作用，其编码基因*THRB*位于人染色体的3p24.2。变异的THRβ结合T_3的能力降低，使T_3从结合区的解离增加，还可选择性抑制辅因子的结合、间接释放缺陷辅阻遏物，从而引发甲状腺激素抵抗综合征[40]。

【实验室与辅助检查】

个体差异较大，表现复杂多样，诊断常较困难。对存在TSH不受抑制（T_3、T_4高而TSH不低）的患儿均应怀疑此病。如T_3、T_4浓度增高，而TSH浓度正常或升高者，说明T_3、T_4对TSH分泌的负反馈作用减弱或消失，此类患者须进行TRH兴奋试验，以提高诊断率。该病最可靠的诊断方法是采用分子生物学技术，证实甲状腺激素受体基因是否存在变异。

【诊断标准】

鉴别诊断应排除Graves病、遗传性和获得性甲状腺结合球蛋白增多症、垂体TSH瘤或者异位的异常分泌综合征、克汀病或某些Pendred综合征等。其他还必须证明没有T_4向T_3转化障碍，因为一些非甲状腺疾病病态综合征患者的T_4向T_3转换减少，使血清TT_4或者FT_4升高，但T_3是低下的，一些药物也会产生这种情况。也有报道家族性遗传性血清白蛋白和T_4结合升高，导致T_4升高但T_3正常。罕见的还有内源性产生血清T_4或T_3抗体，干扰T_4或T_3测定，引起T_4或T_3假性升高。疾病的诊断与鉴别诊断主要靠分子生物学技术，证实甲状腺激素受体基因致病性变异可确诊此病。

【治疗与预后】

甲状腺激素抵抗综合征是遗传性受体疾病，目前尚无特效治疗方法，由于其临床分类不同，治疗反应多不一致，垂体选择性甲状腺激素抵抗综合征的疗效较好。而部分靶组织对甲状腺激素抵抗综合征的治疗较困难，且该病早期诊断多有困难，故对新生儿有家族史者应进行全面检查，尤其对智力低下、聋哑和体型异常的患者更应注意。

【遗传咨询与产前诊断】

1. 遗传咨询

（1）确定咨询者家系中甲状腺抵抗综合征的临床诊断，建立遗传咨询档案。

（2）绘制咨询者的家系图，协助明确遗传方式。

（3）明确基因变异位点的致病性，进行遗传咨询。

（4）如果患者家系分析符合常染色体隐性遗传方式，父母表型正常，可能为该缺陷基因携带者，再生育时每一胎有25%的概率受累，50%的概率类似父母为表型正常或临床症状较轻的携带者，25%的概率为基因型正常儿。

（5）对先证者进行甲状腺抵抗相关基因检测，明确其致病性。

（6）若先证者父母分别携带一个与先证者相同的基因变异，说明为携带者，通常不发病或症状较轻。

2. 产前诊断

（1）确认先证者的临床表型和甲状腺抵抗综合征基因变异。

（2）若夫妻双方均为该基因变异携带者时，建议在妊娠期对胎儿进行基因检测，当确认胎儿获得与先证者相同的两个变异时，提示为该病患儿，需向其父母告知相关病情，说明可能造成智力发育障碍，目前尚无特效药物，临床治疗困难，需由孕妇及其家属决定继续或终止妊娠。

（3）对于患者有典型的临床表型和明确的基因变异，但其父母没有发现与患者相同的变异时，需注意父母生殖细胞嵌合可能，建议在下次妊娠时对胎儿体细胞进行基因检测。

（廖世秀　巩纯秀）

第十五节　先天性甲状腺功能减退症

先天性甲状腺功能减退症（congenital hypothyroidism）是由于甲状腺发育不良、异位或甲状腺激素合成途径缺陷所致的先天性缺陷或因母孕期饮食缺碘所致的甲状腺激素缺乏，总体发病率大约为1/4 000。患儿通常会有严重的甲状腺功能缺陷的临床表现，由于发病原因不同，患者轻重不等。如果出生后数月得不到有效治疗，会导致整体发育迟缓，严重的会出现身体发育受限和永久性不可逆转的智力障碍，形成痴呆侏儒儿（称"呆小症"或"克汀病"）。

【临床表型特征】

1. 新生儿期　常为过期产，出生体重常大于第90百分位，前后囟大。由于母体甲状腺素（T_4）可通过胎盘，维持胎儿出生时正常甲状腺浓度的25%～75%，多数新生患儿在出生时并无明显症状，或表现出易被忽略的轻微症状，如嗜睡、反应差、肌张力低下、哭声弱或嘶哑、胎便排出延迟、黄疸期延长、低体温等。新生儿期症状出现的早晚及轻重与甲状腺功能减退的强度和持续时间有关。

2. 儿童期　特殊面容和体态（塌鼻、眼距宽、鼻唇增厚、舌厚大常伸出口外、表情呆滞、面容臃肿、皮肤粗糙、干燥、贫血貌、头发稀疏干脆、身材矮小、四肢短粗、身体上部量大于下部量、腹部膨隆，常有脐疝）；神经系统症状（智力发育迟缓、神经反射迟钝，语言发育迟缓，发音不清、声音低哑，运动发育障碍，如翻身、坐、立、走的时间均延迟，行动迟缓，行走姿态如鸭步，表情呆滞，视力、听力、嗅觉及味觉迟钝）；生理功能低下（嗜睡、纳差、低体温怕冷、肌张力低、腹胀便秘、牙齿发育延迟、生长发育落后、骨龄落后、性发育迟缓、青春期延迟）。

【遗传方式与相关致病基因】

先天性甲状腺功能减退症与多种基因变异有关[41]。已知致病基因分为两大类：①与甲状腺发育有关的基因；②与甲状腺激素合成有关的基因。

1. 甲状腺发育异常相关基因　大约85%的新生儿先天性甲状腺功能减退症是由于甲状腺发育不良或发育异常导致[42]。患儿可能为甲状腺完全缺如或异位甲状腺（胚胎发育期甲状腺未能下降至正常位置）。甲状腺缺如或异位灶可通过核素扫描明确诊断。现已证实有多个基因的遗传变异可导致甲状腺发育异常，如*TSHR*、*TTF1*、*TTF2*、*PAX8*等基因变异导致甲状腺组织发育不良。

（1）促甲状腺激素受体（thyroid-stimulating hormone receptor，TSHR）　人类*TSHR*基因位于染色体14q31.1，为G蛋白受体超家族中的一员。促甲状腺激素受体与促甲状腺激素结合后能活化腺苷酸环化酶，产生第二信使cAMP，介导甲状腺激素的分泌和甲状腺细胞的生长。当*TSHR*基因变异时，级联反应改变，由此导致多种甲状腺疾病。人*TSHR*基因的纯合或复合杂合变异能引起TSH耐受于1995年被首次报道。TSH耐受的特点是甲状腺大小和甲状腺激素水平正常，但血中TSH浓度明显升高。患者常为复合杂合变异或纯合变异，多为无义或错义变异。*TSHR*基因变异导致的先天性甲状腺功能减退症很罕见，临床表现有明显的异质性，常常难以与先天性甲状腺缺如相鉴别。*TSHR*基因变异患者血液甲状腺球蛋白往往升高，甲状腺缺如者没有这一特点。

（2）TTF1、TTF2、PAX8等转录因子编码基因

1）甲状腺转录因子1（thyroid transcription factor-1, TTF1）　位于*TSHR*启动子上游和内部，对于调节*TSHR*表达起重要作用。此外，TTF1还参与甲状腺滤泡细胞的甲状腺球蛋白（thyroglobulin, *TG*）基因、甲状腺过氧化物酶（thyroidperoxidase, *TPO*）基因和钠碘转运体（sodium/iodide symporter, *NIS*）基因的转录调控。*TTF1*又称*NKX2-1*，基因定位于14q13.3，主要在甲状腺中表达，还表达于肺、前脑和垂体。*TTF1*为甲状腺形成过程中表达的第一个基因，通过调节甲状腺特异基因的转录，对甲状腺移位、增殖和分化起重要作用。

2）甲状腺转录因子2（thyroid transcription factor-2, TTF2）　又称*FOXE1*，属于叉头框蛋白转录因子家族一员，基因定位于9q22，主要表达于甲状腺原基等处。与TTF1类似，TTF2参与甲状腺特异基因*TG*、*TPO*和*NIS*的转录调控。近期研究发现，TTF2能够抑制甲状腺特异转录因子TTF1和PAX8的活性[43]。

3）*PAX8*（paired box 8）基因　位于人类染色体2q14.1，其编码蛋白为转录因子，是发育控制基因超家族中的一员。*PAX8*基因的表达与甲状腺滤泡细胞分化发育和甲状腺特异基因表达有关。PAX8由氨基端的DNA结合结构域、C端的转录激活结构域和中间的同源结构域组成。PAX8通过由128个氨基酸组成的高度保守的配对盒结构域识别特定的DNA序列。

2. 与甲状腺激素合成障碍有关的基因　先天性甲状腺激素合成障碍的患儿症状往往出现较早，主要特点为智力运动迟滞、体格落后、生理功能低下。甲状腺激素合成过程缺陷的病例占先天性甲状腺功能减退症的10%～15%。与甲状腺激素合成相关的基因有*NIS*、*SLC26A4*、*TPO*、*DUOX2*、*TG*等。甲状腺激素合成障碍目前主要有5种类型：①碘化物运输障碍；②碘化酪氨酸合成障碍；③碘酪氨酸耦合障碍；④无机碘再利用障碍；⑤碘化蛋白无活性。

（1）*NIS*基因　又称*SLC5A5*，位于19p13.11，主要表达于甲状腺滤泡细胞基底膜上，主要功

能是从血浆中摄取无机碘，为甲状腺激素的合成提供原料。*NIS*基因变异可引起甲状腺功能丧失，不能转运碘（甲状腺碘转运缺陷病），因此甲状腺激素合成下降，TSH水平上升，导致先天性甲减，引起先天性甲状腺肿。

（2）*SLC26A4*基因　位于7q22.3，编码碘/氯转运蛋白（pendrin），为一种高度疏水性跨膜蛋白。目前已报道Pendred综合征是由*SLC26A4*基因的纯合变异或复合杂合变异所导致。Pendred综合征为常染色体隐性遗传病，与耳蜗发育异常、感觉神经性耳聋和弥漫性甲状腺肿有关。*SLC26A4*基因的转录产物具有高度组织特异性，主要在人甲状腺中表达，肾脏和内耳中也有少量表达。基因变异使蛋白产物功能受损，碘转运过程受到影响，不能有效进入滤泡腔而引起部分碘的有机化障碍，导致疾病。患者甲状腺通常表现为大小不一的多结节性或弥漫性肿大，甲状腺功能一般正常，仅很少一部分人出现先天性甲状腺功能减退症。

（3）*TPO*基因　位于2p25.3，在转录水平上受TTF1、TTF2、PAX8等转录因子的调节。TPO为一种合成碘化甲状腺素所必需的蛋白质。对完全性碘活化障碍的先天性甲状腺功能减退症患者的研究发现，大多数患者存在*TPO*基因的纯合变异或复合杂合变异，已发现了多种变异类型。

（4）*DUOX2*基因　位于15q21.1，其编码的蛋白甲状腺氧化物酶为催化甲状腺激素正常合成所需的蛋白复合物之一。人*DUOX*基因有两个亚型：*DUOX1*和*DUOX2*，是甲状腺滤泡细胞膜顶部两个相似的氧化酶蛋白。目前已发现*THOX2*的复合杂合变异（c.2524C＞T和c.1126C＞T）可引起轻微的暂时性先天性甲状腺功能减退症和碘活化障碍[44]，而纯合子变异则导致严重的永久性甲状腺功能减退。

（5）*TG*基因　位于8q24.22，编码甲状腺球蛋白，是甲状腺滤泡细胞内合成的一种糖蛋白，主要参与甲状腺激素的合成与储存，对甲状腺的功能起调节作用。*TG*基因变异可导致内质网系统分泌甲状腺球蛋白的途径缺陷，可导致甲状腺激素合成障碍，引起甲状腺肿和内质网储存病。

【实验室与辅助检查】

主要依靠检测TT_4、FT_4、TT_3、FT_3、TSH以及TRH兴奋实验等确立诊断。

1. 一般检查　血常规有轻、中度贫血出现；血糖正常或偏低，葡萄糖耐量曲线低平；血胆固醇、甘油三酯和β脂蛋白增高。

2. 甲状腺功能检查　基础代谢率降低，常在−45%～−30%以下；甲状腺摄碘率低于正常，呈扁平曲线；血清T_4降低，常<38.6nmol/L（30ng/mL），FT_4常<9.11 pmol/L（7.08pg/mL）；血清T_3与FT_3也可有不同程度降低，轻、中度患者也可正常；血清TSH测定，正常人多<10mU/L，原发性先天性甲状腺功能减退症患者血TSH>20mU/L，继发性先天性甲状腺功能减退症患者血TSH则显著降低，可<0.5mU/L。

3. TSH兴奋实验　皮下注射TSH10U后，如果甲状腺摄^{131}I率明显升高，提示为继发性甲减，如不升高，提示为原发性甲减。

4. TRH兴奋实验　静脉注射TRH后如果TSH呈延迟增高反应，提示下丘脑可能存在病变，如无增高反应，则垂体可能病变；如TSH基础值较高，注射TRH后更高，则提示甲状腺存在病变。

【诊断标准】

婴儿期先天性甲状腺功能减退症的诊断较困难，新生儿筛查是早期发现的关键，在出生后第二天或第三天通过足跟采血检测TSH或T₄判断是否异常。如果TSH偏高或T₄偏低，建议在儿科内分泌医生的帮助下确诊并开始治疗。对疑似不能确诊的病例，可行试验治疗。但是部分患儿有特殊面容，应注意与先天性愚型（唐氏综合征）鉴别。

【治疗与预后】

新生儿筛查的目的就是为了争取早期治疗，在出生后1个月内开始治疗。替代治疗包括每天口服左旋甲状腺素，甲状腺激素维持剂量需个体化，婴儿期一般在5~10μg/（kg·d），1~5岁5~6μg/（kg·d），5~12岁4~5μg/（kg·d）。用药几周后复查T₄和TSH水平，确认经治疗后恢复至正常水平。随着患儿的生长，应常规监测以长期维持合理剂量。

【遗传咨询与产前诊断】

1. 遗传咨询

（1）确定咨询者家系中先天性甲状腺功能减退症的临床诊断，建立遗传咨询档案。

（2）绘制咨询者的家系图，是否符合常染色体隐性遗传方式。

（3）明确家系中先天性甲状腺功能减退症先证者变异的致病性，进行遗传咨询。

（4）如果患者父母表型正常，可能为该缺陷基因携带者，其再次生育子女，每一胎有25%的概率受累，50%的概率类似父母为表型正常或临床症状较轻的携带者，25%的概率为基因型正常儿。

（5）对先证者进行先天性甲状腺功能减退症基因检测，明确变异的致病性和来源。

（6）若先证者父母分别携带一个与先证者相同的基因变异，说明其父母为该基因变异携带者，通常不发病或症状较轻。

2. 产前诊断

（1）确认先证者的临床表型和基因变异位点。

（2）若夫妻双方均为该基因变异携带者时，建议在妊娠期对胎儿进行此基因检测，当确认胎儿获得与先证者相同的两个基因变异位点时，提示为该病受累儿，需向其父母告知相关病情，因该病通常无致死性、致残性，及时进行临床治疗不影响智能发育，由孕妇及其家属决定是否继续妊娠。

（3）对于患者有典型的临床表型和明确的基因变异，但其亲生父母没有发现与患者相同的变异位点时，仍需注意父母生殖细胞嵌合的可能，故建议在下次妊娠时可对胎儿体细胞进行该基因的检测。

（廖世秀　巩纯秀）

第十六节　甲状旁腺功能减低-感音神经性耳聋-肾发育不良综合征

甲状旁腺功能减低-感音神经性耳聋-肾发育不良（hypoparathyroidism-sensorineural deafness-renal dysplasia）综合征又称Barakat综合征，最早由Barakat等[45]于1977年发现并描述，是十分罕见的内分泌系统疾病。目前认为该病是由GATA3基因的单倍剂量不足导致，为常染色体显性遗传。

【临床表型特征】

甲状旁腺功能减低–感音神经性耳聋–肾发育不良综合征以低钙引起的手足抽搐、感音性耳聋和肾脏发育不良为主要表现。甲状旁腺功能减退也是其常见的临床特征，受累患者超过90%。可无症状，也可有神经肌肉兴奋性升高，引起手足搐搦症、低血钙心肌病和癫痫发作等，全段甲状旁腺激素（iPTH）水平往往很低。感觉神经性耳聋是最常见的临床特征，超过95%的患者有听觉系统异常。患儿出生时即出现双侧听力下降，也可是双耳轻重不等的听力损害。受累患者耳蜗形态常进行性退化，开始为外顶部毛细胞，并最终影响到整个耳蜗所有毛细胞及支持细胞，导致进行性感觉性听力丧失。外耳及中耳、脑干、大脑皮层的形态或生理异常也已经得到证实。约60%患者双侧肾功能异常[46]。肾脏异常表现最为复杂，既往已报道多种肾脏结构和功能异常，包括肾脏发育不良、囊性肾病、膀胱输尿管回流、肾病综合征、肾盂异常、肾功能不全、血尿、蛋白尿、近端和远端肾小管性酸中毒和肾钙质沉着[47]。此外，少数患者还有其他临床表现，如幽门狭窄、多囊卵巢、苗勒管畸形、先天性心脏病房间隔缺损和房室传导阻滞[48]、反复脑梗死和半侧巨脑等。合并视网膜色素变性、女性生殖系统异常、高促性腺激素性性腺功能减退、糖尿病、低镁血症和自身免疫性甲状腺炎等几种内分泌疾病也有报道[49]。

【遗传方式与相关致病基因】

已经确认甲状旁腺功能减低–感音神经性耳聋–肾发育不良综合征是由于*GATA3*基因单倍剂量不足导致，遗传方式符合常染色体显性遗传。GATA3属于进化保守的转录因子GATA家族，包含两个GATA型锌指结构域。GATA3是T细胞发育重要的调节因子，在内皮细胞功能中发挥重要作用，参与顶盖、延髓、脑桥和血清素神经元及尾端缝核核团的发展，在脊椎动物神经系统发育中起重要作用。*GATA3*基因编码的转录因子含2个转录激活域和2个锌指结构域。Ali等[50]将*GATA3*的变异分为三类：①变异导致DNA结合部位，主要是锌指蛋白2异常，此类变异占90%以上，涉及锌指蛋白羧基末端的缺失；②变异导致DNA结合位点亲和力下降，主要导致锌指蛋白1功能异常；③变异未改变DNA结合位点或亲和力，但可能引起DNA双螺旋大沟的构象变化，从而降低与其他蛋白的结合能力。

【实验室与辅助检查】

1. 血钙、镁、磷和全段甲状旁腺激素水平。

2. 肾脏功能评估，肾脏超声、尿液分析、血肌酐及尿素测定。

3. 常规听力检测、眼底视网膜检查。

4. 影像学　头颅、双侧颞骨CT检测听觉系统异常。

5. 其他　内分泌激素检查和心脑血管检查。

6. 分子诊断　检测*GATA3*基因的变异。

【诊断标准】

1. 甲状旁腺功能减低　几乎所有患者会有低血钙抽搐，多数甲状旁腺素水平较低。

2. 听力障碍　测听有感音神经性耳聋，颞骨CT提示听觉系统异常。

3. 泌尿系统发育异常　肾脏、输尿管畸形，血尿肾功能异常或小管功能异常。

4. 可伴有其他器官系统异常　神经、消化、心血管、内分泌和生殖系统异常。

5. 基因诊断　*GATA3*基因的致病性变异。

【治疗与预后】

以对症治疗为主，针对甲状旁腺功能减低补充钙剂和维生素D制剂，监测血钙、PTH水平、肾小管磷回吸收率等。纠正肾脏问题引起的酸碱平衡和电解质紊乱。预后主要取决于肾脏疾病的严重程度。

【遗传咨询与产前诊断】

按常染色体显性遗传方式进行遗传咨询。需告知排除外显率的情况下，先证者同胞风险评估及后代风险评估，父母再生育遗传风险为50%，应进行行产前诊断。

产前诊断须建立在先证者遗传变异位点明确的基础上，并于孕早期抽取绒毛或孕中期抽羊水进行DNA检测，以确定胎儿是否携带致病基因变异。

（廖世秀　巩纯秀）

第十七节　甲状旁腺功能亢进

甲状旁腺功能亢进（hyperparathyroidism）是甲状旁腺产生过多的甲状旁腺素（PTH）所致[51]，简称甲旁亢。一般分为原发性、继发性、三发性和假性四种。继发性甲旁亢是各种原因引起的低血钙长期刺激甲状旁腺所致，如慢性肾功能衰竭，维生素D缺乏，肠道、肝和肾脏疾病致维生素D吸收不良和生成障碍。妊娠、哺乳妇女对钙需要量增加而得不到相应补充时，也出现低血钙症，以上各种情况均可使甲状旁腺增生肥大，分泌过多的PTH。三发性甲旁亢是在继发性甲旁亢的基础上，甲状旁腺受到持久和强烈的刺激，增生腺体中的一个或几个可发展为自主性腺瘤，见于慢性肾功能衰竭。假性甲旁亢又称异位性甲旁亢，主要由肺、肾、肝、卵巢和胰腺等恶性肿瘤引起，肿瘤分泌甲状旁腺素样多肽物质或溶骨性因子或前列腺素E等，刺激破骨细胞，引起高钙血症，常伴有骨吸收。本节主要介绍原发性甲旁亢。

【临床表型特征】

在原发性甲旁亢患者中，约75%的人群并无明显症状[52]，通常由于其他原因做血液检查时发现高血钙而引起注意。由高血钙引起的常见临床特征有不明原因的全身酸痛、疲惫无力和关节疼痛，反复泌尿系结石发作，食欲减退，不明原因精神活动异常，感情淡漠、烦躁易怒，多饮多尿，骨质疏松等。因此，有以上症状的人群应积极检测血液甲状旁腺激素水平。

【遗传方式与相关致病基因】

原发性甲旁亢通常由一个或多个甲状旁腺异常增生所致，其中最常见的是孤立性良性甲状旁腺腺瘤，占85%；原发性甲状旁腺增生占10%~15%；甲状旁腺腺癌约占1%，还有罕见的来自异位的PTH分泌。甲旁亢常散发出现，仅有不到10%的甲旁亢与遗传相关[42]。常见的家族性综合征如下：

1. 甲状旁腺功能亢进-颌骨肿瘤（HPT-JT）综合征　罕见，遗传方式为常染色体显性遗传，外显率高。致病基因为*CDC73*，定位于1q31.2，编码一种核蛋白parafibromin，该核蛋白属于RNA聚合酶Ⅱ辅助因子蛋白复合物的一个亚单位（Paf1），通过蛋白质-DNA相互作用调控基因转录和翻译，在细胞凋亡诱导和细胞增殖抑制中发挥作用。本病甲状旁腺腺瘤多为孤立性，有时为囊性，腺癌比例高达15%。

2. 家族性低尿钙性高钙血症和新生儿重症原发性甲状旁腺亢进　甲状旁腺细胞的钙敏感受体（CaSR）功能障碍与家族性低尿钙性高钙血症和新生儿重症原发性甲状旁腺亢进的发生有关。*CASR*基因杂合失活变异可致家族性低尿钙性高钙血症，*CASR*基因纯合失活变异可导致新生儿重症原发性甲状旁腺亢进。家族性低尿钙性高钙血症为良性疾病，常染色体显性遗传方式，发病早，外显率接近100%。*CASR*基因定位于3q13.3-q21.1，编码蛋白属于G蛋白偶联受体超家族中的C亚族成员，可通过感知细胞外钙离子浓度变化来调控PTH的分泌，当基因变异失活后，CaSR对血钙不敏感，导致高钙血时PTH仍可正常或轻度升高。

3. 家族性孤立性甲状旁腺功能亢进　指家族性发病，但不具备已知的家族性综合征临床特点的原发性甲旁亢，约占所有原发性甲旁亢病例的1%，具有遗传异质性，大部分致病基因尚未发现，少部分家系中检测出*MEN1*、*CASR*、*CDC73*等基因变异。除部分由*CASR*基因变异导致的患者，大部分患者建议切除病变甲状旁腺。

【实验室与辅助检查】

原发性甲旁亢的诊断依靠测量血钙，血钙值呈持续性或波动性增高。正常血钙值因不同实验室、不同年龄组而不同，其上限为10.2～10.5mg/dL。当血钙达11mg/dL或更高时，排除其他内分泌或药物引起的高钙血症，则应作为甲状旁腺疾病进一步探查原因的指征[52]。甲旁亢时血磷水平降低，肾功能不全时血磷水平可正常或增高。血甲状旁腺素（PTH），可直接了解甲状旁腺功能。检测24h尿钙及尿磷水平。

【诊断标准】

诊断甲旁亢的金标准是甲状旁腺素免疫测定。一旦确诊甲状旁腺素升高，则通过检测血钙水平判断甲旁亢是原发性还是继发性。一般来说，血钙水平升高、血磷降低的为原发性甲旁亢，而继发性甲旁亢则是血钙降低、血磷升高。24h尿钙降低及尿磷水平高。

【治疗与预后】

甲状旁腺功能亢进的治疗与其病因有关，应区别对待。

对于原发性甲旁亢患者，首选治疗手段是手术治疗，患者甲状旁腺功能亢进具有长期性和进行性特点，时间越长危害越大。当血钙严重升高时，甚至可以导致昏迷和心脏骤停而危及生命。原发性甲旁亢最常见的死亡原因是难以控制的高钙血症。虽然药物治疗可对原发性甲旁亢起到暂时缓解的作用，但其效果会逐步减弱至无效。而手术切除是目前唯一可以根治的办法。

对于继发性甲旁亢，如果引起甲状旁腺功能的原因可以消除，则甲旁亢多是可缓解的，无须切除甲状旁腺。至于因长期肾功能不全所致继发性甲旁亢是否需要手术，主要取决于甲状旁腺功能亢进的程度。一般来讲，如果具备下列条件之一就要考虑接受手术治疗：①持续高钙血症；②严重骨营养不良；③骨骼疼痛或皮肤瘙痒；④碱性磷酸酶持续升高等。而一旦在继发性甲旁亢的基础上演变为三发性甲旁亢，手术治疗已属必然。

【遗传咨询与产前诊断】

甲旁亢遗传因素比较少见，如果确诊为基因变异导致的甲旁亢，则可根据变异的类型和遗传方式进行相应的遗传咨询和产前诊断。上述描述的甲状旁腺功能亢进-颌骨肿瘤综合征、家族性低尿钙性高钙血症、新生儿重症原发性甲状旁腺亢进、家族性孤立性甲状旁腺功能亢进多为常染色体显性遗传，故按常染色体显性遗传方式进行遗传咨询。

产前诊断须建立在先证者基因变异明确的基础上，并于孕早期抽取绒毛或孕中期抽取羊水进行DNA检测，以确定胎儿是否携带致病变异。

（廖世秀　巩纯秀）

◆◇ 第十八节　维生素D依赖性佝偻病 ◇◆

佝偻病是由于缺乏钙、磷酸盐和/或维生素D导致生长板和骨基质的类骨组织的矿化不足，从而导致儿童和青少年的骨骼增长障碍。佝偻病在世界上多数地区仍以营养性维生素D缺乏为主要病因，遗传性佝偻病约占佝偻病的13%。遗传性佝偻病主要分为两大类：维生素D依赖性佝偻病（vitamin D-dependent rickets）和低磷性佝偻病（hypophosphatemic rickets）[53]。

维生素D依赖性佝偻病根据其临床表现和致病基因的不同主要分为四型：ⅠA型（VDDRⅠA）、ⅠB型（VDDRⅠB）、ⅡA型（VDDRⅡA）、ⅡB型（VDDRⅡB）。

【临床表型特征】

维生素D依赖性佝偻病症状一般在出生后几个月内开始出现，各型临床表现相似。骨质疏松往往导致骨痛和生长延迟，并有骨折的倾向。患儿开始走路时，因为骨骼弱而不能承受重量，出现腿骨弯曲呈弓型，称"O"形腿。骨骺端因骨样组织堆积而膨大，沿肋骨方向于肋骨与肋软骨交界处可触及圆形隆起，从上至下如串珠样，以第7~10肋骨最明显，称佝偻病串珠；严重者在手腕、足踝部亦可形成钝圆形环状隆起，称手、足镯。一些患者有牙齿异常，如牙釉质再矿化不良，常常龋齿。在这种情况下，因为严重低血磷，使肌肉能量发生代谢障碍导致全身肌肉松弛，肌张力降低和肌力减弱。由于低钙血症，低肌张力和肌肉无力也很常见，一些患者也会出现痉挛[54]。

【遗传方式与相关致病基因】

已确定有四个基因变异（其中HNRNPC基因为过表达异常）可导致维生素D依赖性佝偻病，见表19-6。除2B型遗传方式未知外，其他类型遗传方式均为常染色体隐性遗传[53]。

表19-6　维生素D依赖性佝偻病相关致病基因信息

基因	临床分型	编码蛋白	遗传方式
CYP27B1	ⅠA型	25-羟基维生素D3-1-α-羟化酶	AR
CYP2R1	ⅠB型	维生素D 25-羟化酶	AR
VDR	ⅡA型	维生素D受体	AR
HNRNPC	ⅡB型	异质性胞核核糖核蛋白C	未知

注：AR，常染色体隐性。

【实验室与辅助检查】

1. 典型的实验室检查异常　低钙血症、低磷血症、血清ALP和PTH水平增高，可伴有高氨基酸尿症，但部分不典型患者的血钙、血磷可在正常范围。

2. 维生素D代谢异常　ⅠA型血清25-(OH)D$_3$水平增高或正常，血清1, 25-(OH)$_2$D$_3$水平降低或不能测出，少数可正常；ⅠB型血清25-(OH)D$_3$降低，血清1, 25-(OH)$_2$D$_3$水平降低，少数正常；Ⅱ型血清25-(OH)D$_3$水平通常正常，血清1, 25-(OH)$_2$D$_3$水平明显升高。

3. 影像学检查　常提示严重的骨密度不足，X线片呈现佝偻病特征，表现出长骨钙化带模糊或消失，干骺端呈毛刷样、杯口样改变；骨骺与干骺端之间的软骨盘增宽；骨小梁稀疏，骨皮质变薄；可有骨干弯曲畸形或骨折，骨折可无临床表现。

【诊断标准】

维生素D依赖性佝偻病Ⅰ型患者通常发病时间较早，大多在1岁左右，早期也可于出生后2~3个月时即发病，也有少数在儿童期（3岁以上）才出现症状。患儿一般出生时正常，逐渐出现严重的佝偻病，表现为生长迟缓、肌张力减退、肌无力、骨骼畸形、膝外翻、串珠肋等。其中一部分患儿还可发生癫痫或者低钙手足抽搐，喉痉挛，甚至可能是首发症状。实验室检查方面，包括低血钙、低血磷、碱性磷酸酶及甲状旁腺激素升高、氨基酸尿等，其中特征性改变就是1, 25-(OH)$_2$D$_3$水平较低或者测不到。

维生素D依赖性佝偻病Ⅱ型通常在2岁之前发病，也有个别报道在青少年期或成年时发病，临床表现基本与维生素D依赖性佝偻病Ⅰ型相似。秃发是维生素D依赖性佝偻病Ⅱ型患者所特有的表现，大部分患者有秃发，可能是毛囊角质细胞维生素受体缺陷所致。轻者头发稀疏，重者头发、体毛、阴毛甚至眉毛全部缺失。研究证实秃发严重程度与病情呈正相关，秃发的患儿往往口服补充钙剂无效，需要静脉注射钙剂。在某些落后的地区，无法检测PTH和维生素D水平，秃发是一个很好的诊断线索[53]。

【治疗与预后】

1. 维生素D依赖性佝偻病Ⅰ型　治疗效果和预后较好。首选疗法为骨化三醇替代治疗，疗效显著，需终身用药。治疗期间应根据患儿的血钙、血磷、PTH、尿钙/肌酐比值等情况以调节剂量；部分患者给予大剂量的维生素D$_2$或25-羟维生素D$_3$也可使得症状改善。

2. 维生素D依赖性佝偻病Ⅱ型　发病率低，尚无明确的治疗方法。有文献报道的治疗方法包括大剂量静脉注射维生素D$_3$和钙剂，同时要注意检测心功能；西那卡塞联合钙剂可以改善临床症状及影像学结果[54]。

【遗传咨询与产前诊断】

维生素D依赖性佝偻病遗传方式均为常染色体隐性遗传，请遵循常染色体隐性遗传方式咨询，详见第七章相关内容。

通过临床分型、基因检测和家系分析明确隐性致病基因变异后，建议对先证者父母再次生育时进行产前诊断或植入前遗传学检测。

（黄　昱　巩纯秀）

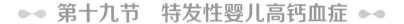

第十九节　特发性婴儿高钙血症

20世纪50年代初，维生素D补充剂或强化食品开始广泛用于佝偻病预防，随之出现大量以高钙血症为临床表现的患儿，在英国仅两年内就有约200例婴儿高钙血症[55]。当时的研究发现，这些患儿中除了少数患Williams-Beuren综合征外，其他大部分患儿的高钙血症状与预防性维生素D摄入有关[56]。由于大部分婴儿对维生素D补充并无不良反应，因此高钙血症的发生与患儿维生素D的代谢障碍有关。近期研究明确了维生素D代谢通路相关基因 *CYP24A1* 和 *SLC34A1* 缺陷可引起特发性婴儿高钙血症（idiopathic infantile hypercalcemia），为常染色体隐性遗传[57, 58]。

【临床表型特征】

特发性婴儿高钙血症分为1型和2型。1型患儿主要表现为体重不增，发育不良，呕吐，肌张力低下，易激惹或嗜睡，多尿，脱水；实验室检查包括尿钙升高，生化特征包括急性期严重血钙升高，全段甲状腺旁激素降低，$25-(OH)D_3$ 和 $1,25-(OH)_2D_3$ 偏高，肾脏超声可见肾钙质沉着。2型患儿临床表现与1型类似，生化特征还包括血磷酸盐偏低，肾脏磷酸盐重吸收功能受损。特发性婴儿高钙血症患儿发病通常是由预防性维生素D摄入引起，1型停止预防性维生素D摄入后，高钙血症状一周内可基本解除；2型在停止维生素D摄入后，高钙血症缓解不明显，补充磷酸盐可取得快速而良好的效果。

【遗传方式与相关致病基因】

特发性婴儿高钙血症1型致病基因为 *CYP24A1*，位于染色体20q13.2，编码维生素D 24-羟化酶，其可使 $1,25-(OH)_2D_3$ 发生24-羟基化从而使其降解失活，*CYP24A1* 基因功能缺陷导致 $1,25-(OH)_2D_3$ 持续高浓度而激活钙离子受体，进而导致高钙血症表现。疾病遗传方式为常染色体隐性遗传。

特发性婴儿高钙血症2型为常染色体隐性遗传，致病基因为 *SLC34A1*，定位于染色体5q35.3，编码肾磷酸钠协同转运蛋白NaPi-Ⅱa，对维持钙离子代谢和磷酸盐稳态有重要作用。

【实验室与辅助检查】

1. 血清钙离子升高。

2. 全段甲状腺旁激素减低。

3. $25-(OH)D_3$ 和 $1,25-(OH)_2D_3$ 升高或正常范围。

4. 肾脏B超可见肾钙质沉着。

5. 2型患者有特异的低磷酸盐血症。

6. 基因诊断　*CYP24A1* 或 *SLC34A1* 基因致病性变异。

【诊断标准】

患儿有预防性维生素D摄入史，典型的婴儿高钙血症表现；基因诊断检出 *CYP24A1* 或 *SLC34A1* 致病性变异，常染色体隐性遗传方式；基因诊断和是否有低磷酸盐血症表现是区分1型和2型的重要临床依据。

特发性婴儿高钙血症需与Williams-Beuren综合征（7q11.23杂合性缺失）鉴别，Williams-Beuren综合征具有特征型的面容，常伴心血管畸形和一定程度的智力低下。

【治疗与预后】

1. 特发性婴儿高钙血症1型　急性期首要问题是停止补充维生素D，采用呋塞米、糖皮质激素、帕米膦酸二钠配合静脉补水治疗，通常患者1周内血钙可恢复正常。避免维生素D补充剂摄入，维持低维生素D和低钙饮食，大部分患者可终身无症状，预后较好。

2. 特发性婴儿高钙血症2型　治疗方案与1型相似，但单纯停止补充维生素D无效，须同时进行磷酸盐补充，患者高血钙状态可较快恢复。

【遗传咨询与产前诊断】

1. 遗传咨询

（1）依据患者临床表型和实验室检查结果，建立患者临床诊断和遗传咨询档案。

（2）绘制先证者的家系图，分析疾病遗传方式。

（3）进行基因检测，明确先证者相关基因致病性变异，验证父母携带情况。

（4）分析再生育风险，与患者家属探讨产前诊断或植入前诊断相关问题。

（5）建议先证者的其他风险亲属进行携带者检查。

（6）根据常染色体隐性遗传方式进行进一步遗传咨询。

2. 产前诊断

（1）确认先证者的临床表型和致病基因变异位点。

（2）确认胎儿父母携带状态。

（3）对胎儿绒毛、羊水或脐血DNA进行目标基因位点验证。若胎儿为致病基因型，则告知孕妇及家属胎儿受累，由孕妇及其家属决定采取治疗性流产或引产或继续妊娠；若胎儿基因型不致病（为携带者或野生型），告知孕妇及家属胎儿检测结果，并说明胎儿发病风险低，由孕妇及其家属决定是否继续妊娠。

（4）对孕前筛查或夫妻双方均有家族史的肯定携带者，告知可选择植入前遗传学检测，这种方式可避免治疗性流产。

（5）胎儿出生后应进行相关血生化和尿液检查，做好随访记录。

（姚　宏　巩纯秀）

第二十节　Müllerian管永存综合征

Müllerian管（苗勒管）永存综合征（persistent Müllerian duct syndrome）是一种少见的男性假两性畸形，其特点是存在苗勒管结构（子宫和输卵管）或苗勒管退化不全，而染色体核型为正常男性，且男性外生殖器正常发育。这是由于苗勒管抑制因子（Müllerian-inhibitor substance, MIS）合成缺陷或其受体缺陷导致苗勒管发育为输卵管、子宫及近端阴道所致[59]。

【临床表型特征】

约80%患者因隐睾合并腹股沟疝作为首发症状就诊，Müllerian管永存综合征很难在门诊或术前确诊[59-61]。

临床上可分为三型：①10%～20%合并有双侧隐睾，睾丸位置类似于女性卵巢位置；②大部分（80%～90%）一侧出现腹股沟疝，疝内容物常为睾丸、子宫及输卵管，对侧睾丸常位于阴囊内；③小部分（10%）合并睾丸横过异位，即双侧睾丸均疝入同一疝囊内[59,60]。

约11%患者表现为不育，可能与睾丸下降不良、发育不良、附睾发育不良有关[62]。

此外，Müllerian管永存综合征有恶变可能[63]。据报道，睾丸发生恶变的概率约18%，也有认为隐睾合并Müllerian管永存综合征的患者出现胚胎细胞肿瘤、精原细胞瘤、绒毛膜癌、畸胎瘤等[64]。除了导致恶变外，残存的与前列腺囊相连接的苗勒管可导致反复的泌尿系感染、结石及排空障碍[59]。

【遗传方式与相关致病基因】

Müllerian管永存综合征可散发，也可表现为男性限制性常染色体隐性遗传。约85%的患者存在 AMH 或 AMHR2 基因变异。AMH 基因（编码抗苗勒管激素）位于19p13.3，其表达产物称为MIS。MIS属于β转化生长因子家族，其分泌不受垂体分泌调控，可以诱导上皮细胞及间叶细胞基底膜的退化。而MIS的合成缺陷或错误释放导致苗勒管结构的持续存在，且患者体内睾酮水平正常，从而使中肾管可发育成为正常的外生殖器[59]。AMHR2 基因（编码抗苗勒管激素受体2）位于12q13.13，其表达产物为跨膜成分，该膜成分的胞外域可结合AMH，胞内域与苏氨酸激酶活性相关，从而激活介导AMH活性的靶向基因的转录。其最常见的变异位点位于第10个外显子的第27个碱基对的缺失（c.6331-6357del）[65]。

15%左右Müllerian管永存综合征病因未明，可能与泌尿生殖道复杂的发育畸形有关。

【实验室与辅助检查】

Müllerian管永存综合征可见于任何年龄，且术前确诊困难，若有患者出现双侧隐睾或表现为一侧腹股沟疝伴有对侧睾丸不下降或一侧腹股沟疝伴有该侧睾丸水平以上出现明显包块等情况，均应建议患者行染色体核型分析，完善超声及MRI等检查，明确子宫、输卵管及睾丸情况，以及术中进行腹股沟区、腹盆腔探查等。

1. 肛诊可触及子宫后方。

2. 成人患者检测AMH的水平有助于诊断。在 AMH 基因变异个体中难以检测出抗苗勒管激素水平；而在 AMHR2 基因变异的个体中抗苗勒管激素通常较正常水平增高。

3. CT、MRI可提示盆腔内子宫及输卵管等结构存在。

4. 术中腹盆腔探查可见子宫、输卵管等结构，术后病理证实。

5. AMH 基因或 AMHR2 基因致病性变异。

【诊断标准】

术前肛诊、CT及MRI能够清楚地显示苗勒管结构，明确诊断需要手术、术后病理、染色体核型检查和基因检测。

本病需注意鉴别混合性性腺发育不良，该病主要特点是一侧是睾丸，另一侧是条索状性腺。通常其染色体核型为46,XY/45,XO嵌合。

【治疗与预后】

Müllerian管永存综合征的诊治难点是未降睾丸及苗勒管结构的生育潜能及恶变率。手术方法有争议。一部分主张全子宫切除术+双侧输卵管切除术，以防止苗勒管衍生物的恶变。但要注意保护好睾丸血运，术中勿伤及精索。对于合并睾丸横过异位的患者，同时行睾丸固定术，其最佳年龄为1~2岁，利于血供的保护。若睾丸有恶变，则行双侧睾丸切除术，后续的终身雄激素替代治疗将不可避免。剥离苗勒管衍生物的黏膜层，防止恶变，且可以保护血运。另一部分主张仅仅对睾丸进行处理。

【遗传咨询与产前诊断】

1. 遗传咨询

（1）确定咨询者家系中Müllerian管永存综合征的临床诊断，建立遗传咨询档案。确定临床诊断。

（2）绘制咨询者的家系图，是否符合常染色体隐性遗传方式。

（3）明确AMH、AMHR2基因变异位点的致病性，按照常染色体隐性遗传进行遗传咨询。

（4）如果患者父母表型正常，可能为该缺陷基因携带者，再生育时每一胎有25%的概率受累，50%的概率类似父母为表型正常或临床症状较轻的携带者，25%的概率为基因型正常儿。

（5）对先证者进行AMH、AMHR2基因检测，明确变异致病性，并验证两个变异是否分别来源于其父母。

（6）若先证者父母分别携带一个与先证者相同的AMH、AMHR2基因变异，说明其父母为AMH、AMHR2基因变异的携带者，通常不发病或症状较轻。

2. 产前诊断

（1）确认先证者的临床表型和AMH、AMHR2基因变异。

（2）对先证者父母进行AMH、AMHR2基因相关变异的验证，确认患者的父母为变异基因携带者。

（3）若夫妻双方均为AMH、AMHR2基因变异携带者时，建议在妊娠期对胎儿进行AMH、AMHR2基因检测。当确认胎儿获得与先证者相同的两个AMH、AMHR2基因变异时，提示为该病受累儿，需向其父母告知相关病情，因该病通常无致死性、致残性，智力、体力通常正常，但患儿外生殖器可能异常，与父母协商后可决定是否继续妊娠。

（4）对于患者有典型的临床表型和明确的AMH、AMHR2基因变异，但其父母没有发现与患者相同的变异时，需注意父母生殖细胞嵌合的可能，建议在下次妊娠时可对胎儿体细胞进行AMH、AMHR2基因的检测。

（5）对于产前基因确诊后出生的患儿，应进行抗苗勒管激素、睾酮检测并进行随访和记录。

（罗艳敏 巩纯秀）

第二十一节 McCune-Albright综合征

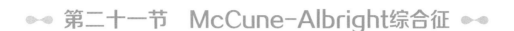

McCune-Albright综合征是一种较少见的鸟核苷酸结合蛋白病（G蛋白病），伴有多发性骨纤维发育不良、皮肤斑片状色素沉着和先天性内分泌障碍临床综合征。内分泌功能障碍可以表现为性早熟、甲状腺功能亢进、库欣综合征、催乳素瘤、生长激素分泌过多、皮质醇增多、抗维生素D性低磷血症和甲状旁腺增大，其中以性早熟最常见。该病呈散发性，女性发病率是男性的两倍。

【临床表型特征】

McCune-Albright综合征的临床表现具有多样性，器官受累情况与胚胎发育期变异发生的时间点有关，变异发生越早，临床症状越严重，可出现典型的三联征：多发性骨纤维发育不良、皮肤咖啡色素斑以及一个或多个内分泌腺增生或腺瘤引起的自主性功能亢进。McCune-Albright综合征还包括一些非内分泌系统的病变，如心血管系统疾病、肝脏病变、肾脏疾病等，病情十分复杂[66]。

1. 多发性骨纤维发育不良 多累及颅面骨、股骨和肱骨，呈偏侧性不对称分布，伴有面部不对称，常表现为局部疼痛和骨骼畸形，年幼时易发生病理性骨折，成年后减少。颅面骨受累压迫附近神经可造成失明、失聪，压迫垂体造成内分泌功能障碍等。

2. 皮肤咖啡色素斑 边缘不规则，不一定在出生时就出现，皮肤咖啡色斑大小和数目可随年龄而增长，常在骨病变一侧明显，很少越过中线。

3. 一个或多个内分泌腺增生或腺瘤引起的自主性功能亢进 最常见的是外周性性早熟，女童常以不规则阴道出血为首发症状，随后出现乳房发育等第二性征发育，并有生长加速、骨龄提前、卵巢囊肿等表现。男性性早熟较少见，可表现为巨睾症、睾丸微石症、骨龄提前。另外，其他内分泌腺的病变有甲状腺功能亢进、皮质醇增多症、巨人症、肢端肥大症或高泌乳素血症等。

【遗传方式与相关致病基因】

McCune-Albright综合征是在胚胎早期时体细胞变异所致，只有部分体细胞发生变异者才能存活。生殖细胞变异形成的胚胎则为致死性的，会导致流产。随着胚胎发育，变异细胞形成的克隆散在分布于整个机体，形成变异嵌合体（即同一组织器官，可能同时存在变异细胞及正常细胞克隆），基于变异细胞累及的器官与组织，出现McCune-Albright综合征的不同临床表现。

目前认为McCune-Albright综合征为编码激发性G蛋白α亚基（Gsα）的*GNAS*基因变异所致[66]。变异位点是位于*GNAS*基因第8号外显子上第201位密码子的点变异（p.R201H或p.Q201K或p.R201C或p.R201S或p.R201G）。变异使病灶部位细胞内基质中cAMP水平明显增加，导致cAMP依赖性受体（如ACTH、TSH、FSH、LH受体等）被自发激活，在内分泌腺组织中发生自律性激素分泌过多或激素抵抗。

【实验室与辅助检查】

*GNAS*基因变异发生于胚胎期，变异体细胞克隆伴随机体生长、细胞分化，散在分布于不同组织器官，形成变异嵌合体。外周血DNA检测阳性率较低，受累组织如皮肤、卵巢、睾丸、骨骼、

甲状腺等基因检测阳性率明显高于外周血，多组织联合检测可进一步提高阳性率。比如通过超声引导下穿刺卵巢滤泡得到的囊内液、异常骨组织或咖啡斑处的皮肤组织等病灶中取材提取DNA进行变异检测，可增加GNAS基因变异的检出率。

【诊断标准】

McCune-Albright综合征在临床上比较少见，约24%的患者出现典型的三联征，33%的患者出现两种症状，40%的患者只有一种症状[67]。临床上符合三联征中的两条体征方可诊断。对于非典型患儿为了避免漏诊、误诊，基因检测结果阴性尚不能完全排除本病的可能，需长期随访观察。对于暂时不足两条体征的患者，需要随访注意与特发性性早熟、甲状旁腺功能亢进、骨嗜酸性肉芽肿和多发性神经纤维瘤等进行鉴别诊断。

【治疗与预后】

目前尚无有效的根治方法，主要是早期诊断，对症治疗，改善症状。依据病情严重程度进行个体化治疗，定期随访病情变化。对于外周性性早熟抑制性征的进展药物主要有达那唑、环丙孕酮，近年来也有应用雌激素受体拮抗剂（他莫昔芬）、芳香化酶抑制剂（来曲唑）的报道。在性早熟治疗过程中长期的高性激素水平可促进外周性早熟逐渐继发中枢性性早熟，此时可根据中枢性性早熟诊治指南使用促性腺激素释放激素类似物——醋酸曲普瑞林、亮丙瑞林等控制性发育。骨骼病变的治疗根据受累骨骼的部位、程度不同采取不同的治疗方案。若病变发生于四肢等长骨，加强对骨病损周围肌肉群的功能锻炼必不可少，可保护骨组织；若骨病变部位出现严重的压迫症状或多次病理性骨折致骨骼畸形严重影响正常生活，可选择外科手术治疗。双膦酸盐能够有效地抑制破骨细胞所介导的骨质吸收过程，缓解骨骼疼痛，提高骨密度，控制骨病进展，降低患儿骨折率。对于其他各种内分泌异常，应针对异常表现做出相应对症处理。

McCune-Albright综合征预后差异较大，主要取决于病变骨受累部位和程度，及内分泌障碍程度和范围。受累于头面部的骨病损，如上下颌骨病变可导致上呼吸道阻塞，危及生命。脊柱病损可致脊神经脊髓受压，颅面骨受累导致颅脑神经受压，预后不良。性早熟本身对成年后月经及生育影响不显著，但可能导致患儿骨骺提前闭合。本病一般不会缩短正常生存寿命，但频繁骨折造成疼痛及性早熟给患儿带来心理创伤，严重影响患儿的生活质量。

【遗传咨询与产前诊断】

由于McCune-Albright综合征为体细胞变异所致，同胞兄弟姐妹间不受影响，父母再生育时，一般无须侵入性产前检测GNAS基因的变异位点。

（郑灵燕　巩纯秀）

❖ 第二十二节　CHARGE综合征 ❖

CHARGE综合征（CHARGE syndrome）是一种罕见的常染色体显性遗传疾病，会导致多种器官结构和功能的异常，临床表现呈多样性，由于临床表现与其他一些综合征重叠较大，诊断困难。自1979年Hall首次描述后，Pagon简述了该疾病名称的由来，即由一系列疾病的首字母组成：眼部缺陷（coloboma）、心脏疾病（heart disease）、后鼻道闭锁（atresia of the choanae）、生长发育迟缓（retarded growth and development）、性发育不全（genital hypoplasia）、耳部畸形（ear anomalies）。不同地方疾病的发生率不同，国内未见统计，国外的发生率范围为1/17 000~1/8 500[68]。

【临床表型特征】

CHARGE综合征的临床表型多样化，可呈家族遗传性，但大多数是散发性[68-71]。

1. 主要表现

（1）眼部缺陷　见于80%~90%的患者，可表现为虹膜、脉络膜、视网膜的缺损，以及小眼畸形或无眼症。对患者的视力改变程度不一，可正常，可严重受损，取决于眼部畸形程度。

（2）后鼻道闭锁或唇/腭裂　后鼻道闭锁罕见，但是较特异。可单侧或双侧闭锁，分为膜性或骨性病变，双侧闭锁时通常出现呼吸困难、发绀等现象，单侧闭锁则通常在CT检查时发现；20%~30%的患者出现唇/腭裂，为双侧或单侧，或者复杂性，但大多为唇裂，少部分唇腭裂，罕见单纯腭裂。

（3）耳部疾病　累及70%~100%患者，包括外耳、中耳、内耳畸形及听力障碍（传导性耳聋和感音神经性耳聋）。

2. 次要表现　包括颅神经受损（含感音性耳聋），吞咽/喂养困难及食管畸形，心脏畸形，脑部结构的异常，发育延迟或自闭症，下丘脑-垂体功能不全，肾脏、骨骼或肢体的发育不良，此外还包括免疫系统缺陷；行为异常，包括强迫症、自虐倾向、易激惹、注意缺陷多动障碍及痉挛症；特殊的面部表现，如方形脸、宽鼻根、面部不对称、宽颈、斜肩等；还会出现肌张力的减退、便秘、贫血等症状。还报道过新生儿高胰岛素低血糖血症。尚未发现CHARGE综合征的基因型和临床表型之间的明确联系。截短性变异的患者先天性心脏病和后鼻道闭锁的发生率较错义变异的患者少见。

【遗传方式与相关致病基因】

CHARGE综合征是一种常染色体显性遗传疾病，2004年Vissers等人[72]分析了17例患者的基因，发现58%的患者出现CHD7基因的变异。因此确定了CHD7基因变异作为该病主要的致病原因。此外，临床上还存在CHD7基因检测结果为阴性的患者，有可能存在SEMA3E、SEMA3A、EP300、KMT2D、KDM6A、PUF60等基因变异，但目前尚没有足够的证据证实这些基因与CHARGE综合征的发生有直接的联系。

【实验室与辅助检查】

1. 常规血尿生化检查。

2. 下丘脑-垂体-性腺轴激素检查。

3. 智力筛查、自闭症表型问卷（BAP-Q）。

4. 视力、听力筛查。

5. 影像学检查　眼底、鼻部和颞部CT检查，心脏彩超、胸腹彩超、肾脏彩超、脑部CT等。

6. 基因检查　发现CHD7基因致病性变异。

【诊断标准】

从1998年Blake[69]发表了系统的CHARGE综合征临床诊断标准，到2005年Verlose[70]新增半规管的异常应作为主要的诊断标准，最新更新诊断标准为2016年Hale[71]明确了致病性*CHD7*基因变异作为一项主要诊断标准。诊断标准见表19-7[69, 70, 72]。

表19-7　CHARGE综合征的临床诊断标准

1998/Blake	2005/Verlose	2016/Hale
主要表现	主要表现	主要表现
眼部缺陷	眼部缺陷	眼部缺陷
后鼻道闭锁	后鼻道闭锁	后鼻道闭锁或唇/腭裂
典型的耳部畸形（内耳、中耳或外耳）	半规管发育不全	外耳/中耳/内耳的缺陷（包括半规管的异常）
颅神经功能障碍		致病性*CHD7*基因变异
次要表现	次要表现	次要表现
性发育不全	颅神经功能缺陷	颅神经功能障碍（包括听力损伤）
发育迟缓	内耳或中耳的缺陷	吞咽困难/喂养困难
心血管畸形	智力迟缓	大脑结构异常
生长缺陷	下丘脑–垂体功能缺陷	发育迟缓/自闭症/智力迟缓
唇腭裂/气管食管瘘/特异性的面部表现	纵隔气管的缺陷	下丘脑–垂体功能不全（性激素/生长激素缺乏）和性腺异常
		心脏或食管的畸形
		肾脏的异常，骨骼或指端的畸形
诊断标准	诊断标准	诊断标准
4个主要表现或 3个主要表现+3个次要表现	典型的CHARGE综合征：3个主要表现或2个主要表现+2个次要表现 不典型CHARGE综合征：2个主要表现或1个主要表现+3个次要表现 部分CHARGE综合征：2个主要表现+1个次要表现	2个主要表现+任意次要表现

很多综合征虽然有特殊的面容和体征，且不同综合征有不同特征的组合，但是表现出的症状往往不特异，导致不同综合征之间容易相互混淆。因此CHARGE综合征主要依靠临床表型诊断和分子遗传学辅助诊断，对于基因型阴性的患者，则需要与其他的综合征进行鉴别。

1. Rubinstein-Taybi综合征　由位于16p13.3上的*CREBBP*或22q13.2上的*EP300*变异引起。主要以不同程度的智力障碍、大拇指/大脚趾粗大及特异性的面部表现被发现，但青春期和性发育正常；而CHARGE综合征中指端的异常主要是第五手指的弯曲，罕见大拇指/大脚趾粗大，且

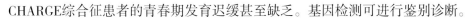

CHARGE综合征患者的青春期发育迟缓甚至缺乏。基因检测可进行鉴别诊断。

2. Kabuki综合征　由12q13.12上的*KMT2D*（55%~80%）或Xp11.3上的*KDM6A*（9%~14%）变异引起。该综合征与CHARGE综合征之间的区别在于特殊的面部表现：Kabuki综合征的面部出现睑裂过长、下眼睑外翻、鼻子宽大且鼻尖凹陷，大耳朵且罕见外耳畸形，此外常见肌张力减退和喂养困难；CHARGE综合征的面部表现主要有弓形眉、睑裂倾斜、小眼症、鼻梁扁平等，外耳郭畸形，以及眼部异常（在Kabuki综合征中并不常见）。但有时单纯的临床表现依然不能鉴别这两种疾病，需要进行基因检测以鉴别诊断。

3. 低促性腺激素性性腺功能减退症（HH）　是由GnRH合成、释放和功能的减退造成体内促肾上腺激素和睾酮的剂量较少，从而导致性腺发育不良，表现为外生殖器异常、青春期延迟甚至缺乏。HH的发生可以是单基因、寡基因或多基因致病，其中*CHD7*基因变异不仅可以引起CHARGE综合征的发生也可引起HH5型的发生。目前HH可考虑作为CHARGE综合征的一种临床表现[73]，虽然HH的患者也会出现类似CHARGE综合征的表现，如唇/腭裂，嗅觉、听力的受损，但是临床症状不足以诊断为CHARGE综合征。还有专家认为合并*CHD7*变异的HH患者可考虑诊断为CHARGE综合征。

【治疗与预后】

CHARGE综合征主要采用对症治疗。人工耳蜗移植术可以改善患者后期的听力及语言功能，尤其对于<12月龄的患者来说效果更显著。或者骨锚式治疗听力可以用于治疗临床上不适用助听器和人工耳蜗移植术的患者。超过90%的婴儿需要管饲，甚至需要胃肠造瘘术。唇/腭裂的患者除非合并复杂的心脏疾病外可及时手术进行修补，以预防喂养困难及语言问题。唇/腭裂手术之前需要修改前上颌骨，鼻唇沟修复之前需要先修复腭裂。其他手术包括先天性心脏病患者根据心脏病的类型进行修补；视网膜脱落修补术；呼吸困难者进行气管造口术；脊柱、指端的修正术。药物治疗胃食管反流症、感染。生长激素治疗生长迟缓；性腺激素治疗性腺激素缺乏等。此外，对于过敏患者可以给予低敏食物，还可以使用矫正器、吊带、听觉扩音器或拐杖等辅助患者的治疗。

【遗传咨询与产前诊断】

典型的CHARGE综合征在孕期时通过彩超即可发现症状。孕期彩超在产前诊断中发挥着重要的作用。

（1）明确先症者的临床诊断和致病基因变异位点。

（2）根据致病基因相应的遗传方式，计算子代再发风险（详见第七章相关内容）。若有再发风险，则需通过侵入性产前检测（妊娠11~13周进行绒毛活检或16~22周进行羊水中胎儿细胞基因检测）或者胚胎植入前遗传学检测的方式阻断患儿的出生。

（3）对于先症者的致病变异未在父母中得到验证，除了新发变异，还有生殖细胞嵌合变异的可能，因此再生育时需要进行产前诊断。

（巩纯秀）

第二十三节 Kallmann综合征

Kallmann综合征（Kallmann syndrome）又称低促性腺激素性腺功能减退伴嗅觉缺失综合征或性幼稚嗅觉缺失综合征。1944年美国学者Kallmann报道了3个家族中的12例类无睾丸症，其中9例嗅觉功能缺失，开始提出并认识到这是一种遗传病，故将其命名为Kallmann综合征。Kallmann综合征是一种罕见的遗传性疾病，具有临床和遗传异质性，呈家族性或散发性发病，其中散发性病例约占2/3。发病率男性约为1/10 000，女性约为1/50 000[74]。

【临床表型特征】

Kallmann综合征主要有以下临床表现[74]。

1. 性腺功能减退　多数男性患者外生殖器呈幼稚状态，阴茎短小，睾丸小或隐睾，青春期第二性征发育缺如（无胡须、腋毛、阴毛生长，无变声）。女性患者内外生殖器发育不良，青春期时无乳房发育，无腋毛、阴毛，无月经来潮。一些患者可有部分青春期发育，而后又停滞。一些发病晚的患者可有完全正常的青春期发育，但在成年期发生低促性腺激素症，导致不孕不育和性功能障碍。

2. 嗅觉缺失或减退　患者可表现为完全的嗅觉缺失，不能辨别气味，部分患者仅为嗅觉不敏感。

3. 相关躯体异常表现　除了GnRH缺乏及嗅觉缺失，可伴有的躯体异常包括面中线发育缺陷，如唇裂、腭裂等，以及掌骨短、并指（趾）畸形及肾脏发育异常等。神经系统的表现包括感音性听力下降，眼球运动异常、小脑共济失调及肢体镜像运动（联带运动）。迄今，单侧肾缺如及镜像运动仅在X-连锁的Kallmann综合征中发现。

【遗传方式与相关致病基因】

家族遗传型Kallmann综合征的遗传方式为X-连锁隐性遗传、常染色体显性遗传及常染色体隐性遗传三种模式。目前已经确定的Kallmann综合征相关致病基因越来越多（表19-8），已发现的致病基因变异约占Kallmann综合征的30%，尚有一半以上的患者未找到相应的致病基因变异，有待进一步挖掘[75-78]。虽然Kallmann综合征被认为是一种单基因疾病，但是同一基因缺陷的家族内部及不同家族的表型可存在差异，这提示一些病例可能存在其他基因缺陷。一些研究已经证实了复杂的双基因/寡基因遗传方式，但仍需有更多的研究进行佐证。

表19-8　Kallmann综合征相关致病基因

致病基因	染色体位置	遗传方式	发病机制
KAL1	Xp22.31	XLR	*KAL1*、*FGFR1*、*PROKR2*或*PROK2*基因变异，阻碍大脑发育过程中嗅神经细胞和GnRH分泌神经细胞的迁移，若嗅神经细胞不能正常聚集于嗅球，则导致个体的嗅觉受损或消失。GnRH分泌神经细胞的错位会阻止特定性激素产生，干扰正常性发育，引发低促性腺素性功能减退症
FGFR1	8p11.23	AD	
PROKR2	20p12.3	AD	
PROK2	3p13	AD	

（续表）

致病基因	染色体位置	遗传方式	发病机制
CHD7	8q12.2	AD	*CHD7*变异可能影响染色质结构和基因表达，从而影响胚胎发育调控；*CHD7*基因可能在发育过程中影响*KAL1*、*FGFR1*、*PROK2*和*PROKR2*的表达或作用
FGF8	10q24.32	AD	*FGF8*变异可能导致从胚胎发育到性成熟的失败，与嗅觉上皮细胞、嗅觉泡的发育紧密相关
NSMF	9q34.3	AD	GnRH神经元迁移异常
WDR11	10q26.12	AD	*WDR11*变异可能影响GnRH神经元发育
HS6ST1	2q14.3	AD	*HS6ST1*变异可能在负责GnRH个体发生的基因遗传网络中发挥重要作用
SEMA3A	7q21.11	AD	蛋白SEMA3A是GnRH神经元迁移所需的重要蛋白
SPRY4	5q31.3	AD	该基因是"FGF8协同表达组"的一部分，变异影响RAS-MAPK通路
IL17RD	3p14.3	AD/AR	作为"FGF8协同表达组"的一部分，*IL17RD*可在HH的双基因或寡基因遗传方式中发挥作用。
DUSP6	12q21.33	AD	该基因是"FGF8协同表达组"的一部分，影响RAS-MAPK信号通路
FGF17	8p21.3	AD	该基因是"FGF8协同表达组"的一部分，影响RAS-MAPK信号通路
FLRT3	20p12.1	AD	该基因是"FGF8协同表达组"的一部分，影响RAS-MAPK信号通路

注：XLR，X-连锁隐性；AD，常染色体显性；AR，常染色体隐性；GnRH，促性腺激素释放激素。

【实验室与辅助检查】

1. 内分泌检测　LH和FSH低或正常（通常＜4～5U/L），外周循环性激素水平低，男性睾酮（T）＜100ng/dL，女性雌二醇（E2）＜20pg/mL。

2. MRI可显示嗅球缺失或发育不全，还可以排除下丘脑及垂体的器质性病变。

3. 嗅觉识别测试（UPSIT）　嗅觉缺失或减退。

4. 精液检查　无精子症或少精症。

5. 染色体核型正常。

6. 垂体前叶其他功能正常。

【诊断标准】

18岁后的患者依靠临床表现、MRI及内分泌学检查予以确诊。同时存在嗅觉障碍（嗅球发育不全）和性腺功能低下及发育不良（下丘脑GnRH缺乏）是诊断Kallmann综合征的必备条件。患者染色体核型正常。部分患者有家族史，也可见散发病例。相关基因测序发现致病变异则可确诊。以往对儿童、青少年的诊断比较少，随着影像学和遗传学手段的应用，以及儿童的Kallmann综合征遗传学研究，越来越多的患者获得了确诊。

【治疗与预后】

尚无根治的治疗方案，成人多采用性激素替代治疗。而青少年、儿童除上述激素替代治疗，可选用在适当年龄采用促黄体生成素释放激素或促性腺激素诱导青春期以维持第二性征、骨骼和肌肉量或可恢复生育能力。嗅觉障碍尚无特殊治疗。

【遗传咨询与产前诊断】

Kallmann综合征可造成患者生育力下降，性激素低下造成物质代谢不良，多需长期治疗。对受累家系成员开展遗传咨询，找出致病基因，对高风险胎儿进行产前诊断是发现患胎的有效手段。

1. 遗传咨询　明确患者的临床诊断，建立档案。必要时进行专科会诊。若有家族史，则绘制家系图，明确遗传规律。

（1）常染色体隐性遗传的遗传咨询

1）先证者父母风险的评估　①大部分患者父母均为携带者。②极少数患者父母一方没有携带致病变异，患儿该变异可能为新发变异。③父母均为携带者，但表型通常正常，无患该病风险；系谱中患者的分布往往是散发的，通常看不到连续传递的现象，有时整个系谱中甚至只有先证者一个患者。

2）先证者同胞风险评估　①若先证者双亲表型正常，均为致病基因的携带者，患者的同胞中有25%的患病概率，因致病基因位于常染色体上，故男女患病的概率相等。②若先证者父母一方为患者，必然有该病用药治疗的病史，否则无后代。而当另一方表型正常，且为致病基因的携带者，则患者的同胞中有50%的患病概率，患者表型正常的同胞中均为携带者，且男女患病的概率相等。③若先证者一个变异来源于父亲或母亲，另一个变异为新发变异，其同胞再发风险相对较低；但是，由于新发变异不能排除父母可能为生殖细胞嵌合变异的情况，因此，仍认为其同胞具有患病风险。

3）先证者后代风险评估　①先证者在治疗后有孕育的概率。若先证者配偶为表型正常的纯合子，其后代一般不发病，且都为携带者。②若先证者配偶为表型正常的杂合子，其后代有50%的患病概率，且后代表型正常者均为携带者。

4）其他家庭成员　先证者父母的每个表型正常的同胞都有50%的风险为致病变异的携带者。

（2）常染色体显性遗传的遗传咨询

1）先证者父母风险的评估　①若先证者为致病位点纯合子或遗传复合体，变异分别来源于父母，且父母均有临床表型，症状可能较先证者轻。②若先证者为致病位点杂合子，父母之一为携带与先证者相同致病变异位点的杂合子，则携带致病基因一方为患者，或者未外显，或者外显不全，或者发病晚。③若父母均为正常表型且未携带致病变异位点，提示可能先证者为新发变异，但仍需注意父母生殖细胞嵌合变异的可能，父母通常无临床表型。

2）先证者同胞风险评估　同胞的风险取决于先证者父母的基因情况：①如果先证者父母其中之一为受累患者，则同胞的患病概率是50%。②若先证者父母均为携带该基因致病变异位点的患者，后代75%患病。③若先证者父母无临床症状，基因未发现异常，则同胞的患病风险很低，但需注意父母生殖细胞嵌合变异的可能，故同胞仍有患病风险。

3）先证者后代风险评估　若先证者为杂合子，则后代有50%的患病概率。

4）其他家庭成员　其他家庭成员的风险取决于其父母的情况。如果其父母之一为患者，那么他们患病的风险很高。

（3）X-连锁隐性遗传的遗传咨询

1）先证者父母风险评估　①先证者父亲不是患者也不是携带者。②若先证者母亲的母系亲属中还有其他患者，则该母亲很可能为携带者。③若先证者母亲生育一个以上患儿，即使没有其他母系亲属患病，该母亲可能为携带者或者为生殖细胞嵌合变异携带者。约2/3无家族史的男性患者母亲为携带者。④若先证者为家族中唯一的患者，其母亲和其他家系成员的携带者风险有几种可能性需要考虑。a）变异发生在卵子形成或第一次卵裂前，先证者每一个细胞都带有变异，其母亲不携带变异。b）变异发生在第一次卵裂后形成体细胞嵌合，先证者外周血DNA有可能检测不到变异。其母亲不携带变异。c）先证者母亲为新发变异携带者。

2）先证者同胞风险评估　先证者同胞的患病风险决定于其母亲的携带状态：①若先证者母亲为携带者，其遗传给后代的概率为50%。获得变异的46, XY个体为患者，获得变异的46, XX个体为携带者。②若先证者母亲外周血没有检测到致病变异，先证者可能为新发变异，但也不能排除母亲可能为生殖细胞嵌合情况（有15%~20%的概率），若为后者其同胞患病风险较群体发病率增加。③若先证者母亲同时为体细胞和生殖细胞嵌合，其同胞患病的风险较母亲仅为生殖细胞嵌合变异患病风险明显增高。

3）先证者后代风险评估　大多数Kallmann综合征患儿的睾丸功能正常，经过药物治疗可以自然受孕，或通过辅助生殖技术生育下一代，其后代所有女性为携带者，男性正常。

4）女性杂合子（携带者）的后代风险评估　携带该基因致病变异的女性每个后代都有以下各项25%的概率：①46, XY患者；②46, XY正常个体；③46, XX携带者；④46, XX正常个体。

5）其他家庭成员　先证者的外祖母、姨及其后代有携带及患病风险（取决于他们的性别、家庭关系以及先证者母亲的携带情况）。

2. 产前诊断

（1）明确先证者的临床诊断和致病基因变异位点。

（2）根据致病基因相应的遗传方式，计算子代再发风险（详见上述和第七章相关内容）。若有再发风险，则需通过侵入性产前检测（妊娠11~13周进行绒毛活检或16~22周进行羊水细胞基因检测）或者胚胎植入前遗传学检测的方式阻断患儿的出生。

（3）对于先证者的致病变异未在父母中得到验证，除了新发变异，还有生殖细胞嵌合变异的可能，因此再生育需要进行产前诊断。

（巩纯秀　杨冬梓）

第二十四节　垂体柄阻断综合征

垂体柄阻断综合征（pituitary stalk interruption syndrome）是由于垂体柄缺如或变细使下丘脑分泌的激素不能经过垂体柄运送至垂体后叶而导致的一系列临床症候群，为多病因所致的垂体激素缺乏症组病之一。在活产新生儿中的发病率为0.5/100 000。患者以生长激素缺乏症最为常见，常合并其他多种垂体激素的缺乏，但由于患者发病的年龄段不同，伴随不同组合、不同程度的激素缺乏，临床表现复杂多样。MRI是诊断此病最可靠的影像学方法。

【临床表型特征】

垂体柄阻断综合征临床表现主要包括：生长激素缺乏所致的生长发育缓慢，身材矮小；促性腺激素缺乏所致的性腺不发育和第二性征发育迟缓或缺如；促甲状腺激素缺乏所致的甲状腺功能低下。多种垂体激素缺乏较单独生长激素缺乏更常见。

1. 新生儿时期　常有Apgar评分低、新生儿低血糖、黄疸、隐睾症、小阴茎；仅极少数患儿可在新生儿期被诊断。Bar等[79]发现，在新生儿期诊断为垂体柄阻断综合征的患儿较儿童时期确诊的患儿有更为严重的影像学表现，更容易合并多种激素缺乏。

2. 儿童和成人时期　儿童主要表现为生长迟缓，多数伴随性发育异常，其余的临床表现包括中线结构异常，比如Chiari畸形、胼胝体发育不良、颅咽管发育不良等，其他的合并畸形有腭裂、视神经发育不良、先天性白内障、泌尿系统及心脏发育异常以及Pallister-Hall综合征等。垂体柄阻断综合征患者较垂体解剖正常的生长激素缺乏症患者生长迟缓出现的年龄更早、身材更矮小，生长激素激发试验生长激素峰值更低，同时影像学显示垂体高度更短[80]。Adan等[81]研究52例生长激素缺乏症患者发现，88%的垂体柄阻断综合征患者5岁前即出现生长迟缓，远高于一过性（18%）或特发性（33%）的生长激素缺乏症患者，且垂体柄阻断综合征患者血清中的胰岛素样生长因子-1（IGF-1）及胰岛素样生长因子结合蛋白-3（IGF-BP3）远远低于一过性或特发性的生长激素缺乏症患者。总结上述研究结果发现，对于生长发育迟缓、生长激素明显降低的患者需高度警惕垂体柄阻断综合征可能。成人期则为生长激素缺乏的疲劳综合征和物质代谢不足。

Tauber等[82]分析了35例垂体柄阻断综合征患者，合并甲状腺功能减退、肾上腺功能减退、低促性腺激素性腺功能减退症发病率分别为47.1%、33.3%和41.4%。中国人群的垂体柄阻断综合征儿童患者中发现单一生长激素缺乏占64.3%，多种腺体激素缺乏占35.7%[83]；成年人患者中，生长激素缺乏、促性腺激素缺乏、肾上腺功能减退及甲状腺功能减退发生率分别为100%、97.2%、88.2%和70.3%，且四种激素同时缺乏的患者占72.0%[84]。多种激素水平的降低可以出现于诊断之初，也可以随着病情发展逐渐出现。

【遗传方式与相关致病基因】

因垂体柄阻断综合征是影像学诊断，所以并非单一的病因，不同病因其发病机制各有不同。大多数患者发病为散发性，极少数为家族遗传性。围产期异常是最早被提出的病因，可能与臀位分娩相关的损伤有关。但是臀位本身即为病理因素，因此深层次的原因有待研究。目前已经有越来越多的研究发现可能存在的遗传缺陷：导致垂体柄阻断综合征的基因是一系列胚胎发育基因网络，与下丘脑-垂体发育相关的Wnt、Notch、Shh信号通路及前动力蛋白旁路相关的10个基因约占5%，*HESX1*、*LHX3/LHX4*、*PROKR2*、*GPR161*、*OTX2*、*TGIF*、*SIX3*、*PROP1*、*CDON*、*ROBO1*与垂体柄阻断综合征的发生相关，可为常染色体显性或隐性遗传。

【实验室与辅助检查】

1. MRI影像学评价。

2. IGF-1及IGF-BP3低。

3. 其他垂体内分泌激素功能评价　生长激素分泌功能；垂体-肾上腺皮质轴及垂体-甲状腺轴

功能；垂体–性腺轴功能等。

【诊断标准】

垂体柄阻断综合征主要依靠影像学诊断，而MRI是目前唯一能明确此病诊断的影像学方法。典型的MRI表现为：①垂体柄缺如或明显变细；②垂体窝内垂体后叶无高信号，可于第三脑室漏斗隐窝或正中隆起见异位垂体后叶高信号，垂体柄阻断综合征的特征性标志；③垂体前叶发育不良。

【治疗与预后】

确诊的患者需按激素缺乏的评估结果进行替代治疗。早发现、早诊断、早治疗和坚持治疗对改善患者症状和预后至关重要。

【遗传咨询与产前诊断】

1. 遗传咨询

（1）确定咨询者家系中垂体柄阻断综合征的临床诊断，建立遗传咨询档案。详细记录病史、查体和实验室检查资料，标注缺乏的激素种类。

（2）明确遗传基因的患儿，绘制咨询者的家系图，观察遗传规律。

（3）对先证者明确致病性变异的复核检测，对其父母进行验证明确变异来源。常染色体显性遗传或隐性遗传的遗传咨询可参考第七章相关内容。

2. 产前诊断

（1）确认先证者的临床表型和垂体柄阻断综合征致病基因变异的位点。

（2）确认父母双方有无垂体激素缺乏病史及是否携带相同垂体柄阻断综合征致病基因变异。

（3）在携带者妊娠时进行胎儿细胞的垂体柄阻断综合征致病基因检测，当确认为携带有与先证者致病基因相同变异的胎儿时，根据具体携带基因的特性判定是否提示是患胎（有些显性遗传不外显），并在知情的情况下，由孕妇及其家属决定是否采取治疗性流产或引产或继续妊娠。

（4）对确认的携带者，也可选择进行植入前遗传学检测，避免患胎的治疗性流产。

（5）对于产前基因诊断后出生的患儿，应进行出生后头颅MRI检查、血糖监测、评估生长发育情况。

（罗艳敏　巩纯秀）

第二十五节　孤立性生长激素缺乏症

生长激素缺乏症（growth hormone deficiency）是因垂体前叶生长激素分泌不足而导致儿童生长发育障碍、身材矮小，也称为孤立性生长激素缺乏症（isolated growth hormone deficiency），可伴或不伴有其他垂体激素的缺乏，如TSH、促性腺激素和ACTH缺乏。发病率为1/10 000～1/4 000。

孤立性生长激素缺乏症特指因单纯生长激素分泌不足，导致患者表现为身材矮小，生长障碍，青春发育期延迟，代谢紊乱，神经、精神功能紊乱和心、肾功能异常，骨成熟发育延迟和骨代谢异常，身体构成成分异常，凝血机制异常等。有些生长激素缺乏症表现出明显的家族遗传特点，谓之遗传性或家族性生长激素缺乏症，一般是由于生长激素（growth hormone, GH）基因或生长激素释放激素受体（growth hormone-releasing hormone receptor, *GHRHR*）基因变异所致。

【临床表型特征】

根据发病时间早晚不同的临床表现，可分为以下几期。

1. 胎儿期　患者在胎儿期就出现生长激素缺乏，然而此时胎儿的生长并不依赖于生长激素，故患儿在宫内生长状态不受影响，其出生时身长和体重正常偏低。

2. 新生儿和婴儿期　严重缺乏生长激素的新生儿可出现小阴茎，也可能表现出新生儿低血糖或胆汁淤积性黄疸。生长速度在出生后数月开始下降，到6个月时身长可低于同年龄、同性别正常婴儿的第3百分位数，病情较轻的生长激素缺乏症患儿可能随着年龄增长临床症状越来越显著，骨骼生长速度可能仅为正常儿童的一半，出牙迟。

3. 儿童期　垂体性生长激素缺乏症的体征明显如下：①生长速度缓慢。②身材矮小。身高比同年龄、同性别正常儿童身高均值矮两个标准差，身体各部比例正常，骨龄迟缓。③皮下脂肪相对较多。④面容幼稚，脸面骨生长落后于颅骨，致前额膨出，塌鼻梁，面中部发育不全，小下巴，换牙延迟。

4. 青春期　第二性征发育常延迟，可以有男孩达16岁、女孩14岁仍无第二性征发育，患者喉结小，声音尖细，有青春期发育者身材增长速度比正常儿童低。

5. 成年期　明显的脂肪组织增多，尤其腹部、内脏脂肪过多，肌肉组织减少，肌肉轻度减退，骨密度减低，骨折风险增加，伴有心血管、肾脏疾病的风险增加。

【遗传方式与相关致病基因】

孤立性生长激素缺乏症可分为3种类型。

1. Ⅰ型为常染色体隐性遗传，分为ⅠA和ⅠB两个亚型。①ⅠA亚型由*GH1*基因缺失或变异所致，*GH1*基因位于17q23.3。*GH1*基因的缺失可造成机体不能合成和分泌生长激素，从而产生严重的ⅠA型生长激素缺乏，临床上表现为出生后生长即严重落后（出生后6个月内身高SDS即<-4.5），智力正常，不伴其他垂体功能缺陷，且在治疗过程中容易产生抗体。②ⅠB亚型临床表现类似ⅠA型，但可测到微量的生长激素，外源性rhGH治疗不产生抗体。其基因变异主要在于*GH1*基因的剪切位点变异、复合杂合移码变异或纯合无义变异。

2. Ⅱ型为常染色体显性遗传，是由*GH1*基因变异所致，常见于第3内含子剪切位点变异，引起生长激素蛋白产物缺失32~71位的氨基酸，导致生长激素分泌小泡成熟缺陷及垂体前叶发育不全。而*GH1*基因的杂合错义变异亦可导致GH分泌减少，患儿表现出生长激素缺乏症症状，但血中生长激素水平可能为正常水平[85]。

3. Ⅲ型为X-连锁隐性遗传生长激素缺乏症，常出现血浆丙种球蛋白缺乏症，可能与位于Xq27.1的*SOX3*及位于Xq22.1的*BTK*等基因相关，具体致病机制尚不清楚[86]。

4. 少数文献报道孤立性生长激素缺乏症与*GHRH*基因[87]或*HESX1*基因[88]变异相关。

【实验室与辅助检查】

1. IGF-1测定　其合成受GH-IGF轴的调控，因此通过检测IGF-1和IGF-BP3可以间接检测该生长轴功能。IGF-1在血液中持续可检测，但受年龄、性别及营养条件等因素干扰，一般作为生长激素缺乏症的一线筛查检测手段。

2. 生长激素刺激试验　生长激素缺乏症的诊断依靠生长激素测定，但由于激发试验为非生理性的试验，易出现假阴性结果，因此必须在IGF-1筛查检测后，确实高度怀疑生长激素缺乏症时进行。因各种生长激素刺激试验均存在一定局限性，且必须两种以上药物刺激试验结果都降低时，才可确诊。一般多选择胰岛素加可乐定或左旋多巴试验[89]。生长激素激发的峰值标准各国不同。我国采用生长激素峰值<10μg/L，为分泌功能不正常；生长激素峰值<5μg/L，为生长激素完全缺乏；生长激素峰值5～10μg/L，为生长激素部分缺乏。任意情况下生长激素水平明显高于正常（＞10μg/L），可排除生长激素缺乏症。而成年人则以生长激素峰值<3μg/L诊断生长激素缺乏症。此外，区别病变部位是在下丘脑还是在垂体，须作GHRH刺激试验。

3. 血生长激素的24h分泌谱测定　一般仅作为生长激素刺激试验的替代方案。

4. 结合尿生长激素定量检测可以更好地评估垂体合成或分泌异常。

5. 其他辅助检查

（1）X线检查　常用左手腕掌指骨片评定骨龄。通常生长激素缺乏症患儿骨龄落后于实际年龄2岁或2岁以上。

（2）MRI检查　已确诊为生长激素缺乏症的患者，根据需要选择头颅/垂体MRI检查，以了解下丘脑-垂体有无器质性病变，尤其需排除肿瘤。孤立性生长激素缺乏症多数垂体MRI无异常，少数可表现为垂体前叶不发育或发育不良。

（3）其他内分泌检查　生长激素缺乏症一旦确立，必须检查下丘脑-垂体轴的其他功能以排除是否合并下丘脑-垂体-肾上腺轴、甲状腺轴和性腺轴的功能异常。

【诊断标准】

1. 身材矮小，身高落后于同年龄、同性别正常儿童两个标准差以上；生长缓慢，低于正常速度一个标准差，一般指<2岁，生长速度每年<7cm，4、5岁至青春期开始时生长速度每年<4cm，青春期生长速度每年<6cm；骨龄落后于实际年龄两年以上；智力正常；排除其他疾病影响。

2. 应用两种药物做生长激素激发试验，提示生长激素部分或完全缺乏，且血清IGF-1降低。

3. 基因检测　*GH1*、*GHRH*或其他相关基因的致病性变异。

【治疗与预后】

重组人生长激素（rhGH）替代治疗效果良好，副作用较少，但ⅠA型例外。除非药物过敏和抗体产生，必须长期使用。

【遗传咨询与产前诊断】

一旦确诊，可进行病因治疗及激素补充等治疗，检出携带者、对高风险胎儿进行产前诊断是发现患胎的有效手段，并可对患儿尽早进行治疗，从而减轻患儿临床症状。

1. 遗传咨询

（1）确定咨询者家系中孤立性生长激素缺乏症的临床诊断，建立遗传咨询档案。收集详尽的临床资料，包括基因变异位点。

（2）绘制咨询者的家系图，分析遗传规律。

（3）对先证者进行孤立性生长激素缺乏症相关基因复核，确证变异类型并对其父母亲进行验证，查找变异来源。

（4）针对获得基因，根据遗传方式为常染色体隐性遗传或常染色体显性遗传或X-连锁遗传进一步咨询（详见第七章相关内容）。

2. 产前诊断

（1）审核确认先证者临床表型和孤立性生长激素缺乏症相关基因致病性变异的位点，判断遗传方式。对先证者父母做相关基因位点的验证，评估再发风险。

（2）在携带者妊娠时进行胎儿细胞的孤立性生长激素缺乏症相关基因检测，当确认为携带有与先证者孤立性生长激素缺乏症相关基因相同致病变异的胎儿时，提示是患胎，应向患胎父母进行相关病情告知，因需要长期激素补充治疗，花费高，且有远期并发症风险。但患儿的智力正常，可具有生育能力，可正常进行社会生活。

（3）对父母双方已确认为孤立性生长激素缺乏症相关基因致病性变异的携带者，也可选择进行植入前遗传学检测，避免患胎的治疗性流产。

（4）对于产前基因诊断后出生的患儿，应监测血清生长激素及随后的生长发育水平，随访和记录。

（罗艳敏　巩纯秀）

第二十六节　Silver-Russell综合征

Silver-Russell综合征（Silver-Russell syndrome）是一组罕见的表观遗传性疾病，是以宫内及出生后生长发育迟缓为主的临床遗传异质性疾病。Silver和Russell在低出生体重宫内生长受限、生后身短、特殊的面容和肢体不对称的儿童中首先描述。随着临床对Silver-Russell综合征的认知增多和基因检测技术的不断提高，诊断由最初的临床确诊更新为临床诊断为主、分子遗传学诊断为辅，但应注意分子遗传学检测"正常"亦不能排除Silver-Russell综合征诊断。目前该疾病在国内尚无相关流行病学的资料，国外评估发生率为1/100 000 ~ 1/3 000[90]。

【临床表型特征】

Silver-Russell综合征的主要临床表现为：宫内生长受限、生后生长发育迟缓、双侧肢体发育不对称（以四肢较明显）及特殊颅面部特征，包括相对巨颅、前额突出、倒三角脸、小下颌、双耳畸形、牙齿发育不良等。相对巨颅和前额突出是Silver-Russell综合征与其他非Silver-Russell综合征低出生体重儿或出生后生长受限的鉴别要点。

此外还出现其他的临床表现，如肌张力低下、喂养困难、小指弯曲及并指、脊柱畸形（脊柱侧凸、驼背），部分患儿也可出现泌尿生殖系统异常（如尿道下裂、隐睾、小阴茎、外阴性别不明、精原细胞瘤等）、生长激素缺乏、先天性心脏病、腭裂或肢体缺陷、语言及学习能力障碍。

基因型和表型存在一定的关系，染色体11p15.5甲基化异常Silver-Russell综合征患者和UPD(7)mat-Silver-Russell综合征患者的临床表现有一定的差异。染色体11p15甲基化异常患者出生后身长较UPD(7)mat患者短，但出生后可出现追赶性生长，相对巨颅和肢体不对称、指端的异常及典型的面部表现也更常见；而UPD (7) mat-Silver-Russell综合征患者则是语言发育迟缓、喂养困难及耳部的异常较常见[91]。

Silver-Russell综合征患者的症状会随着年龄增大而变得越来越不典型，尤其是成年后的表现往往无法判断是否为Silver-Russell综合征患者。因此，对于年长儿童或者成年期患者的诊断常常追溯出生史及疾病史。如出生体重和身长，生长期和目前身高、体重、皮下脂肪及BMI。

【遗传方式与相关致病基因】

Silver-Russell综合征是表观遗传相关性疾病，与印记基因表达异常有关。主要病因是染色体11p15.5的ICR1区*H19/IGF2*印记基因的甲基化异常（约60%）和7号染色体母源单亲二体[UPD(7)mat]（约10%），部分患者可出现其他异常，如基因的小缺失、变异或者染色体的异常。此外还有小部分的患者未明确病因[92]。

其他异常：如1号染色体三体型、14号染色体的异常、16号染色体母源单亲二体、17号染色体的易位，甚至核型的异常45, X/46, XX等（Turner综合征患者临床表现符合Silver-Russell综合征）；*HOXA4*增强子的低甲基化、*HMGA2*的异常等[93]。

【实验室与辅助检查】

1. 血尿常规。

2. 生化检查　如低血糖。

3. 激素检查　生长激素缺乏、下丘脑-垂体-性腺轴激素检查异常。

4. 智力筛查。

5. 根据患儿专科检查而进行必要的神经系统检查、泌尿生殖系统检查等。

6. 影像学检查　骨骼X片、胃肠道造影等。

7. 基因组学检测　染色体的缺失、重复和重组，印记基因的变异，母源单亲二体及甲基化的异常，此外还有嵌合体的检测。

【诊断标准】

经典的Silver-Russell综合征诊断标准除Price标准外，还有Baaholdi标准、NH-CSS标准等。目前较权威的为NH-CSS标准，主要包括：①低出生体重（出生体重和/或出生身高≤-2SD），出生后生长发育迟缓（24±1个月时身高≤-2SD或身高≤-2SD低于中位靶身高）；②出生时相对巨头（出生时头围≥1.5SD，超过身长和/或体重的SD）；③前额突出［幼儿（1~3岁）侧面观时可见超出面部平面的前额］；④身体不对称［腿长差异≥0.5cm或手臂不对称或腿长差异<0.5cm伴至少其他两部位不对称（其中一个非头面部）］；⑤喂养困难和/或低BMI（24个月时BMI≤-2SD，或使用饲管或赛庚啶刺激食欲）。诊断指标：至少满足上述4项。

2018年Tümer等人[94]提出如下评分法，同时结合临床标准可以对Silver-Russell综合征患者进行分组（表19-9）。

表19-9　Silver-Russell综合征的诊断标准及评分

诊断标准	评分项
SGA（出生体重和/或身长）	SGA（出生体重和/或身长）
出生后生长发育迟缓	出生后生长发育迟缓

（续表）

诊断标准	评分项
出生时相对巨头	出生时相对巨头
前额突出	前额突出
身体不对称	上肢不对称
	下肢不对称
喂养困难和/或低BMI	婴儿期喂养困难
	鼻饲管喂养
	早期低BMI

1. Silver-Russell综合征　患者评分项≥5项时+分子诊断支持；个别罕见患者评分项≥4项时+分子诊断支持。

2. 临床Silver-Russell综合征（分子诊断不支持）　患者评分项≥5项时；或者患者评分项满足4项同时伴相对巨颅和前额突出。

3. 分子Silver-Russell综合征　分子诊断支持，但症状不符合临床诊断标准或文中并未描述是否存在相对巨颅和/或前额突出。

4. 非Silver-Russell综合征　评分项满足4项时，但缺乏巨颅和前额突出的临床表现；或评分项<4项而同时分子诊断结果不支持。

【治疗与预后】

Silver-Russell综合征目前主要采用的是对症治疗，婴儿期主要集中于喂养困难、低血糖及营养素的缺乏；而儿童期主要的治疗目标是增加身高，并通过补充营养和使用重组生长激素来达到目标终身高[95]。

Silver-Russell综合征患者除身高较同龄人低外，其他的症状预后都比较好，成年男性Silver-Russell综合征患者的平均身高在153.5cm左右，女性患者在147cm左右。使用生长激素治疗后都可以改善终身高，尤其是对于基础身高非常低的患者效果更明显，但可能需要花费较长的时间（平均治疗时间为9.8年），会使得身高从-2.7SD改善到-1.3SD。生长激素的治疗主要适用于2岁时依旧未出现追赶性生长的Silver-Russell综合征患者，不缺乏生长激素的患者也依旧有效。同时研究表明在生长激素治疗后长期随访过程中发现患者的血压、血糖、血脂和胰岛素水平等均处在正常水平，未发生代谢综合征、2型糖尿病或其他异常现象。

【遗传咨询与产前诊断】

1. 遗传咨询　Silver-Russell综合征是一种印记异常性疾病，遗传来源于父母其中一方，基因组学的研究不仅用于产后及临床确诊，对于产前诊断来说也至关重要。分子遗传学上的异常通常是生殖细胞在分化、发育过程中出现异常所致，因此胎儿期原始细胞和分化细胞可以用来进行产前的基因学检测。绒毛膜绒毛样检测由于检测的是胚胎外结构，因此不能真实反映胎儿基因组学的异常。

2. 产前诊断　阳性家族史很少作为疾病检测的指标，通常会局限在印记基因变异（如*H19/*

*IGF2*甲基化）和染色体重组的患者中。即使是作为Silver–Russell综合征特征性表现——宫内生长受限也很少作为疾病的判断指标，可能只用于三倍体或者非特异性症状的患者，但是染色体异常可作为较好的判断指标。

（巩纯秀）

❖❖ 第二十七节　Shwachman-Diamond综合征 ❖❖

Shwachman–Diamond综合征（Shwachman–Diamond syndrome）是一种以骨髓功能障碍、胰腺外分泌功能不全及骨骼异常为主要表现的常染色体隐性遗传性疾病。1963年由Shwachman首先报道了5个儿童胰腺功能不全伴有白细胞减少的病例。1967年Burke等人[96]报道了干骺端软骨发育不良也属于本病特征之一。Shwachman–Diamond综合征多在婴幼儿起病，表现复杂多样，病变主要累及胰腺、骨髓和骨骼，也影响肝、肾、牙齿及免疫系统等，患者男性多于女性，报道的发病年龄最晚为30岁。

【临床表型特征】

胰腺外分泌功能不全是Shwachman–Diamond综合征的典型临床表现，胰腺外分泌腺部分缺乏被脂肪组织取代致胰脏功能不全，表现为营养不良、脂肪泻、脂溶性维生素吸收障碍。绝大多数患儿因骨骺发育延迟、长骨干骺端发育不良导致身材矮小、骨龄落后。部分患者肋骨发育异常，包括肋骨短小、肋骨分叉等，导致胸廓窄小，严重者可能影响呼吸功能。此外尚有骨质疏松、脊柱侧弯、指（趾）异常等。牙发育异常表现为恒牙延迟、牙周病等。

血液系统改变是由骨髓功能衰竭所致，会出现各种血细胞减少，中性粒细胞减少是最常见的血液学异常。Shwachman–Diamond综合征引起的贫血一般较轻，多为正细胞正色素型，并伴有网织红细胞减少。血小板中重度减少。Shwachman–Diamond综合征有转化为骨髓异常增生综合征及急性髓细胞白血病的倾向，但是转化时间及转化的具体机制尚不清楚。患者免疫功能低下，对病毒、细菌及真菌感染的抵抗力下降，严重的败血症常为致死的原因。

其他脏器异常有：肝肿大，肝脏酶增高；心肌纤维化；肾钙质沉着。偶见间歇性糖尿，全氨基酸尿症，Ⅰ型肾小管性酸中毒。

【遗传方式与相关致病基因】

Shwachman–Diamond综合征为常染色体隐性遗传疾病，约90%是由于*SBDS*基因变异所致。*SBDS*基因定位于7q11.21，编码一个高度保守的蛋白，广泛表达于多种组织中。SBDS蛋白主要参与核糖体的生物合成，通过有丝分裂与纺锤体结合，参与肌动蛋白的聚合，发挥中性粒细胞趋化作用。

【实验室与辅助检查】

1. 骨髓　骨髓增生不良伴有脂肪细胞浸润。造血呈不同程度的异常，红系、粒系、巨核系可见轻度病态造血，也见骨髓纤维化。骨髓造血异常符合外周血象表现。

2. 影像学　骨骼可见短肋骨伴肋骨软骨交界处外展，卵圆形椎体，长骨干骺端增宽并不规则，骨骺局部缺乏矿化，长骨短小；骶髂切迹狭窄。胰腺超声多显示回声增强。

3. 胰腺病理显示胰脏腺泡被大量脂肪组织代替，而管道结构相对正常。

4. 胰腺功能试验　胰腺外分泌功能受损，胰酶分泌减少，包括脂肪酶、淀粉酶及胰蛋白酶原等，血清胰蛋白酶原低，患者72h粪便脂肪量增加。

5. 基因检测　对*SBDS*基因变异的检测。

【诊断标准】

Shwachman-Diamond综合征主要根据胰腺外分泌功能不全、血液系统表现和骨骼异常等常见临床表现，再结合基因分析进行诊断。需要注意鉴别其他常见的胰腺功能障碍的疾病，比如囊性纤维化、胰腺发育不良、皮尔逊病、Johanson-Blizzard综合征。

基因检测发现相关基因致病性变异可确诊本病。

【治疗与预后】

Shwachman-Diamond综合征尚无特效的治疗办法，主要是替代治疗和对症治疗。

对于消化系统症状主要的治疗手段是口服胰酶、中链甘油三酯及补充脂溶性维生素（维生素A、维生素D、维生素E和维生素K）。随着时间的推移，约50%的患者胰腺外分泌功能会逐渐好转。

红细胞输注和血小板输注分别是贫血和血小板减少的主要治疗方法。

对于那些严重或持续性中性粒细胞减少的患者，可考虑使用粒细胞集落刺激因子，目标是减少感染的发生率，而不是达到实验室指标正常。

因Shwachman-Diamond综合征有转化为骨髓异常增生综合征及急性髓细胞白血病的可能，要进行长期血液学随诊，检测骨髓衰竭、骨髓增生异常综合征或白血病。对于血液系统受累的患儿，唯一能治愈的方法是造血干细胞移植。

Shwachman-Diamond综合征在婴儿期主要的死亡原因是吸收不良导致的严重营养不良及感染，在年长儿或成人，主要的死亡原因是血液系统的疾病，如骨髓衰竭、中性粒细胞减少、骨髓异常增生综合征或急性白血病。

【遗传咨询与产前诊断】

1. 患者具有明确临床表型，确认*SBDS*基因检测发现纯合变异或者复合杂合变异，并对患者的父母进行变异验证。

2. 对先证者兄弟姐妹进行表型对照分析，必要时行*SBDS*基因和染色体核型检测，排除是否患病。

3. 先证者父母如有再生育需求，建议孕期行绒毛活检或羊膜腔穿刺，检测*SBDS*基因变异或采用植入前遗传学检测以阻止新患儿出生。

4. 产前宫内可见胎儿发育迟缓，羊水检测可发现胰酶不足，有助于提示诊断。

（王若光　巩纯秀）

第二十八节　高胰岛素血症性低血糖症

高胰岛素血症性低血糖症（hyperinsulinemic hypoglycemia）是胰岛β细胞过量分泌胰岛素或分泌失调所致的以顽固低血糖为主要临床表现的一组疾病，其中单基因形式的高胰岛素血症性低血糖症也称为先天性高胰岛素血症（congenital hyperinsulinism），这是本节讨论的重点。

【临床表型特征】

先天性高胰岛素血症的临床特点是低血糖伴胰岛素不恰当分泌。低血糖的表现轻重不一，包括新生儿起病的严重的难以控制的低血糖；也包括儿童期起病，症状轻微并难以明确诊断的低血糖，甚至部分患者可在成年期发病。新生儿起病的患者其症状在出生后几小时至两天后出现。儿童期起病的患者其症状在出生后几个月或几年出现。年龄越小低血糖的症状可越不典型，如青紫发作、肌张力减低、喂养困难和呼吸暂停，而惊厥则易被发现。在病情严重的患者中血浆葡萄糖浓度通常极低，因此容易识别；而在较轻低血糖病例则增加了诊断的难度。本病患者的临床异质性较强，即使在同一个家庭，患者的临床表现也可以轻重不一。

【遗传方式与相关致病基因】

目前已确定有14个基因变异可导致遗传性高胰岛素血症，遗传方式各不相同（表19-10）。

表19-10　高胰岛素血症相关致病基因及遗传信息

基因	染色体位置	遗传方式	在先天性高胰岛素血症中所占比例	临床表现
ABCC8	11p15.1	AR AD 母源杂合缺失	45%	严重低血糖，部分为巨大儿
KCNJ11	11p15.1	AR 母源杂合缺失	5%	血氨升高
GLUD1	10q23.2	AD	5%	
GCK	7p13	AD	<1%	发病年龄各异，部分伴有餐后低血糖
HADH	4q25	AR	<1%	酰基肉碱谱异常
INSR	19p13.2	AD	不详	
SLC16A1	1p13.2	AD	<1%	乏氧运动后低血糖
HNF4A	20q13.12	AD	<1%	巨大儿
HNF1A	12q24.31	AD	<1%	尚缺乏足够资料
CACNA1D	3p21.1	不详	散发病例报告	尚缺乏足够资料
FOXA2	20p11.21	不详	散发病例报告	尚缺乏足够资料

注：AD，常染色体显性；AR，常染色体隐性。

先天性高胰岛素性低血糖症目前主要分为三型：局灶型、弥漫型、不典型。手术资料显示局灶型和弥漫型所占比例大致相当[97]。典型的弥漫型先天性高胰岛素血症病理特征为胰岛β细胞细胞核增大，不同胰岛之间的细胞核大小不一，高尔基体中的胰岛素原增加；且弥漫型先天性高胰岛素血症多数为钾离子通道基因ABCC8和KCNJ11基因变异。局灶型表现为胰腺某一区域腺瘤样增生，多数病例肉眼可见增生直径为2~10mm。局灶型患者遗传多来自父亲的ABCC8或KCNJ11单一杂合变异[98]，同时患者母源11p15.1-p15.5区域等位基因丢失。根据研究报道，中国人中这种母源杂合缺失的发生率约为58%[99]。

【实验室与辅助检查】

1. 首先确认存在低血糖症，然后以下检查均应在低血糖（静脉血浆葡萄糖<2.8mmol/L）时进行：血胰岛素、C肽、生长激素、皮质醇、促肾上腺皮质激素、游离脂肪酸、β-羟丁酸盐和尿酮体。

2. 胰高血糖素刺激试验阳性，0.5~1mg胰高血糖素皮下注射可使血糖上升1.5mmol/L以上。

3. 常规影像学方法如腹部超声、CT、MRI，对诊断、鉴别诊断和鉴别组织类型无辅助作用。确定组织类型的有效方法是[^{18}F]-fluoro-l-DOPA核素扫描。这一技术的特异性达到100%，敏感性为88%~94%。PET的局限性是仅能检测直径>1mm的病灶，相当于10^5~10^6细胞。

【诊断标准】

1. 维持正常血糖所需静脉滴注葡萄糖滴速通常>8mg/（kg·min），部分患者可能达到20mg/（kg·min）以上。

2. 空腹及餐后血糖≤3mmol/L，同时伴有胰岛素、C肽升高（血浆胰岛素≥3μU/mL，C肽>0.2nmol/L）。

3. 低血糖发作时，游离脂肪酸<1.5mmol/L，β-羟丁酸<2mmol/L，尿酮体阴性。

4. 0.5~1mg胰高血糖素皮下注射可使血糖升高>1.5mmol/L以上。

5. 可能伴有血氨升高。

6. 尿有机酸分析检测到3-羟基戊二酸升高和/或血酰基肉碱谱分析发现3-羟基丁酰肉碱（C4）升高，可帮助确诊高胰岛素血症低血糖症，但阴性也不能完全排除。

【治疗与预后】

1. 初期治疗 立即静脉注射葡萄糖纠正低血糖，防止进一步低血糖和不可逆转的脑损伤。

2. 长期治疗

（1）一般治疗 治疗的理想状态为在与同龄儿相类似的饮食状态下，维持末梢血糖在正常范围。也可配合饮食干预，如：频繁的高碳水化合物食物，包括添加葡萄糖聚合物的配方；夜间连续胃管滴注葡萄糖或葡萄糖聚合物等。

（2）药物治疗 二氮嗪，生长抑素类似物（例如奥曲肽或蓝肽），硝苯地平，胰高血糖素等。饮食干预结合药物治疗在中国先天性高胰岛素血症患者中总有效率达到75%[100]。

3. 手术治疗 如药物治疗无效，弥漫型病变患者需行胰腺大部切除术，术后患者可能发生糖尿病，并存在胰腺外分泌功能障碍。如为局灶型病变患者，可进行手术病灶切除，达到根治效果。

总体预后与患者病情轻重和诊断早晚有关。目前文献统计约半数患者存在脑损伤[101]。在对95

例先天性高胰岛素血症患者进行长期随访的一项研究中，结果提示随着时间的推移，通常患者的血糖比发病初期容易控制，大多数患者经过几个月或几年的治疗后会进入临床缓解期。中国患者脑损害的发生率约在35%[100]。

【遗传咨询与产前诊断】

1. 首先根据临床分型、家系分析和基因检测确定遗传方式（表19-10）。

2. 针对常染色体显性遗传高胰岛素血症低血糖症结合家系分析进行遗传咨询和基因检测。如为家族性遗传变异（即致病变异来自先证者父母一方），应在与家属商讨并在伦理委员会讨论后考虑产前诊断是否可以实施。因后代患病概率为50%，可考虑人工授精植入前遗传学检测以及产前诊断。

3. 如为新发变异，则应告知生殖细胞嵌合的风险，建议通过产前诊断降低再发风险，并对先证者未来的生育风险（显性遗传，50%再发风险）充分告知。

4. 针对常染色体隐性遗传高胰岛素血症低血糖症，通过基因检测和家系分析明确隐性致病基因变异后，建议对先证者父母再次生育时进行产前诊断或植入前遗传学检测。

5. 对于母源杂合缺失患者家庭，属于孤立事件，目前尚无法进行产前诊断或植入前遗传学检测，但再发风险小，与常人无异。

（巩纯秀）

❧❧ 第二十九节　青少年发病的成人型糖尿病 ❧❧

青少年发病的成人型糖尿病（maturity-onset diabetes of the young, MODY）是一种特殊类型的糖尿病，通过常染色体显性遗传方式在家系内传递，以发病年龄早（通常<25岁）、胰岛β细胞功能缺陷、无胰岛素依赖性为特征。在糖尿病患者中，MODY占1%～2%[102]。在中国约有1.14亿糖尿病患者，其中约100万人确诊为MODY[103]。不过需要注意的是，MODY患者因为其临床症状不典型，且临床表现与1型糖尿病和2型糖尿病极其相似，约80%的MODY患者可能被误诊为1型糖尿病或2型糖尿病[104]。

截至目前，MODY按致病基因至少可分为13种类型，即MODY1（肝细胞核因子4α，*HNF4A*）、MODY2（葡萄糖激酶，*GCK*）、MODY3（肝细胞核因子1α，*HNF1A*）、MODY4（胰岛素启动因子1，*PDX1*）、MODY5（肝细胞核因子-1β，*HNF1β*）、MODY6（神经元分化因子1，*NEUROD1*）、MODY7（*KLF11*）、MODY8（羧基酯脂肪酶，*CEL*）、MODY9（成对盒基因4，*PAX4*）、MODY10（胰岛素基因，*INS*）、MODY11（B淋巴细胞激酶，*BLK*）、MODY12（ATP结合c家族8因子，*ABCC8*）和MODY13（*KCNJ11*）[105]。

【临床表型特征】

在MODY 13个临床分型中，最常见的三个分型为MODY1（*HNF4A*）、MODY2（*GCK*）和MODY3（*HNF1A*）（详见表19-11）。在欧美国家，MODY1、MODY2、MODY3所占的比例分别约为5%、52%和32%[104]。

表19-11　MODY相关临床表型

	MODY1	MODY2	MODY3
发病率	~5%	10%~60%	20%~50%
致病变异基因	*HNF4A*（20q13.12）	*GCK*（7p13）	*HNF1A*（12q24.31）
临床特征	通常不伴有肥胖，胰腺自身抗体阴性或无胰岛素抵抗，有糖尿病微血管或大血管并发症的可能	轻度、持久、稳定的高血糖，脂质分布合理；极少有糖尿病微血管或大血管并发症。新生儿纯合变异导致永久性糖尿病	通常不伴有肥胖，胰腺自身抗体阴性或无胰岛素抵抗，童年通常糖耐量正常，妊娠期MODY3患者有生育巨大儿的风险。较其他亚型更易发生大血管及微血管病变，可伴肾损害
血糖及HbA1c诊断标准	同2型糖尿病（75gOGTT：空腹血糖≥7mmol/L；随机或餐后2h血糖≥11.1mmol/L；HbA1c>6.5%（48mmol/mol），餐后血糖波动幅度≥5mmol/L	空腹血糖5.4~8.3mmol/L；餐后血糖波动≤3mmol/L，HbA1c5.8%~7.6%（40~60mmol/mol）	同2型糖尿病（75gOGTT：空腹血糖≥7mmol/L；随机或餐后2h血糖≥11.1mmol/L；HbA1c>6.5%（48mmol/mol），餐后血糖波动幅度≥5mmol/L
治疗	对磺胺类药物敏感，30%~40%需要胰岛素治疗	很少需要药物治疗，饮食控制	对磺胺类药物敏感，30%~40%需要胰岛素治疗

1. MODY2　患者起病年龄较早，最小的发病年龄在出生后15天，通常都没有明显的临床症状，可终身表现为空腹血糖轻度增高。许多患者是通过常规体检或在家系调查、孕期检查时发现。随着年龄的增长空腹血糖可出现轻度增高，并且患者很少合并糖尿病相关的微血管或大血管并发症。

2. MODY1和MODY3　MODY1和MODY3具有相似的临床表现，通常在儿童或青年期发病，临床表现除轻度血糖升高外，还有脂质代谢改变。随着病情的进一步发展或者在血糖控制差的情况下，有糖尿病大血管及微血管并发症的风险。另外，MODY3患者尚表现有肾小管对糖重吸收功能障碍，肾糖阈降低，因而患者早期即可出现明显多尿和多饮症状。尽管血糖升高明显，但不易发生酮症酸中毒。

【遗传方式与相关致病基因】

MODY是常染色体显性遗传病，其不同的临床分型由不同的基因变异导致。

1. MODY2　MODY2是欧美MODY家系中最常见的一种亚型，是由葡萄糖激酶（*GCK*）基因变异所致，该基因位于7p13，是葡萄糖代谢的限速酶，存在于肝脏和胰岛细胞内，参与葡萄糖的代谢过程。该基因变异可降低胰岛β细胞对葡萄糖的感受功能，导致葡萄糖刺激的胰岛素分泌不足，最终导致血糖升高。

2. MODY1和MODY3

（1）MODY1的致病基因是*HNF4A*，位于20q13.12，是一种转录因子，参与脱氧腺嘌呤核苷酸代谢，基因变异可抑制核糖核苷酸还原酶活性，阻断脱氧腺嘌呤核苷酸体合成，使DNA复制受阻。由于脱氧腺嘌呤核苷对β细胞的毒性最强，该基因的变异有可能导致β细胞的活性丧失或者直接导致细胞死亡，α细胞/β细胞比例增高，从而引发糖尿病。

（2）MODY3发病相关的基因是*HNF1A*，位于12q24.31，同*HNF4A*一样，*HNF1A*在肝脏、肾脏、肠及β细胞中均有表达，是肝脏许多基因重要的转录因子。它可通过改变胰岛素基因表达影响胰腺胚胎发育，致使β细胞发育不良和进行性功能丧失而发生糖尿病。

【实验室与辅助检查】

各型MODY，首先需要达到糖尿病的诊断标准，然后再根据临床特征及基因分型。

1. MODY2

（1）患儿在糖尿病诊断前有很长一段时间的血糖调节异常阶段，不少在儿童期血糖达不到糖尿病诊断水平。空腹血糖通常为5.4～8.3mmol/L，餐后血糖波动幅度轻度增加。70%的患者餐后血糖波动值<3mmol/L，95%的患者波动幅度<4.6mmol/L；一定年龄后血糖恶化才达到糖尿病的诊断标准。

（2）40岁以下的患者的糖化血红蛋白（HbA1c）为 5.6%～7.3%，40岁以上的患者的糖化血红蛋白（HbA1c）为5.9%～7.6%[106]。

（3）不同程度（或）器质性胰岛β细胞分泌胰岛素功能缺陷，且胰岛素抗体阴性。

（4）*GCK*基因致病性变异。

2. MODY1和MODY3

（1）随机血糖≥11.1mmol/L；空腹血糖≥7mmol/L；OGTT服糖2h后血糖≥11.1mmol/L 且餐后血糖波动幅度≥5mmol/L（48mmol/mol）。

（2）HbA1c>6.5%。

（3）脂质代谢异常。

（4）不同程度（或）器质性胰岛β细胞分泌胰岛素功能缺陷，且胰岛素抗体阴性。

（5）*HNF4A*或*HNF1A*基因致病性变异。

【诊断标准】

1. 家系内至少三代直系亲属内均有糖尿病患者，且在家系内传递规律符合常染色体显性遗传。

2. 家系内至少有2名患者在诊断糖尿病时年龄<25岁。

3. 糖尿病确诊后至少在5年内不需使用胰岛素控制血糖。

4. β细胞功能障碍。

5. 明确的MODY相关基因致病性变异。

【治疗与预后】

1. MODY2　患者多无明显的临床表现，仅表现为轻微血糖增高，预后良好，且微血管并发症少，因此一般患者并不需要药物治疗，仅通过控制饮食和运动治疗就可以控制血糖。但对于妊娠期的患者，如果胎儿并未遗传母亲携带的基因变异，则需要使用降低血糖的药物甚至胰岛素治疗，以防止巨大儿的出生。如果胎儿已遗传母亲所携带的基因变异位点，巨大儿的风险就大大降低[107]。

2. MODY1和MODY3　MODY1和MODY3相关基因变异导致β细胞功能缺陷，使胰岛素的分泌减少，而磺脲类药物的作用主要通过调控胰岛β细胞膜上的Ca^{2+}门控通道而刺激胰岛素的分泌，该分型的患者对磺脲类药物敏感。但是由于磺脲药物副作用可导致低血糖，因此目前建议临床使用低剂量磺脲类药物（20～50mg/d）控制患者的血糖水平[106]。国际儿童和青少年糖尿病学会临床实践指南（ISPAD 2018 Consensus Guidelines：The diagnosis and management of monogenic diabetes in children and adolescents）建议患者需胰岛素控制血糖，同时使用磺脲类药物，磺脲类药物初始剂量应为正常成年人起始剂量的1/4，以避免低血糖的发生。

【遗传咨询与产前诊断】

1. 遗传咨询

（1）确定咨询者家系中的MODY的临床诊断，建立遗传咨询档案。确定临床症状诊断包括询问患者的症状学特征，特别发病缓急情况及糖尿病家族史。查体时应重点关注患者体型情况，有助于判断糖尿病的分型。

（2）对疑似患者行尿常规、静脉血糖及糖化血红蛋白的监测，确定葡萄糖代谢异常的诊断；对疑似患者行空腹血糖、OGTT试验确诊糖尿病的诊断。绘制家系图谱，是否符合常染色体显性遗传方式。

（3）明确基因变异位点的致病性，按照常染色体显性遗传方式咨询：①若双亲之一是患者，子女半数可能发病；②若双亲都是患者，其子女有3/4可能发病（双亲均为杂合体，子代1/4基因型正常，3/4患病）；③若患者为致病基因纯合体，子女全部发病；④若家系中成员出现与先证者相同的变异位点，应注意糖尿病的发病风险，提前采取干预措施。

2. 产前诊断

（1）确认先证者的临床表型和MODY相关基因致病性变异。

（2）确认患者的双亲或双亲之一携带有与患者相同的MODY相关基因变异。

（3）在妊娠11～13周进行绒毛活检或16～22周羊膜腔穿刺抽取羊水进行胎儿DNA检测，根据先证者的变异类型采用相应的技术对胎儿细胞进行基因扩增，以确定胎儿的基因型以及是否会罹患与先证者相同的疾病。

（4）对于产前基因诊断后出生的新生儿，应进行血糖的监测并进行随访和记录。

（巩纯秀）

第三十节　自免性多发分泌腺病综合征

自免性多发分泌腺病综合征即自身免疫性多内分泌腺综合征（autoimmune polyendocrinopathy syndrome），指同一个体因自身免疫异常介导有2个或者2个以上内分泌腺体或非内分泌腺体的功能亢进或减退，表现为多种器官或细胞的功能减退或障碍，少数为亢进[107]。自免性多发分泌腺病综合征分为3型，其发病与遗传相关，部分病例为家族性。自免性多发分泌腺病综合征Ⅰ型又称Blizzard综合征，由慢性皮肤黏膜念珠菌感染、甲状旁腺功能减退和原发性肾上腺皮质功能减退（Addison病）3种疾病至少出现2种；自免性多发分泌腺病综合征Ⅱ型又称Schmidt综合征或Schmidt-Carpenter综合征，指出现Addison病和自身免疫性甲状腺疾病，其与Ⅰ型的区别是不会出现甲状旁腺的功能异常；自免性多发分泌腺病综合征Ⅲ型为自身免疫性甲状腺疾病和肾上腺以外的自身免疫性疾病，与前两型的最大区别是不并发肾上腺疾病。

【临床表型特征】

1. 自免性多发分泌腺病综合征Ⅰ型　多于婴幼儿起病。主要临床表现为肾上腺皮质功能减退（Addison病）、皮肤与黏膜念珠菌病、外胚层营养不良，可同时或先后出现上述至少2种疾病。一般最先出现黏膜与皮肤的念珠菌病，多为白色念珠菌感染，可能仅表现为不典型的皮疹。念珠菌常见感染部位为口腔颊黏膜，还可发生于指（趾）甲、食管、肛门、肺等组织器官，容易复发，长期感染可发生癌变。其次还可能还出现甲状旁腺功能减退、自身免疫性糖尿病、性腺功能减退、Graves病、IgA缺乏症、白癜风、角膜炎、纯红细胞再生障碍性贫血、吸收障碍综合征。有的患者还可能同时出现自身免疫性非内分泌腺疾病，如慢性活动性肝炎、无脾症等。其中皮肤与黏膜念珠菌病出现越早，越容易出现多种临床表现。此外，还有基底节、鼓膜钙化、皮肤血管炎、口腔鳞状细胞癌、类风湿性关节炎、自免性垂体病等患病个体出现。

2. 自免性多发分泌腺病综合征Ⅱ型　比Ⅰ型较常见，发病年龄比Ⅰ型晚，多在成年才发病，少数儿童期发病，临床表现多种多样。Ⅱ型女性患病多于男性，有家族聚集性，多代受累。临床表现以肾上腺皮质功能减退（Addison病）、1型糖尿病、自身免疫性甲状腺疾病为主。Ⅱ型不会出现皮肤、黏膜的念珠菌病和甲状旁腺功能减退，可伴发重症肌无力、系统性红斑狼疮、淋巴细胞性垂体炎、疱疹性皮炎、帕金森病、浆膜炎、IgA缺乏症、僵人综合征等自身性免疫非内分泌腺疾病。

3. 自免性多发分泌腺病综合征Ⅲ型　为自身免疫性甲状腺疾病和非肾上腺自身免疫性疾病，其临床表现中以1型糖尿病为主，其次为甲状腺疾病。自身甲状腺疾病常隐匿性起病，甲状腺功能亢进的临床表现容易被1型糖尿病的症候群所掩盖，而甲状腺功能低下的大部分患者甚至可自行缓解，经过治疗的患者也可以在一定时期内维持正常生理功能。根据自免性多发分泌腺病综合征组成疾病的差异还可以对Ⅲ型再进一步分型。

【遗传方式与相关致病基因】

自免性多发分泌腺病综合征Ⅰ型属于单基因遗传病，常染色体隐性遗传，致病基因为编码自身免疫调节因子（autoimmune regulator）的AIRE基因，定位于21q22.3上。

自免性多发分泌腺病综合征Ⅱ型属于多基因遗传病，遗传机制较为复杂，以6号染色体上的基因为主，人类的6号染色体上包含着组织相容性抗原复合体的基因簇。Ⅱ型也会出现家族性遗传，可发生于家族中的多代个体，其发病与人类白细胞抗原（HLA）复合体等紧密相关，HLA受控于组织相容性抗原复合体，定位于染色体6p上。Ⅱ型的发病常与HLA-DR3或DR4单体型有关，但也受非HLA基因及环境因素的影响。

自免性多发分泌腺病综合征Ⅲ型遗传特性为不完全外显的常染色体显性遗传，常表现为同一家族中的多人发病，其致病机制主要为内分泌和非内分泌器官特异性自身免疫介导异常、失调，T细胞浸润导致的靶细胞功能障碍。Ⅲ型也可能由某种不利的环境因素诱发。

【实验室与辅助检查】

自免性多发分泌腺病综合征Ⅰ型主要依靠分子诊断，即检测AIRE基因变异。已知AIRE基因变异包括无义变异、错义变异、插入和缺失以及剪切位点变异，变异位点几乎遍布整个基因。因此在实验室检测上需要扩大基因检测范围，不断优化基因检测方法，发现更多的致病变异。

自免性多发分泌腺病综合征Ⅱ型实验室诊断可检测相应的易感基因，但只能作为协助诊断。可以检测HLA上的相关易感基因，判断发展成为自身免疫性疾病的风险，但是要注意非HLA基因也会导致Ⅱ型的发生，有致病风险，而且非HLA基因甚至具有决定某些器官的潜在疾病的特异性，所以检测HLA上的易感基因并不能作为诊断依据。最常用的实验室检测是进行免疫抗体检测。

【诊断标准】

由于自免性多发分泌腺病综合征的各种腺体疾病是先后出现的，出现时间不同、间隔时间有长有短，有可能从只是单一自身免疫性疾病发展成为多内分泌腺体疾病或者非内分泌腺体疾病，所以疾病诊断往往是一个动态过程。发病个体还可能从一种自免性多发分泌腺病综合征转化为另一类型的自免性多发分泌腺病综合征，在诊断上也可能随着疾病的变化，不同时期需要更改诊断，所以以定期随访及动态监测显得格外重要。

自免性多发分泌腺病综合征的症状诊断主要依靠不同分型的不同临床症状及表现，并结合实验室检测确认诊断。

Ⅱ型为多基因遗传病，临床表现上有自身免疫性甲状腺疾病、肾上腺皮质功能减退、1型糖尿病等。诊断需要根据免疫抗体检测结果再结合临床症状、家族史等进行诊断。

Ⅲ型由于发病隐匿，主要通过临床表现及疾病特点进行诊断，当出现自身免疫性甲状腺疾病，患者还同时出现其他的一个或者多个自身免疫性疾病时应考虑为Ⅲ型，但要注意是不伴有肾上腺皮质功能减退。

【治疗与预后】

自免性多发分泌腺病综合征的治疗原则是根据患者的不同临床表现，抓住主要临床表现，同时结合各种合并症，综合分析后及时调整药物种类及剂量，尽量避免内分泌或者非内分泌腺体的功能缺陷甚至危象的发生，尤其对于发病早的Ⅰ型的婴幼儿或者儿童，应尽可能保证患儿的生长发育，对于成人自免性多发分泌腺病综合征，应以提高患者的生活质量为主。

治疗的选择上，不论分型如何，都是以抗感染、免疫抑制剂或者激素替代治疗，不同的临床症状采取相应的对症支持治疗。Ⅰ型患者出现念珠菌感染时应用抗真菌药物如氟康唑、两性霉素等抗真菌药物治疗；发生肾上腺功能减退时可给予糖皮质激素；出现甲状旁腺功能减退时口服钙剂及维生素D治疗；不论Ⅰ型还是Ⅱ型，当发生1型糖尿病时予胰岛素进行治疗，当合并甲减时，需予甲状腺片、左旋甲状腺素片等替代治疗。在运用左旋甲状腺素片治疗时，对于自身甲状腺抗体阳性的Ⅲ型患者，如果并发有慢性自身免疫性胃炎或其他腹腔疾病时，主张应尽早给予左旋甲状腺素片治疗[108]。

自免性多发分泌腺病综合征患者的身心健康都受到了严重的损害，应早期进行特异性抗体的检测，以便及时发现各种内分泌腺体或非内分泌腺体的潜在自身免疫疾病，通过合理的药物应用，早期干预，从而改善患者的预后。

【遗传咨询与产前诊断】

1. 遗传咨询　可尽早进行基因筛查及加强随访，早期发现和及时治疗从而改善多数患者的预后。

（1）自免性多发分泌腺病综合征Ⅰ型属于单基因常染色体隐性遗传，可按常染色体隐性遗传病的遗传方式、遗传规律及疾病特点进行遗传咨询。绘制先证者的家系图，判断是否符合常染色体隐性遗传。

对于自免性多发分泌腺病综合征患者及其家属或者患者生育时，可以进行产前基因诊断，但基因型与表型关系并不紧密，虽然可以明确患病的风险，但是对于子代的临床表现及预后较难判断，而且并不是所有患者均能检测出致病变异，所以在给患者遗传咨询的建议时需慎重。

（2）自免性多发分泌腺病综合征Ⅱ型与相应的HLA紧密相关，目前临床上无基因诊断方法，而检测相应的一些免疫抗体、自身抗体有助于诊断，在不能明确发病可能及致病性的情况下，对于Ⅱ型可进行HLA的分型鉴定，但是其分型检查不能作为诊断依据，只能进行风险评估，应告知患者相关的风险。

2. 产前诊断　产前诊断需建立在先证者的遗传诊断明确的基础上，可根据先证者的变异类型采用相应的技术对胎儿DNA（妊娠11～13周进行绒毛活检或16～22周进行羊膜腔穿刺抽取羊水）进行遗传学检测。自免性多发分泌腺病综合征只有Ⅰ型的遗传诊断有明确的分子诊断途径，因此可以对明确具有Ⅰ型疾病的夫妻在生育时可进行胎儿*AIRE*基因诊断，而Ⅱ型、Ⅲ型在产前没有可靠的方法对胎儿进行产前诊断，只对下一代的患病风险进行评估。

（巩纯秀）

第三十一节　StAR综合征

StAR 综合征（STAR syndrome）表现为并指（趾）、肾发育异常、肛门狭窄、闭锁或直肠阴道瘘、阴蒂肥大等畸形构成的综合征。由Green[109]在1996年首次描述并确认病因为*FAM58A*基因杂合缺失或点变异所致。据估计在先天性尿囊直肠发育异常中，StAR 综合征的发生率为1/2 500[110]。

【临床表型特征】

临床表型为复杂畸形，智力正常，面部特征可见眼距宽、鼻狭窄；并指（趾）畸形［2～5指（趾）］；肛门闭锁或狭窄，或直肠阴道瘘、阴蒂肥大、阴唇发育不良；游走肾、肾积水、肾发育不良。可偶见下睑缺失、癫痫、脊髓空洞。

【遗传方式与相关致病基因】

StAR综合征为X-连锁显性遗传，致病基因*FAM58A*位于Xq28，主要在肾脏、结肠、子宫、宫颈等部位表达，肿瘤和胚胎中也有表达。研究表明，*FAM58A*可能参与细胞周期调控，该基因的大片段缺失导致异常蛋白表达产物出现，而点变异导致*FAM58A*转录的mRNA降低，两者均可使细胞增殖受阻，从而出现相应的临床表现[111, 112]。

【实验室与辅助检查】

*FAM58A*基因杂合缺失或点变异。

【诊断标准】

1. 典型的临床表现，并指（趾）、肛门和生殖器畸形、肾发育不全等关联表型，可以拟诊。

2. 游走肾或肾积水、肛门闭锁、并指（趾）畸形等在产前超声检查中可能被发现。

3. 基因检测发现*FAM58A*基因致病性变异。

【治疗与预后】

并指（趾）、肛门及生殖器畸形可行外科矫形手术。肾发育不全如果能够代偿或一侧肾具有功能，则预后好；如果双肾发育不良或影响肾功能时，预后较差。出生后可以采取外科矫形治疗，可获得较好效果。

【遗传咨询与产前诊断】

1. 遗传咨询　明确患者的临床诊断，建立档案，必要时进行专科会诊。根据患者明确的临床表型，检测发现致病基因*FAM58A*基因杂合缺失或点变异，可以确诊，并需要对患者的父母进行变异位点的验证。根据家系中StAR综合征的发生状况，结合X-连锁显性遗传特性，建立家系图及遗传咨询档案，根据X-连锁显性遗传方式进行遗传咨询（详见第七章相关内容）。注意明确肾功能情况，并注意是否存在癫痫症状或脊髓空洞症。

2. 产前诊断

（1）明确先证者的临床诊断和致病基因变异位点。

（2）根据致病基因相应的遗传方式，计算子代再发风险。若有再发风险，则需通过侵入性产前检测（妊娠11～13周进行绒毛活检或16～22周进行羊水细胞基因检测）或者胚胎植入前遗传学检测的方式阻断患儿的出生。

（3）对于先证者的致病变异未在父母中得到验证，除了新发变异，还有生殖细胞嵌合变异的可能，因此再生育需要进行产前诊断。

（王若光　巩纯秀）

参考文献

[1] Al Alawi AM, Nordenström A, Falhammar H. Clinical perspectives in congenital adrenal hyperplasia due to 3β-hydroxysteroid dehydrogenase type 2 deficiency [J]. Endocrine, 2019, 63: 407-421.

[2] Momodu Ⅱ, Singh G.Adrenal congenital hyperplasia [M]. Treasure Island（FL）: StatPearls Publishing, 2018 -2019.

[3] Ben RB, Kallabi F, Mahfoudh N, et al. Novel cases of Tunisian patients with mutations in the gene encoding 17β-hydroxysteroid dehydrogenase type 3 and a founder effect [J]. J Steroid Biochem Mol Biol, 2016, 165: 86-94.

[4] Mendonca BB, Gomes NL, Costa EM, et al. 46, XY disorder of sex development（DSD）due to 17β-hydroxysteroid dehydrogenase type 3 deficiency [J]. J Steroid Biochem Mol Biol, 2017, 165: 79-85.

[5] 宋艳宁, 陈佳佳, 巩纯秀. 17β-羟类固醇脱氢酶缺乏症3型2例并文献复习 [J]. 中华实用儿科杂志, 2018, 33: 618-620.

[6] Ito Y, Fisher CR, Conte FA, et al. Molecular basis of aromatase deficiency in an adult female with sexual infantilism and polycystic ovaries [J]. Proc Natl Acad Sci USA, 1993, 90: 11673-11677.

[7] Maffei L, Murata Y, Rochira V, et al. Dysmetabolic syndrome in a man with a novel mutation of the aromatase gene: effects of testosterone, alendronate, and estradiol treatment [J]. J Clin Endocrinol Metab, 2004, 89: 61-70.

[8] Belgorosky A, Guercio G, Pepe C, et al. Genetic and clinical spectrum of aromatase deficiency in infancy, childhood and adolescence [J]. Horm Res, 2009, 72: 321-330.

[9] Chen Z, Wang O, Nie M, et al. Aromatase deficiency in a Chinese adult man caused by novel compound heterozygous CYP19A1 mutations: effects of estrogen replacement therapy on the bone, lipid, liver and glucose metabolism [J]. Mol Cell Endocrinol, 2015, 399: 32-42.

[10] Simard J, Ricketts ML, Gingras S, et al. Molecular biology of the 3-beta-hydroxysteroid dehydrogenase/delta5-delta4 isomerase gene family [J]. Endocr Rev, 2005, 26: 525-582.

[11] Bongiovanni AM. The adrenogenital syndrome with deficiency of 3-beta- hydroxysteroid dehydrogenase [J]. J Clin Invest, 1962, 41: 2086-2092.

[12] Nishi Y, Tezuka T. Mild adrenal 3-beta-hydroxysteroid dehydrogenase deficiency in children with accelerated growth, premature pubarche and/or hirsutism [J]. Eur J Pediatr, 1992, 151: 19-23.

[13] 刘彦玲, 孙首悦, 秦雪艳, 等. 2例3β-羟类固醇脱氢酶缺陷症的临床特点及分子遗传学研究 [J]. 中华内分泌代谢杂志, 2016, 32: 98-102.

[14] Rheaume E, Lachance Y, Zhao HF, et al. Structure and expression of a new complementary DNA encoding the almost exclusive 3-beta-hydroxysteroid dehydrogenase/delta 5-delta 4-isomerase in human adrenals and gonads [J]. Mol Endocrinol, 1991, 5: 1147-1157.

[15] Miller WL. Disorders in the initial steps of steroid hormone synthesis [J]. J Steroid Biochem Mol Biol, 2017, 165: 18-37.

[16] Shima M, Tanae A, Miki K, et al. Mechanism for the development of ovarian cysts in patients with congenital lipoid adrenal hyperplasia [J]. Eur J Endocrinol, 2000, 142: 274-279.

[17] Katsumata N, Tanae A, Shinagawa T, et al. Homozygous Q258X mutation in the steroidogenic acute regulatory gene in a Japanese patient with congenital lipoid adrenal hyperplasia [J]. Endocrinol J, 1997, 44: 441-446.

[18] Kim JM, Choi JH, Lee JH, et al. High allele frequency of the p.Q258X mutation and identification of a novel mis-splicing mutation in the STAR gene in Korean patients with congenital lipoid adrenal hyperplasia [J]. Eur J Endocrinol, 2011, 165: 771-778.

[19] Peterson RE, Imperato-McGinley J, Gautier T, et al. Male pseudohermaphroditism due to multiple defects in steroid-biosynthetic microsomal mixed-function oxidases: a new variant of congenital adrenal hyperplasia [J]. N Engl J Med, 1985, 313: 1182-1191.

[20] Arlt W, Walker EA, Draper N, et al. Congenital adrenal hyperplasia caused by mutant P450 oxidoreductase and human androgen synthesis: analytical study [J]. Lancet, 2004, 363: 2128-2135.

[21] 邱明芳. 细胞色素P450氧化还原酶缺陷和先天性肾上腺皮质增生症 [J]. 中国社区医师, 2015, 31: 6-7.

[22] Lin L, Gu WX, Ozisik G, et al. Analysis of DAX1 (NR0B1) and steroidogenic factor-1 (NR5A1) in children and adults with primary adrenal failure: ten years' experience [J]. J Clin Endocrinol Metab, 2006,

91: 3048–3054.

[23] Choi JH, Park JY, Kim GH, et al. Functional effects of DAX-1 mutations identified in patients with X-linked adrenal hypoplasia congenita [J]. Metabolism, 2011, 60: 1545–1550.

[24] Ito M, Yu R, Jameson JL. DAX-1 inhibits SF-1-mediated transactivation via a carboxy-terminal domain that is deleted in adrenal hypoplasia congenita [J]. Mol Cell Biol, 1997, 17: 1476–1483.

[25] Guo W, Mason JS, Stone CJ, et al. Diagnosis of X-linked adrenal hypoplasia congenita by mutation analysis of the DAX1 gene [J]. JAMA, 1995, 274: 324–330.

[26] Sjarif DR, Ploos van Amwtel JK, Duran M, et al. Isolated and contiguous glycerol kinase gene disorders: a review [J]. J Inherit Metnh Dis, 2000, 23: 529–547.

[27] Barbaro M, Bens S, Haake A, et al. Multiplex ligation-dependent probe amplification analysis of the NR0B1 （DAX1）locus enables explanation of phenotypic differences in patients with X-linked congenital adrenal hypoplasia [J]. Horm Res Paediatr, 2012, 77: 100–107.

[28] Jamroz E, Paprocka J, Popowska E, et al. Xp21.2 contiguous gene syndrome due to deletion involving glycerol kinase and Duchenne muscular dystrophy loci [J]. Neurol India, 2010, 58: 670–671.

[29] Watkins CE, Litchfield J, Song E, et al. Chronic granulomatous disease, the McLeod phenotype and the contiguous gene deletion syndrome-a review [J]. Clin Mol Allergy, 2011, 9: 13.

[30] McCabe ERB. Disorders of glycerol metabolism [M] //Scriver CR, Beaudet AL, Sly WS. The metabolic and molecular bases of inherited disease. 8th ed. ohio: McCraw-Hill Co, 2001: 1631–1652.

[31] Zaffanello M, Zamboni G, Tonin P, et al. Complex glycerol kinase deficiency leads to psychomotor and body-growth failure [J]. J Paediatr Child Health, 2004, 40: 237–240.

[32] Sinnecker GH, Hiort O, Dibbelt L, et al. Phenotypic classifcation of male pseudohermaphroditism due to steroid 5 alpha-reductase 2 defciency [J]. Am J Med Genet, 1996, 63: 223–230.

[33] Maimoun L, Philibert P, Cammas B, et al. Phenotypical, biological, and molecular heterogeneity of 5 alpha-reductase deficiency: an extensive international experience of 55 patients [J]. J Clin Endocrinol Metab, 2011, 96: 296–307.

[34] 宋艳宁, 范丽君, 赵岫, 等. 5α-还原酶缺乏症86例SRD5A2基因检测结果与临床表型分析 [J]. 中华儿科杂志, 2019, 57: 131–135.

[35] Costa EM, Domenice S, Sircili MH, et al. DSD due to 5α-reductase 2 deficiency from diagnosis to long term outcome [J]. Semin Reprod Med, 2012, 30: 427–431.

[36] Lifton RP, Dluhy RG, Powers M, et al. A chimaeric 11-hydroxylase/aldosterone synthase gene causes glucocorticoid-remediable aldosteronism and human hypertension [J]. Nature, 1992, 355: 262–265.

[37] Refetoff S, DeWind LT, DeGroot LJ. Familial syndrome combining deaf-mutism, stuppled epiphyses, goiter and abnormally high PBI: possible target organ refractoriness to thyroid hormone [J]. J Clin Endocrinol Metab, 1967, 27: 279–294.

[38] Persani L, Campi I. Syndromes of resistance to thyroid hormone action[J]. Exp Suppl, 2019, 111:55–84.

[39] 谷奕, 巩纯秀, 吴迪, 等. 儿童甲状腺激素抵抗综合征临床和遗传特点分析及文献复习 [J]. 北京医学,

2016, 8: 768-773.

[40] Rivas AM, Lado-Abeal J. Thyroid hormone resistance and its management [J]. Proc（Bayl Univ Med Cent）, 2016, 29: 209-211.

[41] De Felice M, Di Lauro R. Thyroid development and its disorders: genetics and molecular mechanisms [J]. Endocr Rev, 2004, 25: 722-746.

[42] 杜传书. 医学遗传学 [M]. 北京: 人民卫生出版社, 2014: 884-893.

[43] Szinnai G. Clinical genetics of congenital hypothyroidism [J]. Endocr Dev, 2014, 26: 60-78.

[44] Vigone MC, Fugazzola L, Zamproni I, et al. Persistent mild hypothyroidism associated with novel sequence variants of the DUOX2 gene in two siblings [J]. Hum Mutat, 2005, 26: 395.

[45] Barakat AY, D'Albora JB, Martin MM, et al. Familial nephrosis, nerve deafness, and hypoparathyroidism [J]. J Pediatr, 1977, 91: 61-64.

[46] Belge H, Dahan K, Cambier JF, et al. Clinical and mutational spectrum of hypoparathyroidism, deafness and renal dysplasia syndrome [J]. Nephrol Dial Transplant, 2017, 32: 830-837.

[47] Taslipinar A, Kebapeilar L, Kutlu M, et al. HDR syndrome（hypoparathyroidism, sensorineural deafness and renal disease）accompanied by renal tuhular acidosis and endocrine abnormalities [J]. Intern Med, 2008, 47: 1003-1007.

[48] Muroya K, Hasegawa T, Ito Y, et al. GATA3 abnormalities and the phenotypic spectrum of HDR syndrome [J]. J Med Genet, 2001, 38: 374-380.

[49] Muroya K, Mochizuki T, Fukami M, et al. Diabetes mellitus in a Japanese girl with HDR syndrome and GATA3 mutation [J]. Endocrinol J, 2010, 57: 171-174.

[50] Ali A, Christie PT, Grigorieva Ⅳ, et al. Functional ehara-cterization of GATA3 mutations causing the hypoparathyroidism-deafness-renal（HDR）dysplasia syndrome: insight into mechanisms of DNA binding by the GATA3 transcription factor [J]. Hum Mol Genet, 2007, 16: 265-275.

[51] Allerheiligen DA, Schoeber J, Houston RE, et al. Hyperparathyroidism [J]. Am Fam Physician, 1998, 57: 1795-1802;1807-1808.

[52] Fraser WD. Hyperparathyroidism [J]. Lancet, 2009, 374: 145-158.

[53] Acar S, Demir K, Shi Y. Genetic causes of rickets [J]. J Clin Res Pediatr Endocrinol, 2017, 9: 88-105.

[54] 陈晓阳, 赵止言. 维生素D依赖性佝偻病 [J] 中国儿童保健杂志, 2017, 25: 478-480.

[55] British Paediatric Association. Hypercalcaemia in infants and vitamin D [J]. BMJ, 1956, 2: 149.

[56] Beuren AJ, Apitz J, Harmjanz D. Supravalvular aortic stenosis in association with mental retardation and a certain facial appearance [J]. Circulation, 1962, 26: 1235-1240.

[57] Schlingmann KP, Kautmann M, Weber S, et al. Mutations in CYP24A1 and idiopathic infantile hypercalcemia [J]. N Engl J Med, 2011, 365: 410-421.

[58] Schlingmann KP, Ruminska J, Kaufmann M, et al. Autosomal-recessive mutations in SLC34A1 encoding sodium-phosphate cotransporter 2A cause idiopathic infantile hypercalcemia [J]. J Am Soc Nephrol, 2016, 27: 604-614.

[59] Agrawal AS, Kataria R. Persistent Müllerian duct syndrome（PMDS）: a rare anomaly the general surgeon must know about [J]. Indian J Surg, 2015, 77: 217–221.

[60] Saleem M, Ather U, Mirza B, et al. Persistent Müllerian duct syndrome: a 24–year experience [J]. J Pediatr Surg, 2016, 51: 1721–1724.

[61] Sheehan SJ, Tobba IN, Ismail MA, et al. Persistent Müllerian duct syndrome. Review and report of 3 cases [J]. Br J Urol, 1985, 57: 548–551.

[62] Ren X, Wu D, Gong C. Persistent Müllerian duct syndrome: a case report and review [J]. Exp Ther Med, 2017, 14: 5779–5784.

[63] Thiel DD, Erhard MJ. Uterine adenosarcoma in a boy with persistent Müllerian duct syndrome: first reported case [J]. J Pediatr Surg, 2005, 40: 29–31.

[64] Shamim M. Persistent Mullerian duct syndrome with transverse testicular ectopia presenting in an irreducible inguinal hernia [J]. J Pak Med Assoc, 2007, 57: 421–423.

[65] Josso N, Ray RA, Picard J. Anti–Müllerian hormone: a valuable addition to the toolbox of the pediatric endocrinologist [J]. Int J Epidemiol, 2013, 35: 674105.

[66] Robinson C, Collins MT, Boyce AM. Fibrous dysplasia/McCune–Albright syndrome: clinical and translational perspectives[J]. Curr Osteoporos Rep, 2016,14: 178–186.

[67] Lumbroso S, Paris F, Sultan C. Activating Gsalpha mutations: analysis of 113 patients with signs of McCune–Albright syndrome—a European collaborative study [J]. J Clin Endocrinol Metab, 2004, 89: 2107–2113.

[68] Martire B, Panza R, Pillon M, et al. CHARGE syndrome and common variable immunodeficiency: a case report and review of literature [J]. Pediatr Allergy Immunol, 2016, 27: 546–550.

[69] Blake KD, Davenport SL, Hall BD, et al. CHARGE association: an update and review for the primary pediatrician [J]. Clin Pediatr（Phila）, 1998, 37: 159–173.

[70] Verloes A. Updated diagnostic criteria for CHARGE syndrome: a proposal [J]. Am J Med Genet A, 2005, 133A: 306–308.

[71] Hale CL, Niederriter AN, Green GE, et al. Atypical phenotypes associated with pathogenic CHD7 variants and a proposal for broadening CHARGE syndrome clinical diagnostic criteria [J]. AM J Med Genet A, 2016, 170A: 344–354.

[72] Vissers LE, van Ravenswaaij CM, Admiraal R, et al. Mutations in a new member of the chromodomain gene family cause CHARGE syndrome[J]. Nat Genet, 2004, 36: 955–957.

[73] Reynaet N, de Zegher F, Francois I, et al. Expanding the CHARGE geno–phenotype: a girl with novel CHD7 deletion, hypogonadotropic hypogonadism, and agenesis of uterus and ovaries [J]. Horm Res Paediatr, 2016, 85: 288–290.

[74] Dode C, Hardelin JP. Kallmann syndrome [J]. Eur J Hum Genet, 2009, 17: 139–146.

[75] Luo H, Zheng R, Zhao Y, et al. A dominant negative FGFR1 mutation identified in a Kallmann syndrome patient [J]. Gene, 2017, 621: 1–4.

[76] Sarfati J, Bouvattier C, Bry–Gauillard H, et al. Kallmann syndrome with FGFR1 and KAL1 mutations

detected during fetal life [J]. Orphanet J Rare Dis, 2015, 10: 71.

[77] Montenegro LR, Silveira LF, Tusset C, et al. Combined use of multiplex ligation-dependent probe amplification and automatic sequencing for identification of KAL1 defects in patients with Kallmann syndrome [J]. Fertil Steril, 2013, 100: 854–859.

[78] Ganaha A, Tono T, Kaname T, et al. Suprameatal cochlear implantation in a CHARGE patient with a novel CHD7 variant and KALLMANN syndrome phenotype: a case report [J]. Otol Neurotol, 2017, 38: 990–995.

[79] Bar C, Zadro C, Diene G, et al. Pituitary stalk interruption syndrome from infancy to adulthood: clinical, hormonal, and radiological assessment according to the initial presentation [J]. PLoS One, 2015, 10: e0142354.

[80] Argyropoulou M, Perignon F, Brauner R, et al. Magnetic resonance imaging in the diagnosis of growth hormone deficiency [J]. J Pediatr, 1992, 120: 886–891.

[81] Adan L, Souberbielle JC, Brauner R. Diagnostic markers of permanent idiopathic growth hormone deficiency [J]. J Clin Endocrinol Metab, 1994, 78: 353–358.

[82] Tauber M, Chevrel J, Diene G, et al. Long-term evolution of endocrine disorders and effect of GH therapy in 35 patients with pituitary stalk interruption syndrome [J]. Horm Res, 2005, 64: 266–273.

[83] 程华, 曾津津, 李航, 等. 垂体柄阻断综合征的MRI表现及与临床意义的相关性研究 [J]. 临床放射学杂志, 2008, 27 (6): 821–824.

[84] Wang Q, Hu Y, Li G, et al. Pituitary stalk interruption syndrome in 59 children: the value of MRI in assessment of pituitary functions [J]. Eur J Pediatr, 2014, 173: 589–595.

[85] Cabrera-Salcedo C, et al. Isolated growth hormone deficiency due to the R183H mutation in GH1: clinical analysis of a four-generation family [J]. Clin Endocrinol, 2017, 87: 874–876.

[86] Majumdar S, Farris CL, Kabat BE, et al. Forkhead Box O1 is present in quiescent pituitary cells during development and is increased in the absence of p27 Kip1 [J]. PLoS One, 2012, 7: e52136.

[87] Gregory LC, Alatzoglou KS, McCabe MJ, et al. Partial loss of function of the GHRH receptor leads to mild growth hormone deficiency [J]. J Clin Endocrinol Metab, 2016, 101: 3608–3615.

[88] McNay DE, Turton JP, Kelberman D, et al. HESX1 mutations are an uncommon cause of septooptic dysplasia and hypopituitarism [J]. J Clin Endocrinol Metab, 2007, 92: 691–697.

[89] Demirbilek H, Tahir S, Baran RT, et al. Familial isolated growth hormone deficiency due to a novel homozygous missense mutation in the growth hormone releasing hormone receptor gene: clinical presentation with hypoglycemia [J]. J Clin Endocrinol Metab, 2014, 99: E2730–E2734.

[90] Genetics Home Reference. Silver-Russell syndrome. https: //ghr.nlm.nih.gov/ condition/silver-russell syndrome.

[91] Spiteri BS, Stafrace Y, Calleja-Agius J. Silver-Russell syndrome: a review [J]. Neonatal Netw, 2017, 36: 206–212.

[92] Di W, Chunxiu G, Huyong Z, et al. Clinical characteristics and chromosome 11p15 imprinting analysis of Silver-Russell syndrome: a Chinese experience [J]. J Pediatr Endocrinol Metab, 2014, 27: 1113–1120.

[93] Li CC, Chodirker BN, Dawson AJ, et al. Severe hemihpotrophy in a female infant with mosaic Turner syndrome: a variant of Silver-Russell syndrome [J]. Clin Dysmorphol, 2004, 13: 95-98.

[94] Tümer Z, López-Hernández JA, Netchine I, et al. Structural and sequence variants in patients with Silver-Russell syndrome or similar features-Curation of a disease database [J]. Hum Mutat, 2018, 39, 345-364.

[95] Ballard LM, Jenkinson E, Byrne CD, et al. Lived experience of Silver-Russell syndrome: implications for management during childhood and into adulthood [J]. Arch Dis Child, 2018, 104: 76-82.

[96] Burke V, Colebatch JH, Anderson CM, et al, Association of pancreatic insufficiency and chronic neutropenia in childhood [J]. Arch Dis Child, 1967, 42: 147-157.

[97] Rahier J, Guiot Y, Sempoux C. Morphologic analysis of focal and diffuse forms of congenital hyperinsulinism [J]. Semin Pediatr Surg, 2011, 20: 3-12.

[98] Verkarre V, et al. Paternal mutation of the sulfonylurea receptor（SUR1）gene and maternal loss of 11p15 imprinted genes lead to persistent hyperinsulinism in focal adenomatous hyperplasia [J]. J Clin Invest, 1998, 102: 1286-1291.

[99] Su C, Gong C, Sanger P, et al. Long-term follow-up and mutation analysis of 27 chinese cases of congenital hyperinsulinism [J]. Horm Res Paediatr, 2014, 81: 169-176.

[100] Gong C, Huang S, Su C, et al. Congenital hyperinsulinism in Chinese patients: 5-yr treatment outcome of 95 clinical cases with genetic analysis of 55 cases [J]. Pediatr Diabetes, 2016, 17: 227-234.

[101] Demirbilek H, Hussain K. Congenital hyperinsulinism: diagnosis and treatment update [J]. J Clin Res Pediatr Endocrinol, 2017, 9: 69-87.

[102] Gardner DS, Tai ES. Clinical features and treatment of maturity onset diabetes of the young（MODY）[J]. Diabetes Metab Syndr Obes, 2012, 5: 101-108.

[103] Li Q, Cao X, Qiu HY, et al. A three-step programmed method for the identification of causative gene mutations of maturity onset diabetes of the young（MODY）[J]. Gene, 2016, 588: 141-148.

[104] Shields BM, Hicks S, Shepherd MH, et al. Maturity-onset diabetes of the young（MODY）: how many cases are we missing? [J]. Diabetologia, 2010, 53: 2504-2508.

[105] Leslie RD, Palmer J, Schloot NC, et al. Diabetes at the crossroads: relevance of disease classification to pathophysiology and treatment [J]. Diabetologia, 2016, 59: 13-20.

[106] Steele AM, Wensley KJ, Ellard S, et al. Use of HbA1c in the identification of patients with hyperglycaemia caused by a glucokinase mutation: observational case control studies [J]. Plos One, 2013, 8: e65326.

[107] Brunerova L, Rahelić D, Ceriello A, et al. Use of oral antidiabetic drugs in the treatment of maturity-onset diabetes of the young（MODY）: a mini review [J]. Diabetes Metab Res Rev, 2018, 34.

[108] Vita R, Santaguida MG, Virili C, et al. Serum thyroid hormone antibodies are frequent in patients with polyglandular autoimmune syndrome type 3, particularly in those who require thyroxine treatment [J]. Front Endocrinol（Lausanne）, 2017, 8: 212.

[109] Green AJ, Sandford RN, Davison BC. An autosomal dominant syndrome of renal and anogenital malformations with syndactyly [J]. J Med Genet, 1996, 33: 594-596.

[110] Zarate YA, Farrell JM, Alfaro MP, et al. STAR syndrome is part of the differential diagnosis of female with anorectal malformations [J]. Am J Med Genet A, 2015, 167A: 1940−1943.

[111] Unger S, Böhm D, Kaiser FJ, et al. Mutations in the cyclin family member FAM58A cause an X−linked dominant disorder characterized by syndactyly, telecanthus and anogenital and renal malformations [J]. Nat Genet, 2008, 40: 287−289.

[112] Orge FH, Dar SA, Blackburn CN, et al. Ocular manifestations of X−linked dominant FAM58A mutation in toe syndactyly, telecanthus, anogenital, and renal malformations ('STAR') syndrome [J]. Ophthalmic Genet, 2016, 37: 323−327.

责任编委：杨艳玲

第二十章
CHAPTER 20
遗传性代谢疾病

遗传性代谢疾病种类繁多，是由于相关致病基因的变异使人体相应的酶功能缺陷而导致疾病的发生。在本章详细阐述的疾病包括氨基酸代谢病、有机酸代谢障碍疾病、肉碱与线粒体脂肪酸代谢障碍疾病、糖原累积病、溶酶体贮积症、过氧化物酶体病六大类，以及非归类性的其他几个常见代谢病，例如肝豆状核变性。由于同一类别的疾病有其共同的遗传特点，有关遗传咨询与产前诊断内容的共性都集中在最后一个疾病里阐述，其他疾病特殊内容就在该疾病相应部分突出描述。例如非酮症性高甘氨酸血症里的【氨基酸代谢病的遗传咨询与产前诊断】内容代表了其他4个同类的氨基酸代谢疾病的相关内容。至于非归类性疾病，例如由于*ATP7B*基因变异导致铜氧化酶活性缺陷发生的肝豆状核变性，就有其独立的【遗传咨询与产前诊断】内容。

第一节　氨基酸代谢病

先天性氨基酸代谢病是小分子代谢病中的一组主要疾病，由于基因缺陷导致酶缺陷，造成相关氨基酸代谢障碍和脏器损伤，以脑、肝、肾最常受累。氨基酸代谢病绝大多数为常染色体隐性遗传病，种类繁杂，个体差异显著，严重时致死或致残，临床诊断困难，需依靠血或尿氨基酸分析进行生化诊断，通过患者及其父母基因分析确定致病变异，才能进行下一个同胞的产前诊断（表20-1）。

表20-1　部分氨基酸代谢病及其相关酶、致病基因、遗传方式

疾病	酶	致病基因	遗传方式
高苯丙氨酸血症			
苯丙酮尿症	苯丙氨酸羟化酶	*PAH*	AR
轻度高苯丙氨酸血症	仅含J结构域蛋白	*DNAJC12*	AR
四氢生物蝶呤代谢障碍	6-丙酮酰四氢生物蝶呤合成酶	*PTS*	AR
	二氢蝶啶还原酶	*QDPR*	AR

（续表）

疾病	酶	致病基因	遗传方式
	鸟苷三磷酸环化水合酶1	*GCH1*	AD、AR
	蝶呤-4α-甲醇胺水解酶	*PCBD1*	AR
酪氨酸血症			
1型	延胡索酰乙酰乙酸水解酶	*FAH*	AR
2型	酪氨酸-δ-转氨酶	*TAT*	AR
3型	4-羟基-苯基-丙酮酸双氧化酶	*HPD*	AR
枫糖尿症			
1a型	支链α-酮酸脱氢酶复合体E1α亚基	*BCKDHA*	AR
1b型	支链α-酮酸脱氢酶复合体E1β亚基	*BCKDHB*	AR
2型	支链α-酮酸脱氢酶复合体E2	*DBT*	AR
同型半胱氨酸血症			
1型	胱硫醚-β-合成酶	*CBS*	AR
2型	亚甲基四氢叶酸还原酶	*MTHFR*	AR
3型	蛋氨酸合成酶	*MTR*	AR

注：AR，常染色体隐性；AD，常染色体显性。

一、遗传性高苯丙氨酸血症

血苯丙氨酸浓度＞2mg/dL（120μmol/L）称为高苯丙氨酸血症。遗传性高苯丙氨酸血症患者血苯丙氨酸持续性＞6mg/dL（360μmol/L），包括两类遗传缺陷：一类为苯丙氨酸羟化酶（phenylalanine hydroxylase，PAH）缺陷所致经典型苯丙酮尿症（phenylketonuria，PKU）和高苯丙氨酸血症，占90%以上；另一类为PAH的辅酶四氢生物蝶呤（tetrahydrobiopterin，BH4）的代谢缺陷所致四氢生物蝶呤缺乏症[1]。两类缺陷均导致苯丙氨酸代谢障碍，体内苯丙氨酸异常蓄积，引起一系列神经系统损害[2]。两类疾病诊断与治疗方法不同，应及早鉴别（表20-2）。

表20-2　遗传性高苯丙氨酸血症的分类、鉴别与治疗

病名	酶缺陷	尿蝶呤谱			主要临床表现	治疗
		生物蝶呤	新蝶呤	生物蝶呤/新蝶呤		
苯丙酮尿症	PAH	↑	↑	→	智力损害	低苯丙氨酸饮食
高苯丙氨酸血症		↑	↑	→	惊厥	低苯丙氨酸饮食
					黑色素缺乏	部分患者四氢生物蝶呤有效

（续表）

病名	酶缺陷	尿蝶呤谱			主要临床表现	治疗
		生物蝶呤	新蝶呤	生物蝶呤/新蝶呤		
四氢生物蝶呤缺乏症	PTS等	↓	↑	↓	肌张力异常	四氢生物蝶呤1~5mg/（kg·d）
					智力损害	5-羟色氨酸1~10mg/（kg·d）
					惊厥	L-多巴2~15mg/（kg·d）

（一）经典型苯丙酮尿症（PKU）

【临床表型特征】

PKU的主要危害为神经系统损害。患儿在新生儿期多无明显症状，生后数月出现不同程度的智力发育落后，近半数患儿合并癫痫，其中婴儿痉挛症占1/3。大多数患儿有烦躁、易激惹、抑郁、多动、自闭症倾向等精神行为异常，最终将造成中度至极重度智力低下。由于黑色素缺乏，患儿毛发逐渐变黄、皮肤白、虹膜颜色浅。旁路代谢产物苯丙酮酸、苯乙酸自尿液、汗液中大量排出，常有鼠尿样体臭。

必须重视的是，PKU患儿在新生儿期和婴儿早期多无明显异常，部分患儿有呕吐、喂养困难、烦躁等非特异症状，临床表现个体差异较大，很易漏诊或误诊，只有通过新生儿筛查才能早期发现。

【遗传方式与相关致病基因】

PKU是常染色体隐性遗传代谢病，*PAH*基因位于12q23.2。国内外已报道了近千种基因变异，变异类型与人种、民族、临床特点有一定的关系。我国PKU发病率较高，一般人群中*PAH*基因携带者频率高达1/50~1/30[2]。

由于*PAH*基因变异导致持续高苯丙氨酸血症，天然蛋白质中含有4%~6%的苯丙氨酸，经食物摄取后，部分为机体蛋白合成所利用，其余部分经肝脏PAH的作用转变为酪氨酸，进一步转化为多巴、肾上腺素、黑色素等重要的生理活性物质。PKU患者肝PAH的水平仅有正常人的1%或更低，因此，苯丙氨酸不能转化为酪氨酸、多巴、多巴胺、去甲肾上腺素、肾上腺素、黑色素等重要生理活性物质，引起神经系统损害[1,3]。

【实验室与辅助检查】

1. 新生儿筛查或高危筛查，血苯丙氨酸浓度显著增高，建议采用定量法（荧光法或串联质谱法）测定血苯丙氨酸、酪氨酸浓度，计算苯丙氨酸/酪氨酸比值，血苯丙氨酸浓度>120μmol/L及苯丙氨酸/酪氨酸>2.0。苯丙氨酸>360μmol/L，经低苯丙氨酸饮食控制后下降。

2. 尿蝶呤谱正常，可鉴别四氢生物蝶呤缺乏症。

3. 红细胞二氢蝶啶还原酶活性正常，可鉴别二氢蝶啶还原酶缺乏症。

4. 基因诊断　*PAH*双等位基因致病变异。

5. 四氢生物蝶呤负荷试验　约30%的PKU患者对四氢生物蝶呤有不同程度的反应，口服四氢生物蝶呤后血苯丙氨酸浓度下降[4]。

【诊断标准】

1. 对新生儿筛查或临床高危筛查血苯丙氨酸增高者[5]，建议采用定量法（荧光法或串联质谱法）测定苯丙氨酸浓度＞120μmol/L及苯丙氨酸/酪氨酸＞2.0确诊为高苯丙氨酸血症。

2. 临床患者出现智力发育落后、皮肤和毛发色浅淡，汗液和尿有鼠尿臭味，结合苯丙氨酸浓度及苯丙氨酸/酪氨酸比值确诊[4]。

3. 基因检测可确诊本病。

【治疗与预后】

1. PKU一旦确诊，应立即治疗。开始治疗的年龄越小，预后越好。如能在症状前开始治疗，绝大多数PKU患儿可以获得正常发育，与同龄人一样就学就业、结婚生育。新生儿筛查是早期发现PKU的重要措施，2018年我国新生儿PKU筛查覆盖率达到97%。如果在发病后开始治疗，多数患儿将遗留不可逆性脑损害。

2. 低苯丙氨酸饮食　是治疗PKU的主要方法，限制天然蛋白质摄入，以防止苯丙氨酸及其代谢产物的异常蓄积，补充无或低苯丙氨酸配方奶粉，满足机体蛋白质、热量等营养需要，保证患儿的正常发育。血中苯丙氨酸浓度应控制在理想范围（2～6mg/dL，120～360μmol/L），苯丙氨酸浓度过高或者过低都将影响生长发育。待血苯丙氨酸降至理想浓度时，可逐渐少量添加天然饮食，首选母乳。较大婴儿及儿童可添加低蛋白低苯丙氨酸食物及少量添加牛奶、粥、面、蛋等[6]。

3. 四氢生物蝶呤　近30%的PKU患者为四氢生物蝶呤反应型，经四氢生物蝶呤[10～20mg/（kg·d）]治疗后血苯丙氨酸浓度显著降低。部分患者只需补充四氢生物蝶呤即可获得良好的控制，部分患者在补充四氢生物蝶呤的基础上，可以减少低苯丙氨酸配方奶粉。

【遗传咨询与产前诊断】

*PAH*基因分析是PKU诊断和产前遗传预后的关键方法，尽管许多不常见的变异会影响最终的分析和诊断。其余的见本节第五部分非酮症性高甘氨酸血症的【氨基酸代谢病遗传咨询与产前诊断】内容。

（二）四氢生物蝶呤缺乏症

四氢生物蝶呤是苯丙氨酸羟化酶、酪氨酸羟化酶和色氨酸羟化酶的辅酶，不仅参与苯丙氨酸的代谢，也参与多巴、肾上腺素、5-羟色氨酸的合成，具有多种生物作用。四氢生物蝶呤缺乏不仅导致苯丙氨酸蓄积，同时引起多巴胺、肾上腺素、5-羟色氨酸等生理活性物质缺乏，神经细胞髓鞘蛋白合成下降，机体免疫功能下降[2]。

【临床表型特征】

四氢生物蝶呤缺乏症（tetrahydrobiopterin deficiency）患儿出生时正常，无特异性症状与体征，临床诊断困难。与苯丙氨酸羟化酶缺乏症导致的高苯丙氨酸血症患儿相比，四氢生物蝶呤缺乏症患儿多自婴儿期出现惊厥、发育落后、吞咽困难、松软或角弓反张，即使经过低苯丙氨酸饮食治疗后血苯丙氨酸浓度降至正常，神经系统损害仍进行性加重。四氢生物蝶呤参与免疫机制，患儿抵抗力较差，易感染[7,8]。

【遗传方式与相关致病基因】

四氢生物蝶呤缺乏症又称异型PKU，占遗传性高苯丙氨酸血症的5%～10%，患者南方多于北方。已发现6种酶缺陷与四氢生物蝶呤生成障碍有关，其中6-丙酮酰四氢蝶呤合成酶（6-pyruvoyl tetrahydropterin synthase, 6-PTS）最为常见，二氢蝶啶还原酶（dihydropteridine reductase, DHPR）缺陷次之，鸟苷三磷酸环化水合酶1（guanosine triphosphate cyclohydrate synthase 1, GTP-CH1）及其他较为少见[8]。

编码6-丙酮酰四氢蝶呤合成酶的*PTS*基因位于11q23.1，编码二氢蝶啶还原酶的*QDPR*基因位于染色体4p15.32，两者均以错义变异为主。

【实验室与辅助检查】

1. 新生儿筛查或高危筛查，血苯丙氨酸浓度增高，可波动在2~20mg/dL（120~1 200μmol/L），经治疗后下降。

2. 尿蝶呤谱异常　各型酶缺乏患者尿蝶呤谱有所不同，6-丙酮酰四氢蝶呤合成酶缺乏症患者尿新蝶呤浓度明显增高，生物蝶呤浓度降低，新蝶呤/生物蝶呤显著增高；二氢蝶啶还原酶缺乏症患者尿新蝶呤、生物蝶呤均增高，新蝶呤/生物蝶呤正常；鸟苷三磷酸环化水合酶1缺乏症患者尿新蝶呤、生物蝶呤浓度均低，二者比例正常，有助于鉴别。

3. 红细胞二氢蝶啶还原酶活性测定　二氢蝶啶还原酶缺乏症患者酶活性低下。

4. 四氢生物蝶呤负荷试验　对于血苯丙氨酸基础浓度>6mg/dL的患者，给予四氢生物蝶呤20mg/kg，负荷前、负荷后1h、2h、4h、8h取血测定血苯丙氨酸浓度，负荷前、负荷后4~8h留尿进行蝶呤谱分析。四氢生物蝶呤缺乏症患儿常于负荷后4~8h血苯丙氨酸浓度降至正常，而苯丙氨酸羟化酶缺乏症所致经典型PKU和高苯丙氨酸血症患儿血苯丙氨酸浓度无明显下降[8]。

5. 基因诊断　根据患者的疾病种类进行相应的基因诊断，如*PTS*基因、*QDPR*基因。

【诊断标准】

对所有新生儿筛查或临床患者高危筛查中血苯丙氨酸增高、尿蝶呤谱异常者，根据筛查结果结合二氢喋啶还原酶活性测定和基因分析可确诊并分型。

【治疗与预后】

一旦确诊，应立即开始治疗，以预防或缓解神经系统损害。

1. 四氢生物蝶呤　各型四氢生物蝶呤缺乏症治疗方法不同，6-丙酮酰四氢蝶呤合成酶缺乏症患儿四氢生物蝶呤剂量为1~5mg/（kg·d），根据体重、血苯丙氨酸浓度及尿蝶呤谱分析等调节剂量。

2. 神经递质前质补充治疗　如左旋多巴、5-羟色氨酸。

3. 低苯丙氨酸饮食治疗　对于二氢蝶啶还原酶缺乏症患者，需要限制天然蛋白质，补充特殊奶粉，并补充亚叶酸，以防治脑叶酸缺乏症[7]。

新生儿筛查是早期发现四氢生物蝶呤缺乏症的重要措施，如果在发病后开始治疗，患儿可能遗留不可逆性脑损害[5]。如能在症状前开始治疗，绝大多数四氢生物蝶呤缺乏症患儿可以获得正常发育，与同龄人一样就学就业、结婚生育。

【遗传咨询与产前诊断】

见上述苯丙酮尿症相关部分内容。其余的见本节第五部分非酮症性高甘氨酸血症的【氨基酸代谢病遗传咨询与产前诊断】内容。

二、酪氨酸血症

酪氨酸血症（tyrosinemia）是由于体内酪氨酸蓄积导致的疾病，患者血酪氨酸持续增高（> 360μmol/L，正常值为20～360μmol/L）。酪氨酸部分经饮食摄入，部分经苯丙氨酸代谢产生，除供蛋白质合成外，还是多巴胺、去甲肾上腺素、肾上腺素、甲状腺素和黑色素等物质的前身物质；多余的酪氨酸降解为二氧化碳和水。酪氨酸代谢途径中各步骤酶的缺陷可导致不同表型的疾病（表20-3），临床表现轻重不同，重症患儿自新生儿期出现严重肝、肾、神经损害，轻症表现为晚发型肝病。

表20-3　各型酪氨酸血症的病因与主要临床表现

疾病	酶缺陷	临床表现
新生儿暂时性酪氨酸血症	4-羟基苯丙酮酸二氧化酶	无症状
酪氨酸病（Medes病）	4-羟基苯丙酮酸二氧化酶	无症状
酪氨酸血症Ⅰ型（肝肾型酪氨酸血症）	延胡索酰乙酰乙酸水解酶	肝硬化，肝肿瘤，肾小管功能障碍
酪氨酸血症Ⅱ型（Richner-Hanhart综合征）	酪氨酸转氨酶	智力低下；眼和皮肤损害
其他严重肝病	希特林蛋白	胆汁淤积症
	酪氨酸氨基转移酶	
	4-羟基苯丙酮酸双加氧酶	
	尿黑酸氧化酶等	

一些早产儿和足月新生儿由于肝细胞中的4-羟基苯丙酮酸双加氧酶发育不成熟，可发生暂时性高酪氨酸血症，通常在限制饮食中蛋白质比例、添加维生素C后数周即可消失。重症肝病导致继发性酪氨酸转氨酶、4-羟基苯丙酮酸双加氧酶、尿黑酸氧化酶等活性下降，常合并酪氨酸代谢障碍。

（一）酪氨酸血症Ⅰ型

酪氨酸血症Ⅰ型（tyrosinemia typeⅠ）又名肝肾型酪氨酸血症，为常染色体隐性遗传病。患者肝、肾组织延胡索酰乙酰乙酸水解酶（fumarylacetoacetate hydrolase, FAH）缺乏，导致马来酰乙酰乙酸、延胡索酰乙酰乙酸以及其旁路代谢产物琥珀酰乙酰乙酸和琥珀酰丙酮蓄积，造成肝、肾功能损伤。4-羟基苯丙酮酸双加氧酶（4-hydroxyphenylpyruvate dioxygenase, HPPD）活性降低，造成血中酪氨酸增高，尿中排出大量对羟基苯丙酮酸及其衍生物[1]。

【临床表型特征】

可自出生后数周至成人发病，病情急缓、轻重不同。急性患者病情发展迅速，发病愈早者病情愈重。新生儿期发病者多病情急骤，早期症状类似婴儿肝炎，如呕吐、腹泻、腹胀、嗜睡、生长迟缓、肝脾大、水肿、黄疸、贫血、血小板减少和出血症状等，常在3～9个月内死于肝衰竭。慢性型患儿常在1岁以后发病，以生长发育迟缓、进行性肝硬化和肾小管功能损害为主，常合并低磷血症性佝偻病、糖尿、蛋白尿以及氨基酸尿（可见于Fanconi综合征）等，一些患儿并发肝肿瘤。一般在10岁以内死于肝硬化或肝癌。

【遗传方式与相关致病基因】

酪氨酸血症 I 型为常染色体隐性遗传病，编码延胡索酰乙酰乙酸水解酶的 *FAH* 基因位于常染色体15q25.1，国内外已报道多种基因变异。*FAH* 基因变异后异常累积的琥珀酰丙酮对 δ -氨基-γ-酮戊酸脱水酶活性具有强力抑制作用，影响卟啉的合成代谢，并对细胞生长、免疫功能和肾小管转运功能有一定损害[10]。

【实验室与辅助检查】

1. 新生儿筛查或高危筛查　血酪氨酸浓度持续增高（＞360μmol/L），琥珀酰丙酮浓度增高，常伴有高蛋氨酸血症。部分患者血苯丙氨酸、脯氨酸、苏氨酸、鸟氨酸、精氨酸、赖氨酸和丙氨酸等亦增高。

2. 常规检验　常见贫血、血小板减少、白细胞减少、肝功能损害、血磷降低，血清转氨酶正常或轻度异常、血清胆红素升高、血浆白蛋白水平降低，凝血因子 II 、VII 、IX 、XI 和 XII 水平降低。患儿血清α-甲胎蛋白常显著增高。

3. 肾小管功能评估　尿氨基酸排出量增高，以酪氨酸、苯丙氨酸、甘氨酸和组氨酸等为主，为肾小管功能损害所致。

4. 尿有机酸　琥珀酰丙酮、4-羟基苯丙酮酸、4-羟基苯乳酸和4-羟基苯乙酸的排出量增加。少数患者 δ -氨基-γ-酮戊酸排出量明显增高并伴有腹痛发作和神经系统症状，酷似急性间歇性卟啉症。

5. 腹部超声　患者肝、肾常明显肿大，随疾病进展，出现肝硬化、肝肿瘤、肾萎缩。

6. 组织活检　肝细胞呈现脂肪变性，肝门脉区有淋巴细胞和浆细胞浸润，并见广泛纤维化。多数患儿有胰岛增生。

7. 酶学分析　患者肝组织、红细胞或淋巴细胞中延胡索酰乙酰乙酸水解酶活性降低。

8. 基因诊断　*FAH* 基因纯合或复合杂合变异。

【诊断标准】

新生儿筛查血酪氨酸浓度持续增高（＞360μmol/L），琥珀酰丙酮浓度增高，通过尿有机酸分析及基因分析可确诊及分型[11]。

对于婴幼儿肝病伴肾性佝偻病和多神经病变等表现的患者，应进行血氨基酸及琥珀酰丙酮测定，酪氨酸、琥珀酰丙酮浓度持续增高，结合尿有机酸分析及基因分析确诊。

【治疗与预后】

1. 低酪氨酸、低苯丙氨酸饮食　以降低血酪氨酸及其代谢产物的浓度，改善肾小管功能，纠正低磷血症、糖尿、氨基酸尿和蛋白尿，但对肝功能的改善无明显效果。

2. 药物治疗　2-（2-硝基-4-三氟甲基苯甲酰基）-1,3-环己二酮 [2-（2-nitro-4-trifluoromethylbenzoyl）-1, 3-cyclohaxanedione，NTBC]，为4-羟基苯丙酮酸双加氧酶的抑制剂，每

天口服0.6mg/kg可使症状明显改善，无明显副作用，目前被认为是很有效的药物[9, 12]。

3. 肝移植　是有效的治疗方法，尤其是对于并发肝肿瘤的患儿，可考虑进行同种肝移植术。

新生儿筛查是早期发现酪氨酸血症的重要措施，如果在发病后开始治疗，患儿可能遗留不可逆性脑损害、肝损害及肾损害。如能在症状前开始饮食治疗，绝大多数酪氨酸血症患儿可以获得正常发育，与同龄人一样就学就业、结婚生育。

【遗传咨询与产前诊断】

遗传咨询包括饮食管理，药物治疗指导，代谢危象预防和器官移植指导。其余的见本节第五部分非酮症性高甘氨酸血症的【氨基酸代谢病遗传咨询与产前诊断】内容。

（二）酪氨酸血症Ⅱ型

酪氨酸血症Ⅱ型（tyrosinemia typeⅡ）由Richner及Hanhart在1938年和1947年分别报道，故又称Richner-Hanhart综合征。

【临床表型特征】

患儿常在1岁内出现眼症状，双眼充血疼痛、畏光流泪、视力下降，症状时轻时重。检查可见结合膜炎症改变，角膜中央有树突状糜烂，病程久者可见角膜混浊、屈光异常、斜视、青光眼，甚至发生白内障、眼球震颤等[13]。皮肤症状常在1岁以后出现，亦有在新生儿期即出现者，以疼痛性皮肤角化斑为主，多见于掌跖部位，亦可发生在肘、膝、踝和足跟等处，可伴有多汗但无色素沉着。偶见疼痛，可影响日常活动。半数患儿伴有智力运动落后，少数伴有行为问题、癫痫和小头畸形等异常。

【遗传方式与相关致病基因】

酪氨酸血症Ⅱ型是由于酪氨酸氨基转移酶（tyrosine aminotransferase，TAT）缺乏所致的罕见类型，为常染色体隐性遗传病，主要表现为眼、皮肤和神经系统症状，故又称为眼-皮肤型酪氨酸血症（oculocutaneous tyrosinemia）。

编码酪氨酸氨基转移酶的TAT基因位于16q22.2，已发现多种变异[14, 15]。

【实验室与辅助检查】

1. 新生儿筛查或高危筛查　患者血酪氨酸水平显著增高，可达370～3 300μmol/L（正常值为20～360μmol/L）。

2. 尿氨基酸、有机酸分析　酪氨酸增高，其代谢产物4-羟基苯丙酮酸、4-羟基苯乳酸、4-羟基苯乙酸等显著增加。

3. 酶学分析　酪氨酸氨基转移酶仅在肝细胞质中表达，患者肝细胞中酪氨酸氨基转移酶的活性降低。

4. 基因诊断　检测TAT基因纯合或复合杂合变异[14, 15]。

【诊断标准】

新生儿筛查血酪氨酸水平持续增高，通过尿氨基酸、有机酸分析、基因分析可明确诊断及分型。

对于婴幼儿肝病患儿，尤其伴有皮肤及眼睛症状，应进行血氨基酸测定及基因分析，并应注意鉴别感染性结膜炎、希特林蛋白缺乏症、线粒体肝病等代谢性肝病。

【治疗与预后】

1. 低苯丙氨酸、低酪氨酸饮食疗法，限制天然蛋白质，补充特殊配方奶粉，使血浆酪氨酸浓度维持在360μmol/L以下。

2. 阿维A酯　可改善皮肤病变[16]。

3. 大剂量维生素B$_6$（50 ~ 500mg/d），一些患者早期应用有效。

新生儿筛查是早期发现酪氨酸血症的重要措施，如果在发病后开始治疗，患儿可能遗留不可逆性脑损害，视力、肝损害及肾损害。如能在症状前开始治疗，绝大多数患儿可以获得正常发育，与同龄人一样就学就业、结婚生育。

【遗传咨询与产前诊断】

见上述酪氨酸血症Ⅰ型相关内容。

三、枫糖尿症

枫糖尿症（maple syrup urine disease，MSUD）是一种常染色体隐性遗传病，是支链氨基酸（亮氨酸、异亮氨酸和缬氨酸）代谢障碍中的主要疾病，重症患儿尿中排出大量α-支链酮酸，带有枫糖浆的香甜气味[17]。国外资料报道，枫糖尿症发病率约为1/185 000，在东南亚和某些近亲通婚率较高的地区发病率较高。

【临床表型特征】

患者病情轻重不同，可表现为以下类型[18]。

1. 经典型枫糖尿症　是枫糖尿症中最常见、最严重的一型。患儿出生时多正常，于出生后数天出现嗜睡、烦躁、哺乳困难、体重下降等异常；随即交替出现肌张力降低和增高、角弓反张、痉挛性瘫痪、惊厥和昏迷，病情进展迅速。患儿常有枫糖浆样体味或尿味，部分患儿伴低血糖、酮症、酸中毒、高血氨等。预后很差，多数患儿于出生后数月内死于反复发作的代谢紊乱或脑损害，少数存活者亦都遗留智力落后、痉挛性瘫痪、皮质盲等神经系统残疾。

2. 轻（或中间）型　血中支链氨基酸和支链酮酸仅轻度增高；尿中大量支链酮酸排出。多数患儿新生儿时期正常，婴儿期起智力运动落后、惊厥，少数患儿发生酮症酸中毒等急性代谢紊乱。

3. 间歇型　出生时多无异常，常于0.5 ~ 2岁时发病，轻症患者迟至成人期发病，多因感染、手术、疲劳、高蛋白饮食、药物等应激因素诱发急性发作，出现嗜睡、共济失调、行为改变、步态不稳等异常，重症可有惊厥、昏迷、甚至死亡，体味及尿呈现枫糖浆味。患儿在发作间隙期血、尿生化检查常为正常。

4. 硫胺素有效型　临床表现与间歇型类似。硫胺素（维生素B$_1$ 100 ~ 500mg/d）治疗效果显著。

5. 二氢硫辛酰胺酰基脱氢酶（E3）缺乏型　极为罕见，患儿除支链α-酮酸脱氢酶活力低下外，丙酮酸脱氢酶和α-酮戊二酸脱氢酶功能亦降低，故伴有严重乳酸酸中毒。患儿在生后数月内常无症状，随着病程进展，逐渐出现进行性神经系统异常，如肌张力降低、运动障碍、发育迟滞等。尿中排出大量乳酸、丙酮酸、α-酮戊二酸、α-羟基异戊酸和α-羟基酮戊酸等有机酸。由于丙酮酸的大量累积，血中丙氨酸浓度增高。低蛋白饮食、大剂量硫胺素等治疗对本型患儿无效。

【遗传方式与相关致病基因】

亮氨酸、异亮氨酸和缬氨酸在氨基转移后生成多种支链α-酮酸，由线粒体中的支链α-酮酸脱氢酶进一步催化脱羧，支链α-酮酸脱氢酶是一个复合酶系统，由脱羧酶（E1，包括E1α和E1β两个亚单位）、二氢硫辛酰胺酰基转移酶（E2）和二氢硫辛酰胺酰基脱氢酶（E3）四部分组成。其中E3是丙酮酸脱氢酶和α-酮戊二酸脱氢酶的组成部分。支链α-酮酸脱氢酶系统还需焦磷酸硫胺素作为辅酶参与，有关酶蛋白的编码基因变异均会导致支链α-酮酸脱氢酶复合体的缺陷，引起各种不同类型的枫糖尿症。

编码支链α-酮酸脱氢酶E1α亚单位的*BCKDHA*基因位于19q13.2，缺陷约占枫糖尿症的45%；编码E1β亚单位的*BCKDHB*基因位于6q14.1；编码二氢硫辛酰胺酰基转移酶（E2）的*DBT*基因位于1p21.2，维生素B_1有效型患者多是*DBT*基因变异[17, 19]。

支链α-酮酸脱氢酶复合物缺陷造成支链氨基酸代谢障碍，患儿脑内支链氨基酸增高，谷氨酸、谷氨酰胺和γ-氨基丁酸等下降，鞘脂类如脑苷脂、蛋白脂质和硫酸脑苷脂等不足，脑白质发生海绵状变性和髓鞘形成障碍[20]；由于急性代谢紊乱死亡的患儿大都伴有严重代谢性脑病及脑水肿[17]。

【实验室与辅助检查】

1. 新生儿筛查或高危筛查　血L-亮氨酸、异亮氨酸、缬氨酸增高，L-别异亮氨酸（L-alloisoleucine）增高，急性期尤为显著[21]。

2. 尿有机酸分析　α-酮异戊酸、α-羟异戊酸浓度增高，在急性期显著增高。

3. 常规检验　一些患儿急性期合并低血糖、高血氨、电解质紊乱及代谢性酸中毒。

4. 酶学检测　成纤维细胞、淋巴细胞支链酮酸脱氢酶复合物活性降低。

5. 基因分析　可采用Sanger或高通量测序，对枫糖尿症相关基因进行变异分析[22]。

【诊断标准】

根据患者临床症状、血支链氨基酸（L-亮氨酸、异亮氨酸、缬氨酸、L-别异亮氨酸）增高，尿有机酸（α-酮异戊酸、α-羟异戊酸）增高，结合基因分析可明确诊断并分型[22]。

【治疗与预后】

1. 饮食治疗　是枫糖尿症的主要治疗方法，限制食物中L-亮氨酸、异亮氨酸、缬氨酸的摄入，将血中支链氨基酸浓度控制在合理范围内。为保证蛋白质、脂肪、碳水化合物、维生素及矿物质的支持，可选用治疗枫糖尿症专用配方奶粉或氨基酸配方。

2. 急性期代谢危象的治疗　严重代谢紊乱损害神经系统功能，危及生命，应积极治疗，促进体内毒性代谢产物的排泄，提供足够的营养物质，促进机体的合成代谢，抑制分解代谢。

（1）血液透析或血浆置换。

（2）全静脉营养，可用去除支链氨基酸的标准全静脉营养液。

（3）静脉滴注胰岛素0.3～0.4U/（kg·d）和含10%～15%葡萄糖的电解质溶液，使血支链氨基酸及其酮酸保持在低水平。

（4）鼻饲　高热量的无支链氨基酸流质饮食，以保证营养。亮氨酸、缬氨酸均为必需氨基酸，无蛋白饮食状态不宜超过24h，24h后应从0.3g/（kg·d）开始给予少量天然蛋白质。

（5）药物　对硫胺素有效型的患者，应给予维生素B_1 100～1 000mg/d。急性代谢危象期可使用基因重组人生长激素［0.1～0.15U/（kg·d）］皮下注射，以减少组织蛋白分解，促进蛋白质合成。

（6）肝移植　对于饮食及药物治疗控制不良的经典型枫糖尿症患儿，可考虑肝移植[23]。

新生儿筛查是早期发现枫糖尿症的重要措施，如果在发病后开始治疗，患儿可能遗留不可逆性脑损害。如能在症状前开始饮食治疗，绝大多数患儿可以获得正常发育，与同龄人一样就学就业、结婚生育。

【遗传咨询与产前诊断】

见本节第五部分非酮症性高甘氨酸血症的【氨基酸代谢病遗传咨询与产前诊断】内容。

四、同型半胱氨酸血症

同型半胱氨酸血症（homocystinemia）又称同型胱氨酸尿症（homocystinuria），是相对常见的可治疗的氨基酸代谢病，为常染色体隐性遗传病。

【临床表型特征】

患儿出生时正常，在婴儿期以非特异性症状为主[24]，如体重不增、发育迟滞等，多数在3岁以后因发现眼症状而获得诊断。

1. 眼　晶体脱位常在生后数年出现，导致重度近视，在眼球或头部活动时可见到特殊的虹膜颤动。随着病程发展，出现散光、青光眼、白内障、视网膜脱离、视神经萎缩等表现。

2. 骨骼　患儿身材细长，酷似马凡（Marfan）综合征，接近青春期时可见骨骺和干骺端增大，尤以膝关节最显著。因全身骨质疏松，常见脊柱侧凸、椎体压缩、病理性骨折等骨骼损害；其他骨骼畸形尚有膝外翻、鸡胸或漏斗胸等。

3. 中枢神经系统　约50%的患儿智力运动发育迟滞，智力较好的患者大多为维生素B_6反应型（维生素B_6治疗有效）。患者心理、行为异常亦较多见，约20%的患者伴有癫痫发作和脑电图异常。

4. 心血管系统　血同型胱氨酸持续增高会增强血小板的粘连，造成动、静脉血管壁损伤，极易发生血栓栓塞，导致肾血管梗死、脑梗死、肺源性心脏病、肢体静脉血栓等。超声检查可早期发现血管病变。

【遗传方式与相关致病基因】

同型半胱氨酸大部分通过两条途径进行再甲基化恢复成甲硫氨酸。其中一条途径是由甜菜碱提供甲基，由甜菜碱-同型半胱氨酸甲基转移酶催化；另一条途径是由甲基四氢叶酸提供甲基，经5-甲基四氢叶酸同型半胱氨酸甲基转移酶催化进行，这一过程尚需维生素B_{12}的衍生物甲钴胺作为辅助因子参与，因此，维生素B_{12}代谢异常也可导致这一途径发生障碍。

已知的甲硫氨酸代谢途径中的酶缺陷有9种，经典型同型半胱氨酸血症共三型（表20-4），有些则涉及钴胺素（维生素B_{12}）的代谢缺陷，胱硫醚-β-合成酶（cystathionine-β-synthase，CBS）缺乏症导致的同型半胱氨酸血症Ⅰ型是最严重的类型[25, 26]。CBS基因位于染色体21q22.3，已发现160余种变异类型，有研究报道p.G307S变异预测维生素B_6无反应性，而p.I278T变异的患者通常为维生素B_6反应型[27, 28]。

表20-4 遗传性同型半胱氨酸血症三型的病因、临床表现及生化特征

	Ⅰ型	Ⅱ型	Ⅲ型
病因	胱硫醚-β-合成酶缺陷	亚甲基四氢叶酸还原酶缺陷	蛋氨酸合成酶缺陷
临床表现			
智力发育迟缓	常见	常见	常见
生长迟缓	无	常见	无
骨骼畸变	常见	偶有	无
晶状体异位	常见	无	无
血栓栓塞	常见	偶有	无
巨红细胞性贫血	无	偶有	无
甲基丙二酸尿症	无	无	有
生化特征			
血浆和尿总同型半胱氨酸	↑	正常~↑	↑
血浆甲硫氨酸	↑	↓~正常	↓~正常
血浆和尿中的胱硫醚	测不出	可能	可能
血清叶酸	↓~正常	↓~正常	↓~正常
治疗			
维生素	B_6对部分患者有效	B_{12}，叶酸	叶酸
严格限制甲硫氨酸	有益	有害	有害
甜菜碱	2~9g/d	2~9g/d	2~9g/d

同型半胱氨酸血症Ⅱ型是由于亚甲基四氢叶酸还原酶缺陷所致，编码亚甲基四氢叶酸还原酶的MTHFR基因位于染色体1p36.22。欧洲、亚洲、美洲、中东和澳大利亚MTHFR基因研究发现，c.677C>T纯合变异在中国北方（20%）、意大利南部（26%）和墨西哥（32%）尤为常见[29]。

同型半胱氨酸血症Ⅲ型为蛋氨酸合成酶（methionine synthase, MS）缺陷所致，编码蛋氨酸合成酶的MTR基因位于染色体1q43，常见错义变异。

【实验室与辅助检查】

1. 新生儿筛查或高危筛查 血蛋氨酸浓度增高，总同型半胱氨酸增高，胱硫醚和胱氨酸水平下降。

2. 尿硝普盐试验 可作为初筛方法对疑诊患儿使用，尿中含有同型（半）胱氨酸，胱氨酸有时亦呈阳性结果。

3. 尿总同型半胱氨酸显著增高，有机酸正常。

4. 酶学检测 淋巴细胞、皮肤成纤维细胞，肝、脑、胰等组织胱硫醚合成酶活性降低。

5. 基因诊断 采用Sanger测序或高通量测序方法检测相关基因。

【诊断标准】

对于眼晶状体脱位、严重近视、骨骼异常（类似Marfan综合征）、以血栓栓塞为特征的血管异常或合并发育迟缓/智力残疾的患者，需进行血浆总同型半胱氨酸及蛋氨酸测定[30]。

新生儿疾病筛查发现蛋氨酸升高，需通过血浆总同型半胱氨酸检测明确有无增高。

相关基因检测发现致病性变异即可确诊。

【治疗与预后】

1. 药物及饮食治疗

（1）维生素B₆ 对约半数同型半胱氨酸血症Ⅰ型患者有效，剂量因人而异，100～1 000mg/d，同时应加用叶酸或亚叶酸5～10mg/d；当每天口服500～1 000mg维生素B₆数周而血生化指标无好转时，则可视为维生素B₆无反应型。

（2）低蛋氨酸-高胱氨酸饮食 限制天然蛋白质，补充无蛋氨酸的特殊治疗用配方奶粉。

（3）甜菜碱 用于非维生素B₆敏感型患儿的治疗，每天2～9g，分次服用。

治疗过程中应定期监测生长速率、神经精神及骨骼发育情况，血和尿的氨基酸测定，维持血浆蛋氨酸浓度<40μmol/L；血和尿中的总同型半胱氨酸应维持在正常范围。

2. 肝移植 对于饮食及药物治疗控制不良的同型半胱氨酸血症Ⅰ型患者，可考虑肝移植。

新生儿筛查是早期发现同型半胱氨酸血症Ⅰ型的重要措施，如果在发病后开始治疗，患儿可能遗留不可逆性脑损害。如能在症状前开始治疗，绝大多数患儿可以获得正常发育，与同龄人一样就学就业、结婚生育。

【遗传咨询与产前诊断】

代谢紊乱患者通常表现出机体的畸形，而胼胝体异常通常预后很差。当发现胎儿胼胝体异常时，应考虑诊断为非酮症高甘氨酸血症。其余的见本节第五部分非酮症性高甘氨酸血症的【氨基酸代谢病遗传咨询与产前诊断】内容。

五、非酮症性高甘氨酸血症

非酮症性高甘氨酸血症（nonketotic hyperglycinemia，NKH）为罕见的常染色体隐性遗传病，主要是由于甘氨酸脱羧酶缺陷导致血中甘氨酸大量积聚，引起脑损害。患者常在新生儿期发病，芬兰筛查人群发病率为1/12 000，我国发病率不明[31]。

甘氨酸是分子结构最简单的生糖氨基酸，在人体合成代谢过程中具有重要作用，参与嘌呤类、谷胱甘肽、肌酸等物质合成，也是弹性蛋白和胶原蛋白等结构蛋白的主要组成氨基酸。甘氨酸在脑干和脊髓中是抑制性的，而在大脑皮质和前脑等部位则是兴奋性神经递质。甘氨酸在脑干和脊髓中的抑制作用与正常肌张力的维持有关，当患有非酮症性高甘氨酸血症时，增强的这种抑制作用即导致临床上出现肌张力降低、呼吸抑制、眼肌麻痹和反射性呃逆。当血中甘氨酸发生累积时可造成神经系统发育障碍、脑功能受损。

【临床表型特征】

根据患者发病早晚及轻重，非酮症性高甘氨酸血症分为3种类型。

1. 新生儿型 也称为甘氨酸脑病，为最多见的类型，生后数小时内出现严重症状，约2/3的患儿在生后48h内发病，出现嗜睡、肌张力降低、拒食、呃逆、肌阵挛、癫痫、痉挛、角弓反张或去大脑强直，脑电图有发作性抑制波形，常见眼球不自主游动和间歇性眼肌麻痹，昏迷，呼吸暂停。约30%的患儿在新生儿期死亡，幸存者遗留脑发育障碍。

2. 非典型型　患者于婴儿期至成年发病，重者酷似新生儿型，但临床症状较轻；非典型型以进行性痉挛性瘫痪和视神经萎缩为主，部分患者伴随轻度智能低下、癫痫、舞蹈、手足徐动症等。

3. 暂时型　临床表现与新生儿型类似，但症状在发病2～8周后消失，血浆甘氨酸水平恢复正常，可能与少数新生儿肝与脑组织甘氨酸裂解酶的不成熟有关。

【遗传方式与相关致病基因】

甘氨酸与丝氨酸在丝氨酸羟甲基酶的作用下可以相互转换，在饥饿状态下，甘氨酸是生成丙酮酸的重要来源。甘氨酸的分解主要通过甘氨酸裂解系统（glycine cleavage system，GCS）进行，这一系统是由4个多肽（P、H、T、L蛋白）组成的复合物[32]。

甘氨酸裂解系统遗传缺陷造成非酮症性甘氨酸血症，其中以P蛋白缺陷最为多见。编码P蛋白的GLDC基因定位于9p24.1，以错义变异常见。GLDC有一假基因，没有内含子，与GLDC的编码区具有97.5%的同源性[33]。

【实验室与辅助检查】

1. 脑脊液和血浆甘氨酸增高，计算脑脊液和血浆中的甘氨酸比值。患儿血中甘氨酸可高达正常值的4倍以上，脑脊液中甘氨酸浓度常高出正常水平的15～30倍，远超过血浆中浓度的增高幅度，脑脊液和血浆中甘氨酸的比值>0.08时，即可诊断。

2. 其他常规生化检查　一些患者合并代谢性酸中毒、低血糖及电解质紊乱，尿有机酸多正常。

3. 基因诊断　甘氨酸裂解系统相关蛋白的编码基因变异。

【诊断标准】

对于发生难治性癫痫的新生儿，尤其是顽固性呃逆的患儿，应怀疑非酮性高甘氨酸血症，如果血、尿和脑脊液中甘氨酸明显升高，可以确定诊断。应注意与酮性高甘氨酸血症、有机酸尿症相鉴别，需通过血氨基酸及酰基肉碱谱分析、尿有机酸分析、基因分析进行甄别[31]。

【治疗与预后】

目前尚无有效的治疗方法，可尝试以下方法：

1. 低（或无）甘氨酸饮食　虽然可降低血和尿中的甘氨酸含量，但不能改善神经系统发育状况和减少癫痫发作。

2. 地西泮、苯甲酸盐和亚叶酸　地西泮可增强γ-氨基丁酸抑制过程，苯甲酸盐则可与甘氨酸结合成马尿酸排出体外，亚叶酸可能使血清甘氨酸浓度降低。

本病预后不良，新生儿及婴幼儿期死亡率很高。

【氨基酸代谢病遗传咨询与产前诊断】

氨基酸代谢病中PKU、四氢生物蝶呤缺乏症、酪氨酸血症Ⅰ型、酪氨酸血症Ⅱ型、枫糖尿症、各型同型半胱氨酸血症、非酮症性高甘氨酸血症等遗传方式均为常染色体隐性遗传。患者父母通常为携带者，每次生育时胎儿有25%的概率为患者，50%的概率为无症状携带者，25%的概率正常。生育过患儿的夫妇应在再次妊娠前进行遗传风险评估和咨询。

患者的健康同胞也应进行致病基因变异分析，如为携带者，需要对配偶进行基因分析，如双方均为致病基因杂合变异携带者，孕妇应争取进行产前诊断，明确胎儿是否为患儿。对于基因诊断明确的家系，可在母亲再次妊娠11～13周采取胎盘绒毛，或在妊娠16～22周抽取羊水进行胎儿产前诊断。

胚胎植入前遗传学检测是可选择的预防措施，以避免治疗性引产。

六、尿素循环障碍

各种蛋白质均含有氨基酸氮，氮元素以蛋白质的形式储备于体内。在饥饿、发热等应激状态下，部分蛋白质分解以供给机体能量需要。随着机体蛋白质的合成与分解，各种氨基酸在转氨基、脱氨基、再氨基化等反应中，分解产生氨。此外，肠道微生物的脱氨基酶和尿素酶将部分氨基酸和尿素分解为氨，并经肠道吸收。正常情况下，大部分的氨经过肝脏尿素循环形成尿素，自尿中排出，部分为机体再利用，不会产生蓄积。而在尿素循环障碍、严重肝功能异常、部分氨基酸代谢异常、有机酸血症、脂肪酸代谢异常、线粒体病则出现血氨蓄积，导致高氨血症[34]（表20-5）。

尿素循环又称鸟氨酸循环，由氨、二氧化碳、鸟氨酸、瓜氨酸、精氨酸组成。先天性尿素循环障碍是引起高氨血症的一组主要疾病[35]，包括6种酶（氨甲酰磷酸合成酶、鸟氨酸氨甲酰基转移酶、精氨酸琥珀酸合成酶、精氨酸琥珀酸裂解酶、精氨酸酶及鸟氨酸-δ-转氨酶）的缺陷（表20-6）。不同疾病的临床表现有所不同，急性期死亡率、致残率很高，应积极治疗，尽快控制血氨。

氨对机体尤其是神经系统有很强的毒性。患者的临床表现与血氨浓度密切相关，血氨<100μmol/L时，患者表现多正常；血氨在100～200μmol/L时，可能表现为兴奋、行为异常、呕吐、喂养困难、厌食蛋白倾向；当血氨为200μmol/L左右时将出现意识障碍、惊厥；400μmol/L以上将出现昏迷、呼吸困难。高氨血症昏迷时可导致脑水肿，病理可见脑内广泛星形细胞肿胀，肝线粒体呈多形性。慢性期可见脑皮质萎缩、髓鞘生成不良、海绵样变性[36]。

表20-5　高氨血症的病因与治疗

疾病	治疗
1. 尿素循环障碍	
（1）N-乙酰谷氨酰胺合成酶缺乏症	苯甲酸钠或苯丁酸钠，卡谷氨酸，限制天然蛋白质
（2）氨甲酰磷酸合成酶1缺乏症	瓜氨酸，苯甲酸钠或苯丁酸钠，限制天然蛋白质
（3）鸟氨酸氨甲酰基转移酶缺乏症	瓜氨酸，苯甲酸钠或苯丁酸钠，限制天然蛋白质
（4）瓜氨酸血症Ⅰ型	精氨酸，限制天然蛋白质
（5）精氨酰琥珀酸尿症	苯甲酸钠或苯丁酸钠，限制天然蛋白质
（6）精氨酸血症	瓜氨酸，限制天然蛋白质
2. 其他遗传代谢病继发高氨血症	
（1）鸟氨酸-δ-转氨酶缺乏症	瓜氨酸，苯甲酸钠或苯丁酸钠，限制天然蛋白质
（2）高鸟氨酸血症-高氨血症-高同型瓜氨酸尿症	精氨酸，维生素B$_6$，限制天然蛋白质
（3）赖氨酸尿性蛋白不耐症	限制天然蛋白质
（4）有机酸血症	左卡尼汀

（续表）

疾病	治疗
（5）脂肪酸代谢异常	低脂肪、高碳水化合物饮食，预防饥饿
（6）酮症性甘氨酸血症	限制天然蛋白质
（7）家族性蛋白不耐症	限制天然蛋白质
（8）线粒体病	维生素B、维生素C、维生素E及辅酶Q10治疗
3.遗传代谢病继发性肝硬化	根据病因治疗
如肝豆状核变性、半乳糖血症、果糖 不耐症、酪氨酸血症	

表20-6　尿素循环障碍的分类及其特点

酶缺陷及病名	遗传方式	致病基因	生化改变	临床表现
N-乙酰谷氨酸合成酶缺乏症	AR	NAGS	血、尿中谷氨酰胺增高，不伴有瓜氨酸和乳清酸增高	新生儿期表现为易激惹、呕吐和意识障碍；婴幼儿期发病的患儿进行性神经系统损害
氨甲酰磷酸合成酶1缺乏症（高氨血症Ⅰ型）	AR	CPS1	血甘氨酸、谷氨酸增高	多于新生儿期起病，有呕吐、惊厥、呼吸困难等表现，死亡率高，智力损害严重
鸟氨酸氨甲酰基转移酶缺乏症（高氨血症Ⅱ型）	XL	OTC	血瓜氨酸下降，尿乳清酸增高	新生儿期起病急骤，惊厥、呕吐、呼吸困难，死亡率高；迟发型个体差异较大，预后不良
精氨酰琥珀酸合成酶缺乏症（瓜氨酸血症Ⅰ型）	AR	ASS1	血、尿瓜氨酸增高	可于新生儿或成人起病，个体差异明显
精氨酰琥珀酸裂解酶缺乏症（精氨酰琥珀酸尿症）	AR	ASL	血、尿精氨酰琥珀酸增高	可于新生儿或婴幼儿起病，头发呈结节状、脆且易断
精氨酸酶缺乏症（精氨酸血症）	AR	ARG1	血、尿精氨酸增高	呕吐、惊厥、智力低下等，步态异常、痉挛性瘫痪、小脑性共济失调
鸟氨酸-δ-转氨酶缺乏症	AR	OAT	血、尿鸟氨酸增高	呕吐、惊厥、智力低下等，进行性视力下降、夜盲、失明
高鸟氨酸血症-高氨血症-高同型瓜氨酸尿症[37]	AR	SLC25A15	高鸟氨酸、高氨血症、高同型瓜氨酸	新生儿或婴幼儿起病，肝功能不全、呕吐、精神运动发育迟缓、嗜睡、昏迷、癫痫

注：AR，常染色体隐性；XL，X-连锁。

（一）高氨血症Ⅰ型

高氨血症Ⅰ型（hyperammonemia typeⅠ）又称氨甲酰磷酸合成酶1（carbamyl phosphate synthase 1, CPS1）缺乏症，为常染色体隐性遗传病。氨甲酰磷酸合成酶1只存在于肝细胞线粒体内[38]。

【临床表型特征】

1. 新生儿型　常于生后数日出现反应差、喂养困难、呕吐、惊厥、意识障碍、脱水、代谢性酸中毒、呼吸性碱中毒、酮症等异常，死亡率高。

2. 迟发型　可于婴儿早期或成年起病，临床表现轻重不等，发作可为间歇性，常因高蛋白饮食、饥饿、发热等诱发急性发作，神经系统损害进行性加重[38]。

【遗传方式与相关致病基因】

高氨血症Ⅰ型是常染色体隐性遗传代谢病，编码氨甲酰磷酸合成酶1的CPS1基因位于染色体2q34，已报道200余种变异，以错义变异常见[39]。

【实验室与辅助检查】

1. 血氨增高，血甘氨酸、谷氨酸增高，瓜氨酸和精氨酸浓度降低，尿乳清酸浓度正常或降低，严重时合并肝损害。

2. 基因诊断　CPS1基因检测。

【诊断标准】

根据患者症状、血氨增高、血甘氨酸及谷氨酸增高等特点，结合基因分析结果诊断。

【治疗与预后】

1. 饮食治疗　限制天然蛋白质，保证热量。

2. 精氨酸、瓜氨酸、苯甲酸钠或苯丁酸钠等支持治疗。

3. 肝移植[40]。

【遗传咨询与产前诊断】

见本节第六部分尿素循环障碍中（六）精氨酸血症的【尿素循环障碍遗传咨询与产前诊断】内容。

（二）高氨血症Ⅱ型

高氨血症Ⅱ型（hyperammonemia typeⅡ）又称鸟氨酸氨甲酰基转移酶（ornithine transcarbamylase, OTC）缺乏症，是先天性尿素循环障碍中最常见的类型，约占半数，遗传方式为X-连锁遗传[41]。

【临床表型特征】

新生儿期起病的患者约占OTC缺乏症的1/3，由于起病急骤，诊断困难，死亡率极高[42]。

迟发型患者个体差异较大，可于婴幼儿期至成年起病，氨在体内蓄积，引起高氨血症脑病、肝病等一系列症状。大多迟发型患者初次发病之前无特异性症状，智力发育正常，也有少数患者成年后发病，甚至有的OTC基因变异携带者终身不发病。在发热、饥饿、感染、手术、暴饮暴食、药物等应激状态时，由于肌肉蛋白分解增加，可能导致高氨血症的急性发作。

【遗传方式与相关致病基因】

鸟氨酸氨甲酰基转移酶是一种线粒体基质酶，催化尿素循环的第二步。编码鸟氨酸氨甲酰基转移酶的OTC基因位于Xp11.4，女性纯合子和男性半合子发病，杂合子女性携带者也有发病，症状较男性轻[43]。

【实验室与辅助检查】

1. 生化检测　血氨增高、低瓜氨酸血症、高谷氨酸血症、尿乳清酸及尿嘧啶排泄增加，常伴有程度不同的肝损害。

2. 酶学分析　患者肝OTC活性降低。新生儿期发病的患儿肝OTC活性极低，多在测定灵敏度以下。

3. 基因诊断　患者*OTC*基因致病变异。

【诊断标准】

根据患者症状、生化、血氨基酸及尿有机酸分析等特点，结合基因分析可确诊[41]。

【治疗与预后】

1. 饮食治疗　限制天然蛋白质，保证热量。

2. 瓜氨酸、精氨酸、苯甲酸钠、苯丁酸钠等支持治疗。

3. 肝移植　对于饮食及药物控制不良的患者，应考虑肝移植[40]。

【遗传咨询与产前诊断】

对患有尿素循环障碍家庭咨询的目的是使咨询者进一步了解疾病，进而接受并作出相应决策。能使咨询者正确理解疾病发生相关的基因、遗传方式、可使用的产前检测方法及其复杂性至关重要。其余的见本节第六部分尿素循环障碍中（六）精氨酸血症的【尿素循环障碍遗传咨询与产前诊断】内容。

（三）瓜氨酸血症 I 型

瓜氨酸血症 I 型（citrullinemia type I）是由于精氨酰琥珀酸合成酶（argininosuccinate synthetase, ASS）缺乏导致的瓜氨酸降解障碍，患者血瓜氨酸显著增高。

【临床表型特征】

根据病因可分为两类：

1. 经典型　全身性精氨酰琥珀酸合成酶缺乏，多于新生儿期起病，成人偶见，血、尿瓜氨酸浓度常显著增高，精氨酸水平低下，哺乳困难、呕吐、惊厥、四肢强直、意识障碍、智力低下，急性期死亡率高，存活者多见脑萎缩、智力损害。

2. 成人型　肝精氨酰琥珀酸合成酶缺乏，可于青春期至成年发病，血、尿瓜氨酸浓度常为中等度增高，精氨酸水平正常或增高，临床症状可见精神行为异常，半数患者有嗜豆倾向，急性发作时可出现意识障碍、昏迷、猝死。

【遗传方式与相关致病基因】

精氨酰琥珀酸合成酶缺乏症为常染色体隐性遗传病，编码精氨酰琥珀酸合成酶的*ASS1*基因位于染色体9p34.11，以错义变异多见[44]。精氨酰琥珀酸合成酶在很多种组织中均有表达，主要在肝脏，催化瓜氨酸及天冬氨酸合成精氨酰琥珀酸，精氨酰琥珀酸合成酶缺陷导致尿素循坏受阻，血氨增高、瓜氨酸增高[45]。

【实验室与辅助检查】

1. 新生儿筛查或高危筛查　血瓜氨酸显著增高，尿乳清酸、尿嘧啶增高。

2. 常规检验　血氨显著增高，肝损害。

3. 酶学分析　经典型患者全身各组织精氨酰琥珀酸合成酶活性降低，成人型患者肝精氨酰琥珀酸合成酶缺乏。

4. 基因诊断　*ASS1*基因检出纯合或复合杂合变异，可辅助诊断及产前诊断[46]。

【诊断标准】

新生儿筛查或高危筛查发现血瓜氨酸显著增高，尿有机酸分析乳清酸、尿嘧啶增高，结合基因分析确诊。

患者出现不明原因呕吐、意识障碍、惊厥、昏迷或死亡等严重神经系统症状，血氨持续显著增高，结合血瓜氨酸明显升高、尿乳清酸及尿嘧啶升高可以确诊，基因分析有助于明确类型及产前诊断[46]。

【治疗与预后】

1. 饮食治疗　限制天然蛋白质，保证热量。

2. 精氨酸、苯甲酸钠、苯丁酸钠等支持治疗。

3. 肝移植　对于饮食及药物控制不良的患者，应考虑肝移植。

【遗传咨询与产前诊断】

见本节第六部分尿素循环障碍中（六）精氨酸血症的【尿素循环障碍遗传咨询与产前诊断】内容。

（四）希特林缺陷病

希特林缺陷病又称希特林蛋白缺乏症（citrin deficiency），是由于线粒体内膜的天冬氨酸/谷氨酸载体蛋白希特林功能缺陷导致的遗传代谢病，为常染色体隐性遗传病[47]。

【临床表型特征】

已报道3种年龄依赖性的临床表型。

新生儿期或婴儿期发病的希特林缺陷病导致的新生儿肝内胆汁淤积症（neonatal intrahepatic cholestasis caused by citrin deficiency, NICCD），是国内外最常见的儿童希特林缺陷病临床表型。多在1岁以内发病、生长发育落后、黄疸、肝大、肝功能异常，常伴有低蛋白血症、凝血功能障碍、溶血性贫血、低血糖等[48]。

儿童期发病的希特林缺陷病导致的生长发育落后和血脂异常，多在1~2岁发生，大部分患者有典型的高蛋白、高脂和低碳水化合物饮食偏好，临床主要表现为生长发育落后和血脂异常（甘油三酯和总胆固醇水平增高，伴高密度脂蛋白胆固醇降低）。

年长儿或成人发病，以反复发作的高氨血症和神经精神症状为主要临床表现，血瓜氨酸升高、精氨酸上升倾向、苏氨酸/丝氨酸比值上升和F值（Fischer ratio，支链氨基酸与芳香族氨基酸摩尔数之比）低下等特征性血浆氨基酸变化，肝脏特异性ASS活性低下。国内外报道的病例于11~79岁发病，表现为反复发作的高氨血症及其相关神经精神症状，如抽搐、行为异常、记忆障碍、定向力障碍或意识障碍等，部分患者因严重脑水肿而死亡[47]。

【遗传方式与相关致病基因】

希特林是一种钙调节蛋白，主要表达于肝细胞线粒体内膜，负责将线粒体内合成的天冬氨酸转运到胞质，同时把胞质中的谷氨酸和质子转运进线粒体内。这一过程与苹果酸穿梭、柠檬酸穿梭、尿素循环、蛋白质合成、糖酵解、糖异生等生化反应相偶联，对肝细胞生理功能的发挥至关重要。

编码希特林的*SLC25A13*基因位于染色体7q21.3。*SLC25A13*基因变异导致希特林蛋白功能下降，肝脏多种物质代谢失常，引起复杂多样的生化代谢紊乱，造成与年龄相关的不同临床表现。国内外已报道的*SLC25A13*致病性变异已达百余种[49]，我国希特林缺陷病发病率较高，一般人群中基因杂合变异携带者高达1/60～1/30，高频变异是c.851_854delGTAT、c.1638_1660dup23、C.615+5G＞A、IVS16ins3kb和c.1399C＞T[50]。

【实验室与辅助检查】

1. 常规检验　未经治疗的希特林缺陷病患者常有血清转氨酶、胆红素和总胆汁酸升高等肝内胆汁淤积表现，往往伴随高氨血症，甲胎蛋白显著升高。患者常有凝血功能障碍，而纤维蛋白原水平降低。另外，常见低血糖、高乳酸血症、轻度代谢性酸中毒和贫血。

2. 代谢组学分析　尿半乳糖、半乳糖醇和半乳糖酸等半乳糖代谢指标与4-羟基苯乳酸和4-羟基苯丙酮酸等酪氨酸代谢指标增高，因此容易误诊为半乳糖血症、酪氨酸血症。典型病例血瓜氨酸、蛋氨酸、苏氨酸、赖氨酸和精氨酸等氨基酸升高，而缬氨酸、亮氨酸和异亮氨酸下降，同时伴长链酰基肉碱水平升高，具有相对的特异性[35]。

3. 影像学检查　常有脂肪肝。由于肠道显影延迟，容易误诊为胆道闭锁。

4. 肝脏病理　主要特点为肝细胞和小胆管内的胆汁淤积，肝细胞内脂肪沉积、不同程度的炎症和纤维化。

5. 基因诊断　*SLC25A13*基因分析是可靠的确诊手段[50]。

【诊断标准】

希特林缺陷病缺乏特异性的生化或临床诊断标准，需综合分析临床、生化、代谢组学、影像和病理等多种结果，确诊需要*SLC25A13*基因分析[47]。

【治疗与预后】

以饮食管理为基础，即限制乳糖、半乳糖并强化中链甘油三酯，补充脂溶性维生素和微量元素锌。年长儿及成人患者除低碳水化合物饮食外，口服丙酮酸钠可改善生长发育落后状况。精氨酸和丙酮酸钠可延缓患者肝损伤的进展。大量饮酒、输注高浓度葡萄糖或甘油、果糖制剂，可能触发代谢危象。对于脑水肿的患者，应注意避免使用甘露醇、高浓度葡萄糖及甘油、果糖。

对于饮食及药物控制不良的患者，可以考虑肝脏移植，以预防高氨血症导致的脑病。

只要诊断治疗及时，希特林缺陷病患者大多预后良好，但有个别患者因肝硬化及其并发症夭折。新生儿筛查有助于出现症状前发现希特林蛋白缺乏症患儿，但是半数患儿血氨基酸改变不典型，可能漏诊。

【遗传咨询与产前诊断】

见本节第六部分尿素循环障碍中（六）精氨酸血症的【尿素循环障碍遗传咨询与产前诊断】内容。

（五）精氨酰琥珀酸尿症

精氨酰琥珀酸尿症（argininosuccinic aciduria，ASA）是由于精氨酰琥珀酸裂解酶（argininosuccinate lyase，ASL）缺乏所致，为常染色体隐性遗传病[51]。

【临床表型特征】

根据发病时期可分为新生儿型和迟发型。与高氨血症 I 型类似，新生儿型死亡率高，预后差；迟发型患者的预后取决于诊断与治疗的早晚。

约半数患儿有结节性脆发症，发干上有小结节，脆且易断，毛发较短。

【遗传方式与相关致病基因】

编码精氨酰琥珀酸裂解酶的ASL基因位于染色体7q11.21，在染色体22q11.2发现同源的假基因[52]。

与其他尿素循环障碍类型相比，精氨酰琥珀酸尿症较少见，已报道多种变异，以错义变异常见。ASL基因变异导致精氨酰琥珀酸裂解酶活性下降或缺失，不能裂解为精氨酸和延胡索酸，导致大量的精氨酰琥珀酸及血氨蓄积，对肝脏及神经系统均有很强的毒性[53]。

【实验室与辅助检查】

1. 新生儿筛查及高危筛查　患者血液及尿精氨酰琥珀酸显著增高[54]。

2. 尿有机酸分析　尿嘧啶和尿乳清酸明显增多。

3. 酶学分析　精氨酰琥珀酸裂解酶存在于全身组织，以肝最多，患者肝组织精氨酰琥珀酸裂解酶活性降低。

4. 基因诊断　采用Sanger测序或高通量测序方法，检测ASL基因纯合或复合杂合变异。

【诊断标准】

新生儿筛查及高危筛查发现血液及尿液精氨酰琥珀酸显著增高，结合基因分析可确诊。

临床患者出现高血氨，血液及尿精氨酰琥珀酸显著增高，尿乳清酸及尿嘧啶增高，结合酶活性测定或基因分析可确诊。

【治疗与预后】

1. 饮食治疗　限制大然蛋白质，保证热量。

2. 苯甲酸钠、苯丁酸钠、精氨酸、瓜氨酸等支持治疗。

3. 肝移植　本病预后不良，多数患者饮食及药物疗效较差，死亡率及致残率很高，需要及早进行肝移植[55]。

【遗传咨询与产前诊断】

见本节第六部分尿素循环障碍中（六）精氨酸血症的【尿素循环障碍遗传咨询与产前诊断】内容。

（六）精氨酸血症

精氨酸血症（argininemia）是由于精氨酸酶-1（arginase-1）缺乏导致精氨酸蓄积，又称精氨酸酶缺乏症，为常染色体隐性遗传病[56]。

【临床表型特征】

患者新生儿时期多无明显症状，或表现为非特异性症状，如易激惹、喂养困难、呕吐，严重时抽搐。随着年龄增长及病情加重，出现步态异常、痉挛性瘫痪、小脑性共济失调，常被误诊为脑性瘫痪[57]。

【遗传方式与相关致病基因】

精氨酸酶-1是尿素循环最后一步代谢的酶，将精氨酸水解为鸟氨酸和尿素，编码精氨酸酶-1

的ARG1基因位于染色体6q23.2，主要在肝脏、红细胞中表达，国内外已报道多种变异，以错义变异常见，尚未发现表型与基因型有明显的相关性[58]。

【实验室与辅助检查】

1. 新生儿筛查或高危筛查　患者血、尿精氨酸浓度增高。

2. 常规检验　血氨轻度至中度增高，常有肝损害。

3. 脑MRI　随着疾病进展，一些患者出现小脑萎缩或广泛脑萎缩。

4. 酶学分析　精氨酸酶主要存在于肝脏与红细胞，肝脏约占80%。患者精氨酸酶活性常显著下降。

5. 基因诊断　ARG1基因纯合或复合杂合变异[58]。

【诊断标准】

1. 新生儿筛查或高危筛查　患者血、尿精氨酸浓度增高，结合基因分析协助诊断。

2. 临床表现常见矮小、四肢痉挛性瘫痪、认知能力落后、嗜睡等症状，结合血氨增高、精氨酸增高、精氨酸酶活性降低及基因分析确诊。

【治疗与预后】

1. 饮食治疗　限制天然蛋白质，低精氨酸饮食，保证热量[56]。

2. 药物治疗　苯甲酸钠、苯丁酸钠、瓜氨酸。

3. 肝移植　多数患者饮食及药物治疗疗效不良，疾病进行性加重，应及早进行肝移植。

4. 预后与开始治疗时间、依从性及神经系统症状轻重有关。早期开展新生儿血串联质谱筛查，有助于早期发现，早期治疗，改善预后。

【尿素循环障碍遗传咨询与产前诊断】

尿素循环障碍中除高氨血症Ⅱ型（OTC缺乏症）为X-连锁遗传外，其余均为常染色体隐性遗传病。患者父母为携带者，每次生育时胎儿有25%的概率为患者，50%的概率为无症状携带者，25%的概率不携带致病基因变异。生育过尿素循环障碍患者的夫妇应在再次妊娠前进行遗传风险评估和咨询。

我国高氨血症Ⅱ型发病率较高，一般人群中OTC基因杂合变异携带者较多，因此，高氨血症Ⅱ型患者的健康姐妹也应进行基因分析，如为携带者，妊娠时应争取进行产前诊断，明确胎儿是否携带OTC基因变异。

对于常染色体隐性遗传缺陷导致的尿素循环障碍，在家系基因诊断明确的基础上，可在母亲再次妊娠11～13周采取胎盘绒毛，或在妊娠16～22周抽取羊水，通过基因变异分析进行胎儿产前诊断。其中希特林缺陷病为可治疗的遗传病，一般不建议进行产前诊断。对于SLC25A13基因诊断明确的家系，如果父母坚决要求，可通过基因变异分析进行胎儿产前诊断。胎儿出生后及早进行饮食干预及精氨酸支持治疗。

胚胎植入前遗传学检测是可选择的预防措施，以避免治疗性引产。

（吴桐菲　杨艳玲）

第二节　有机酸代谢障碍

一、概述

有机酸是氨基酸、脂肪、糖中间代谢过程中所产生的羧基酸，有机酸代谢障碍是由于某种酶的缺乏，导致相关羧酸及其代谢产物蓄积，又称有机酸血症或有机酸尿症[59]。1966年，Tanaka运用气相色谱-质谱联用（GC-MS）技术诊断了首例异戊酸血症，迄今已陆续发现了60多种有机酸代谢障碍所导致的疾病。虽然每种疾病发病率较低，但因病种较多，整体发病率较高，据报道，在活产婴儿中总体发病率约为1/3 000[60]。

有机酸血症半数以上于新生儿、婴儿早期急性起病，临床表现类似缺氧缺血性脑病、败血症、感染中毒性休克等普通疾病，部分患者则表现为进行性神经系统损害或多脏器损害，如不能及时诊断、正确治疗，死亡率很高，存活者多遗留严重智力残疾。酮体及脂肪酸β氧化异常患者稳定期无明显异常，在感染、腹泻、饥饿、疲劳、饮食不当等状态下，诱发急性发作，严重时猝死。生物素酶缺乏症、全羧化酶合成酶缺乏症患儿在婴幼儿期常表现为顽固性湿疹，有时被误诊为过敏性皮炎。高草酸尿症、甘油酸尿症早期表现为尿路结石，而黑酸尿症早期仅为尿色异常，学龄期前后逐渐出现关节畸形、软骨损害等。

有机酸类物质的异常蓄积引起代谢性酸中毒以及脑、肝、肾、心脏、骨髓等脏器功能损害。同时，旁路代谢增加，其他相关有机酸的产生亦随之增多，体液分析伴随多种有机酸异常。以甲基丙二酸血症、丙酸血症为例，体内除甲基丙二酸、丙酸蓄积外，可合并甘氨酸、丙酮酸、谷氨酸的蓄积，线粒体能量合成功能下降。并且，体内蓄积的有机酸需与肉碱结合，转化为水溶性酰基肉碱，肉碱消耗异常增加，因此，有机酸血症患者常伴有严重的继发性肉碱缺乏症。

【诊断标准】

基于临床、生化、基因诊断的原则，对于临床可疑的患儿，应及早进行有关检查。有机酸血症死亡率很高，部分患儿可能在确诊前死亡。对高度可疑的患儿，应争取及早采取并保存必要的标本或组织，如尿、血清或血浆、干燥血液滤纸、抗凝血、冷冻组织（肝、肾、脑、皮肤），用于死亡后确诊、遗传咨询与优生优育指导。

1. 常规检查　尿酮体、血糖、血气、血氨、电解质、肝肾功能、心肌酶谱、乳酸、丙酮酸、尿氨基酸检测可作为一般临床筛查方法。

2. 尿有机酸分析　是有机酸血症确诊的关键，急性期的尿更有助于发现异常，必要时应反复检测[61]。对于重症患儿可进行膀胱穿刺，留取尿液进行分析。

3. 血氨基酸及酰基肉碱谱分析　采用液相色谱-串联质谱法（liquid chromategraphy-tandem mass spectrometry, LC-MS/MS）可进行多种有机酸血症的筛查、诊断与监测，如甲基丙二酸血症、丙酸血症患者血酰基肉碱增高，全羧化酶合成酶缺乏症患者血羟基异戊酰肉碱增高，异戊酸血症患者血异戊酰肉碱增高，中链酰基辅酶A脱氢酶缺乏症患者血中链酰基肉碱增高，原发性肉碱缺乏症患者血游离肉碱及酰基肉碱降低。

4. 酶学诊断　采用培养的皮肤成纤维细胞或淋巴细胞进行相应酶活性分析。

5. 基因诊断　采用Sanger测序或高通量测序可进行有机酸代谢病的基因诊断，用于确诊、携带者筛查与产前诊断。

新生儿筛查是早期发现有机酸代谢病的重要技术，随着LC-MS/MS的应用普及，有机酸血症的早期确诊率大幅度提高，患者生存质量显著改善[62, 63]，而4-羟基丁酸尿症、Canavan病等病种尚无有效治疗方法，预后较差。

【治疗】

1. 急性期治疗　有机酸血症患者急性发作时病情危重，死亡率极高，存活者易遗留严重神经系统损害，早期治疗是挽救患儿的关键。因此，对于高度怀疑有机酸血症的患儿，可在确诊前开始治疗。静脉补液纠正酸中毒，必要时进行血液透析。对于合并高氨血症的患儿，应适当禁食或限制蛋白质摄入。同时，使用左卡尼汀、精氨酸、精氨酸谷氨酸、小剂量胰岛素改善代谢状况，并保证充足的热量供给，防止机体蛋白分解（表20-7）。

表20-7　有机酸血症的治疗

急性期治疗		
（1）限制蛋白质摄入量		
（2）葡萄糖静脉滴注	保证充足的水分、葡萄糖和电解质供给，小剂量胰岛素（约每4g葡萄糖1个单位胰岛素）	
（3）碱性药物	纠正酸中毒	
（4）降氨	精氨酸或精氨酸谷氨酸［100~500mg/（kg·d）］	
（5）透析、换血	去除体内毒性有机酸	
长期维持治疗		
（1）饮食治疗	限制前驱物质，保证热量供给，保证维生素、矿物质和微量元素供给	
（2）药物治疗	左卡尼汀	多数有机酸代谢病
	辅酶Q10	各种疾病所致高乳酸血症
	维生素B_{12}	维生素B_{12}有效型甲基丙二酸血症
	甜菜碱	甲基丙二酸血症合并同型半胱氨酸血症
	生物素	全羧化酶合成酶缺乏症，生物素酶缺乏症
	维生素B_1	各种疾病所致高乳酸血症
	维生素B_2	戊二酸尿症Ⅱ型
	维生素E	氢谷脯氨酸尿症
	维生素C	黑酸尿症
	巴氯芬	戊二酸血症Ⅰ型
	甘氨酸	异戊酸血症
	氢化可的松	甘油尿症

2. 维持治疗 生命体征稳定后根据病种进行相应的饮食干预。对于与氨基酸代谢有关的有机酸代谢病患者，适当限制天然蛋白质，补充特殊氨基酸粉或奶粉。对于脂肪酸代谢异常，则应增加碳水化合物，限制脂肪，预防饥饿。各类疾病的饮食治疗中，热量供给及个体化营养管理均为关键措施。对于喂养困难的患儿，必要时应采用鼻饲，经胃管喂养（表20-7）。

根据不同的病种给予适当的药物治疗[59]。左卡尼汀有益于多数有机酸血症的控制，维生素B_{12}（首选羟钴胺及腺苷维生素B_{12}）对于维生素B_{12}反应型甲基丙二酸血症、生物素对于全羧化酶合成酶缺乏症或生物素酶缺乏症、维生素C对于黑酸尿症常有显著疗效。

为了保证疗效，治疗中应定期复查，监测患儿体格、智力、营养和各种生化指标，及时调整治疗。

有机酸血症急性期病情危重，死亡率极高，早期诊断、合理治疗是决定预后的关键。如能在症状前获得诊断，很多患者可以获得良好的预后。

根据有机酸代谢阻断的途径，有机酸血症可分为以下几类（表20-8）：

1. 氨基酸代谢过程的障碍 占有机酸血症半数以上，多为氨基酸代谢第二、第三步之后的中间代谢障碍，其中以支链氨基酸中间代谢障碍最多，也可见于芳香族氨基酸、赖氨酸、色氨酸的代谢障碍。生化特点为有机酸蓄积，一般不伴有氨基酸蓄积。

2. 氨基酸以外的代谢障碍 即糖、脂肪的中间代谢障碍。例如乳酸、丙酮酸、三羧酸循环、酮体、谷胱甘肽循环、甘油酸等代谢障碍。

3. 多环节的代谢障碍 某种因子的缺乏可导致一组酶的功能障碍。例如，维生素B_{12}（维生素B_{12}）代谢障碍所致甲基丙二酸血症及甲基丙二酸血症合并同型半胱氨酸血症，生物素代谢障碍所致多种羧化酶缺乏症，电子传导黄素蛋白缺乏导致戊二酸尿症Ⅱ型（多种酰基辅酶A脱氢酶缺乏症）。

4. 线粒体脂肪酸β氧化障碍（β氧化异常） 导致脂肪酸及其相关有机酸类代谢产物的异常增加，一些患者以急性脑病、Reye综合征、猝死的形式起病，一些患者表现为病情进行性加重或间歇性发病。

表20-8 有机酸血症的分类

物质代谢障碍类型	疾病
支链氨基酸	甲基丙二酸血症、丙酸血症、β-酮硫解酶缺乏症、异戊酸血症、甲基巴豆酰辅酶A羧化酶缺乏症、羟甲基戊二酸尿症
芳香族氨基酸	黑酸尿症
赖氨酸-色氨酸	戊二酸血症Ⅰ型、2-酮脂酸尿症、黄尿酸尿症
丙酮酸	丙酮酸脱氢酶缺乏症、丙酮酸激酶缺乏症、丙酮酸羧化酶缺乏症、磷酸烯醇丙酮酸羧化激酶缺乏症
三羧酸循环	延胡索酸酶缺乏症
酮体	β-酮硫解酶缺乏症、细胞质型乙酰乙酰基辅酶A硫解酶缺乏症
多部分缺陷	戊二酸尿症Ⅱ型、多种羧化酶缺乏症、E3-硫辛酰胺脱氢酶缺乏症

（续表）

物质代谢障碍类型	疾病
谷胱甘肽循环	氧合脯氨酸酶缺乏症、谷胱甘肽合成酶缺乏症、γ-谷氨酰半胱氨酸合成酶缺乏症、γ-谷氨酰转肽酶缺乏症
甘油酸	复合型甘油尿症、散发性甘油尿症、甘油不耐症
其他中间代谢障碍	Canavan病、D-2-羟基戊二酸尿症、L-2-羟基戊二酸尿症、4-羟丁酸尿症、高草酸尿症Ⅱ型（L-甘油酸尿症）

二、甲基丙二酸血症

甲基丙二酸血症（methylmalonic acidemia）又称甲基丙二酸尿症（methylmalonic aciduria），是我国先天性有机酸代谢异常中最常见的疾病。患者临床表现复杂多样，轻重不等，可表现为急性或慢性病程，严重患儿于新生儿期死亡，轻症可晚至成年发病。报道显示，美国该病发病率为1/29 000，加拿大为1/61 000；我国发病情况不详，新生儿筛查发现河南、河北、山东、山西发病率高达1/4 000，南方发病率稍低。

【临床表型特征】

甲基丙二酸血症患者个体差异较大，发病年龄越早病情越重。由于甲基丙二酰辅酶A、甲基丙二酸、3-羟基丙酸、同型半胱氨酸等有机酸蓄积，造成一系列神经系统损害，严重时引起酮症酸中毒、低血糖、高血氨、高甘氨酸血症等生化异常。重症患儿可于新生儿期发病，mut^{0}型半数于生后1周内发病，起病急骤，死亡率极高。婴幼儿期起病的患儿初发症状多为喂养困难、发育落后、惊厥、肌张力低下，常因发热、饥饿、高蛋白饮食、感染等诱发代谢性酸中毒急性发作，出现呕吐、呼吸困难、意识障碍，若不能及时诊断、合理治疗，猝死率很高。存活者常遗留癫痫、智力低下等严重神经系统损害[64]。近年来，随着筛查的普及，发现了一些发育良好、无症状的甲基丙二酸血症病例，可能为晚发型[65, 66]。

【遗传方式与相关致病基因】

根据酶缺陷的类型，甲基丙二酸血症主要分为甲基丙二酰辅酶A变位酶（methylmalonyl coenzyme A mutase, MCM）缺陷及其辅酶维生素B$_{12}$代谢障碍两大类，迄今共发现10个亚型（表20-9）。其中，仅cblX型为X-连锁遗传，其余9种亚型均为常染色体隐性遗传病[64, 67]。

表20-9 甲基丙二酸血症的病因、致病基因与生化表型

蛋白缺陷类型	致病基因	遗传方式	生化表型
甲基丙二酰辅酶A变位酶缺陷			
完全缺陷	MUT	AR	单纯型甲基丙二酸血症
部分缺陷	MUT	AR	单纯型甲基丙二酸血症
维生素B12代谢障碍			
腺苷维生素B12合成缺陷			
cblA	MMAA	AR	单纯型甲基丙二酸血症

（续表）

蛋白缺陷类型	致病基因	遗传方式	生化表型
cblB	*MMAB*	AR	单纯型甲基丙二酸血症
cblD-变异型2（cblH型）	*MMADHC*	AR	单纯型甲基丙二酸血症
胞质和溶酶体维生素B$_{12}$代谢异常			
cblC	*MMACHC*	AR	甲基丙二酸血症合并同型半胱氨酸血症
cblD	*MMADHC*	AR	甲基丙二酸血症合并同型半胱氨酸血症
cblF	*LMBRD1*	AR	甲基丙二酸血症合并同型半胱氨酸血症
cblJ	*ABCD4*	AR	甲基丙二酸血症合并同型半胱氨酸血症
cblX	*HCFC1*	XL	单独甲基丙二酸血症或甲基丙二酸血症合并同型半胱氨酸血症
线粒体DNA耗竭综合征			
琥珀酰辅酶A连接酶缺乏	*SUCLG1*，*SUCLA2*	AR	单纯型甲基丙二酸血症

注：AR，常染色体隐性；XL，X-连锁。

根据患者血总同型半胱氨酸增高与否，分为单纯型甲基丙二酸血症及合并型甲基丙二酸血症。单纯型甲基丙二酸血症患者血总同型半胱氨酸正常，合并型甲基丙二酸血症患者血总同型半胱氨酸明显升高，我国70%的患者为合并型甲基丙二酸血症，30%为单纯型甲基丙二酸血症[68]。

单纯型甲基丙二酸血症的主要病因是甲基丙二酰辅酶A变位酶缺陷，编码甲基丙二酰辅酶A变位酶的基因*MUT*位于染色体6p12.3。*MUT*变异导致甲基丙二酰辅酶A变位酶功能完全缺乏（mut^{0}型）或部分缺乏（mut$^-$型），mut^{0}患者病情最重，多于新生儿期死亡，mut$^-$患者病情轻重不一。*MCEE*变异导致甲基丙二酰辅酶A异构酶缺陷，*MCEE*基因位于染色体2p13.3。还有cblA型（*MMAA*基因位于染色体4q31.21）、cblB型（*MMAB*基因位于染色体12q24.11）及cblH型（*MMADHC*基因位于2q23.2），均表现为腺苷维生素B$_{12}$转运和合成障碍。

合并型甲基丙二酸血症病因为5种胞质和溶酶体维生素B$_{12}$代谢异常引起的腺苷维生素B$_{12}$和甲基维生素B$_{12}$（MeCbl）合成缺陷cblC、cblD、cblF、cblJ、cblX。cblC型是维生素B$_{12}$代谢障碍中最常见的类型，其编码基因*MMACHC*位于1p34.1，c.609G＞A和c.658_660delAAG变异是我国最常见的变异。*MMADHC*基因致病变异导致cblD型；*LMBRD1*基因位于6q13，致病变异导致cblF型；*ABCD4*基因位于染色体14q24.3，编码具有几个跨膜结构域和ATP酶功能的蛋白质，参与维生素B$_{12}$的细胞内加工，致病变异导致cblJ型。

cblX型为X-连锁遗传病，*HCFC1*基因编码染色质相关的转录调节因子，位于Xq28，由26个外显子组装而成，长约24kb。患者生化表型可为单纯型甲基丙二酸血症或甲基丙二酸血症合并同型半胱氨酸血症[69]。

此外，*SUCLG1*基因（2p11.2）、*SUCLA2*基因（13q14.2）缺陷导致线粒体DNA耗竭综合征，生化表型虽然为轻度甲基丙二酸血症，但临床症状严重，表现为线粒体脑肌病及多脏器损害[70]。

【实验室与辅助检查】

1. 新生儿筛查　对于血丙酰肉碱增高或/和丙酰肉碱/游离肉碱比值、丙酰肉碱/乙酰肉碱比值增高的新生儿，应高度重视，通过尿有机酸分析、血总同型半胱氨酸测定、基因分析进行鉴别诊断。

2. 尿有机酸分析　患者尿甲基丙二酸、3-羟基丙酸、甲基枸橼酸等有机酸显著增高。

3. 血氨基酸、酰基肉碱谱分析　患者血丙酰肉碱多显著增高（>5μmol/L），游离肉碱降低，丙酰肉碱/游离肉碱及丙酰肉碱/乙酰肉碱比值增高。甲基丙二酸血症合并同型半胱氨酸血症患者血蛋氨酸常明显下降。

4. 血清或血浆、尿总同型半胱氨酸测定　单纯型甲基丙二酸血症患者血清或血浆总同型半胱氨酸浓度正常，甲基丙二酸血症合并同型半胱氨酸血症患者血及尿总同型半胱氨酸浓度常显著增高。

5. 血维生素B_{12}、叶酸测定，维生素B_{12}负荷试验　根据维生素B_{12}治疗是否有效，临床分类为维生素B_{12}有效型和维生素B_{12}无效型，为鉴别病型、指导治疗的重要手段。方法为每天肌内注射维生素B_{12} 1mg，连续3~7天，如果临床症状好转、生化指标改善，则为维生素B_{12}有效型。

6. 基因诊断　可采用Sanger测序或高通量测序，对甲基丙二酸血症相关致病基因进行分析。

【诊断标准】

甲基丙二酸血症患者缺乏特异性症状与体征，临床诊断困难，需要通过生化代谢及基因分析才能确诊。

1. 临床诊断　对新生儿筛查阳性或临床可疑的患儿，立即进行血氨基酸及酰基肉碱谱、总同型半胱氨酸和尿有机酸分析，并检测血糖、血氨、电解质和血气。患者血丙酰肉碱、丙酰肉碱/游离肉碱及丙酰肉碱/乙酰肉碱比值增高，蛋氨酸降低或正常，尿甲基丙二酸、3-羟基丙酸、甲基枸橼酸等有机酸显著增高，血同型半胱氨酸升高或正常。

2. 生化分型　单纯型甲基丙二酸血症患者血及尿总同型半胱氨酸浓度正常，甲基丙二酸血症合并同型半胱氨酸血症患者血及尿总同型半胱氨酸浓度常显著增高。

3. 基因诊断　根据患者基因分析结果判断基因型及变异类型。

【治疗与预后】

1. 急性期治疗　以维生素B_{12}、左卡尼汀及静脉补液为主，纠正酸中毒、能量支持、对症治疗，必要时进行血液透析。同时，保证高热量供给以减少机体蛋白分解。鉴于重症患儿或代谢性酸中毒急性发作期死亡率极高，临床高度怀疑时，可在确诊前进行治疗，如限制蛋白质摄入、静脉补液保证高热量供给、注射大剂量维生素B_{12}及左卡尼汀。

2. 长期治疗　根据疾病分型进行个体化饮食和药物治疗。

对于单纯型甲基丙二酸血症维生素B_{12}有效型，维生素B_{12}长期维持，每周1次或数次肌内注射1mg，使血酰基肉碱谱、尿甲基丙二酸浓度维持在理想范围，同时口服左卡尼汀30~200mg/（kg·d）。对于维生素B_{12}无效型单纯型甲基丙二酸尿症，以饮食治疗为主，限制天然蛋白质，补充去除异亮氨酸、缬氨酸、甲硫氨酸、苏氨酸的特殊配方奶粉[71]。如果饮食及药物治疗效果不好，可以考虑肝移植[72]。

甲基丙二酸血症合并同型半胱氨酸血症的患者无须限制蛋白质，正常饮食，保证蛋氨酸等营养支持。以维生素B_{12}、叶酸、左卡尼汀、甜菜碱支持治疗为主，根据病情对症治疗。

3. 药物治疗 左卡尼汀常用剂量为30～60mg/（kg·d），急性期可增至100～500mg/（kg·d），有助于急性酸中毒发作的控制，有效地改善远期预后。对于高氨血症（血氨>100μmol/L）患者，需静脉滴注或口服精氨酸或精氨酸谷氨酸100～500mg/（kg·d）。合并同型半胱氨酸血症的患者需口服甜菜碱2～9g/d。

4. 预后 甲基丙二酸血症患者的预后取决于病型、发现早晚和长期治疗三方面。单纯型甲基丙二酸血症维生素B_{12}有效型预后较好，其中cblA、cblD型预后最好。维生素B_{12}无效型预后较差，死亡率、残障率很高。甲基丙二酸血症合并同型半胱氨酸血症早发型预后较差，早期诊断及晚发型患者预后较好，国内外均有许多患者健康成长，结婚生育[68]。新生儿筛查的普及显著地提高了本症的早期诊断率，患儿预后明显改善。

【遗传咨询与产前诊断】

见本节第五部分戊二酸血症Ⅰ型的【有机酸血症遗传咨询与产前诊断】内容。

三、丙酸血症

丙酸血症（propionic acidemia）又称为丙酸尿症，是有机酸血症的较常见病种，为常染色体隐性遗传病，其发病率略低于甲基丙二酸血症。由于丙酰辅酶A羧化酶（propoinyl-CoA carboxylase，PCC）缺陷导致丙酰辅酶A向甲基丙二酰辅酶A的转化障碍，体内大量的丙酰辅酶A蓄积，丙酸及其旁路代谢物质甲基枸橼酸、3-羟基丙酸、丙酰甘氨酸、长链酮体等增多，造成脑损害、代谢性酸中毒、低血糖等[64]。

【临床表型特征】

丙酸血症与甲基丙二酸血症患者临床表现类似，缺乏特异性，个体差异较大。

重症患儿于新生儿期发病，初发症状多为喂养困难、呕吐、脱水、低体温、嗜睡、肌张力低下、惊厥和呼吸困难，如治疗不当，则进行性加重，出现酮症、代谢性酸中毒、高氨血症，死亡率极高。丙酸等有机酸蓄积常可造成骨髓抑制，引起贫血、粒细胞减少、血小板减少，有易感染和出血倾向[73]。

婴幼儿期及以后起病的患者多表现为喂养困难、发育落后、惊厥、肌张力低下，常因发热、饥饿、高蛋白饮食、感染等诱发代谢性酸中毒急性发作。

【遗传方式与相关致病基因】

丙酸血症为常染色体隐性遗传病，丙酰辅酶A由缬氨酸、异亮氨酸、苏氨酸、甲硫氨酸、脂肪酸和胆固醇的代谢产生。丙酰辅酶A羧化酶是由α、β两种亚单位组成的$\alpha_6\beta_6$多聚体，编码两种亚基的基因分别是PCCA和PCCB，分别定位于13q32.3和3q22.3。

【实验室与辅助检查】

1. 常规检验 可见酮症、代谢性酸中毒、高血氨、低血糖、心肌酶谱增高。

2. 尿有机酸分析 患者尿中甲基枸橼酸、3-羟基丙酸、丙酰甘氨酸显著增高。

3. 血氨基酸、酰基肉碱谱分析 患者血丙酰肉碱常呈显著增高（>5μmol/L），游离肉碱降低，丙酰肉碱/游离肉碱及丙酰肉碱/乙酰肉碱比值增高。严重患者伴甘氨酸增高。

4. 酶学分析　患者外周血白细胞、皮肤成纤维细胞丙酰辅酶A羧化酶活性下降。

5. 基因检测　应用Sanger或高通量测序，分析*PCCA*和*PCCB*基因。

【诊断标准】

1. 新生儿筛查　对于血丙酰肉碱增高或/和丙酰肉碱/游离肉碱、丙酰肉碱/乙酰肉碱比值增高的新生儿，通过尿有机酸分析、血总同型半胱氨酸测定、基因分析，与甲基丙二酸血症进行鉴别诊断。

2. 临床诊断　对于临床可疑的患儿，需进行血氨基酸及酰基肉碱谱分析和尿有机酸分析，患者血丙酰肉碱常显著增高，丙酰肉碱/游离肉碱及丙酰肉碱/乙酰肉碱比值增高，尿中甲基枸橼酸、3-羟基丙酸、丙酰甘氨酸显著增高[74]。

3. 基因诊断　*PCCA*和*PCCB*基因检测有助于基因型的诊断，指导母亲再生育时的产前诊断[75]。

【治疗与预后】

一旦诊断，应立即开始治疗。对于高度疑似丙酸血症的患者，可在确诊前开始治疗，以降低死亡率及致残率。

1. 急性期治疗　暂时中止蛋白质摄入，补充含10%左右葡萄糖的电解质溶液，静脉滴注左卡尼汀100～500mg/（kg·d）及碳酸氢钠，尽快纠正代谢性酸中毒。对于合并严重高氨血症或酸中毒的患者，静脉点滴精氨酸或精氨酸谷氨酸，必要时进行血液透析。限制天然蛋白质的时间不宜超过48h，以避免自身蛋白质分解。

2. 长期治疗　应以限制天然蛋白质、高热量饮食为主。为保证患儿营养发育需要，应补充去除异亮氨酸、缬氨酸、甲硫氨酸、苏氨酸的特殊奶粉或氨基酸粉，并保证足够的热量供给及其他营养素[76]。左卡尼汀需终身维持，一般剂量为30～100mg/（kg·d）。

3. 肝移植　对于饮食及药物治疗效果不好的患者，可考虑肝移植[77]。

丙酸血症患者的预后取决于疾病类型、发现早晚和长期治疗三方面。经新生儿筛查发现、早期治疗的患者多数预后良好，国内外均有许多患者健康成长。

【遗传咨询与产前诊断】

见本节第五部分戊二酸血症Ⅰ型的【有机酸血症遗传咨询与产前诊断】内容。

四、异戊酸血症

异戊酸血症（isovaleric acidemia）又称异戊酸尿症，是异戊酰辅酶A脱氢酶（isovaleryl-CoA dehydrogenase, IVD）缺乏导致的有机酸尿症，为常染色体隐性遗传病，1966年由Tanaka等应用GC-MS技术首次诊断。由于异戊酸及其代谢产物蓄积，导致自身中毒，引起一系列损害[78]。

【临床表型特征】

临床可见两种不同的类型，约半数患者为新生儿期发病，病情严重，早期死亡率很高。另半为慢性间歇性发作。

新生儿期发病的患儿在出生时正常，出生数天拒奶、呕吐、脱水、倦怠和嗜睡，伴有低体温、震颤、惊厥。患儿尿液、汗液常有难闻的"汗脚"气味。一般检验可见代谢性酸中毒、酮症、阴离子间隙增高，高乳酸血症、高氨血症，低血糖、低钙血症均较常见。严重患者疾病进展迅速，很快出现呼吸循环衰竭，死亡。一些患者伴腹泻、血小板减少、中性白细胞减少和全血细胞减少，部分病例伴脱发、高血糖等[79,80]。

慢性间歇型患者通常在1岁以内出现第一次临床发作，发热、腹泻、高蛋白饮食、预防接种为常见诱因。患者反复呕吐、嗜睡、昏迷，发作时伴有酮症、酸中毒，以及特殊的"汗脚"样体臭。限制蛋白质摄入、输注葡萄糖及左卡尼汀可缓解急性期症状。多数慢性间歇型患者智力运动发育正常，部分患者有轻度至重度智能落后。许多患者厌食高蛋白食物[80]。

【遗传方式与相关致病基因】

异戊酰辅酶A脱氢酶是线粒体的一种四聚体黄素蛋白酶，在亮氨酸代谢过程中发挥关键作用，编码异戊酰辅酶A脱氢酶的*IVD*基因位于染色体15q15.1，基因变异导致异戊酰辅酶A脱氢酶功能缺陷，异戊酰辅酶A向3-甲基巴豆酰辅酶A的代谢障碍，异戊酰辅酶A及其代谢旁路的代谢产物蓄积。迄今已发现*IVD*基因多种变异，其中错义变异较常见[81,82]。

【实验室与辅助检查】

1. 常规检验　急性期患者常有酮症、代谢性酸中毒、低血糖、高血氨、肝肾功能损害，一些患者合并低钙血症、血小板减少、中性粒细胞减少和全血细胞减少。

2. 尿有机酸分析　3-羟基异戊酸、异戊酰甘氨酸及其代谢产物显著增高。

3. 血酰基肉碱谱分析　异戊酰肉碱浓度显著增高，游离肉碱降低。

4. 酶学分析　患者皮肤成纤维细胞及外周血白细胞异戊酰辅酶A脱氢酶活性下降。

5. 基因诊断　*IVD*基因检出纯合或复合杂合变异具有诊断价值。

【诊断标准】

1. 新生儿筛查　对于血异戊酰肉碱增高或/和异戊酰肉碱/游离肉碱比值增高的新生儿，进行尿有机酸分析、基因分析，明确诊断。

2. 临床诊断　对于临床可疑的患儿进行一般检查、血氨基酸及酰基肉碱谱分析和尿有机酸分析，血异戊酰肉碱和尿异戊酰甘氨酸浓度显著增高即可诊断。

3. 基因检测　采用Sanger或高通量测序检测*IVD*基因。

【治疗与预后】

急性期异戊酸血症的治疗类似其他类型的有机酸尿症，限制天然蛋白质，静脉输注含葡萄糖10%~15%的电解质溶液，左卡尼汀100~500mg/（kg·d），小剂量胰岛素，保证热量以减少内源性蛋白质分解代谢，必要时应用碳酸氢钠控制酸中毒。

缓解期治疗主要包括限制天然蛋白质饮食，根据年龄调整亮氨酸需要量，必要时补充不含亮氨酸的特殊配方奶粉，并注意补充其他营养素[83]。左卡尼汀需终身维持30~200mg/（kg·d），补充甘氨酸100~600mg/（kg·d）有助于改善代谢状况。

异戊酸血症的预后取决于疾病类型、发现早晚和长期治疗三方面。经新生儿筛查发现、无症状时期开始治疗的患者预后良好，国内外许多患者健康成长。如不能及时或正确治疗，死亡率、致残率很高[84]。

【遗传咨询与产前诊断】

见本节第五部分戊二酸血症Ⅰ型的【有机酸血症遗传咨询与产前诊断】内容。

五、戊二酸血症Ⅰ型

戊二酸血症Ⅰ型（glutaric acidemia type Ⅰ）又称戊二酸尿症Ⅰ型（glutaric aciduria type Ⅰ），为有机酸代谢病中较常见的病种，为常染色体隐性遗传病，由于细胞内戊二酰辅酶A脱氢酶（glutaryl-CoA dehydrogenase, GCDH）缺乏导致赖氨酸、羟赖氨酸及色氨酸代谢异常，戊二酸蓄积[85]。

【临床表型特征】

患儿出生时多正常，随着发育逐渐出现大头畸形，婴儿早期发育常无明显异常，多在婴幼儿期发病，出现肌张力低下、头部运动失控、惊厥、肢体扭转、角弓反张、表情怪异、伸舌、肌肉强直等，慢性进展。常在感染、高蛋白饮食、疲劳或预防接种等应激刺激后加重，出现酮症、呕吐、脑病（昏迷、惊厥）、肝大等表现，或可停留在静止状态，表现为锥体外系脑性瘫痪。患者常在10岁内死于伴发疾病或Reye综合征样发作。晚发型患者在儿童或成年发病，表现为运动延缓、肌张力异常和进行性运动障碍，智能发育基本正常。少数患者无明显神经系统表现[86]。

【遗传方式与相关致病基因】

戊二酰辅酶A脱氢酶位于线粒体基质，参与赖氨酸、羟赖氨酸与色氨酸等氨基酸分解代谢，在线粒体内将戊二酰辅酶A转化成巴豆酰辅酶A。编码戊二酰辅酶A脱氢酶的GCDH基因位于染色体19p13.2，GCDH变异导致戊二酰辅酶A脱氢酶活性缺陷，赖氨酸、羟赖氨酸和色氨酸代谢障碍，戊二酰辅酶A过度堆积，患者体内戊二酸、3-羟基戊二酸浓度显著升高，引起以神经系统损害为主的多脏器损害[86, 87]。

【实验室与辅助检查】

1. 常规检验　急性发作期可有代谢性酸中毒、低血糖、酮症、高氨血症等。

2. 血氨基酸肉碱谱分析　戊二酰肉碱增高（>0.5μmol/L），游离肉碱降低，但是游离肉碱显著降低的患者戊二酰肉碱可能在正常范围，导致漏诊。

3. 尿有机酸分析　患者尿、血清、脑脊液中戊二酸、3-羟基戊二酸等有机酸显著增高[88]。

4. 影像学检查　脑CT扫描结果多为异常，在神经系统症状出现数天内可见侧脑室扩大和皮质沟增宽，额叶、顶叶脑白质密度降低，亦见于尾状核和豆状核。MRI可见皮质萎缩、侧脑室扩大，尾状核和豆状核缩小、密度增高，提示纤维化[89]。

5. 酶学分析　患者皮肤成纤维细胞及外周血白细胞中戊二酰辅酶A脱氢酶活性下降。

6. 基因检测　应用Sanger或高通量测序方法检测GCDH基因。

【诊断标准】

根据临床症状、尿有机酸分析、血氨基酸肉碱谱、神经系统影像学检测等结果进行综合分析，GCDH基因检测有助于基因诊断，明确变异类型[86]。

【治疗与预后】

1. 饮食治疗　限制天然蛋白质，减少赖氨酸、色氨酸的摄入，为保证营养，须补充去除赖氨酸、色氨酸的特殊配方奶粉。

2. 左卡尼汀　50~200mg/（kg·d），急性期静脉滴注或肌内注射，稳定后口服，终身维持。

3. 对症治疗　对于肌张力不全患者，可给予巴氯芬。对于急性期伴发感染的患者，应补充液体、左卡尼汀、葡萄糖、碳酸氢盐和精氨酸，纠正酸中毒，保证热量，以防止或减轻脑纹状体损伤[86]。

如能在症状前开始治疗，绝大多数患者预后良好，国内外均有许多患者健康成长。但是，在治疗前合并严重脑损害的患儿预后不良。新生儿筛查技术的应用普及，显著提高了戊二酸尿症Ⅰ型的症状前诊断率，患儿预后明显改善[90]。

【有机酸血症遗传咨询与产前诊断】

首先需确定有机酸血症患者的生化表型及基因型，常染色体隐性遗传病家系（如 *MUT*、*MMACHC*、*PCCA*、*PCCB*、*IVD*、*GCDH* 等基因缺陷），父母均为携带者，每一次生育胎儿有25%的概率为患病儿，50%的概率为携带者，25%的概率不带有致病基因型，与性别无关。生育过有机酸血症患者的夫妇应在再次妊娠前进行遗传风险评估和咨询。

在先证者基因诊断明确的基础上，母亲再次妊娠时通过绒毛或羊水细胞的基因分析可进行产前诊断，在妊娠11~13周采取胎盘绒毛或16~22周抽取羊水，通过分析先证者基因变异进行胎儿产前诊断。羊水代谢物检测也可用于产前诊断。如果胎儿为甲基丙二酸血症患者，母亲妊娠中期羊水甲基丙二酸、丙酰肉碱增高，尿中甲基丙二酸亦常增高。如果胎儿为丙酸血症患者，一些母亲妊娠中期羊水3-羟基丙酸、丙酰肉碱增高。如果胎儿为异戊酸血症患者，一些母亲妊娠中期羊水3-羟基异戊酸、异戊酰肉碱增高。如胎儿为戊二酸血症Ⅰ型患者，一些母亲妊娠中期羊水及尿中戊二酸及3-羟基戊二酸增高。

cblX型甲基丙二酸血症为X-连锁遗传，明确致病基因型后，携带者母亲再次妊娠时通过胎盘绒毛或羊水细胞的基因分析可进行产前诊断。男性胎儿有50%的概率患病，如果检出与先证者相同的 *HCFC1* 基因变异，则胎儿为cblX型患者。女性胎儿有50%的概率为携带者。但是，由于X染色体随机失活现象，女性携带者也可能患病，如果羊水丙酰肉碱、甲基丙二酸、同型半胱氨酸增高，则说明胎儿为患者。

胚胎植入前遗传学检测是可选择的方法，确定植入健康胚胎，但也需要进行常规的产前诊断，通过羊水有机酸及羊水细胞基因检测进行胎儿诊断。

（李溪远　杨艳玲）

第三节　肉碱与线粒体脂肪酸代谢障碍

自然界中的肉碱（又名肉毒碱、卡尼汀、维生素BT）有左旋、右旋两种形式，只有左旋肉碱（又称左卡尼汀，以下简称肉碱）具有生理活性，其化学结构为L-3-羟基-4-三甲基氨基丁酸，是一种水溶性四胺化合物。自1908年肉碱被发现以来，其代谢途径、生理作用逐步明确，作为特殊的维生素参与脂肪酸代谢。机体所需的肉碱75%来自食物，25%为体内合成。人体内肉碱以游离肉碱和酰基肉碱两种形式存在，约98%存在于心肌、骨骼肌等肌肉组织中，2%存在于肝、大脑、肾及细胞外液中（如血浆、尿液）。由于细胞膜的能动转运作用，细胞内肉碱浓度约为细胞外浓度的50倍。肉碱的合成主要在肝、肾进行，通过血运到肌肉，主要经肾排泄，仅有小部分经胆汁排出体外。

由肉碱参与的长链脂肪酸转运系统称为肉碱循环。肉碱在细胞膜肉碱转运蛋白的作用下进入细胞内。长链脂肪酸在长链脂肪酸转运蛋白的作用下进入细胞质，在线粒体外膜酰基辅酶A合成酶作用下生成长链酰基辅酶A，经肉碱棕榈酰转移酶Ⅰ催化后与肉碱结合，生成酰基肉碱。酰基肉碱在线粒体内膜的肉碱酰基肉碱转位酶的作用下进入线粒体基质，在位于线粒体内膜内侧面的肉碱棕榈酰转移酶Ⅱ的催化作用下，转变为酰基CoA，进行β氧化，而释出的肉碱则在肉碱酰基肉碱转位酶作用下转运出线粒体内膜外，重新被利用。过剩的酰基辅酶A也在肉碱棕榈酰转移酶Ⅱ的作用下再转化为酰基肉碱，经肉碱酰基肉碱转位酶的帮助排出到细胞外。通过这些可逆反应，完成肉碱循环[91]。

导致肉碱代谢障碍的原因包括原发性与继发性两大类（表20-10）。肉碱转运蛋白、肉碱棕榈酰转移酶Ⅰ、肉碱棕榈酰转移酶Ⅱ、肉碱酰基肉碱转位酶缺乏等均可导致肉碱合成或转运障碍，均为常染色体隐性遗传病，由于病因和受累器官的不同，临床表现不同，引起脂肪累积性肌肉病、肝性脑病、脂肪肝或心肌病[92]。

继发性肉碱缺乏症较原发性肉碱缺乏症多见。长链、中链、短链脂肪酸脱氢酶缺乏及多种酰基辅酶A脱氢酶缺乏导致脂肪酸β氧化障碍，肉碱消耗增加。有机酸代谢病患者体内蓄积的大量有机酸需转化为酰基肉碱从尿排泄，多合并严重肉碱缺乏。慢性肝病患者肉碱合成能力下降，慢性肾病、肾小管疾病时由于肾小管回吸收功能下降，易合并肉碱缺乏。透析或长期服用丙戊酸等医源性肉碱丢失或消耗增加，严重时诱发Reye综合征[93, 94]。

早产儿、严重感染、脑性瘫痪、顽固性癫痫、长期静脉营养或鼻饲喂养的患者肉碱摄取不足，苯丙酮尿症等氨基酸代谢病、尿素循环障碍、有机酸尿症等患者需限制肉类食品，控制天然低蛋白摄入，应额外补充左卡尼汀等维生素。

表20-10　导致肉碱与线粒体脂肪酸代谢障碍的病因

疾病
1.原发性肉碱缺乏症
肉碱转运蛋白缺乏
肉碱酰基肉碱转位酶缺乏
2.脂肪酸β氧化障碍
极长链酰基辅酶A脱氢酶缺乏症
长链3-羟酰基辅酶A脱氢酶缺乏症
中链酰基辅酶A脱氢酶缺乏症
短链酰基辅酶A脱氢酶缺乏症
戊二酸尿症Ⅱ型
3.有机酸代谢病（如甲基丙二酸血症、丙酸血症、戊二酸血症Ⅰ型等）
4.高氨血症（如尿素循环障碍）

（续表）

疾病
5.线粒体病
6.其他
（1）摄取不足、合成低下
1）低肉碱饮食（长期素食、低蛋白饮食）
2）完全静脉营养
3）慢性消耗性疾病（胃肠、肝、肾、内分泌、肌肉、肿瘤等疾病）
（2）酰基肉碱生成过剩，消耗增加（服用丙戊酸、抗生素等）
（3）丢失增加（透析、肾小管损害）
（4）剧烈运动、肥胖、酒精中毒

一、原发性肉碱缺乏症

原发性肉碱缺乏症（primary carnitine deficiency）又称原发性肉碱吸收障碍（carnitine uptake defect），由于*SLC22A5*基因变异引起高亲和力钠依赖性肉碱转运体OCTN2蛋白功能缺陷，导致心肌、骨骼肌及肾小管等组织细胞膜上的肉碱转运蛋白功能缺陷，无法将肉碱由细胞外转运至细胞内，肾小管重吸收肉碱障碍，尿肉碱排泄增加，致使血浆及细胞内肉碱水平降低，脂肪酸β氧化代谢受阻，引起心肌病、肌无力及脂肪肝等病理损害[95, 98]。原发性肉碱缺乏症发病率具有明显种族差异。报道显示，美国发病率为1/70 000～1/20 000，日本为1/40 000，法罗群岛为1/300[96]，中国新生儿筛查结果显示发病率为1/45 000～1/20 000。

【临床表型特征】

原发性肉碱缺乏症患者临床表现缺乏特异性，与其他有机酸代谢病及线粒体脂肪酸氧化障碍症状类似，需要通过生化代谢分析进行鉴别诊断。患者临床表现复杂，可在新生儿期至成年期发病，以急性、间歇性或慢性形式发病，轻重不等，可单个或多个脏器受累，严重患者猝死[97]。

发作性急性代谢紊乱：多在3个月至2岁发病，常因上呼吸道感染、胃肠炎、疲劳等引起高代谢状态触发代谢危象，出现喂养困难、呕吐、昏迷、肝大、低酮症性低血糖、肝酶增高、高氨血症、凝血酶原降低等，严重者猝死。

肌病：多在2～4岁发病，心肌、骨骼肌受累，肌肉无力，肌张力低下，以面肌、颈肌最为明显，并可逐渐出现四肢近端肌萎缩，扩张型心肌病，心功能不全，血清肌酸激酶增高。年长儿童和成年患者多因肌病、心肌病被发现，临床表现为易疲劳、肌痛、心律失常、心肌病。一些患者在发热、疲劳、运动中猝死。

妊娠期脂肪肝、耐力下降或心源性心律失常发作。

成年期易疲劳或无症状。多见于母源性肉碱缺乏的新生儿的母亲，也有成年无症状的病例报道。

一些患者表现为贫血、近端肌无力、发育迟缓、呼吸窘迫、心律失常和心电图异常（包括长

Q-T综合征）、智力运动落后、精神行为异常、易感染。

【遗传方式与相关致病基因】

原发性肉碱缺乏症是常染色体隐性遗传病，*SLC22A5*基因位于染色体5q31.1，该基因变异类型较多，相同的变异可导致不同的临床表型。*SLC22A5*基因变异导致心肌、骨骼肌及肾小管等组织细胞膜上的肉碱转运蛋白功能缺陷，无法将肉碱由细胞外转运至细胞内，肾小管重吸收肉碱障碍，尿肉碱排泄增加，致使血浆及细胞内肉碱水平降低，脂肪酸β氧化代谢受阻，引起心肌病、肌无力及脂肪肝等病理损害[98]。

【实验室与辅助检查】

1. 血氨基酸及肉碱谱检测　游离肉碱显著降低（<10μmol/L），多伴其他酰基肉碱降低。对于婴儿肉碱缺乏症患者尚需鉴别母亲是否患原发性肉碱缺乏症，原发性肉碱缺乏症母亲所生的健康新生儿出生后可出现短期肉碱缺乏，复查后血游离肉碱上升。

2. 常规检验　患者急性期常有低血糖、高脂血症、代谢性酸中毒、高尿酸血症、肝损害及心肌损害。一些患者合并脂肪肝、心肌病及脂肪累积性肌肉病。血清肌酸激酶可正常或轻度至中度升高，血清转氨酶、血氨水平升高。病理检查在肌纤维内可见脂肪沉积。

3. 基因分析　*SLC22A5*基因纯合或复合杂合变异。

【诊断标准】

1. 新生儿筛查及高危筛查　血游离肉碱显著降低，多伴其他酰基肉碱降低，排除母源性肉碱缺乏症。成人进行性面肌、颈肌、四肢近端肌无力，病态疲劳，有肝功能障碍和发作性脑病。

2. 临床患者急性期常有低血糖、高脂血症、代谢性酸中毒、高尿酸血症、肝损害及心肌损害。一些患者合并脂肪肝、心肌病及脂肪累积性肌肉病，血游离肉碱伴其他酰基肉碱明显降低。

3. 基因分析　*SLC22A5*基因纯合或复合杂合致病性变异。

对于血肉碱水平降低的患者，需通过病史调查、尿有机酸分析、基因分析等鉴别继发性肉碱缺乏症。

【治疗与预后】

原发性肉碱缺乏症患者需终身补充左卡尼汀，维持血浆游离肉碱浓度在正常范围（10~60μmol/L），以保护心脏、肝脏、大脑等脏器功能，改善生存质量。急性重症患者初始剂量100~400mg/（kg·d），分3次口服或静脉滴注。病情稳定后改口服左卡尼汀30~100mg/（kg·d）。应注意监测患者生长发育、代谢状况、肝肾及心肌功能，避免饥饿及疲劳，防止低血糖发生[99]。

原发性肉碱缺乏症导致的急性代谢紊乱、心肌病及心律失常有致命危险，一些患者智力运动障碍。新生儿筛查发现或在脏器不可逆损伤前开始补充左卡尼汀的患者长期预后良好。本病具有潜在致死性，反复发作的低血糖或严重心律失常是导致死亡的主要原因。

【遗传咨询与产前诊断】

见本节第六部分肉碱酰基肉碱转位酶缺乏症的【肉碱与线粒体脂肪酸代谢障碍疾病遗传咨询与产前诊断】内容。

二、中链酰基辅酶A脱氢酶缺乏症

中链酰基辅酶A脱氢酶（medium-chain acyl-CoA dehydrogenase）缺乏症是先天性线粒体脂肪酸氧化缺陷中最常见的一种类型，由于中链酰基辅酶A脱氢酶功能缺陷，中链脂肪酸β氧化障碍，导致能量生成不足，为常染色体隐性遗传病，我国发病率不详[100]。

【临床表型特征】

患者临床表现多样，从无症状到Reye综合征样表现、猝死均有报道。急性发作时，患者常表现为低酮症性低血糖、呕吐，常有肌无力、抽搐、肝大、高氨血症、嗜睡、昏迷，甚至猝死[101]。部分患儿表现为室性心律失常、肺出血等症状[102]，也有以黄疸为首发症状的患儿[103]。约20%的患儿死于第1次代谢紊乱发作，20%的患儿合并严重神经系统损伤。患者急性发作前常有诱因，如疫苗接种、感染、疲劳、饥饿、外伤等高耗能的状态。

【遗传方式与相关致病基因】

中链酰基辅酶A脱氢酶是酰基辅酶A脱氢酶家族之一，位于线粒体基质，在肝脏、骨骼肌、心肌、皮肤成纤维细胞中均有表达，催化含6～12个碳原子的中长链脂肪酸β氧化反应中的初始反应，编码中链酰基辅酶A脱氢酶的基因ACADM位于染色体1p31.1，已报道多种变异，错义变异最常见。ACADM基因变异影响中链酰基辅酶A脱氢酶的功能，包括表达减少或无效表达、影响催化性能及特异性、降低与底物亲和力、增加热敏感性等，几乎所有变异都有热不稳定性，故感染发热时容易急性发病，但不同变异对温度升高的敏感性不同，导致脂肪酸代谢障碍，乙酰辅酶A生成减少，继而ATP和酮体不足，线粒体内中链酰基辅酶A堆积，抑制了丙酮酸脱氢酶复合体和α酮戊二酸脱氢酶复合体活性，累及糖有氧氧化及三羧酸循环，ATP释放减少，能量供应不足。

【实验室与辅助检查】

1. 新生儿筛查与高危筛查　血辛酰肉碱（C8）浓度显著增高，己酰肉碱（C6）、癸酰肉碱（C10）、辛烯酰肉碱（C8:1）及C8/C10增高。

2. 常规检验　急性发作期可有低血糖、肝功能异常、高氨血症、肌酶增高，一些患者低酮症性低血糖、代谢性酸中毒等。

3. 酶学分析　皮肤成纤维细胞、外周血淋巴细胞及骨骼肌细胞中链酰基辅酶A脱氢酶活性降低。

4. 基因诊断　ACADM基因分析。

【诊断标准】

1. 中链酰基辅酶A脱氢酶缺乏症无特异性临床表现，对于不明原因肝大、肌无力、低酮型低血糖及运动智力发育迟缓的患者，需高度警惕，及早进行生化代谢及基因分析。

2. 血辛酰肉碱浓度显著增高是特征性改变，己酰肉碱、癸酰肉碱、辛酰肉碱/辛烯酰肉碱及辛酰肉碱/癸酰肉碱比值增高是辅助诊断指标。

3. 基因诊断　ACADM等位基因检出纯合或复合杂合变异，可确诊。

【治疗与预后】

1. 饮食管理　避免长时间饥饿，限制高脂肪、高碳水化合物饮食，监测血糖，对婴幼儿患儿应定时喂养。

2. 营养支持治疗　补充左卡尼汀，将血游离肉碱水平维持在20～60μmol/L，预防肉碱缺乏症，保证脂肪酸氧化效率。

3. 对症治疗　纠正酸中毒，静滴葡萄糖缓解低血糖，保肝等对症治疗[104]。

通过新生儿筛查可以在无症状时发现患儿，及早开始干预，减少死亡和残障。早期诊疗是改善预后的关键，早期治疗预后良好。少数患者预后不良，存在语言发育迟缓、肌无力、注意力缺陷等后遗症。

【遗传咨询与产前诊断】

见本节第六部分肉碱酰基肉碱转位酶缺乏症的【肉碱与线粒体脂肪酸代谢障碍疾病遗传咨询与产前诊断】内容。

三、极长链酰基辅酶A脱氢酶缺乏症

极长链酰基辅酶A脱氢酶（very long-chain acyl-CoA dehydrogenase，VLCAD）缺乏症是一种罕见的遗传代谢病，是长链脂肪酸代谢障碍中最常见的类型，为常染色体隐性遗传病。在澳大利亚、德国及北美联合筛查中，极长链酰基辅酶A脱氢酶缺乏症发病率为1/85 000，我国发病率不详[105]。

【临床表型特征】

极长链酰基辅酶A脱氢酶缺乏症的临床表型有3种类型：新生儿型病情最重，死亡率非常高，患儿于新生儿期出现心肌病。婴儿型发病较晚，死亡率较低，以肝病、低酮症性低血糖为主要病症。迟发型以周期性横纹肌溶解、脂肪肝、心肌病为主要病症[106]。极长链酰基辅酶A脱氢酶缺乏症患者中约1/4有猝死或心脏病家族史，常见发作诱因为饥饿、发热、疲劳、药物及高脂肪食物，部分患者突发心源性猝死，需要通过尸检生化、病理及基因诊断。

【遗传方式与相关致病基因】

极长链酰基辅酶A脱氢酶位于线粒体内膜，在肝脏、心肌、骨骼肌、皮肤成纤维细胞的线粒体中均有表达，可催化14～20个碳的酰基辅酶A在线粒体β氧化的初始步骤。极长链酰基辅酶A脱氢酶由ACADVL基因编码，位于染色体17p13.1，ACADVL基因缺陷导致极长链酰基辅酶A脱氢酶功能缺陷，长链脂肪酸代谢障碍，长链脂肪酸不能供能，同时蓄积毒性产物。ACADVL基因已发现多种变异，其中错义变异最常见，其次是无义变异和缺失。ACADVL基因无义变异可能导致极长链酰基辅酶A脱氢酶完全失去活性，错义变异或单个氨基酸的缺失患者极长链酰基辅酶A脱氢酶尚有残余活性，基因变异的类型不仅仅与残余酶活性有关，还可能受温度等外界条件的影响，这可能是患者感染发热时加重临床表现的一个原因[107]。

【实验室与辅助检查】

1. 新生儿筛查或高危筛查　血内豆蔻烯酰肉碱（C14.1）浓度显著增高，游离肉碱浓度不同程度降低。

2. 常规检验　常见肝功能异常、高脂血症、肌酶增高，一些患者急性期出现肌红蛋白尿，常见低酮症性低血糖、代谢性酸中毒等。

3. 酶学分析　对患者成纤维细胞、外周血淋巴细胞、骨骼细胞或组织进行极长链酰基辅酶A脱氢酶活性测定。

4. 基因诊断　*ACADVL*基因分析。

【诊断标准】

1. 临床表现　患者个体差异显著，缺乏特征性症状，对于脂肪肝、心肌病、肌肉病、低酮症性低血糖、代谢性酸中毒及猝死样患者需提高警惕，及早进行生化代谢及基因分析。

2. 血肉豆蔻烯酰肉碱明显升高是特征性诊断指标。

3. 基因检测　*ACADVL*基因检出纯合或复合杂合变异有助于确诊。

【治疗与预后】

1. 饮食管理　规律饮食，避免长时间空腹，限制高脂肪、高碳水化合物饮食，补充中链甘油三酯，监测血糖、血脂，对婴幼儿患儿应缩短喂奶间隔。

2. 营养支持治疗　补充小剂量左卡尼汀，将血游离肉碱水平维持在30~60μmol/L，保证脂肪酸氧化效率。大剂量左卡尼汀可导致酰基肉碱增多，产生毒性[108]。

3. 提高脂肪酸氧化效率　苯扎贝特能提高患者细胞的脂肪酸氧化能力，减少毒性作用的长链酰基肉碱的生成。

4. 对症治疗　急性期纠正酸中毒，静脉滴注葡萄糖，保肝治疗。

最近有临床研究证明三庚酸甘油酯（triheptanoin）具有改善患者心脏功能的作用[109]。

通过新生儿筛查可在无症状时期发现患儿并开始治疗，减少死亡及残障。肌肉型及肝脏型的患者早期治疗预后良好。少数心肌型患者预后不良，急性期死亡率很高，早期诊疗是改善预后的关键。

【遗传咨询与产前诊断】

见本节第六部分肉碱酰基肉碱转位酶缺乏症的【肉碱与线粒体脂肪酸代谢障碍疾病遗传咨询与产前诊断】内容。

四、多种酰基辅酶A脱氢酶缺乏症

多种酰基辅酶A脱氢酶（multiple acyl-CoA dehydrogenase）缺乏症又称戊二酸尿症Ⅱ型或戊二酸血症Ⅱ型（glutaric acidemia typeⅡ），是一种罕见的常染色体隐性遗传代谢病，主要病理改变为肝细胞、肾小管上皮细胞和心肌细胞脂肪变性[110]。

【临床表型特征】

根据临床特点，多种酰基辅酶A脱氢酶缺乏症分为3型，即新生儿期发病伴先天畸形、新生儿期发病不伴先天畸形和迟发型。前两型为严重多种酰基辅酶A脱氢酶缺陷，后者有轻度多种酰基辅酶A脱氢酶缺陷或乙基丙二酸-己二酸尿症。

新生儿期发病伴先天畸形者多为早产儿，在生后数小时至48h发病，肌张力低下，肝大，严重低血糖症，代谢性酸中毒。患儿常有类似于异戊酸血症患者的"汗脚"样体臭。部分患儿可触及肿大的肾，或有面部异常（高前额、低耳位、眼距过宽、下面部发育不良等）。患者多在新生儿期死亡，部分病例体检时未见畸形，仅在尸检时发现肾囊肿。患者可有弓形足、前腹部肌肉发育缺陷、外生殖器异常（尿道下裂和痛性阴茎勃起）。

新生儿期发病而无先天畸形的患者常在生后数小时或数天发病，肌张力低下，呼吸增快，代谢性酸中毒，肝大，低血糖症，"汗脚"样体臭。部分获得及时诊断和治疗的患儿可存活较长时间，伴有严重心肌病者常在数月内死亡。少数病例在新生儿期表现为低血糖症，其后发生Reye综合征样症状，患者可存活较长时间。

迟发性戊二酸尿症Ⅱ型或乙基丙二酸-己二酸尿症患者临床表现多变。患者可在生后数周出现间歇发作性呕吐、低血糖症和酸中毒，或在儿童期无任何症状，成年期出现发作性呕吐、低血糖、肝大和近端肌病。其他表现可有进行性脂质沉积性肌病、肉碱缺乏或进行性锥体外系运动障碍等[111]。

【遗传方式与相关致病基因】

已知至少3种不同基因的变异引起多种酰基辅酶A脱氢酶缺乏症：*ETFA*、*ETFB*和*ETFDH*，分别编码电子转运黄素蛋白（electron transfer flavoprotein, ETF）的α亚基、β亚基和电子转移黄素蛋白脱氢酶（electron transfer flavoprotein dehydrogenase, ETFDH），其中任何一个缺陷都可引起多种酰基辅酶A脱氢酶缺乏症[112]。

*ETFA*基因位于15q24.2-q24.3，*ETFB*基因位于19q13.41，分别编码以α亚基与β亚基共同组成ETF二聚体，ETF还包含一个黄素腺嘌呤二核苷酸（flavin adenine dinucleotide, FAD）及单磷酸腺苷（adenosine monophosphate, AMP）。

*ETFDH*基因位于染色体4q32.1，核黄素反应性多种酰基辅酶A脱氢酶缺乏症患者多为*ETFDH*基因缺陷，酶残余活性不仅与基因变异的类型和位置有关，还受到温度等因素的影响[110, 113]。*ETFDH*基因p.Y257C与p.L409F变异可能为我国大陆北方地区的热点变异[114]。

【实验室与辅助检查】

1. 新生儿筛查或高危筛查　多数患者血氨基酸谱正常，游离肉碱正常或降低，短链、中链和长链酰基肉碱（C4-C18）不同程度增高。

2. 尿有机酸分析　可有多种谱型，包括挥发性短链有机酸、戊二酸、乙基丙二酸、3-羟基异戊酸、2-羟基戊二酸、5-羟基己酸、己二酸、辛二酸、癸二酸、十二烷酸、异戊酰甘氨酸和2-甲基丁酰甘氨酸增高。部分病例，尤其是间歇发作的患者仅在急性期尿有机酸谱异常。

3. 常规检验　急性期可有严重代谢性酸中毒，轻度至中度高氨血症，严重低血糖症，常无酮症或者轻度酮症，血清肝酶、肌酶增高，凝血功能异常。

4. 影像学检查　一些患者心脏扩大，合并肥厚型心肌病。腹部超声或CT扫描可见肾囊肿。部分患者出现脑室旁白质脱髓鞘性脑白质病变。

5. 基因诊断　*ETFDH*、*ETFA*和*ETFB*基因分析。

【诊断标准】

1. 临床表现　缺乏特异性，临床诊断困难。一些患者急性期出现非酮症性低血糖和代谢性酸中毒。迟发型患者仅在急性发作期出现异常。

2. 血多种酰基肉碱增高，乙酰肉碱、丙酰肉碱、丁酰肉碱、异丁酰肉碱、异戊酰肉碱不同程度增高，游离肉碱可为正常或降低。

3. 尿大量的有机酸排出，一些患者急性期乳酸、戊二酸、异戊酰甘氨酸增高。

4. 基因分析　*ETFDH*、*ETFA*和*ETFB*基因检出纯合或复合杂合变异具有确诊价值。

【治疗与预后】

早发性患者维生素B₂多为无反应型，需低脂饮食，长期口服左卡尼汀，部分患者口服苯扎贝特有效。轻型或迟发型患者多为维生素B_2有效型，口服维生素B_2（100～300mg/d）、左卡尼汀和低脂饮食治疗效果较好[115]。

新生儿期发病的患者预后不良，多在生后数日或数月内死亡，维生素B_2有效型患者预后良好。通过新生儿筛查可发现部分患者，早期干预可减少死亡及残障。

【遗传咨询与产前诊断】

见本节第六部分肉碱酰基肉碱转位酶缺乏症的【肉碱与线粒体脂肪酸代谢障碍疾病遗传咨询与产前诊断】内容。

五、肉碱棕榈酰转移酶1缺乏症

肉碱棕榈酰转移酶1（carnitine palmitoyl transferase 1, CPT1）缺乏症是一种罕见的常染色体隐性遗传代谢病。由于肉碱棕榈酰转移酶1缺乏，中、长链酰基CoA不能顺利进入线粒体进行β氧化，导致急慢性肝病、低酮性低血糖、心肌及骨骼肌损害，通常在禁食或疾病后发生，多于婴儿期或幼儿期发病[116]。

【临床表型特征】

肉碱棕榈酰转移酶1缺乏症患者临床表现多样，分为迟发型、婴儿型、致死性新生儿型及急性脑病型。大多在出生后数小时至30个月发病。诱发因素常为饥饿、感染、腹泻等，起病急骤，类似Reye综合征发作，常可复发，死亡率较高。脑部远期预后主要取决于低血糖的严重程度。新生儿型病情严重，患儿于出生数小时至数天内发病，低体温、呼吸窘迫、惊厥、喂养困难、昏迷、肝大、肝功能衰竭、心脏扩大，死亡率很高。

迟发型患者常在儿童期发病，男性多见。过度运动、禁食和感染是常见的诱发因素，寒冷、睡眠不足、药物及全身麻醉也可诱导发病。主要表现为肌痛、肌红蛋白尿、肌无力、肌强直及横纹肌溶解，严重者可引起肾衰竭、心肌病，甚至死亡。

【遗传方式与相关致病基因】

现已发现肉碱棕榈酰转移酶1三种同工酶形式：肝型（CPT1A）、肌肉型（CPT1B）和脑型（CPT1C），均具有组织特异性。CPT1A除在肝脏中含量丰富外，还在肾脏、成纤维细胞及胰岛中表达，在心脏中也略有表达。CPT1B主要表达于骨骼肌、心脏及棕色脂肪等组织。CPT1C仅在大脑中表达。CPT1A和CPT1B位于线粒体外膜上，催化长链酰基CoA与肉碱合成酰基肉碱。而CPT1C位于神经元内质网，不参与脂肪酸氧化代谢，可能与摄食行为和整体内稳态的调节有关。

*CPT1A*基因编码肉碱棕榈酰转移酶1，位于染色体11q13.3[117]。*CPT1A*基因变异导致肉碱棕榈酰转移酶1活性缺乏，肉碱与中、长链酰基CoA合成酰基肉碱过程受阻，中、长链脂肪酸不能进入线粒体进行氧化代谢，导致乙酰CoA生成减少，同时影响肝脏的生酮作用，且长链酰基CoA等大量堆积，尤其当葡萄糖摄入不足或其他疾病导致能量需求增高时，肝脏损害，并出现大脑功能障碍[118]。

【实验室与辅助检查】

1. 血氨基酸及肉碱谱分析　游离肉碱（C0）水平显著增高（＞100μmol/L），多种中、长链酰基肉碱水平升高，尤其是棕榈酰肉碱（C16）、十八碳酰肉碱（C18）和十八碳烯酰肉碱（C18:1）、C0/（C16+C18）升高。

2. 常规检验 急性期可见低酮性低血糖、代谢性酸中毒、血清肌酶增高、高血氨、转氨酶升高、高血脂、肝性脑病。一些患儿伴肾小管性酸中毒。

3. 基因分析 *CPT1A*基因检出纯合或复合杂合变异具有确诊价值。

【诊断标准】

1. 临床表现 患者临床缺乏特异性症状与体征，临床诊断困难，死亡率高，对疑似患者应及早检查。

2. 血游离肉碱（C0）显著增高，C0/（C16+C18）升高是必要条件。

3. 基因检测有助于确诊。

【治疗与预后】

基本原则为避免饥饿，低脂高碳水化合物饮食，以减少低血糖的发生、减少脂肪动员的供能途径并增加糖原储备。饮食控制中应注意营养素的分配，补充必需脂肪酸，改善肾小管性酸中毒。治疗中需监测患儿生长发育情况、肝功能及心脏情况，个体化治疗。

急性低血糖发作时，静脉输注含10%葡萄糖的电解质溶液，血糖纠正后应继续静脉滴注葡萄糖溶液。

大环内酯类抗生素、丙戊酸钠、水杨酸类药物具有潜在的肝毒性，可能诱发Reye综合征，需要避免使用。患者发热、呕吐或腹泻时，应适当增加碳水化合物，如果进食困难，及时静脉滴注葡萄糖电解质溶液。

成年女性患者或携带者孕期时容易发生急性脂肪肝、HELLP综合征，应加强监测，注意避免饥饿，坚持低脂高碳水化合物饮食，避免低血糖的风险，保护胎儿。

通过新生儿筛查，可以检出肉碱棕榈酰转移酶1缺乏症患者，在无症状时期或疾病早期开始治疗，避免脏器损害，显著改善预后。

【遗传咨询与产前诊断】

见本节第六部分肉碱酰基肉碱转位酶缺乏症的【肉碱与线粒体脂肪酸代谢障碍疾病遗传咨询与产前诊断】内容。

六、肉碱酰基肉碱转位酶缺乏症

肉碱酰基肉碱转位酶（carnitine acylcarnitine translocase, CACT）缺乏症为罕见的常染色体隐性遗传代谢病。由于肉碱酰基肉碱转位酶功能缺陷导致长链酰基肉碱不能进入线粒体内膜进行β氧化，长链脂肪酸代谢受阻，能量生成障碍[119]。

【临床表型特征】

大部分肉碱酰基肉碱转位酶缺乏症在新生儿期发病，常在新生儿或婴儿期死亡，甚至猝死，常见表现为低酮体性低血糖和脑病，可有呕吐、嗜睡、意识障碍；心脏损害表现为心肌病、严重的室性心律失常；肝脏损害表现为肝大、肝功能异常、急性肝衰竭；肌肉损害表现为肌无力、肌张力减低。常因饥饿或感染性疾病诱发急性代谢紊乱[120]。

【遗传方式与相关致病基因】

肉碱酰基肉碱转位酶位于线粒体内膜，其编码基因*SLC25A20*定位于3p21.31，在依赖肉碱的长链脂肪酸转运进入线粒体的过程中起重要作用，主要催化线粒体内膜两侧酰基肉碱和游离肉碱的交换。迄今已报道多种变异，以错义变异、缺失变异居多。SLC25A20基因变异导致肉碱酰基肉碱移位酶功能缺陷，酰基肉碱与游离肉碱的跨线粒体内膜转运功能障碍，酰基肉碱不能进入线粒体，游离肉碱不能转运出线粒体，长链酰基肉碱不能进入线粒体内进行β氧化，乙酰辅酶A和酮体生成不足，导致供能不足，蓄积的长链酰基肉碱产生毒性作用，脑、心、骨骼肌以及肝脏多脏器损害[92, 119, 121]。

【实验室与辅助检查】

1. 常规检验　急性发作期可有代谢性酸中毒、低酮性低血糖、高氨血症、血清肌酸激酶及肝酶升高等。

2. 尿有机酸分析　二羧酸增高或正常。

3. 血氨基酸及酰基肉碱谱分析　游离肉碱（C0）减低或正常，长链酰基肉碱增高，棕榈酰肉碱（C16）、十八碳烯酰肉碱（C18:1）显著增高，C0/（C16+C18）降低[120]。

4. 基因检测　SLC25A20基因分析。

【诊断标准】

1. 患者临床表现缺乏特异性，一些患儿猝死，临床诊断困难，需要依赖生化代谢分析及基因诊断，甚至尸检诊断。

2. 血长链酰基肉碱增高，棕榈酰肉碱（C16）、十八碳烯酰肉碱（C18:1）显著增高，C0/（C16+C18）降低，游离肉碱降低或正常。

3. 基因分析　SLC25A20基因纯合或复合杂合变异具有诊断价值。

【治疗与预后】

避免饥饿，预防感染，高碳水化合物和低脂饮食，补充中链脂肪酸。

急症处理：持续高速静脉输注葡萄糖（必要时加用胰岛素），降血氨，维持脏器功能稳定。

频繁喂养，8个月后夜间给予生玉米淀粉，起始剂量每次1~1.5g/kg，逐渐加量，防止低血糖发生。

左卡尼汀：急性期静脉滴注100~300mg/（kg·d），稳定后口服剂量30~100mg/（kg·d），将血游离肉碱浓度维持在30~60μmol/L。

采用液相串联质谱法进行新生儿筛查，可发现疑似患儿，一旦确诊，立即开始治疗，以改善预后。平时注意避免饥饿，坚持低脂高碳水化合物饮食[122]。但是，一些患儿于生后数小时或数天内死亡，尚未到新生儿筛查采血时间，需要通过尸检基因及病理诊断明确病因。

【肉碱和线粒体脂肪酸代谢障碍疾病遗传咨询与产前诊断】

肉碱和线粒体脂肪酸代谢障碍疾病包括原发性肉碱缺乏症、中链酰基辅酶A脱氢酶缺乏症、极长链酰基辅酶A脱氢酶缺乏症、多种酰基辅酶A脱氢酶缺乏症、肉碱棕榈酰转移酶1缺乏症、肉碱酰基肉碱移位酶缺乏症等多种疾病，均为常染色体隐性遗传病，患者父母为携带者，每次生育时胎儿有25%的概率为患者，50%的概率为无症状携带者，25%的概率不携带父母来源的致病变异。

生育过原发性肉碱缺乏症患者的夫妇应在再次妊娠前进行遗传风险评估和咨询。患者的健康同胞也应进行基因分析及血游离肉碱和酰基肉碱谱分析，如为携带者，则需对配偶进行基因检测。

对于基因诊断明确的家系，可在母亲再次妊娠11～13周采取绒毛或在16～22周抽取羊水，通过基因变异分析进行胎儿产前诊断。

植入前遗传学检测也是可以选择的方法，以减少治疗性引产。

原发性肉碱缺乏症患者的健康同胞也应进行血游离肉碱和酰基肉碱谱分析及基因分析，携带者常常有轻度肉碱缺乏，需要在生育前、妊娠期、哺乳期补充左卡尼汀。原发性肉碱缺乏症患者仅需补充左卡尼汀，疗效良好，一般不建议进行产前诊断。中链酰基辅酶A脱氢酶缺乏症和原发性肉碱缺乏症胎儿，不建议医学引产，需监测母亲血游离肉碱水平，妊娠期及哺乳期补充左卡尼汀。新生儿出生后监测血游离肉碱及酰基肉碱水平，及早补充左卡尼汀。

（陆　妹　黄新文）

❀❀ 第四节　糖原累积病 ❀❀

糖原累积病（glycogen storage disease, GSD）是由于先天性酶缺陷所造成的一组糖原分解障碍，患者肝脏、肌肉、心肌组织内糖原累积，导致多种疾病。糖原是由葡萄糖构成的带分支的多糖，糖原是葡萄糖的储备形式，维持血糖稳定及能量代谢。已经证实糖原合成和分解代谢中至少需要十余种酶，其中任一个酶缺陷即可导致不同类型的糖原累积病[123, 124]。不同的糖原累积病受累组织不同。Pompe病（糖原累积病Ⅱ）是糖原累积病中唯一的溶酶体贮积病，主要影响心肌和骨骼肌。其他糖原累积病为糖原分解代谢途径缺陷（表20-11）。

表20-11　各型糖原累积病相关酶、致病基因与主要特征

分型	别称	酶	致病基因	遗传方式	主要受累组织
0		糖原合成酶2/1	GYS2/GYS1	AR	肝、骨骼肌
Ⅰa	Von Gierke病	葡萄糖-6-磷酸酶	G6PC	AR	肝、肾、骨骼肌
Ⅱ	Pompe病	酸性α-葡萄糖苷酶	GAA	AR	心肌、骨骼肌
Ⅲ	Cori病	糖原脱支酶	AGL	AR	肝、骨骼肌、心肌
Ⅳ	Anderson病	糖原分支酶	GBE1	AR	肝、骨骼肌
Ⅴ	McArdle病	肌糖原磷酸化酶	PYGM	AR	骨骼肌
Ⅵ	Hers病	肝糖原磷酸化酶	PYGL	AR	肝
Ⅶ	Tarui病	磷酸果糖激酶	PFKM	AR	骨骼肌
Ⅸ	GSD9a型	糖原磷酸化酶激酶	PHKA2	XL	肝
	GSD9b型		PHKB	AR	肝
	GSD9c型		PHKG2	AR	肝
	GSD9d型		PHKA1	XL	骨骼肌
Ⅺ	Fanconi-Bickel综合征	葡萄糖转运体2	SLC2A2	AR	肝、肾小管

注：AR，常染色体隐性；XL，X-连锁。

一、糖原累积病0型（糖原合成酶缺陷）

糖原累积病0型（glycogen storage disease type 0）为常染色体隐性遗传病，是由糖原合成酶（glycogen synthase, GYS）缺陷所致的疾病，较罕见。

【临床表型特征】

糖原累积病0型患儿肝脏无过多糖原贮积，在婴儿期或幼儿期出现空腹低血糖，伴有血酮增高和丙氨酸、乳酸浓度降低，喂养可以缓解症状，但喂养后通常会导致餐后高血糖和高乳酸血症。患儿无肝大和高脂血症，偶有肌痉挛，提示肝脏和肌肉受累。患儿多无认知障碍，但常有矮小[125]。

【遗传方式与相关致病基因】

糖原累积病0型（肝型）是由于编码肝糖原合成酶的GYS2基因变异，导致肝糖原合成酶缺陷，引起肝糖原的合成和储备减少。GYS2基因定位于12p12.1[126]。糖原累积病0型（肌肉型）是由于编码肌肉糖原合成酶的GYS1基因变异引发，该基因定位于19q13.33。

【实验室与辅助检查】

1. 常规检验　空腹酮症性低血糖，餐后血糖和乳酸同时升高。
2. 基因诊断　GYS2、GYS1基因变异分析是目前确诊的唯一方法。

【诊断标准】

空腹酮症性低血糖，餐后血糖和乳酸同时升高。Sanger测序或高通量测序检测GYS2和GYS1基因发现致病变异。

【治疗与预后】

治疗：饮食管理及对症处理，频繁高蛋白喂养，夜间补充生玉米淀粉1～1.5g/kg。

预后：本病早发现、早处理预后良好。

【遗传咨询与产前诊断】

见本节第十部分糖原累积病XI型的【糖原累积病遗传咨询与产前诊断】内容。

二、糖原累积病Ⅰa型

糖原累积病Ⅰa型（glycogen storage disease type Ⅰa）是由于编码葡萄糖-6-磷酸酶（glucose-6-phosphatase，G6Pase）的G6PC基因变异所致的常染色体隐性遗传病。Ⅰa型相对常见，国外不同人种糖原累积病Ⅰa型发病率为1/100 000～1/20 000[127]，我国目前暂无准确的流行病学数据。

【临床表型特征】

糖原累积病Ⅰa型患者临床表现差异较大，不同年龄及受累脏器不同，表现各异。重症患者在新生儿期发病，出现严重低血糖、惊厥、酸中毒、呼吸困难和肝大等症状。绝大多数患儿出生时正常，新生儿期没有明显异常，婴幼儿期出现腹部膨隆，身高增长迟缓，反复鼻出血、腹泻，常伴易饥饿或多食，部分患儿抽搐、呕吐。极少数患者以血尿、便血、骨折、贫血或痛风等为首发表现。成年患者可以肝腺瘤、肾功能不全、痛风等首诊。

【遗传方式与相关致病基因】

葡萄糖-6-磷酸酶是糖原分解和葡萄糖生成过程中最后步骤的关键酶，催化糖原异生和糖原分解，主要在肝脏、肾脏和小肠中表达。编码葡萄糖-6-磷酸酶的基因*G6PC*位于染色体17q21.31，已发现多种致病变异，错义变异最为多见。在日本、中国等亚洲人中，c.648G>T最常见[128]。

【实验室与辅助检查】

1. 常规检验 空腹低血糖、肝功能损害、高乳酸血症、代谢性酸中毒、严重高甘油三酯血症、高胆固醇血症和高尿酸血症等。

2. 口服糖耐量试验 空腹测定血糖及乳酸。口服葡萄糖2g/kg，分别于30min、60min、90min、180min测定血糖、乳酸，正常时血乳酸基础值升高不超过20%，该病患者基础值明显升高，在服用葡萄糖后乳酸明显下降。

3. 肝脏病理、葡萄糖-6-磷酸酶活性和糖原含量测定 肝细胞肿胀，胞浆空淡，核小而居中，酷似植物细胞。肝窦狭窄或消失，呈现出镶嵌状图像。空泡核明显，常见脂肪变性，轻度至重度不等，纤维化一般比较轻。电镜下胞浆及核内有大量的糖原颗粒。PAS染色显示肝细胞中大量的阳性物质，肝糖原明显升高，肝细胞葡萄糖-6-磷酸酶活性降低。

4. 基因分析 *G6PC*基因纯合或复合杂合变异具有确诊价值。

【诊断标准】

根据临床肝肿大、低血糖、高乳酸血症、高尿酸血症、高脂血症、生长发育落后、娃娃脸等症状及表型，结合*G6PC*基因纯合或复合杂合变异明确诊断。

【治疗与预后】

以生玉米淀粉为核心的综合饮食治疗及营养管理，将血糖控制在理想范围（餐前或空腹3~4h血糖3.9~6.1mmol/L）。

1. 饮食治疗 鼓励复杂碳水化合物、脂肪和蛋白质，避免蔗糖、单糖，避免长时间空腹[127, 129]。生玉米淀粉能在肠道中缓慢释放葡萄糖，维持血糖稳定6~8h，建议1岁左右开始口服生玉米淀粉治疗，每次1.5~2.5g/kg，每3~6h 1次。改良支链玉米淀粉较生玉米淀粉能维持血糖稳定更长时间，降低胰岛素反应，睡前口服有助于维持夜间血糖水平。

2. 对症治疗 针对肝损害、痛风、癫痫、结石等合并症进行干预。若患儿因其他疾病不能进食时，建议静脉匀速输注10%的葡萄糖，维持血糖水平70~110mg/dL（3.9~6.1mmol/L），直到能进食为止。

3. 肝移植 对于内科治疗失败，多次肝腺瘤切除术后复发，肝腺瘤快速增多、增大且无远处转移证据，肝癌高风险的糖原累积病Ⅰa型患者，应考虑肝移植治疗[130]。肝移植能降低肝腺瘤恶变的风险，纠正低血糖、高乳酸性酸中毒、高尿酸血症和高脂血症，改善生长发育，术后患者不再需要控制饮食。

4. 预后 患者在重症低血糖时可伴发惊厥，未经正确治疗的患儿，如果低血糖和酸中毒发作频繁，常见体格矮小、智力障碍。伴有高尿酸血症患者常在青春期并发痛风。成年期患者心血管病、胰腺炎、肝脏腺瘤或腺癌的发生率高于正常人群，少数患者可发生肾小球硬化症。

【遗传咨询与产前诊断】

见本节第十部分糖原累积病Ⅺ型的【糖原累积病遗传咨询与产前诊断】内容。

三、糖原累积病Ⅱ型（Pompe病）

糖原累积病Ⅱ型（glycogen storage disease type Ⅱ）也称为Pompe病（庞贝病），是一种罕见的常染色体隐性遗传代谢病，由于酸性α–葡萄糖苷酶（acid alpha–glucosidase, GAA）（又称为酸性麦芽糖酶）缺陷导致进行性肌病及心肌病。

【临床表型特征】

根据发病年龄、受累器官和疾病进展速度，Pompe病分为婴儿早发型和晚发型两大类[131]。

婴儿早发型通常在1岁内起病，主要累及心肌和骨骼肌，酸性α–葡萄糖苷酶活性严重缺乏，主要表现为喂养困难、运动发育迟缓、松软儿、心脏扩大、肝脏肿大及舌体肥厚，进展迅速，患儿常于1岁内死于心力衰竭及呼吸衰竭。

晚发型患者通常于1岁后起病，也可晚至老年发病，主要累及躯干肌、四肢近端肌群及呼吸肌，易疲劳，肌无力，少数以突发呼吸衰竭起病，躯干肌受累常导致脊柱弯曲、脊柱强直。可伴有脑血管病，心脏一般不受累。疾病早期可仅表现为高肌酸激酶血症。起病越早，疾病进展越快，病情越重，常死于呼吸衰竭。

【遗传方式与相关致病基因】

Pompe病是常染色体隐性遗传病，由于编码酸性α–葡萄糖苷酶的GAA基因变异所致。GAA基因位于染色体17q25.3，该基因第一个外显子是非编码的[132]。GAA基因变异导致溶酶体内酸性α–葡萄糖苷酶活性缺乏，溶酶体内糖原不能被降解，沉积在骨骼肌、心肌和平滑肌等细胞内，导致溶酶体肿胀、细胞破坏及脏器功能损害。已报道多种GAA基因变异，且存在种族差异，不同组合的致病性变异可能导致残余酶活性不同导致疾病个体差异。例如婴儿早发型患者更常见无义变异，酸性α–葡萄糖苷酶酶活性几乎完全缺乏。错义变异和剪切位点变异可导致酸性α–葡萄糖苷酶酶活性完全或部分缺失，因此患者可能表现为婴儿早发型或晚发型。婴儿早发型我国以p.D645E变异比例最高[133]。

【实验室与辅助检查】

1. 常规检验　血清肌酸激酶显著升高，且伴有谷丙转氨酶、谷草转氨酶和乳酸脱氢酶升高。

2. 心脏检查　早发型患者早期心脏扩大，心肌肥厚，晚期表现为扩张型心肌病。迟发型患者心脏多不受累。

3. 肺功能测定　呼吸功能下降，CO_2慢性潴留，通气功能不足。

4. 肌电图检查　多为肌源性损害，可出现纤颤电位、复合性重复放电和肌强直放电。

5. 肌活检组织病理检查　肌纤维内空泡变性及嗜碱性颗粒沉积，空泡大小和形态各异，糖原含量增多，溶酶体酸性磷酸酶染色强阳性。婴儿型患者肌纤维结构破坏严重，迟发型患者个体差异较大，肌肉病理表现与发病年龄、病程、临床表现、活检部位等有一定关系，肌肉活检正常不能排除诊断[134]。

6. 酸性α–葡萄糖苷酶活性测定　外周血白细胞或培养的皮肤成纤维细胞酸性α–葡萄糖苷酶活性缺乏，是诊断Pompe病的"金标准"之一[135]。

7. GAA基因分析　有助于明确诊断，至今已发现数百种致病变异[136]。

【诊断标准】

1. 临床表现　对于肌无力、肌张力低下、心脏扩大、心肌肥厚、血清肌酶升高的患者，应高度警惕。

2. 外周血滤纸片或白细胞进行*GAA*基因分析，患者GAA活性缺乏和/或*GAA*基因纯合或复合杂合致病变异。

【治疗与预后】

Pompe病是一个心脏、呼吸、消化、肌肉等多系统受累的疾病，需要神经内科、营养科、心内科、呼吸科、骨科及康复科等多学科综合治疗，如呼吸机辅助通气、纠正心力衰竭、控制呼吸道感染、营养运动疗法等。

人工合成α糖苷酶（alglucosidase alfa，rhGAA）替代治疗对晚发型患者疗效较好，一旦确诊，应尽早开始酶替代治疗，可显著改善运动发育和心脏功能，延长生存期。通过新生儿筛查可早期发现Pompe病，早期进行治疗。其他治疗还包括正在研究中的基因治疗。

Pompe病患者多因心力衰竭或呼吸衰竭死亡，如诊断时心脏、骨骼肌受累已经非常严重，酶替代治疗的疗效有限，预后不良[137]。

【遗传咨询与产前诊断】

见本节第十部分糖原累积病Ⅺ型的【糖原累积病遗传咨询与产前诊断】内容。

四、糖原累积病Ⅲ型

糖原累积病Ⅲ型（glycogen storage disease type Ⅲ，GSD Ⅲ）又称Cori病，是由于糖原脱支酶（glycogen debrancher enzyme）缺陷引起，为常染色体隐性遗传病。可分成Ⅲa型和Ⅲb型，Ⅲa型占多数（约85%），肝脏和肌肉均受累；Ⅲb型较少，仅肝脏受累[138]。

【临床表型特征】

婴儿期和儿童期发病的糖原累积病Ⅲ型患者与糖原累积病Ⅰa型临床表现类似，表现为肝大、低血糖、高脂血症、矮小。与糖原累积病Ⅰa型不同的是，肝酶升高和酮症明显，血乳酸和尿酸水平正常或轻度升高。大部分糖原累积病Ⅲ型患者肝大和肝损害随着年龄增大逐渐改善，青春期后症状可消失，但远期可能发生肝硬化、肝衰竭、肝腺瘤、肝细胞癌等并发症。糖原累积病Ⅲa型患者多见肌病和肥厚性心肌病，儿童期肌无力症状较轻，成年后表现为进行性肌无力，30岁后患者心脏受累的症状更为突出，随年龄增长而恶化。

【遗传方式与相关致病基因】

糖原脱支酶由*AGL*基因编码，位于染色体1p21.2[139, 140]，已报道百余种变异，尚无报道其他*AGL*基因变异与疾病表型的相关性[138]。由于*AGL*基因变异导致糖原脱支酶活性缺陷，糖原链除去分支过程受阻断，磷酸化酶无法继续发挥作用，支链糖原大量堆积于肝脏、肌肉组织，同时使脂肪大量动员，导致高脂血症、高胆固醇血症。

【实验室与辅助检查】

1. 生化异常　常见低血糖、高脂血症、肝功能异常、血清肌酸激酶升高、血乳酸和尿酸正常或轻度升高。

2. 肝组织活检　PAS染色阳性物增多，普遍性肝细胞扩张和纤维间隔，肝纤维化和脂肪变性较少，电镜见胞浆糖原增多。

3. 口服糖耐量试验　空腹测定血糖及乳酸，口服葡萄糖2g/kg（最多50g），分别于30min、60min、90min、180min测定血糖、乳酸，血乳酸可轻度升高。

4. 基因诊断　*AGL*基因分析。

【诊断标准】

根据临床出现肝大、空腹酮性低血糖、血乳酸正常、肝酶升高及CK升高是糖原累积病Ⅲ型的特点。*AGL*基因检出纯合或复合杂合致病变异具有确诊价值。

【治疗与预后】

婴儿和儿童早期增加进餐次数，高蛋白、高脂肪饮食，半岁后开始生玉米淀粉饮食治疗，维持血糖稳定。高蛋白饮食可预防低血糖发生。对于晚期肝硬化患者应考虑肝移植[141, 142]。

如不能有效控制病情，肝脏、骨骼肌、心肌进行性损害，导致肝硬化、肝癌、肌病和肥厚性心肌病等并发症。

【遗传咨询与产前诊断】

见本节第十部分糖原累积病Ⅺ型的【糖原累积病遗传咨询与产前诊断】内容。

五、糖原累积病Ⅳ型

糖原累积病Ⅳ型（glycogen storage disease type Ⅳ, GSD Ⅳ）又称Anderson病，为常染色体隐性遗传病，是糖原累积症中较罕见的类型，发病率不详，为糖原分支酶（glycogen branching enzyme, GBE1）缺乏所致。

【临床表型特征】

由于受累组织及程度不同，患者表现多种多样。典型患者婴儿期易饥饿，非结合胆红素升高，肝脾大、生长迟滞、肝硬化等。少数患者肝病为非进展型或缓慢进展型。一些患者合并心肌及神经肌肉受累。

根据不同的发病年龄、严重程度和临床特征，糖原累积病Ⅳ型可表现为几种不同的亚型[143]：

1. 致死性围产期神经肌肉亚型　胎动减少、羊水过多、胎儿水肿、关节挛缩、严重肌张力减退、出生时肌肉萎缩、早期新生儿死亡。

2. 先天性神经肌肉亚型　出生时新生儿张力减退、呼吸衰竭、扩张型心肌病，早期婴儿死于呼吸、循环功能衰竭。

3. 经典（进行性）肝脏亚型　生长发育落后，肝肿大、肝功能不全、进展性肝硬化合并门静脉高压症、腹水、食管静脉曲张，肌张力减退和心肌病，通常在5岁前死于肝衰竭。

4. 非进展性肝亚型　儿童期肝功能不全，肌病，肌张力减退。

5. 儿童神经肌肉亚型　慢性进行性肌病，部分扩张性心肌病。

6. 成人神经肌肉型　成年起病，慢性神经源性肌无力，伴感觉缺失和尿失禁等。

【遗传方式与相关致病基因】

糖原累积病Ⅳ型为常染色体隐性遗传病，由于染色体3p12.2上的*GBE1*基因变异引起糖原分支酶活性缺陷。以错义变异多见，患者糖原多聚体（支链淀粉样物质）降解障碍，贮积在肝、心、肌、皮肤、肠、脑和外周神经，引起多脏器损害[144, 145]。

【实验室与辅助检查】

1. 生化异常　血清转氨酶明显升高，血清胆固醇轻度升高，一般无低血糖。

2. 肝脏组织学异常　小结节型肝硬化，肝细胞内无色或淡染的包涵体沉积。电镜和组织化学染色可见结构异常的糖原贮积[146]。

3. 酶活性测定　肝脏、肌肉组织或红细胞、白细胞糖原分支酶活性降低。

4. 基因诊断　*GBE1*基因分析。

【诊断标准】

主要依据临床表现和肝脏、肌肉或皮肤成纤维细胞中的糖原分支酶缺乏和/或*GBE1*基因变异分析诊断。

【治疗与预后】

除一般的支持治疗外，尚无有效治疗方法，预后取决于患者的表型及干预。对于有进行性肝病的患者可以考虑肝移植，对神经肌肉型患者主要采取对症治疗。

【遗传咨询与产前诊断】

见本节第十部分糖原累积病Ⅺ型的【糖原累积病遗传咨询与产前诊断】内容。

六、糖原累积病Ⅴ型

糖原累积病Ⅴ型（glycogen storage disease type Ⅴ，GSD Ⅴ）又称McArdle病，为常染色体隐性遗传病，发病率约1/100 000，由于肌糖原磷酸化酶（myophosphorylase）缺陷导致糖原累积[147]。

【临床表型特征】

多数患者在学龄期或青少年期发病。几乎所有的患者均有"二阵风"现象[148]，也称之为"继减"现象，即剧烈运动后出现肌肉痛性痉挛，运动不耐受，特别是在最初的10min内，休息或活动速度减慢后会缓解。部分患者在剧烈运动痛性痉挛后出现横纹肌溶解、肌红蛋白尿，严重者合并肾功能不全。

【遗传方式与相关致病基因】

编码肌糖原磷酸化酶的*PYGM*基因位于11q13.1，已发现多种基因变异类型，亚洲以日本报道的p.F710del缺失常见[149]。磷酸化酶分布于骨骼肌、肝脏、肾脏等多个组织，但糖原累积病Ⅴ型患者只有骨骼肌内磷酸化酶缺乏，造成糖原在肌纤维内沉积，糖原降解障碍，ATP生成不足。

【实验室与辅助检查】

1. 生化异常　血清肌酸激酶升高，急性期可有血及尿肌红蛋白升高。

2. 肌肉组织病理　肌纤维大小不一，排列紊乱，有核内移、肌细胞再生坏死等非特异性肌源性损害表现。较有特征性的改变为肌膜下空泡，PAS染色阳性，提示空泡为堆积的糖原。电镜下肌纤维间和肌膜下有大量的糖原聚集。

3. 肌糖原磷酸化酶活性测定　肌肉组织肌糖原磷酸化酶的生物活性明显降低。

4. 基因诊断　*PYGM*基因纯合或复合杂合致病变异检测有助于诊断。

【诊断标准】

根据典型的临床表现、血清肌酶明显升高、发现*PYGM*双等位基因致病变异可以确诊。如果基因检测结果不明确，可通过生化或组织化学方法测定肌糖原磷酸化酶活性确诊。

【治疗与预后】

尚无特殊治疗方法，在生活中应注意自我管理，避免疲劳导致的痛性肌痉挛和横纹肌溶解。在运动前可服用少量葡萄糖和果糖，给予高蛋白、高碳水化合物饮食[150]。维生素B$_6$（60～90mg/d）可促进肌纤维的再生、肌糖原磷酸化酶活性的恢复，改善症状[151]。

如因其他疾病手术必须行全身麻醉时，应避免长时间饥饿，以免发生肌肉缺血、横纹肌溶解等并发症。糖原累积病V型患者或基因携带者应谨慎服用他汀类降脂药物，以免诱发肌病。

如能控制饮食，避免剧烈运动、长时间饥饿及暴饮暴食，多数患者预后较好。频繁或严重横纹肌溶解，可能导致肾损害。

【遗传咨询与产前诊断】

见本节第十部分糖原累积病XI型的【糖原累积病遗传咨询与产前诊断】内容。

七、糖原累积病Ⅵ型

糖原累积病Ⅵ型（glycogen storage disease type Ⅵ，GSD Ⅵ）又称Hers病，为常染色体隐性遗传病，发病率为1/85 000～1/60 000，是由于肝糖原磷酸化酶缺乏导致的糖原累积病[152]。

【临床表型特征】

糖原累积病Ⅵ型病程进展缓慢，患儿多于婴幼儿期出现肝大和生长迟缓，无心肌和骨骼肌受累，智力正常，肝大和生长迟缓随年龄增长而改善，青春期症状消失[153]。

【遗传方式与相关致病基因】

编码肝糖原磷酸化酶的*PYGL*基因位于染色体14q22.1。磷酸化酶通过磷酸解作用从糖原的末端分支中除去糖基单元，形成葡萄糖1-磷酸。*PYGL*基因变异导致肝糖原磷酸化酶活性缺陷，糖原在肝脏中累积，造成肝脏肿大、肝功能障碍、低血糖、能量生成不足[154]。

【实验室与辅助检查】

1. 生化异常　血清谷丙转氨酶、谷草转氨酶增高，可有轻度低血糖、酮症、高脂血症。乳酸和尿酸水平正常。

2. 肝脏病理分析　肝细胞肿胀变形，糖原颗粒凝聚，部分患儿可有肝脂肪变性、肝硬化。

3. 肝糖原磷酸化酶活性明显降低。

4. 基因诊断　*PYGL*基因纯合或复合杂合变异检测有助于诊断。

【诊断标准】

患儿有不明原因的肝肿大伴生长迟缓、长时间禁食后的酮症性低血糖症等症状，结合*PYGL*基因分析确诊。

【治疗与预后】

高碳水化合物饮食，少食多餐，预防低血糖，改善生长发育。对于有空腹低血糖表现的患儿，建议每天1～3次口服生玉米淀粉（每次1.5～2g/kg），以维持血糖，避免酮症。没有空腹低血糖的患儿，睡前口服生玉米淀粉1次（1.5～2g/kg），以改善体力，保护肝脏。

如不能有效控制血糖及代谢状况，由于进行性肝损害及脑损害，可导致矮小、肝硬化[154]。

【遗传咨询与产前诊断】

见本节第十部分糖原累积病Ⅺ型的【糖原累积病遗传咨询与产前诊断】内容。

八、糖原累积病Ⅶ型

糖原累积病Ⅶ型（glycogen storage disease type Ⅶ，GSD Ⅶ）又称Tarui病，为常染色体隐性遗传代谢性肌病，是由于磷酸果糖激酶（phosphofructokinase，PFK）缺陷所导致的罕见遗传代谢病[155]。

【临床表型特征】

糖原累积病Ⅶ型的临床表现与Ⅴ型类似，主要表现为运动不耐受、肌痛、肌痉挛、肌红蛋白尿、代偿性溶血性贫血、网织红细胞升高和高尿酸血症。根据发病年龄及病情，临床分为四种类型：经典型、迟发型、婴儿型和溶血型。经典型患者表现为运动不耐受，急性发作时可出现横纹肌溶解和肌红蛋白尿。迟发型患者表现为近端肌无力，常在50岁后发病。婴儿型表现为肌无力，进行性加重，常伴心肌病和呼吸功能不全，儿童早期死亡。溶血型表现为非球形红细胞溶血性贫血，无肌病症状。糖原累积病Ⅶ型患者个体差异显著，轻症患者无症状，重症患者肌病、心肌病严重，具有高度的异质性。

【遗传方式与相关致病基因】

磷酸果糖激酶由3个不同基因编码的同工酶亚单位组成，分别为肌磷酸果糖激酶、肝磷酸果糖激酶和血小板磷酸果糖激酶，不同的同工酶亚单位在不同的组织中表达，骨骼肌中仅有肌磷酸果糖激酶表达。由位于12q13.11的*PFKM*基因编码，剪切变异报道较多，其中日本人报道IVS15+1G＞T及IVS19+1G＞A变异造成肌肉中磷酸果糖激酶活性明显降低，红细胞酶活性部分降低，导致糖原累积病[156, 157]。

【实验室与辅助检查】

1. 常规检验　血清肌酸激酶增高，可伴轻度高尿酸血症、网织红细胞升高，血红蛋白、肝功能、肾功能、血脂一般正常。

2. 肌电图　正常或轻微肌源性损害。

3. 肌肉组织病理　PAS染色轻度增加，电镜下可见肌纤维和肌内膜下糖原聚集。

4. 肌肉磷酸果糖-1-激酶活性测定　肌肉匀浆组织中酶生物活性明显降低。

5. 基因诊断　*PFKM*基因检测到纯合变异或复合杂合致病变异具有确诊价值。

【诊断标准】

由于患者临床表现缺乏特异性，需要依靠生化、病理及基因分析确诊。

【治疗与预后】

本型无特殊的治疗方法，以对症治疗及营养支持为主。限制碳水化合物、高蛋白、高脂肪摄入有助于改善患者代谢状况，对严重患者需补充中链脂肪酸，保证能量支持。如饮食不当、暴饮暴食或剧烈运动，引起严重肌肉病，可致死或致残。部分患者运动前口服葡萄糖可能会加重症状，所以适当避免高碳水化合物饮食有可能减少发作。日常生活中应注意规律饮食，避免长时间饥饿及剧烈运动。

【遗传咨询与产前诊断】

见本节第十部分糖原累积病XI型的【糖原累积病遗传咨询与产前诊断】内容。

九、糖原累积病IX型

糖原累积病IX型（glycogen storage disease type IX, GSD IX）又称磷酸化酶激酶（phosphorylase kinase, PHK）缺乏症，是由于糖原磷酸化酶激酶缺陷引起的一组糖原累积病，导致以肝脏受累为主的肝脏磷酸化酶激酶缺乏症和以肌肉受累为主的肌肉磷酸化酶激酶缺乏症，国外报道发病率为1/100 000[158]，我国发病情况不详。

【临床表型特征】

1. GSD IXa型　临床表现最轻，常于1～5岁出现低血糖、肝大、生长迟缓、运动发育落后。肝大和生化异常随着年龄增大逐渐正常[159]。多数患者成年后身高正常。

2. GSD IXb型　类似GSD IXa型，肝脏增大和生长迟缓是儿童早期最明显的症状，一些患者伴肌无力和肌张力低下。

3. GSD IXc型　患儿可有明显肝大、低血糖，一些患者合并肝硬化和肝脏腺瘤，肾小管酸中毒和神经性病变也可见到。患者临床症状较严重，肝病有可能会呈进展性。

4. GSD IXd型　常在成年期发病，一些患者学龄期运动后出现肌肉痉挛和肌肉疲劳，成年后出现缓慢进展性的远端肌无力和肌萎缩，剧烈运动后出现低血糖或肌红蛋白尿，血清肌酸激酶水平明显升高。

【遗传方式与相关致病基因】

糖原磷酸化酶激酶的功能是激活糖原磷酸化酶，是糖原分解的限速酶，由α、β、γ和δ亚基组成，每个亚基由位于不同染色体的基因编码，其中研究比较明确的致病基因包括*PHKA2*、*PHKG2*、*PHKB*和*PHKA1*[160]。

已知α亚基缺陷有两种亚型，*PHKA2*基因变异导致肝型α亚基缺陷，为GSD IXa型，临床上最常见，*PHKA1*基因变异导致肌肉型α亚基缺陷，为GSD IXd型。*PHKA2*基因位于染色体Xp22.13，*PHKA1*基因位于染色体Xq13.1–q13.2。

*PHKB*基因编码的β亚基和*PHKG2*基因编码的γ亚基缺陷分别导致GSD IXb和GSD IXc，为常染色体隐性遗传病。*PHKB*基因位于16q12.1，*PHKG2*基因位于16p11.2，均以错义变异为主。

由于磷酸化酶激酶缺陷，糖原不能分解，在肝脏和（或）肌肉中累积，导致肝脏肿大、肝功能损害、空腹低血糖、肌肉受累。

【实验室与辅助检查】

1. 生化异常　低血糖一般较轻。血清胆固醇、甘油三酯和肝酶轻度增高，饥饿后可能发生酮症。血乳酸和尿酸水平正常。

2. 肝脏病理　糖原含量明显增加，可有肝纤维化和轻度炎性改变。

3. 酶活性测定　肝脏、红细胞和白细胞中糖原磷酸化酶激酶活性明显降低。*PHKB*基因变异导致肌肉中糖原磷酸化酶激酶活性也明显降低。

4. 基因诊断　采用Sanger测序或高通量测序方法，男性患者首选*PHKA2*基因进行分析，女性患者或家族史提示常染色体隐性遗传，则首先进行*PHKB*和*PHKG2*基因分析。

【诊断标准】

根据临床表现、外周血红细胞或白细胞糖原磷酸化酶激酶活性明显降低，结合基因变异分析确诊，如没有条件进行酶活性测定，可直接进行基因变异分析。

【治疗与预后】

预防低血糖，改善生长发育，应限制谷物，频繁喂养高脂肪、高蛋白食物，夜间补充生玉米淀粉（0.6 ~ 2.5g/kg），避免剧烈运动及暴饮暴食[161]。

如能控制饮食，多数患者病情稳定。如果饮食不当、暴饮暴食、酗酒、剧烈运动，可导致严重肝损害，甚至死亡。

【遗传咨询与产前诊断】

见本节第十部分糖原累积病XI型的【糖原累积病遗传咨询与产前诊断】内容。

十、糖原累积病XI型

糖原累积病XI型（glycogen storage disease type XI, GSD XI）又称Fanconi-Bickel综合征，为常染色体隐性遗传病，是由于葡萄糖转运体2（glucose transporter type 2, GLUT2）缺陷导致的糖原累积病[162]，发病率不详。

【临床表型特征】

患儿常于3 ~ 10个月时出现发热、呕吐、生长发育迟缓，检查可见空腹低血糖、矮小、腹膨隆、肝大、满月脸，肩膀和腹部脂肪沉积。糖原累积病XI型患儿常伴牙齿畸形、易位及牙釉质缺损等。患儿易发生骨折，常见骨质疏松及低磷性佝偻病[163]。

【遗传方式与相关致病基因】

编码GLUT2的*SLC2A2*基因位于染色体3q26.2。在肝脏、胰腺β细胞、肠道基底膜以及肾脏的上皮细胞上表达，将葡萄糖转入或转出肝、胰、肠基底膜和肾小管上皮细胞，基因变异导致近端肾小管功能障碍、葡萄糖和半乳糖利用障碍、肝肾糖原贮积[164]。

【实验室与辅助检查】

1. 常规检验　尿酮体、糖、氨基酸阳性，24h尿磷、尿钙升高；血清谷丙转氨酶、谷草转氨酶增高，甘油三酯、碱性磷酸酶升高，空腹酮性低血糖，血乳酸、尿酸、肌酸激酶多正常。口服半乳糖或葡萄糖耐量试验显示不耐受。

2. 长骨X线　骨小梁稀疏紊乱，干骺端增宽如杯口状、毛刷样等活动期佝偻病改变。

3. 基因诊断　*SLC2A2*基因检测到纯合变异或复合杂合变异具有确诊价值。

【诊断标准】

根据患儿的临床表现、血尿生化改变及基因分析确诊[165]。

【治疗与预后】

目前尚无特效治疗，以对症治疗为主[166]，补充水、电解质，纠正酸中毒；补充足量的维生素D、钙和磷酸盐合剂；口服生玉米淀粉每次2g/kg，每6h1次，防治低血糖；给予糖尿病饮食，限制半乳糖，少量多餐，并注意保证热量、蛋白质。

一些患者成年后病情稳定，一些患者预后不良，出现进行性肝损害及骨骼损害。

【糖原累积病遗传咨询与产前诊断】

大多数糖原累积病为常染色体隐性遗传病，父母均为携带者，每一次生育胎儿有25%的概率患病，50%的概率为携带者，25%的概率不携带父母来源的致病变异，与性别无关。在先证者基因诊断明确的基础上，母亲再次妊娠时通过绒毛或羊水细胞的基因分析可进行产前诊断。

*PHKA1*和*PHKA2*基因变异引起的糖原累积病Ⅸ型为X-连锁遗传病，男性半合子发病，母亲为携带者，男性胎儿有50%的概率患病，如果检出与先证者相同的基因变异，则胎儿为糖原累积病Ⅸ型患者。女性胎儿有50%的概率为携带者。但是，由于X染色体随机失活，女性携带者也可能患病。

植入前遗传学检测是可选择的方法，确定植入健康胚胎，但也需要进行产前诊断。

（陈永兴　卫海燕）

第五节　溶酶体贮积症

溶酶体是体内酸性最强的细胞器，含有50余种可降解大分子物质的酶，将黏多糖、鞘脂、糖蛋白、糖原等多种大分子降解为小分子，供机体再利用或排泄出体外。如果溶酶体内的某种酶及其激活因子或溶酶体膜蛋白基因异常，相关大分子降解障碍，在细胞内外堆积，导致溶酶体贮积症。溶酶体贮积症是一组疾病，人群中的总体发病率为1/7 000～1/6 000，患者可能在任何年龄发病，儿童时期多见[167]。

按照贮积物及致病基因，溶酶体贮积症分为六类：黏多糖贮积症、黏脂贮积症、鞘脂贮积病、神经元脂褐质沉积病、溶酶体膜蛋白转运障碍及其他溶酶体病。儿童较常见黏多糖贮积症和鞘脂贮积病[168]。

黏多糖是一种长链复合糖分子，由己糖醛酸、氨基己糖或中性糖组成的二糖单位相连而成，可与蛋白质相连形成蛋白多糖。蛋白多糖是结缔组织基质、线粒体、核膜、质膜等的重要组分。黏多糖贮积症是由于溶酶体内降解氨基葡聚糖的水解酶缺陷导致的疾病，是溶酶体贮积症中一组主要疾病（表20-12）。

表20-12　导致黏多糖贮积症的相关酶缺陷、致病基因及遗传方式

疾病	酶	致病基因	染色体位置	遗传方式
黏多糖贮积症Ⅰ型	α-L-艾杜糖苷酶	*IDUA*	4q16.3	AR
黏多糖贮积症Ⅱ型	艾杜糖醛酸-2-硫酸酯酶	*IDS*	Xq28	XL
黏多糖贮积症ⅢA型	乙酰肝素-N-硫酸酯酶	*SGSH*	17g25.3	AR
黏多糖贮积症ⅢB型	α-N-乙酰氨基葡萄糖苷酶	*NAGLU*	17q21.2	AR

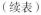

（续表）

疾病	酶	致病基因	染色体位置	遗传方式
黏多糖贮积症ⅢC型	乙酰CoA-α-葡萄糖胺-N-乙酰转移酶	*HGSNAT*	8p11.2-p11.1	AR
黏多糖贮积症ⅢD型	N-乙酰氨基葡萄糖苷-6-硫酸酯酶	*GNS*	12q14.3	AR
黏多糖贮积症ⅣA型	N-乙酰半乳糖胺-6-硫酸酯酶	*GALNS*	16q24.3	AR
黏多糖贮积症ⅣB型	β-半乳糖苷酶	*GLB1*	3p22.3	AR
黏多糖贮积症Ⅵ型	芳香基硫酸酯酶B	*ARSB*	5q14.1	AR
黏多糖贮积症Ⅶ型	β-葡萄糖醛酸酶	*GUSB*	7q11.21	AR
黏多糖贮积症Ⅸ型	透明质酸酶	*HYAL1*	3p21.31	AR

注：AR，常染色体隐性；XL，X-连锁。

鞘脂包括糖鞘脂和神经鞘磷脂，基本组成成分为神经酰胺，神经酰胺与磷酸胆碱（或磷酸乙醇胺）组成神经鞘磷脂。鞘脂是细胞膜的主要成分，对神经组织尤为重要。鞘脂贮积病包括戈谢病、尼曼匹克病A型、尼曼匹克病B型、异染性脑白质营养不良、球形脑白质营养不良、GM2神经节苷脂贮积症（包括Tay-Sachs病、Sandhoff病）、GM1神经节苷脂贮积症、法布里病等。

一、黏多糖贮积症Ⅰ型

黏多糖贮积症Ⅰ型（mucopolysaccharidosis type Ⅰ，MPS Ⅰ）是由于α-L-艾杜糖苷酶（α-L-iduronidase）编码基因*IDUA*变异所致的疾病，为常染色体隐性遗传病[169]。国外报道发病率约为1/100 000，我国尚无确切的发病率研究。

【临床表型特征】

黏多糖贮积症Ⅰ型根据病情的严重程度分为3个亚型，最严重的称为Hurler综合征，发病早、症状重、伴神经系统损害；最轻的称为Scheie综合征，发病晚、症状轻、智力正常；中间型为Hurler-Scheie综合征。

患儿出生时一般无明显面容特征，严重型婴儿期常出现脐疝和腹股沟疝，半岁以后出现脊柱后凸，1岁左右逐渐呈现粗陋面容、舟状头颅、角膜浑浊、鼻梁低平、口唇肥人外翻、牙齿小而稀疏、关节僵硬、关节挛缩、腹部膨隆、肝脾增大等。1岁半左右出现智力发育落后、矮小。部分患儿伴听力损害，易患中耳炎和呼吸道感染。严重型患者常于10岁以内死于心力衰竭及呼吸衰竭。轻型患者一般在3～10岁发病[170-172]。

【遗传方式与相关致病基因】

*IDUA*基因位于4p16.3，已报道百余种变异，其中大部分是无义变异、错义变异或小缺失。*IDUA*等位基因的频率因种族人群而异，在白种人患者中，半数以上MPS Ⅰ患者存在p.W402X和p.Q70X变异，中国台湾报道过变异p.A79V和p.L346R。*IDUA*基因变异导致α-L-艾杜糖苷酶缺乏，机体多种组织硫酸皮肤素和硫酸类肝素贮积，导致骨骼、脑、肝、心脏、眼等多脏器损害[173]。

【实验室与辅助检查】

1. 尿甲苯胺蓝试验　呈阳性或强阳性，定量分析可以发现黏多糖排出量增加，电泳可见硫酸皮肤素和硫酸类肝素条带。

2. 酶活性测定　外周血白细胞或皮肤成纤维细胞α-L-艾杜糖苷酶活性明显降低。

3. 骨骼损害　多发性骨发育不良，头颅大，呈长型，颅骨板增厚，蝶鞍底部呈J形；锁骨中1/3增厚，锁骨近端增宽远端变细；肋骨似"飘带样"。X线检查显示胸腰椎椎体发育不良，呈"鸟嘴样"突起，各指骨似"子弹头"样改变[172, 174]。

4. 基因分析　患者*IDUA*基因发现纯合或复合杂合变异有助于确诊。

【诊断标准】

根据患者的临床表现、α-L-艾杜糖苷酶活性明显降低、特征性影像学检查等即可诊断，基因分析有助于分型及产前诊断。

【治疗与预后】

1. 造血干细胞移植　对于重型患者，若能在2岁前进行造血干细胞移植，能改变疾病的自然进程，促进身高增长，改善脏器功能，特别是神经功能，但对已经发生的心脏瓣膜病变、角膜病变效果不明显[175, 176]。

2. 酶替代治疗　对于智力正常的轻型患者首选酶替代治疗。重型患者在进行造血干细胞移植的围术期间也应该进行酶替代治疗，安全性好，但价格昂贵[169]。

3. 基因治疗　尚处于研究阶段。

4. 对症支持治疗　康复治疗、心瓣膜置换、疝修补术、人工耳蜗、角膜移植等治疗手段可以改善患者的生活质量。

5. 预后　早期开展新生儿筛查，尽早给予酶替代治疗，可改善预后[175]。

【遗传咨询与产前诊断】

见本节第六部分黏多糖贮积症Ⅶ型的【黏多糖贮积症遗传咨询与产前诊断】内容。

二、黏多糖贮积症Ⅱ型

黏多糖贮积症Ⅱ型（mucopolysaccharidosis type Ⅱ, MPSⅡ）又称Hunter综合征，是由于艾杜糖醛酸-2-硫酸酯酶（iduronate-2-sulfatase, IDS）缺乏所致黏多糖贮积症，为X-连锁遗传病，是临床最常见的黏多糖贮积症。不同国家和地区的发病率有差异，白种人发病率约在1/166 000。亚洲国家黏多糖贮积症Ⅱ型发病率较其他型高，约占黏多糖贮积症的50%，男女均可发病[177]。

【临床表型特征】

根据患儿智力是否受累，黏多糖贮积症Ⅱ型分为两型，即智力受累的重型（A型）及智力正常的轻型（B型），轻型患者约占30%。

重型患者类似黏多糖贮积症Ⅰ型的Hurler病，粗陋面容、关节僵硬、爪形手、肝脾增大、矮小、复发性腹股沟斜疝、心脏受累。与黏多糖贮积症Ⅰ型不同，Ⅱ型患者角膜无浑浊，可能合并视网膜色素变性、听力损害，病情进展稍慢，多动，较常见攻击行为。一些患者出现皮肤结节或者鹅卵石样改变。轻型患者寿命较长，易患呼吸道感染，通气障碍[178, 179]。

【遗传方式与相关致病基因】

编码艾杜糖醛酸-2-硫酸酯酶的*IDS*基因位于染色体Xq28，在距离*IDS*基因的端粒方向30kb的*IDS2*为假基因[180]。*IDS*基因变异导致艾杜糖醛酸-2-硫酸酯酶缺乏，硫酸皮肤素及硫酸类肝素降解障碍，贮积在溶酶体内，损害骨骼、脑、肝脾等多器官功能。各国患者及基因变异谱不同，日本报道错义变异多见[181]。c.1122C＞T变异与缓慢进展的轻型相关[182]。

【实验室与辅助检查】

1. 骨骼损害　类似黏多糖贮积症Ⅰ型改变。

2. 尿黏多糖定量及定性试验　患者尿中出现大量硫酸皮肤素和硫酸类肝素。

3. 外周血白细胞、皮肤成纤维细胞艾杜糖醛酸-2-硫酸酯酶活性明显降低[183]。

4. 基因检测　*IDS*基因发现致病变异有助于确诊。

【诊断标准】

黏多糖贮积症Ⅱ型的诊断不能单独根据临床表现，需根据疾病的严重程度、症状、体征、酶学和基因分析综合判断。患者临床表现随时间发生演变，在18个月至4岁时出现身材矮小、肝脾肿大、关节挛缩、面容粗陋、反复耳或鼻窦感染及脐疝等，骨骼X线检查发现多发性骨质疏松，尿中出现大量硫酸皮肤素和硫酸类肝素，结合酶活性明显降低可诊断。基因分析有助于分型及产前诊断[178, 184]。

【治疗与预后】

1. 骨髓移植　一些患儿经过造血干细胞移植治疗后获得了改善[185]。

2. 酶替代治疗　是黏多糖贮积症Ⅱ型轻型的有效治疗方法。

3. 对症治疗　如心脏瓣膜置换[171]、人工耳蜗等。

4. 预后　如果不能早期治疗，预后不良。

【遗传咨询与产前诊断】

见本节第六部分黏多糖贮积症Ⅶ型的【黏多糖贮积症遗传咨询与产前诊断】内容。

三、黏多糖贮积症Ⅲ型

黏多糖贮积症Ⅲ型（mucopolysaccharidosis type Ⅲ，MPS Ⅲ）又称Sanfilippo综合征，是较罕见的黏多糖贮积症，为常染色体隐性遗传病，特征是硫酸类肝素在组织中沉积[186]。

【临床表型特征】

患儿出生时一般正常，躯体性特征较轻（轻度的骨骼畸形及肝、脾大），常在2～3岁智力运动倒退、发育迟缓。10岁左右神经症状明显，交流障碍，癫痫发作。与黏多糖贮积症其他类型相比，Ⅲ型患者智力受损严重，睡眠障碍、行为异常明显，骨骼和关节及生长受损轻，角膜清亮。大部分患者无明显的粗陋面容，但多毛，部分患者肝、脾大[187]。

【遗传方式与相关致病基因】

根据病因的不同，黏多糖贮积症Ⅲ型分为四个亚型：MPS ⅢA型，由于*SGSH*基因变异引起溶酶体乙酰肝素-N-硫酸酯酶缺乏；MPS ⅢB型，由于*NAGLU*基因变异引起α-N-乙酰氨基葡萄糖苷酶缺乏；MPS ⅢC型，由于*HGSNAT*基因变异导致乙酰CoA-α-葡萄糖胺-N-乙酰转移酶缺乏；MPS

ⅢD型，由于*GNS*基因变异引起N-乙酰氨基葡萄糖苷-6-硫酸酯酶缺乏。A型和B型相对常见[188]。

*SGSH*基因位于染色体17q25.3，含8个外显子，长约11kb。国外报道最常见的致病变异是p.R245H、p.Q380R、p.S66W和p.V361Sfs*52，这些变异都与经典的严重表型相关[187]。中国台湾报道未发现变异类型与表型的相关性[186]。

*NAGLU*基因定位于17q21.2，错义变异最常见。*HGSNAT*基因位于染色体8p11.2-p11.1，错义变异最常见。*GNS*基因定位于12q14.3，已报道70余种变异。

与其他类型的黏多糖贮积症相似，黏多糖贮积症Ⅲ型患者不能完全降解硫酸类肝素，聚集在全身组织，导致神经、骨骼、肝脾等多脏器损害。

【实验室与辅助检查】

1. 尿黏多糖定性及电泳　可检测出较多硫酸类肝素。

2. 外周血白细胞酶、成纤维细胞活性检查　患者相应的酶活性明显降低。

3. X线检查　骨骼损害类似黏多糖贮积症Ⅰ型，但较轻。

4. 基因诊断　*SGSH*、*NAGLU*、*HGSNAT*、*GNS*基因分别导致MPS ⅢA、MPS ⅢB、MPS ⅢC、MPS ⅢD四种亚型，检出纯合或复合杂合变异有诊断价值。

【诊断标准】

虽然酶缺陷不同，但四种亚型患者的症状类似，临床上难以区分，需依靠酶和基因分析确诊[187]。

【治疗与预后】

目前尚无特异性药物治疗方法，预后不良，一般能存活到10岁以上。

【遗传咨询与产前诊断】

见本节第六部分黏多糖贮积症Ⅶ型的【黏多糖贮积症遗传咨询与产前诊断】内容。

四、黏多糖贮积症Ⅳ型

黏多糖贮积症Ⅳ型（mucopolysaccharidosis type Ⅳ, MPS Ⅳ）又称Morquio综合征，为常染色体隐性遗传病。中国黏多糖贮积症患者中，ⅣA型发病率较高，仅次于黏多糖贮积症Ⅱ型。因缺乏的酶不同，黏多糖贮积症Ⅳ型分为N-乙酰半乳糖胺-6-硫酸酯酶（N-acetylgalactosamine-6-sulfatase, GALNS）缺乏导致的ⅣA型和由于β-半乳糖苷酶（β-galactosidase, GLB）缺陷导致的ⅣB型，后者罕见[189]。

【临床表型特征】

黏多糖贮积症Ⅳ型的特征是脊柱-干骺端发育不良。患儿智力正常，1~2岁后体格发育落后、矮身材、进行性骨骼畸形及步态异常，常有鸡胸、肋骨外翻、颈短、腕关节松弛，随着疾病进展，X形腿逐渐明显[190]。

黏多糖贮积症ⅣA型和ⅣB型临床表现无明显区别，ⅣB型相对较轻，随着年龄增大，出现角膜浑浊，青光眼，轻度肝、脾大，心瓣膜病变[171]。

【遗传方式与相关致病基因】

黏多糖贮积症ⅣA型是由于编码N-乙酰半乳糖胺-6-硫酸酯酶的*GALNS*基因变异所致，基因定位于16q24.3，以错义变异常见。据报道中国中东部最常见的变异为p.G340D[191]。

黏多糖贮积症ⅣB型是由于编码β-半乳糖苷酶的*GLB1*基因变异所致，基因定位于3p22.3，已发现多种变异。

N-乙酰半乳糖胺-6-硫酸酯酶和β-半乳糖苷酶缺乏导致患者溶酶体硫酸角质素和6-硫酸软骨素不完全降解，引起骨骼、角膜等脏器病变[189]。

【实验室与辅助检查】

1. 骨骼损害　双髋关节、膝关节及腕关节可见多发性骨发育不全，骨骼变化较其他黏多糖贮积症更严重。

2. 尿黏多糖定性及电泳　硫酸角质素、6-硫酸软骨素及黏多糖增高[192]。

3. 酶学分析　外周血白细胞N-乙酰半乳糖胺-6-硫酸酯酶或β-半乳糖苷酶活性下降。

4. 基因检测　采用Sanger测序或高通量测序，发现*GALNS*基因或*GLB1*基因纯合或复合杂合变异可确诊。

【诊断标准】

根据患者矮小、骨骼畸形等临床症状，参考骨骼影像学改变、外周血白细胞N-乙酰半乳糖胺-6-硫酸酯酶或β-半乳糖苷酶活性下降可确诊，基因分析有助于分型及产前诊断[192]。

【治疗与预后】

1. 骨髓移植　一些患儿经过造血干细胞移植治疗后获得了改善[190]。

2. 酶替代治疗　静脉补充基因重组酶，可改善骨骼病变。

3. 对症治疗　如矫形、角膜移植等。

4. 预后　如果不能早期治疗，预后不良。

【遗传咨询与产前诊断】

见本节第六部分黏多糖贮积症Ⅶ型的【黏多糖贮积症遗传咨询与产前诊断】内容。

五、黏多糖贮积症Ⅵ型

黏多糖贮积症Ⅵ型（mucopolysaccharidosis type Ⅵ, MPS Ⅵ）又称Maroteaux-Lamy综合征或马-兰综合征，由于N-乙酰半乳糖胺-4-硫酸酯酶（N-acetylgalactosamine-4-sulfatase, ARSB）（又称芳香基硫酸酯酶B）缺陷导致的黏多糖贮积症，为常染色体隐性遗传病。不同人群发病率差别较大，德国的发病率约为1/433 000，但德国的土耳其移民中发病率为1/43 000，澳大利亚发病率为1/320 000，我国报道较少[193]。

【临床表型特征】

患者一般智力正常、面容粗陋、身材矮小、肝脾大、关节僵硬、骨发育不全、角膜浑浊。重型患者出生时或者1～3岁发病，矮小、骨骼畸形、心脏瓣膜改变，早期即可出现角膜浑浊[194]，多于20岁前死于心、肺功能衰竭。轻型患者发病较晚，面容及骨骼畸形等体征不明显或较轻，多见髋关节发育不良，鸭步样步态，伴骨关节疼痛，一般可存活到20岁以上。

【遗传方式与相关致病基因】

黏多糖贮积症Ⅵ型为常染色体隐性遗传病，*ARSB*基因位于染色体5q14.1。在溶酶体降解过程中，芳香基硫酸酯酶B从糖胺聚糖硫酸皮肤素和硫酸软骨素的非还原末端的N-乙酰半乳糖胺糖残基中去除C4硫酸酯基团。*ARSB*基因变异导致酶活性缺乏，硫酸皮肤素降解不完全，导致骨骼、角膜、心脏瓣膜、肝脾等器官损害[195]。

【实验室与辅助检查】

1. X线检查　骨骼病变类似其他黏多糖贮积症。

2. 尿黏多糖分析　硫酸皮肤素排出增多。

3. 外周血白细胞N-乙酰半乳糖胺-4-硫酸酯酶活性降低。

4. 基因检测　*ARSB*基因检出纯合或复合杂合致病变异具有确诊价值。

【诊断标准】

根据患者典型的面容粗陋、矮小、关节僵硬等临床表型，结合影像学改变及血白细胞N-乙酰半乳糖胺-4-硫酸酯酶活性降低，可做出诊断，基因分析可辅助诊断[196]。

【治疗】

1. 酶替代治疗　理想的治疗方法。

2. 骨髓移植　对缓解病情有一定的效果。

3. 对症治疗　如角膜移植、心脏瓣膜置换等。

【遗传咨询与产前诊断】

见本节第六部分黏多糖贮积症Ⅶ型的【黏多糖贮积症遗传咨询与产前诊断】内容。

六、黏多糖贮积症Ⅶ型

黏多糖贮积症Ⅶ型（mucopolysaccharidosis type Ⅶ, MPS Ⅶ）又称Sly综合征，是由于β-葡萄糖醛酸酶（glycuronidase, GUSB）缺乏导致的一种罕见的黏多糖贮积症，为常染色体隐性遗传病[197]。关于黏多糖贮积症Ⅶ型的发病情况，国内外均缺乏流行病学数据。β-葡萄糖醛酸酶是一种溶酶体水解酶，参与含葡萄糖醛酸的糖胺聚糖逐步降解。

【临床表型特征】

主要特点是骨骼畸形，一些患者伴角膜浑浊、肝脾大和智力障碍，个体差异显著。严重患者于胎儿时期发病，表现为胎儿水肿，生后呼吸困难，肝脾大，多脏器损害，多于新生儿期至婴儿期死亡。轻者表现为晚发型，智力正常，以骨骼损害为主，患者可存活至50岁左右。多数患者表现为中间型，出现进行性骨关节损害、体格发育落后、骨骼畸形、面容粗陋、大头、短颈、鸡胸、四肢屈曲挛缩、脊柱侧弯、脊柱后凸畸形、髋臼发育不良、马蹄足。脊柱畸形比较常见，影响患者的生活质量[198]。

患者常合并多系统损害，如腹股沟疝、脐疝、肝脾增大、心脏瓣膜异常、动静脉畸形、听力障碍、角膜混浊、反复呼吸道感染、多毛、肌张力减低、认知障碍、脑积水、智力运动障碍。

【遗传方式与相关致病基因】

黏多糖贮积症Ⅶ型是常染色体隐性遗传病，编码β-葡萄糖醛酸酶的*GUSB*基因位于染色体7q11.21，国内外已报道多种变异。*GUSB*基因变异导致β-葡萄糖醛酸酶活性缺乏，三种黏多糖（硫酸皮肤素、硫酸乙酰肝素和硫酸软骨素）降解障碍，导致肝脾、骨骼及神经系统进行性损害，其中错义变异为主[198]。

【实验室与辅助检查】

1. X线检查　可发现与其他黏多糖贮积症类似的骨骼损害。

2. 尿中硫酸皮肤素、硫酸乙酰肝素和硫酸软骨素多显著增高。

3. 外周血白细胞β-葡萄糖醛酸酶活性降低。

4. 基因分析　*GUSB*基因纯合或复合杂合致病变异检测有助于确诊。

【诊断标准】

根据患者典型的临床表型，影像学提示多发性骨发育不良，尿黏多糖增加，血白细胞β-葡萄糖醛酸酶活性明显降低，可确诊。基因分析可辅助诊断及产前诊断[199]。

【治疗与预后】

目前尚无针对性药物治疗，对症治疗、支持性护理和并发症的治疗对延长生命、改善生存质量至关重要。国外一些机构尝试进行了造血干细胞移植治疗和酶替代治疗[200]。

【黏多糖贮积症遗传咨询与产前诊断】

除黏多糖贮积症Ⅱ型以外的其他黏多糖病为常染色体隐性遗传病，父母均为携带者，每一次生育，胎儿有25%的概率患病，50%的概率为携带者，25%的概率不携带父母来源的致病变异，与性别无关。在先证者基因诊断明确的基础上，母亲再次妊娠时通过胎盘绒毛或羊水细胞的基因分析可进行产前诊断。

黏多糖贮积症Ⅱ型为X-连锁遗传病，男性半合子发病，母亲多为携带者，再次妊娠时通过胎盘绒毛或羊水细胞的基因分析可进行产前诊断。男性胎儿有50%的概率患病，如果检出与先证者相同的*IDS*基因变异，则胎儿为黏多糖贮积症Ⅱ型患者。如果先证者为新发变异，母亲未检测到致病变异，应警惕生殖细胞嵌合。女性胎儿有50%的概率为携带者，但是由于X染色体随机失活，女性携带者也可能患病。

植入前遗传学检测是可选择的方法，植入不含致病基因型的胚胎，但也需要进行产前诊断。

七、戈谢病

戈谢病（Gaucher disease）又称葡萄糖神经酰胺贮积病，为常染色体隐性遗传病。戈谢病是较常见的溶酶体贮积病之一，其发病率在不同种族间有很大差异，我国关于戈谢病的研究以Ⅰ型为主，Ⅱ型报道很少，上海市新华医院10万人份新生儿筛查结果显示，戈谢病在中国发病率约为1/80 855[201]。

【临床表型特征】

戈谢病受累组织器官广泛，常表现为多脏器受累，临床症状多样，轻重程度不同，差异较大。常见症状为脾大、肝大、贫血、血小板减少、骨痛、神经系统病变、生长发育落后等，仅依临床症状难以确诊，需依赖酶学及基因分析才能确诊[202]。

根据神经系统是否受累，将戈谢病主要分为三型，其他少见的亚型尚有围产期致死型、心血管型等。

Ⅰ型（非神经病变型）：为最常见的亚型，无原发性中枢神经系统受累表现，各年龄段均可发病。主要脏器表现为肝、脾大，尤以脾大显著，可伴脾功能亢进，甚至出现脾梗死、脾破裂等。主要血液学异常为贫血及血小板减少。多数患者有骨骼受累，如急性或慢性骨痛，严重者出现骨危象（严重骨痛急性发作，伴发热及白细胞增高、血沉加快）。部分患者可有间质性肺病、肺动脉高压等。此外，还有糖和脂类代谢异常、多发性骨髓瘤等恶性肿瘤发病风险增高、胆石症、免疫系统异常等表现。

Ⅱ型（急性神经病变型）：除与Ⅰ型相似的肝大、脾大、贫血、血小板减少等表现外，合并急性神经系统损害，延髓麻痹、动眼障碍、癫痫发作、角弓反张等症状迅速进展，精神运动发育落后，2～4岁前死亡。

Ⅲ型（慢性或亚急性神经病变型）：早期表现与Ⅰ型相似，逐渐出现神经系统表现，病情进展缓慢，寿命可较长。患者常有动眼神经受累、眼球运动障碍，并有共济失调、角弓反张、癫痫、肌阵挛、发育迟缓。在未出现神经系统症状之前，与Ⅰ型很难区分。

【遗传方式与相关致病基因】

戈谢病是常染色体隐性遗传病，由于溶酶体葡萄糖脑苷脂酶（glucocerebrosidase，GBA；又称为酸性β-葡萄糖苷酶）缺乏所致，GBA催化糖脂葡萄糖神经酰胺分解为神经酰胺和葡萄糖。酶活性异常导致其底物葡萄糖神经酰胺（也称为葡萄糖脑苷脂）及其脂质代谢产物在巨噬细胞溶酶体内蓄积，肝、脾、骨骼、肺及脑组织病变。

其致病基因GBA位于染色体1q22，GBA基因下游16kb处存在一个假基因。目前报道多种变异，其中错义变异多见。中国人戈谢病基因变异以p.L444P为最常见，在有神经系统症状及无神经系统症状的戈谢病各型患者中均有发现；其次为p.F213I、p.N188S、p.V375L和p.M416V[202]。

【实验室与辅助检查】

1. 常规检验　可有贫血及血小板减少。

2. 骨髓形态学检查　可见特征性"戈谢细胞"，即充满脂质的巨噬细胞，需注意假阳性及假阴性。

3. 外周血白细胞或皮肤成纤维细胞葡萄糖脑苷脂酶活性缺乏　低于正常值的30%是诊断戈谢病的金标准。壳三糖酶是一种几丁质酶，是戈谢细胞过表达的一种"替代"型巨噬细胞活化的标志物。与正常人及某些溶酶体病患者相比，戈谢病患者血浆壳三糖酶活性显著升高，未经治疗的戈谢病患者壳三糖酶活性高于正常人水平数百倍至上千倍，是目前戈谢病诸多生物标志物中升高最显著的一种[203]。

4. 基因分析　GBA基因纯合或复合杂合致病变异检测有助于诊断，但需要注意假基因。

【诊断标准】

参考不明原因的肝大、脾大、贫血、血小板减少、骨痛、神经系统损害等临床表现，结合骨髓特征性"戈谢细胞"、外周血白细胞或皮肤成纤维细胞葡萄糖脑苷脂酶活性缺乏或GBA基因变异可明确诊断[201]。

【治疗与预后】

1. 酶替代治疗　补充葡萄糖脑苷脂酶为Ⅰ型戈谢病治疗的主要方法，需终身用药。伊米苷酶（imiglucerase）是国内可获得的特异性治疗药物[204]。

2. 非特异性治疗　根据患者的临床表现对症治疗。贫血患者可补充维生素及铁剂，必要时输血以纠正贫血或血小板减少。骨骼病变的处理包括止痛、理疗、处理骨折、人工关节置换等，并可辅助钙剂及双膦酸盐治疗骨质疏松。

3. 探索性治疗 底物减少疗法、分子伴侣疗法、干细胞移植治疗及基因治疗等正在研究阶段。

【遗传咨询与产前诊断】

戈谢病为常染色体隐性遗传病，携带者父母每一次生育，胎儿有25%的概率患病，50%的概率为携带者，25%的概率不携带父母来源的致病变异，与性别无关。在先证者*GBA*基因诊断明确的基础上，母亲再次妊娠时通过胎盘绒毛或羊水细胞的基因分析可进行产前诊断。

植入前遗传学检测是可选择的方法，植入不含致病基因型的胚胎，但也需要进行产前诊断。

八、尼曼匹克病

尼曼匹克病（Niemann-Pick disease）是一组由于鞘磷脂沉积导致的溶酶体贮积症，分为三型，均为罕见的常染色体隐性遗传病[205]。

【临床表型特征】

A型（神经型）：出生后数周内出现喂养困难，肌力和肌张力低下，体重不增，反复呕吐、腹泻等。3~6个月时出现肝、脾增大和淋巴结肿大，精神运动倒退，听力、视力下降，惊厥。皮肤有棕黄色素沉着。约半数患儿可见眼底樱桃红斑。病情进展迅速，多数于3岁前死亡。

B型（肝脾型）：内脏受累严重，较少累及中枢神经系统。发病较A型稍晚，常见脾脏增大，然后出现肝增大。患儿身材矮小，肺部因弥漫性浸润而容易发生感染。一般不影响寿命。

C型：主要表现为神经系统及内脏（肝、脾、肺）损害。常见眼球运动异常、学习障碍、智力倒退、共济失调、构音障碍等。内脏损害包括围产期水肿、胆汁淤积症、肝脾大、呼吸衰竭等。个体差异显著，根据发病年龄分为围生期型、早期婴儿型、晚期婴儿型、青少年型、成人型[206, 207]。

【遗传方式与相关致病基因】

尼曼匹克病A型与B型是由于*SMPD1*基因变异导致酸性鞘磷脂酶缺陷，鞘磷脂广泛蓄积在单核巨噬细胞系统及中枢神经系统。*SMPD1*基因位于11p15.4。目前已发现百余种变异，以错义变异常见。

尼曼匹克病C型为*NPC1*或*NPC2*基因变异导致的胆固醇转运及吞噬障碍，引起细胞内未酯化的胆固醇蓄积。*NPC1*基因位于18q11.2，*NPC1*基因变异达百余种，国外报道p.I1061T变异最常见。*NPC2*基因位于14q24.3，变异类型比*NPC1*基因少[208]。

【实验室与辅助检查】

1. 常规检验 一些患者血小板减少甚至全血细胞减少，肝功能异常。

2. 细胞形态学异常 骨髓、脾、肝脏等组织可见特征性泡沫细胞，病程较长者可见"海蓝细胞"。C型患者成纤维细胞Filipin染色镜下可见核周溶酶体强荧光信号，是确诊尼曼匹克病C型的方法。

3. 酶活性检测 尼曼匹克病A型与B型患者白细胞及皮肤成纤维细胞酸性鞘磷脂酶活性减低，C型患者血浆壳三糖苷酶活性可轻度增高[208]。

4.基因分析　*SMPD1*、*NPC1*及*NPC2*基因变异分析有助于确诊患者、家系成员的携带状态确认、遗传咨询及产前诊断。

【诊断标准】

根据患者神经系统受累表现、肝脾肿大、黄疸、骨髓细胞检测及酶活性测定明显降低等可以确诊，基因分析可以辅助诊断，但不能替代酶活性测定。

【治疗与预后】

1. 对症治疗　控制感染，缓解呼吸困难，使用抗癫痫药，抗胆碱能药物改善肌张力障碍及震颤，输注血小板，镇静及抗惊厥治疗，保证营养供给。

2. 酶替代治疗　尚在研究中。

3. 底物减少疗法　鞘磷脂合成抑制剂Miglustat可缓解尼曼匹克病C型症状，延缓进展[208]。

【遗传咨询与产前诊断】

尼曼匹克病为常染色体隐性遗传病，携带者父母每一次生育，胎儿有25%的概率患病，50%的概率为携带者，25%的概率不携带父母来源的致病变异，与性别无关。在先证者基因诊断明确的基础上，母亲再次妊娠时通过胎盘绒毛或羊水的基因分析可进行产前诊断[209]。

植入前遗传学检测是可选择的方法，植入不含致病基因型的胚胎，但也需要进行产前诊断。

（孟　岩　张惠文）

第六节　过氧化物酶体病

过氧化物酶体（peroxisome）是一种圆形或卵圆形胞质细胞器，过氧化物酶体含有50多种酶，主要是氧化酶、过氧化物酶。成熟的过氧化物酶体经分裂形成子代过氧化物酶体，再经装配形成成熟的过氧化物酶体。

过氧化物酶体病是一类由于过氧化物酶体功能缺陷导致的疾病，主要分为两类。

（1）过氧化物酶体生物发生障碍　因多种*PEX*基因变异引起过氧化物酶体异常，导致过氧化物酶体生成障碍、蛋白的转运和导入异常，主要表现为过氧化物酶体功能的完全丧失。根据致病基因的不同分为两类：一类为Zellweger系列病，包括Zellweger综合征、新生儿肾上腺脑白质营养不良、婴儿Refsum病（植烷酸贮积症）以及高哌可酸血症，具有相似的生化缺陷，临床表现类似，其中典型的Zellweger综合征临床表现最重，婴儿Refsum病临床表现最轻；另一类为*PEX7*基因变异所致，称为肢根斑点状软骨发育异常1型[210-212]。

（2）单个过氧化物酶体酶缺陷　患者过氧化物酶体生物发生正常，因过氧化物酶体中单个酶蛋白的功能缺陷，导致某一种或几种物质的代谢缺陷。

一、Zellweger综合征

Zellweger综合征又称为肝脑肾综合征，是由于过氧化物酶体功能缺陷引起的累及多器官的严重疾病。编码过氧化物酶体（peroxin）的基因变异，导致过氧化物酶体组装障碍，机体所有组织细胞中过氧化物酶体缺如，过氧化物酶体功能完全丧失，导致脑、肝、肾等多脏器进行性损害[212]。

【临床表型特征】

Zellweger综合征患儿病情危重，多在6个月内死亡，通常不发育或发育落后。常有特殊面容（前额广阔、大囟门、枕部平坦、框上脊浅、小耳畸形、内眦赘皮、小下颌、颈部皮肤褶皱），智力运动落后，肌张力下降，感音神经性耳聋，肝功能异常，白内障，青光眼，角膜混浊，色素沉着性视网膜病，视神经发育不良；多数患者有肾囊肿，一些患者合并多发畸形，如心脏畸形、肘外翻、四肢挛缩、马蹄足内翻、尿道下裂、隐睾、单脐动脉等[213]。

【遗传方式与相关致病基因】

Zellweger综合征为常染色体隐性遗传病，由编码过氧化物酶体peroxin的PEX基因变异所致。已知多种PEX基因变异可导致Zellweger综合征[214]，包括PEX1、PEX2、PEX3、PEX5、PEX6、PEX10、PEX12、PEX13、PEX14、PEX16、PEX19和PEX26，以PEX1基因变异最常见，约68%的患者为PEX1基因变异所致。PEX1基因定位于7q21.2[215]。

【实验室与辅助检查】

1. 生化分析　血清极长链脂肪酸增高，植烷酸升高。由于胆汁酸生成障碍，胆汁酸代谢中间产物如三羟甾胆固醇和二羟甾胆固醇升高。哌可酸代谢障碍导致血浆中哌可酸蓄积和尿中哌可酸排泄增多[214]。

2. 影像学检查　MRI常提示巨大脑回、多小脑回、脑白质营养不良及髓鞘形成不全；X线可见髌骨和髋臼点状钙化、长骨斑点状软骨发育异常；心脏彩超可见动脉导管未闭、室间隔缺损；B超可见肝大、肾囊肿、多囊肾、输尿管扩张、肾积水等[213]。

3. 基因分析　PEX基因检出纯合或复合杂合致病变异有诊断价值。

【诊断标准】

虽然Zellweger综合征患儿具有较特殊临床表现，如特殊面容、智力运动落后、癫痫发作等，但是缺乏特异性，必须通过生化分析和基因分析才能确诊。

【治疗与预后】

尚无有效治疗方法，以对症治疗为主。对喂养困难的患者可给予鼻饲喂养，对抽搐患者给予抗惊厥治疗。限制植烷酸摄入可使植烷酸水平恢复正常。口服胆酸和脱氧胆酸（各100mg/d）可改善肝脏功能和神经系统状况。口服二十二碳六烯酸250mg/d可改善动作、语言功能和视觉诱发电位[214]。这些治疗可降低血浆相应代谢产物水平，但临床疗效尚不清楚。对于合并白内障的患儿，需手术或佩戴眼镜。Zellweger综合征预后不良，多于3～6个月内死亡，通常不超过1岁。

【遗传咨询与产前诊断】

Zellweger综合征为常染色体隐性遗传病，患者父母多为杂合变异携带者，同胞的患病概率为25%。对于基因诊断明确的家系，母亲再生育时，可在妊娠11～13周进行胎盘绒毛活检或者16～22周进行羊膜腔穿刺，分取胎儿细胞，根据先证者PEX致病基因变异进行测序，确定胎儿为患儿、携带者或者正常基因型。若为疾病基因型，应充分告知胎儿父母，由父母决定继续或者终止妊娠。

植入前遗传学检测也是可选择的方法，但需要在常规的产前诊断孕周期抽取羊水，进行羊水细胞相关基因检测，以确认胎儿的基因型。

二、植烷酸贮积症

植烷酸贮积症（phytanic acid storage disease）即Refsum病，1946年由Sigvald Refsum描述，当时也被称为遗传性共济失调性多发性神经炎样病（heredopathia atactica polyneuritiformis）[216]，由于过氧化物酶体植烷酸代谢障碍而致病，发病率约为1/1 000 000，为罕见的常染色体隐性遗传代谢病[217]。患者起病年龄从7个月至50岁不等，常见的临床表现有早发型视网膜色素变性、嗅觉缺失、周围神经病、听力丧失、共济失调、鱼鳞病。晚期可出现严重的心律失常和心肌病。

【临床表型特征】

Refsum病起病隐袭，常在青少年时期发病，约1/3的病例在10岁前出现症状。临床表型出现频率从高到低依次为视网膜色素变性、嗅觉缺失、周围神经病、听力丧失、共济失调、鱼鳞病，此外骨骼异常、精神心理症状、进食过多、心律失常、心肌病、转氨酶增高、胆红素增高也可以见到。感染或妊娠等因素可导致病情恶化，死于呼吸衰竭或心力衰竭[218]。

1. 视网膜色素变性　Refsum病最常见的临床表型特征[219]，常为首发表现，视力障碍、夜盲症较常见，患者视觉损害逐渐进展，儿童期即可表现为夜盲，继而出现视野减小及中心视觉敏感度下降（图20-1）。可有畏光、白内障、瞳孔缩小和光反应减弱等。

2. 嗅觉缺失　仅次于视网膜色素变性，是Refsum病第二常见的临床表型特征。嗅觉和味觉虽然受体不同，但二者常在Refsum病中同时被累及。

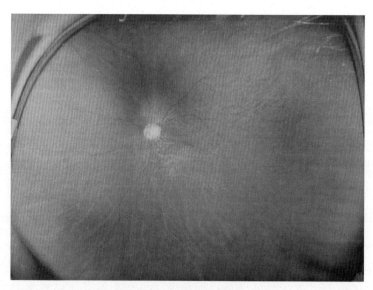

图20-1　视网膜色素变性

（四川大学华西医院赵璧供图）

3. 周围神经病　主要表现为运动和感觉同时受累，如果未早期干预，可表现为多发性单神经病、不对称、慢性、进展性等特点。随着病变严重程度的增加，远端肢体会逐渐无力，肌肉萎缩，并逐渐向近端和躯干部进展。感觉的损害呈"手套–袜子型"感觉减退，深腱反射减弱或消失，几乎没有例外，深感觉损害为主，振动觉和位置觉缺失[220]。

4. 听力丧失　进行性听力下降是Refsum病的早期症状之一，也是常见的临床表型特征，双侧轻度到重度的感音神经性耳聋，可以通过电测听及脑干听觉诱发电位评估听力丧失的严重程度。

5. 共济失调　在Refsum病中很常见，出现相对较晚，通常表现为步态不稳。

6. 鱼鳞病　多从青春期开始表现症状，部分患者皮肤粗糙，鳞状增厚，肢体远端或躯干部出现鱼鳞状皮疹（图20-2）。

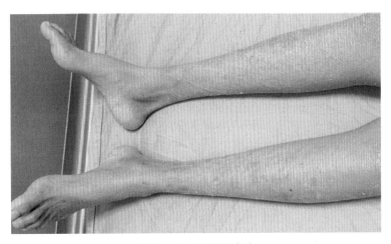

图20-2　鱼鳞状皮疹

（四川大学华西医院赵璧供图）

7. 骨骼畸形　约30%的患者会出现掌骨和跖骨缩短，第四跖骨趾缩短最常见，具有一定的诊断价值（图20-3）。其他骨骼和关节也可累及。

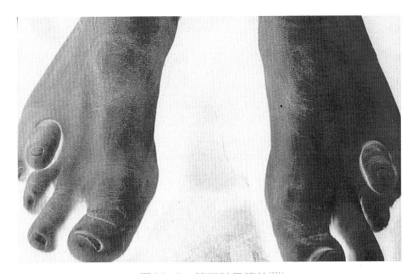

图20-3　第四趾骨移位[221]

8. 心律失常、心肌病　一些患者房室传导障碍，严重时发生心力衰竭和猝死，是Refsum病常见的死亡原因，应尽早进行心脏评估。

【遗传方式与相关致病基因】

Refsum病为常染色体隐性遗传病。由于植烷酰辅酶A-α-羟化酶（phyanoyl-CoA-α-hydroxylase，PHYH）缺陷或酶再生系统辅助因子PEX7缺陷，植烷酸在过氧化物酶体代谢障碍，导致表皮基底和基底上层脂质空泡形成，视网膜、周围神经、内耳、骨骼系统、皮肤、心脏和肾脏等多脏器损害[217]。

90%以上的Refsum病患者为*PHYH*基因变异所致，*PHYH*基因编码植烷酰辅酶A-α-羟化酶，位于染色体10p13。不到10%的Refsum病患者为*PEX7*基因变异所致[222]，*PEX7*基因编码酶再生系统辅助因子PTS2受体，定位于6q23.3。

【实验室与辅助检查】

1. 常规检验　血浆植烷酸水平>200μmol/L，降植烷酸<2μmol/L，植烷酸/降植烷酸比值增加[223]。体内由*PHYH*基因编码的植烷酰辅酶A-α-羟化酶活性降低，不能进行α氧化过程，导致植烷酸增高。采用气相色谱法检测植烷酸、降植烷酸以及其他代谢产物，如哌啶酸、红细胞磷脂等的浓度及比值，可协助诊断。

2. 酶活性检测　血浆植烷酸浓度增高，有时不具有特异性，需通过检测培养的成纤维细胞的酶活性以确定属于*PHYH*或*PEX7*基因变异，还是α-甲基-辅酶A消旋酶缺乏。

3. 影像学异常　X线片骨骼变化。头颅MRI可见皮质脊髓束、小脑齿状核和胼胝体对称性改变。

4. 神经传导速度　非均匀减慢，为多发性神经脱髓鞘性改变所致。

5. 视网膜电图严重异常。

6. 听力筛查　行电测听及脑干听觉诱发电位检查听力情况。

7. 基因检测　检出*PHYH*或*PEX7*纯合或复合杂合致病性变异具有确诊价值。

【诊断标准】

主要诊断依据为儿童晚发型视网膜色素变性合并以下一个或多个症状：嗅觉缺失、感觉运动性周围神经病、听力丧失、共济失调、鱼鳞病、自出生就有的掌骨或跖骨缩短、心律失常和心肌病。视网膜色素变性、多发性周围神经病、小脑共济失调为三大主要症状，血浆植烷酸增高及基因分析是诊断的关键[223]。

单个患者很难出现全部的临床症状，大部分症状会随着年龄的增长更加明显。需要和婴儿型Refsum病进行鉴别[224]。

超过90%的患者是因为*PHYH*基因编码的植烷酰辅酶A-α-羟化酶功能缺陷所致，不到10%的患者是由*PEX7*基因编码的PTS2受体缺陷所致。鉴别见表20-13[222]。

【治疗与预后】

所有植烷酸均来源于饮食，需完全避免绿色植物，减少食用动物脂肪组织、牛肉、羊肉、乳制品，限制食用鱼类如金枪鱼、鳕鱼和黑线鳕，以减少不饱和脂肪酸。可食用家禽、猪肉、水果和其他蔬菜。饮食中应鼓励高碳水化合物饮食，以保证足够的热量。患者需终身限制植烷酸，饮食治疗后血浆植烷酸水平下降缓慢，在数月后才明显。

表20-13　诊断及鉴别诊断辅助检查列表

| | Refsum病 | | AMACR缺陷 | 正常人 |
	植烷酰辅酶A-α-羟化酶缺陷	PTS2受体缺陷		
基因	*PHYH*	*PEX7*	*AMACR*	—
血浆植烷酸浓度①	>200μmol/L②	>200μmol/L②	>20μmol/L	<10μmol/L
血浆降植烷酸浓度	<2μmol/L	<2μmol/L	>20μmol/L	<3μmol/L
植烷酸/降植烷酸比值	升高	升高	降低	正常
血浆哌啶酸浓度	20%轻微升高	正常	正常	正常
红细胞磷脂浓度	正常	升高到正常	正常	正常
二羟/三羟胆甾醇酸	正常	正常	升高	正常

注：AMACR，α-甲基-辅酶A消旋酶；血浆超长链脂肪酸在三种分型中均正常。①通过气相色谱检测；②血浆植烷酸浓度受膳食结构影响较大，比如低饱和脂肪酸和胆固醇饮食就会造成植烷酸浓度假性降低。

目前对于Refsum病尚无有效的治疗方法，早期预防尤为重要。严格低植烷酸饮食或血浆置换可使血浆植烷酸浓度降低[225]，缓解鱼鳞病、感觉神经病、共济失调等症状。未经治疗的患者预后不良，大多失明，半数患者在30岁前死亡。对患者的同胞应进行筛查，以发现症状前或间歇期患者，给予早期治疗。

1. 缓解期治疗

（1）膳食调整　减少摄入含有植烷酸的食物，每次植烷酸摄入量减少到10~20mg，限制含有叶绿素的水果、蔬菜以及高胆固醇类食物的摄入。

（2）避免体重下降过快。

（3）积极预防心脏并发症。

2. 急性期治疗

（1）降低血浆植烷酸浓度　血浆置换可以直接降低血浆植烷酸浓度，因为植烷酸通过脂蛋白转运，还可以通过血脂净化治疗减少植烷酸的转运途径。进行血浆置换时，应保证血浆葡萄糖浓度，以免由于低血糖导致严重的心律失常。经过降低血浆植烷酸浓度的治疗，患者的临床症状，包括共济失调、感觉运动性周围神经病、鱼鳞病、肌无力等症状都会减轻，但是有的症状，如嗅觉缺失、视网膜色素变性改善不明显。

（2）采用低植烷酸膳食方案，给予肠内营养治疗，维持血浆葡萄糖浓度，避免酮症出现。

【遗传咨询与产前诊断】

Refsum病为常染色体隐性遗传病，父母均为携带者，每次生育时胎儿有25%的概率患病，50%的概率为携带者，25%的概率不携带父母来源的致病变异，与性别无关。如果家系成员中有*PEX7*、*PHYH*致病性变异患者，其后代均应进行致病变异分析及产前诊断。

在先证者基因诊断明确的基础上，母亲再次妊娠时通过胎盘绒毛或羊水细胞的基因分析进行产前诊断。

植入前遗传学检测是可选择的方法，植入不含致病基因型的胚胎，但也需要进行产前诊断。

（张　尧　蒋海山）

⊶ 第七节　其他遗传代谢病 ⊷

一、肝豆状核变性

肝豆状核变性（hepatolenticular degeneration）也称Wilson病，是一种罕见的常染色体隐性遗传代谢病，欧洲患病率估计在（1.2~2）/100 000，杂合携带率为1/90[226]。

【临床表型特征】

肝豆状核变性患者可在任何年龄起病，无性别差异。多数患者发病前无症状，随着体内铜沉积的进展，逐渐出现器官受损的症状。疾病损害涉及多个系统、器官，表现复杂多样，可急可缓，以肝脏、神经系统、角膜为常见受累部位，肝脏损害最常见，可呈慢性或者急性发病。少数患者在进食海鲜、肉类等高铜食物后急性发病。多数患者为慢性进行性病程。肝脏损害轻重不一，可表现为肝硬化、慢性或急性肝炎、暴发性肝炎等，一些患者初诊时就发现肝硬化。神经系统损害较常见，一些患者初发症状为运动障碍、癫痫，程度不等的锥体外系异常，颅脑MRI双侧基底节异常信号。较多患者在10岁以后出现肌张力障碍、智力运动倒退、精神行为异常等。其他伴发的异常有溶血性贫血、血尿、蛋白尿、心理异常等。部分患者可见角膜KF环[227]。

【遗传方式与相关致病基因】

由于编码铜转运P型ATP酶B的*ATP7B*基因变异，铜氧化酶活性缺陷，肝细胞内铜跨膜转运障碍，过量铜在体内沉积，导致脑、肝、肾、骨骼等多脏器功能损害。

*ATP7B*基因定位于染色体13q14.3，主要在肝细胞和肾脏表达，已报道多种变异，常见错义变异常见，我国患者中最常见的变异为p.R778L与p.P992L，多数为复合杂合变异[228, 229]。

【实验室与辅助检查】

1. 常规检验　血清转氨酶升高，早期γ-谷氨酰转肽酶和胆红素可正常，肝硬化时γ-谷氨酰转肽酶和胆红素升高。

2. 血清铜蓝蛋白　铜蓝蛋白明显降低，通常<200mg/L。

3. 24h尿铜测定　成人>100μg/24h（1.57μmol/24h），儿童>40μg/24h（0.63μmol/24h）。

4. 肝铜　肝铜>250μg/g肝干重。

5. 基因分析　*ATP7B*基因变异分析可协助诊断及产前诊断[230]。

【诊断标准】

需结合临床表现、角膜KF环、血清铜蓝蛋白及基因分析等综合判断。参照2008年美国肝病学会的诊断及治疗指南，肝豆状核变性诊断标准有：锥体外系症状、精神异常、肝损害、肾损害等临床表型；角膜KF环阳性；血清铜蓝蛋白<200mg/L；24h尿铜成人>100μg，儿童>40μg；肝铜>250μg/g肝干重；肝豆状核变性阳性家族史。以上6条符合3条，和（或）*ATP7B*基因纯合或复合杂合致病变异，即可诊断肝豆状核变性[231]。

【治疗与预后】

原则是尽早治疗，终身治疗，定期随访。治疗方案包括低铜饮食、驱铜药物、对症治疗及肝移植。

促进铜排泄：青霉胺，儿童每天20mg/kg，分2～3次口服，病情平稳后可酌情减量。口服青霉胺期间需补充维生素B₆ 25～50mg/d。一些患者青霉胺过敏，首次服用前应作青霉素皮内试验。

减少铜吸收：常用锌制剂（硫酸锌、葡萄糖酸锌、醋酸锌），副作用小，但起效较慢，与青霉胺联用以减少青霉胺用量，无症状肝损害患者首先口服锌剂。

低铜饮食：避免食用含铜量高的食物，如肝、贝壳类、蘑菇、蚕豆、豌豆、玉米和巧克力等。

肝移植：对于暴发性肝衰竭、肝硬化失代偿期、药物治疗无效的严重肝病患者，应考虑肝移植[232]。

肝豆状核变性患者需终身治疗，现行饮食及药物治疗对多数患者有效，绝大多数患者临床症状及生化指标可得到改善。

【遗传咨询与产前诊断】

肝豆状核变性为常染色体隐性遗传病，父母为携带者，每次生育时胎儿有25%的概率患病，50%的概率为携带者，25%的概率不携带父母来源的致病变异，与性别无关。在先证者*ATP7B*基因诊断明确的基础上，母亲再次妊娠时通过胎盘绒毛或羊水细胞基因分析可进行产前诊断[230]。

植入前遗传学检测是可选择的方法，植入不带有致病基因型的胚胎，但也需要进行产前诊断。

二、Menkes病

Menkes病（Menkes disease）也称为Menkes卷发综合征，是一种罕见的X-连锁遗传病，发病率约为1/300 000。

【临床表型特征】

根据临床表现，Menkes病分为经典型、轻型和极轻型枕骨角综合征。

经典型患者1～2个月时开始出现特征性的头发改变，发短、稀疏、粗糙、扭曲、面颊肥胖、皮肤苍白、骨骼异常。3个月左右发生顽固性癫痫，智力运动落后或倒退。经典型患者预后较差，多在3岁内因感染、血管并发症或神经系统功能退化死亡。

轻型患者主要表现为轻度、中度的智力运动落后，伴有毛发、皮肤改变，动脉造影可见血管迂曲。

极轻型枕骨角综合征患者多在成年后被发现，临床可无症状，智力运动可正常或轻度落后。头部侧位X片见枕骨外生骨疣[233]。

【遗传方式与相关致病基因】

Menkes病是X-连锁遗传病，绝大多数男性发病，也有少数女性发病的报道。*ATP7A*基因编码跨膜铜转运P型ATP酶，位于染色体Xq21.1，目前已报道百余种变异，以错义变异为主[234]。

由于*ATP7A*基因变异导致小肠上皮细胞铜转运障碍，铜吸收障碍，细胞中的铜不能转运至细胞间液及血，导致血中铜蓝蛋白降低，血及多组织铜缺乏，线粒体细胞色素C氧化酶、超氧化物歧化酶、酪氨酸酶、赖氨酰氧化酶、多巴胺-β-羟化酶等铜相关性酶活性缺陷，多种蛋白合成障碍，患者出现多系统损害[235]。

【实验室与辅助检查】

1. 常规检验　血清铜和血浆铜蓝蛋白不同程度降低。

2. 影像学检查　典型患者头颅MRI显示白质损害、髓鞘化落后、弥漫性脑萎缩、基底节损害等。动脉造影可观察到患者颅内及颈部血管迂曲，呈"螺丝锥"样改变。X线检查提示长骨干骺端的骨刺形成，也可有肋骨骨折/骨膜增生或者骨质疏松等[236]。

3. 基因分析　男性患者ATP7A检出半合子变异，具有确诊价值。

【诊断标准】

根据典型的临床表现、血清铜蓝蛋白及血清铜降低、ATP7A基因致病变异，可确诊Menkes病。

【治疗与预后】

主要依赖铜剂补充和对症治疗。

由于Menkes病患者肠道铜吸收障碍，口服铜剂无效，需皮下注射硫酸铜、组氨酸铜、氯化亚铜等药物，监测血清铜离子浓度及铜蓝蛋白水平，保持血清铜浓度在正常范围内（75～150μg/dL），终身治疗，早期诊断及治疗可明显改善预后，铜替代治疗不能缓解已有的神经系统症状[233]。

经典型Menkes病为进行性病程，预后较差，患儿多于婴幼儿期死亡。对于有Menkes病史的家族，产前诊断是减少疾病再发的关键措施。应用胎盘绒毛或羊水细胞的基因变异分析技术可进行产前诊断。

【遗传咨询与产前诊断】

Menkes病为X-连锁遗传病，男性半合子发病，携带者母亲再次妊娠时通过胎盘绒毛或羊水细胞的基因分析可进行产前诊断。男性胎儿有50%的概率患病，如果检出与先证者相同的ATP7A基因变异，则胎儿为Menkes病患者。女性胎儿有50%的概率为携带者[237]。

植入前遗传学检测是可选择的方法，植入不带有致病基因型的胚胎，但也需要进行产前诊断。

三、巴特综合征

巴特综合征（Bartter syndrome）是一种罕见的常染色体隐性遗传病，为肾单位髓襻升支粗段水盐重吸收障碍造成的原发性肾性失盐疾病，主要生化特点为低血钾、低氯性代谢性碱中毒、高肾素活性和高醛固酮血症[238]。

【临床表型特征】

巴特综合征分为三个亚型：经典型巴特综合征（3型）、变异型巴特综合征（Gitelman综合征）、新生儿型巴特综合征（1型、2型、4a型、4b型）。

经典型巴特综合征临床表现多样，多在幼年或儿童期发病，患者女性多于男性。喂养困难、体重不增、烦渴、多尿、呕吐、嗜盐、乏力、血容量减少，还可有肌肉无力、恶心、便秘，偶见手足搐搦和抽搐表现，瘫痪甚为少见，不经治疗可出现身材矮小。尿钙正常或增高，肾脏无钙质沉着。

新生儿型巴特综合征发病较早，胎儿期羊水过多、早产和宫内发育迟缓，出生后几周可有发热、脱水，严重时可危及生命。部分患儿有面部畸形，如面部呈三角形、外耳郭突出、耳位低、眼裂大、头围大、前额较突出、口角下垂、斜视。一些患儿生长发育障碍、肌无力、癫痫、低血压，常因高尿钙导致骨、肾脏钙质沉着[239]。

变异型巴特综合征的表型与经典型相似，发病年龄较晚，多在青春期后或成年起病，男性多见，症状较轻。除肌无力外，肌肉麻木、心悸、手足搐搦较常见，生长发育不受影响。部分患者有感觉异常、软骨钙质沉积，面部感觉异常及受累关节肿胀疼痛。而儿童期发病者多有生长发育迟缓、智力低下。本病还可能有低血镁、高血钙。

【遗传方式与相关致病基因】

根据致病变异所在基因不同，巴特综合征分别由SLC12A1（1型）、KCNJ1（2型）、CLCNKB（3型）、BSND（4a型）、CLCNKB和CLCNKA共同变异（4b型）、CASR（5型）、SLC12A3（Gitelman综合征）等基因变异造成[240]，其中，3型患病率最高。

表20-14 巴特综合征的病因及遗传方式

分型	遗传方式	基因	编码蛋白	染色体位置
1型	AR	SLC12A1	肾小管Na^+-K^+-$2Cl^-$联合转运体	15q21.1
2型	AR	KCNJ1	ATP敏感的肾内向调节K^+通道	11q24.3
3型	AR	CLCNKB	肾小管Cl^-通道	1p36.13
4a型	AR	BSND	Barttin蛋白	1p32.3
4b型	AR	CLCNKB、CLCNKA	肾小管Cl^-通道	1p36.13
5型	AR	CASR	钙敏感蛋白受体	3q13.3-q21.1
Gitelman综合征	AR	SLC12A3	噻嗪类敏感Na^+/Cl^-协同转运体	16q13

注：AR，常染色体隐性。

【实验室与辅助检查】

1. 常规检验　顽固性低血钾、低血氯、代谢性碱中毒。

2. 尿钙增高（Gitelman综合征患儿尿钙降低，伴低镁血症）。

3. 血肾素-血管紧张素-醛固酮水平升高。

4. 基因分析　采用Sanger测序或高通量测序方法对相关基因进行检测。

【诊断标准】

患者不明原因生长发育迟滞；部分患者有多饮多尿、呕吐、腹泻、抽搐、乏力等其他表现，可能有阳性家族史；伴顽固性持续性低钾低氯性代谢性碱中毒；尿钙增高（Gitelman综合征患儿尿钙降低，伴低镁血症）；肾素-血管紧张素-醛固酮系统活化，但血压正常。基因检测是目前确诊巴特综合征最可靠的方法[241]。

【治疗与预后】

主要是对症综合治疗，首要应纠正酸碱及水、电解质紊乱，以维持正常生长发育[242]。

纠正低钾血症：根据缺钾程度口服或静脉补充氯化钾等含钾药物。

抗醛固酮药物：螺内酯2~10mg/（kg·d），分3次口服。

前列腺素酶抑制药：消炎痛（吲哚美辛）1~5mg/（kg·d）或布洛芬30mg/（kg·d），分3次口服，对新生儿型巴特综合征疗效显著，对经典型巴特综合征部分有效，对变异型巴特综合征无效。

血管紧张素转化酶抑制药：卡托普利1mg/（kg·d），剂量应由小到大渐增，最大为6mg/（kg·d），分3次空腹时服用。

纠正低血镁：变异型巴特综合征需终身服用镁剂，主张采用氯化镁，4~5mg/（kg·d），分3~4次口服。

巴特综合征需终身进行治疗，早期诊断，积极治疗，定期随访。预后取决于受体功能障碍的程度，不正确治疗可能会导致严重电解质紊乱、感染、生长发育迟滞、肾功能不全甚至危及生命[241]。

【遗传咨询与产前诊断】

巴特综合征为常染色体隐性遗传病，患者同胞的患病概率为25%。对于基因诊断明确的家系，女性再生育时，可在妊娠11~13周行胎盘绒毛活检或16~22周行羊膜腔穿刺进行产前诊断，确定胎儿为患儿、携带者或者正常基因型。若为疾病基因型，应充分告知胎儿父母，由父母决定继续或者终止妊娠。

植入前遗传学检测也是可选择的方法，但需要在常规的产前诊断孕周期抽取羊水，进行羊水细胞相关的基因检测，以确认胎儿的基因型。

四、先天性肾性尿崩症

先天性肾性尿崩症（congenital nephrogenic diabetes insipidus）是一类由于精氨酸加压素受体2（arginine vasopressin receptor 2, AVPR2）或受体后信号转导通路缺陷，使肾脏集合管对抗利尿激素不起反应，导致尿浓缩障碍，临床以肾脏排出大量低渗尿及继发性多饮为特点的先天性疾病[243]。

【临床表型特征】

患儿出生后即发病，主要表现为烦渴、多尿、便秘、反复脱水、体重增长缓慢。皮肤弹性差，多伴有厌食、间断呕吐和不明原因的发热。由于高渗性脱水，可出现惊厥，延误诊断的病例可因长期高渗脱水导致精神异常和发育障碍。尿量可高达6~10L/（m²·d）。由于尿量多，可继发输尿管轻度扩张至严重肾积水及肾功能受损等[244]。

【遗传方式与相关致病基因】

约90%的先天性肾性尿崩症为AVPR2基因变异所致精氨酸加压素受体2功能缺陷，为X-连锁遗传病。AVPR2基因位于染色体Xq28，国内外已报道220余种变异。10%的患者为水通道蛋白2编码基因变异导致的AQP2功能缺陷，可为常染色体显性或隐性遗传。AQP2基因位于染色体12q13.12，国内外已报道60种左右的变异[245, 246]。

【实验室与辅助检查】

1. 尿量>3L/（m²·d），尿密度下降（1.001~1.005）。

2．常规检验 血清钠升高，脱水时血氯也可升高，尿渗透压降低（80~100mOsm/L）；部分患儿可能会出现肾功能受损，血糖、尿糖正常。

3．禁水加压素试验 如果患者最初检查血浆渗透压超过295mOsm/L，则不需做禁水试验。如血浆渗透压＜295mOsm/L，要做禁水试验，一般禁水6~8h，患儿持续排出低渗尿，血清钠和血浆渗透压分别＞145mmol/L和＞295mOsm/L。然后皮下注射垂体后叶素 0.1~0.2U/kg或5U/m²，每1h测血浆和尿的渗透压，共测4h，若尿与血浆的渗透压比值＜1.0，可考虑为肾性尿崩症。若比值＞1.0，应考虑中枢性尿崩症或精神性多饮。实验过程中体重下降3%，应终止实验。

4．影像学检查 部分患儿输尿管扩张、肾积水；垂体MRI正常。

5．基因分析 *AVPR2*基因与*AQP2*基因分析有助于诊断。

【诊断标准】

根据阳性家族史、典型的临床表现及发作特点、尿密度下降（1.001~1.005）、尿渗透压降低（80~100mOsm/L）、禁水加压素试验以及*AVPR2*或*AQP2*基因发现致病变异可明确诊断。

【治疗与预后】

1．常规治疗 保证液体入量，适当限制钠盐。年长儿应限制钠盐的入量在2~2.5mmol/（kg·d），保证300~400mL/kg水的摄入。

2．药物治疗 氢氯噻嗪1~3mg/（kg·d），阿米洛利0.3~0.625mg/（kg·d），吲哚美辛1~2mg/（kg·d），分成2次口服。

3．预后 早期诊断和治疗的患儿预后较好，可不影响体格和智力发育，可继续存活，但不能治愈，必须终身保持足够的入水量[247]。

【遗传咨询与产前诊断】

X-连锁隐性遗传先天性肾性尿崩症患者男性同胞的患病概率为50%，女性同胞携带者的概率为50%。常染色体显性遗传的先天性肾性尿崩症患者父亲或母亲为患者，同胞患病概率为50%。常染色体隐性遗传的先天性肾性尿崩症患者父母多为杂合变异携带者，同胞的患病概率为25%。

对于基因诊断明确的家系，母亲再生育时，可在妊娠11~13周行胎盘绒毛活检或16~22周行羊膜腔穿刺进行产前诊断，对*AVPR2*或*AQP2*致病基因变异进行检测。若为疾病基因型，应充分告知胎儿父母，由父母决定继续或者终止妊娠。

植入前遗传学检测也是可选择的方法，但需要在常规的产前诊断孕周期抽取羊水，进行羊水细胞相关的基因检测，以确认胎儿的基因型。

五、家族性乳糜微粒血症

家族性乳糜微粒血症（familial chylomicronemia syndrome, FCS），是病理性血浆乳糜微粒清除障碍性疾病，既有单基因遗传，也有多基因遗传。本节家族性乳糜微粒血症特指单基因遗传的乳糜微粒血症，其发病率为1/1 000 000~1/100 000，是一种非常罕见的常染色体隐性遗传病[248]。乳糜微粒（chylomicrons）是由三酰甘油、磷脂、胆固醇以及载脂蛋白组成的脂蛋白微粒，负责从小肠转运外源性胆固醇和甘油三酯至身体其他部分组织。正常人血浆乳糜微粒在餐后3~4h即被代谢清除，而家族性乳糜微粒血症患者则餐后12~14h血浆乳糜微粒持续存在。

【临床表型特征】

家族性乳糜微粒血症通常于婴儿期或儿童期发病，无性别差异，约1/4患者于1岁之前出现症状，大部分患者10岁以前出现症状，少数女性患者在怀孕后才首次发病。典型症状包括皮肤黄瘤，上腹疼痛，恶心呕吐，视网膜脂血症，急性和/或复发性胰腺炎，肝脾肿大。病情严重程度与血中乳糜微粒浓度密切相关，而乳糜微粒浓度又随膳食脂肪摄入量变化。通常患者餐后全血浑浊，4℃静止过夜或离心可见奶油状白色乳液浮于顶层。

皮肤黄瘤是家族性乳糜微粒血症最为典型和容易发现的临床特征，出现于约50%的患者。黄瘤是脂质沉积组织导致炎症反应的结果，病理检验可见含脂质的巨噬细胞。任何部位均可发生黄瘤，但更易发生在经常受摩擦的部位，如臀部、大腿、手臂、背部和面部，也可侵及口腔黏膜，且皮损可融合。当血浆甘油三酯浓度超过2 000mg/dL时，黄瘤可能迅速出现，而当血浆甘油三酯水平恢复正常后，黄瘤也会自然消退。

腹痛常为中上腹部向背部放射，可从轻微到无法忍受；疼痛可能是由乳糜微粒沉积引发的肝脾包膜紧张、肝脾肿大和胰腺炎所致。家族性乳糜微粒血症最严重的临床症状是胰腺炎，有回顾性研究显示在严重患者中，既往胰腺炎病史者至少占到15%[249]，而且5年内胰腺炎的发病率＞3.5%[250]。胰腺坏死合并感染性脓肿或多器官衰竭是家族性乳糜微粒血症患者最致命的威胁。胰腺脂肪酶释放入胰腺毛细管，部分分解其中脂质产生游离脂肪酸，导致胰蛋白酶原过早激活从而诱发胰腺自溶是易患胰腺炎的原因。将甘油三酯保持在低水平，能显著降低患者的胰腺炎发病风险[251]。

当甘油三酯水平超过4 000mg/dL时，乳糜微粒在视网膜血管或眼底的沉积会导致视网膜脂血症，但这种情况是可逆的，通常不会导致视力受损。此外，有报道家族性乳糜微粒血症有可逆的神经精神疾病表现，如轻度痴呆、抑郁、记忆丧失等。

【遗传方式与相关致病基因】

目前已知的相关致病基因包括*LPL*、*APOC2*、*APOA5*、*GPIHBP1*以及*LMF1*，其中*LPL*变异是家族性乳糜微粒血症最常见的原因[248]，皆为常染色体隐性遗传方式（表20-15）。

表20-15　家族性乳糜微粒血症相关致病基因

致病基因	染色体位置	编码蛋白功能	临床特征
LPL	8p21.3	TG分解与FFA吸收	严重的婴儿/儿童期乳糜微粒血
APOC2	19q13.32	LPL水解作用必要的辅因子	严重的儿童/青少年期乳糜微粒血
GPIHBP1	8q24.3	稳定CM与LPL的结合，增强LPL水解活性	成年发病
APOA5	11q23.3	增强LPL与乳糜微粒结合及其水解活性	成年发病
LMF1	16p13.3	LPL分子伴侣，促进LPL成熟	成年发病

注：TG，甘油三酯；FFA，游离脂肪酸；CM，乳糜微粒；LPL，脂蛋白脂肪酶。

【实验室与辅助检查】

1. 静置实验　血样4℃过夜放置，上层为奶油状白色乳液。

2. 生化检查　血浆总胆固醇、甘油三酯浓度检测，脂蛋白脂肪酶活性测定，或血浆载脂蛋白（apo C-Ⅱ）凝胶电泳实验。

3. 辅助检查　CT扫描与超声检查用于评估腹痛、胰腺炎或肝脾肿大。

4. 病理检查　丘疹性黄瘤病理活检，用以排除其他可能的皮肤疾病。

5. 基因诊断　*LPL*及其他相关基因测序。

【诊断标准】

1. 典型的家族性乳糜微粒血症临床表现。

2. 排除其他干扰性疾病或环境因素，如未加控制的1型或2型糖尿病、甲状腺功能减退、肾病综合征或相关药物使用、不良饮食、饮酒等。

3. 血样4℃过夜放置，顶层呈奶油状白色乳液。

4. 餐后或空腹血浆甘油三酯浓度＞2 000mg/dL。

5. *LPL*及其他相关基因测序发现致病性变异。

【治疗与预后】

1. 营养疗法　低脂膳食为主，限制脂肪摄入，每天脂肪摄入不超过30～50g，或摄入的脂肪能量不超过每天总能量摄入的15%；建议用富含中链脂肪酸的油类（如椰子油）代替一般油脂进行烹饪。

2. 生活方式　避免酒精和肥胖，避免使用外源雌激素、皮质类固醇酶、视黄酸、β-肾上腺素阻滞剂、噻嗪类利尿剂、胆汁酸结合树脂、第二代安定剂和抗逆转录病毒药物。

3. 监测血清甘油三酯水平　维持甘油三酯＜2 000mg/dL，良好的临床目标是＜1 000mg/dL。

4. 对症治疗　常用贝特类、烟酸、他汀类药物和ω-3脂肪酸等进行降脂治疗；对胰腺炎以及其他的并发症采取对症治疗；血浆置换虽有相关文献报道，但治疗效果还需更多临床试验进行评估。

5. 饮食和药物控制良好的患者，可不表现出相关临床症状。

针对*LPL*等基因缺陷开发的基因治疗药物ALIPOGENE TIPARVOVEC已获欧盟批准，据报道受益患者可获得饮食自由，但费用昂贵[252]。另有其他几个基因治疗药物处在开发或临床试验阶段[253, 254]。

【遗传咨询与产前诊断】

由于目前尚无确切有效的治疗方法，对受累家系成员开展遗传咨询，对高风险胎儿进行产前诊断是发现患胎的有效手段。

1. 遗传咨询

（1）收集临床病历和诊断信息，建立遗传咨询档案。

（2）绘制咨询者的家系图，判断是否符合常染色体隐性遗传。

（4）实施基因检测，明确先证者致病性变异位点。

（4）确诊的家族性乳糜微粒血症先证者的父母或子女多为致病性变异位点携带者，携带者通常无症状，但血浆甘油二酯水平可能轻微升高，存在早发性动脉粥样硬化风险。

（5）先证者的父母再生育家族性乳糜微粒血症患者的风险为25%，携带者风险为50%，不受累概率为25%，需要进行产前诊断。

2. 产前诊断

（1）确认先证者的临床表型，并通过基因检测明确致病变异。

（2）验证患者的父母是否携带先证者检出的致病变异。

（3）在携带者妊娠11～13周进行绒毛活检或16～22周羊膜腔穿刺抽取羊水进行变异位点检测，若胎儿基因型与先证者相同，告知孕妇及其家属胎儿受累情况，由孕妇及其家属决定胎儿去留；若胎儿为携带者或未检出任何变异，告知孕妇及其家属胎儿检测结果，并说明胎儿几乎不存在家族性乳糜微粒血症发病风险，建议继续妊娠并正常进行后续产检。

（4）对孕前筛查或有家族史的确认携带者，也可选择植入前遗传学检测，以避免治疗性流产。

（5）对于产前基因诊断后出生的新生儿，应进行随访和记录。

（姚　宏　巩纯秀）

参考文献

[1] Blau N, van Spronsen FJ, Levy HL. Phenylketonuria [J]. Lancet, 2010, 376: 1417-1427.

[2] 中华医学会儿科学分会内分泌遗传代谢学组, 中华预防医学会出生缺陷预防与控制专业委员会新生儿筛查学组. 高苯丙氨酸血症的诊治共识 [J]. 中华儿科杂志, 2014, 52: 420-425.

[3] Vockley J, Andersson HC, Antshel KM, et al. Phenylalanine hydroxylase deficiency diagnosis and management guideline [J]. Genet Med, 2014, 16: 188-200.

[4] van Wegberg AMJ, MacDonald A, Ahring K, et al. The complete European guidelines on phenylketonuria: diagnosis and treatment [J]. Orphanet J Rare Dis, 2017, 12: 162.

[5] 中华人民共和国卫生部. 苯丙酮尿症和先天性甲状腺功能减低症诊治技术规范 [J]. 中国儿童保健杂志, 2011, 19: 190-191.

[6] Singh RH, Rohr F, Frazier D, et al. Recommendations for the nutrition management of phenylalanine hydroxylase deficiency [J]. Genet Med, 2014, 16: 121-131.

[7] Ye J, Yang Y, Yu W, et al. Demographics, diagnosis and treatment of 256 patients with tetrahydrobiopterin deficiency in mainland China: results of a retrospective, multicentre study [J]. J Inherit Metab Dis, 2013, 36: 893-901.

[8] Shintaku H. Disorders of tetrahydrobiopterin metabolism and their treatment [J]. Curr Drug Metab, 2002, 3: 123-131.

[9] Hall MG, Wilks MF, Provan WM, et al. Pharmacokinetics and pharmacodynamics of NTBC (2- (2-nitro-4-fluoromethylbenzoyl) -1, 3-cyclohexanedione) and mesotrione, inhibitors of 4-hydroxyphenyl pyruvate dioxygenase (HPPD) following a single dose to healthy male volunteers [J]. Br J Clin Pharmacol, 2001, 52: 169-177.

[10] 李晓瑜, 杜敏联, 庄思齐, 等. 遗传性酪氨酸血症 I 型10例的临床诊断分析 [J]. 中华儿科杂志, 2006, 44: 470-471.

[11] 韩连书, 叶军, 邱文娟, 等. 血尿琥珀酰丙酮检测在酪氨酸血症 I 型诊断中的应用 [J]. 中华儿科杂志,

2012, 50: 126–130.

[12] 杨楠, 韩连书, 叶军, 等. 尼替西农治疗2例酪氨酸血症 I 型的效果分析并文献复习 [J]. 临床儿科杂志, 2011, 29: 1178–1181.

[13] Kocabeyoglu S, Mocan MC, Irkec M. In vivo confocal microscopic features of corneal pseudodendritic lesions in tyrosinemia type II [J]. Cornea, 2014, 33: 1106–1108.

[14] Peña–Quintana L, Scherer G, Curbelo–Estévez ML, et al. Tyrosinemia type II: mutation update, 11 novel mutations and description of 5 independent subjects with a novel founder mutation [J]. Clin Genet, 2017, 92: 306–317.

[15] Gokay S, Kendirci M, Ustkoyuncu PS, et al. Tyrosinemia type II: novel mutations in TAT in a boy with unusual presentation [J]. Pediatr Int, 2016, 58: 1069–1072.

[16] Fraser NG, MacDonald J, Griffiths WA, et al. Tyrosinaemia type II (Richner–Hanhart syndrome) —report of two cases treated with etretinate [J]. Clin Exp Dermatol, 1987, 12: 440–443.

[17] 李溪远, 丁圆, 刘玉鹏, 等. 枫糖尿症患儿13例临床、生化及基因研究 [J]. 中华实用儿科临床杂志, 2016, 31: 569–572.

[18] 李婕, 梁雁, 罗小平. 枫糖尿症诊治进展 [J]. 临床儿科杂志, 2013, 7: 683–686.

[19] Li X, Yang Y, Gao Q, et al. Clinical characteristics and mutation analysis of five Chinese patients with maple syrup urine disease [J]. Metab Brain Dis, 2018, 33: 741–751.

[20] Manara R, Del Rizzo M, Burlina AP, et al. Wernicke–like encephalopathy during classic maple syrup urine disease decompensation [J]. J Inherit Metab Dis, 2012, 35: 413–417.

[21] 娄燕, 尹娜, 陈凤琴, 等. 串联质谱技术选择性筛查遗传代谢病高危患儿552例初步分析 [J]. 中国当代儿科杂志, 2011, 13: 296–299.

[22] Li X, Ding Y, Liu Y, et al. Eleven novel mutations of the BCKDHA, BCKDHB and DBT genes associated with maple syrup urine disease in the Chinese population: report on eight cases [J]. Eur J Med Genet, 2015, 58: 617–623.

[23] 蒋超, 孙晓东, 刘雪岩, 等. 器官捐献供肝移植治疗枫糖尿症一例 [J]. 中华器官移植杂志, 2016, 37: 250–251.

[24] Sayami S, 张尧, 杨艳玲. 同型半胱氨酸血症的临床研究进展 [J]. 中国医刊, 2008, 43: 29–31.

[25] Kraus JP, Janosík M, Kozich V, et al. Cystathionine beta–synthase mutations in homocystinuria [J]. Hum Mutat, 1999, 13: 362–375.

[26] Li DX, Li XY, Dong H, et al. Eight novel mutations of CBS gene in nine Chinese patients with classical homocystinuria [J]. World J Pediatr, 2018, 14: 197–203.

[27] Gaustadnes M, Wilcken B, Oliveriusova J, et al. The molecular basis of cystathionine beta–synthase deficiency in Australian patients: genotype–phenotype correlations and response to treatment [J]. Hum Mutat, 2002, 20: 117–126.

[28] Skovby F, Gaustadnes M, Mudd SH. A revisit to the natural history of homocystinuria due to cystathionine beta–synthase deficiency [J]. Mol Genet Metab, 2010, 99: 1–3.

[29] Wilcken B, Bamforth F, Li Z, et al. Geographical and ethnic variation of the 677C_T allele of 5, 10 methylenetetrahydrofolate reductase (MTHFR) : findings from over 7000 newborns from 16 areas world wide [J]. J Med Genet, 2003, 40: 619-625.

[30] Austin RC, Lentz SR, Werstuck GH. Role of hyperhomocysteinemia in endothelial dysfunction and atherothrombotic disease [J]. Cell Death Differ, 2004, 11 Suppl 1: S56-S64.

[31] 高志杰, 姜茜, 陈倩, 等. 1个非酮性高甘氨酸血症家系的临床和分子遗传学分析 [J]. 中国当代儿科杂志, 2017, 19: 268-271.

[32] 蒋铁甲, 江晶晶, 徐佳露, 等. GLDC基因复合杂合突变致非经典型非酮性高甘氨酸血症家系的临床和遗传学分析 [J]. 中国当代儿科杂志, 2017, 19: 1087-1091.

[33] Khraim W, Abu-Libdeh B, Ayesh S, et al. Clinical heterogeneity of glycine encephalopathy in three Palestinian siblings: a novel mutation in the glycine decarboxylase (GLDC) gene [J]. Brain Dev, 2017, 39: 601-605.

[34] 韩连书. 尿素循环障碍 [M] //顾学范.临床遗传代谢病.北京: 人民卫生出版社, 2015: 74-102.

[35] 杨艳玲, 孙芳, 钱宁, 等. 尿素循环障碍的临床和实验室筛查研究 [J]. 中华儿科杂志, 2005, 43: 331-334.

[36] 庄太凤, 马建荣, 温春玲, 等. 高危新生儿遗传代谢病临床病因学分析 [J]. 中华临床医师杂志 (电子版) , 2011, 5: 22-26.

[37] Martinelli D, Diodato D, Ponzi E, et al. The hyperornithinemia-hyperammonemia-homocitrullinuria syndrome [J]. Orphanet J Rare Dis, 2015, 10: 29.

[38] 雷海虹, 杨晓燕, 石晶, 等. 新生儿型氨甲酰磷酸合成酶缺乏症1例报告及文献回顾 [J].临床儿科杂志, 2016, 34: 903-906.

[39] Díez-Fernández C, Gallego J, Häberle J, et al. The study of carbamoyl phosphate synthetase 1 deficiency sheds light on the mechanism for switching on/off the urea cycle [J]. J Genet Genomics, 2015, 42: 249-260.

[40] 朱志军, 孙丽莹, 魏林, 等. 肝移植治疗尿素循环障碍导致的高氨血症四例 [J]. 中华儿科杂志, 2015, 53: 136-139.

[41] Gordon N. Ornithine transcarbamylase deficiency: a urea cycle defect [J]. Eur J Paediatr Neurol, 2003, 7: 115-121.

[42] Cleary MA, Dorland L, de Koning TJ, et al. Ornithine aminotransferase deficiency: diagnostic difficulties in neonatal presentation [J]. J Inherit Metab Dis, 2005, 28: 673-679.

[43] Lin H, Lin HY, Lin SP. Novel human pathological mutations. Gene symbol: OTC. Disease: ornithine transcarbamylase deficiency [J]. Hum Genet, 2010, 127: 475.

[44] Gao HZ, Kobayashi K, Tabata A, et al. Identification of 16 novel mutations in the argininosuccinate synthetase gene and genotype-phenotype correlation in 38 classical citrullinemia patients [J]. Hum Mutat, 2003, 22: 24-34.

[45] Hayakawa M, Kato Y, T akahashi R, et al. Case of citrullinemia diagnosed by DNA analysis: including prenatal genetic diagnosis from amniocytes of next pregnancy [J]. Pediatr Int, 2003, 45: 196-198.

[46] Engel K, Hohne W, Haberle J. Mutations and polymorphisms in the human argininosuccinate synthetase (ASS1) gene [J]. Hum Mutat, 2009, 30: 300–307.

[47] Song YZ, Deng M, Chen FP, et al. Genotypic and phenotypic features of citrin deficiency: five-year experience in a Chinese pediatric center [J]. Int J Mol Med, 2011, 28: 33–40.

[48] Song YZ, Li BX, Chen FP, et al. Neonatal intrahepatic cholestasis caused by citrin deficiency: clinical and laboratory investigation of 13 subjects in mainland of China [J]. Dig Liver Dis, 2009, 41: 683–689.

[49] Zheng QQ, Zhang ZH, Zeng HS, et al. Identification of a large SLC25A13 deletion via sophisticated molecular analyses using peripheral blood lymphocytes in an infant with neonatal intrahepatic cholestasis caused by citrin deficiency (NICCD): a clinical and molecular study [J]. Biomed Res Int, 2016, 2016: 4124263.

[50] Lin WX, Zeng HS, Zhang ZH, et al. Molecular diagnosis of pediatric patients with citrin deficiency in China: SLC25A13 mutation spectrum and the geographic distribution [J]. Sci Rep, 2016, 6: 29732.

[51] Baruteau J, Jameson E, Morris AA, et al. Expanding the phenotype in argininosuccinic aciduria: need for new therapies [J]. J Inherit Metab Dis, 2017, 40: 357–368.

[52] Wen W, Yin D, Huang F, et al. NGS in argininosuccinic aciduria detects a mutation (D145G) which drives alternative splicing of ASL: a case report study [J]. BMC Med Genet, 2016, 17: 9.

[53] Kim D, Ko JM, Kim YM, et al. Low prevalence of argininosuccinate lyase deficiency among inherited urea cycle disorders in Korea [J]. J Hum Genet, 2018, 63: 911–917.

[54] De Biase I, Liu A, Yuzyuk T, et al. Quantitative amino acid analysis by liquid chromatography–tandem mass spectrometry: implications for the diagnosis of argininosuccinic aciduria [J]. Clin Chim Acta, 2015, 442: 73–74.

[55] Yankol Y, Mecit N, Kanmaz T, et al. Argininosuccinic aciduria: a rare indication for liver transplant: report of two cases [J]. Exp Clin Transplant, 2017, 15: 581–584.

[56] Jain-Ghai S, Nagamani SC, Blaser S, et al. Arginase I deficiency: severe infantile presentation with hyperammonemia: more common than reported？ [J]. Mol Genet Metab, 2011, 104: 107–111.

[57] Lee BH, Jin HY, Kim GH, et al. Argininemia presenting with progressive spastic diplegia [J]. Pediatr Neurol, 2011, 44: 218–220.

[58] Wu TF, Liu YP, Li XY, et al. Five novel mutations in ARG1 gene in Chinese patients of argininemia [J]. Pediatr Neurol, 2013, 49: 119–123.

[59] Kölker S, Burgard P, Sauer SW, et al. Current concepts in organic acidurias: understanding intra- and extracerebral disease manifestation [J]. J Inherit Metab Dis, 2013, 36: 635–644.

[60] Villani GR, Gallo G, Scolamiero E, et al. "Classical organic acidurias": diagnosis and pathogenesis [J]. Clin Exp Med, 2017, 17: 305–323.

[61] 罗小平, 王慕逖, 魏虹, 等. 尿滤纸片法气相色谱—质谱分析技术在遗传性代谢病高危筛查诊断中的应用 [J]. 中华儿科杂志, 2003, 41: 245–248.

[62] Dionisi-Vici C, Deodato F, Roschinger W, et al. 'Classical' organic acidurias, propionic aciduria, methylmalonic aciduria and isovaleric aciduria: long-term outcome and effects of expanded newborn

screening using tandem mass spectrometry [J]. J Inherit Metab Dis, 2006, 29: 383–389.

[63] Schulze A, Lindner M, Kohlmüller D, et al. Expanded newborn screening for inborn errors of metabolism by electrospray ionization–tandem mass spectrometry: results, outcome, and implications [J]. Pediatrics, 2003, 111: 1399–1406.

[64] Baumgartner MR, Hörster F, Dionisi–Vici C, et al. Proposed guidelines for the diagnosis and management of methylmalonic and propionic acidemia [J]. Orphanet J Rare Dis, 2014, 9: 130.

[65] Wang SJ, Yan CZ, Liu YM, et al. Late–onset cobalamin C deficiency Chinese sibling patients with neuropsychiatric presentations [J]. Metab Brain Dis, 2018, 33: 829–835.

[66] 张月华, 杨艳玲, 王爽, 等. 晚发型甲基丙二酸尿症的临床和实验室研究 [J]. 中国医刊, 2005, 40: 34–37.

[67] Fraser JL, Venditti CP. Methylmalonic and propionic acidemias: clinical management update [J]. Curr Opin Pediatr, 2016, 28: 682–693.

[68] 刘怡, 刘玉鹏, 张尧, 等. 中国1003例甲基丙二酸血症的复杂临床表型、基因型及防治情况分析 [J]. 中华儿科杂志, 2018, 56: 414–420.

[69] 李东晓, 刘玉鹏, 丁圆, 等. 转录辅助调节因子 HCFC1 变异致罕见 X–连锁甲基丙二酸尿症 CblX 型一家系报告 [J]. 临床儿科杂志, 2016, 234: 212–216.

[70] Liu Y, Li X, Wang Q, et al. Five novel SUCLG1 mutations in three Chinese patients with succinate–CoA ligase deficiency noticed by mild methylmalonic aciduria [J]. Brain Dev, 2016, 38: 61–67.

[71] 中华预防医学会出生缺陷预防与控制专业委员会新生儿筛查学组, 中华医学会儿科学分会临床营养学组, 中华医学会儿科学分会内分泌遗传代谢学组, 等. 单纯型甲基丙二酸尿症饮食治疗与营养管理专家共识 [J]. 中国实用儿科杂志, 2018, 33: 481–486.

[72] 孙丽莹, 朱志军, 魏林, 等. 肝移植治疗儿童遗传代谢性疾病42例 [J]. 中华器官移植杂志, 2017, 38: 337–342.

[73] 杨艳玲, 张月华, 姜玉武, 等. 六例丙酸血症的诊断和治疗分析 [J]. 中华儿科杂志, 2001, 39: 170–171.

[74] Deodato F, Boenzi S, Santorelli FM, et al. Methylmalonic and propionic aciduria [J]. Am J Med Genet C Semin Med Genet, 2006, 142C: 104–112.

[75] Ugarte M, Pérezcerdá C, Rodríguezpombo P, et al. Overview of mutations in the PCCA and PCCB genes causing propionic acidemia [J]. Hum Mutat, 2015, 14: 275–282.

[76] Daly A, Pinto A, Evans S, et al. Dietary practices in propionic acidemia: a European survey [J]. Mol Genet Metab Rep, 2017, 13: 83–89.

[77] Critelli K, McKiernan P, Vockley J, et al. Liver transplantation for propionic acidemia and methylmalonic acidemia: perioperative management and clinical outcomes [J]. Liver Transpl, 2018, 24: 1260–1270.

[78] Tanaka K, Budd MA, Efron ML, et al. Isovaleric acidemia: a new genetic defect of leucine metabolism [J]. Proc Natl Acad Sci USA, 1966, 56: 236–242.

[79] Vockley J, Ensenauer R. Isovaleric acidemia: new aspects of genetic and phenotypic heterogeneity [J]. Am J Med Genet C Semin Med Genet, 2006, 142C: 95–103.

[80] 李溪远, 华瑛, 丁圆, 等. 新生儿期发病的经典型异戊酸血症四例分析 [J]. 中华围产医学杂志, 2015, 3:

188-194.

[81] Bei F, San JH, Yu YG, et a1. Two novel isovaleryl-CoA dehydrogenase gene mutations in a Chinese infant [J]. Gene, 2013, 524: 396-400.

[82] 邱文娟, 顾学范, 叶军, 等. 异戊酸血症一例临床及异戊酰辅酶A脱氢酶基因变异研究 [J]. 中华儿科杂志, 2008, 7: 526-530.

[83] Pinto A, Daly A, Evans S, et al. Dietary practices in isovaleric acidemia: a European survey [J]. Mol Genet Metab Rep, 2017, 12: 16-22.

[84] Griinert SC, Wendel U, Lindner M, et a1. Clinical and neurocognitive outcome in symptomatic isovaleric acidemia [J]. Orphanet J Rare Dis, 2012, 7: 9.

[85] 王峤, 丁圆, 刘玉鹏, 等. 戊二酸尿症 I 型28例的临床与实验室特征 [J]. 中华儿科杂志, 2014, 52: 415-419.

[86] Boy N, Muhlhausen C, Maier EM, et al. Proposed recommendations for diagnosing and managing individuals with glutaric aciduria type I: second revision [J]. J Inherit Metab Dis, 2017, 40: 75-101.

[87] 陈靖, 王朝霞, 张锦丽, 等. 八例戊二酸尿症 I 型患者的GCDH基因变异分析 [J]. 中华医学遗传学杂志, 2011, 28: 374-377.

[88] Lee CS, Chien YH, Peng SF, et al. Promising outcomes in glutaric aciduria type I patients detected by newborn screening [J]. Metab Brain Dis, 2013, 28: 61-67.

[89] 齐朝月, 宋金青, 肖江喜, 等. 戊二酸血症 I 型患者的临床与脑磁共振成像特点 [J]. 中国医刊, 2006, 41: 26-28.

[90] Viau K, Ernst SL, Vanzo RJ, et al. Glutaric acidemia type 1: outcomes before and after expanded newborn screening [J]. Mol Genet Metab, 2012, 106: 430-438.

[91] Longo N, Amat di San Filippo C, Pasquali M. Disorders of carnitine transport and the carnitine cycle [J]. Am J Med Genet C Semin Med Genet, 2006, 142C: 77-85.

[92] El-Hattab AW, Scaglia F. Disorders of carnitine biosynthesis and transport [J]. Mol Genet Metab, 2015, 116: 107-112.

[93] 中华医学会儿科学分会神经学组左卡尼汀应用协作组,《中国实用儿科杂志》编辑委员会. 左卡尼汀在儿童癫痫治疗中的应用专家共识 (2018年制定) [J]. 中国实用儿科杂志, 2018, 33: 561-565.

[94] Russell S. Carnitine as an antidote for acute valproate toxicity in children [J]. Curr Opin Pediatr, 2007, 19: 206-210.

[95] Magoulas PL, El-Hattab AW. Systemic primary carnitine deficiency: an overview of clinical manifestations, diagnosis, and management [J]. Orphanet J Rare Dis, 2012, 7: 68.

[96] Rasmussen J, Nielsen OW, Janzen N, et al. Carnitine levels in 26, 462 individuals from the nationwide screening program for primary carnitine deficiency in the Faroe Islands [J]. J Inherit Metab Dis, 2014, 37: 215-222.

[97] 崔冬, 沈丹, 胡宇慧, 等. 原发性肉碱缺乏症与猝死两家系分析 [J]. 中国小儿急救医学, 2016, 23: 764-768.

[98] 马艳艳, 杨艳玲. 原发性肉碱缺乏症与心肌病 [J]. 中国实用儿科杂志, 2014, 29: 738-741.

[99] 韩连书, 叶军, 邱文娟, 等. 原发性肉碱缺乏症17例诊治与随访 [J]. 中华儿科杂志, 2012, 50: 405-409.

[100] 张惠文, 顾学范. 中链酰基辅酶A脱氢酶缺乏症研究进展 [J]. 国外医学儿科学分册, 2003, 30: 218-220.

[101] Kaku N, Ihara K, Hirata Y, et al. Diagnostic potential of stored dried blood spots for inborn errors of metabolism: a metabolic autopsy of medium-chain acyl-CoA dehydrogenase deficiency [J]. J Clin Pathol, 2018, 71: 885-889.

[102] Staels W, D'Haese J, Sercu E, et al. Medium-chain acyl-CoA dehydrogenase deficiency presenting with neonatal pulmonary haemorrhage [J]. Matern Health Neonatol Perinatol, 2015, 1: 8.

[103] 李甫棒, 黄晓磊, 陈洁. 以黄疸为首发症状中链酰基辅酶A脱氢酶缺乏症1例报告 [J]. 临床儿科杂志, 2010, 28: 880-881.

[104] Allen C, Perkins R, Schwahn B. A retrospective review of anesthesia and perioperative care in children with medium-chain acyl-CoA dehydrogenase deficiency [J]. Paediatr Anaesth, 2017, 27: 60-65.

[105] Li X, Ding Y, Ma Y, et al. Very long-chain acyl-coenzyme A dehydrogenase deficiency in Chinese patients: eight case reports, including one case of prenatal diagnosis [J]. Eur J Med Genet, 2015, 58: 134-139.

[106] Smelt AH, Poorthuis BJ, Onkenhout W, et al. Very long chain acyl-coenzyme A dehydrogenase deficiency with adult onset [J]. Ann Neurol, 1998, 43: 540-544.

[107] Zhang RN, Li YF, Qiu WJ, et al. Clinical features and mutations in seven Chinese patients with very long chain acyl-CoA dehydrogenase deficiency [J]. World J Pediatr, 2014, 10: 119-125.

[108] 章瑞南, 邱文娟. 极长链酰基辅酶A脱氢酶缺乏症研究进展 [J]. 国际儿科学杂志, 2011, 38: 429-433.

[109] Yamada K, Taketani T. Management and diagnosis of mitochondrial fatty acid oxidation disorders: focus on verylongchain acyl-CoA dehydrogenase deficiency[J]. J Hum Genet, 2019, 64: 73-85.

[110] Olsen RK, Andresen BS, Christensen E, et al. Clear relationship between ETF/ETFDH genotype and phenotype in patients with multiple acyl-CoA dehydrogenation deficiency [J]. Hum Mutat, 2003, 22: 12-23.

[111] 章瑞南, 邱文娟, 叶军, 等. 多种酰基辅酶A脱氢酶缺乏症儿童与成人患者临床特点比较 [J]. 临床儿科杂志, 2012, 30: 446-449.

[112] 焉传祝, 卢家红. 我国脂质沉积性肌病的病因研究历程 [J]. 中华神经科杂志, 2011, 44: 300-303.

[113] Cornelius N, Frerman FE, Corydon TJ, et al. Molecular mechanisms of riboflavin responsiveness in patients with ETF-QO variations and multiple acyl-CoA dehydrogenation deficiency [J]. Hum Mol Genet, 2012, 21: 3435-3448.

[114] 王韵, 赵丹华, 洪道俊, 等. 核黄素反应性脂质沉积性肌病20个家系的电子转移黄素蛋白脱氢酶基因存在热点变异 [J]. 中华神经科杂志, 2011, 44: 309-313.

[115] Yamada K, Kobayashi H, Bo R, et al. Efficacy of bezafibrate on fibroblasts of glutaric acidemia type II patients evaluated using an in vitro probe acylcarnitine assay [J]. Brain Dev, 2017, 39: 48-57.

[116] Gobin S, Thuillier L, Jogl G, et al. Functional and structural basis of carnitine palmitoyltransferase 1A deficiency [J]. J Biol Chem, 2003, 278: 50428-50434.

[117] Gobin S, Bonnefont JP, Prip-Buus C, et al. Organization of the human liver carnitine palmitoyltransferase

1 gene (CPT1A) and identification of novel mutations in hypoketotic hypoglycaemia [J]. Hum Genet, 2002, 111: 179–189.

[118] Prip-Buus C, Thuillier L, Abadi N, et al. Molecular and enzymatic characterization of a unique carnitine palmitoyltransferase 1A mutation in the Hutterite community [J]. Mol Genet Metab, 2001, 73: 46–54.

[119] Vatanavicharn N, Yamada K, Aoyama Y, et al. Carnitine-acylcarnitine translocase deficiency: two neonatal cases with common splicing mutation and in vitro bezafibrate response [J]. Brain Dev, 2015, 37: 698–703.

[120] Rubio-Gozalbo ME, Bakker JA, Waterham HR, et al. Carnitine-acylcarnitine translocase deficiency, clinical, biochemical and genetic aspects [J]. Mol Aspects Med, 2004, 25: 521–532.

[121] Fukushima T, Kaneoka H, Yasuno T, et al. Three novel mutations in the carnitine-acylcarnitine translocase (CACT) gene in patients with CACT deficiency and in healthy individuals [J]. J Hum Genet, 2013, 58: 788–793.

[122] 范歆, 谢波波, 张强, 等. SLC25A20基因c.199-10T>G纯合变异导致肉碱-酰基肉碱移位酶缺乏症四例分析 [J]. 中华儿科杂志, 2018, 56: 545–549.

[123] 陈永兴, 卫海燕, 邱正庆. 以肝损害、消化系统损害为主要表现的遗传代谢病 [M]//杨艳玲. 从病例开始学习遗传代谢病. 北京: 人民卫生出版社, 2018.

[124] 魏珉. 糖原累积病的治疗进展 [J]. 北京医学, 2014, 36: 244–246.

[125] Kasapkara ÇS, Aycan Z, Açoğlu E, et al. The variable clinical phenotype of three patients with hepatic glycogen synthase deficiency [J]. J Pediatr Endocrinol Metab, 2017, 30: 459–462.

[126] Nessa A, Kumaran A, Kirk R, et al. Mutational analysis of the GYS2 gene in patients diagnosed with ketotic hypoglycaemia [J]. J Pediatr Endocrinol Metab, 2012, 25: 963–967.

[127] Kishnani PS, Austin SL, Abdenur JE, et al. Diagnosis and management of glycogen storage disease type I: a practice guideline of the American College of Medical Genetics and Genomics [J]. Genet Med, 2014, 16: e1.

[128] 梁翠丽, 刘丽, 盛慧英, 等. 糖原累积病 Ⅰa型患儿20例基因突变分析与临床研究 [J]. 中华实用儿科临床杂志, 2013, 28: 581–585.

[129] Bhattacharya K. Dietary dilemmas in the management of glycogen storage disease type I [J]. J Inherit Metab Dis, 2011, 34: 621–629.

[130] 孙丽莹, 朱志军, 魏林, 等. 肝移植治疗儿童遗传代谢性疾病42例 [J]. 中华器官移植杂志, 2017, 38: 337–342.

[131] 中华医学会儿科学分会内分泌遗传代谢学组, 中华医学会儿科学分会神经学组, 中华医学会神经病学分会肌电图与临床神经生理学组, 中华医学会神经病学分会神经肌肉病学组. 糖原贮积病Ⅱ型诊断及治疗专家共识 [J]. 中华医学杂志, 2013, 93: 1370–1373.

[132] Shieh JJ, Lin CY. Frequent mutation in Chinese patients with infantile type of GSD Ⅱ in Taiwan: evidence for a founder effect [J]. Hum Mutat, 1998, 11: 306–312.

[133] Hoefsloot LH, Hoogeveen-Westerveld M, Reuser AJ, et al. Characterization of the human lysosomal alpha-glucosidase gene [J]. Biochem J, 1990, 272: 493–497.

[134] 代英杰, 陈琳, 郭玉璞, 等. 糖原累积病Ⅱ型20例临床及病理特点 [J]. 中华神经科杂志, 2011, 44: 91–95.

[135] 邱文娟, 王霞, 王瑜, 等. 干血滤纸片和白细胞酸性α-葡萄糖苷酶活性测定平台的建立及临床应用 [J]. 中华儿科杂志, 2010, 48: 55-59.

[136] Kishnani PS, Steiner RD, Bali D, et al. Pompe disease diagnosis and management guideline [J]. Genet Med, 2006, 8: 267-288.

[137] Kishnani PS, Hwu WL, Mandel H, et al. A retrospective multinational, multicenter study of the natural history of infantile Pompe disease [J]. J pediatr, 2006, 148: 671-676.

[138] Lucchiari S, Santoro D, Pagliarani S, et al. Clinical, biochemical and genetic features of glycogen debranching enzyme deficiency [J]. Acta Myol, 2007, 26: 72-74.

[139] 王霞, 邱文娟, 叶军, 等. 糖原累积病Ⅲ型十例AGL基因突变研究 [J]. 中华儿科杂志, 2009, 47: 416-420.

[140] Zhang Y, Xu M, Chen X, et al. Genetic analysis and clinical assessment of four patients with glycogen storage disease type Ⅲa in China [J]. BMC Med Genet, 2018, 19: 54.

[141] Kishnani PS, Austin SL, Arn P, et al. Glycogen storage disease type Ⅲ diagnosis and management guidelines [J]. Genet Med, 2010, 12: 446-463.

[142] Sentner CP, Hoogeveen IJ, Weinstein DA, et al. Glycogen storage disease type Ⅲ: diagnosis, genotype, management, clinical course and outcome [J]. J Inherit Metab Dis, 2016, 39: 697-704.

[143] Szymańska E, Szymańska S, Truszkowska G, et al. Variable clinical presentation of glycogen storage disease type Ⅳ: from severe hepatosplenomegaly to cardiac insufficiency. Some discrepancies in genetic and biochemical abnormalities [J]. Arch Med Sci, 2018, 14: 237-247.

[144] Magoulas PL, El-Hattab AW, Roy A, et al. Diffuse reticuloendothelial system involvement in type Ⅳ glycogen storage disease with a novel GBE1 mutation: a case report and review [J]. Hum Pathol, 2012, 43: 943-951.

[145] Iijima H, Iwano R, Tanaka Y, et al. Analysis of GBE1 mutations via protein expression studies in glycogen storage disease type Ⅳ: a report on a non-progressive form with a literature review [J]. Mol Genet Metab Rep, 2018, 17: 31-37.

[146] 姚生, 戚晓昆, 熊斌, 等. 糖原累积病Ⅳ型的临床和病理特点 [J]. 中华内科杂志, 2009, 48: 380-382.

[147] Lucia A, Ruiz JR, Santalla A, et al. Genotypic and phenotypic features of McArdle disease: insights from the Spanish national registry [J]. J Neurol Neurosurg Psychiatry, 2012, 83: 322-328.

[148] Vissing J, Haller RG. A diagnostic cycle test for McArdle's disease [J]. Ann Neurol, 2003, 54: 539-542.

[149] Nogales-Gadea G, Brull A, Santalla A, et al. McArdle disease: update of reported mutations and polymorphisms in the PYGM gene [J]. Hum mutat, 2015, 7: 669-678.

[150] Quinlivan R, Martinuzzi A, Schoser B. Pharmacological and nutritional treatment for McArdle disease (Glycogen Storage Disease type V) [J]. Cochrane Database Syst Rev, 2014: CD003458.

[151] Sato S, Ohi T, Nishino I, et al. Confirmation of the efficacy of vitamin B6 supplementation for McArdle disease by follow-up muscle biopsy [J]. Muscle Nerve, 2012, 45: 436-440.

[152] 刘杰, 张梅红, 龚敬宇, 等. 糖原累积病Ⅵ型和Ⅹa型7例病例报告并文献复习 [J]. 中国循证儿科杂志, 2017, 12: 284-288.

[153] Roscher A, Patel J, Hewson S, et al. The natural history of glycogen storage disease types Ⅵ and Ⅸ: long-term outcome from the largest metabolic center in Canada [J]. Mol Genet Metab, 2014, 113: 171-176.

[154] Jagadisan B, Ranganath P. Glycogen storage disease type Ⅵ with a novel mutation in PYGL gene [J]. Indian Pediatr, 2017, 54: 775-776.

[155] Brüser A, Kirchberger J, Schöneberg T. Altered allosteric regulation of muscle 6-phosphofructokinase causes Tarui disease [J]. Biochem Biophys Res Commun, 2012, 427: 133-137.

[156] Auranen M, Palmio J, Ylikallio E, et al. PFKM gene defect and glycogen storage disease GSDⅦ with misleading enzyme histochemistry [J]. Neurol Genet, 2015, 1: e7.

[157] Musumeci O, Bruno C, Mongini T, et al. Clinical features and new molecular findings in muscle phosphofructokinase deficiency (GSD type Ⅶ) [J]. Neuromuscul Disord, 2012, 22: 325-330.

[158] Kim JA, Kim JH, Lee BH, et al. Clinical, biochemical, and genetic characterization of glycogen storage type Ⅸ in a child with asymptomatic hepatomegaly [J]. Pediatr Gastroenterol Hepatol Nutr, 2015, 18: 138-143.

[159] 王璞, 董漪, 徐志强, 等. 糖原累积症Ⅸ型12例临床、病理特点及基因突变位点分析 [J]. 肝脏, 2018, 23: 14-18.

[160] Bali DS, Goldstein J, Fredrickson K, et al. Clinical and molecular variability in patients with PHKA2 variants and liver phosphorylase kinase deficiency [J]. JIMD Rep, 2017, 37: 63-72.

[161] 郭红梅, 郑必霞, 李玫. X-连锁遗传糖原累积病Ⅸa一例 [J]. 中华儿科杂志, 2017, 55: 392-393.

[162] Abbasi F, Azizi F, Javaheri M, et al. Segregation of a novel homozygous 6 nucleotide deletion in GLUT2 gene in a Fanconi-Bickel syndrome family [J]. Gene, 2015, 557: 103-105.

[163] Sakamoto O, Jagadeesh S, Nampoothiri S. Fanconi-Bickel syndrome [J]. Indian J Pediatr, 2012, 79: 112-114.

[164] Kehar M, Bijamia S, Ellard S, et al. Fanconi-Bickel syndrome mutation in SLC2A2 gene [J]. Indian J Pediatr, 2014, 81: 1237-1239.

[165] 张乐嘉, 邱正庆, 丁国芳, 等. Fanconi-Bickel综合征1例并文献复习 [J]. 实用儿科临床杂志, 2011, 26: 1882-1884.

[166] Grünert SC, Schwab KO, Pohl M, et al. Fanconi-Bickel syndrome: GLUT2 mutations associated with a mild phenotype [J]. Mol Genet Metab, 2012, 105: 433-437.

[167] 王怡珍, 孟岩, 以骨骼损害为主要表现的遗传代谢病 [M]//杨艳玲. 从病例开始学习遗传代谢病. 北京: 人民卫生出版社, 2018, 10: 287-302.

[168] Wang RY, Bodamer OA, Watson MS, et al. Lysosomal storage diseases: diagnostic confirmation and management of presymptomatic individuals [J]. Genet Med, 2011, 13: 457-484.

[169] Langereis EJ, van Vlies N, Church HJ, et al. Biomarker responses correlate with antibody status in mucopolysaccharidosis type Ⅰ patients on long-term enzyme replacement therapy [J]. Mol Genet Metab, 2015, 114: 129-137.

[170] Martins AM, Lindstrom K, Kyosen SO, et al. Short stature as a presenting symptom of attenuated mucopolysaccharidosis type Ⅰ: case report and clinical insights [J]. BMC Endocr Disord, 2018, 18: 83.

[171] Bolourchi M, Renella P, Wang RY. Aortic root dilatation in mucopolysaccharidosis Ⅰ-Ⅶ [J]. Int J Mol

Sci, 2016, 17(12). pii: E2004.

[172] 杨振海, 赵毅凯, 尹智. 黏多糖病 I 型一例 [J]. 临床放射学杂志, 2007, 26: 843.

[173] Pineda T, Marie S, Gonzalez J, et al. Genotypic and bioinformatic evaluation of the alpha-l-iduronidase gene and protein in patients with mucopolysaccharidosis type I from Colombia, Ecuador and Peru [J]. Mol Genet Metab Rep, 2014, 1: 468-473.

[174] Koehne T, Köhn A, Friedrich RE, et al. Differences in maxillomandibular morphology among patients with mucopolysaccharidoses I, II, III, IV and VI: a retrospective MRI study [J]. Clin Oral Investig, 2018, 22: 1541-1549.

[175] Parini R, Broomfield A, Cleary MA, et al. International working group identifies need for newborn screening for mucopolysaccharidosis type I but states that existing hurdles must be overcome [J]. Acta Paediatr, 2018, 107: 2059-2065.

[176] 唐湘凤, 栾佐. 造血干细胞移植治疗黏多糖病研究进展 [J]. 实用儿科临床杂志, 2011, 26: 162-165.

[177] Lin HY, Chuang CK, Huang YH, et al. Causes of death and clinical characteristics of 34 patients with mucopolysaccharidosis II in Taiwan from 1995-2012 [J]. Orphanet J Rare Dis, 2016, 11: 85.

[178] Burton BK, Giugliani R. Diagnosing Hunter syndrome in pediatric practice: practical considerations and common pitfalls [J]. Eur J Pediatr, 2012, 171: 631-639.

[179] 郑敏, 谭建强, 潘莉珍. 黏多糖贮积症 II 型的临床特点分析 [J]. 中国优生与遗传杂志, 2013, 21: 110-111.

[180] 李奕颖, 梅世月, 孔祥东, 等. 黏多糖贮积症 II 型家系IDS基因的突变分析 [J]. 中华医学遗传学杂志, 2017, 34: 58-60.

[181] Kosuga M, Mashima R, Hirakiyama A, et al. Molecular diagnosis of 65 families with mucopolysaccharidosis type II (Hunter syndrome) characterized by 16 novel mutations in the IDS gene: genetic, pathological, and structural studies on iduronate-2-sulfatase [J]. Mol Genet Metab, 2016, 118: 190-197.

[182] Muenzer J, Beck M, Eng CM, et al. Multidisciplinary management of Hunter syndrome [J]. Pediatrics, 2009, 124: e1228-e1239.

[183] 蔡婷婷, 乌庆友, 袁海明, 等. 黏多糖病的临床分型及实验检测技术新进展 [J]. 国际遗传学杂志, 2013, 36: 209-215.

[184] 张新顺, 张惠文, 顾学范. 黏多糖病 II 型的产前诊断 [J]. 中华医学遗传学杂志, 2011, 28: 536-538.

[185] Barth AL, de Magalhaes T SPC, Reis ABR, et al. Early hematopoietic stem cell transplantation in a patient with severe mucopolysaccharidosis II: a 7 years follow-up [J]. Mol Genet Metab Rep, 2017, 12: 62-68.

[186] Lin HY, Chuang CK, Lee CL, et al. Mucopolysaccharidosis III in Taiwan: natural history, clinical and molecular characteristics of 28 patients diagnosed during a 21-year period [J]. Am J Med Genet A, 2018, 176: 1799-1809.

[187] Valstar MJ, Neijs S, Bruggenwirth HT, et al. Mucopolysaccharidosis type IIIA: clinical spectrum and genotype-phenotype correlations [J]. Ann Neurol, 2010, 68: 876-887.

[188] Fedele AO. Sanfilippo syndrome: causes, consequences, and treatments [J]. Appl Clin Genet, 2015, 8: 269-281.

[189] Dung VC, Tomatsu S, Montano AM, et al. Mucopolysaccharidosis ⅣA: correlation between genotype, phenotype and keratan sulfate levels [J]. Mol Genet Metab, 2013, 110: 129–138.

[190] Tomatsu S, Yasuda E, Patel P, et al. Morquio A syndrome: diagnosis and current and future therapies [J]. Pediatr Endocrinol Rev, 2014, 12 suppl 1: 141–151.

[191] Wang Z, Zhang W, Wang Y, et al. Mucopolysaccharidosis ⅣA mutations in Chinese patients: 16 novel mutations [J]. J Hum Genet, 2010, 55: 534–540.

[192] Shimada T, Tomatsu S, Yasuda E, et al. Chondroitin 6–Sulfate as a novel biomarker for mucopolysaccharidosis ⅣA and Ⅶ [J]. JIMD Rep, 2014, 16: 15–24.

[193] Vairo F, Federhen A, Baldo G, et al. Diagnostic and treatment strategies in mucopolysaccharidosis Ⅵ [J]. Appl Clin Genet, 2015, 8: 245–255.

[194] 梁庭溢, 许宇, 赵培泉. Maroteaux–Lamy综合征伴眼部异常一例 [J]. 中华眼底病杂志, 2018, 34: 73–74.

[195] Oussoren E, Bessems JHJM, Pollet V, et al. A long term follow–up study of the development of hip disease in mucopolysaccharidosis type Ⅵ [J]. Mol Genet Metab, 2017, 121: 241–251.

[196] Pinto E Vairo F, Conboy E, de Souza CFM, et al. Diagnosis of attenuated mucopolysaccharidosis Ⅵ: clinical, biochemical, and cenetic pitfalls [J]. Pediatrics, 2018, 142. pii: e20180658.

[197] Sly WS, Vogler C, Grubb JH, et al. Active site mutant transgene confers tolerance to human beta–glucuronidase without affecting the phenotype of MPS Ⅶ mice [J]. Proc Natl Acad Sci USA, 2001, 98: 2205–2210.

[198] Tomatsu S, Montano AM, Dung VC, et al. Mutations and polymorphisms in GUSB gene in mucopolysaccharidosis Ⅶ (Sly Syndrome) [J]. Hum Mutat, 2009, 30: 511–519.

[199] 丁圆, 李东晓, 刘玉鹏, 等. 黏多糖贮积症Ⅶ型1例患儿的临床与GUSB基因分析及其同胞的产前诊断 [J]. 中国实用儿科临床杂志, 2016, 30: 604–608.

[200] Yamada Y, Kato K, Sukegawa K, et al. Treatment of MPS Ⅶ (Sly disease) by allogeneic BMT in a female with homozygous A619V mutation [J]. Bone Marrow Transplant, 1998, 21: 629–634.

[201] 中华医学会儿科学分会遗传代谢内分泌学组, 中华医学会儿科学分会血液学组, 中华医学会血液学分会红细胞疾病 (贫血) 学组. 中国戈谢病诊治专家共识 (2015) [J]. 中华儿科杂志, 2015, 53: 256–261.

[202] Feng Y, Huang Y, Tang C, et al. Clinical and molecular characteristics of patients with Gaucher disease in Southern China [J]. Blood Cells Mol Dis, 2018, 68: 30–34.

[203] 张惠文, 顾学范. 应重视戈谢病的实验室诊断 [J]. 中华医学杂志, 2009, 89: 3099–3100.

[204] Orenstein M, Barbouth D, Bodamer OA, et al. Patients with type 1 Gaucher disease in South Florida, USA: demographics, genotypes, disease severity and treatment outcomes [J]. Orphanet J Rare Dis, 2014, 9: 45.

[205] 任守臣, 高宝勤. 尼曼匹克病C型诊疗新进展 [J]. 中国当代儿科杂志, 2015, 17: 533–538.

[206] Menge E, Klünemann HH, Lourenço CM, et al. Niemann–Pick disease type C symptomatology: an expert–based clinical description [J]. Orphanet J Rare Dis, 2013, 8: 166.

[207] Mengel E, Pineda M, Hendriksz CJ, et al. Differences in Niemann–Pick disease type C symptomatology observed in patients of different ages [J]. Mol Genet Metab, 2017, 120: 180–189.

[208] Patterson MC, Hendriksz CJ, Walterfang M, et al. Recommendations for the diagnosis and management of Niemann-Pick disease type C: an update [J]. Mol Genet Metab, 2012, 106: 330-344.

[209] 章瑞南, 邱文娟, 叶军, 等. 尼曼-匹克病C型一家系基因突变分析及产前基因诊断 [J]. 中华围产医学杂志, 2013, 16: 750-755.

[210] 罗小平. X-连锁肾上腺脑白质营养不良[M]//顾学范.临床遗传代谢病. 北京: 人民卫生出版社, 2015: 267-269.

[211] 包新华. X-连锁肾上腺脑白质营养不良 [J]. 中国实用儿科杂志, 2009, 7: 504-507.

[212] 罗小平. Zellweger综合征//顾学范, 临床遗传代谢病 [M]. 北京: 人民卫生出版社, 2015: 271-273.

[213] Hedjoudje A, Torre S, Bekri S, et al. Zellweger syndrome [J]. Arch Pediatr, 2017, 24: 689-691.

[214] Klouwer FC, Berendse K, Ferdinandusse S, et al. Zellweger spectrum disorders: clinical overview and management approach [J]. Qrphanet J Rare Dis, 2015, 10: 151.

[215] Ge MM, Hu L, Li Z, et al. Novel compound heterozygous mutations in the PEX1 gene in two Chinese newborns with Zellweger syndrome based on whole exome sequencing [J]. Clin Chim Acta, 2017, 470: 24-28.

[216] Refsum S. Heredopathia atactica polyneuritiformis [J]. Acta Psychiatr Scand (Suppl) , 1946, 38: 1-303.

[217] Weinstein R. Phytanic acid storage disease (Refsum's disease) : clinical characteristics, pathophysiology and the role of therapeutic apheresis in its management [J]. J Clin Apher, 1999, 14: 181-184.

[218] Taylor RL, Jankelowitz SK, Young AS, et al. Reversible vestibular neuropathy in adult Refsum disease [J]. Neurology, 2018, 90: 890-892.

[219] Skjeldal OH, Stokke O, Refsum S, et al. Clinical and biochemical heterogeneity in conditions with phytanic acid accumulation [J]. J Neurol Sci, 1987, 77: 87-96.

[220] 赵典, 唐伟, 张军. Refsum病一例 [J]. 中国神经免疫学和神经病学杂志, 2017, 24: 298-299.

[221] Wills AJ, Manning NJ, Reilly MM. Refsum's disease [J]. QJM, 2001, 94: 403-406.

[222] Wanders RJA, Waterham HR, Leroy BP. Refsum Disease [J]. GeneReviews® [Internet]. 1993-2017.

[223] Wanders RJ, Komen J, Ferdinandusse S. Phytanic acid metabolism in health and disease [J]. Biochim Biophys Acta, 2011, 1811: 498-507.

[224] Pakzad-Vaezi KL, Maberley DA. Infantile Refsum disease in a young adult: case presentation and brief review [J]. Retin Cases Brief Rep, 2014, 8: 56-59

[225] 徐谦, 尹岭. 血浆置换治疗Refsum病一例 [J]. 中华医学遗传学杂志, 2001, 18: 104.

[226] Poujois A, Woimant F. Wilson's disease: a 2017 update [J]. Clin Res Hepatol Gastroenterol, 2018, 42: 512-520.

[227] European Association for Study of Liver. EASL clinical practice guidelines: Wilson's disease [J]. J Hepatol, 2012, 56: 671-685.

[228] 顾学范. 临床遗传代谢病 [M]. 第1版. 北京: 人民卫生出版社, 2015: 348-354.

[229] Bandmann O, Weiss KH, Kaler SG. Wilson's disease and other neurological copper disorders [J]. Lancet Neurol, 2015, 14: 103-113.

[230] Kumar SS, Kurian G, Eapen CE, et al. Genetics of Wilson's disease: a clinical perspective [J]. Indian J

Gastroenterol, 2012, 31: 285–293.

[231]　Roberts EA, Schilsky ML, American Association for Study of Liver Diseases. Diagnosis and treatment of Wilson's disease: an update [J]. Hepatology, 2008, 47: 2089–2111.

[232]　Narumi S, Umehara M, Toyoki Y, et al. Liver transplantation for Wilson's disease in pediatric patients: decision making and timing [J]. Transplant Proc, 2012, 44: 478–480.

[233]　Kodama H, Fujisawa C, Bhadhprasit W. Inherited copper transport disorders: biochemical mechanisms, diagnosis, and treatment [J]. Curr Drug Metab, 2012, 13: 237–250.

[234]　Tümer Z. An overview and update of ATP7A mutations leading to Menkes disease and occipital horn syndrome [J]. Hum Mutat, 2013, 34: 417–429.

[235]　王峤, 丁圆, 王静敏. 3例Menkes病患儿的临床与ATP7A基因分析及1例产前诊断研究 [J]. 中国当代儿科杂志, 2014, 16: 624–628.

[236]　程晓悦, 肖江喜, 袁新宇. Menkes病的MR影像表现 [J]. 中华放射学杂志, 2013, 47: 599–602.

[237]　赵程峰, 王静敏, 王菊莉. Menkes 病患儿ATP7A基因突变及X染色体失活分析 [J]. 中国伤残医学, 2013, 21: 37–41.

[238]　沈晓明. 临床儿科学 [M]. 第2 版. 北京: 人民卫生出版社, 2013: 712–714.

[239]　Bhat YR, Vinayaka G, Sreelakshmi K. Antenatal bartter syndrome: a review [J]. Int J Pediatr, 2012, 2012: 857136.

[240]　杨雪钧, 李秋. 儿童Bartter综合征15例临床分析 [J]. 临床儿科杂志, 2014, 32: 785–788.

[241]　Zieg J, Gonsorcikova L, Landau D. Current views on the diagnosis and management of hypokalaemia in children [J]. Acta Paediatr, 2016, 105: 762–772.

[242]　Nascimento CL, Garcia CL, Schvartsman BG, et al. Treatment of Bartter syndrome. Unsolved issue [J]. J Pediatr (Rio J) , 2014, 90: 512–517.

[243]　Dabrowski E, Kadakia R, Zimmerman D. Diabetes insipidus in infants and children [J]. Best Pract Res Clin Endocrinol Metab, 2016, 30: 317–328.

[244]　Bockenhauer D, Bichet DG. Nephrogenic diabetes insipidus [J]. Curr Opin Pediatr, 2017, 29: 199–205.

[245]　García Castaño A, Pérez de Nanclares G, Madariaga L, et al. Novel mutations associated with nephrogenic diabetes insipidus. A clinical–genetic study [J]. Eur J Pediatr, 2015, 174: 1373–1385.

[246]　Joshi S, Brandstrom P, Gregersen N, et al. Novel de novo AVPR2 variant in a patient with congenital nephrogenic diabetes insipidus [J]. Case Rep Nephrol Dial, 2017, 7: 130–137.

[247]　郭伟红, 李强, 朱梅. 遗传性肾性尿崩症的药物治疗 [J]. 国际内分泌代谢杂志, 2016, 36: 184–186.

[248]　Gotoda T, Shirai K, Ohta T, et al. Diagnosis and management of type I and type V hyperlipoproteinemia [J]. J Atheroscler Thromb, 2012, 19: 1–12.

[249]　Sandhu S, Al-Sarraf A, Taraboanta C, et al. Incidence of pancreatitis, secondary causes, and treatment of patients referred to a specialty lipid clinic with severe hypertriglyceridemia: a retrospective cohort study [J]. Lipids Health Dis, 2011, 10: 157.

[250]　Christian JB, Arondekar B, Buysman EK, et al. Clinical and economic benefits observed when follow-up

triglyceride levels are less than 500 mg/dL in patients with severe hypertriglyceridemia [J]. J Clin Lipidol, 2012, 6: 450–461

[251]　　Valdivielso P, Ramírez-Bueno A, Ewald N. Current knowledge of hypertriglyceridemic pancreatitis [J]. Eur J Intern Med, 2014, 25: 689–694.

[252]　　Meyers CD, Tremblay K, Amer A, et al. Effect of the DGAT1 inhibitor pradigastat on triglyceride and apoB48 levels in patients with familial chylomicronemia syndrome [J]. Lipids Health Dis, 2015, 14: 8.

[253]　Gaudet D, Brisson D, Tremblay K, et al. Targeting APOC3 in the familial chylomicronemia syndrome [J]. N Engl J Med, 2014, 371: 2200–2206.

[254]　Gryn SE, Hegele RA. Novel therapeutics in hypertriglyceridemia [J]. Curr Opin Lipidol, 2015, 26: 484–491.

责任编委：陈　萍

第二十一章
CHAPTER 21
血液系统遗传性疾病

本章介绍血液系统遗传性疾病，包括地中海贫血、葡萄糖-6-磷酸脱氢酶乏症、凝血异常疾病、遗传性卟啉症、幼年型恶性贫血综合征、红细胞膜缺陷溶血性贫血、遗传性铁粒幼细胞性贫血、胎儿/新生儿溶血病等。

第一节　地中海贫血

地中海贫血（thalassemia），又称海洋性贫血、珠蛋白生成障碍性贫血，是一组遗传性溶血性疾病，由于珠蛋白基因的缺陷使一种或几种珠蛋白肽链合成减少或不能合成，导致血红蛋白的组成成分改变。根据珠蛋白肽链合成障碍的不同，可分为α-地中海贫血、β-地中海贫血、δβ-地中海贫血和δ-地中海贫血等类型，其中以α-地中海贫血和β-地中海贫血较常见。

近年来，对地中海贫血倾向于基于临床管理标准的简单分类。输血疗法是对地中海贫血的临床管理基础，输血频率和数量直接反映疾病的严重性。因此，目前通常将患者分为输血依赖性地中海贫血（transfusion-dependent thalassemia）——患者不能产生足够的血红蛋白，需依赖输血才能存活；及非输血依赖性地中海贫血（non-transfusion-dependent thalassaemia）[1]。

全世界有1%~5%的人群携带地中海贫血变异基因，地中海贫血高发于撒哈拉以南非洲、地中海地区、中东、印度次大陆、亚洲东部和东南亚地区[2]。我国的地中海贫血主要分布于南方地区，如广西、广东、海南等地。

一、α-地中海贫血

α-地中海贫血是由于α-珠蛋白基因缺失或变异导致α-珠蛋白肽链的合成障碍而引起的遗传性溶血性疾病。其临床严重性与基因变异类型相关。α-地中海贫血主要见于东南亚和地中海地区，我国以南方地区多见。

在某些情况下，α-地中海贫血可为获得性。

【临床表型特征】

1. α-地中海贫血的分类　由α-珠蛋白基因缺失或缺陷导致的α-地中海贫血在临床上通常分为4种类型[2, 3]。

（1）静止型携带者（silent carrier）　是由于1条染色体上1个α-珠蛋白基因缺失或缺陷，使α-珠蛋白肽链合成减少。临床上无症状，或有轻度贫血。

（2）轻型（α-thalassemia trait）　缺失1条染色体上2个α-珠蛋白基因（--/αα），或2条染色体上α-珠蛋白基因的纯合缺失（-α/-α），或复合杂合（-α/α^{T}α，α^{T}α/α^{T}α）。临床上无症状，或有轻度贫血。

（3）中间型（HbH病）　临床轻重程度取决于基因变异类型。其分子缺陷为3个α-珠蛋白基因缺失或变异（--/-α，--/α^{T}α）。部分为非缺失型的纯合子或复合杂合子，最常见为Hb Constant Spring（Hb CS）的纯合子，及Poly A信号变异的纯合子等。

患者出生时无贫血或贫血较轻，此后逐渐加重。通常为轻度至中度贫血、疲乏，伴有肝脾肿大、黄疸等。当妊娠、合并感染或服用氧化性药物时贫血可加重，需要输血。部分患者有脾功能亢进，脾切除后临床症状明显改善。

（4）重型巴氏血红蛋白胎儿水肿综合征（Hb Bart hydrops fetalis syndrome）　是由于缺失4个α-珠蛋白基因（--/--），完全无α-珠蛋白肽链的合成所引起的。胎儿大多于妊娠23～38周死亡或娩出后数小时死亡，少数可存活至出生后数天。胎儿临床体征为皮肤苍白，轻度黄疸，全身重度水肿，肝脾肿大，腹腔积液，胸腔积液，可有四肢和外生殖器畸形、尿道下裂、隐睾等，胎盘巨大且质脆。

2. α-地中海贫血与智力缺陷[1, 4]　与上述不同的是，有一些α-地中海贫血归为"α-地中海贫血与智力缺陷"这一类。在这一类患者中，第一种是ATR-16综合征（ATR-16 syndrome），这种综合征有16号染色体短臂缺失，包括珠蛋白基因簇在内，有轻度到中度智力缺陷，伴有HbH病。第二种称为非缺失型ATR-X综合征，有严重的智力缺陷、特殊的畸形面容、生殖障碍及轻度的HbH病，但其珠蛋白基因簇既无缺失亦无其他异常。这种疾病是由于位于Xq13.3的基因包括ATRX基因的系列变异，ATRX基因的变异向下调节珠蛋白基因的表达，使珠蛋白基因mRNA的水平减少30%～65%，从而引起地中海贫血。第三种患者有中度的HbH病，主要发生于患有骨髓增生异常综合征的男性患者，这也与ATRX基因的变异有关。

【遗传方式与相关致病基因】

α-珠蛋白基因簇位于16p13.3，包括HBZ（ζ）、HBA2（α2）、HBA1（α1）、HBQ1（θ）基因及3个假基因ζ、α2和α1。每条染色体各有2个α-珠蛋白基因，一对染色体共有4个α-珠蛋白基因。

大多数α-地中海贫血是由于α-珠蛋白基因缺失所致，所以称为缺失型α-地中海贫血。少数α-地中海贫血由α-珠蛋白基因点变异所致，称为非缺失型α-地中海贫血。如仅是一条染色体上的一个α-珠蛋白基因缺失或变异，则α-珠蛋白肽链的合成部分受抑制，称为α$^+$-地中海贫血（-α/αα，α^{T}α/αα）；若染色体上的2个α-珠蛋白基因均缺失或变异，则无α-珠蛋白肽链合成，称为α^0-地中海贫血（--/αα，α^{T}α/α^{T}α）。

　　*HBA2*和*HBA1*基因可以发生交换重组，产生α三联体（αααα）或α四联体（αααα）。缺失型α⁺-地中海贫血的产生有两种分子机制：一种是Z片段之间相互重组出现3.7kb缺失，可引起一等位基因为-α$^{3.7}$，另一等位基因为α三联体αααα$^{anti3.7}$；另一种是X盒相互重组，出现4.2kb缺失，导致一等位基因为-α$^{4.2}$，另一等位基因出现αααα$^{anti4.2}$[5]。香港型缺失（HKαα）是由于-α$^{3.7}$和αααα$^{anti4.2}$不等交换重排结合形成的α-珠蛋白基因簇；反香港型缺失（anti-HKαα）则是由于-α$^{4.2}$和αααα$^{anti3.7}$不等交换重排结合形成的α-珠蛋白基因簇。在中国人群中常见的α三联体基因型是αα/αααα$^{anti3.7}$、αα/αααα$^{anti4.2}$、-α$^{3.7}$/αααα$^{anti4.2}$、-α$^{4.2}$/αααα$^{anti3.7}$。

　　还有一类α-珠蛋白基因未被累及的α^0-地中海贫血。α-珠蛋白基因的有效表达与远端调节顺序密切相关，这一区域位于*HBZ*基因上游40kb处，称为HS-40（DNA酶Ⅰ高敏位点之一，DNase Ⅰ hypersensitive sites）。HS-40大片段的缺失，使α-珠蛋白基因不发生转录，表现为α^0-地中海贫血[2]。

　　α-地中海贫血与智力缺陷这一类疾病中的ATR-16综合征，是由于包括珠蛋白基因簇在内的16号染色体短臂缺失。ATR-X综合征则与*ATRX*基因（Xq21.1）的变异相关。

　　目前已报道100多种α-地中海贫血基因变异[6]。中国人群常见的基因变异有--^{SEA}/、-α$^{3.7}$/、-α$^{4.2}$/及--^{Thai}/缺失型α-地中海贫血，以及10余种非缺失型变异（图21-1，图21-2）。

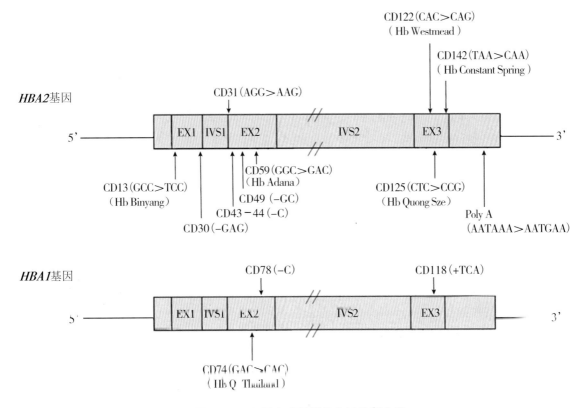

图21-1　中国人群常见的非缺失型变异

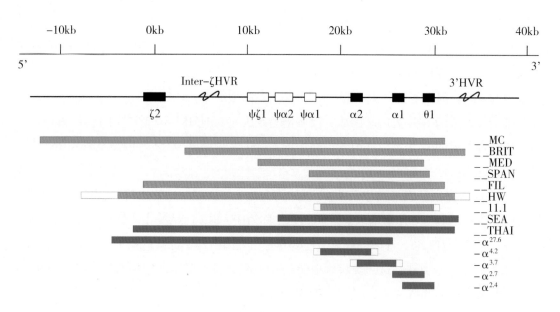

图21-2　中国人群常见的缺失型变异

重型α-地中海贫血是α⁰-地中海贫血的纯合子状态，4个α-珠蛋白基因均缺失或变异，以致完全无α-珠蛋白肽链生成，大量γ-珠蛋白肽链聚合成γ4（Hb Bart）。Hb Bart对氧的亲和力极高，造成组织严重缺氧。在胎儿早期由于有较多Hb Portland（ζ2γ2），患有巴氏血红蛋白胎儿水肿综合征的胎儿因而可存活至妊娠晚期。妊娠晚期时Hb Portland逐渐减少，大量的Hb Bart导致胎儿严重缺氧，窒息死亡，或生后不久死亡。

中间型α-地中海贫血是α⁰-地中海贫血和α⁺-地中海贫血的复合杂合状态，是由3个α-珠蛋白基因缺失或变异所致，患者仅能合成少量α-珠蛋白肽链，多余的β-珠蛋白肽链聚合成四聚体（β4），称为HbH。患者血液中HbH浓度常在30%以下，尚有足够的HbA可以负担氧的运输。HbH对氧亲和力较高，又是一种不稳定的血红蛋白，容易在红细胞内变性沉淀而形成包涵体，造成红细胞膜僵硬，影响膜的功能。含有HbH包涵体的红细胞在微循环受到机械性损伤，在脾脏及单核巨噬系统中被破坏和清除，红细胞寿命缩短，导致慢性溶血性贫血[6]。

轻型α-地中海贫血是α⁺-地中海贫血纯合或α⁰-珠蛋白生成障碍性杂合状态，仅有2个α-珠蛋白基因缺失或变异，故有相当数量的α-珠蛋白肽链合成，病理生理改变轻微。静止型α-地中海贫血是α⁺-地中海贫血杂合状态，仅有一个α-珠蛋白基因缺失或变异，α-珠蛋白肽链的合成略为减少，病理生理改变非常轻微[7]。

【实验室与辅助检查】

1. 血液学及骨髓细胞学检查　静止型α-地中海贫血红细胞形态正常，血常规检测可正常。轻型α-地中海贫血红细胞形态有轻度改变，如大小不等、中央浅染、异形等，血常规显示MCV、MCH降低；红细胞渗透脆性降低；变性珠蛋白小体阳性。中间型α-地中海贫血（HbH病）外周血象呈小细胞低色素性贫血，红细胞大小不等，中央浅染区扩大，出现异形、靶形、碎片红细胞和有核红细胞、点彩红细胞、嗜多染性红细胞等；网织红细胞正常或增高；血常规检测呈现小细胞低色素性贫血，RBC、Hb下降，MCV、MCH、MCHC降低；骨髓象红系增生明显活跃，以中、晚幼红细胞占多数，成熟红细胞改变与外周血相同；红细胞渗透脆性减低；变性珠蛋白小体阳性；包涵体生成试验阳性。重型α-地中海贫血外周血成熟红细胞形态改变如中间型，有核红细胞和网织红细胞明显增高[2]。

2. 血红蛋白（Hb）分析

（1）静止型　血红蛋白（Hb）分析正常，部分Hb CS基因变异型可检测出微量Hb CS。出生时脐血Hb Bart达1%~2%，3个月后消失。

（2）轻型　出生时脐血Hb Bart达5%~15%，出生后6个月内Hb Bart水平逐渐下降至消失。HbA₂和HbF含量正常或稍低。

（3）中间型　出生时脐血Hb Bart含量为25%，于出生后6个月时完全消失。成人期HbH为0.8%~40%，可有少量Hb Bart，HbA₂降低。HbH-CS患者有少量Hb CS。Hb Q-H患者有HbQ 80%，HbH 15%~20%，少量Hb Bart及HbQ2，无HbA及HbA₂。

（4）重型　Hb分析显示80%~90%为Hb Bart，不等量的Hb Potland（10%~29%），微量HbH，无HbA、HbA₂及HbF[2]。

3. 基因分析　应用跨越断裂点PCR（Gap-PCR）、多重连接依赖式探针扩增（multiplex ligation-dependent probe amplification，MLPA）、等位基因特异性寡核苷酸（allele-specific oligonucleotide，ASO）探针杂交法、DNA测序等技术检测珠蛋白基因变异[8]。

【诊断标准】

根据以上临床特点和实验室检查，结合阳性家族史，可做出诊断。最终需要基因分析确诊。

【治疗与预后】

1. 静止型、轻型α-地中海贫血　不需要治疗。

2. HbH病　一般治疗，如注意休息和营养，积极预防感染。适当补充叶酸和维生素E。当合并感染等疾病时，可能需要间歇性输血治疗。HbH病通常不需要长期输血。非缺失型HbH病患者可有轻度到中度脾肿大，需要输血或脾脏切除。年长的（>45岁）长期输血的患者可有铁负荷增加，需要去铁治疗[9]。

3. 重型α-地中海贫血

（1）子宫内输血　有报道对重型α-地中海贫血胎儿通过给予宫内输血改善对胎儿组织的供氧，可改善妊娠结局，及出生后给予长期输血，可以存活，不影响其神经系统等的发育。

（2）干细胞移植治疗　有报道对重型α-地中海贫血胎儿在妊娠35周开始输血，出生后5个月时，给予非血缘HLA全相合供者的干细胞进行移植治疗，达到治愈，移植后1年血红蛋白分析提示HbA 97%、HbA₂ 2.8%、HbF 0.2%，Hb Bart 水平很低，无法定量[10]。

【遗传咨询与产前诊断】

1. 遗传咨询　凡生育过巴氏血红蛋白胎儿水肿综合征及HbH病患儿的夫妇；可疑或确诊为α-地中海贫血的携带者或患者；家族中有生育巴氏血红蛋白胎儿水肿综合征病史等，均应接受遗传咨询，并依据具体情况做进一步的胎儿产前诊断。

（1）确定夫妇双方/先证者地中海贫血基因变异类型，建立遗传咨询档案。

（2）可能生育巴氏血红蛋白胎儿水肿综合征的风险：当夫妇双方都携带α⁰-地中海贫血基因

型（--/αα），他们的胎儿患有巴氏血红蛋白胎儿水肿综合征的风险是1/4（25%）[9]。

（3）可能生育HbH病的风险：如夫妇一方携带α⁰-地中海贫血（--/αα），另一方携带α⁺-地中海贫血，他们的胎儿患有HbH病的风险是1/4（25%），25%的胎儿可为正常，25%的胎儿为α⁰-地中海贫血基因携带者，25%的胎儿为α⁺-地中海贫血基因携带者。如夫妇一方携带α⁰-地中海贫血（--/αα），另一方是纯合子α⁺-地中海贫血，他们的胎儿患有HbH病的风险是1/2（50%），50%的概率是α⁺-地中海贫血基因携带者。

由于夫妇双方α⁰-地中海贫血和α⁺-地中海贫血可有多种组合，其胎儿的结果就较为复杂，可依据具体情况进行分析[9]。

（4）如夫妇双方都携带α⁺-地中海贫血，他们的胎儿有25%的概率为纯合子或复合杂合子α⁺-地中海贫血。这些类型的纯合子或复合杂合子中部分病例可出现HbH病的临床表型，需依据具体情况决定是否做进一步的产前诊断[9]。

（5）如夫妇仅一方携带有地中海贫血基因变异，他们的胎儿有50%的概率为地中海贫血基因携带者，不需要做产前诊断。

2. 产前诊断　对高危夫妇于怀孕后实施胎儿产前基因诊断，避免生育重型或中间型地中海贫血患儿。

（1）确定先证者、妊娠夫妇的地中海贫血基因变异类型。

（2）在妊娠11~13周进行绒毛活检或16~22周羊膜腔穿刺抽取羊水，或妊娠23周后进行脐带穿刺抽取胎儿脐带血进行DNA提取及地中海贫血基因检测。当确认胎儿为中间型或重型地中海贫血，依据知情同意原则，由孕妇及其家属决定是否终止妊娠。

（3）非侵入性产前检测（NIPT），基于孕妇外周血中存在胎儿游离DNA或胎儿细胞进行。既往的临床应用仅限于那些父源基因变异与母亲的基因型不同情况下的产前诊断。目前数字PCR及高通量测序技术证实了其强大的分析能力，有可能确定完整的胎儿基因型，包括检测父源性和母源性基因变异[11]，但目前尚未应用于临床。

（4）胚胎植入前遗传学检测即对体外受精的胚胎在植入前对基因变异进行检测，避免异常胚胎的移植。地中海贫血的PGT包括体外受精、胚胎培养和活检、单细胞基因诊断、囊胚移植等。成功妊娠后，于孕中期再实施产前诊断，以验证PGT结果。PGT的实施需要有资质的生殖中心，技术难度较大，风险也大，但对一些具有适应证的夫妇仍是可选方案之一[12]。

二、β-地中海贫血

β-地中海贫血又称为β-珠蛋白生成障碍性贫血，是由于β-珠蛋白基因变异导致β-珠蛋白肽链合成障碍的遗传性溶血性疾病。其临床严重性与基因变异类型等相关。β-地中海贫血高发于地中海地区、中东、亚洲和印度次大陆。

【临床表型特征】

根据β-地中海贫血病情轻重的不同，分为以下类型：

1. 重型　又称Cooley's贫血。患者出生时无临床症状，于出生后3~6个月开始出现慢性进行性贫血，面色苍白，喂养困难，腹泻，黄疸，肝脾肿大，发育不良等。骨髓代偿性增生导致骨骼变大、髓腔增宽，1岁后颅骨改变明显，表现为头颅变大、额部隆起、颧骨高、鼻梁塌陷、两眼距增宽，形成地中海贫血特殊面容。患儿常并发各种感染。需要长期输血治疗。而长期输血导致体内铁负荷增加，过多的铁沉着于心脏、肝脏、胰腺、脑垂体等而引起脏器损害，导致心力衰竭等并发症[12]。

2. 中间型　多于幼童时期出现症状，有轻度至中度贫血，脾脏轻度或中度肿大，可有黄疸，骨骼改变较轻，生长发育障碍较轻。不需要输血，或偶有输血。随着年龄增长（30岁以后），铁负荷逐渐增加导致临床症状[7]。

3. 轻型　临床无症状或轻度贫血，脾脏或轻度肿大。

【遗传方式与相关致病基因】

β-珠蛋白基因簇位于11p15.4，包括*HBE*（ε）、*HBG2*（^Gγ）、*HBG1*（^Aγ）、*HBD*（δ）和*HBB*（β）。β-地中海贫血的病因主要是该基因簇的点变异，少数为基因缺失。

大多数基因变异是单个碱基的替代或碱基缺失与插入，这些变异影响珠蛋白基因的表达，如变异影响*HBB*基因的转录（启动子区域和5'UTR变异）、mRNA加工（剪切位点和共有序列变异，PolyA尾和3'UTR的变异）及mRNA翻译（无义变异、移码变异和起始密码子变异等）[12]。

基因缺失和点变异可致β-珠蛋白肽链的生成完全受到抑制，称为β⁰-地中海贫血；有些点变异或缺失使β-珠蛋白肽链的生成部分受到抑制，称为β⁺-地中海贫血。

而非典型β-地中海贫血是分子缺陷位于β-珠蛋白基因的启动区或位点控制区，导致β-珠蛋白基因表达受影响。

目前，国内外已报道200多种β-地中海贫血基因变异类型[13]，其中中国人群已报道的有40多种[5]，见表21-1。

表21-1　中国南方人群常见β-地中海贫血点变异谱

编号	HGVS命名	碱基改变	表型
1	*HBB*：c.-140C>T	-90（C>T）	β⁺
2	*HBB*：c.-123A>T	-73（A>T）	β⁺
3	*HBB*：c.-100G>A	-50（G>A）	β⁺
4	*HBB*：c.-82C>A	-32（C>A）	β⁺
5	*HBB*：c.-81A>C	-31（A>C）	β⁺
6	*HBB*：c.-80T>C	-30（T>C）	β⁺
7	*HBB*：c.-79A>G	-29（A>G）	β⁺
8	*HBB*：c.-78A>G	-28（A>G）	β⁺
9	*HBB*：c.-78A>C	28（A>C）	β⁺
10	*HBB*：c.-50A>C	5'UTR Cap+1（A>C）	β⁺
11	*HBB*：c.-43C>T	5'UTR Cap+8（C>T）	β⁺
12	*HBB*：c.-12C>T	5'UTR Cap+39（C>T）	β⁺⁺
13	*HBB*：c.-11_-8delAAAC	5'UTR Cap+40-43（-AAAC）	β⁺

（续表）

编号	HGVS命名	碱基改变	表型
14	*HBB*：c.59A>G	CD19（AAC>AGC）	Hb
15	*HBB*：c.79G>A	CD26（GAG>AAG）	Hb E
16	*HBB*：c.91A>G	CD30（AGG>GGG）	β^0
17	*HBB*：c.92+1G>T	IVS-I-1（G>T）	β^0
18	*HBB*：c.92+2T>C	IVS-I-2（T>C）	β^0
19	*HBB*：c.92+5G>C	IVS-I-5（G>C）	β^+
20	*HBB*：c.93-3T>C	IVS-I-128（T>C）	β^+
21	*HBB*：c.315+2delT	IVS-II-2（-T）	β^0
22	*HBB*：c.315+5G>C	IVS-II-5（G>C）	β^+
23	*HBB*：c.316-197C>T	IVS-II-654（C>T）	β^+
24	*HBB*：c.+32A>C	Term CD+32（A>C）	β^+
25	*HBB*：c.+108A>C	AATAAA>CATAAA	β^+
26	*HBB*：c.162delT	CD53（-T）	β^0
27	*HBB*：c.2T>G	Initiation codon（ATG>AGG）	β^0
28	*HBB*：c.43delC	CD13-14（-C）	β^0
29	*HBB*：c.45_46insG	CD14-15（+G）	β^0
30	*HBB*：c.48_49insG	CD15-16（+G）	β^0
31	*HBB*：c.84_85insC	CD27/28（+C）	β^0
32	*HBB*：c.52A>T	CD17（AAG>TAG）	β^0
33	*HBB*：c.94delC	CD31（-C）	β^0
34	*HBB*：c.113G>A	CD37（TTG>TAG）	β^0
35	*HBB*：c.115delA	CD38（-A）	β^0
36	*HBB*：c.123_124insT	CD40-41（+T）	β^0
37	*HBB*：c.126_129delCTTT	CD41-42（-CTTT）	β^0
38	*HBB*：c.126_130delCTTTG;insA	CD41-43（-CTTTG，+A）	β^0
39	*HBB*：c.130G>T	CD43（GAG>TAG）	β^0
40	*HBB*：c.165_177del TATGGGCAACCCT	CD54-58（-TATGGGCAACCCT）	β^0
41	*HBB*：c.216_217insA	CD71-72（+A）	β^0
42	*HBB*：c.216_217insT	CD71-72（+T）	β^0
43	*HBB*：c.268_281del AGTGAGCTGCACTG	CD89-93（-AGTGAGCTGCACTG）	β^0
44	*HBB*：c.287_288insA	CD95（+A）	β^0
45	*HBB*：c.339T>A	CD112（TGT>TGA）	β^0

β-地中海贫血杂合子（β0/βN、β+/βN）表现为轻型β-地中海贫血，β-地中海贫血纯合子或复合杂合子（β0/β0、β+/β+、β0/β+）表现为重型或中间型β-地中海贫血。部分中间型β-地中海贫血由于合并α-地中海贫血、HbE、HPFH或其他一些修饰因子编码基因的变异，可影响β-地中海贫血的临床表型[11]，如 EKLF/KLF1（19p13.13）、XmnI内切多态位点（11p15.4）、BCL11A（2p16.1）、HBS1L-MYB（6q23.2q23.3）、GATA1（Xp11.23）等。这些因素可通过增加HbF水平改善β-地中海贫血的临床表型严重程度，或可以导致β-地中海贫血临床表型加重。

重型β-地中海贫血是β0或β+-地中海贫血的纯合子或复合杂合子，β-珠蛋白肽链合成受到明显抑制，使β-珠蛋白肽链减少或完全缺乏，多余的α-珠蛋白肽链与γ-珠蛋白肽链结合而成为HbF（α2γ2），使HbF明显增加。由于HbF对氧亲和力高，导致组织缺氧。过剩的α-珠蛋白肽链沉积在幼红细胞和红细胞中，形成包涵体附着于红细胞膜上，使其变僵硬，在骨髓内被破坏而导致"无效造血"。部分含有包涵体的红细胞虽能成熟并被释放至外周血，在微循环受到机械性损伤，在脾脏及单核巨噬系统中被破坏和清除，红细胞寿命缩短，临床上表现为慢性溶血性贫血。贫血和缺氧刺激促红细胞生成素的分泌量增加，促使骨髓增加造血，引起骨骼的改变。贫血使肠道对铁的吸收增加，反复输血使铁在组织中贮存，导致含铁血黄素沉着症。

轻型β-地中海贫血是β-地中海贫血杂合子，β-珠蛋白肽链的合成轻度减少，故其病理生理改变极轻微。中间型β-地中海贫血是双重杂合子和某些地中海贫血变异型的纯合子或复合杂合子状态，其病理生理改变介于重型和轻型之间[7, 14]。

【实验室与辅助检查】

1. 血液学检查　轻型β-地中海贫血有轻度贫血，MCV 50~70fL，MCH降低，红细胞渗透脆性正常或减低。外周血涂片呈现小细胞低色素性贫血，红细胞形态和大小有不同程度的改变。

重型β-地中海贫血外周血象呈小细胞低色素性贫血，红细胞大小不等，中央浅染区扩大，出现异形、靶形、碎片红细胞和有核红细胞、点彩红细胞、嗜多染性红细胞、豪-周小体等；网织红细胞正常或增高。血常规检测中度至重度贫血，RBC、Hb下降，MCV、MCH、MCHC降低。骨髓象红系增生明显活跃，以中、晚幼红细胞占多数，成熟红细胞改变与外周血相同。红细胞渗透脆性明显减低。

中间型有轻度至中度贫血，外周血象和骨髓象的改变介于轻型和重型之间[13]。

2. 影像学检查　重型的颅骨X线片可见颅骨内外板变薄，板障增宽，在骨皮质间出现垂直短发样骨刺。

3. 血红蛋白分析

（1）轻型　HbA2水平增高，3.5%~6%，HbF 0.5%~4%。

（2）重型　HbF水平明显增高，40%~98%，HbA2 2%~5%。

（3）中间型　HbF 40%~80%，HbA2 2%~5%。

4. 基因分析　应用等位基因特异性寡核苷酸（ASO）探针杂交法，扩增阻滞突变系统PCR（amplification refraction mutation system PCR，ARMS-PCR），Gap-PCR，MLPA、DNA测序等技术检测β-珠蛋白基因变异[8]。

【诊断标准】

根据以上临床特点和实验室检查，结合阳性家族史，可做出诊断。基因分析可明确基因变异类型。

【治疗与预后】

1. 输血治疗　对输血依赖的中间型或重型地中海贫血，应给予长期和规律的输血治疗。

输血维持血红蛋白浓度接近正常水平，保障机体携氧能力。重型β-地中海贫血患者应尽早开始红细胞输注，保障生长发育，防止髓外造血导致肝脾肿大和骨骼改变。输血后Hb维持在90~140g/L。

2. 去铁治疗　临床上使用的药物有去铁胺（deferoxamine）、去铁酮（deferiprone）和去铁斯若（deferasirox）。通常在规律输注红细胞1年或10~20U后进行铁负荷评估，如有铁过载（SF>1 000μg/L），则开始应用铁螯合剂。

去铁胺30~60mg/（kg·d），皮下注射或加入等渗葡萄糖液中静脉滴注8~12h；每周5~7天，长期应用。去铁胺副作用不大，偶见过敏反应，长期使用偶可致白内障和长骨发育障碍，剂量过大可引起视力和听觉减退。

去铁酮75~100mg/（kg·d），分3次口服。禁忌同时使用雌激素。

去铁斯若餐前口服，1次/d。副作用为胃肠道反应，血肌酐、肝酶升高，建议定期检查肝肾功能，肾功能不全时应慎用。禁忌同时使用雌激素[15]。

对于单独应用去铁胺或去铁酮的去铁疗效不佳的患者，可联合应用两种药物。

3. 脾切除　脾切除应用于非输血依赖患者。脾切除术仅限于无法接受输血和铁螯合疗法的患者，以及有明显临床症状的脾肿大或脾功能亢进的患者，应严格掌握脾切除的适应证[15]。

4. 造血干细胞移植　异基因造血干细胞移植（allogeneic hematopoietic stem cell transplantation）是目前能根治重型β-地中海贫血的方法。根据干细胞来源分为骨髓移植（bone marrow transplantation）、外周血干细胞移植（peripheral blood stem cell transplantation）和脐血移植（umbilical cord blood transplantation）。

血缘相关供者的造血干细胞移植尤其是骨髓移植临床疗效较好；非血缘相关供者的造血干细胞移植也有开展。年龄大小与病程长短、铁负荷、器官损伤程度是一致的，故本病年龄越小，移植效果也越好，有条件应尽早（2~6岁）接受造血干细胞移植。

5. 基因治疗　基因治疗已经成功地用于患者的临床治疗研究。用病毒载体在人的造血干细胞转入和表达纠正的基因。失效的逆转录病毒携带纠正的基因整合到宿主的细胞基因中，并允许这些基因被转入和表达。

近年来，慢病毒载体（lentiviral vector）应用于人珠蛋白基因治疗的研究已较广泛开展。Bank等[16]进行了Ⅰ期/Ⅱ期临床实验，使用载体包含了有一个碱基替代的β-珠蛋白基因，对10例地中海贫血患者进行了基因治疗。但研究也认为慢病毒载体不能排除危险，这些插入的基因有可能激活生长信号，增加肿瘤的可能性[17]。

近期，应用BB305载体转入的自体CD34+细胞输注成功使得重型β地中海贫血患者免于或减少输血，并且没有副作用[18]。

6. 基因编辑治疗　近期研究有应用CRISPR/Cas9基因编辑技术通过同源重组对造血干细胞实

施基因编辑，可望在干细胞移植治疗纠正基因变异如地中海贫血等疾病[19]。

【遗传咨询与产前诊断】

1. 遗传咨询　凡生育过重型β-地中海贫血患儿的夫妇；可疑或确诊为β-地中海贫血的携带者或患者；家族中有重型β-地中海贫血患儿等，均应接受遗传咨询。

（1）确定夫妇双方/先证者地中海贫血基因变异类型，建立遗传咨询档案。

（2）可能生育重型β地中海贫血患儿的风险：当夫妇双方都携带β-地中海贫血时，他们的胎儿患有重型β-地中海贫血的概率是1/4（25%），50%的概率是轻型β-地中海贫血，25%的概率为正常。

（3）夫妇双方仅有一方携带β-地中海贫血时，胎儿有1/2（50%）的概率为轻型β-地中海贫血，50%的概率为正常。

2. 产前诊断　对高危夫妇于怀孕后实施胎儿产前诊断，避免生育重型或中间型β-地中海贫血患儿。

（1）确定先证者、妊娠夫妇的β-地中海贫血基因变异类型。

（2）在妊娠11～13周进行绒毛活检或16～22周羊膜腔穿刺抽取羊水，或妊娠23周后进行脐带穿刺抽取胎儿脐带血，DNA提取后进行β-地中海贫血基因检测。当确认胎儿为中间型或重型β-地中海贫血，依据知情同意原则，由孕妇及其家属决定是否终止妊娠。

（3）非侵入性产前检测：原理与策略同α-地中海贫血。

（4）胚胎植入前遗传学检测，原理与策略同α-地中海贫血。

（陈　萍）

第二节　葡萄糖-6-磷酸脱氢酶缺乏症

葡萄糖-6-磷酸脱氢酶缺乏症（glucose-6-phosphate dehydrogenase deficiency，G6PD缺乏症）是由于葡萄糖-6-磷酸脱氢酶缺陷而引起的一组溶血性疾病。1952年杜顺德首次报道[20]。1956年Carson等[21]发现伯氨喹宁引起急性溶血的病因是葡萄糖-6-磷酸脱氢酶缺陷。1958年Sansone及Szeinberg等[22]证实了病因。

G6PD缺乏症是目前人类最常见的遗传性红细胞酶缺陷病之一，全世界约有4亿人罹患此病，是引起溶血性疾病的重要原因。在我国南方发病率为4%～15%，在广东、广西、云南、四川、福建、台湾及海南发病率较高，呈"南高北低"的分布态势，与疟疾发病的分布一致。

对中国人常见的G6PD基因变异：G6PD Canton（c.1376G＞T）及G6PD Kaiping（c.1388G＞A）进行生物学功能研究发现G6PD基因变异使红细胞膜的弹性降低、变形性降低、僵硬，不利于恶性疟原虫的裂殖子侵入，表现出恶性疟原虫的感染率下降[23]。

【临床表型特征】

无明显诱因时，G6PD缺乏症患者可仅有轻微症状或者无临床症状。G6PD缺乏症患者的红细胞可塑性降低，通过血窦或小血管时容易发生溶血。轻者导致轻度溶血，临床上表现为慢性非球形细胞溶血性贫血、蚕豆病、药物性溶血、新生儿黄疸及某些感染性溶血。重者可短期内出现溶血危象，表现为迅速贫血、伴有黄疸及血红蛋白尿异常，出现畏寒、发热、恶心、呕吐、腹痛、休克，甚至危及生命。新生儿G6PD缺乏症病情严重者可发生核黄疸，造成神经系统损害，终身致残。

【遗传方式与相关致病基因】

G6PD缺乏症是一种X-连锁不完全显性遗传病，男性患者为半合子，女性患者则具有纯合子与杂合子两种形式。男性半合子和女性纯合子患者常伴有严重的酶缺陷。

G6PD基因定位于Xq28，外显子的错义变异造成G6PD转录产物异常，进而改变氨基酸序列，是影响酶活性的最常见原因之一。至2018年11月，已发现226种G6PD基因变异型。中国人群中最常见的基因型有G6PD Kaiping（c.1388G>A）、G6PD Canton（c.1376G>T）、G6PD Gaohe（c.95A>C）、G6PD Viangchan（c.871G>A）及G6PD Union（c.1360C>T）；其他人群中常见的基因型有G6PD Africa A⁻（c.202G>A、c.376A>G）、G6PD Mediterranean（c.563C>T）、G6PD Seattle（c.844G>C）等。不同的G6PD基因型与遗传性G6PD缺乏症患者的临床表型有关[24]。

G6PD缺乏症女性杂合子细胞内带有一对G6PD等位基因，即野生型等位基因和变异型等位基因。在胚胎早期，女性两条X染色体中的一条要发生失活。由于其中一条X染色体的失活，使得女性杂合子体内部分细胞群表达G6PD野生型等位基因，而另一部分细胞群表达G6PD变异型等位基因，成为嵌合体。如果G6PD变异型等位基因细胞群的比例高，则这个女性杂合子将表现G6PD酶活性的明显降低；如果G6PD野生型等位基因细胞群的比例高，则将表现G6PD酶活性的轻度降低或正常，但其带有的致病基因将传给后代，1/2的男孩为G6PD变异的半合子（患者）；1/2的女孩为G6PD变异的杂合子，这些女孩是否出现G6PD变异，取决于其体内正常G6PD酶活性细胞与异常G6PD酶活性细胞的比值。由此解释了临床上表型正常的父母，生育了G6PD变异子女的原因。同时也说明G6PD变异女性携带者的诊断不能用G6PD酶活性的测定方法，应该使用基因检测的方法。

【实验室与辅助检查】

1. G6PD酶活性筛选试验　高铁血红蛋白还原试验、荧光斑点试验、硝基四氮唑蓝纸片法、亮甲酚蓝或亚甲蓝标记法等，可半定量判定G6PD酶活性，分为正常、中度及严重异常。高铁血红蛋白还原试验敏感性最强，荧光斑点试验特异性最高。对于筛选结果呈阳性病例，需定量检测G6PD酶活性以明确诊断[20]。

2. 红细胞Heinz小体生成试验　G6PD变异的红细胞内可见Heinz小体，计数>5%有诊断意义。但该试验缺乏特异性，也可见于其他原因引起的溶血。

由于G6PD酶活性测定快速方便，结果较为可靠，条件允许的单位多直接进行G6PD酶活性测定，而上述筛选试验已较少使用。

3. 红细胞G6PD酶活性测定　最可靠，是主要的诊断依据。实验室常用的检测方法原理：样本中G6PD酶催化葡萄糖-6-磷酸（G6P）转化成6-磷酸葡萄糖酸（6PG）时，氧化型辅酶Ⅱ（NADP）转化成还原型辅酶Ⅱ（NADPH），监测340nm处NADPH吸光度上升的速率可计算出样本中的G6PD酶活性。溶血高峰期及恢复期酶的活性可正常或接近正常，通常在急性溶血2到3个月后复查能较为准确地反映患者的G6PD酶活性。

上述传统生物化学方法测定G6PD酶活性的局限性较大。首先，由于女性杂合子患者的G6PD

酶活性表现各异，从活性正常到活性严重缺陷皆有不同表现，因而酶活性的检测方法无法对女性携带者进行有效识别，需进行基因分析才能明确诊断；新生儿或者合并-珠蛋白生成障碍性贫血的G6PD缺乏症患者，由于体内新生红细胞数量较多，也常表现出较高的酶活性，造成该类患者的酶活性检测结果呈假阴性。另外，炎热、潮湿天气下采集和运输标本可能对G6PD酶活性产生影响，造成检测结果的假阳性。

4. *G6PD*基因分析　目前主要是*G6PD*基因直接测序法和多色探针熔解曲线分析法。

【诊断标准】

G6PD缺乏症的诊断主要依靠实验室证据。对于有阳性家族史，病史中有急性溶血特征，有进食蚕豆或服药等诱因的患者，应考虑本病并进行相关检查。G6PD酶活性降低、*G6PD*基因检测发现致病性变异即可确诊。*G6PD*变异女性杂合子的诊断需要进行基因测序以确诊。

【治疗与预后】

对于急性溶血者，应去除诱因，注意纠正水、电解质、酸碱失衡和肾功能不全等。输红细胞（避免亲属血源）以及使用糖皮质激素可改善病情。

对于G6PD缺乏症的新生儿并发高胆红素血症时，可采取输注白蛋白、光疗、口服苯巴比妥等措施，做积极"退黄"处理，尽可能缩短高胆红素的持续时间，降低胆红素脑病的发生率。对G6PD缺乏症新生儿应放宽黄疸的治疗指征，做到早期诊断、早期防治，避免患儿受到不必要的损害和留下后遗症。

男女患者都需注意避免氧化性药物和蚕豆等诱因。

【遗传咨询与产前诊断】

1. 遗传咨询　根据G6PD缺乏症的遗传特点，正常男性与女性杂合子患者进行婚配，在出生的后代中，50%的男性有患病的可能，女性中有50%表现为杂合子患者；正常男性与女性纯合子患者进行婚配，在出生的后代中，男性患病，女性表现为杂合子；男性患者与正常女性进行婚配，在出生的后代中，男性无患病的可能，女性表现为杂合子；男性患者与女性杂合子进行婚配，在出生的后代中，50%男性无患病的可能，女性中有50%表现为杂合子，50%表现为纯合子患者；男性患者与女性纯合子患者进行婚配，出生的后代皆为G6PD缺乏症患者，且女性皆为纯合子患者。

2. 产前诊断　G6PD缺乏症引起的慢性非球型细胞溶血性贫血患者的后代需进行产前诊断。明确先证者及父母基因型后，可在妊娠11～13周超声实时引导下经腹取绒毛或16～22周超声实时引导下羊膜腔穿刺抽取羊水或妊娠23周后超声实时引导下取脐带血，提取胎儿DNA，进行*G6PD*相应基因位点测序，以明确胎儿基因型。

（蒋玮莹）

◆◆ 第三节　凝血异常疾病 ◆◆

遗传性凝血障碍分为低凝血障碍和高凝血障碍。低凝血障碍主要是由各种凝血因子遗传性缺陷、活性降低所致，在临床上引起以凝血障碍为特点的一组出血性疾病。包括甲型血友病

（hemophilia A）、乙型血友病（hemophilia B）、丙型血友病（hemophilia C）和血管性假血友病（von willebrand disease）。

一、甲型血友病

甲型血友病又称抗血友病球蛋白（antihemophilic globulin）缺乏症或第Ⅷ因子缺乏症（factor Ⅷ deficiency），是由于编码凝血因子Ⅷ的基因变异导致该凝血因子含量不足或功能缺陷所致的凝血障碍性疾病，约占先天性出血性疾病的85%，发病率约为1/5 000男性活婴。患者多见于男性半合子；女性杂合子主要为携带者，患者少见；纯合子女性患者也少见。患者通常表现为反复自发性或轻微损伤后出血不止，出血可发生在任何部位。最常见的是关节腔内反复出血，形成血肿，血肿机化后致残。最严重的是，患者因颅内出血而死亡。

人体的凝血过程通过内源性凝血系统和外源性凝血系统来完成。凝血过程一般被分为三个阶段（图21-3）。第一阶段形成凝血活酶：第Ⅷ因子主要参与内源性凝血系统，其作用是与活化的Ⅸ因子（Ⅸa）、Ca^{2+}及血小板3因子（PF3）形成复合物，激活第Ⅹ因子（Ⅹa）；第二阶段凝血酶原转化为凝血酶：Ⅹa、Ⅴ因子与PF3以及Ca^{2+}又可形成复合物，该复合物促使凝血酶原转化为凝血酶；第三阶段纤维蛋白原转变成纤维蛋白：凝血酶催化纤维蛋白原转变成纤维蛋白。凝血因子Ⅷ是一个复合分子，由3种成分构成：①抗血友病球蛋白；②Ⅷ因子相关抗原；③促血小板黏附血管因子。

【临床表型特征】

本病最主要的表现是自发性或轻微外伤以后出血不止，以软组织、肌肉、负重关节出血为主。其出血特点：①自发性缓慢持续渗血。②轻伤之后，出血不止。例如拔牙、关节创伤、扁桃体摘除、各种割伤或小手术后出血不止。③大量出血罕见，但出血部位广泛（皮下、深部肌肉、关节腔、胃肠道、泌尿道等），发生次数不等。④自发性出血后也可有一段时期无出血表现。⑤深部肌肉出血可形成血肿，关节腔多次出血可形成血肿，血肿机化后使得关节变形丧失功能。

【遗传方式与相关致病基因】

甲型血友病相关基因为*F8*，位于Xq28，为X-连锁隐性遗传病。男性由于只有一条X染色体，故半合子发病，而女性杂合子在临床上一般无症状，称为携带者。少数女性杂合子发病。

*F8*基因变异类型众多，根据人类基因变异数据库（HGMD）报道，至2018年11月，其变异数量为3 209个，变异种类包括基因倒位、插入、重复、点变异、缺失等。

第22号内含子倒位（Inv22）

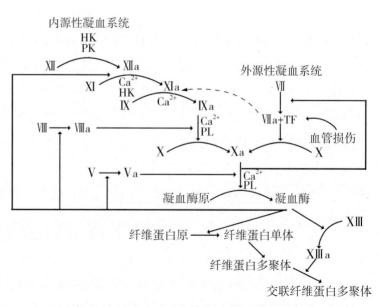

图21-3　内、外源性凝血系统及凝血过程

变异为最常见的变异（图21-4），约占甲型血友病患者的20%，也是40%～50%的重型甲型血友病患者的致病原因。而第1号内含子倒位（Inv1）变异也是常见变异，约占重型甲型血友病的5%。

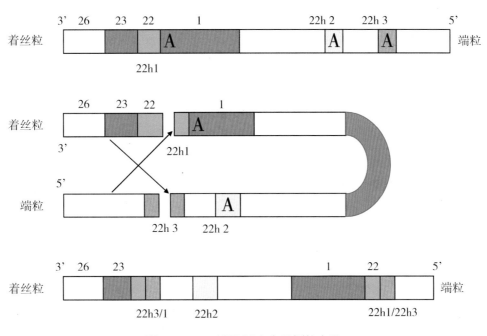

图21-4　*F8*基因22内含子倒位变异

F8 基因22内含子中的22h1与该基因5'端的同源序列22h3断裂后，相互交换片断，发生同源重组，导致转录方向发生改变。

【实验室与辅助检查】

1. 生化诊断

（1）凝血时间延长，严重者可达数小时。

（2）部分凝血活酶生成时间（activated partial thromboplastin time，APTT）显著延长，并可被正常人混合血浆纠正。

（3）血浆抗血友病球蛋白减少或缺如。

（4）出血时间、凝血酶原时间、血纤蛋白原含量、毛细血管脆性以及血小板计数通常正常。

（5）甲型血友病患者可根据血浆中Ⅷ促凝活性（Ⅷ:C）将其分型，Ⅷ:C的正常参考值范围为77.3%～128.7%。①轻型，0.05～0.40IU/mL，相当于5%～30%正常凝血因子的活性；②中型，0.01～0.05IU/mL，相当于1%～5%正常凝血因子的活性；③重型，<0.01IU/mL，相当于<1%正常凝血因子的活性。

（6）VWF:Ag正常，Ⅷ:C/VWF:Ag降低。

（7）抑制物检测：①抑制物筛选；②抑制物滴度；③检测抗磷脂抗体[25]。

2. 基因诊断

（1）*F8*第22号内含子倒位变异　① Southern Blot：1993年Naylor JA等和Lakich D用Southern Blot法检测*F8*第22号内含子倒位变异。这个方法需要先对基因组DNA进行酶切，再进行Southern印迹杂交。其缺点有DNA用量大、步骤烦琐、过程复杂、周期长、放射性同位素污染等。②长片段PCR（long-distance polymerase chain reaction）：此方法检测准确，效率高，但存在反应体系复杂，DNA模板的质量要求很高，成功率及重复性低等缺点。目前该方法已有商业化试剂盒，其检测时间为7~8h，操作重复性稳定。③倒位PCR（inversion polymerase chain reaction）：此方法于2005年由Rossetti等人首次报道，后由He等[26]进行了优化。与长片段PCR相比，需扩增的片段被大大缩短，其扩增片段为559bp和487bp，从而也减小了扩增难度。

（2）F8第1号内含子倒位变异（Inv1）　第22号内含子倒位变异检测结果为阴性者再采用双管多重PCR技术检测其第1号内含子是否存在倒位变异。

（3）F8其他类型变异如点变异、插入或缺失等可用下列方法进行基因诊断　①直接测序：最准确、最直接的基因诊断方法，被认为是基因变异检测的金标准。但是由于部分患者并非由于单个位点变异而致病，因此DNA测序只能检测出98%的基因变异[27]。由于第22号内含子倒位变异重组后的复杂性及22h1、22h2及22h3的高度同源性，目前无法应用DNA测序进行该变异的检测。②多重PCR技术：可分为多重扩增探针杂交技术（multiplex amplifiable probe hybridization，MAPH）和MLPA。对于无法用核酸测序方法检测的大片段缺失，可作为补充手段。

【诊断标准】

1. 临床表现　①关节、肌肉、深部组织等出血；关节反复出血引起关节畸形；深部组织反复出血引起血肿。可自发出血，也可有行走过久、活动用力过大、外伤、手术（包括拔牙等小手术）史。②男性患者多见。有或者无家族史，有家族史者符合X-连锁隐性遗传规律；少数女性杂合子可发病；女性纯合子可发病，但较为少见，近亲结婚可增加发病率。

2. 实验室检查　①凝血时间延长。②部分凝血活酶生成时间（APTT）延长。③Ⅷ:C降低。④出血时间、凝血酶原时间、血纤蛋白原含量、毛细血管脆性以及血小板计数通常正常。⑤排除获得性甲型血友病（获得性Ⅷ因子缺乏症）。

3. 鉴别诊断　①与血管性假血友病相鉴别。②排除获得性甲型血友病（获得性Ⅷ因子缺乏症）。

4. 基因诊断　发现致病性变异。

【治疗与预后】

1. 常规治疗　血友病的常规治疗包括预防治疗、补充凝血因子的替代治疗和其他辅助治疗。

（1）预防出血　血友病患者应终身避免使用阿司匹林等影响血小板功能的药物。尽量避免肌肉注射，外伤时应及早输注相应的凝血因子，手术前后应预防补充所缺乏的凝血因子。

（2）替代疗法　目前仍是治疗甲型血友病的主要方法，主要有以下几种替代品。①新鲜冰冻血浆或冷沉淀：在无浓缩凝血因子的条件下，轻、中型甲型血友病患者可使用新鲜冰冻血浆或冷沉淀的治疗。但可能含有易引起抗原-抗体反应的少量血细胞或血细胞碎片，若血浆中或冷沉淀中存在未被灭活的病毒，则有感染输血传播性疾病的危险。②凝血酶原复合物或活化的凝血酶原复合物：此类制剂在临床上得到广泛应用，但同时也存在感染输血传播性疾病的风险，如输血后人类免疫缺陷病毒、肝炎病毒感染等。若长期大剂量使用，也有导致血栓形成的可能及导致弥散性血管内凝血等危险，抗纤溶药物应避免与其合用。③Ⅷ因子浓缩制剂：Ⅷ因子浓缩制剂半衰期为

8~12h，实际输入剂量应根据每次出血部位和病情的严重程度而定。使用过程中，患者有可能会产生Ⅷ抑制物，因此应定时筛查。④重组凝血因子Ⅷ浓缩制剂：重组凝血因子Ⅷ浓缩制剂是最先应用的基因工程产品，其效果较好，安全性高，不受病毒污染，无明显毒副作用，可避免感染输血传播性疾病。但是基因重组Ⅷ因子也可诱导抗Ⅷ因子抗体的产生而降低疗效，这是目前甲型血友病替代治疗中最大的障碍。对此，利用大剂量输注Ⅷ因子可诱导体内产生免疫耐受，以达到治疗的目的。关于在临床上输注因子诱导免疫耐受的剂量并无统一的意见，并且诱导免疫耐受需要非常长的周期，由此所产生的费用较多。

（3）其他药物治疗　①1-脱氨基-8右旋-精氨酸加压素（DDAVP）：该药能刺激血浆Ⅷ因子水平暂时性提高，轻型甲型血友病患者且出血不严重时可作为有效的治疗选择，重型甲型血友病患者则无效。②抗纤维蛋白溶解药物：常用药物有氨甲苯酸、氨基己酸（EACA）等。主要作为甲型血友病患者的辅助治疗，常用于黏膜出血治疗，尤其是口咽部出血或拔牙引发的出血。但血尿时禁用，以免血块阻塞尿路，引起肾功能不全。由于存在血栓形成的潜在危险，应尽量避免与凝血酶原复合物同用。③其他：糖皮质激素用于降低出血频率无明显效果，但对于慢性血友病关节炎，可起到抗炎、加速血肿吸收等作用。

2. 基因治疗　要根治甲型血友病则需通过基因治疗才能实现。血友病基因治疗是指通过基因转移技术将外源正常编码凝血因子的基因导入患者体内，使其凝血因子达到治疗水平，从而实现根治的目的。虽然近年来血友病基因治疗的研究有了一定的进展，尤其是CRISPR/ Cas9 技术的诞生及其在血友病基因治疗上的应用[28]，但这些治疗方法还处于试验阶段，未能进行临床应用。

3. 预后　在过去，严重出血和颅内出血是甲型血友病患者早亡的主要原因。近年来随着各种治疗方法的进步，血友病患者的预后有了明显改善。经替代治疗，患者可以享有与正常人一样的寿命，致残率以及致死率逐步下降，生活质量有所提高。

【遗传咨询与产前诊断】

1. 遗传咨询　甲型血友病是一种常见的X-连锁隐性遗传性疾病，主要是由女性传递，男性发病，多见交叉遗传。①甲型血友病男性患者与正常女性结婚，其儿子正常，其女儿为杂合子。②正常男性与甲型血友病女性杂合子结婚，其儿子50%正常，50%为患者；其女儿50%正常，50%为杂合子。③甲型血友病男性患者与甲型血友病女性携带者结婚，其儿子50%正常，50%发病；其女儿50%为杂合子，50%发病。④正常男性与甲型血友病女性纯合子患者结婚，其儿子100%为患者，其女儿100%为杂合子。

在甲型血友病的遗传咨询中判断女性携带者很重要，一般有二种方法。①肯定携带者：甲型血友病患者的女儿；生育两个或更多甲型血友病患者的母亲；生育一个甲型血友病患者的母亲，其家系中有一个以上的甲型血友病患者。②可能携带者：某女性的母系成员中有甲型血友病患者，而她自己所生的儿子中无甲型血友病患者，或未生儿子；血友病患者的姐妹和她们所生的女儿；甲型血友病患者的姨母和她们的女儿；一个儿子有血友病，而没有其他家庭成员患有血友病的女性。③甲型血友病患者中，有近40%为散发病例，其母系中无他人患甲型血友病，可检测家系的基因情况，以发现携带者。最终确诊甲型血友病女性携带者的最佳方法是F8基因分析。

2. 产前诊断

（1）甲型血友病的产前诊断需要在先证者或携带者基因型明确的情况下进行。选择合适的时间和采样手术，采集胎儿标本，提取DNA并且对特定的*F8*基因型进行检测，获得胎儿基因型。由脐带穿刺术获得的脐带血不仅能提取胎儿的DNA用于基因检测，还可用于凝血因子活性检测。当家系基因型未明确或为散发病例而连锁分析无法提供诊断信息时，脐带血凝血因子活性的检测结果可以作为诊断参考。

非侵入性产前检测主要是从孕妇外周血中获取游离胎儿DNA，再进行相应的基因分析。2011年，Nancy等人[29]利用数字PCR技术，完成了对甲型血友病和乙型血友病的非侵入性产前检测。他们通过相对变异剂量方法和统计学的序贯概率比试验分析母体血浆中野生型等位基因与变异等位基因是否平衡存在，从而对胎儿进行了产前诊断。

（2）植入前遗传学检测。对于致病变异确定的家系，植入前遗传学检测可以作为选择方案之一。目前甲型血友病的PGT已经成功在临床应用，包括*F8*基因第22号内含子倒位的病例[30]。

二、乙型血友病

乙型血友病是一种X染色体连锁隐性遗传的出血性疾病，发病率约为1/30 000男性，约占血友病患者数的15%。主要是由于编码凝血因子Ⅸ（coagulation factor Ⅸ，FⅨ）的*F9*基因变异而引起的FⅨ含量不足或功能缺陷所致的遗传性凝血功能障碍。本病由于FⅨ分泌减少或功能异常，进而影响内源性凝血途径。患者临床表现为轻微损伤和手术后长时间的出血倾向。

乙型血友病的历史由来已久。1952年Aggeller首次将乙型血友病从甲型血友病中区别出来并被命名为Christmas病。

【临床表型特征】

以身体负重关节、软组织及黏膜等身体部位损伤后过量出血或自发性出血为其典型临床特征。根据患者血浆FⅨ活性大小及其临床症状的差异，分为三种临床亚型[31]。①重型：血浆FⅨ活性不及正常1%，多表现为婴幼儿早期自发性出血、反复自发性血肿及多发性出血，需凝血因子Ⅸ替代治疗才能存活较长的时间。②中型：血浆凝血因子Ⅸ活性为正常的1%～5%，患者有自发性出血倾向，多表现为手术后或伤后出血。③轻型：血浆凝血因子Ⅸ活性为正常的5%～25%，临床上表现为手术后或伤后出血，而自发性血肿极为罕见。

【遗传方式与相关致病基因】

乙型血友病相关基因为*F9*，位于Xq27.1，呈X-连锁隐性遗传，患者多为男性；女性杂合子一般不发病，但可携带致病基因，并以1/2的概率遗传给后代；女性纯合子患病，但少见。

至2018年11月，已发现*F9*基因1 284个致病变异。这些变异涉及所有变异类型，以点变异、短片段的缺失和插入变异多见，其中点变异占73%。

【实验室与辅助检查】

1. 生化诊断

（1）重型乙型血友病患者部分凝血活酶生成时间（APTT）延长，轻型乙型血友病患者APTT仅轻度延长或正常。

（2）血小板计数、凝血酶原时间（PT）、凝血酶时间（TT）、出血时间（BT）、血块回缩试验、纤维蛋白原定量（Fg）正常。

（3）确诊试验：确诊乙型血友病有赖于FIX活性（FIX:C）的测定。乙型血友病患者FIX:C减低或缺乏。

2. 基因诊断

（1）直接基因诊断　PCR结合直接测序法检测 F9 基因是否存在缺失、插入或点变异等，这是目前最常用的方法。

（2）间接基因诊断　采用聚合酶链式反应-限制性酶切片段长度多态（PCR-RFLP）、可变数目串联重复序列（VNTR）、短串联重复序列（STR）、单核苷酸多态性标记（SNP）等对一些尚未被定位和克隆的致病基因和一些较长和变异较多的基因进行检测。乙型血友病常用的RFLP内切酶分别为Xmn I、Mse I、MN I、Taq I 等[31]。

【诊断标准】

1. 临床表现　当机体出现身体负重关节和软组织及黏膜等身体部位损伤后、手术后过量出血或自发性出血。

2. 生化检查　FIX:C减低或缺乏、APTT延长；血小板计数、凝血酶原时间（PT）、凝血酶时间（TT）、出血时间（BT）、血块回缩试验及纤维蛋白原定量（Fg）正常。

3. 基因诊断　发现致病性变异可以确诊。对携带者的诊断主要依据基因诊断。

【治疗与预后】

1. 替代治疗　目前血友病的治疗仍以替代疗法为主，即补充缺失的凝血因子。主要制剂：①凝血酶原复合物，其中包含凝血因子F II、F VII、F IX、F X，是目前我国乙型血友病替代治疗的主要制剂。因凝血酶原复合物制备过程中部分凝血因子可能被激活，输注过快或量过大易导致血栓及弥散性血管内凝血（DIC）的发生。应避免与抗纤溶药物合用，以免发生血栓。②新鲜冰冻血浆，适用于轻型及中型乙型血友病患者。FIX活性在大量进入患者体内后最多可升至正常人的10%~20%，止血作用不能有效发挥，同时引起血容量增加，心肺功能不全者不能耐受。若血浆中病毒未被灭活，可使接受治疗者有感染输血传播性疾病的危险。③FIX浓缩制剂，其半衰期为18~30h，故补充FIX 1次/d，静脉注射。部分重型乙型血友病患者可产生FIX抑制物，故应每隔3~12个月或者治疗10~20天后筛查一次抑制物。FIX抑制物的产生是目前乙型血友病替代治疗中最大的障碍。对此，利用大剂量输注FIX可诱导体内产生免疫耐受，以达到治疗的目的。在诱导免疫耐受的研究中，乙型血友病治疗成功率为25%~40%[32]。

2. 辅助治疗

（1）RICE（rest ice compression elevation）　对轻型乙型血友病患者在关节或肌肉急性出血时，抬高患肢，冰敷可以有效地减少炎症反应。通过使用夹板、拐杖或者轮椅使出血的肌肉和关节处于休息体位。

（2）手术治疗　对反复关节出血导致关节强直及畸形的患者，可在补偿足量FIX的前提下，行关节成型或人工关节置换术。物理及康复治疗在预防残疾和促进关节肌肉系统功能恢复方面也具有非常重要的作用。磁疗、偏振光治疗、水疗、中频治疗等是相对安全的物理及康复治疗手段。

3. 预防治疗　可分为临时预防治疗（在估计可能出血的事件之前采取预防性单一剂量注射凝血因子）、短期预防治疗（数周至数月预防性注射凝血因子）、长期预防治疗。其中长期预防治疗分为初级预防治疗（在第1～2次关节出血时，在3岁前开始，直到青春期结束）、次级预防治疗（至少有3次以上的关节出血，年龄＞3岁，治疗保持到青春期不中断）。

4. 基因治疗　当前乙型血友病的基因治疗主要通过腺相关病毒向靶细胞导入正常*F9*基因使其表达活性FIX蛋白的方式进行。可喜的是，近期的临床研究显示，基因治疗已实现了对乙型血友病患者的表型纠正，有效地控制了出血症状。随着CRISPR/Cas9技术的进一步完善，基于基因组编辑的乙型血友病的基因治疗，将会给乙型血友病的治疗带来一定的进步。但是，编辑的安全性风险、非特异剪切、核酸酶的免疫原性及病毒载体带来的相关风险仍然存在。大多数患者在接受经腺相关病毒载体的转基因治疗后会产生对病毒衣壳特异的免疫反应，并产生高滴度的抗体。因此，解决载体及受治者对病毒衣壳特异的免疫反应是应用病毒载体导入正常基因进行基因治疗的关键点。同时，CRISPR/Cas9基因编辑技术提高基因组编辑的效率，在靶细胞中产生足够量的FIX蛋白也是目前面临的主要问题[33]。

5. 并发症的处理

（1）抑制物的累计发生率在乙型血友病患者中低于5%。当出现急性出血时，低滴度者可以加大剂量使用FIX制剂，高滴度者使用基因重组的活化FⅦ制剂控制出血。

（2）乙型血友病患者出现血友病性关节病需要进行手术时，必须要有经验的血液科专科医生、骨科专科医生、出凝血实验室技术人员以及康复科医师等组成综合治疗团队进行治疗，以保障患者围手术期的各项指标评估、手术方案的确定与顺利实施以及术后的康复等。

（3）如果出现血友病性假肿瘤时，应通过必要的影像学检查，以及在血友病综合治疗团队的指导下进行相应治疗。

（4）如果出现血液传播性感染时，应积极采取相应的措施及时进行治疗及防止病原体进一步扩散。

【遗传咨询与产前诊断】

1. 遗传咨询　乙型血友病是X-连锁隐性遗传，该病主要由女性传递，男性发病，多见隔代遗传。

（1）乙型血友病男性患者与正常女性结婚，其儿子正常，女儿为携带者，无乙型血友病患者出现。

（2）正常男性与乙型血友病女性携带者结婚，其儿子50%正常，50%为患者；其女儿50%正常，50%为携带者。

（3）乙型血友病男性患者与乙型血友病女性携带者结婚，其儿子50%正常，50%发病；其女儿50%为携带者，50%发病。

（4）正常男性与乙型血友病女性患者结婚，其儿子100%为患者，女儿100%为携带者。

乙型血友病携带者的检测及早期诊断是有效控制致病基因传递、防止患儿出生、降低发病率的主要措施。

2. 产前诊断

（1）乙型血友病的产前诊断需要在先证者及携带者基因型明确的情况下进行。根据不同的妊娠时间选择不同的诊断方法。取到胎儿的标本后，抽提DNA，进行*F9*基因序列测定可以确诊。

值得注意的是，人类的*F9*基因的表达在胎儿期及婴儿期会迅速增加，在断奶期时接近成人水平。因此，胎儿脐血FIX活性的测定无助于产前诊断。

（2）乙型血友病的非侵入性产前检测技术仍在发展中，其准确性与检测稳定性仍需进一步验证。

（3）植入前遗传学检测。对于致病基因型明确的家系，植入前遗传学检测可以作为选择之一。进行种植前诊断的家系可以提供双亲及近亲先证者的DNA作为参考样本时，应用*F9*基因测序结合核型定位（karyomapping）技术，将胚胎DNA与双亲、近亲先证者进行SNP位点比对，选择出正常胚胎。

三、丙型血友病

丙型血友病又名血友病C（hemophilia C）、XI因子缺陷症（factor XI deficiency）或血浆凝血活酶前质缺乏症，是最少见的一种血友病类型。在一般人群中的发病率为1/1 000 000～1/100 000；在特定的人群中，如法国巴斯克（Basque）和犹太人中其发病较普遍，在Ashkenazi（德系犹太人）中的发病率更是高达10%。多数患者无自发性出血，常因创伤或手术后出血增多而发现患病。

【临床表型特征】

丙型血友病患者自发性出血少见。大多表现为轻度出血，多发生于黏膜，如鼻出血、血尿或月经过多等。当患者进行与黏膜表面相关的手术时，如口腔、鼻腔和泌尿系统等部位的手术，发生出血的概率较高，且较严重。

【遗传方式与相关致病基因】

丙型血友病是一种常染色体隐性遗传病。编码FXI的基因*F11*位于4q35.2，截至2018年11月，已发现272个*F11*基因的致病变异。大多数的变异引起FXI活性和抗原共同降低（Ⅰ型），4%的变异仅引起活性水平降低而抗原水平可正常（Ⅱ型）。变异类型主要包括碱基缺失或插入、无义变异、错义变异和剪切位点变异等，其中错义变异最为常见。变异散在分布于整个*F11*基因。

【遗传咨询与产前诊断】

1. 遗传咨询　丙型血友病是一种常染色体隐性遗传病。父母为杂合子，子女有25%的概率为患者，50%的概率为携带者，25%的概率为正常人。

2. 产前诊断　丙型血友病的产前诊断需要在先证者及携带者基因型明确的情况下进行。选择合适的时间和采样手术，采集胎儿标本，提取DNA并且对特定的*F11*基因型进行检测，获得胎儿基因型。

（蒋玮莹）

第四节　遗传性卟啉症

遗传性卟啉症（hereditary porphyria）是血红素生成过程中有关酶的异常，或控制血红素合成调节功能异常，所致卟啉及其前体过度蓄积或大量排出的一组代谢性疾病[34, 35]。由于涉及血红素代谢的多个环节，因此包括多种疾病，如先天性红细胞生成性卟啉症（congenital erythropoietic porphyria）、急性间歇性卟啉症（acute intermittent porphyria）、红细胞生成性原卟啉症（erythropoietic protoporphyria）、遗传性粪卟啉病（hereditary coproporphyria）和混合性卟啉症（variegated porphyria）等，本节重点介绍严重或相对常见的卟啉病。

【临床表型特征】

1. 先天性红细胞生成性卟啉症　又称Gunther病、先天性光敏性卟啉症和先天性卟啉症等，是罕见的遗传性疾病[34]。临床有严重残毁性光敏皮损、溶血性贫血和脾肿大。本病预后不良，可早年夭折于继发性感染或贫血，少数可活到40～50岁。红细胞生成异常，对光过敏，严重皮炎，脾大，婴儿期发病。患儿出生时或出生后不久先发现尿布被胎粪和尿污染成粉红色，以后婴儿在日晒时啼哭，随即在暴露部位皮肤尤其在耳翼等处出现浮肿性红斑、水疱、大疱和血疱，疱破后形成糜烂、溃疡或继发感染。皮疹反复发作，夏季尤剧，最终留有严重瘢痕和粟丘疹，瘢痕形成与继发感染亦有关，因溃疡和瘢痕导致四肢和光暴露部位如指、鼻和耳翼等毁损畸形。头部有瘢痕性秃发，耳、鼻软骨及末节指（趾）骨缺失，指（趾）挛缩。病变轻的部位有毳毛样多毛症，面、颊部毛过长，浓眉长睫。其他有畏光、角结膜炎、虹膜炎、睑外翻、睑球粘连、皮肤脆性增加、色素沉着和减退、皮肤硬化，有时在紫外线灯照射下皮肤处有荧光。牙齿染成棕色，在Wood灯下发出粉红色荧光。患儿常有不同程度的溶血性贫血，脾肿大。皮损处有瘙痒或烧灼感。可有全身不适、恶心，少数有癫痫发作。

2. 急性间歇性卟啉症[35, 36]　又称肝性血卟啉病综合征（porphyria hepatica syndrome），是由于肝内卟啉代谢紊乱所引起的间歇发作性腹痛、呕吐、便秘及神经精神症状等一系列症候群，以青壮年发病为多[35]。由于本病相对少见，而且症状并无特殊，常常造成误诊，可误诊为胆石症、溃疡病以及神经精神等多种疾病。肝、腹部及神经系统损害，无光过敏现象，青、中年发病。本病临床表现差异很大，以小腹部绞痛和神经精神症状的间歇发作为特征，可通过服用巴比妥类、磺胺类药物或应激状态诱发，腹部表现为剧烈绞痛，伴便秘、恶心呕吐，类似急腹症表现，但腹痛无固定部位，亦无腹部反跳痛和肌紧张；外周运动神经障碍表现有四肢软弱无力、轻瘫，甚至软瘫；精神症状有忧郁、精神错乱、幻觉等，症状常反复急性发作，可持续数日至十几日。另外可有自主神经功能失调表现，如心动过速、高血压、尿潴留，由于δ氨基酮戊酸和卟胆原从肾脏排出增加，将患者尿液暴露于日光下可转变为红色或茶色，这是本病一个很重要的特点。

【遗传方式与相关致病基因】

先天性红细胞生成性卟啉症表现通常为常染色体隐性遗传或X-连锁隐性遗传[34, 35]。尿卟啉原合成酶编码基因*UROS*位于10q26，呈常染色体隐性遗传方式，至今已发现超过30种变异形式。点变异有缺失、插入变异、无义变异、错义变异等，最常见的变异是c.217T＞C，约1/3的先天性红细胞生成性卟啉症患者是由该变异引起发病，纯合子的酶活性不足正常的1%，常出现水肿胎。位于X染色体的*GATA1*（Xp11.23）基因变异也可引起先天性红细胞生成性卟啉症[34]，呈X-连锁隐性遗传方式。

先天性红细胞生成性卟啉症临床表现的严重程度可以受到*ALAS2*（Xp11.21）基因的调控，而后者编码δ氨基乙酰丙酸合酶，与红细胞生成性原卟啉症相关，呈X-连锁隐性遗传方式。如*UROS*致病变异合并*ALAS2* c.-209G＞A或c.-219C＞A（酶活性分别为正常的53.9%和43.4%），仅表现为轻度的皮肤损害。

急性间歇性卟啉症为常染色体显性遗传性疾病，位于11q23.3上的羟甲基胆素合成酶编码基因*HMBS*发生变异[36, 37]。

其余与多种卟啉病相关的基因及遗传方式见表21-2。

表21-2　部分卟啉病相关基因及遗传方式

基因	染色体位置	遗传方式	相关疾病
UROD	1p34.1	AR，AD	迟发性皮肤卟啉病
PPOX	1q23.3	AD	混合性卟啉病
CPOX	3q11.2	AD	粪卟啉病
ALAD	9q32	AR	急性肝性卟啉病
CLPX	15q22.31	AD	红细胞生成性原卟啉症2型
FECH	18q21.31	AR	红细胞生成性原卟啉症1型

注：AD，常染色体显性；AR，常染色体隐性。

【实验室与辅助检查】

1. 骨髓象　先天性红细胞生成性卟啉症患者呈溶血性贫血变化，骨髓涂片在荧光显微镜下可见红系细胞浆内的红色荧光。

2. 贫血　急性间歇性卟啉症贫血，先天性红细胞生成性卟啉症轻度至重度贫血。

3. 红细胞卟啉　急性间歇性卟啉症原卟啉、尿卟啉、粪卟啉正常；先天性红细胞生成性卟啉症的原卟啉正常，尿卟啉、粪卟啉显著增高。

4. 尿　急性间歇性卟啉症患者尿液在日光下颜色由正常变为棕色，尿中的卟胆原显著升高，尿卟啉、粪卟啉轻度至中度升高；先天性红细胞生成性卟啉症患者尿液颜色为红色，卟胆原正常，尿卟啉显著升高，粪卟啉轻度至中度升高。

5. 粪便　急性间歇性卟啉症患者粪便中的原卟啉正常，粪卟啉正常至中度升高；先天性红细胞生成性卟啉症患者粪便中，原卟啉正常，粪卟啉显著升高。

【诊断标准】

先天性红细胞生成性卟啉症根据对光过敏、毁形性皮损、红牙、尿色发红、贫血和脾肿大，结合实验室检查即可确诊。通过检测*UROS*基因变异纯合子及复合杂合子可确诊，如未发现*UROS*基因致病变异，应进行*ALAS2*和*GATA1*基因变异检测[38, 39]。如临床诊断困难，高通量测序一次性检测多个相关基因也可用于基因诊断。

急性间歇性卟啉症检测24h尿内尿卟啉，粪卟啉排出增多，24h尿卟胆原、δ氨基酮戊酸增加，测定血红细胞尿卟啉原合成酶活性有辅助诊断的作用[36]。

【治疗与预后】

先天性红细胞生成性卟啉症无满意治疗方法，脾切除和皮质类固醇治疗可改善贫血，降低光敏程度。5-磷酸腺苷酸衍化物有一定疗效；β胡萝卜素常能使皮肤损害与光敏得到缓解。氯喹能使本病化验指标改善；不透光的火棉胶外用可减轻皮肤光敏[38]。

急性间歇性卟啉症治疗：①对症治疗、预防复发。减少皮肤损害，避免阳光照射和创伤，穿防护衣。口服β胡萝卜素或核黄素，或隔日口服米帕林。②尽量避免诱因，如过劳、精神刺激和饥饿、感染、饮酒等。③激素治疗。少数急性发作与月经周期有明显关系的病例，应用雄激素、雌激素或口服女性避孕药有良效，但可出现持续性高血压，其机制不明。有体位性低血压的患者用泼尼松。④纠正水、电解质紊乱。

【遗传咨询与产前诊断】

由于目前尚无确切有效的治疗方法，对受累家系成员开展遗传咨询，检出携带者，对高风险胎儿进行产前诊断是发现患胎的有效手段。

遗传性卟啉症有多种遗传方式。常染色体隐性遗传的先证者同胞有25%为患者，50%为无症状携带者，25%为正常[34]；常染色体显性遗传的先证者同胞有50%为患者，50%为正常；X-连锁隐性遗传的患者常为男性，母亲为基因携带者，表现正常。每次妊娠男性胎儿发病概率为50%，女性胎儿有50%的可能性为基因携带状态。

1. 遗传咨询

（1）确定咨询者家系中遗传性卟啉症的临床诊断，建立遗传咨询档案。确定临床诊断包括询问遗传性卟啉症患儿的临床症状、特征性体征、实验室检查结果。

（2）绘制咨询者的家系图，明确遗传方式。

（3）对先证者进行遗传性卟啉症基因检测，明确其致病性变异位点，并验证其双亲是否存在相同的变异。

（4）应对先证者家系中所有准备生育者进行相应基因检测，检出携带者。

2. 产前诊断

（1）确认先证者的临床表型和致病性变异位点。

（2）确认患者的双亲是携带者，并携带有与患者相同的变异基因。

（3）在携带者妊娠11～13周进行绒毛活检或16～22周羊膜腔穿刺抽取羊水进行胎儿细胞的遗传性卟啉症基因检测，当确认为与先证者基因型相同的胎儿时，提示是患胎，应在知情的情况下，由孕妇决定采取治疗性流产或引产；若与先证者基因型不同，建议继续妊娠，正常生产。

（4）对于患者有典型的临床表型和明确的基因致病性变异，即使其双亲没有发现与患者相同的变异位点，也应对再次妊娠的胎儿细胞进行基因检测，明确是否存在与先证者相同的变异，因其双亲有生殖细胞嵌合体的可能。

（5）对确认的携带者，也可选择进行植入前遗传学检测，避免患胎的治疗性流产。

（6）对于产前基因诊断后出生的新生儿，应进行随访和记录。

（方建培　李欣瑜）

第五节　其他遗传性贫血

一、幼年型恶性贫血综合征

幼年型恶性贫血综合征（juvenile pernicious anemia syndrome）是由于先天性内因子缺乏等多种病因（除营养性外）引起的维生素B_{12}缺乏导致的巨幼细胞性贫血（megaloblastic anemia）。因DNA合成障碍及DNA复制速度减缓，影响到骨髓造血细胞，红细胞系、粒细胞系或巨核细胞系增生低下而出现贫血，甚至全血细胞减少。骨髓造血细胞的特点是胞核与胞质的发育及成熟不同步，前者较后者迟缓，形成形态、质和量以及功能均异常的细胞，即细胞的巨幼样变（megaloblastic change）。严重的并发症包括心力衰竭（恶性贫血患者死亡的主要原因之一）、出血、痛风、精神异常等。因此，及时诊断与治疗对挽救该类疾病患者的生命有重要意义[40-42]。

【临床表型特征】

1. 幼年型恶性贫血综合征具有巨幼细胞贫血的一般临床表现

（1）贫血　起病隐伏，特别是维生素B_{12}缺乏者，常需数月。可同时有白细胞和血小板减少，患者偶有感染及出血倾向。

（2）胃肠道症状　表现为反复发作的舌炎，舌面光滑、乳突及味觉消失，食欲不振。腹胀、腹泻及便秘偶见。

（3）神经系统症状　维生素B_{12}缺乏特别是恶性贫血的患者常有神经系统症状，主要是由脊髓后、侧索和周围神经受损所致。表现为乏力、手足对称性麻木、感觉障碍、下肢步态不稳、行走困难。小儿及老年人常表现脑神经受损的精神异常、无欲、抑郁、嗜睡或精神错乱。部分巨幼细胞贫血患者的神经系统症状可发生于贫血之前。

上述三组症状可同时存在，也可单独发生。同时存在时其严重程度也可不一致[40, 42]。

2. 幼年型恶性贫血综合征特殊类型的临床表现

（1）先天性恶性贫血　发病年龄<3岁，常染色体显性遗传，胃黏膜组织正常，内因子分泌减少或消失，胃酸分泌正常。抗内因子抗体阴性，抗胃壁细胞抗体阴性，^{60}Co维生素B_{12}吸收试验显示吸收功能下降，内因子分泌正常。

（2）特发性维生素B_{12}吸收不良　婴儿期起病，常染色体隐性遗传，胃黏膜组织正常，内因子分泌正常，胃酸分泌正常。抗内因子抗体、抗胃壁细胞抗体阴性，^{60}Co维生素B_{12}吸收试验显示吸收功能下降，内因子分泌减少。可伴良性蛋白尿、氨基酸尿。

【遗传方式与相关致病基因】

遗传性巨幼细胞性贫血可以由编码cubilin的CUBN基因（芬兰型，10p13）和AMN基因（挪威型，14q32.32）变异引起。CUBN和AMN基因产物形成一个复合物——内因子-维生素B_{12}复合物受体，基因变异时，发生维生素B_{12}吸收不良，婴幼儿期起病，为常染色体隐性遗传[43]。

二氢叶酸还原酶（dihydrofolate reductase）将二氢叶酸转化为四氢叶酸，是嘌呤、胸腺嘧啶酸和某些氨基酸的从头合成所必需的，可被甲氨蝶呤（MTX）抑制。编码基因DHFR位于5q14.1，呈常染色体隐性遗传[41]，有4个假基因，分别位于不同的染色体上。

【实验室与辅助检查】

1. 血象　大细胞正色素性贫血（MCV＞100fL），血象往往呈现全血细胞减少。中性粒细胞及血小板均可减少，但比贫血的程度轻。血涂片中可见多数大卵圆形的红细胞，中性粒细胞分叶过多，可有5叶或6叶以上的分叶。偶可见到巨大血小板。网织红细胞计数正常或轻度增高。

2. 骨髓象　骨髓增生活跃，红系细胞增生明显增多，各系细胞均有巨幼变，以红系细胞最为显著。红系各阶段细胞均较正常大，胞质比胞核发育成熟（核质发育不平衡），核染色质呈分散的颗粒状浓缩。类似的形态改变亦可见于粒细胞及巨核细胞系，以晚幼和杆状核粒细胞更为明显。

3. 血清叶酸和维生素B_{12}水平测定　目前二者均可用微生物法或放射免疫法测定。血清叶酸的正常范围为5.7～45.4nmol/L（2.5～20ng/mL），血清维生素B_{12}的正常范围为150～666pmol/L（200～900pg/mL）。由于部分正常人中可有血清维生素B_{12}低于150pmol/L（200pg/ml），又因为这两类维生素的作用均在细胞内，而不是在血浆中，故此项测定仅可作为初筛试验。单纯的血清叶酸或维生素B_{12}测定不能确定叶酸或维生素B_{12}缺乏的诊断。

4. 其他辅助检查　①脱氧尿嘧啶核苷抑制试验（deoxyuridine suppression test）：取患者的骨髓细胞（或植物血凝素激活的淋巴细胞）加入脱氧尿嘧啶核苷孵育后，再加入3H标记的胸腺嘧啶核苷（3H-TdR），一定时间后，测定掺入细胞核中DNA的3H-TdR量。当叶酸或（及）维生素B_{12}缺乏时，脱氧尿嘧啶核苷利用减少，3H-TdR的掺入量较正常人（＜10%）明显增多（＞20%）。还可加入叶酸或维生素B_{12}以纠正。根据3H-TdR的掺入来判断患者是缺乏叶酸抑或维生素B_{12}。此试验较为敏感，可在血清甲基丙二酸及高半胱氨酸水平升高之前的早期阶段出现异常。②内因子抗体测定：在恶性贫血患者的血清中内因子阻断抗体（Ⅰ型抗体）的检出率在50%以上，故内因子阻断抗体测定为恶性贫血的筛选方法之一。如为阳性，应做维生素B_{12}吸收试验。③维生素B_{12}吸收试验（schilling test）：主要用来判断维生素B_{12}缺乏的病因。给患者肌内注射维生素B_{12} 1 000μg，同时或1h后口服^{57}Co标记的维生素B_{12} 0.5μCi。收集24h尿，测定尿中^{57}Co维生素B_{12}的含量，正常人应＞8%，巨幼细胞贫血患者及维生素B_{12}吸收不良者＜7%，恶性贫血患者＜5%。如在5天后重复此项试验，同时口服内因子60mg，尿中^{57}Co维生素B_{12}的排出量恢复正常，表示患者的维生素B_{12}缺乏是由于内因子缺乏，否则是其他原因所致。如果给患者服用抗生素7～10天后试验得到纠正，表示维生素B_{12}的吸收障碍是由于肠道细菌过量繁殖所致。此试验结果与尿量有关，准确收集24h的尿量及事先了解试验者的肾功能是否正常，非常重要。④胃液中游离胃酸消失，注射组胺后亦不会出现。

【治疗与预后】

1. 病因治疗　病因为先天性内因子缺乏，因此尚没有针对病因的治疗方法。

2. 维生素B_{12}　由于维生素B_{12}难以通过髓-血屏障，肌内注射和鞘内注射可提高疗效。儿童15～30μg/次，年长儿或青少年100μg/次。每周肌内注射3～5次，连用2～4周或至血象正常为止，维持量100μg/月，肌内注射。神经系统症状明显的，用量应增大至1mg，终身治疗[41]。

二、红细胞膜缺陷所致的溶血性贫血

（一）遗传性球形红细胞增多症

遗传性球形红细胞增多症（hereditary spherocytosis）是以不同程度贫血、间发性黄疸、脾大、球形细胞增多及细胞渗透脆性增加为特征的一种遗传性溶血性贫血[44]。见于世界各地，我国各地均有报道，以北方地区较多见，是北方遗传性溶血性贫血的主要原因，但尚无确切的发病率调查资料。约10%的患者表现为重度病变，血红蛋白浓度为60～80g/L，需要间歇输血，3%～5%的患者表现为伴有致命性贫血的极重度病变，血红蛋白浓度<60g/L，需要定期输血。进行产前诊断对预防重度病变发生十分重要。

【临床表型特征】

遗传性球形红细胞增多症多见于婴幼儿及儿童，发病年龄越小，病情越重。慢性溶血或间歇加重，贫血、黄疸和脾大是其主要特征。国外根据血红蛋白、网织红细胞和总胆红素将遗传性球形红细胞增多症分为轻度、中度和重度[44]。

20%～30%的患者表现为轻度病变，其红细胞的产生和破坏处于平衡状态或接近平衡状态。这类患者通常无症状，往往在体检、家族筛查或某些诱因导致溶血加重时被发现，最常见的诱因为病毒感染、过度疲劳及情绪紧张等。这类患者一般无贫血，仅有轻度脾大和网织红细胞增多以及极少量球形红细胞，红细胞渗透脆性在37℃孵育24h后才会增加。

60%～70%的患者表现为中度病变，以儿童期发病为主，但在任何年龄都有发病可能。在儿童患者中，贫血是最常见的症状（50%），其次为脾大、黄疸和阳性家族史。大多数患者的血红蛋白浓度为80～100g/L，网织红细胞增加，一般>6%。贫血症状表现为疲乏及皮肤苍白，约50%的患者可见黄疸，常与病毒感染有关。当出现黄疸时，以间接胆红素升高和缺乏胆红素尿为特征。婴幼儿患者中脾大的发生率为50%，在年长儿童及成年患者中为75%～95%。脾脏常为中度肿大，但也可重度肿大。

约10%的患者表现为重度病变，其与中度遗传性球形红细胞增多症的差别在于血红蛋白浓度为60～80g/L，需要间歇输血，网织红细胞增高更明显，一般>10%。胆红素升高亦更明显，一般>51.3μmol/L。

3%～5%的患者表现为伴有致命性贫血的极重度病变，血红蛋白浓度<60g/L，需要定期输血以维持血红蛋白浓度。此类患者几乎均为常染色体隐性遗传。患者可能会出现铁超负荷及其伴随的临床并发症，需要持续铁螯合剂治疗。如果不进行定期输血和（或）脾切除，患者可能会出现生长发育迟缓、性成熟较晚或髓外造血，同时伴肝脾大和骨骼变化，如地中海贫血面容。

50%～70%的遗传性球形红细胞增多症于新生儿期发病，多于生后48h内出现黄疸，20%的病例迟至出生后1周，重者发生胆红素脑病。伴不同程度的溶血性贫血，进行性加重，血红蛋白为50～70g/L，持续几个月后稳定于70～100g/L。可有脾大。目前认为新生儿期黄疸严重程度与年长后遗传性球形红细胞增多症的病情转归无必然联系。

【遗传方式与相关致病基因】

遗传性球形红细胞增多症是由于多种红细胞膜蛋白基因点变异，导致膜蛋白（主要是膜骨架蛋白）的质或量的异常所致。其遗传具有异质性，已发现的缺陷主要有5种，即SPH1至SPH5型。

SHP1型是由编码锚蛋白1的*ANK1*基因（8p11.21）变异引起的，多呈常染色体显性遗传，部分呈常染色体隐性遗传。纯合变异的患者表型更严重。锚蛋白缺乏（占16%），不能连接膜收缩蛋白（spectrin），剩余的膜收缩蛋白迅速降解，引起继发性膜收缩蛋白减少，造成锚蛋白与膜收缩蛋白联合减少。

膜收缩蛋白缺乏导致的遗传性球形红细胞增多症分为SHP2型和SHP3型。膜收缩蛋白由α亚基和β亚基构成。因为α亚基和β亚基的合成速率不同，α亚基的合成是β亚基合成的3倍多，所以，膜上的膜收缩蛋白组装受到β亚基的限制。β亚基缺陷将在杂合状态下出现，并导致显性遗传。相反，α亚基缺陷可能在纯合状态时才会显现。SHP2型是由编码膜收缩蛋白-β亚基的*SPTB*基因（14q23.3）变异引起的，多为常染色体显性遗传，膜收缩蛋白轻度缺乏；也有部分为常染色体隐性遗传，膜收缩蛋白显著缺乏。SPH3型是由编码膜收缩蛋白-α亚基的*SPTA1*基因（1q23.1）变异引起的，呈常染色体隐性遗传，膜收缩蛋白显著缺乏。

SPH4型由17q21.31上*SLC4A1*基因变异引起，导致红细胞膜上带3蛋白部分缺乏，或带3蛋白的蛋白4.2结合位点变异，呈常染色体显性遗传[45, 46]。

SPH5型由15q15.2上*EPB42*基因变异引起，导致蛋白4.2缺乏，其变异可导致遗传性的红细胞球形、椭圆形改变，为常染色体隐性遗传[47]。

【实验室与辅助检查】

1. 外周血象　贫血多为轻度至中度，发生危象时可呈重度，多为小细胞正色素性贫血。球形红细胞增多，一般球形红细胞占25%～42%。20%～25%病例红细胞形态变化不明显或球形红细胞较少。带3蛋白缺乏的遗传性球形红细胞增多症可见针刺状球形细胞，网织红细胞升高，MCV正常或降低，MCHC多增加，白细胞和血小板多正常。

2. 红细胞渗透脆性试验　是诊断遗传性球形红细胞增多症的主要方法，灵敏度高，约75%的病例盐水渗透脆性增加，0.50%～0.75%开始溶血，0.40%完全溶血。若盐水渗透脆性阴性，又高度怀疑为遗传性球形红细胞增多症，可作37℃孵育24h的孵育脆性试验，遗传性球形红细胞增多症患者则100%阳性（0.70%～0.80%以上开始溶血）。自身溶血试验，自溶血增加达15%～45%，加入葡萄糖或ATP可纠正。血清间接胆红素增加。

3. 酸化甘油试验（AGLT）　不同红细胞在酸化甘油中的溶解速度不同，在pH6.85的0.3M甘油中红细胞发生缓慢溶解，光密度随溶血增加而下降，当下降到起始光密度的一半时称AGLT50。正常人AGLT50为30min，遗传性球形红细胞增多症患者常在150s之内。本法敏感性高，阳性率可达100%，但特异性不高，适合做初筛。

4. 红细胞膜蛋白电泳分析　采用十二烷基磺酸钠聚丙烯酰胺凝胶电泳（SDS-PAGE）可对膜蛋白主要成分进行定性或半定量分析，阳性率可达80%。

5. 单链构象多态性分析（SSCP）及PCR结合基因测序　可检测出膜蛋白基因的变异点。

6. 骨髓象　红系增生，粒/红比率降低或倒置，以晚幼红明显。偶见巨幼样变（合并叶酸缺乏时）。

【诊断标准】

诊断主要依据：①慢性过程伴急性发作的溶血性贫血、黄疸和脾大。②球形红细胞增多（＞10%）。③红细胞渗透脆性增加，尤其孵育脆性增加。④脾切除疗效佳，排除继发性球形红细胞增多，可确诊。家族史中双亲之一有小球形红细胞及孵育脆性增加，有助于诊断。⑤发现致病基因型。

【治疗与预后】

1. 一般治疗　注意预防感染，避免劳累和情绪紧张。适当补充叶酸。贫血轻者无须输红细胞，重度贫血或发生溶血危象时输红细胞。发生再障危象时除输红细胞外，必要时予输血小板。新生儿遗传性球形红细胞增多症主要是防治高胆红素血症，贫血重者应输红细胞。

2. 脾切除　是纠正遗传性球形红细胞增多症贫血的唯一治疗方法。脾切除后可明显延长红细胞寿命，显著改善贫血及黄疸症状，网织红细胞计数接近正常。中、重度贫血者均适于作此手术治疗，由于在婴幼儿期脾切除后发生感染的风险很高，所以脾切除术应尽可能延至5岁后进行。过度推迟手术时间也是有害无益的，因为10岁后患儿发生胆结石的风险显著增加。

3. 对重度遗传性球形红细胞增多症生长发育迟缓＜3岁的婴幼儿推荐行脾次全切除或脾栓塞术。目的是减轻患儿的溶血和贫血，同时保留残存脾脏的免疫功能，但术后可能出现脾脏再生而需要再次手术。因此推荐对3～5岁的重度遗传性球形红细胞增多症患儿进行脾次全切除或脾栓塞术，如果第一次手术治疗疗效不完全满意，可在6岁后再次手术行脾切除。

4. 为防止脾切除术后感染，有条件者可在术前1～2周注射多价肺炎球菌疫苗。脾切除术后酌情预防性静脉输注丙种球蛋白，每次0.2～0.3g/kg，每月1次，用3～6个月。

（二）遗传性椭圆形红细胞增多症

遗传性椭圆形红细胞增多症（hereditary elliptocytosis）是以外周血中椭圆形红细胞增多为特征的一种遗传性溶血性疾病[48]。本病绝大多数呈常染色体显性遗传，仅少数呈常染色体隐性遗传。其膜蛋白异常具有高度异质性，主要膜缺陷类型如下。①膜收缩蛋白α亚基异常：膜收缩蛋白二聚体之间聚合能力下降，四聚体减少，膜稳定性下降；②膜收缩蛋白β亚基异常：变异β亚基不能自行联结为四聚体，不能磷酸化；③膜收缩蛋白β亚基异常与锚蛋白联合缺陷；④膜蛋白4.1异常；⑤膜蛋白3异常；⑥血型糖蛋白C和D缺乏。膜缺陷导致胞膜稳定性降低，脆性增加，发生溶血。

【临床表型特征】

1. 大多数病例无症状；约12%的病例表现为慢性溶血性贫血，伴黄疸、脾大，可发生溶血危象。

2. 婴儿异形红细胞增多型椭圆形红细胞增多症可在出生后数天内呈现中度溶血性黄疸，重者需要换血，可持续数周至数月，1岁后呈现轻型椭圆形红细胞增多症。

【遗传方式与相关致病基因】

SPTA1 基因（1q23.1）、*SPTB*基因（14q23.3）、*EPB41*基因（1p35.3）变异是遗传性椭圆形红细胞增多症的常见原因，绝大多数呈常染色体显性遗传，极少数呈常染色体隐性遗传[48, 49]。

【实验室与辅助检查】

1. 血象　不同程度的溶血性贫血的血象和骨髓象（隐匿型可完全正常）。骨髓中有核红细胞为圆形，至网织红细胞始呈椭圆形。

2. 外周血涂片　典型病例可见椭圆形红细胞，呈椭圆、棒状卵圆形、腊肠样或香蕉状、小细胞和碎片等多种状态，≥0.25有诊断价值（正常人为0.01～0.15）。椭圆形红细胞轴率（短径/长径）<0.78。

3. 红细胞渗透脆性和自溶试验　多数遗传性椭圆形红细胞增多症患者红细胞渗透脆性和自溶试验正常，少数椭圆形红细胞型患者红细胞渗透脆性和自溶可增加。

【诊断标准】

主要依据临床表现、实验室检查、阳性家族史（如无阳性家族史，则椭圆形红细胞应>0.50），并需排除获得性椭圆形红细胞增多症。可引起椭圆形红细胞增多症的疾病有地中海贫血、缺铁性贫血、巨幼红细胞性贫血、骨髓异常增生综合征、丙酮酸激酶缺乏等。

【治疗与预后】

轻型病例不必治疗，但应避免疲劳或感染。重型病例可行脾切除术或大部分脾栓塞术。新生儿椭圆形红细胞增多症发生高胆红素血症时可予光疗，以预防胆红素脑病。

（三）遗传性口形红细胞增多症

遗传性口形红细胞增多症（hereditary stomatocytosis）是一组较罕见的遗传疾病，以溶血性贫血伴外周血口形红细胞增多为特征。绝大多数呈常染色体显性遗传，极少数呈常染色体隐性遗传，一般认为其基本缺陷是红细胞膜蛋白质异常[50]。

【临床表型特征】

1. 慢性溶血性贫血、黄疸、呼吸道感染或病毒感染时加重，可伴腹痛、昏迷，肝脾一过性轻或中度肿大。

2. 少数病例有新生儿溶血性黄疸。杂合子状态一般无临床表现，仅见口形红细胞。

3. 外周血涂片染色。干涂片口形红细胞多>0.05，可达0.30～0.49（正常<0.04），在湿涂片上口形红细胞呈碗形。

4. 不同临床类型。水肿细胞型（hydrocyte）：MCHC降低，细胞内钠离子浓度增高，钾离子浓度降低，渗透脆性增加，外周血涂片不加低渗液即可找到口形红细胞。脾内溶血，切脾有效。干燥细胞型（xerocytosis）或脱水细胞型（dehydrated hereditary stomatocytosis）：MCHC正常或升高，以胞内钾外流及水分丧失为主，渗透脆性降低，红细胞呈干瘪状，不规则形态或呈靶形，加入低渗液后水分渗入细胞内可呈典型口形细胞，脾扣留现象不明显，切脾多无效。其他型：不属于以上两型，红细胞渗透脆性升高，发病机制未明。

【遗传方式与相关致病基因】

遗传性口形红细胞增多症与*PIEZO1*基因变异相关，位于16q24.3，绝大多数呈常染色体显性遗传，极少数呈常染色体隐性遗传[50, 51]。

【诊断标准】

凡不明原因的溶血性贫血或新生儿期溶血性黄疸，血片上见口形红细胞>0.05，红细胞内钠、钾离子含量测定异常者可确诊，但需注意排除获得性口形红细胞增多症（遗传性球形红细胞增多症、β-地中海贫血、谷胱甘肽过氧化物酶缺陷、肝胆系统疾病、心血管疾病、恶性肿瘤、肌强直症，氯丙嗪、长春新碱治疗后或酒精中毒等）。

【治疗与预后】

新生儿期预防胆红素脑病，贫血重者应输红细胞，积极防治感染，水肿细胞型可切脾治疗。

（四）先天性无β脂蛋白血症

先天性无β脂蛋白血症（congenital abetalipoproteinemia，也称Bassen-Kornzweig综合征）是一种先天性的棘细胞增多症，是棘细胞和锯齿细胞（acanthocytosis）增加伴溶血性贫血综合征，是罕见的家族性遗传性疾病。以血中大量棘形红细胞和β脂蛋白缺如或减少为特征。属常染色体隐性遗传，有父母近亲婚配史。杂合子无临床表现。其发病机制不明，可能与脂肪代谢异常、肠吸收不良有关[52]。

【临床表型特征】

1. 消化道症状　出生后即有腹泻、呕吐、腹胀、食欲缺乏、粪脂含量增加。

2. 神经症状　5岁后肌腱反射逐渐消失，运动性共济失调，智力低下，眼球震颤，视网膜色素变性伴斑点状萎缩，夜盲、视野缩小或全盲[53]。

3. 轻度溶血性贫血。

【遗传方式与相关致病基因】

先天性无β脂蛋白血症呈常染色体隐性遗传，由MTTP基因（4q23）和APOB基因（2p24.1）的纯合变异或复合杂合变异引起[54, 55]。

【实验室与辅助检查】

1. 血象　轻度贫血，出生后数月内棘细胞增多，可达0.25～0.50，红细胞在湿涂片不能形成串联，白细胞及血小板正常。

2. 红细胞自溶试验　自溶显著增加，可达90%，加维生素E或血浆可纠正。

3. 过氧化氢溶血试验　溶血可达87%，维生素E可纠正。

4. Cr标记红细胞　寿命缩短（约18天），亦可正常。

5. 血浆总脂<1～1.5g/L，胆固醇1.82～2.34μmol/L，磷脂0.325～1.235μmol/L，甘油三酯测不出，血清蛋白电泳无β脂蛋白和前β脂蛋白；血沉增快。

【诊断标准】

诊断的主要依据是血涂片恒定出现高比例的棘细胞及生化检查无β脂蛋白，有条件可行小肠活检。此外，应排除肾衰竭、肝硬化、微血管病性溶血性贫血、黏液性水肿、丙酮酸激酶缺乏及某些肿瘤所致获得性棘细胞增多症。

【治疗与预后】

尚无特效疗法。应控制脂肪饮食，维生素E口服，100mg/d，对个别病例有效。本病预后较差，最终出现瘫痪、失明。存活期为17个月至36岁[52]。

三、遗传性铁粒幼细胞性贫血

遗传性铁粒幼细胞性贫血（hereditary sideroblastic anemia）是由于遗传因素引起的铁利用障碍，导致铁在体内蓄积、血红素合成障碍的一种小细胞低色素性贫血。血红素合成过程中一种酶或某一环节发生障碍，即可引起血红素合成障碍和铁利用减少，导致有核红细胞胞浆内非血红素铁以铁蛋白或铁聚合体形式过量堆积，产生环形铁粒幼细胞及血红蛋白合成障碍，从而出现贫血[56]。

【临床表型特征】

遗传性铁粒幼细胞性贫血极为罕见[56]。贫血大多于10~20岁出现，也可在出生时或婴幼儿期出现。病程发展缓慢。贫血轻重不一，婴幼儿期起病的重型者可影响生长发育，甚至在婴儿期死亡。大剂量维生素B_6治疗对部分病例有效[56]。

【遗传方式与相关致病基因】

遗传性铁粒幼细胞性贫血最常见致病基因为ALAS2 基因（Xp11.21），为X-连锁隐性遗传，也可见于SLC25A38（3p22.1）和GLRX5（14q32.13）等常染色体隐性遗传相关基因和HSPA9（5q31）等常染色体显性遗传相关基因的变异[56]。

【实验室与辅助检查】

1. 血象　呈小细胞低色素性贫血，血红蛋白多在70~100g/L。红细胞大小不一、异形，网织红细胞减少或正常，白细胞正常或减少，单核细胞增多，可伴血小板减少。

2. 骨髓象　呈红系增生，偶见巨幼红细胞，有核红细胞可呈固缩、包浆空泡；铁染色铁粒幼细胞＞40%~50%，出现环状铁粒幼细胞（可达到100%）。幼红细胞胞浆PAS阳性物质含量常低于正常。

3. 血清铁和铁蛋白饱和度常增加，血浆总铁结合力和未饱和铁结合力降低，红细胞游离原卟啉增加（40~300μg/dL）。血清铁蛋白增加。

4. 血清铁清除率增加，利用率降低。

5. 红细胞寿命正常或轻度缩短，红细胞脆性降低。

6. 含铁血黄素沉积，导致血色病。

7. 持续的代谢性酸中毒和高乳酸血症。

【诊断标准】

诊断要点：①贫血形态学属低色素或双色性，网织红细胞正常或减少；②白细胞数正常或减少，血小板数一般正常；③骨髓红细胞系增生，可有巨幼红细胞，铁染色显示大量环形铁粒幼细胞；④血清铁升高，血浆总铁结合力降低，运铁蛋白饱和度增加；⑤细胞内、外铁皆升高；⑥铁剂治疗无效。

【治疗与预后】

1. 去除病因，治疗原发病，低碳水化合物饮食。

2. 维生素B_6肌内注射，20~200mg/d，部分患者有效。

3. 叶酸15~30mg/d，部分有效。

4. 色氨酸每次50mg，每天3次，连用4周，对维生素B_6无效者应用色氨酸有效。

5. 雄激素和泼尼松各1mg/（kg·d），单用或联合用3个月以上有一定效果。

6. 促红细胞生成素对部分患者有效。

7. 骨髓移植有报道获得成功治愈案例。

8. 贫血重者可输血，发生血色病者则并用去铁胺或静脉放血治疗。

四、镰状细胞贫血

镰状细胞贫血（sickle cell anemia）又称血红蛋白S病（HbS病），是基因变异导致的一种疾病，属于常染色体隐性遗传血红蛋白病。镰状红细胞是由β-珠蛋白基因的第7个密码子上腺嘌呤变异为胸腺嘧啶所导致，从而使极性谷氨酸变成了非极性的缬氨酸，因而导致溶血性贫血、炎症状态、疼痛性血管阻塞发作以及多器官系统受损致寿命缩短[57-59]。

镰状细胞贫血于1910年由Herrick首先报道，患病率在撒哈拉以南非洲及赤道非洲地区高达1%~2%，在中东、印度和地中海地区略低。

【临床表型特征】

镰状细胞贫血是HbS的纯合子状态，多于2岁之前发病，表现为严重的慢性溶血性贫血、不同部位的疼痛（腹痛、胸痛、四肢痛等）、易感染、慢性局部缺血导致的多器官系统受损、腿部慢性溃疡及痛性阴茎持续勃起等，其他如胆石症、胆囊炎、骨髓炎、骨梗死、夜间遗尿等，严重者可能出现血管阻塞危象，表现为发热、关节肿胀、持续严重疼痛、溶血加重、中性粒细胞升高、急性期反应蛋白升高等。

【遗传方式与相关致病基因】

HbS病是由HBB基因（11p15.4）的第7个密码子谷氨酸变异所致，为常染色体隐性遗传[57]。

【实验室与辅助检查】

1. 贫血通常表现为正细胞正色素性贫血，网织红细胞计数增加，即使无症状的患者也能观察到中性粒细胞及血小板升高，反应存在持续的低度炎症；血清结合珠蛋白降低，HbS含量>90%，相对于贫血程度而言，血清促红细胞生成素水平降低；血片上易见典型的镰形红细胞；骨髓常表现为红系增生过度。

2. 乳酸脱氢酶、间接胆红素升高；免疫球蛋白增高，尤其是IgA，血浆维生素E及锌水平降低。

3. 血红蛋白电泳或高效液相色谱发现HbS，基因检测发现HBB基因致病变异位点。

【诊断标准】

①临床表现（黄疸、贫血、肝脾肿大、骨关节及胸腹疼痛等）；②红细胞镰变；③家族史；④外周血象呈正细胞正色素性贫血。

【治疗与预后】

1. 提高胎儿血红蛋白水平的药物　羟基脲是唯一被FDA批准用于治疗镰状细胞贫血的药物，其他药物包括DNA甲基转移酶抑制剂（氮杂胞苷及地西他滨）、组蛋白去乙酰化酶抑制剂（丁酸盐衍生物等）、免疫调节剂（沙利度胺及其衍生物等）。

2. 输血治疗　即刻输血指征包括症状性贫血、急性胸腔综合征、脑卒中、再生障碍危象及滞留危象、继发于血管栓塞的其他主要脏器受损、顽固性阴茎异常勃起及大手术或涉及重要脏器的手术前。

3. 铁过载治疗　稳定状态下血清铁蛋白超过1 000μg/L被作为铁过载的指标；肝脏铁含量超过7.7mg/g干重被用作治疗指征；红细胞总输注量达120mL/kg也可用作开始去铁治疗的指标。常用药物有去铁胺、去铁斯若等。

4. 造血干细胞移植　唯一的治愈方法，对于有合适同胞供者的镰状细胞贫血患者存在以下危险因素时可考虑进行造血干细胞移植：①发生过脑卒中；②经颅多普勒超声检查发现患者颅内血管血流速率进行性增高；③反复发生肺梗死；④反复发生静脉阻塞危象；⑤肺动脉高压；⑥三尖瓣反流；⑦多关节骨坏死；⑧无症状性脑卒中伴认知损害；⑨反复发生阴茎异常勃起；⑩镰状细胞贫血性肾病；⑪存在红细胞同种异体免疫反应。非亲缘造血干细胞移植适用于存在以下危险因素的患者：①发生过脑卒中；②经颅多普勒超声检查发现患者颅内血管血流速率进行性增高；③反复发生肺梗死；④反复发生静脉阻塞危象；⑤肺动脉高压；⑥存在红细胞同种异体免疫反应。

经羟基脲治疗、规则输血和去铁治疗等[59]，尽管得到良好的疗效，仍有约6.4%的患者在18岁前死亡，英国和牙买加的科学家们对3 301例HbS患者进行的随访研究表明，6个月至3岁患儿病死率最高，男性平均寿命42岁，女性平均寿命48岁，但慢性器官损害引起的生活质量下降仍是一个重要的问题。

五、铁剂难治性缺铁性贫血

铁剂难治性缺铁性贫血（iron-refractory iron deficiency anemia）是近年新认识的一种遗传性缺铁性小细胞低色素贫血，属于先天性铁代谢疾病，由跨膜丝氨酸蛋白酶6编码基因*TMPRSS6*（22q12.3）变异引起血清铁调素异常升高所导致，表现为顽固性缺铁性贫血、口服补铁治疗无效，甚至静脉补铁亦不能完全纠正[60, 61]。迄今为止，文献报道30多个病例家族，共50余例患者，40余种*TMPRSS6*基因变异类型，大多数病例为西方国家报道，我国较少见。该病无明确缺铁病因，为常染色体隐性遗传[60, 61]。

【临床表型特征】

1. 先天性小细胞低色素性贫血，患者贫血的发生多始于新生儿期之后，出生时并不表现贫血。贫血程度多为轻中度，以儿童期贫血表现更为明显，儿童患者贫血程度普遍较成年患者重，可能与儿童患者生长对铁剂需求量大、缺铁相对较重相关。随着年龄增长，贫血程度可减轻，甚至仅表现红细胞参数异常而无贫血。

2. 符合常染色体隐性遗传特征。

3. 血液学呈典型缺铁性贫血表现，MCV、MCHC极低，血清铁、转铁蛋白饱和度明显减低，铁蛋白减低，而总铁结合力水平正常或稍低。

4. 临床铁缺乏症状体征相对轻微。患者神经及体格发育正常，除文献报道极少患者出现口角糜烂、皮肤粗糙外，非造血器官组织铁缺乏表现少见。

5. 口服铁剂无效，胃肠外补铁疗效不佳。

6. 贫血以幼年表现重，成年相对轻，贫血程度轻重不一。儿童期患者需间断静脉补铁治疗，随着年龄的增长，贫血程度可逐渐减轻，成年患者即使不予补铁治疗，血红蛋白也能维持在可耐受水平。铁蛋白水平随着年龄逐渐增高。

7. 铁调素水平异常升高。正常情况下，缺铁性贫血患者血及尿铁调素明显减低，甚至检测不到，但铁剂难治性缺铁性贫血患者铁调素水平正常甚至增高。

8. 骨髓细胞外铁减少或消失，持续性铁粒幼细胞缺乏。

【遗传方式与相关致病基因】

铁剂难治性缺铁性贫血相关基因为*TMPRSS6*（22q12.3），为常染色体隐性遗传，患者基因变异遍布所有*TMPRSS6*外显子及部分内含子，涉及错义变异、无义变异、移码变异、缺失变异以及剪切位点变异[60, 61]。

【实验室与辅助检查】

1. 外周血象MCV、MCH及MCHC极低。

2. 血清铁及转铁蛋白饱和度极低，但铁蛋白水平差异较大，部分患者铁蛋白减低，部分患者铁蛋白水平不低甚至增高，总铁结合力水平正常或稍低。

3. 血清铁调素水平异常高表达。

【诊断标准】

铁剂难治性缺铁性贫血诊断须结合病史，根据特征性临床表现，并排除获得性缺铁性贫血。血清铁调素水平异常升高是铁剂难治性缺铁性贫血的特征性表现，对于疑似患者，血清铁调素水平检测可作为初始的实验室筛查指标，据此能够进一步分辨获得性缺铁性贫血和铁剂难治性缺铁性贫血。

铁剂难治性缺铁性贫血诊断需排除表现为小细胞低色素贫血的其他病因，如继发性缺铁性贫血、已知的遗传性小细胞低色素性贫血、溶血性贫血、消化道失血、慢性病贫血等呈典型小细胞低色素性贫血。

【治疗与预后】

1. 静脉补铁治疗　首选治疗方案，虽然起效迟缓，获得最大治疗效果常需6周以上，但大部分患者可取得部分甚至完全治疗效果。文献报道，使用右旋糖酐铁400mg静脉注射治疗后血红蛋白水平和MCV均有一定改善。随访5例铁剂难治性缺铁性贫血患者15年发现，间断静脉输注铁剂，保持铁蛋白水平在200μg/L以上，可显著减少小红细胞数量并提高血红蛋白水平。

2. 促红细胞生成素（erythropoietin）　对于体内储存铁充足的患者可能起作用，对铁蛋白升高尤其是静脉补铁治疗无效的红细胞生成素患者有效。尽管目前缺少确切疗效报道，但促红细胞生成素作为铁调素的抑制因子，在铁剂难治性缺铁性贫血治疗中的应用仍值得探索。

六、维生素B₁反应性巨幼细胞性贫血

维生素B₁反应性巨幼细胞性贫血又称硫胺素响应性巨幼细胞贫血（thiamine-responsive megaloblastic anemia），是一种罕见的常染色体隐性遗传病，主要表现为出生后至青春期前出现的糖尿病、硫胺素治疗有效的巨幼细胞性贫血和逐渐加重的感音神经性耳聋[62, 63]。

【临床表型特征】

1. 发生在婴儿期至青春期前的巨幼细胞性贫血，经硫胺素治疗后贫血可纠正，但红细胞体积难以回归正常，停药后复发。

2. 进行性感音神经性耳聋通常较早出现，甚至在幼儿中可以检测，听力损失是不可逆的，硫胺素治疗可能无法阻止听力损失。

3. 糖尿病表现为非典型的1型糖尿病，发病年龄从婴儿期到青春期，硫胺素治疗可以延缓部

分患者糖尿病的发生。

【遗传方式与相关致病基因】

维生素B$_1$反应性巨幼细胞性贫血为常染色体隐性遗传病，常由于编码硫胺转运体-1（THTR-1）的基因*SLC19A2*（1q24.2）发生变异所致[62,63]。

【实验室与辅助检查】

1. 巨幼细胞性贫血，MCV升高，骨髓红系呈巨幼细胞样改变，环状铁粒幼细胞多见。

2. 维生素B$_{12}$及叶酸含量正常。

3. 胰岛素正常分泌但存在功能缺陷。

4. *SLC19A2*基因变异。

【诊断标准】

1. 口服硫胺素治疗有效的巨幼细胞性贫血，维生素B$_{12}$及叶酸含量正常。

2. 基因检测证实为*SLC19A2*基因变异纯合子或复合杂合子。

【治疗与预后】

1. 维生素B$_1$　不论年龄，终身口服维生素B$_1$，剂量50～100mg/d[63]。

2. 输血治疗　严重贫血者可输注红细胞。

3. 预防并发症　对原发病的持续管理至关重要，糖尿病血糖控制差及慢性贫血者可能出现并发症。患者怀孕前及孕期需积极控制血糖[62,63]。

七、先天性纯红细胞再生障碍性贫血

先天性纯红细胞再生障碍性贫血又称为Diamond-Blackfan贫血（Diamond-Blackfan anemia，DBA），是一种少见的先天性骨髓衰竭性疾病，属于核糖体疾病，以红系造血衰竭、先天畸形以及肿瘤易感性为特征。因Diamond和Blackfan于1938年首先报道而得名[64-66]。

先天性纯红细胞再生障碍性贫血确切发病率难以确定，欧美国家的发病率为5/1 000 000～7/1 000 000活产婴儿，国内暂无相关统计，男女发病率之比约为1.1：1，无明显种族差异[64-66]。

【临床表型特征】

90%的患儿在出生后1年内出现血液学症状（中位年龄2个月），诊断中位年龄是3个月。早期儿童期贫血的症状包括苍白、淡漠、食欲低下及发育迟缓；约1/3的患者合并先天畸形，如身材矮小、颅面部畸形、先天性白内障、青光眼、斜视、硬腭高拱及唇腭裂甚至Turner综合征样外貌、拇指畸形、先天性心血管发育异常、泌尿生殖器官畸形和恶性肿瘤易感性增加等。研究发现*RPL5*基因与*RPL11*基因等编码核糖体蛋白的基因变异与合并畸形相关，伴随这些基因变异的患儿畸形发生率＞40%，明显高于无变异患儿[64-66]。

【遗传方式与相关致病基因】

先天性纯红细胞再生障碍性贫血疾病的本质是由于核糖体蛋白基因*RPS19*（19q13.2）、*RPS24*（10q22.3）、*RPS17*（15q25.2）、*RPS7*（2p25.3）、*RPS10*（6p21.31）、*RPS26*（12q13.2）、*RPS29*（14q21.3）、*RPS27*（1q21.3）、*RPS28*（19p13.2）、*RPL27*（17q21.31）、*RPL5*（1p22.1）、*RPL11*（1p36.11）、*RPL35A*（3q29）、*RPL26*（17p13.1）、*RPL15*（3p24.2）

和*GATA1*（Xp11.23）中一个或多个基因的致病性变异引起的核糖体病。首先被证实与先天性纯红细胞再生障碍性贫血发生有关的基因为编码核糖体小亚基蛋白19的*RPS19*基因，随后发现编码其他核糖体蛋白的基因，如*RPL5*、*RPS17*、*RPS24*、*RPS7*基因变异也可导致先天性纯红细胞再生障碍性贫血发生。先天性纯红细胞再生障碍性贫血常见常染色体显性遗传，而*GATA1*、*TSR2*（Xp11.22）基因变异为X-连锁隐性遗传[67,68]。

【实验室与辅助检查】

主要的血液学特征为大细胞正色素性贫血，网织红细胞减少，白细胞计数正常或略有减少，血小板计数正常或增加，骨髓象表现为选择性红系祖细胞缺乏，红细胞生成缺陷，同时有持续存在轻度的微小囊性贫血和红细胞腺苷脱氨酶活性增加。

【诊断标准】

1. 婴幼儿期发病。

2. 有贫血症状和体征，无出血、发热、肝脾肿大。

3. 血常规　血红蛋白低于同年龄组正常水平，网织红细胞绝对计数减少，比例<1%；白细胞、血小板计数大致正常；白细胞分类正常；白细胞、血小板形态正常。

4. 骨髓象表现为红系各阶段显著低于正常水平，幼稚红系细胞<5%；粒系及巨核系各阶段在正常范围内。三系无病态造血。

5. Coombs试验阴性。

6. 除外其他红系异常性疾病以及各种继发性因素。

另外，具有以下特点可用于辅助诊断：①大细胞正色素贫血；②胎儿血红蛋白升高；③红细胞i抗原滴度升高；④红细胞腺苷脱氨酶明显升高；⑤先天性纯红细胞再生障碍性贫血相关基因变异。

【治疗与预后】

1. 糖皮质激素　治疗的首选药物，治疗开始越早，疗效越明显。若发病3个月内开始治疗，几乎100%患儿出现治疗效果。若发病3年后才开始服用泼尼松，则疗效极差。泼尼松剂量为60mg/（m²·d），用药后2~4周可见网织红细胞比例和血红蛋白增高，待血红蛋白升至100g/L可逐渐减量至维持量；如用药后3~4周无反应则为激素无效，无效者可试验性应用甲泼尼龙10mg/（kg·d）静脉输注，连续3天，以后逐渐减量。20%先天性纯红细胞再生障碍性贫血患者激素治疗后可获得缓解；40%的患者治疗后可脱离输血，但仍为激素依赖；其余患者则为激素无效、输血依赖，需去铁治疗。

2. 免疫抑制剂　对激素治疗无反应者可考虑二线用药，如环磷酰胺、环孢霉素A、6-巯基嘌呤、长春新碱等。环磷酰胺3mg/（kg·d）或6-巯基嘌呤2mg/（kg·d）连续口服2个月，症状好转后逐渐减量至小剂量维持治疗2~3年，可与皮质激素联合应用。

3. 造血干细胞移植　对肾上腺皮质激素不敏感需输血维持且出现并发症者可予造血干细胞移植。同种异基因骨髓移植后3年存活率为85%，但移植前需进行筛查以排除包括*RPS19*等致病基因变异供体[76]。

4. 其他治疗　如CD20抗体美罗华、抗胸腺细胞球蛋白、雄激素、丙戊酸、亮氨酸、IL-3及泌乳素、甲氧氯普胺等均有成功治疗的报道。

10%～20%患者可自发缓解，约70%患者经治疗可不依赖输血；部分患者治疗效果较差，主要靠输血改善症状，易引起血色病、肝大等；部分患者死于充血性心功能衰竭、白血病、恶性淋巴瘤及各种实体瘤等。中位生存时间为38年。

【遗传咨询与产前诊断】

该类红细胞形态异常相关的遗传性贫血有多种遗传方式，对受累家系成员开展遗传咨询，检出基因携带者（特别对生育年龄者）、对高风险胎儿进行产前诊断是发现患胎的有效手段。需要引起注意的是，部分疾病如轻型的球形红细胞增多症的产前诊断可能存在伦理争议。

遗传咨询和产前诊断遵循共同的模式和规律，详述如下。

1. 遗传咨询　确定咨询者家系中患者的临床诊断，完善必要的血液学检测和其他相关辅助检查。建立遗传咨询档案，绘制咨询者的家系图，确定可能的遗传方式。知情同意后进行相关基因检测，如果临床鉴别诊断困难或者相关基因众多，高通量测序作为检测手段也是可选方案。明确致病基因型后进行针对性的遗传咨询。

（1）常染色体显性遗传的类型　先证者的同胞有50%的概率携带相同基因变异，其临床表现也可能较父母重。但是，如果先证者的基因变异未在其父母中检测出，其同胞获得相同基因的概率很低，但仍高于普通人群，因为可能存在生殖细胞嵌合。先证者后代获得该基因变异的概率均为50%。

（2）常染色体隐性遗传　每个患者的同胞有25%的概率受到影响，50%的概率是无症状的携带者，25%的概率不受影响。

（3）X-连锁遗传的类型　男性患者的父亲一般不携带该基因变异，因此不需要进行鉴定。在男性患者数超过1人的家庭中，患者的母亲是基因携带者或者是生殖细胞嵌合体。如家庭中仅1名男性患者，需要考虑先证者有基因新发变异。

先证者的同胞的发病风险取决于母亲的基因型状态。如母亲携带致病基因变异，同胞获得该基因型的概率是50%，男性胎儿患病，女性胎儿为基因携带状态。如先证者是新发变异，同胞获得该基因型的概率很低。

男性先证者后代中，女性获得该基因型的概率均为100%，而男性均不会携带基因型。

2. 产前诊断

（1）确认先证者的临床表型和基因致病性变异的位点。

（2）确认患者的双亲是携带者，并携带有与患者相同的基因变异。在携带者妊娠11～13周进行绒毛活检或16～22周羊膜腔穿刺抽取羊水进行胎儿细胞的基因检测，当确认为携带有与先证者基因相同纯合变异时，提示是患胎，应在知情的情况下，由孕妇及其家属决定采取治疗性流产或引产；若为携带与先证者相同基因杂合变异，因绝大多数携带者不发病，建议继续妊娠，正常生产。

（3）对于患者有典型的临床表型和明确的基因致病性变异，其父母没有发现与患者相同的变异位点，因其父母有生殖细胞嵌合体的可能，也应进行产前诊断。

（4）对于有多次患胎妊娠史或者相关不良孕产史的家系，在明确致病基因型的前提下，植入前遗传学检测也是可以考虑的选择之一。

（方建培　李欣瑜）

第六节　胎儿/新生儿溶血病

胎儿/新生儿溶血病（hemolytic disease of the fetus and newborn）是指与红细胞血型相关的母胎同种免疫性溶血性疾病，一般发生在胎儿期或新生儿早期。

母胎血型不合的现象十分普遍，其中仅少数的个体由此引起胎儿/新生儿溶血病，近年将由于母胎红细胞血型不合导致母体产生同种免疫性抗体，引发胎儿/新生儿溶血病的情况称为母系同种免疫（maternal alloimmunization），或母系红细胞同种免疫（maternal red-cell alloimmunization），取代了"母胎血型不合"的名称。目前国际输血协会命名了38个红细胞血型系统，会发生胎儿/新生儿溶血病的血型系统超过10个，其中新生儿溶血病以ABO血型系统最常见，而胎儿溶血病以Rh血型系统最常见。其他有Kell、MNS、Kidd和Duffy等血型系统[69]。RhD母胎同种免疫曾是西方国家围产儿死亡的重要原因，随着抗D免疫球蛋白的广泛应用，RhD同种免疫的发生率从2%下降至0.1%～0.3%，宫内输血则极大地改善了贫血胎儿的预后。

不同人种在胎儿期发生红细胞同种免疫的同种免疫抗体（同种抗体）的分布有所不同，除Rh血型系统外，白种人群中Kell血型系统的抗体居第二位。据作者单位近20年的病例统计，MNS血型系统的同种抗体居中国人群导致胎儿溶血病的第二位，ABO血型系统居第三位，尚未见Kell及其他血型系统的同种抗体引发的胎儿溶血病。广州市血液中心2010—2017年从来自全国各地的血样中检出有不规则抗体的孕妇425例，虽然检出的抗体种类繁多，但未检出Kell血型系统的抗体（表21-3）。一些孕妇虽然出现少见的抗体类型，但不足以在胎儿期引发溶血病。

表21-3　孕妇不规则抗体分布

血型系统	抗体类型	例数	百分率/%
Rh	抗D	303	71.29
	抗D＋C	25	5.88
	抗D＋E	7	1.65
	抗D＋Lea	1	0.24
	抗D＋未知抗体	2	0.47
	抗E	10	2.35
	抗E＋c	3	0.71
	抗E＋Jka	1	0.24
	抗E＋c＋Mur	1	0.24
	抗C＋e	3	0.71
MNS	抗M	20	4.71
	抗Mur	8	1.88

（续表）

血型系统	抗体类型	例数	百分率/%
Lewis	抗Lea	9	2.12
	抗Leb	1	0.24
P	抗P₁	1	0.24
Diego	抗Dia	1	0.24
Kidd	抗Jka	2	0.47
Duffy	抗Fya	1	0.24
	未知抗体	26	6.12
	总计	425	100

资料来源：广州市血液中心2010—2017年统计资料（未发表）。

　　胎儿/新生儿溶血病的发病时期与血型抗原的表达及成熟时间有关。ABO血型系统同种免疫多在新生儿期发病，而Rh抗原在胎儿期即可发育成熟，因此可发生严重的胎儿溶血病，但多在妊娠中期后才出现严重溶血，在新生儿期发生病理性黄疸的风险更高；而MNS血型系统的M抗原和N抗原在妊娠9周即可表达，因此MN同种免疫可以发生在孕早期，妊娠11周即可出现胎儿水肿。

　　各种同种抗体导致的胎儿/新生儿溶血病，除了检测到的抗体类型以及患儿输血的血型有异外，其诊断、处理基本相同。本节介绍Rh、ABO、MNS三种血型系统中较多见的同种抗体引起的胎儿/新生儿溶血病，并以胎儿期最常见的Rh同种免疫为例，阐述胎儿/新生儿溶血病的诊断、监测、治疗、遗传咨询与产前诊断。

　　胎儿携带一半来自父亲的基因，红细胞表面可表达父源性抗原。当父源性的红细胞抗原与母体不同时，这些红细胞进入母体后可刺激母体免疫系统产生红细胞同种抗体，其中IgG类的抗体可以通过胎盘屏障进入胎儿循环系统，与胎儿红细胞上的特异性抗原结合导致溶血、贫血，严重时可发生水肿胎、死胎及新生儿死亡（图21-5）。发病的特点根据不同的血型抗体略有不同。

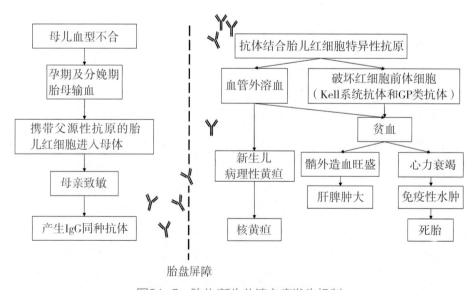

图21-5　胎儿/新生儿溶血病发生机制

一、Rh血型系统

Rh血型系统有D、E、e、C、c等共5种抗原，抗原性强弱依次为D>E>C>c>e。因RhD抗原的抗原性最强，最常发生同种免疫，因此将D抗原阳性称为Rh阳性血型，D抗原缺失或不表达称为Rh阴性血型。母胎同种免疫以Rh同种抗体多见且病情严重，其中以抗D抗体所致的胎儿溶血性贫血及其引起的免疫性胎儿水肿（immunological hydrops fetalis）最为常见（表21-4）。

表21-4　中国孕妇人群导致胎儿溶血性贫血的红细胞同种抗体

血型系统 例数（百分率）	抗体类型 IgG	贫血程度		合计 （例数）
		轻或中度（例数）	重度（例数）	
Rh	抗D	29	30	59
78（88.6%）	抗D+C	6	3	9
	抗D+E	3	3	6
	抗E	1	1	2
	抗E+c	1	0	1
MNS	抗M	1	4	5
6（6.8%）	抗Mur	0	1	1
ABO	抗A	1	1	2
4（4.5%）	抗B	2	1	3
合计		44	44	88

资料来源：中山大学附属第一医院胎儿医学中心（2005—2017年资料）。

由于自然界中极少存在Rh抗原，Rh阴性的育龄女性可以通过妊娠和输注Rh阳性血发生致敏。对于首次怀孕的Rh阴性孕妇，妊娠期或分娩时RhD阳性胎儿的红细胞初次进入母体循环，如未注射抗D免疫球蛋白预防母体致敏，胎儿D抗原阳性的红细胞可以刺激母体免疫系统产生抗D抗体。此时产生抗体的时间较长（2~6个月），以IgM为主。由于IgM分子量较大而不能通过胎盘屏障，故RhD同种免疫极少发生在第一胎。当第二次妊娠RhD阳性胎儿时，胎儿红细胞再次进入母体，刺激母体快速产生IgG。IgG通过胎盘进入胎儿循环，与红细胞上的抗原特异性结合，引起胎儿溶血性贫血。根据"外祖母学说"，Rh阴性的孕妇本人有可能在胎儿期即被其母亲Rh阳性的红细胞致敏，因此在罕见病例中，首次妊娠即发生胎儿溶血。当孕妇未致敏时，母胎ABO血型不合对孕妇可起到保护作用，原因可能为当胎儿红细胞进入母体后被抗A或抗B抗体快速破坏，减少母体被D抗原暴露的机会。

除D抗原以外，Rh血型系统的其余4种抗原均能引发母胎同种免疫而引起严重的胎儿/新生儿溶血病。中国人群单一抗C抗体引起的胎儿期溶血极罕见，而单一抗E抗体可以在胎儿期引起严重贫血。在一些病例中，母体可以同时产生两种Rh抗体，发生胎儿/新生儿溶血病的风险增高，常见为抗D合并抗C抗体，其次为抗D合并抗E抗体。除了RhD阴性外，根据D抗原表达的差异，可出现D变异型[70]

二、ABO血型系统

ABO同种免疫溶血病一般发生在新生儿期，其中以孕妇O型血、胎儿A或B型血最多见。自然界中存在天然的A、B血型抗原，母体在非孕期已产生抗A或抗B的IgG，因此第一胎即可发生新生儿ABO溶血病，且第二胎发生的风险与第一胎相同。因为母亲的抗体效价与胎儿/新生儿溶血病的发生无明显相关性，不建议孕期监测ABO抗体效价来进行风险评估。

由于胎儿红细胞上ABO抗原表达量较少且未发育成熟，因此很少在胎儿期发生严重溶血，在亚洲及非洲人种中见个案报道。我国人群中，个别严重者在胎儿期即发生溶血甚至水肿胎、死胎。因此，胎儿贫血在排除了其他血型系统的同种抗体以及其他病因所致之后，若存在双亲ABO血型不合伴有母体抗A或抗B抗体效价增高，尤其是曾有胎儿/新生儿ABO溶血病史者，需要警惕ABO同种免疫，通过监测胎儿大脑中动脉收缩期峰值流速（the peak systolic velocity in the fetal middle cerebral artery，MCA-PSV），若≥1.5MoM则取胎儿血进行相关检查确诊。据文献报道，导致胎儿ABO溶血病以抗B抗体居多[71]。

三、MNS血型系统

MNS血型系统是人类发现的第二个血型系统，包括M、N、S、s、Mur等46种抗原。该血型系统的抗体包括抗M、抗N、抗S、抗Mur等，这些抗体均能引起胎儿/新生儿溶血病，其中以抗M抗体最常见。由于抗M抗体多为IgM类的天然抗体，既往认为对胎儿/新生儿溶血病没有临床意义，白种人极为罕见抗M抗体引起的胎儿溶血病。在中国人群抗体筛查阳性的个体中，抗M抗体约占9.7%，其中IgG类的抗M抗体是仅次于Rh抗体导致胎儿溶血病的同种抗体。

MNS血型系统的MN抗原决定簇位于血型糖蛋白A（glycophorin A，GPA）上，属于血型糖蛋白类抗原。M抗原和N抗原的区别在于血型糖蛋白A细胞膜外的氨基酸组成不同。与Kell血型系统的K抗原类似，血型糖蛋白A抗原可在胎儿期完全发育成熟，一旦发生MN同种免疫而未及时治疗，常引发严重的胎儿贫血、水肿、死胎[72]，甚至出现在孕早期，而且可以发生在第一胎。在我国，随着抗D免疫球蛋白越来越广泛的应用，抗D抗体导致的胎儿/新生儿溶血病发生率将逐渐下降，因此抗M抗体引起的胎儿/新生儿溶血病值得重视。

上述三种红细胞同种免疫在胎儿期的特点见表21-5。

表21-5 胎儿期三种红细胞同种免疫的特点

	RhD	ABO	MN
临床特点			
发生频率	较常见	胎儿期偶见	少见
第一胎受累	极少	约50%	可见
下一胎受累程度	更严重	无关系	尚不清楚
发病时间	孕中、晚期	一般在新生儿期，偶见孕晚期	可在孕早期

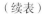

（续表）

	RhD	ABO	MN
抗原表达及成熟	晚于MN，胎儿期完全成熟	表达最晚，多在新生儿期成熟	早孕可表达，成熟最早
实验室特点			
母亲血型	RhD阴性	O型多见	NN
父亲血型	RhD阳性	A/B/AB	MM/MN
胎儿血型	RhD阳性	A/B	MN
胎儿贫血	轻度到重度	轻度，少见重度	多为中重度
直接Coombs试验	阳性	多为阴性	多为阴性
抗体放散试验	阳性	阳性	阳性，可仅在4℃检出

【临床表型特征】

（一）胎儿期

1. 溶血性贫血　在胎儿期可出现轻至重度溶血性贫血，严重者于孕中期即出现。可伴有心脏增大，肝脾肿大，有核红细胞代偿性增多。

2. 水肿　严重贫血时持续高心排出量甚至心力衰竭，肝功能不全导致低蛋白血症，过度的髓外造血可引起门脉和脐静脉高压，高静脉压和高血管通透性导致渗出增加，从而引起皮肤水肿、体腔积液，可伴有羊水过多、胎盘水肿等，如不及时治疗，可出现死胎。

3. 其他表现　已有报道某中心的数据显示，约23%的严重RhD同种免疫引起的水肿胎可出现重度血小板减少（血小板计数$<50 \times 10^9$/L）[73]。

（二）新生儿期

1. 溶血性贫血　中重度贫血者表现为皮肤苍白、气促及心动过速，心脏增大，肝脾肿大。严重时可出现心力衰竭、水肿。

患儿体内来自母亲的同种抗体在出生后12周逐渐减少（半衰期25天），当抗体持续存在或抑制红细胞生成，患儿可出现迟发性溶血，在MN同种免疫中多见[72]。严重者的新生儿迟发性溶血可持续至生后12周。如患儿曾于早期接受换血治疗导致促红细胞生成素水平下降，贫血可持续至出生后数月。

2. 黄疸　病理性黄疸是新生儿期的主要表现。出生后24h内即可明显出现黄疸，重者生后数小时即出现黄疸且进展快。血中非结合胆红素升高，可伴肝功能损害和结合胆红素升高。

3. 胆红素脑病　过高的非结合胆红素通过血脑屏障，引起胆红素脑病。胆红素沉积在基底节区、海马、下丘脑神经核和小脑，引起神经元坏死，造成神经系统后遗症甚至新生儿死亡。急性胆红素脑病最初表现为嗜睡、喂养困难和肌张力减弱。随着病情的加重，过高的胆红素导致慢性、永久性核黄疸后遗症，即手足徐动性脑瘫、眼球运动异常、感音神经性耳聋和共济失调。异常的脑干诱发电位和头颅MRI提示双侧大脑苍白球损伤可帮助诊断[74]。

4. 其他表现　多次宫内输血可导致铁超载，约13%宫内输血的胎儿在新生儿期出现胆汁淤积症。水肿的新生儿由于肺发育不良、心包积液和胸腔积液以及肺表面活性物质的缺乏，容易出现新生儿呼吸窘迫综合征。约26%的新生儿出现血小板减少，常见中性粒细胞减少[74]。

【遗传方式与相关致病基因】

1. Rh血型基因型

（1）Rh基因结构　　Rh血型系统基因由*RHD*、*RHCE*及相关基因*RHAG*组成。其中核心的*RHD*和*RHCE*基因位于1p36.11，二者有类似的结构，序列同源性高达96%～97%。2个基因紧密连锁，相隔约30kb。在*RHD*基因上游、*RHD*及*RHCE*之间均有1个Rhesus盒（Rh box），且2个Rhesus盒高度同源，均与*RHD*基因同方向（图21-6A）。*RHD*基因编码D抗原，*RHCE*基因编码E、e、C、c抗原。*RHAG*基因位于6p12.3，其编码的Rh相关糖蛋白（Rh-associated glycoprotein，RhAG）参与红细胞表面Rh复合物的形成。*RHAG*基因发生变异失活可影响Rh蛋白在红细胞膜的正确装配，导致Rh血型系统所有抗原缺失。

（2）RhD阴性基因型　　中国RhD真阴性群体中，以*RHD*基因完全缺失为主。发生机制为*RHD*基因上下游Rhesus盒不等交换产生1个杂交的Rhesus盒，杂交盒包含*RHD*基因上游Rhesus盒5'端和下游Rhesus盒的3'端，中间的*RHD*基因完全缺失（图21-6B）。此外，还有其他两种常见的RhD阴性的形成机制：①*RHD*假基因，亦称*RHD*ψ，即*RHD*基因的第3内含子和第4外显子之间有37个碱基的重复插入片段，导致框移变异，红细胞上无RhD抗原的有效表达（图21-6C），多见于非洲人种；②*RHD-CE-D*杂交等位基因，即*RHD*基因与*RHCE*基因交换重组形成的杂交基因。该类型存在部分*RHD*基因序列，但无法编码RhD抗原，导致RhD抗原阴性，故称为无效*RHD*等位基因。中国人群以*RHD**D-CE*（2-9）*-D*最常见（图21-6D）。*RHD*基因还可发生点变异或碱基缺失产生无效的*RHD*等位基因。中国人群中较常见的为*RHD* c.11delC，引起D抗原编码阅读框移位，提前形成终止密码子，导致红细胞膜无法表达D抗原。

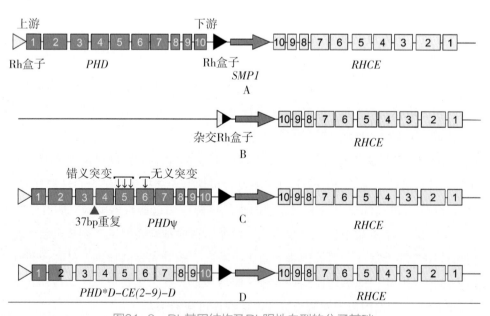

图21-6　Rh基因结构及Rh阴性血型的分子基础

A. RhD阳性基因结构；B. RhD阴性基因结构（*PHD*基因缺失）；C. RhD阴性基因结构（*PHD*ψ）；D. RhD阴性基因结构（无效*PHD*等位基因）。

2. Rh血型基因的变异

*RHD*基因变异主要有以下两种类型：①*RHD*和*RHCE*基因重组形成*RHD-CE-D*杂交等位基因，与RhD阴性表型相关的杂交等位基因的不同在于，*RHD*基因中仅有几个外显子被*RHCE*基因取代，剩余的*RHD*基因外显子尚可以表达部分的D抗原表位；②*RHD*基因发生单个或多个位点变异产生的变异型等位基因。抗原表位（抗原决定簇）是抗原分子中决定抗原特异性的特殊化学基团。抗原通过其表位与相应的抗体结合，表位的性质、数目和空间构型决定抗原的特异性。不同变异型等位基因在D抗原的表位和表达水平存在差异，从而产生了不同的RhD表型，除了RhD阳性和阴性以外，还有以下3种类型[75]，其中部分D表型和弱D表型统称为D变异型。

（1）部分D表型　指变异型等位基因可表达缺失了部分表位的D抗原，但D抗原的表达量没有减少或减弱（图21-7）。中国人群中最常见的部分D表型为DⅥ3型和弱D15型。需注意的是，弱D15型同时存在表位的缺失和抗原表达量的减少，具有部分D表型和弱D表型的特点。部分D表型的个体输注RhD阳性红细胞或者孕有正常的RhD阳性胎儿时，在外来的完整D抗原的免疫刺激下，仍有可能产生与其缺乏的表位对应的抗D抗体。因此，部分D表型的孕妇应当作RhD阴性人群进行孕期监测。当这类型的孕妇作为供血者时，应当作RhD阳性个体对待；而作为受血者，则视为RhD阴性个体，输注RhD阴性血。

（2）弱D表型　曾被称为Du型，抗原表达量明显降低，但抗原表位无缺失（图21-7），常规的血清学检测时表现为与一种或多种抗D检测试剂均产生弱凝集反应。采用灵敏度不高的方法时可误判为阴性。大部分的弱D表型（弱D1～D3型）个体可产生完整的D抗原，多不发生RhD同种免疫，不产生抗D抗体，当作RhD阳性孕妇对待。仍有一些弱D表型被发现存在表位的缺失，因此建议弱D表型的孕妇应进行*RHD*基因检测，以判断出现RhD同种免疫的风险。在无法清楚了解其D抗原表位是否缺失的情况下，应当作Rh阴性孕妇对待，建议注射抗D免疫球蛋白预防RhD同种免疫[76]，作为受血者时输Rh阴性红细胞。

（3）D放散型表型　因D抗原表达非常弱，常规血清学检测为RhD阴性，需烦琐的吸收放散技术才能检测出来，故称为RhD放散（D-elute）型（图21-7）。目前，RhD放散型已经发现超过17种基因型，根据D抗原数量和表位的变异分为完全性RhD放散型和部分性RhD放散型。完全性RhD放散型有完整表位的D抗原表达，但是抗原数量非常少。日本和中国的RhD阴性人群中10%～33%携带了*RHD*基因第1227位G＞A变异，称为"亚洲型"RhD放散型（Asian DEL type）。携带该变异的个体，D抗原表位无缺失，一般不会发生母胎同种免疫，不产生抗D抗体，无须注射抗D免疫球蛋白，孕期超声监测胎儿贫血的间隔可以相应放宽。而对于部分性RhD放散型的个体，红细胞虽能产生痕量的RhD抗原，但这些D抗原表位不完整，当孕有RhD阳性胎儿时，可在完整RhD阳性抗原的刺激下产生抗D抗体。因此，部分性RhD放散型应当作RhD阴性者对待，孕期监测同RhD阴性人群。

此外，RHCE基因发生变异或重排同样可以产生变异型的C/c和E/e抗原，发生母胎同种免疫。

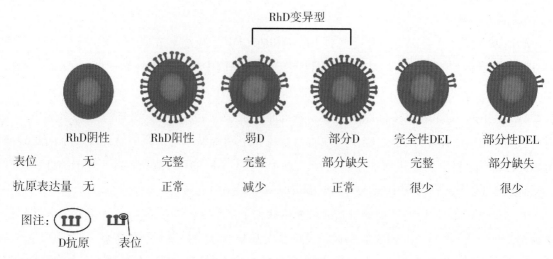

图21-7　RhD抗原及表位

注：抗原表位即抗原决定簇。

3. Rh血型遗传

Rh血型遗传符合孟德尔遗传规律。Rh阳性纯合子的父亲与阴性的母亲婚配，其子代均为阳性杂合子；而阳性杂合子的父亲与阴性的母亲婚配，其子代为阳性（杂合子）及阴性（纯合子）的概率各为50%。

【实验室与辅助检查】

1. 胎儿/新生儿溶血试验

（1）直接抗人球蛋白试验　又称直接Coombs试验。将已被抗体结合的受检红细胞充分洗涤后，与抗人球蛋白血清混合，抗人球血清中的抗体可与已结合到红细胞上的抗体发生特异性结合，从而使红细胞出现凝集，即为Coombs试验阳性，说明胎儿红细胞已被致敏。Rh同种免疫的患儿直接Coombs试验阳性率高，而MN及ABO同种免疫仅少数为阳性[77]。

（2）抗体游离试验　又称间接抗人球蛋白试验。在患儿的血清中加入相同血型的标准红细胞，再加入抗人球蛋白血清，如出现凝集为阳性，证明患儿血清中存在游离的抗体，并能与红细胞结合。

（3）抗体放散试验　为胎儿/新生儿溶血病的确诊试验。通过改变物理条件如加热或与酸反应，使与患儿血中致敏红细胞上可逆性结合的同种抗体释放至放散液中，再加入相应的标准红细胞鉴定放散液中的抗体种类，如发生凝集为阳性。

2. 产前超声检查

（1）胎儿大脑中动脉收缩期峰值流速（MCA-PSV）增高　是目前临床上通过非侵入性的方式监测胎儿贫血的最可靠指标。当MCA-PSV≥1.5MoM时，提示胎儿中重度贫血[76]，≥1.29MoM提示轻度贫血[77]（表21-6），但不如预测中重度贫血准确。多次宫内输血或妊娠34周后预测的准确性下降，妊娠32周后需结合胎儿电子监护综合评估。

（2）胎儿水肿　可见皮肤增厚、胸腹水、心包积液、鞘膜积液、胎盘增厚、羊水过多等。

3. 胎儿血型及血常规结果

脐带穿刺获得胎儿血进行相关检查可以确诊，但不推荐作为一线的诊断方法，只有在MCA-

PSV升高或临床怀疑有胎儿贫血、超声显示水肿前兆或水肿等情况下才考虑进行。

胎儿Rh血型同父亲，血红蛋白低于正常胎儿的0.84MoM提示贫血[77]，红细胞比容<0.3，有核红细胞增高，少数胎儿伴有血小板减少。

表21-6 单胎大脑中动脉收缩期峰值流速参考值（cm/s）

孕周	1.0MoM	1.29MoM	1.50MoM
18	23.2	29.9	34.8
20	25.5	32.8	38.2
22	27.9	36.0	41.9
24	30.7	39.5	46.0
26	33.6	43.3	50.4
28	36.9	47.6	55.4
30	40.5	52.2	60.7
32	44.4	57.3	66.6
34	48.7	62.9	73.1
36	53.5	69.0	80.2
38	58.7	75.7	88.0
40	64.4	83.0	96.6

引自：Mari G等[77]。

【诊断标准】

对疑似红细胞同种免疫的病例需根据病史、夫妻双方血型和溶血试验协助诊断。

1. 病史

（1）妊娠史 既往有无流产、水肿胎、死胎或新生儿死亡。

（2）既往妊娠新生儿情况 有无贫血及病理性黄疸或核黄疸，新生儿的血型、抗体效应溶血试验检查结果、是否曾接受输血或换血治疗。

（3）孕妇抗体效价 本次孕期、孕前、前一孕期及产后的抗体效价。

（4）孕妇是否曾接受抗D免疫球蛋白注射及用药时间。

（5）孕妇输血史 若曾经输血，了解输注的血型。

Rh同种免疫病史的特点：①溶血一般发生在第二次以后的妊娠，或曾输注Rh阳性血（或输血的Rh血型不详）；②往往呈现一胎比一胎发病早、一胎比一胎严重的趋势。通过既往妊娠史来判断孕妇是否曾经致敏，是评估本次妊娠预后较重要的指标。根据病史判断：

1）本孕首次受累（first affected pregnancy） 既往妊娠未出现胎儿/新生儿溶血病，本孕胎儿第一次受累，病情多较轻，多数不需要宫内输血，对这类孕妇着重于监测抗体，即妊娠24周前每月1次，妊娠24～28周后每2周1次，当抗体效价超过危险值时（抗D抗体的危险值为

1：16～1：32），超声监测胎儿MCA-PSV。若短时间内抗体升高4倍，应警惕溶血加重。

2）前次妊娠已受累（previously affected pregnancy） 既往妊娠曾出现胎儿/新生儿溶血病，本孕发病很可能提前，病情往往较上一胎加重。这类孕妇是重点监测的对象，可能需要宫内干预或出生后换血或输血，抗体水平已不能反映病情变化，建议自妊娠17～18周开始超声监测胎儿MCA-PSV。

Rh阴性孕妇若曾输注Rh阳性血，第一胎即可出现严重的溶血，孕期监测和处理同前次妊娠受累。

2. 双亲Rh血型不合

确定双亲血型是诊断的前提。Rh血型系统中除了D抗原，其他如E、C等抗原也可刺激母体产生相应的抗体，或同时产生两种以上的Rh血型抗体（表21-3）。故夫妻双方最好能够确定Rh血型系统的6种血型。当女方检出ABO、Rh以外的其他血型抗体时，夫妻双方必须进行相应的血型系统的血型鉴定，以评估该抗体导致胎儿/新生儿溶血病的风险。

建议对阴性孕妇的配偶进行RHD基因型分析。对配偶为杂合子的孕妇可采用非侵入性的方法，利用母血中胎儿游离DNA检测胎儿RhD血型，对阴性的胎儿无须进行孕期监测，孕妇不必注射抗D免疫球蛋白。中国汉族人群超过99%为RhD阳性，与白种人相比，杂合子的个体较少。因此，在无法确定丈夫基因型的情况下，胎儿视作Rh阳性进行处理。

3. 母亲检出同种抗体

孕妇测得抗丈夫红细胞抗原的同种抗体IgG是诊断的关键。仅少数孕妇产生了IgG才发生胎儿/新生儿溶血病。

不规则抗体是指抗A、抗B以外的红细胞同种抗体，其中包括了Rh血型系统的各种抗体。Rh阴性的孕妇如果配偶为Rh阳性，孕期必须监测抗体效价。值得注意的是，抗体水平与胎儿贫血程度不成正比。目前除了抗D抗体效价有公认的危险值（1：32～1：16）外，其他血型抗休均无界定的危险值。

【治疗与预后】

1. 预防致敏

Rh阴性的孕妇检测抗D IgG抗体阴性，确定或怀疑胎儿为RhD阳性红细胞结合时，在妊娠28周和出生后72h内注射抗D免疫球蛋白。孕期进行侵入性操作，如绒毛活检、羊膜腔穿刺和脐带穿刺、清宫术、外倒转及其他可能使孕妇致敏的操作后，72h内注射；若出现先兆流产、宫外孕、葡萄胎等可能致敏的情况，也要应用。预防性使用剂量一般为300mg/次。

抗D免疫球蛋白是外源性抗D抗体，通过与进入母体的胎儿Rh阳性红细胞结合，使其不能刺激母体免疫系统产生抗D IgG，从而预防母亲致敏。若孕妇已经测得抗D IgG，预防性用药将无效。除了RhD外，目前对其他红细胞同种免疫尚无有效的预防措施。

2. 妊娠期治疗

（1）胎儿宫内输血 为治疗胎儿贫血最有效的方法。病因诊断明确、脐血红细胞比容<0.3即有输血指征[78]。一般在妊娠18～34周进行。胎儿中重度贫血但未出现水肿时为首次输血的最佳时机，常用经脐静脉途径输血：超声引导下输入Rh阴性O型新鲜浓缩洗涤红细胞，过滤去除白细胞，最好能经照射，与孕妇血清交叉配型相合。严重的病例需要进行多次宫内输血。对小孕周的

胎儿，可进行腹腔内输血。

（2）孕妇血浆置换　抗体效价很高，但孕周尚小不能进行宫内输血，或无宫内输血的条件下，可对孕妇进行血浆置换，置换出血浆中的抗体以减轻胎儿溶血。但血浆置换后可出现抗体反跳现象。自从宫内输血开展以来，该方法已较少应用。

（3）孕妇注射免疫球蛋白　小孕周出现溶血的病例，可给孕妇静脉注射免疫球蛋白（intravenous immunoglobulin），可反馈性抑制母体产生血型抗体，阻止抗体经胎盘进入胎儿。因成本极高，限制了临床应用。

3. 新生儿治疗

（1）光照疗法　简称光疗，可降低血清非结合胆红素。

（2）药物治疗　肝酶诱导剂如苯巴比妥，可诱导尿苷二磷酸葡萄糖醛酸转移酶的活性，增加肝脏处理胆红素的能力。输注白蛋白可在肝脏结合游离胆红素，预防胆红素脑病。静脉注射免疫球蛋白能抑制吞噬细胞破坏已被抗体致敏的红细胞。

（3）换血疗法　换出血中部分游离抗体和致敏红细胞，减轻溶血；同时换出大量胆红素，防止胆红素脑病的发生。

（4）输血　对ABO溶血病的新生儿输注O型的浓缩洗涤红细胞。对于单一的稀有血型溶血病的新生儿，如Rh溶血病，输注Rh阴性O型（或与新生儿ABO同型）的浓缩洗涤红细胞。经多次宫内输血的患儿往往高胆红素血症较轻，但由于造血系统的抑制，出生后需要少量多次输血，且常发生迟发性贫血，出生后4~6周再度出现中重度贫血而需要输血治疗。可使用促红细胞生成素治疗贫血。出生后4个月左右造血功能自然恢复。

4. 胎儿预后

胎儿未发生水肿时及时治疗预后好。非水肿胎经宫内输血治疗，存活率可达90%以上，水肿胎输血后的存活率约70%。即使经过治疗得以存活，水肿胎神经系统后遗症的发生率仍高于非水肿胎[79]。

【遗传咨询与产前诊断】

虽然我国汉族人群中Rh阴性的概率为0.3%~0.5%，但人口基数庞大，Rh阴性孕妇的咨询成为产科临床的重要内容。此外，其他少见的红细胞同种抗体导致的胎儿/新生儿溶血病也应受到重视。建议所有孕妇检测Rh血型。

1. 病史　了解有无胎儿/新生儿溶血史、孕妇有无输血史等。

2. 抗体筛查　对有死胎、水肿胎或新生儿高胆红素血症病史的孕妇筛查不规则抗体，如确诊母胎同种免疫，咨询胎儿医学专科医生。除红细胞可导致母胎同种免疫外，罕见的情况下，血小板相关抗体如抗CD36抗体也可导致胎儿贫血[80]，必要时需行血小板相关抗体筛查进一步确诊。

3. 产前诊断　对疑有贫血的胎儿进行脐带穿刺获取胎儿血确诊。

4. 血型基因型检测　如疑有血型抗原变异，必要时进行抗原编码基因遗传学检测。告知再发风险和胎儿及新生儿预后。

（方　群　李　偲）

第七节　其他

一、遗传性血栓性血小板减少性紫癜

血栓性血小板减少性紫癜（thrombotic thrombocytopenic purpura）是一种突然发作的致死率较高的微血管血栓性疾病，主要临床表现为血小板减少、微血管病性溶血性贫血（microangiopathic haemolytic anaemia）、中枢神经系统症状、肾脏受损、发热等五联征。包括遗传性血栓性血小板减少性紫癜和获得性血栓性血小板减少性紫癜。遗传性血栓性血小板减少性紫癜又称Upshaw-Schulman综合征，是由于遗传性血管性血友病因子裂解蛋白酶基因（ADAMTS13）变异所致[81]。

【临床表型特征】

1. 血小板减少　表现为鼻出血、瘀伤、瘀点、牙龈出血、血尿、月经过多、消化道出血、视网膜出血、咯血等。

2. 微血管病性溶血性贫血　表现为面色苍白、疲乏、黄疸等。

3. 中枢神经系统症状　70%～80%为一过性和多变性，包括头痛、性格改变、认知障碍、失语、视觉异常、轻瘫、短暂性缺血性发作、阵发性波动性意识障碍，甚至昏迷等。

4. 肾脏受损症状　蛋白尿、镜下血尿等，急性肾功能衰竭较少见。

5. 发热　体温>37.5℃。

6. 其他缺血性并发的症状　肠道缺血导致的腹痛等，还可出现胸痛、心力衰竭、低血压等[81]。

【遗传方式与相关致病基因】

遗传性血栓性血小板减少性紫癜为常染色体隐性遗传，致病基因是ADAMTS13基因，位于9q34.2。目前发现70种ADAMTS13基因变异，包括错义变异、无义变异、移码变异、缺失变异、插入变异。基因变异可引起ADAMTS13活性降低或缺失，血管性血友病因子（VWF）超大型多聚体不能裂解为分子量相对较小的功能性多聚体，血小板黏附在大型多聚体上，导致血小板减少和微血管血栓形成[82]。

【实验室与辅助检查】

1. 血常规显示血小板明显减少，红细胞、血红蛋白减少，白细胞增高。血涂片可见破碎红细胞。

2. 骨髓细胞学显示红细胞系统增生，巨核细胞正常或增多，伴成熟障碍表现。

3. 溶血指标检查显示间接胆红素增高，游离血红蛋白增多，Coombs试验阴性。

4. 尿常规显示蛋白尿、血尿、管型尿。

5. 肾功能显示血尿素氮（BUN）、血肌酐（Cr）增高。

6. 酶活性检测显示ADAMTS13活性低于正常值5%，编码基因存在致病变异[81, 83]。

【诊断标准】

1. 典型临床表现如血小板减少、微血管病性溶血性贫血、中枢神经系统症状、肾脏受损、发

热。严重黄疸的新生儿、不能解释血小板明显减少的婴幼儿或成人，应考虑遗传性血栓性血小板减少性紫癜[83]。

2. 常染色体隐性遗传*ADAMTS13*基因变异。

3. ADAMTS13活性低于正常值5%。

4. 阳性家族史。

【治疗与预后】

1. 治疗

遗传性血栓性血小板减少性紫癜可行血浆置换治疗，定期输注新鲜冰冻血浆（10~15mL/kg）补充ADAMTS13；也可采用病毒灭活的中纯度凝血因子Ⅷ浓缩物（包含ADAMTS13）输注治疗，使用剂量为15~30U/kg，每10~20天1次，以维持正常的血小板和血红蛋白水平。平时可常规预防性治疗来保持血小板正常，以避免在感染和其他应激情况下复发。遗传性血栓性血小板减少性紫癜患者较获得性血栓性血小板减少性紫癜患者无必要进行免疫抑制治疗[84]。

遗传性血栓性血小板减少性紫癜患者一旦确认怀孕，应立即进行小剂量阿司匹林和常规血浆输注治疗，刚开始是每2周血浆输注治疗1次，每次10mL/kg（血小板减少的为15mL/kg），妊娠20周之后每周输注治疗1次。建议在妊娠36~38周分娩，避免胎儿死亡和母体并发症。血小板输注治疗为相对禁忌，孕期出现危及生命的出血时才可应用，但会存在动脉血栓形成的风险[84]。

2. 预后

遗传性血栓性血小板减少性紫癜病程短，预后差，如未及时治疗病死率高。治疗缓解后，ADAMTS13活性持续降低的患者需血浆置换疗程更长，复发率更高[85]。

【遗传咨询与产前诊断】

遗传性血栓性血小板减少性紫癜为常染色体隐性遗传，如夫妇双方均为携带者，其子女均有25%的概率患病，50%的概率是无症状携带者，25%的概率正常。

二、噬血细胞综合征

噬血细胞综合征（hemophagocytic syndrome）也称噬血细胞性淋巴组织细胞增生症（hemophagocytic lymphohistiocytosis），通常与细胞毒性T淋巴细胞、自然杀伤细胞（NK）和巨噬细胞激活有关，可导致多器官系统的细胞增生和免疫损伤，可发生在儿童和成人。噬血细胞综合征包括原发性和继发性两种，其中原发性包括家族性和免疫综合征相关性[86]。

【临床表型特征】

临床上表现为持续发热、脾肿大、神经功能障碍、凝血功能障碍、肝功能异常、血细胞减少、高甘油三酯血症、高铁蛋白血症、噬血细胞现象[86]。起病急，病情凶险，发展迅速，病死率极高[87, 88]。

【遗传方式与相关致病基因】

噬血细胞综合征通常是常染色体隐性遗传，其致病基因为*PRF1*（10q22.1）、*UNC13D*（17q25.1）、*STX11*（6q24.2）、*STXBP2*（19p13.2）、*RAB27A*（15q21.3）、*LYST*（1q42.3）、*NLRC4*（2p22.3）、*SLC7A7*（14q11.2）、*HMOX1*（22q12.3）等，而由*SH2D1A*（Xq25）和*XIAP*

（Xq25）基因变异致病的则属X-连锁隐性遗传[86-89]。

家族性噬血细胞综合征根据致病基因分为五种类型，最常见的致病基因是*PRF1*、*UNC13D*和*STX11*。*PRF1*编码穿孔素蛋白，*UNC13D*编码蛋白MUNC13-4，*STX11*编码突触融合蛋白11，均可控制和调节细胞毒性细胞的杀伤能力[86, 87]。*STXBP2*编码突触融合蛋白绑定蛋白2。以上致病基因变异可导致患者蛋白质功能完全丧失而发展为原发性噬血细胞综合征。

【实验室与辅助检查】

1. 血常规显示血细胞减少，血红蛋白<90g/L（新生儿血红蛋白<100g/L），血小板<100×10⁹/L，中性粒细胞<1.0×10⁹/L。

2. 血脂检查示甘油三酯升高，极低密度脂蛋白（VLDL）升高，高密度脂蛋白（HDL）降低。

3. 凝血检查显示纤维蛋白原≤1.5g/L。

4. 组织学所见类似于慢性持续性肝炎表现（活组织检查）。

5. 脑脊液淋巴细胞增多和（或）脑脊液蛋白增加。

6. 低蛋白血症、低钠血症。

7. 铁蛋白≥500μg/L。

8. 骨髓、脾或淋巴结中发现噬血细胞现象而无恶变证据。

9. NK细胞活性减低或缺乏。

10. 可溶性CD25（sIL-2r）≥2 400U/mL。

11. 检出相关的致病基因变异，如*PRF1*、*UNC13D*、*STX11*、*STXBP2*基因变异[86-88]。

【诊断标准】

噬血细胞综合征大多为常染色体隐性遗传，检出任何有关的基因纯合或复合杂合致病变异即可诊断[86]。临床上满足以下2条之一者即可建立诊断[86, 88]：

1. 符合噬血细胞综合征的分子诊断。

2. 所有患者均需要评估，满足以下8条中的5条诊断标准。

（1）发热　体温>38.5℃，持续7天以上。

（2）脾肿大。

（3）外周血细胞减少（影响2或3系外周血细胞）　血红蛋白<90g/L（新生儿<100g/L），血小板<100×10⁹/L，中性粒细胞<1.0×10⁹/L。

（4）高甘油三酯血症和（或）低纤维蛋白原血症　禁食后甘油三酯≥3.0mmol/L（≥2.65g/L），纤维蛋白原≤1.5g/L。

（5）骨髓、脾或淋巴结中发现噬血细胞现象而无恶变证据。

（6）NK细胞活性减低或缺乏（根据当地实验室指标）。

（7）铁蛋白≥500μg/L。

（8）可溶性CD25（sIL-2r）≥2 400U/mL。

【治疗与预后】

1. 治疗

（1）急性期治疗主要使用免疫抑制剂和骨髓抑制药物，最常见的是大剂量皮质激素，代表性药物是地塞米松和表鬼臼毒素拓扑异构酶-Ⅱ抑制剂依托泊苷。急性期如不及时治疗可致死亡[86]。

（2）造血干细胞移植治疗。超过50%的患儿接受移植手术能存活，成人患者在积极处理的情况下仍预后很差[86]。

2. 预后

铁蛋白、胆红素、凝血功能等指标的水平提示噬血细胞综合征的严重程度和预后。高龄、血小板低、潜在淋巴瘤、最初治疗方案中缺乏使用依托泊苷等因素与预后不良有关。神经功能受累患者预后更差[86]。

【遗传咨询与产前诊断】

噬血细胞综合征大多为常染色体隐性遗传，如先证者的父母均为携带者，其每个同胞兄弟姐妹都有25%的概率患病，50%的概率是无症状携带者，25%的概率正常；如一个有风险的同胞兄弟姐妹不患病，他或她作为携带者的概率是2/3。如果家族中存在相关致病基因，应建议高危亲属进行携带者检测，对高危妊娠进行产前基因诊断。

（陈　萍　朱恒莹）

参考文献

[1] Taher AT, Weatherall DJ, Cappelini MD. Thalassaemia [J]. Lancet, 2018, 391: 155-167.

[2] Higgs DR. α-Thalassemia. The hemoglobinopathies. Baillier's clinical haematology [M]. London: WB Saunders Company, 1993.

[3] 张俊武, 龙桂芳. 血红蛋白与血红蛋白病 [M]. 南宁: 广西科学技术出版社, 2003.

[4] Gibbons RJ, Higgs DR. The alpha-thalassemia/mental retardation syndromes [J]. Medicine (Baltimore), 1996, 75: 45-52.

[5] 徐湘民. 地中海贫血预防控制操作指南 [M]. 北京: 人民军医出版社, 2011.

[6] Piel FB, Weatherall DJ. The α-thalassemias [J]. N Engl J Med, 2014, 371: 1908-1916.

[7] Musallam KM, Rivella S, Vichinsky E, et al. Non-transfusion-dependent thalassemias [J]. Haematologica, 2013, 98: 833-844.

[8] John M. Old. Prenatal diagnosis of the hemoglobinopathies [M]//Genetic disorders and the fetus diagnosis, prevention, and treatment. New York: Wiley Blackwell, 2016.

[9] Harteveld CL, Higgs DR. Alpha-thalassaemia [J]. Orphanet J Rare Dis, 2010, 5: 13.

[10] Elsaid MY, Capitini CM, Diamond CA, et al. Successful matched unrelated donor stem cell transplant in Hemoglobin Bart's disease [J]. Bone Marrow Transplant, 2016, 51: 1522-1523.

[11] Milunsky A, Milunsky JM. Genetic disorders and the fetus [M]. 7th ed. Hoboken: Wiley Blackwell, 2016.

[12] Kuliev A, Rechitsky S. Preimplantation genetic diagnosis [M]//Genetic disorders and the fetus diagnosis, prevention, and treatment. New York: Wiley Blackwell, 2016.

[13] Karimi M, Cohan N, De Sanctis V, et al. Guidelines for diagnosis and management of beta-thalassemia intermedia [J]. Pediatr Hematol Oncol, 2014, 31: 583-596.

[14] Musallam KM, Taher AT, Rachmilewitz EA. β-thalassemia intermedia: a clinical perspective [J]. Cold Spring Harb Perspect Med, 2012, 2: a013482.

[15] Cappellini MD, Cohen A, Porter J, et al. Guidelines for the management of transfusion dependent thalassaemia（TDT）[M]. 3rd ed. Nicosia, Cyprus: Thalassaemia International Federation, 2014.

[16] Bank A, Dorazio R, Leboulch P. A phase Ⅰ/Ⅱ clinical trail of β-globin gene therapy for beta-thalassemia [J]. Ann N Y Acad Sci, 2005, 1054: 308-316.

[17] Kaiser J. Gene therapy. Beta-thalassemia treatment succeeds, with a caveat [J]. Science, 2009, 326: 1468-1469.

[18] Thompson AA, Walters MC, Kwiatkowski J, et al. Gene therapy in patients with transfusion-dependent β-thalassemia [J]. N Engl J Med, 2018, 378: 1479-1493.

[19] Bak RO, Dever DP, Porteus MH. CRISPR/Cas9 genome editing in human hematopoietic stem cells [J]. Nat Protoc, 2018, 13: 358-376.

[20] 杜传书, 许延康, 胡修原. 蚕豆病 [M]. 北京: 人民卫生出版社, 1987.

[21] Alving AS, Carson PE, Flanagan CL, et al. Enzymatic deficiency in primaquine-sensitive erythrocytes [J]. Science, 1956, 124: 484-485.

[22] Szeinberg A, Asher Y, Sheba C. Studies on glutathione stability in erythrocytes of cases with past history of favism or sulfa-drug-induced hemolysis [J]. Blood, 1958, 13: 348-358.

[23] Zhang Z, Chen X, Jiang C, et al. The effect and mechanism of inhibiting glucose-6-phosphate dehydrogenase activity on the proliferation of plasmodium falciparum [J]. Biochim Biophys Acta Mol Cell Res, 2017, 1864: 771-781.

[24] Jiang W, Yu G, Liu P, et al. Structure and function of glucose-6-phosphate dehydrogenase-deficient variants in Chinese population [J]. Hum Genet, 2006, 119: 463-478.

[25] 中华医学会血液学分会血栓与止血学组，中国血友病协作组. 凝血因子Ⅷ/Ⅸ抑制物诊断与治疗中国指南（2018年版）[J]. 中华血液学杂志, 2018, 39: 793-799.

[26] He ZH, Chen SF, Chen J, et al. A modified I-PCR to detect the factor Ⅷ Inv22 for genetic diagnosis and prenatal diagnosis in Hemophilia A [J]. Haemophilia, 2012, 18: 452-456.

[27] He Z, Chen J, Xu S, et al. A strategy for the molecular diagnosis in hemophilia A in Chinese population [J]. Cell Biochem Biophys, 2013, 65: 463-472.

[28] VandenDriessche T, Chuah MK. Hemophilia gene therapy: ready for prime time? [J]. Hum Gene Ther, 2017, 28: 1013-1023.

[29] Tsui NB, Kadir RA, Chan KC, et al. Noninvasive prenatal diagnosis of hemophilia by microfluidics digital PCR analysis of maternal plasma DNA [J]. Blood, 2011, 117: 3684-3691.

[30] Chen J, Wang J, Lin XY, et al. Genetic diagnosis in hemophilia A from southern China: five novel mutations and one preimplantation genetic analysis [J]. Int J Lab Hematol, 2017, 39: 191-201.

[31] 骆华英, 曾小菁. 血友病诊断及治疗的研究进展 [J]. 中外医疗, 2015, 10: 195-196.

[32] Bon A, Morfini M, Dini A, et al. Desensitization and immune tolerance induction in children with severe

factor IX deficiency; inhibitors and adverse reactions to replacement therapy: a case-report and literature review [J]. Ital J Pediatr, 2015, 41: 12.

[33] Nguyen TH, Anegon I. Successful correction of hemophilia by CRISPR/Cas9 genome editing in vivo: delivery vector and immune responses are the key to success [J]. EMBO Mol Med, 2016, 8: 439-441.

[34] Erwin AL, Desnick RJ. Congenital erythropoietic porphyria: recent advances [J]. Mol Genet Metab, 2019, 128: 288-297.

[35] Whatley SD, Badminton MN. Acute intermittent porphyria [J]. GeneReviews®, [Internet], 2005-2013.

[36] Kauppinen R, von und zu Fraunberg M. Molecular and biochemical studies of acute intermittent porphyria in 196 patients and their families [J]. Clin Chem, 2002, 48: 1891-1900.

[37] Hrdinka M, Puy H, Martasek P. May 2006 update in porphobilinogen deaminase gene polymorphisms and mutations causing acute intermittent porphyria: comparison with the situation in Slavic population [J]. Physiol Res, 2006, 55 Suppl 2: S119- S136.

[38] Desnick RJ, Astrin KH. Congenital erythropoietic porphyria: advances in pathogenesis and treatment [J]. Br J Haematol, 2002, 117: 779-795.

[39] Phillips JD, Steensma DP, Pulsipher MA, et al. Congenital erythropoietic porphyria due to a mutation in GATA1: the first trans-acting mutation causative for a human porphyria [J]. Blood, 2007, 109: 2618-2621.

[40] Scully C, Langdon J, Evans J. Marathon of eponyms: 9 Imerslund-Grasbeck syndrome（Juvenile pernicious anaemia）[J]. Oral Dis, 2010, 16: 219-220.

[41] Choi JH, Yates Z, Martin C, et al. Gene-nutrient interaction between folate and dihydrofolate reductase in risk for adenomatous polyp occurrence: a preliminary report [J]. J Nutr Sci Vitaminol（Tokyo）, 2015, 61: 455-459.

[42] Green R, Miller JW. Folate deficiency beyond megaloblastic anemia: hyperhomocysteinemia and other manifestations of dysfunctional folate status [J]. Semin Hematol, 1999, 36: 47-64.

[43] Online Mendelian Inheritance in Man, OMIM®, Johns Hopkins University, et al MD. MIM Number: {261100}: [DB/OL]. [2012-08-17]. World Wide Web URL: http: //omim.org/.

[44] Yawata Y, Kanzaki A, Yawata A, et al. Characteristic features of the genotype and phenotype of hereditary spherocytosis in the Japanese population [J]. Int J Hematol, 2000, 71: 118-135.

[45] Toye AM, Williamson RC, Khanfar M, et al. Band 3 Courcouronnes（Ser667Phe）: a trafficking mutant differentially rescued by wild-type band 3 and glycophorin A [J]. Blood, 2008, 111: 5380-5389.

[46] Alloisio N, Texier P, Vallier A, et al. Modulation of clinical expression and band 3 deficiency in hereditary spherocytosis [J]. Blood, 1997, 90: 414-420.

[47] Kalfa TA, Connor JA, Begtrup AH. EPB42-related hereditary spherocytosis -GeneReviews® - NCBI bookshelf [J/OL]. Initial Posting: March 13, 2014; Last Update: November 10, 2016.

[48] Niss O, Chonat S, Dagaonkar N, et al. Genotype-phenotype correlations in hereditary elliptocytosis and hereditary pyropoikilocytosis [J]. Blood Cells Mol Dis, 2016, 61: 4-9.

[49] Christensen RD, Nussenzveig RH, Reading NS, et al. Variations in both α-spectrin（SPTA1）and

β-spectrin （SPTB） in a neonate with prolonged jaundice in a family where nine individuals had hereditary elliptocytosis [J]. Neonatology, 2014, 105: 1-4.

[50] Rapetti-Mauss R, Lacoste C, Picard V, et al. A mutation in the Gardos channel is associated with hereditary xerocytosis [J]. Blood, 2015, 126: 1273-1280.

[51] Carella M, Stewart G, Ajetunmobi JF, et al. Genomewide search for dehydrated hereditary stomatocytosis （hereditary xerocytosis）: mapping of locus to chromosome 16 （16q23-qter） [J]. Am J Hum Genet, 1998, 63: 810-816.

[52] Azizi E, Zaidman JL, Eshchar J, et al. Abetalipoproteinaemia treated with parenteral and oral vitamins A and E, and with medium chain triglycerides [J]. Acta Paediatr Scand, 1978, 67: 797-801.

[53] Bassen FA, Kornzweig AL. Malformation of the erythrocytes in a case of atypical retinitis pigmentosa [J]. Blood, 1950, 5: 381-387.

[54] Benayoun L, Granot E, Rizel L, et al. Abetalipoproteinemia in Israel: evidence for a founder mutation in the Ashkenazi Jewish population and a contiguous gene deletion in an Arab patient [J]. Mol Genet Metab, 2007, 90: 453-457.

[55] Blackhart BD, Ludwig EM, Pierotti VR, et al. Structure of the human apolipoprotein B gene [J]. J Biol Chem, 1986, 261: 15364-15367.

[56] Fairbanks VF, Dickson ER, Thompson ME. Hereditary sideroblastic anemia [J]. Hosp Pract （Off Ed）, 1991, 26 Suppl 3: 53-55.

[57] Murad H, Moassas F, Jarjour R, et al. Prenatal molecular diagnosis of β-thalassemia and sickle cell anemia in the Syrian population [J]. Hemoglobin, 2014, 38: 390-393.

[58] Jarrett K, Williams M, Horn S, et al."Sickle cell anemia: tracking down a mutation": an interactive learning laboratory that communicates basic principles of genetics and cellular biology [J]. Adv Physiol Educ, 2016, 40: 110-115.

[59] Ware RE, Despotovic JM, Mortier NA, et al. Pharmacokinetics, pharmacodynamics, and pharmacogenetics of hydroxyurea treatment for children with sickle cell anemia [J]. Blood, 2011, 118: 4985-4991.

[60] Sal E, Keskin EY, Yenicesu I, et al. Iron-refractory iron deficiency anemia （IRIDA） cases with 2 novel TMPRSS6 mutations [J]. Pediatr Hematol Oncol, 2016, 33: 226-232.

[61] Finberg KE. Iron-refractory iron deficiency anemia [J]. Semin Hematol, 2009, 46: 378-386.

[62] Bay A, Keskin M, Hizli S, et al. Thiamine-responsive megaloblastic anemia syndrome [J]. Int J Hematol, 2010, 92: 524-526.

[63] Oishi K, Diaz GA. Thiamine-responsive megaloblastic anemia syndrome -GeneReviews® - NCBI bookshelf [J /OL]. Initial Posting: October 24, 2003; Last Update: May 4, 2017.

[64] Kaushansky LB, Kipps SP. 威廉姆斯血液学: 8版 [M]. 陈竺, 陈赛娟, 译. 北京: 人民卫生出版社, 2011.

[65] 黄绍良, 陈纯, 周敦华. 实用小儿血液病学 [M]. 8版. 北京: 人民卫生出版社, 2013: 45-69.

[66] Clinton C, Gazda HT, Diamond-Blackfan Anemia [J]. GeneReviews® [Internet]. 2009-2016.

[67] Ball S, Orfali K. Molecular diagnosis of Diamond-Blackfan anemia [J]. Methods Mol Med, 2004, 91: 19-30.

[68] Cmejla R, Blafkova J, Stopka T, et al. Ribosomal protein S19 gene mutations in patients with Diamond-Blackfan anemia and identification of ribosomal protein S19 pseudogenes [J]. Blood Cells Mol Dis, 2000, 26: 124-132.

[69] Badjie KS, Tauscher CD, van Buskirk CM, et al. Red blood cell phenotype matching for various ethnic groups [J]. Immunohematology, 2011, 27: 12-19.

[70] 李偲, 姬艳丽, 方群. Rh血型系统基因变异致母胎同种免疫的研究进展 [J]. 中华围产医学杂志, 2017, 20: 600-603.

[71] Stiller RJ, Herzlinger R, Siegel S, et al. Fetal ascites associated with ABO incompatibility: case report and review of the literature [J]. Am J Obstet Gynecol, 1996, 175: 1371-1372.

[72] Yasuda H, Ohto H, Nollet KE, et al. Hemolytic disease of the fetus and newborn with late-onset anemia due to anti-M: a case report and review of the Japanese literature [J]. Transfus Med Rev, 2014, 28: 1-6.

[73] Smits-Wintjens VE, Walther FJ, Lopriore E. Rhesus haemolytic disease of the newborn: postnatal management, associated morbidity and long-term outcome [J]. Semin Fetal Neonatal Med, 2008, 13: 265-271.

[74] Ree IMC, Smits-Wintjens VEHJ, van der Bom JG, et al. Neonatal management and outcome in alloimmune hemolytic disease [J]. Expert Rev Hematol, 2017, 10: 607-616.

[75] Hyland CA, Gardener GJ, O'Brien H, et al. Strategy for managing maternal variant RHD alleles in Rhesus D negative obstetric populations during fetal RHD genotyping [J]. Prenat Diagn, 2014, 34: 56-62.

[76] Mari G, Norton ME, Stone J, et al. Society for Maternal-Fetal Medicine（SMFM）clinical guideline #8: the fetus at risk for anemia-diagnosis and management [J]. Am J Obstet Gynecol, 2015, 212: 697-710.

[77] Mari G, Deter RL, Carpenter RL, et al. Noninvasive diagnosis by Doppler ultrasonography of fetal anemia due to maternal red-cell alloimmunization. Collaborative Group for Doppler Assessment of the Blood Velocity in Anemic Fetuses [J]. N Engl J Med, 2000, 342: 9-14.

[78] 方群, 许玉芳. 胎儿宫内输血及其进展 [J]. 中国实用妇科与产科杂志, 2001, 17: 631-633.

[79] Lindenburg IT, Smits-Wintjens VE, van Klink JM, et al. Long-term neurodevelopmental outcome after intrauterine transfusion for hemolytic disease of the fetus/newborn: the LOTUS study [J]. Am J Obstet Gynecol, 2012, 206: 141.e1-e8.

[80] Xu X, Li L, Xia W, et al. Successful management of a hydropic fetus with severe anemia and thrombocytopenia caused by anti-CD36 antibody [J]. Int J Hematol, 2018, 107: 251-256.

[81] Scully M, Hunt BJ, Benjamin S, et al. Guidelines on the diagnosis and management of thrombotic thrombocytopenic purpura and other thrombotic microangiopathies [J]. Br J Haematol, 2012, 158: 323-335.

[82] Yadav S, Shetty S, Kulkarni B. A novel homozygous frameshift mutation in Exon 7 of the ADAMTS13 gene in a patient with congenital thrombotic thrombocytopenic purpura from India: a case report [J]. Transfusion, 2017, 57: 2712-2714.

[83] 刘仕林, 文飞球. 儿童血栓性血小板减少性紫癜诊断与治疗 [J]. 中国实用儿科杂志, 2013, 28: 658-661.

[84] Lúcio DS, Pignatari JF, Cliquet MG, et al. Relapse of congenital thrombotic thrombocytopenic purpura, after spontaneous remission, in a second-trimester primigravida: case report and review of the literature [J]. Sao

Paulo Med J, 2017, 135: 491-496.

[85] 阮长耿, 沈志祥, 黄晓军. 血液病学高级教程 [M]. 北京: 人民军医出版社, 2015: 241.

[86] Al-Samkari H, Berliner N. Hemophagocytic Lymphohistiocytosis [J]. Annu Rev Pathol, 2018, 13: 27-49.

[87] Oto M, Yoshitsugu K, Uneda S, et al. Prognostic factors and outcomes of adult-onset Hemophagocytic Lymphohistiocytosis: a retrospective analysis of 34 cases [J]. Hematol Rep, 2015, 7: 5841.

[88] 胡群, 张小玲. 噬血细胞综合征诊断指南(2004) [J]. 实用儿科临床杂志, 2008, 23: 235-236.

[89] Sheth J, Patel A, Shah R, et al. Rare cause of Hemophagocytic Lymphohistiocytosis due to mutation in PRF1 and SH2D1A genes in two children: a case report with a review [J]. BMC Pediatr, 2019, 19: 73.

责任编委：王静敏

第二十二章
CHAPTER 22
精神智力发育障碍性疾病

　　精神智力发育障碍性疾病是指个体在发育成熟前（通常指18岁以前）由于多种遗传性或者获得性病因导致的慢性发育性脑功能障碍，由于精神发育迟滞或智力发育障碍而导致的智力功能明显低于同龄水平，智商（IQ）低于人群均值2个标准差，同时伴有个人生活能力和履行社会职责两方面社会适应困难为主要特征的一种综合征，严重影响儿童的身心健康。根据患儿发育障碍主要受累方面以及病理生理过程差异，最为常见的是智力障碍（智力发育障碍）与自闭症谱系障碍（以交流及社会适应性障碍为主）。临床表型异质性强，主要表现为认知、语言、情感意志和社会适应等方面在成熟和功能水平上显著落后于同龄儿童，可以同时伴有某种精神或躯体疾病，或由后者所继发。这类疾病病因复杂，致残率高，迄今尚无有效治愈方法。早期发现、早期诊断、早期干预对于改善患儿的预后具有重要意义。对于遗传病因学诊断明确患儿进行准确的遗传咨询及再生育时的产前诊断，可以有效预防家庭中患儿的再次出生，减轻家庭与社会负担。

　　随着基因组学的深入发展及其在临床的应用，越来越多的精神智力发育障碍性疾病将被发现，在这里详细介绍的是比较常见的病种，而其中的Prader Willi综合征与Angelman综合征请参见第十八章相关内容。

第一节　自闭症谱系障碍

　　自闭症谱系障碍（autism spectrum disorder，ASD）是一种复杂的神经发育性障碍，临床特点是社会沟通和交往的缺陷、刻板重复性的行为或兴趣狭窄，伴或不伴语言障碍的一组综合征。最近的研究估计，ASD的患病率为1%～2%，男女比例为4∶1。临床上，ASD与很多严重的健康问题和心理疾病相关，包括伴随智力发育障碍、癫痫、睡眠障碍、胃肠道疾病以及代谢障碍等。虽然有些ASD患儿的症状相对轻微，可以独立生活，但是许多患病个体都需要得到终身的教育和社会支持，对他们的家庭和社会产生重大的精神和经济影响。

【临床表型特征】

1. 行为标记　典型ASD在生命早期即表现出异常。ASD患者2岁以前可能表现为5种行为标记，简称"五不"行为：不（少）看，不（少）应，不（少）指，不（少）语，不当[1]。

（1）不（少）看　指目光接触异常。ASD患儿早期即开始表现出对有意义的社交刺激的视觉注视缺乏或减少，对人尤其是人眼部的注视减少。ASD患儿在24月龄时对于人眼部的注视时间仅为正常儿童的1/2。有些ASD患儿即使可以对话，但是面对面注视仍然不正常。

（2）不（少）应　包括叫名反应和共同注意。幼儿对父母的呼唤声充耳不闻。叫名反应不敏感通常是家长较早发现的ASD表现之一。叫名反应不敏感不仅可以从正常儿童中识别出ASD，也可较好地分辨ASD与其他发育问题的儿童。共同注意是幼儿早期社会认知发展中的一种协调性注意能力，是指个体借助手指指向、眼神等与他人共同关注二者之外的某一物体或者事件。在对ASD患儿的前瞻性研究中发现，他们在14～15月龄即表现出较低与共同注意相关的沟通水平下降。共同注意缺陷也是"不应"的表现。

（3）不（少）指　即ASD患儿缺乏恰当的肢体动作，无法对感兴趣的东西提出请求。ASD患儿在12月龄时就表现出肢体动作的使用频率下降，如不会点头表示需要，也不会摇头表示不要，缺乏有目的的指向、手势比划等。

（4）不（少）语　多数ASD患儿存在语言出现延迟，家长最多关注的也往往是儿童语言问题。尽管语言发育延迟并非ASD诊断的必要条件，其他发育行为障碍也多表现有语言发育延迟，但对于语言发育延迟儿童务必考虑ASD可能。

（5）不当　指不恰当的物品使用及相关的感知觉异常。ASD患儿从12月龄起可能会出现对于物品的不恰当使用，包括旋转、排列以及对物品的持续视觉探索，比如将小汽车排成一排，旋转物品并持续注视等。言语的不当也应该注意，表现为正常语言出现后言语能力的倒退，发出难以听懂、重复、无意义的语言。

2. 社交和沟通行为发育轨迹的异常　行为发育轨迹是指儿童行为发育的水平、速度以及方向。早期发育轨迹的异常可能是ASD的危险指标。部分ASD患儿在12月龄前语言及非语言发育技能正常，但此后发育轨迹出现异常，学习新技能能力下降。部分ASD患儿在出生后1～2年发育轨迹正常，但随后出现已获得技能的丧失。在ASD患儿中发育倒退整体的发生率约为30%，发生的平均年龄为19～21月龄。

3. 典型的临床表现　随着年龄增长，患儿出现典型的ASD临床表现：

（1）交流障碍　表现为缺乏互动性目光对视，即"目中无人"。倾向独自嬉玩，不合作，通常不怕陌生人。不喜欢拥抱或避免与他人接触，或不适当的肢体接触。缺乏恰当的肢体语言，例如点头、摇头。极少微笑、难相处、不听指挥。与父母亲的依恋情感障碍或延缓。

（2）刻板行为　种类繁多，各个不同时期表现不一。重复动作（如拍手、转圈、摇晃、开关），刻板固守（如玩具、睡眠、仪式感），重复刻板语言（如反复问"为什么呢？"），对某些物件或事情的不寻常兴趣（如电视广告、天气预报、某一首歌）。

（3）语言障碍　表现为语言刻板、重复、鹦鹉式语言、人称代词分不清、自言自语、大哭大笑、尖叫、缺乏交流意义或互动性的语言、广告式语言、不会说话或说话延迟。

（4）感觉异常　表现为听知觉敏感，喜爱某些声音，对另一些声音特别恐惧。

（5）触觉异常　表现在对物件的好恶。

（6）痛觉异常　多不怕痛、自伤。

（7）视觉异常　对特别图像的喜好或厌恶，喜欢斜视。

（8）本体觉异常　喜欢坐车、坐电梯，喜旋转。

（9）智力异常　约70%的ASD患儿智力低于正常同龄儿。

（10）其他表现　违拗、攻击、自伤、冲动、固执、激动等行为多见。自理能力差。注意力缺陷较为明显。癫痫、焦虑障碍等神经、精神共患病发病率高。

【遗传方式与相关致病基因】

遗传因素在ASD中起着重要的作用，约占ASD患儿的54%，并存在高度的遗传异质性，即尽管有相同的临床表型，也可以存在不同的遗传性因素[2]。目前已经认识到几百个具有不同功能的基因变异均可导致ASD，可呈现常染色体显性遗传或X-连锁遗传方式等，变异类型包括错义变异、缺失变异、拷贝数变异等。研究发现，ASD发生新发错义变异和缺失变异的概率分别为12%和9%，拷贝数变异和新发编码区变异可占ASD总体的30%和女性ASD的45%[3]。

1. 22q13.3缺失综合征、*SHANK*家族与自闭症　在22q13.3区段内有一系列的重要基因被鉴定出与自闭症关系密切，其中*PROSAP2/SHANK3*基因最为重要[4]，22q13.3缺失的临床症状与自闭症相似。

2. *MECP2*与自闭症　*MECP2*变异首先发现在Rett综合征病例中，*MECP2*与自闭症的关系在之后的研究中被多次确认，详见本章第三节。

3. ASD和癫痫共存的变异基因　研究显示，部分与ASD相关的基因与癫痫的发生相关，因此可通过探索癫痫和ASD共存的一些遗传性综合征来寻找共同的病因和病理生理机制（表22-1）。

表22-1　ASD和癫痫共存的综合征

变异基因/染色体异常区域	相关综合征	ASD患病率	癫痫患病率
TSC1/TSC2	结节性硬化症	20%~60%	80%~90%
FMR1	脆性X综合征	20%~30%	10%~20%
21q22	Down综合征	5%~9%	8%~13%
SCN1A	Dravet综合征	24%~61%	100%
15q11-q13	Angelman综合征	2%~42%	85%~100%
MECP2	Rett综合征	>90%	50%~90%
SHANK3	Phelan-McDermid综合征	0~94%	0~40%

其中与ASD和癫痫都相关的重要疾病之一为结节性硬化症。与普通人群相比，结节性硬化症患者发生癫痫或者ASD的概率更大。结节性硬化症是一种常染色体显性遗传病，主要是由*TSC1*（编码错构瘤蛋白）基因或*TSC2*（编码结节蛋白）基因变异所致，表现为多个系统的错构瘤。*TSC1*或*TSC2*变异显著改变了突触的结构、功能和可塑性，导致包括ASD、难治性癫痫、脑部畸形和结节及认知和行为障碍等多种神经系统异常表现[5]。研究表明，80%~90%的结节性硬化症出现

癫痫发作[6]。结节性硬化症患儿出现ASD行为表现的占20%~60%，可能与结节性硬化症伴有婴儿痉挛症、智力障碍和颞叶损伤等有关。对小鼠海马神经元选择性敲除*TSC1*基因发现，*TSC1*基因的缺失可以导致抑制性突触功能缺陷，表现为抑制性电流振幅降低，抑制性突触电位降低，神经元锥体细胞过度兴奋。表明抑制性突触功能的缺陷会导致兴奋与抑制（excitatory/inhibitory，E/I）比例失衡，从而导致ASD和癫痫的发生与发展[7]。另外，E/I比例失衡也会导致信息处理功能和社交行为缺陷。

另外一个与ASD和癫痫高共患率相关的遗传性综合征是脆性X综合征（详见本章第二节）。脆性X综合征（fragile X syndrome, FXS）是由*FMR1*基因5'端的CGG重复序列异常扩增引起，结果导致*FMR1*基因甲基化和转录沉默，最终导致脆性X智力低下蛋白（fragile X mental retardation protein，FMRP）减少或缺失。FMRP是一种RNA结合蛋白，发挥着控制蛋白质翻译水平的功能，在突触的发育和重塑过程中起着重要的调节作用。FMRP的减少或缺失破坏了神经突触的功能，导致学习和记忆功能缺陷。*FMR1*基因变异是ASD的最常见的原因，与ASD一样，社会交流和交往障碍也是脆性X综合征的核心症状[8]。研究发现，14%的FXS男性和6%的FXS女性会出现癫痫发作，一般发作形式为儿童良性癫痫伴中央颞区棘波，部分FXS即使没有癫痫发作，但脑电图也会出现痫样放电。同样，FXS患儿也存在E/I比例的失调，进一步导致癫痫发作和认知障碍的发生。其他癫痫和ASD共患的遗传综合征也表现出E/I比例失衡，促进自闭症谱系障碍行为的发生和癫痫发作。

【实验室与辅助检查】

进行发育评估、自闭症诊断观察量表（ADOS）、自闭症诊断访谈问卷修订版（ADI-R）检查以及颅脑影像、脑电图等检查。

【诊断标准】

2013年5月美国精神疾病协会（American Psychiatric Association）的DSM-5规定，诊断ASD需满足以下A至E的5个标准，其中A和B阐明了ASD的核心症状。

1. A标准　在多种环境中持续性地显示出社会沟通和社会交往的缺陷，包括现在或过去有以下表现（所举的例子只是示范，并非穷举）：

（1）社交与情感的交互性的缺陷。例如从异常的社交行为模式、无法进行正常的你来我往的对话，到与他人分享兴趣爱好、情感、感受偏少，再到无法发起或回应社会交往。

（2）社会交往中非语言的交流行为的缺陷。例如从语言和非语言交流之间缺乏协调，到眼神交流和身体语言的异常、理解和使用手势的缺陷，再到完全缺乏面部表情和非言语交流。

（3）发展、维持和理解人际关系的缺陷。例如从难以根据不同的社交场合调整行为，到难以一起玩假想性游戏、难以交朋友，再到对同龄人没有兴趣。

2. B标准　局限的、重复的行为、兴趣或活动，包括现在或过去有以下表现的至少两项（所举的例子只是示范，并非穷举）：

（1）动作、对物体的使用或说话有刻板或重复的行为。例如刻板的简单动作、排列玩具、翻东西、仿说，异常的用词等。

（2）坚持同样的模式，僵化地遵守同样的做事顺序，或者语言或非语言行为有仪式化的模式。例如很小的改变就造成极度难受，难以从做一件事过渡到做另一件事，僵化的思维方式，仪式化的打招呼方式，需要每天走同一条路或吃同样的食物等。

（3）非常局限的、执着的兴趣，且其强度或专注对象异乎寻常。例如对不寻常物品的强烈的依恋或专注，过分局限的或固执的兴趣。

（4）对感官刺激反应过度或反应过低或对环境中的某些感官刺激有不寻常的兴趣。例如对疼痛或温度不敏感，排斥某些特定的声音或质地，过度地嗅或触摸物体，对光亮或运动有视觉上的痴迷。

3．C标准　这些症状必须是在发育早期就有显示（但是可能直到其社交需求超过了其有限的能力时才完全显示，也可能被后期学习到的技巧所掩盖）。

4．D标准　这些症状带来了在社交职业或目前其他重要功能方面的临床上显著的障碍。

5．E标准　这些症状不能用智力发育障碍或整体发育迟缓（global developmental delay）更好地解释。智力障碍和ASD常常并发，只有当其社会交流水平低于其整体发育水平时，才同时给出ASD和智力发育障碍两个诊断。

根据社会交流及局限的、重复的行为这两类症状，将ASD的严重程度分为3个等级，三级最严重，一级最轻。具体定义见表22-2。

表22-2　ASD严重程度分级

严重程度	社会交流	局限的、重复的行为
三级："需要非常大量的帮助"	语言和非语言社交交流能力有严重缺陷，造成严重的功能障碍；主动发起社会交往非常有限，对他人的社交行为极少回应。比如，只会说很少几个别人听得懂的词，很少主动发起社交行为，即使在有社交行为的时候，也只是用不寻常的方式来满足其需求	行为刻板、适应变化极度困难，或者其他的局限重复行为明显地干扰各方面的正常功能。改变注意点或行动非常难受和困难
二级："需要大量的帮助"	语言和非语言社交交流能力有明显缺陷；即使在被帮助的情况下也表现出社交障碍；主动发起社会交往有限；对他人的社交接近回应不够或异常。比如，只会说简单句子、其社会交往只局限于狭窄的特殊兴趣、有着明显怪异的非语言交流	行为刻板、适应变化困难，或者其他的局限重复行为出现的频率高到能让旁观者注意，干扰了多种情形下的功能。改变注意点或行动难受和困难
一级："需要帮助"	如果没有帮助，其社会交流的缺陷带来可被察觉到的障碍；主动发起社交交往有困难，对他人的主动接近曾有不寻常或不成功的回应；可能表现出对社会交往兴趣低。比如，可以说完整的句子，可以交流，但无法进行你来我往的对话，试图交朋友的方式怪异，往往不成功	行为刻板，干扰了一个或几个情形下的功能；难以从一个活动转换到另一个；组织和计划方面的障碍影响其独立性

【治疗与预后】

1. ASD的治疗原则　①早期干预：尽可能实现早期诊断、早期有效干预；②坚持高强度长期治疗；③科学性：使用有循证医学证据的有效方法进行干预；④系统性：干预应该是全方位的，包括对自闭症核心症状的干预训练，也要同时促进儿童智能、生活自理能力提高、行为问题减少和行为适应性方面的改善；⑤根据评估制订个体化训练计划（IEP）；⑥注重对特殊能力的发现、培养和转化。

2. ASD综合治疗　ASD需要综合治疗，包括医疗治疗和支持、家庭支持和护理、教育支持等。ASD没有特异性药物治疗，主要以对症支持治疗为主。康复训练的手段主要包括：结构化教学（treatment and education of autistic and related communication handicapped children）、应用行为分析（applied behavioral analysis）、人际关系发展干预疗法（relationship development intervention）、地板时光（Floor Time）、脑电生物反馈（EEG biofeedback）等。

3. ASD的治疗目标和预后　①低功能ASD患儿的治疗目标和预后：消除有害行为，提高自理能力，服从简单命令和规则，建立基本的社会与情感、适当的沟通能力以及适当的游戏能力。②高功能ASD患儿的治疗目标和预后：早期介入和干预，尽早进入主流教育，旨在提高其语言流畅性、人际交往技能、团体适应、家庭支持等方面的能力。

【遗传咨询与产前诊断】

由于目前尚无确切有效的治疗方法，对受累家系成员开展遗传咨询，对高风险家庭进行产前诊断是发现患胎的有效手段。

1. 遗传咨询

（1）导致ASD发生的遗传因素多而复杂（见【遗传方式与相关致病基因】），需要确定咨询者家系中ASD相应的临床疾病诊断，建立遗传咨询档案。

（2）绘制咨询者的家系图，明确遗传方式。

（3）对先证者进行基因检测，明确其致病性基因组变异。

（4）对其父母进行验证是否存在相同的变异。

（5）针对先证者相关的临床疾病诊断及其基因检测结果，以及相应疾病的遗传方式，对家族成员进行遗传风险评估（详见第七章）。

2. 产前诊断　结合先证者和孕妇所患疾病及其遗传因素异常变化，孕妇可以在妊娠11～13周进行绒毛活检或16～22周行羊膜腔穿刺抽取羊水进行产前诊断。当确认胎儿携带与先证者相同的基因组异常时，应在知情的情况下，由其家庭决定是否采取治疗性流产或引产或继续妊娠。

（韩　颖）

第二节　脆性X综合征

脆性X综合征（fragile X syndrome，FXS）是一种发病率仅次于先天愚型的遗传性智力障碍综合征，男性发病率约为1/4 000，女性发病率约为1/（6 000～8 000）。该病为X-连锁不完全显性遗传病，95%以上的FXS是由于*FMR1*基因5'非翻译区（untranslated region，UTR）(CGG)n三核苷酸重复扩增的动态变异和超甲基化（hypermethylation）所致，不到5%的患者因*FMR1*基因点变异或缺失变异而致病。

【临床表型特征】

1. **典型脆性X综合征**　多见于男性，表现为不同程度的智力障碍、特殊面容和结缔组织功能异常，男性在青春期后以巨睾常见。临床表现有很大的个体差异，患者可能缺乏某些症状，目前尚无明确的临床诊断标准，给诊断造成一定的困难[9]。

（1）智商（IQ）[10]　智力障碍程度和变异类型与异常甲基化的程度直接相关。全变异且完全甲基化的男性平均智商为41。全变异和前变异嵌合体男性平均智商为60。具有全变异但>50%的细胞未出现甲基化的男性平均智商为88。

（2）发育迟缓　肌张力减退和轻微的运动发育迟缓比较常见。婴幼儿期发育延迟明显，约10个月才会独坐，20个月清晰发音，20.6个月开始行走。

（3）语言功能　有个体差异，从不能说话到仅有轻微交流障碍。语言功能通常不太流利，说的句子不完整，表现为重复和语言模仿。

（4）行为　患儿通常有注意力缺乏症、注意缺陷多动障碍，对于各种感觉刺激容易反应过度。出现自闭症和自闭症行为，害羞、避免目光接触、社交焦虑、咬手或拍打等刻板重复性动作。约20%的患者有癫痫发作。

（5）体征　男性患者面部特征包括有长脸、大耳、突出的下颌和额头、高腭弓。结缔组织异常，包括皮肤松软、扁平足、关节高度松弛、二尖瓣脱垂等。部分患者可有近视或斜视的眼部异常。大部分男性患者睾丸在青春期后异常增大，可达正常成年男性的2~3倍。

近50%携带有*FMR1*基因全变异的女性表现出学习困难和行为异常，与男性患者表现类似，但程度较轻。全变异的女性即使智商正常，也通常有学习能力、行为、情绪和心理的轻微异常。

2. **脆性X震颤和（或）共济失调综合征**（fragile X-associated tremor/ataxia syndrome，FXTAS）　是由*FMR1*基因的前变异导致的一种神经退行性疾病，患者多为男性，平均发病年龄为（60.2±7.2）岁，其外显率和年龄有关，年龄越大，患病概率越高（表22-3）。

表22-3　年龄和前变异男性携带者FXTAS患病风险的相关性[11]

前变异男性携带者年龄	FXTAS患病概率/%
50~59	17
60~69	38
70~79	47
≥80	75

（1）主要临床表现　①意向性震颤：包括静止性、姿势性及动作性震颤，以动作性震颤为主。②小脑性共济失调：包括辨距不良、协调及轮替不能、共济失调步态及构音障碍等。③认知功能受损：在FXTAS患者中有很大的变异性，最早表现为执行功能下降、近记忆力下降等，进展

缓慢，仅小部分病例发展成痴呆。④帕金森样表现。包括面具脸、行动迟缓与静止性震颤等。

另外还可出现①周围神经病损：包括腱反射减退或消失、肢体远端深感觉减退等。②自主神经功能紊乱：包括性功能减退、直立性低血压、膀胱/直肠功能紊乱等。③精神障碍：焦虑、抑郁、注意力不集中、社交困难、自闭症等。以上症状呈进行性恶化。

少数女性前变异携带者也可表现为FXTAS，但神经系统的临床表现比男性患者轻。神经系统外的其他表现更为常见：包括纤维肌痛、甲状腺功能减退等。

（2）FXTAS患者的影像学表现　包括脑萎缩，以额叶、顶叶、小脑、脑干多见；脑室扩大；脑白质病变，以小脑皮质、皮质下白质、侧脑室周围为主；小脑中脚征（middle cerebellar peduncles）：MRI上小脑中脚表现为T2项高信号等，是由小脑白质深部的海绵层病变引起的，为FXTAS患者特征性的影像学表现，约见于60%FXTAS患者（图22-1）。

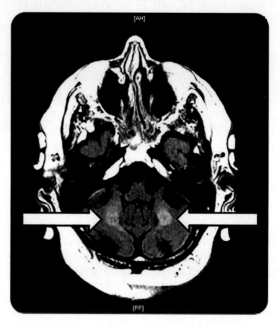

图22-1　FXTAS患者MRI的MCP征[12]

（3）FXTAS病理特征　广泛分布于脑神经元及胶质细胞内的呈泛素化阳性的核内包涵体形成，包涵体中检测到20多种蛋白和*FMR1*基因的mRNA。

3．脆性X综合征相关卵巢功能不全（fragile X-associated primary ovarian insufficiency，FXPOI）原发性卵巢功能不全（primary ovarian insufficiency，POI），又称卵巢早衰（premature ovarian failure，POF），是指女性40岁之前卵巢功能衰竭，卵巢内卵泡基本耗尽而达到绝经状态，出现闭经，并伴随着雌激素水平降低和FSH水平升高。携带脆性X染色体前变异是发生POI的一个危险因素，约22%的女性前变异携带者将患FXPOI，患病风险和(CGG) n重复次数呈非线性相关。CGG重复次数为80～99时，FXPOI患病概率最高（约为25.1%），发病年龄最小，同时绝经年龄也最低；而重复59～79次（患病率约为6.9%）和重复100～199次（患病率约为16.4%）卵巢受损相对缓慢[13]。全变异的女性携带者出现POI的发病率并不比正常人群高（约1%）。

前变异携带者卵巢功能的损伤是呈连续性的，表现多样，快慢不一，部分患者只表现为卵泡发育不良，而血清（卵泡刺激素FSH）指标正常，同时，也可能表现为FSH升高，生育功能受损而月经周期正常，只有部分前变异携带者最终会发展为卵巢早衰。由于卵巢功能的损伤，前变异携带者的生育年龄也会随之缩短。与正常人相比，前变异携带者的初潮年龄未受影响，但绝经年龄明显提前，携带者的卵巢发育并未受明显影响，而是卵泡的闭锁加速。一旦患者被检出为*FMR1*基因前变异携带者应立即给予积极助孕治疗。其他表型可有骨质疏松、焦虑、抑郁、注意力不集中以及精神表现异常等。少数患者有学习困难和自闭症的表现。

【遗传方式与相关致病基因】

FXS为X-连锁不完全显性遗传病，其致病基因*FMR1*位于Xq27.3，编码FMRP蛋白，是一种

RNA结合蛋白，在大脑与睾丸组织中表达最高。该蛋白对转录体的剪切、RNA转运、mRNA稳定性及翻译水平有重要调节作用，可通过抑制特定mRNA翻译和蛋白质合成参与神经细胞突触形成和可塑性调节，从而影响依赖于皮层和边缘系统功能的意向、学习和记忆行为。

已知的*FMR1*变异有三种类型。超过95%的FXS是由(CGG)n三核苷酸重复序列扩增和超甲基化所致，不到5%的患者因*FMR1*基因点变异或缺失变异而致病。

*FMR1*基因的5'UTR区包含一段(CGG)n三核苷酸重复序列。该重复序列在正常人群中具有多态性，(CGG)n重复次数在5～45之间，常含有2～3个AGG，称为AGG中断。因此，这段重复序列的多态性包括了(CGG)n的重复次数和AGG中断数目及排布方式。AGG每间隔9或10个CGG嵌入的模式被认为可阻止DNA复制滑动而增强母系传代中重复序列的稳定性。当(CGG)n重复次数超过60个，或无AGG中断的(CGG)n重复超过30～40个时，则可能形成不稳定的三核苷酸重复序列，在细胞的减数分裂和有丝分裂过程中形成扩增。(CGG)n重复的高度扩增只见于母亲向子代传递，而父亲的不稳定重复在向子代传递时，扩展的概率较低，约30%子代的重复序列比其父亲的缩短，称为重复序列收缩（repeat sequence contractions）。目前对这一母本传递特异性的分子遗传基础仍不甚了解。因此，影响(CGG)n重复扩增的主要因素有3个：(CGG)n重复总次数、AGG中断的数目和分布位置以及重复序列的亲源性别。

根据*FMR1*基因的表型和遗传的不稳定性，(CGG)n重复序列可分为4种形式（表22-4）。

表22-4　*FMR1*基因(CGG)n重复序列的扩增程度

分型	CGG重复次数	临床表现
正常范围	5～45	正常个体
中间变异或灰色区域	46～54	没有发病风险，其下一代子女也不会是FXS患者。但有一定的扩增风险，在传递给子代时可能扩增为前变异
前变异	55～200	轻微认知和/或行为缺陷；脆性X震颤和/或共济失调综合征（FXTAS）；脆性X综合征相关卵巢功能不全（FXPOI）
全变异	>200	脆性X综合征

最近有报道证实由*FMR1*基因CGG重复所产生的非ATG（RAN）翻译而成的小致病蛋白FMRpolyG能改变线粒体转录水平和呼吸链复杂的组装功能、生物能量学并引发细胞死亡，并与脆性X震颤和/或共济失调综合征的发生有关[14]。

【实验室与辅助检查】

FXS临床表现复杂多样，单靠临床表征不能确诊，需要依靠实验室诊断确诊。

FXS的细胞遗传学标志是Xq27.3处存在脆性位点*FRAXA*，在1991年发现*FMR1*基因以前，对此脆性位点进行检测是诊断该病的主要方法。但由于该方法对本病诊断的灵敏度和准确性较差，因此早已被分子遗传学方法所取代。

传统的FXS分子遗传学诊断方法，常用的是PCR联合Southern印迹杂交法，对(CGG)n重复数目及*FMR1*基因甲基化水平进行检测[15]。最近有新的RP-CE PCR方法用于检测(CGG)n重复次数，更简便快速。对于(CGG)n重复检测未发现异常扩增的案例，可以考虑采用PCR+测序的方法对该基因编码区畸形变异分析，确定是否有致病性点变异或者大的插入/缺失。

1. Southern印迹杂交法　根据全变异等位基因的(CGG)n重复序列和上游的CpG岛超甲基化，使其甲基化敏感性酶切位点消失这一特性，应用甲基化敏感的限制性内切酶酶切并与探针杂交，分析杂交后其片断大小，了解(CGG)n重复次数和CpG岛甲基化状态来诊断FXS。但该方法对灰区和前变异的检测分辨率较低，故应和PCR法联合以提高检测的准确性。

2. PCR扩增法　提取受检者DNA后直接用引物扩增包括(CGG)n重复区域在内的DNA片段，扩增产物经变性聚丙烯酰胺凝胶电泳或毛细管电泳，可准确检测到扩增DNA片段的长度，从而计算出(CGG)n的重复次数。此方法适用于灰区与前变异范围的检测。缺点是对(CGG)n重复次数高的*FMR1*基因无法扩增，也不能检测甲基化情形。故大多数国家均采用同时使用PCR扩增法和Southern印迹杂交法确诊的模式。

3. RP-CE PCR法　RP-CE PCR方法是在普通的PCR基础上，通过三引物扩增模式，可对超长的CGG重复进行扩增，扩增产物无需要提纯，可以直接用于毛细管电泳，进而可以准确检测所有扩增片段的长度，精准定量CGG重复数。该方法的灵敏度高，并且可以准确分辨女性的杂合子和纯合子，扩增>1 300 CGG超长长度序列，对低比例嵌合（<5%）也可以进行精准检测。

【诊断标准】

目前，FXS尚无明确的临床诊断标准。分子遗传学检测是FXS确诊的唯一手段。

【治疗与预后】

FXS目前无有效治疗方法，主要是支持对症治疗。在行为干预、语言训练、职业培训及个性化教育等综合措施的基础上，对有需要的FXS患者应用一些精神药物作为辅助治疗。对于有斜视、中耳炎、二尖瓣脱垂、胃食管返流、癫痫等症状的患者给予相应的专科治疗。

【遗传咨询与产前诊断】

FXS目前无有效的治疗方法，要降低其发病率，关键是查出携带者及患者，然后通过遗传咨询及产前诊断降低患儿出生率。

1. 遗传咨询

（1）确定咨询者家系中先证者FXS的诊断，建立遗传咨询档案

a. 采集病史要点　构建至少三代的遗传系谱图，尤其是母系亲属的遗传情况，以便进行级联式携带者检测。妊娠史和围生期病史。发育认知情况，包括语言发育和学习成绩。自闭症和类自闭症表现，多动症表现等。

b. 体检要点　身高、体重、头围等生长发育指征。异常面部特征，如长脸、大耳、前额突出等。皮肤松软，关节活动过度，肌张力异常。青春期后患者睾丸增大。心脏听诊，收缩中期咔哒音或杂音（二尖瓣脱垂）。神经系统症状，如癫痫、进行性震颤、共济失调、行走困难、短期失忆等。精神性症状，如焦虑症、精神分裂、躁狂抑郁症等。行为学检查，如眼神接触、多动、动作不协调等。

c. 辅助检查　包括智力测验和行为判定，CT、MRI、脑电图，血尿遗传代谢病筛查，染色体核型分析，分子遗传学诊断。

（2）对于家族中其他成员进行级联式筛查　每一位家族成员都应有详细记录，特别注意出

现症状的年龄和症状发展过程。男性前变异携带者有患FXTAS的风险，女性前变异携带者有患FXPOI的风险，FXTAS患者少见；女性携带前变异可来源于母亲也可来源于父亲，但全变异只能是母系遗传。如果家族变异呈现母系遗传，则表现正常的兄弟有可能是前变异携带者，该变异有传递给女儿的风险，因此也应进行检测。

（3）风险评估

a. 所有患者的母亲都是前变异或全变异的携带者或患者。携带全变异的女性有50%的概率将全变异传递给一下代。

b. 携带前变异的女性有50%的概率将变异传递给下一代，在子代中转变成全变异的概率与母亲前变异(CGG) n重复次数有关（表22-5）。(CGG) n重复次数超过139时，扩增为全变异的概率几乎为100%。

表22-5　母亲前变异扩增为全变异至下一代的风险[16]

母亲前变异CGG重复次数	扩增为全变异的概率（%）
55 ~ 59	3.7
60 ~ 69	5.3
70 ~ 79	31.1
80 ~ 89	57.8
90 ~ 99	80.1
100 ~ 139	>94
>139	100

c. 男性全变异多数不能生育，极少数全变异患者和嵌合体可能生育。在小部分体细胞带有全变异的FXS成年男性患者的精子或性腺组织中，仅存在前变异。男性全变异患者通常不能将其全变异基因传递给下一代，但有可能将其前变异基因传递给其女儿。

d. 男性前变异携带者会将变异遗传给所有的女儿，(CGG) n重复次数可保持相当稳定，但也可能存在小的扩增或收缩。前变异不会遗传给儿子，儿子无患病风险。

e. (CGG) n中间变异携带者没有发病风险，其下一代不会出现FXS患者。然而，中间变异有一定的扩增风险，在传递给子代时可能扩增为前变异。中间变异携带者不需要进行产前诊断。

2. 产前诊断　女性全变异或前变异携带者怀孕时应做产前诊断。

（1）产前诊断需建立在先证者遗传学诊断明确的基础上。

（2）确定患者母亲及家族中其他成员的变异类型。

（3）孕早期（11 ~ 13周）取绒毛细胞，孕中期（16 ~ 22周）可取羊水细胞。首先对胎儿样本进行性别鉴定，再根据先证者的变异类型采用相应的技术对胎儿DNA样本进行遗传学检测，同时需要结合基于STR位点的连锁分析进一步排除母血污染。综合上述检测结果做出胎儿是否遗传与先证者相同的(CGG) n重复扩增变异的结论[17]。当采用绒毛细胞样本对胎儿进行产前诊断时，需注意12周内的绒毛细胞标本的甲基化检测结果不可靠，全变异造成的甲基化可能表现或不表现。一般建议用羊水细胞作为检测材料。若绒毛细胞诊断结果阳性需要羊水或脐血确认，以防止误诊或漏诊。

（4）当确诊携带有全变异的男性胎儿时，应在知情的情况下，由其母亲及其家属决定是否采取治疗性流产。若为携带前变异的男性胎儿或携带前变异或全变异的女性胎儿，应详细咨询FXS的临床表现的多样性、外显率以及迟发性疾病FXTAS和FXPOI的患病风险和特点，由其母亲及其家属决定胎儿的去留。

（5）女性全变异或前变异携带者，也可选择进行植入前诊断，避免患胎的治疗性流产。对于产前基因诊断后出生的新生儿，应进行随访和记录。

（钟 梅 贾 蓓）

第三节 Rett综合征

Rett综合征是一种严重影响儿童精神运动发育的疾病，由Andreas Rett于1966年首先报道[18]，包括典型Rett综合征和不典型Rett综合征，不典型Rett综合征又包括Hanefeld型Rett综合征（Hanefeld variant of Rett syndrome）和先天型Rett综合征（congenital variant of Rett syndrome），前者也称之为早发癫痫型Rett综合征（early onset seizure variant of Rett syndrome），后者又称为Rolando型（Rolando variant）Rett综合征。本病在世界各国均有报道，我国首例Rett综合征是1987年由北京大学第一医院儿科报道。

【临床表型特征】

1. 临床表现　典型Rett综合征表现为出生后6～18个月生长发育正常或已出现发育迟滞，随后出现发育停滞或倒退，眼睛凝视、丧失已获得的技能，如手功能及语言等，出现手刻板动作，包括搓手、绞手、吃手及揪头发或衣物等；多伴有自闭症样行为及痛觉异常。此外，可有呼吸节律异常及惊厥发作，疾病后期可出现骨骼改变，如指关节畸形及脊柱侧弯。

不典型Rett综合征中的Hanefeld型Rett综合征除具有早发性癫痫脑病的特征外，还具有典型Rett综合征的手刻板动作、自闭症行为。患者多在出生后5个月内出现癫痫发作，常于倒退期前出现，为难治性癫痫，发作类型多样，包括痉挛发作、局灶性发作、肌阵挛发作等；智能及运动发育严重落后。先天型Rett综合征的临床特点包括出生后早期即出现全面发育迟滞，出生后4个月内出现严重小头，出生后5个月内出现倒退，最终，患儿呈严重智力运动迟滞，不能行走。先天型Rett综合征患儿缺乏典型Rett综合征的眼睛凝视，具有典型Rett综合征的自主神经功能异常，如手脚小且凉、外周血管运动异常、睡眠障碍、清醒时呼吸节律异常等。

60%～95%的Rett综合征患者有癫痫发作，癫痫初始发病平均年龄4岁，随着年龄的增长，癫痫发病率有所降低。Rett综合征女性患者骨质疏松及骨折的发病率是普通女性的4倍。澳大利亚的一项研究显示，75%的Rett综合征女性在15岁时出现脊柱侧弯，且呈进展性，需早期干预，严重时应考虑手术矫正。Rett综合征临床严重程度可根据Kerr、Percy和Pineda评分进行评估。

2. Rett综合征的分期　大部分Rett综合征患儿的临床表现有一定的阶段性，并与年龄相关。根据年龄与临床表现将其分为4期：

（1）I期，早期停滞期（early-onset stagnation）　多发生于出生后6～18个月之间，可持续数月。出现获得性小头、自闭症样表现。患儿可获得独坐能力，但之后独坐、独走等运动发育停滞，大部分不会爬行、站立及行走，肌张力低下。语言发育较差，但可有无意识儿语或咿呀学语。

（2）II期，快速发育倒退期（rapid developmental regression）　多见于1～4岁之间，表现出手功能及语言的快速倒退及智力障碍，有时伴有情绪障碍，出现高声哭喊及情感淡漠等表现，可持续数日或数周。之后部分患儿的个性完全改变，出现明显的自闭症表现，对人及物无兴趣或淡漠，可保留眼对眼的交流，其他交流及运动技能减弱或倒退。先前的咿呀学语或有意义语言及运动技能丧失，智力障碍也逐渐显著。丧失主动抓物意识，且伴随无意识的揪头发、衣物及敲头等行为，后期发展为手刻板动作。该时期内，孩子与父母交流极少，夜间哭闹及反复上呼吸道感染，也可有热性惊厥及/或癫痫发作，还可出现流涎、伸舌、过度换气等症状。患儿出生后头围增长缓慢为显著特征之一，但部分患者头围可正常。

（3）III期，假性稳定期（pseudostationary period）　多见于4～7岁，于倒退期之后，眼神交流可恢复，患儿可通过眼神表达简单需求。手技能损伤严重，手刻板动作十分显著，成为Rett综合征的典型标志之一。呼吸节律异常在此阶段突出，有屏气、长吸气或过度换气等异常呼吸模式。也可有反复的上呼吸道感染及睡眠障碍，如睡眠时间颠倒、入睡困难。多出现癫痫发作，需药物治疗。不对称的肌张力异常导致脊柱侧弯，部分需手术纠正。自主神经功能紊乱，表现为四肢末端冰凉。表型较轻的患儿可保留部分语言及手技能。倒退速度开始减缓，患儿仍有机会学习并获得新技能。该时期可持续数十年。

（4）IV期，晚期运动恶化期（late motor deterioration）　始于患儿丧失行走能力，或可从II期直接进入IV期。此阶段出现严重神经损害、肌肉萎缩显著及肢体末端变形，脚凉且青紫。患儿最终因缺乏运动而导致肢体僵硬，需轮椅协助活动或完全卧床。

【遗传方式与相关致病基因】

*MECP2*为典型Rett综合征的主要致病基因，Hanefeld型Rett综合征的主要致病基因为*MECP2*和细胞周期蛋白依赖激酶样5（cyclin-dependent kinase-like 5）基因*CDKL5*，先天型Rett综合征的主要致病基因为*MECP2*及*FOXG1*（forkhead box G1）基因。*MECP2*、*CDKL5*和*FOXG1*基因分别位于Xq28、Xp22和14q12，均为显性遗传方式[18]。

Rett综合征常见的遗传方式为X连锁显性遗传，具有特殊遗传现象[19]：女性受累为主，男性少见；散发病例为主，家族性病例罕见，且以母系遗传为主；具有*MECP2*基因变异的家庭成员间存在临床表型的差异。

80%以上的女性Rett综合征患者可检测到致病基因变异，男性Rett综合征患者变异检测阳性率较低。近期在数例男性和2例女性患者发现*MECP2*基因嵌合变异，提示嵌合变异为Rett综合征的致病机制之一。具有相同变异的男性患儿与女性患儿相比，临床表型有较大差异，女性患者多表现为Rett综合征；男性多表现为严重脑病，甚至早期死亡，Rett综合征特征性的手部刻板动作不显著[20]。当男性为嵌合变异时，可具有与女性杂合变异患者相似的表型，即呈典型或非典型Rett综合征，致病基因的嵌合变异率可影响患者的表型，但嵌合变异导致疾病的具体阈值目前仍不明确。

曾有报道1位父亲生殖细胞为*MECP2*基因变异嵌合体，其两个同父异母的女儿同患Rett综合征。既往对散发*MECP2*变异患者进行变异亲源分析显示，95.5%的女性患者的变异位于父源的X染色单体上，其父亲表型正常，外周血DNA无相同致病变异，因而高度怀疑父亲精子的低频嵌合变异也是导致Rett综合征的遗传方式之一[21]。

1. *MECP2*变异与Rett综合征 *MECP2*变异见于95%的典型Rett综合征病例、50%的不典型Rett综合征及部分Rett综合征家系。*MECP2*变异包括错义变异、移码变异、无义变异、剪切位点变异及大片段缺失与重复。*MECP2*变异有明显的区域分布特点，多位于第3、第4外显子，且有8个热点变异[22]：p.R106W、p.R133C、p.T158M、p.R168X、p.R255X、p.R270X、p.R294X和p.R306C，约占所有变异的70%；C末端缺失占10%；复杂基因重排占6%。

基因型与表型存在一定的相关性，p.R133C、p.R294X和C末端缺失在轻型患者多见；p.R133C及p.R306C变异患者在倒退之前多获得少许语言，或者倒退年龄更晚，且在倒退之后仍可保留有一定的语言能力。核定位区域的变异及部分早期截短变异可致严重表型，如p.R270X、p.R255X和p.R168X多见于表型严重患者，患者获得独立行走、手功能及语言的可能性小，且症状多在早期即可出现。p.R255X、p.R294X和C末端缺失的患者其癫痫发病率偏低，而p.T158M变异的患者癫痫发病率高；存在基因大片段缺失的患儿睡眠障碍的发生率偏高；夜间尖叫及大笑在p.R294X变异患者的发生率更高；存在p.R168X、p.R270X变异的患者更容易罹患骨质疏松；p.R255X和大片段缺失的患者中，脊柱侧弯发病率更高。

2. *CDKL5*变异与Rett综合征 *CDKL5*基因定位于Xp22，又称为*STK9*基因，编码丝氨酸/苏氨酸激酶，具有磷酸化作用。免疫共沉淀等实验显示*MECP2*和丝氨酸/苏氨酸激酶可相互作用，*CDKL5*与*MECP2*在神经发育和突触发生过程中的表达谱有重叠，丝氨酸/苏氨酸激酶可介导*MECP2*的磷酸化。*CDKL5*变异也可致早发癫痫脑病、X-连锁婴儿痉挛症、ASD及Angelman样综合征，目前与*CDKL5*变异导致的Hanefeld型Rett综合征一起统称为*CDKL5*相关性疾病（*CDKL5*-related disease）[22]，此组疾病呈X-连锁显性遗传，以散发性病例为主。*CDKL5*变异可解释8%～28%的Hanefeld型Rett综合征。目前已发现的*CDKL5*基因变异以女性新发变异为主，与女性患儿相比，男性患儿表型更重，表现为严重的智力及运动发育落后，大部分患儿无语言功能，不能独坐、独走；而女性变异患者则多伴随有手刻板及自闭症样表现；男性患者手的失用与刻板动作明显少于女性患者[23]。

3. *FOXG1*变异与Rett综合征 2008年在先天型Rett综合征发现*FOXG1*基因变异。先天型Rett综合征除具有典型Rett综合征的临床特点外，尚有起病早、出生后即有显著的肌张力低下、严重的大动作发育迟滞等特点[24]。

*FOXG1*基因位于14q12。FOXG1蛋白是一种含有叉头DNA结合域（forkhead DNA-binding domain，FHD）的DNA结合转录因子，在大脑和睾丸中表达，具有促进端脑发育过程中细胞增殖的作用，是少突胶质细胞前体细胞增殖和分化的调节因子之一。*FOXG1*基因变异类型包括点变异和大片段缺失。*FOXG1*基因变异相关疾病的临床谱广泛，无性别差异，包括典型Rett综合征、先天型Rett综合征、类Rett综合征及颅缝早闭，主要的临床表现为在婴儿期就出现肌力低下，严重的智力、运动、语言发育落后，刻板动作及癫痫发作，大多数患者不能获得语言及行走能力，生活不能自理。MRI可提示额叶、胼胝体发育不良。有报道患儿父母存在嵌合变异，建议*FOXG1*变异患

儿的父母进行相同变异位点筛查，评估下一胎患儿再发病风险。

【实验室与辅助检查】

行*MECP2*、*CDKL5*、*FOXG1*基因变异分析，以及颅脑影像、脑电图等检查。

【诊断标准】

Rett综合征诊断标准的制定主要根据临床表现，最新一次修订的诊断标准为2010年，具体见表22-6。

表22-6　2010年Rett综合征诊断标准

当出生后头围发育迟滞，考虑Rett综合征

典型Rett综合征诊断标准

1. 稳定发育期后出现一段时期的倒退
2. 满足所有的排除标准和所有的主要标准
3. 尽管支持标准在患儿中常见，但不是必须的

不典型Rett综合征的诊断标准

1. 倒退期随后出现恢复期或稳定期
2. 至少符合4条主要标准中的2条
3. 至少具备11条支持标准中的5条

主要标准

1. 丧失部分或全部手技能
2. 丧失部分或全部语言功能
3. 步态异常或运动功能受损
4. 手的刻板动作，如绞手、搓手、拍手、吃手、洗手等

典型Rett综合征的排除标准

1. 由于围产期及出生后创伤导致脑损伤、神经代谢性疾病或严重感染导致神经损害
2. 生后6个月内显著的精神运动发育异常

非典型Rett综合征的支持标准

1. 清醒时呼吸异常
2. 清醒时磨牙
3. 睡眠障碍
4. 肌张力异常
5. 外周血管舒缩障碍
6. 脊柱侧弯/脊柱后凸
7. 发育迟滞
8. 手脚小且凉
9. 突然大笑或尖叫
10. 痛觉敏感性降低
11. 目光交流强烈及眼睛注视

【治疗与预后】

Rett综合征目前无特异性的治疗方法，主要以对症支持治疗为主，如抗癫痫治疗、康复训

练、音乐治疗等。

自1986年至今已进行了多项临床治疗研究，包括生酮饮食、左旋肉碱、叶酸/甜菜碱、纳曲酮、溴隐亭、肌酸、胰岛素样生长因子1（insulin-like growth factor 1，IGF-1）、ω-3多不饱和脂肪酸、NNZ-2566和EPI-743。其中生酮饮食可改善癫痫发作、手刻板动作、磨牙及呼吸节律异常等；溴隐亭可在一定程度改善行为和认知；左旋肉碱对大运动可能有改善作用；IGF-1及NNZ-2566已完成2期临床试验，可一定程度地改善患儿的社交障碍及焦虑心理，但对患儿的认知及运动能力均无改善；其他治疗未见明显效果。

Guy等[25]在Rett综合征小鼠模型重新表达MECP2，使小鼠病情得以逆转，提示Rett综合征为一种可治性的神经遗传病，这一重大发现为Rett综合征的治疗带来曙光。但在Rett综合征的基因治疗上存在着巨大的挑战，因为MECP2蛋白在人体中必须精确表达，MECP2缺乏可致严重的神经功能异常，如Rett综合征；而MECP2过表达可致严重智力低下、癫痫及活动减少，如MECP2重复综合征[26]。

在基因水平的治疗研究包括无义变异通读（read-through）和重组人MECP2蛋白替代疗法。无义变异占Rett综合征基因变异患者的35%，对无义变异进行通读的药物包括氨基糖苷类的庆大霉素及NB54[27]，但目前尚停留在细胞研究水平[28]。重组人MECP2蛋白替代疗法为Rett综合征的潜在治疗方法之一，但需克服以下困难：①通过血脑屏障，并维持稳定的蛋白供给；②将外源性MECP2定位至特定位点；③MECP2的剂量精确应用。

Katz DM[29]将目前Rett综合征治疗策略主要分为三类：①通过影响大脑神经递质改善患者症状，包括谷氨酸盐、GABA、乙酰胆碱和单胺的药物或分子化合物；②利用药物和生长因子调节脑源性神经营养因子，影响脑组织的细胞代谢及微环境稳态，促进脑部的生长和发育；③通过调节细胞的其他机制，如能量代谢与蛋白质合成的药物，最终改善患者症状。

Rett综合征属重度智力障碍，大部分患儿饮食、大小便不能自理。有研究显示71%的Rett综合征患者可生存至25岁，60%可生存至30岁，50%可生存至50岁[30]。死亡的主要原因包括癫痫猝死、意外事件、严重肺部感染及心律失常（心动过速或过缓）。约一半患者在青少年期完全失去行走能力。85.5%患者出现脊柱弯曲，大部分患者具有呼吸节律异常及脑电图异常。80%的Rett综合征患者可出现癫痫发作，其中约36.1%患者为难治性癫痫。患者在60~70岁时身体严重衰弱，可出现帕金森表现。

【遗传咨询与产前诊断】

由于目前尚无确切有效的治疗方法，对受累家系成员开展遗传咨询，对高风险家庭进行产前诊断是发现患胎的有效手段。

1. 遗传咨询

（1）确定咨询者家系中Rett综合征的临床诊断，建立遗传咨询档案。确定临床诊断包括询问患儿的智力运动发育史，如有无前期发育正常随后发生倒退、有无手刻板动作及手失用等。

（2）绘制咨询者的家系谱图，是否符合X染色体或常染色体显性遗传，或是散发病例。

（3）对先证者进行MECP2、CDKL5、FOXG1基因检测，明确其致病性变异，如外显子缺失、重复、微小变异或点变异等。

（4）验证其父母是否存在相同的变异。大部分Rett综合征患儿父母外周血DNA变异检测阴性，仅少数母亲具有相同的基因变异，因X染色体非随机失活而无症状或症状轻微，个别父亲具有生殖细胞嵌合变异。

（5）若确认该家系的母亲为*MECP2*变异携带者，则后代发病或为变异携带者的概率为50%，建议其再生育行产前诊断。

2．产前诊断

（1）确认先证者的临床表型和基因致病位点。

（2）确认患者的母亲携带有与患者相同的致病变异。

（3）在携带者妊娠11～13周进行绒毛活检或16～22周行羊膜腔穿刺抽取羊水进行胎儿细胞DNA的致病位点检测，当确认携带有与先证者相同的致病位点，提示是患胎，应在知情的情况下，由其家庭决定是否采取治疗性流产或引产或继续妊娠。

（4）对于患者有典型的临床表型和明确的致病变异，其母亲没有发现与患者相同的致病位点变异的情况，也可在妊娠11～13周进行绒毛活检或16～22周进行羊水中胎儿细胞的基因变异检测，确认是否存在与先证者相同的变异，因其母亲或父亲也可能存在罕见的生殖细胞嵌合体。

（5）对确认的携带者，也可选择植入前遗传学检测，避免患胎的治疗性流产。

（章清萍　包新华）

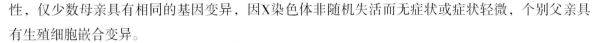

第四节　过度生长伴智力障碍综合征

过度生长伴智力障碍（overgrowth with intellectual disability，OGID）综合征是一组以过度生长伴智力障碍为主要特征的发育性疾病，具有很强的遗传异质性。除最常见的Sotos综合征以外，目前还发现其他14个基因变异也可引起类似的表型，多数为常染色体显性遗传方式，部分为常染色体隐性遗传、X-连锁遗传方式，其中*NFIX*基因和*APC2*基因变异引起的表型与Sotos综合征重叠，命名为Sotos样病（Sotos-like）或者Sotos综合征2型、Sotos综合征3型[31, 32]，详见表22-7。本节重点介绍Sotos综合征。

表22-7　过度生长伴智力障碍综合征及其致病基因

序号	疾病名称	致病基因	遗传方式
1	Sotos综合征1型	*NSD1*	AD
2	Sotos综合征2型	*NFIX*	AD
3	Sotos综合征3型	*APC2*	AR
4	巨脑-多小脑回-多指（趾）-脑积水综合征2型	*AKT3*	AD
5	X-连锁智力发育迟滞93型	*BRWD3*	XLR
6	自闭症易感性18	*CHD8*	AD
7	Tatton-Brown-Rahman综合征	*DNMT3A*	AD

（续表）

序号	疾病名称	致病基因	遗传方式
8	Cohen-Gibson综合征	*EED*	AD
9	Weaver综合征	*EZH2*	AD
10	Simpson-Golabi-Behmel综合征1型	*GPC3*	XLR
11	Rahman综合征	*HIST1H1E*	AD
12	Smith-Kingsmore综合征	*MTOR*	AD
13	巨脑-毛细血管畸形-多小脑回综合征，体细胞变异	*PIK3CA*	AD
14	常染色体显性智力发育迟滞35型	*PPP2R5D*	AD
15	Bannayan-Riley-Ruvalcaba综合征	*PTEN*	AD

注：AD，常染色体显性；AR，常染色体隐性；XLR，X-连锁隐性。

Sotos综合征是儿童期过度生长伴智力障碍最常见的病因[31]，发生率约为1/14 000[33]。90%的Sotos综合征是由*NSD1*基因单倍体剂量不足引起的，为常染色体显性遗传。

【临床表型特征】

90%的Sotos综合征患者有以下三个基本临床特征：特殊面容、智力障碍、过度生长[34]。特殊面容表现为额头宽而突出，前颞头发稀疏，睑裂下斜，颧部潮红，细长脸和长下巴，1~6岁易识别，持续至成年，成年后下颌更宽。智力障碍程度自轻度至重度不等，早期为发育迟缓，成年后表现为智力损害。过度生长是指身高和或头围超过平均值的两个标准差。Sotos综合征患者出生时身高、头围已明显大于均值，出生体重多数正常，在青春期以前身高和头围会持续在平均值的两个标准差以上，青春期以后身高会逐渐趋于平均值，成年后在正常范围的上限，头围仍较大[35]。

除了以上三个基本特征外，15%~89%的Sotos综合征患者还可伴有行为问题、骨龄提前、心脏畸形、头颅MRI/CT异常信号、关节过度伸展、扁平足、母孕期先兆子痫、新生儿黄疸、新生儿低血压、肾脏畸形、脊柱侧弯、惊厥发作等[36]。

【遗传方式与相关致病基因】

Sotos综合征为常染色体显性遗传，致病基因为*NSD1*。95%的*NSD1*基因异常为新发变异，患者为散发病例，余5%为家族性遗传病例，尚无外显不全及生殖细胞嵌合变异的报道。

*NSD1*位于染色体5q35.3，编码一种组蛋白甲基化酶，在大脑、骨骼肌、肾、脾、胸腺、肺中表达。*NSD1*基因内变异（80%）和5q35微缺失（10%）所导致的*NSD1*单倍体剂量不足可解释90%的Sotos综合征患者的临床表现[34]。人类基因变异数据库（HGMD professional 2017.2）已记录468种*NSD1*变异，包括190种（40.6%）错义/无义变异、108种（23.1%）小缺失变异、61种（13.0%）小插入变异、50种（10.7%）大片段缺失、23种（4.9%）剪切位点变异、21种（4.5%）大片段插入、11种（2.4%）小插入/缺失以及4种（0.8%）复杂变异。

【实验室与辅助检查】

1. 骨龄检查　75%~80%青春期前患儿骨龄提前。

2. 头颅影像学检查　脑室扩大较常见，也可见中线改变（胼胝体发育不良、枕大池及透明隔腔扩大）、大脑萎缩、小脑蚓部小。

3. 超声检查 20%的Sotos综合征患者有不同程度的心脏畸形，15%患者有肾脏异常。

4. 遗传学检测 *NSD1*基因内变异或5q35微缺失。

【诊断标准】

典型的临床表现和*NSD1*基因杂合变异或5q35微缺失。

【治疗与预后】

目前本病尚无特异性治疗方法，主要为对症治疗，包括特殊教育，针对心脏、肾脏畸形、脊柱侧弯等对症处理。在患者出生后第一年内儿科随访对于本病临床并发症的治疗和预防监测有重要意义。

Sotos综合征患者预后相对良好，生命期限正常。

【遗传咨询与产前诊断】

1. 遗传咨询

（1）对临床怀疑Sotos综合征的患者进行*NSD1*检测，明确其致病性变异位点，可能是微小变异或5q35区域缺失，并验证其父母是否存在相同的变异。当临床表型与基因型一致时方可基因诊断。

（2）95%的Sotos综合征患者的*NSD1*变异为新发变异，即患者父母表型正常、患者基因型为野生型。根据生殖细胞嵌合体以及同一个家庭第二次发生新发致病性变异的理论概率，先证者同胞患病的风险低于1%。

（3）5%的Sotos综合征患者为家族性遗传病例，即父母一方有相同的*NSD1*变异及类似表型，此时患者同胞患病的概率为50%。

（4）若患者与非Sotos综合征患者结婚生育，其生育的子女的患病概率约为50%。

2. 产前诊断

（1）确认Sosots综合征患者的临床表型（特殊面容、智力障碍、过度生长）和基因型（*NSD1*内变异或5q35区域缺失），应在产前诊断人员怀孕以前完成相应家系成员的基因型验证，告知胎儿的患病风险、可选择的产前诊断方法及产前诊断过程中存在的风险，由当事人决定是否进行产前诊断及进行何种方式的产前诊断。

（2）产前诊断样本可为胎儿绒毛组织（妊娠11~13周进行绒毛活检）或羊水细胞（妊娠16~22周进行羊膜腔穿刺取样），提取胎儿样本基因组DNA并进行*NSD1*基因检测，需注意除外母源细胞污染。

（3）对确认存在*NSD1*变异的患者，患者本人或其妻子也可选择进行植入前遗传学检测，避免患胎的选择性流产。

（4）当确认胎儿具有与患者相同的*NSD1*基因型时，提示胎儿为受累胎儿，应告知孕妇及其家属，由当事人决定是否采取治疗性流产或引产。

（5）产前诊断结果仅能确认胎儿是否具有与患者相同的*NSD1*变异类型，不能除外胎儿携带有该基因其他致病性变异类型的可能性，也不除外胎儿携带其他遗传性疾病的可能。

（6）对于产前基因诊断后出生的新生儿，应进行随访和出生后基因型验证。

（延会芳　王静敏）

第五节　Joubert综合征

Joubert综合征（Joubert syndrome，JBTS）是一组以发育迟缓、多种先天畸形为主要临床表现的遗传性疾病，头颅影像可见的"磨牙征"（molar tooth sign）是其特征性标志，由Marie Joubert于1969年首次描述[37]，发病率为1/1 000 000 ~ 1/8000[38]，目前已发现35个基因变异与该病有关，具有很强的临床及遗传异质性[39]。

【临床表型特征】

经典JBTS有3个主要临床表现　①磨牙征：JBTS患者小脑蚓部发育不良同时伴有脑干畸形，在头颅MRI轴位像位中脑水平可见大脑脚之间凹陷加深，小脑上脚增粗、拉长并呈垂直前后走行，共同形成明显的"磨牙征"，这是临床识别JBTS的特征性表现。②肌张力降低/共济失调：患儿新生儿期表现为肌张力降低，后期逐渐发展为躯干共济失调。③发育迟缓/智力障碍：幼儿期表现发育里程碑落后，年长后表现为不同程度的智力障碍，且语言能力受累明显[39, 40]。

除以上3个主要特征以外，JBTS患儿还常出现婴儿期呼吸模式异常及动眼失用，眼睛、肾脏、肝脏、骨骼系统也可受累。据文献报道，30% JBTS患者有视网膜疾病，23% ~ 25%有肾脏疾病，17% ~ 19%有眼组织缺损，15% ~ 19%多指趾畸形，14% ~ 18%肝纤维化和6% ~ 8%脑膜膨出[41, 42]。

【遗传方式与相关致病基因】

目前已发现35个JBTS致病基因，其中34个位于常染色体上，除了ZNF423呈常染色体显性和隐性两种遗传方式以外，其余33个基因均为常染色体隐性遗传；而一个基因（OFD1）位于Xp22.2，为X-连锁隐性遗传，详见表22-8。

表22-8　JBTS相关致病基因

疾病分型	致病基因	遗传方式	百分比
JBTS 1	INPP5E	AR	2% ~ 4%
JBTS 2	TMEM216	AR	2% ~ 3%
JBTS 3	AHI1	AR	7% ~ 10%
JBTS 4	NPHP1	AR	1% ~ 2%
JBTS 5	CEP290	AR	7 ~ 10%
JBTS 6	TMEM67	AR	6% ~ 20%
JBTS 7	RPGRIP1L	AR	1% ~ 4%
JBTS 8	ARL13B	AR	少见
JBTS 9	CC2D2A	AR	8% ~ 11%
JBTS 10	OFD1	XLR	少见
JBTS 12	KIF7	AR	少见

（续表）

疾病分型	致病基因	遗传方式	百分比
JBTS 13	*TCTN1*	AR	少见
JBTS 14	*TMEM237*	AR	少见
JBTS 15	*CEP41*	AR	少见
JBTS 16	*TMEM138*	AR	少见
JBTS 17	*C5orf42*	AR	8%~14%
JBTS 18	*TCTN3*	AR	少见
JBTS 19	*ZNF423*	AD，AR	少见
JBTS 20	*TMEM231*	AR	少见
JBTS 21	*CSPP1*	AR	2%~4%
JBTS 22	*PDE6D*	AR	少见
JBTS 23	*KIAA0586*	AR	2%~7%
JBTS 24	*TCTN2*	AR	~1%
JBTS 25	*CEP104*	AR	少见
JBTS 26	*KIAA0556 /KATNIP*	AR	少见
JBTS 27	*B9D1*	AR	少见
JBTS 28	*MKS1*	AR	2%~6%
JBTS 29	*TMEM107*	AR	少见
JBTS 30	*ARMC9*	AR	少见
JBTS 31	*CEP120*	AR	少见
JBTS 32	*SUFU*	AR	少见
JBTS 33	*PIBF1*	AR	少见
JBTS 34	*B9D2*	AR	少见
JBTS 35	*ARL3*	AR	少见

注：数据整理自OMIM数据库（http://www.omim.org/）及GeneReview数据库。AD，常染色体显性；AR，常染色体隐性；XLR，X-连锁隐性。

【实验室与辅助检查】

1．头颅影像学　头轴位像位中脑水平可见"磨牙征"，是诊断JBTS的基本条件。

2．眼科检查　评估视力、视觉追踪能力及视网膜发育情况。

3．腹部超声检查　评估是否有肝脏、肾脏畸形。

4．检测肝、肾功能。

5．遗传学检测　JBTS相关致病基因变异。

【诊断标准】

1. "磨牙征"为典型的临床表现。

2. JBTS相关致病基因变异。

【治疗与预后】

目前尚无针对JBTS确切有效的治疗方法,主要为对症支持治疗。

1. 对症状严重呼吸模式异常的患者需进行呼吸暂停监测,并给予药物刺激、补充氧气等支持性治疗,必要时可进行机械通气或气管切开术。

2. 对于吞咽困难的患儿可留置鼻饲管或胃管进行喂养。

3. 肾功能不全的患者应避免使用非甾体类抗炎药等肾毒性药物。

4. 肝损害患者应避免使用肝毒性药物。

5. JBTS患者临床表型差异较大,患儿预后取决于受累的器官及严重程度。

【遗传咨询与产前诊断】

由于目前尚无确切有效的治疗方法,对受累家系成员开展遗传咨询,检出女性携带者(特别是生育年龄妇女)、对高风险胎儿进行产前诊断是发现患胎的有效手段。

1. 遗传咨询

(1)对临床怀疑JBTS的患者需进行JBTS相关基因检测,明确致病基因。患者父母及其他有类似症状的亲属需进行相应变异位点的验证。

(2)若致病基因为常染色体隐性遗传,患者的父母多为无症状的杂合携带者,患者的同胞为JBTS患者、无症状携带者、野生型的概率分别为25%、50%、25%;若患者本人与正常人结婚,其子女均为携带者。

(3)若致病基因为常染色体显性遗传(*ZNF423*),患者父母表型正常、外周血基因型为野生型,根据生殖细胞嵌合体以及同一个家庭第二次发生新发致病性变异的理论概率,患者同胞受累的概率低于1%;若患者本人结婚生育,其生育的每个孩子的患病概率约为50%。

(4)若致病基因为X-连锁隐性遗传(*OFD1*),且患者的母亲多为无症状的杂合携带者,患者的女性同胞为无症状携带者、野生型的概率分别为50%、50%,患者的男性同胞为JBTS患者、野生型的概率分别为50%、50%。若患者本人与正常女性结婚生育,所生女性子代50%概率为携带者、50%为野生型,男性子代100%概率为野生型。

2. 产前诊断

(1)基因诊断 明确的基因诊断是产前分子诊断的必要条件,应在产前诊断人员怀孕以前确认JBTS患者的临床表型、基因型以及相应家系成员的基因型,告知胎儿的患病风险、可选择的产前诊断方法及产前诊断过程中存在的风险,由当事人决定是否进行产前诊断及进行何种方式的产前诊断。

(2)分子遗传学检测 均为携带者的患者父母再次生育时应进行产前分子诊断,可在自然怀孕后的妊娠11~13周进行绒毛活检或16~22周行羊膜腔穿刺抽取羊水,提取胎儿样本基因组DNA并进行致病基因变异位点检测,需注意除外母源细胞污染。自然怀孕困难或想避免患胎的治疗性流产的携带者夫妇也可选择进行植入前遗传学检测。

（3）影像学检查　对有JBTS家族史的家系，携带者夫妇再次怀孕后可进行系列的产前影像学检查来协助判断胎儿的表型，包括自11～12孕周起至20孕周进行规律产前超声检查、20～22孕周进行胎儿MRI检查评估胎儿小脑及其他生理结构发育情况[42]。如胎儿影像学检查发现脑膨出、肾囊肿、多指趾或后颅窝畸形，提示JBTS；但产前影像学检查诊断JBTS的敏感性、特异性还尚未知，故如检查未发现异常，亦不能排除JBTS。

（4）当确认胎儿存在与患者相同的基因型或胎儿影像学提示胎儿为患胎时，应告知孕妇及其家属，由当事人决定是否采取治疗性流产或引产。

（5）产前诊断结果仅能确认胎儿是否具有与患者相同的相应致病基因的变异类型，不能除外胎儿携带有该基因其他致病性变异类型的可能性，也不除外胎儿携带其他遗传性疾病的可能。

（6）对于产前诊断后出生的新生儿，应进行随访和出生后基因型验证。

（延会芳　王静敏）

第六节　其他智力发育异常综合征

随着分子细胞基因组技术的飞速发展以及病例报道的不断总结，越来越多的智力发育异常综合征被发现。近年来高通量测序技术广泛应用，为这类综合征的诊断带来新的方法。表22-9列举的是比较常见的疾病[44-49]，以供读者阅读参考。

表22-9　其他常见的智力发育异常综合征

疾病名称	致病基因	遗传方式	主要临床表型
Arts综合征	PRPS1	XLR	2岁前起病，先天性感音神经性听力损伤，进行性视神经萎缩，肌张力低下，运动发育落后，共济失调，轻-中度智力障碍，感染风险增加
Cohen综合征	VPS13B	AR	特征性面容（毛发重、浓眉、波形睑裂、宽鼻尖、短人中），小头畸形，躯干性肥胖，肌张力低下，发育迟滞，关节活动过度，进行性视网膜脉络膜萎缩，高度近视，中-重度的精神发育迟滞，中性粒细胞减少症
Cornelia de Lange 综合征	NIPBL（60%） SMC1A（5%） SMC3（1%～2%） RAD21（<1%） HDAC8	AD XLD AD AD XLD	特征性面容（小头畸形、连眉、高拱眉、长粗睫毛、低位后旋耳、鼻梁低平、鼻孔前倾、牙列稀疏、小颌畸形、短颈），生长迟缓，精神发育迟滞，多毛症，肢体异常主要是上肢受累，隐睾，感音神经性听力下降，行为异常
Costello综合征	HRAS	AD	特征性粗犷面容（卷曲稀疏发、厚唇、大嘴、厚鼻尖），重度喂养困难，身材矮小，指/腕尺偏，心脏异常，面部及肛周乳头状瘤，松软皮肤伴色素沉着，掌纹和足底皱褶深，跟腱紧，肌张力低下，发育迟缓，智力障碍，恶性肿瘤风险增加

（续表）

疾病名称	致病基因	遗传方式	主要临床表型
Crouzon综合征	FGFR2	AD	颅缝早闭，前额突出，眼距宽，眼眶浅，眼球突出，斜视，鹦鹉喙样鼻，上颌骨发育不良，下颌相对前突，继发性神经功能受累（脑积水、癫痫、偶发性精神发育迟滞）
Marinesco-Sjögren综合征	SIL1	AR	婴儿期起病，早发性白内障，小脑共济失调，小脑萎缩，斜视，眼球震颤，肌张力低下，进行性肌无力，构音障碍，轻-重度智力障碍，身材矮小，骨骼异常如脊柱侧凸，高促性腺激素性功能减退症，血清肌酸激酶增高
Mowat-Wilson综合征	ZEB2	AD	特征性面容（眼距宽、内侧眉宽、鼻小柱低、突出或尖下巴、杯状耳），小头畸形，生长迟滞，中-重度精神发育迟滞，运动发展迟缓，癫痫，胼胝体发育异常，先天性心脏病，先天性巨结肠，尿道下裂
Pallister-Hall综合征	GLI3	AD	下丘脑错构瘤，垂体功能障碍，多/少指畸形，内脏畸形（肺、肾发育异常），喉气管裂，会厌裂，会厌软骨发育不全，生殖器发育不全，肛门闭锁
Rothmund-Thomson/Baller-Gerold综合征	RECQL4	AR	皮肤异色症，皮肤红斑，皮肤萎缩，毛细血管扩张，色素沉着/减退，稀疏毛发/睫毛/眉毛，先天性骨骼畸形（骨缺损、髌骨缺如/发育不良、骨质疏松），指甲/牙齿畸形，白内障，身材矮小，精神发育迟滞，性腺功能减退，早老，恶性肿瘤风险增加
Rubinstein-Taybi综合征	CREBBP（50%~60%） EP300（3%~8%）	AD AD	特征性面容（高拱浓眉、下斜睑裂、宽鼻梁、喙鼻、鼻小柱低、鼻中隔偏曲、高拱腭、小颌畸形），小头畸形，牙齿异常，特征性做鬼脸或异常地笑，精神发育迟滞，生长缺陷，宽拇指/趾，先天性心脏病，隐睾，复发性感染，肿瘤形成风险增加
Noonan综合征	PTPN11（50%） SOS1（10%~13%） RAF1（5%） RIT1（5%） KRAS（<5%） BRAF（<2%） NRAS（<1%） SOS2（-%） LZTR1（-%）	AD AD AD AD AD AD AD AD	特征性面容（发际线低、宽前额、眼距宽、下斜睑裂、上睑下垂、高拱腭、低位后旋耳），身材矮小，先天性心脏病，不同程度发育迟缓，宽蹼颈，胸骨异常（鸡胸、漏斗胸），乳距宽，隐睾，凝血障碍，淋巴管发育不良，肾畸形，眼异常（斜视、震颤）
遗传性运动和感觉神经病变伴胼胝体发育不全	SLC12A6	AR	严重的进行性感觉运动神经病变，肌张力减退，反射消失，肢无力，肌肉萎缩，眼睑下垂，胼胝体发育不全，肢体震颤，轻-重度智力障碍，感觉异常，精神症状发作

（续表）

疾病名称	致病基因	遗传方式	主要临床表型
小脑发育不全及智力障碍	*VLDLR*	AR	非进行性小脑共济失调，小脑发育不全，意向性震颤，辨距障碍，中-重度智力障碍，构音障碍，斜视，癫痫发作，学会独走晚（通常6岁以后），宽基步态，严重者终身不会独走

注：AD，常染色体显性；AR，常染色体隐性；XLR，X-连锁隐性；XLD，X-连锁显性。

（王　剑）

参考文献

[1] 中华医学会儿科学分会发育行为学组, 中国医师协会儿科分会儿童保健专业委员会, 儿童孤独症诊断与防治技术和标准研究项目专家组. 孤独症谱系障碍儿童早期识别筛查和早期干预专家共识 [J]. 中华儿科杂志, 2017, 55: 890–897.

[2] Gaugler T, Klei L, Sanders SJ, et al. Most genetic risk for autism resides with common variation [J]. Nat Genet, 2014, 46: 881–885.

[3] Iossifov I, O'Roak BJ, Sanders SJ, et al. The contribution of de novo coding mutations to autism spectrum disorder [J]. Nature, 2014, 515: 216–221.

[4] Herber MR. SHANK3, the synapse, and autism [J]. N Engl J Med, 2011, 365: 173–175.

[5] Curatolo P, Moavero R, de Vries PJ. Neurological and neuropsychiatric aspects of tuberous sclerosis complex [J]. Lancet Neurol, 2015, 14: 733–745.

[6] Kotulska K, Jurkiewicz E, Domańska-Pakiela D, et al. Epilepsy in newborns with tuberous sclerosis complex [J]. Eur J Paediatr Neurol, 2014, 18: 714–721.

[7] Bateup HS, Takasaki KT, Saulnier JL, et al. Loss of Tsc1 in vivo impairs hippocampal mGluR-LTD and increases excitatory synaptic function [J]. J Neurosci, 2011, 31: 8862–8869.

[8] Lozano R, Rosero CA, Hagerman RJ. Fragile X spectrum disorders [J]. Intractable Rare Dis Res, 2014, 3: 134–146.

[9] Hagerman RJ, Berry-Kravis E, Hazlett HC, et al. Fragile X syndrome [J]. Nat Rev Dis Primers, 2017, 3: 17065.

[10] 弗斯. 牛津案头参考手册—临床遗传学 [M]. 祁鸣, 黄涛生, 译. 杭州: 浙江大学出版社, 2008.

[11] Adams SA, Steenblock KJ, Thibodeau SN, et al. Premutations in the FMR1 gene are uncommon in men undergoing genetic testing for spinocerebellar ataxia [J]. J Neurogenet, 2008, 22: 77–92.

[12] Filley CM, Brown MS, Onderko K, et al. White matter disease and cognitive impairment in FMR1 premutation carriers [J]. Neurology, 2015, 84: 2146–2152.

[13] Tejada MI, García-Alegría E, Bilbao A, et al. Analysis of the molecular parameters that could predict the risk of manifesting premature ovarian failure in female premutation carriers of fragile X syndrome [J]. Menopause, 2008, 15: 945–949.

[14] Gohel D, Sripada L, Prajapati P, et al. FMRpolyG alters mitochondrial transcripts level and respiratory chain complex assembly in Fragile X associated tremor/ataxia syndrome [FXTAS] [J]. Biochim Biophys Acta Mol Basis Dis. 2019, 1865: 1379–1388.

[15] Hayward BE, Kumari D, Usdin K. Recent advances in assays for the fragile X related disorders [J]. Hum Genet, 2017, 136: 1313–1327.

[16] Nolin SL, Brown WT, Glicksman A, et al. Expansion of the fragile X CGG repeat in females with premutation or intermediate alleles [J]. Am J Hum Genet, 2003, 72: 454–464.

[17] 邬玲仟. 医学遗传学 [M]. 北京: 人民卫生出版社, 2016.

[18] Leonard H, Cobb S, Downs J. Clinical and biological progress over 50 years in Rett syndrome [J]. Nat Rev Neurol, 2017, 13: 37–51.

[19] Zhang Q, Zhao Y, Bao X, et al. Familial cases and male cases with MECP2 mutations [J]. Am J Med Genet B Neuropsychiatr Genet, 2017, 174: 451–457.

[20] Zhang J, Bao X, Cao G, et al. What does the nature of the MECP2 mutation tell us about parental origin and recurrence risk in Rett syndrome [J]. Clin Genet, 2012, 82: 526–533.

[21] Zhang X, Bao X, Zhang, et al. Molecular characteristics of Chinese patients with Rett syndrome [J]. Eur J Med Genet, 2012, 55: 677–681.

[22] Zhang Q, Li J, Zhao Y, et al. Gene mutation analysis of 175 Chinese patients with early–onset epileptic encephalopathy [J]. Clin Genet, 2017, 91: 717–724.

[23] Tao J, Van Esch H, Hagedorn–Greiwe M, et al. Mutations in the X–linked cyclin–dependent kinase–like 5 （CDKL5/STK9） gene are associated with severe neurodevelopmental retardation [J]. Am J Hum Genet, 2004, 75: 1149–1154.

[24] McMahon KQ, Papandreou A, Ma M, et al. Familial recurrences of FOXG1– related disorder: evidence for mosaicism [J]. Am J Med Genet A, 2015, 167A: 3096–3102.

[25] Guy J, Gan J, Selfridge J, et al. Reversal of neurological defects in a mouse model of Rett syndrome [J]. Science, 2007, 315: 1143–1147.

[26] Shah RR, Bird AP. MeCP2 mutations: progress towards understanding and treating Rett syndrome [J]. Genome Med, 2017, 9: 17.

[27] Vecsler M1, Ben Zeev B, Nudelman I, et al. Ex vivo treatment with a novel synthetic aminoglycoside NB54 in primary fibroblasts from Rett syndrome patients suppresses MECP2 nonsense mutations [J]. PLoS One, 2011, 6: e20733.

[28] Brendel C, Belakhov V, Werner H, et al. Readthrough of nonsense mutations in Rett syndrome: evaluation of novel aminoglycosides and generation of a new mouse model [J]. J Mol Med （Berl）, 2011, 89: 389–398.

[29] Katz DM, Bird A, Coenraads M, et al. Rett syndrome: crossing the threshold to clinical translation [J]. Trends Neurosci, 2016, 39: 100–113.

[30] Freilinger M, Bebbington A, Lanator I, et al. Survival with Rett syndrome: comparing Rett's original sample with data from the Australian Rett syndrome database [J]. Dev Med Child Neurol, 2010, 52: 962–965.

[31] Tatton-Brown K, Loveday C, Yost S, et al. Mutations in epigenetic regulation genes are a major cause of overgrowth with intellectual disability [J]. Am J Hum Genet, 2017, 100: 725-736.

[32] Almuriekhi M, Shintani T, Fahiminiya S, et al. Loss-of-function mutation in APC2 causes sotos syndrome features [J]. Cell Rep, 2015, 10: 1585-1598.

[33] Lane C, Milne E, Freeth M. Cognition and Behaviour in Sotos Syndrome: a systematic review [J]. PLoS One, 2016, 11: e149189.

[34] Tatton-Brown K, Douglas J, Coleman K, et al. Genotype-phenotype associations in Sotos syndrome: an analysis of 266 individuals with NSD1 aberrations [J]. Am J Hum Genet, 2005, 77: 193-204.

[35] Albuquerque EV, Scalco RC, Jorge AA. Management of endocrine disease: diagnostic and therapeutic approach of tall stature [J]. Eur J Endocrinol, 2017, 176: R339-R353.

[36] Kurotaki N, Harada N, Yoshiura K, et al. Molecular characterization of NSD1, a human homologue of the mouse Nsd1 gene [J]. Gene, 2001, 279: 197-204.

[37] Joubert M, Eisenring JJ, Robb JP, et al. Familial agenesis of the cerebellar vermis. A syndrome of episodic hyperpnea, abnormal eye movements, ataxia, and retardation [J]. Neurology, 1969, 19: 813-825.

[38] Brancati F, Dallapiccola B, Valente EM. Joubert Syndrome and related disorders [J]. Orphanet J Rare Dis, 2010, 5: 20.

[39] Parisi M, Glass I. Joubert Syndrome. GeneReviews® [Internet]. 1993-2019.

[40] Romani M, Micalizzi A, Valente EM. Joubert syndrome: congenital cerebellar ataxia with the molar tooth [J]. Lancet Neurol, 2013, 12: 894-905.

[41] Doherty D. Joubert syndrome: insights into brain development, cilium biology, and complex disease [J]. Semin Pediatr Neurol, 2009, 16: 143-154.

[42] Bachmann-Gagescu R, Dempsey JC, Phelps IG, et al. Joubert syndrome: a model for untangling recessive disorders with extreme genetic heterogeneity [J]. J Med Genet, 2015, 52: 514-522.

[43] Doherty D, Glass IA, Siebert JR, et al. Prenatal diagnosis in pregnancies at risk for Joubert syndrome by ultrasound and MRI [J]. Prenat Diagn, 2005, 25: 442-447.

[44] Gecz J, Shoubridge C, Corbett M, et al. The genetic landscape of intellectual disability arising from chromosome X [J]. Trends Genet, 2009, 25: 308-316.

[45] Moeschler JB, Shevell MI. Clinical genetic evaluation of the child with mental retardation or developmental delays [J]. Pediatrics, 2006, 117: 2304-2316.

[46] Kline AD, Moss J, Selicorni A, et al. Diagnosis and management of Cornelia de Lange syndrome: first international consensus statement [J]. Nat Rev Genet, 2018, 19: 649-666.

[47] Urdinguio RG, Sanchezmut JV, Esteller M, et al. Epigenetic mechanisms in neurological diseases: genes, syndromes, and therapies [J]. Lancet Neurol, 2009, 8: 1056-1072.

[48] Roberts AE, Allanson JE, Tartaglia M, et al. Noonan syndrome [J]. Lancet, 2013, 381: 333-342.

[49] Steklov M, Pandolfi S, Baietti MF, et al. Mutations in LZTR1 drive human disease by dysregulating RAS ubiquitination [J]. Science, 2018, 362: 1177-1182.

责任编委：张　成

第二十三章
CHAPTER 23
神经系统与肌肉系统遗传性疾病

神经系统与肌肉系统的遗传性疾病种类繁多，致残、致畸率高，对人类健康危害性大，治疗困难，故产前诊断显得尤为重要。神经系统和肌肉系统遗传性疾病可在任何年龄发病。例如，于出生后即表现异常的维生素B$_6$依赖性癫痫、良性家族性新生儿癫痫，婴儿期起病的脊髓性肌萎缩症Ⅰ型，儿童期起病的假肥大型肌营养不良症，少年期起病的肝豆状核变性，青年期起病的腓骨肌萎缩症和面肩肱型肌营养不良症，成年期起病的强直性肌营养不良症和亨廷顿病等。

本章从实用的角度出发，选取临床上较为常见的神经系统与肌肉系统遗传性疾病，按照病变部位（脑、脊髓、周围神经、神经肌肉接头和肌肉）的顺序，对神经系统和肌肉系统的遗传病进行了相对系统的介绍。

第一节　遗传性癫痫

癫痫的病因复杂，有先天性因素和后天获得性因素。按照国际抗癫痫联盟2017年对癫痫病因的分类建议，将癫痫的病因分为遗传性、结构性、代谢性、感染性、免疫性和病因不明性6大类，其中遗传性病因约占儿童癫痫的60%。遗传性癫痫是指由已知或推测的遗传物质缺陷导致的癫痫，癫痫发作是疾病的核心症状。遗传性癫痫的证据包括遗传性癫痫家族史或可重复的分子遗传学证据。仅仅根据常染色体显性疾病的家族史可能就可推测为遗传性病因，如良性家族性新生儿癫痫，大多数的家系都有钾离子通道基因*KCNQ2*或*KCNQ3*变异。相反，在遗传性癫痫伴热性惊厥附加症家系中，仅30%左右的家系中可发现*SCN1A*、*SCN2A*、*SCN1B*、*SCN9A*、*GABRG2*或*STX1B*基因变异。Dravet综合征患儿约80%可发现*SCN1A*基因变异，且绝大多数为新发变异，仅少数为遗传性变异。遗传性癫痫包括单基因遗传和复杂遗传，随着高通量测序技术的临床应用，越来越多的癫痫致病基因被发现。本节主要介绍常见的单基因变异引起的遗传性癫痫。

一、Dravet综合征

Dravet综合征（Dravet syndrome）为婴儿期起病的难治性癫痫综合征，该病于1978年首先由法国医生Dravet报道，其患病率为1/40 900～1/22 000。约80%的患儿携带*SCN1A*基因变异，其中新发变异占90%～95%，遗传性变异（包括嵌合变异）占5%～10%[1]。该病发作难以控制，易发生癫痫持续状态（status epilepticus，SE），常有智力损害，预后不良。

【临床表型特征】

1岁以内常以热性惊厥起病，1～4岁出现多种形式的无热惊厥；发作具有热敏感的特点；病程中易出现癫痫持续状态；多数患儿对抗癫痫药物疗效差；1岁以内智力运动发育正常，以后逐渐出现智力运动发育落后或倒退。

有学者根据Dravet综合征患者不同年龄临床特点将其病程分为3个阶段[2, 3]：① 1岁以内发病为第一阶段，此阶段为热敏感期，绝大多数患儿发热后诱发发作。②1～5岁为第二阶段，为发作加重期，多数患儿在此阶段出现无热发作，发作类型多样，可有局灶性发作、肌阵挛发作及不典型失神。发作仍有热敏感特点，此阶段发作较频繁，易出现癫痫持续状态。③5岁以上为第三阶段，此阶段部分患儿发作可呈减少趋势，故又称之为稳定期。多数患儿发作类型以全面强直阵挛发作和局灶性发作为主。其次为不典型失神和肌阵挛发作，极少数患儿可出现失张力发作。随着年龄增长，不典型失神及肌阵挛发作消失，癫痫持续状态次数减少，光敏感随年龄增长逐渐消失。部分患儿以夜间浅睡期发作为主。

【遗传方式与相关致病基因】

编码电压门控钠离子通道α亚单位的基因*SCN1A*是Dravet综合征最主要的致病基因，其变异检出率约为80%，而表现为常染色体显性遗传。有少数*SCN1A*变异阴性的Dravet综合征患儿携带*PCDH19*基因致病变异。*PCDH19*基因编码原钙黏蛋白19，目前被认为是继*SCN1A*基因后导致Dravet综合征的第2个重要致病基因。目前，国际上关于Dravet综合征的致病基因研究发现，除*SCN1A*和*PCDH19*基因外，其他少见的致病基因包括*SCN2A*、*SCN8A*、*SCN9A*、*SCN1B*、*GABRA1*、*GABRG2*、*STXBP1*、*HCN1*、*CHD2*和*KCNA2*等[3]。

【实验室与辅助检查】

1. 脑电图　Dravet综合征患儿早期脑电图可完全正常，后逐渐出现背景变慢，发作间期可有局灶性、多灶性或广泛癫痫样放电，局限在额叶的放电尤其突出。少数光敏感患儿闪光刺激可诱发异常放电和/或临床发作。随年龄增长，发作减少，背景弥漫性高波幅慢波逐渐减少，枕区α节律可重新出现。脑电图后头部α节律存在常提示预后良好。

2. 头颅MRI　Dravet综合征患儿早期头颅MRI正常，随年龄增长可出现异常，表现为大脑皮层萎缩，侧脑室增宽。少数患儿可出现海马硬化，在发作控制欠佳及反复癫痫持续状态患儿中更为常见。

3. 基因诊断　可采用高通量测序方法进行基因检测。

【诊断标准】

Dravet综合征的临床诊断标准如下[4]：①1岁以内常以热性惊厥起病（高峰年龄为出生后6个月）；②1～4岁出现多种形式的无热惊厥，包括全面强直阵挛发作、半侧阵挛发作、局灶性发作、肌阵挛发作和不典型失神等；③发作具有热敏感的特点；④病程中易发生癫痫持续状态；⑤1岁以内智力运动发育正常，以后逐渐出现智力运动发育落后或倒退，可有共济失调和锥体束征；⑥脑电图在1岁以前多正常，1岁以后出现全导棘慢波、多棘慢波或局灶性、多灶性癫痫样放电；⑦对抗癫痫药物疗效差。

【治疗与预后】

Dravet综合征为难治性癫痫综合征，对抗癫痫药物治疗效果不佳，发作控制较为困难，治疗的主要目的是减少发作频率及减少癫痫持续状态的发生，因此需要多药联合治疗或生酮饮食治疗，并尽可能降低抗癫痫药物的不良反应。英国NICE指南及中国癫痫诊疗指南推荐丙戊酸、托吡酯和/或氯巴占为治疗Dravet综合征的一线药物，司替戊醇、左乙拉西坦及唑尼沙胺可作为添加治疗药物，不建议使用卡马西平、奥卡西平、拉莫三嗪等钠离子通道阻断剂[5]。美国FDA已于2018年批准大麻二酚（cannabidiol）用于Dravet综合征的治疗，可有效地降低患者的癫痫发作频率；2019年2月，FDA又批准FINTEPLA（ZX008，低剂量氟苯丙胺）用于治疗Dravet综合征的上市申请。

多数患儿发作难以控制，随年龄增长，其发作形式主要为全面强直阵挛发作和局灶性发作。少数患儿随年龄增长，发作频率减少，发作持续时间缩短。部分患儿随年龄增长以夜间发作为主。在发生癫痫持续状态（SE）的患儿中，绝大多数患儿经及时止惊及对症治疗后可恢复到发生癫痫持续状态前的发育状态。少数患儿在癫痫持续状态后出现持续昏迷，称为急性脑病（acute encephalopathy），可造成惊厥性脑损伤，有严重的神经系统后遗症，严重者甚至合并呼吸衰竭、循环衰竭等多脏器功能衰竭，导致死亡。

多数患儿到青少年时期出现智力中度到重度落后，行为异常，可出现睡眠障碍以及心理问题，如注意力缺陷多动障碍、自闭症谱系障碍等。少数成年患者还可出现错觉及幻觉。青年期Dravet综合征患者主要表现为认知及行为异常。中重度智力落后患儿语言功能受累可表现为言语少，理解能力差，口齿不清，少数患儿可无自主语言，或仅能说叠词或短句。

Dravet综合征患者运动受累程度可轻可重，可出现共济失调（59%）、锥体束征（22%），6岁以后可能会出现蹲伏步态（crouching gait），另外还可出现颈肌张力障碍（antecollis）。颈肌张力障碍及步态异常可能与SCN1A变异有关。少数患者还可出现震颤、肌张力增高等帕金森病的症状，可试用左旋多巴改善症状，并进行康复训练。

Dravet综合征患者死亡率高达10.1%[6]，死亡高峰年龄为3~7岁。死因可为癫痫持续状态后多脏器功能衰竭、癫痫猝死或意外死亡等。其中癫痫持续状态后多脏器功能衰竭和癫痫猝死是Dravet综合征的两大重要死因。

【遗传咨询与产前诊断】

Dravet综合征多为散发病例，但少数家系可有多个Dravet综合征受累者且携带相同的SCN1A变异。受累家系多数为兄弟姐妹同患，证实父母一方携带相同的变异，其中携带变异的父母一方可能为嵌合体，表型为热性惊厥（febrile seizures）、热性惊厥附加症（febrile seizures plus）或正常。也发现极少数家系为患儿及父母一方同患，携带相同的变异，表型为Dravet综合征。父母一方为基因嵌合变异的发现，可为遗传咨询及产前诊断提供更精确的指导。

1. 遗传咨询

（1）根据先证者临床表现（包括其发病年龄，发作类型，发作是否具有热敏感以及病程中是否易出现癫痫持续状态，发育情况等），确定其临床诊断，建立遗传咨询档案，绘制家系图。

（2）对先证者进行Dravet综合征致病基因（包括*SCN1A*、*PCHD19*、*SCN2A*、*SCN8A*、*SCN9A*、*SCN1B*、*GABRA1*、*GABRG2*、*STXBP1*、*HCN1*、*CHD2*和*KCNA2*等基因）的检测，对发现的基因变异进行生物信息学以及家系共分离分析，明确其致病性变异位点，包括点变异、碱基插入或缺失、基因大片段缺失及重复等。

（3）若先证者父母一方携带与患儿相同的*SCN1A*变异，且确定其变异致病性，所生育后代携带该变异的概率为50%。若先证者父母外周血DNA均未检测到与患儿相同的Dravet综合征的致病性变异，则可能先证者基因变异为新发变异。怀疑父母一方为嵌合变异，可进一步进行嵌合变异定量检测。若咨询者家系中有多个Dravet综合征受累者，或连续生育两胎相同基因变异患儿，父母一方外周血DNA未检测到与先证者相同变异（确定为先证者生物学父母），则高度怀疑父母一方可能为嵌合变异，建议其进行产前诊断。

（4）带有*SCN1A*基因变异患者通常在早期（出生后3~6个月）出现热性惊厥，并且与严重的疾病进展密切相关而给患儿父母带来严重的心理压力[2, 6]，在对此类患儿案例的遗传咨询时需要注意加强心理咨询。

2．产前诊断

（1）确定先证者临床表型以及致病性变异位点，并再次确定先证者生物学父母是否携带该致病性变异。

（2）若证实先证者的致病基因遗传自父母一方或父母一方为嵌合变异，母亲再次妊娠时应进行产前诊断。

（3）在先证者母亲妊娠11~13周进行绒毛活检或16~22周行羊膜腔穿刺抽取羊水，对胎儿细胞进行先证者所携带的致病性变异位点检测，当确认胎儿携带有与先证者相同致病性变异位点时，提示有可能是患胎，应在知情的情况下，由其父母决定是否继续妊娠。

二、葡萄糖转运体1缺陷综合征

葡萄糖转运体1缺陷综合征（glucose transporter type 1 deficiency syndrome，GLUT1-DS）是由于*SLC2A1*基因变异导致血脑屏障的葡萄糖转运体功能受损，脑组织能量供应不足，进而产生的一系列神经系统症状。本病由De Vivo于1991年首次报道，遗传方式为常染色体显性遗传，目前发现大多数为散发病例，可为*SLC2A1*基因新发变异[7]。

【临床表型特征】

患儿出生时多无异常，婴儿期开始出现症状，典型的临床表现有：

1．癫痫发作　婴儿早期起病者90%表现为癫痫发作，发作类型以失神发作和全面强直阵挛发作最常见，其次为局灶性发作、肌阵挛发作和失张力发作。多数患者存在至少两种类型的发作，发作类型通常与年龄有关。若患儿1岁前起病，多为局灶性发作，到2岁左右可出现不典型失神发作及肌阵挛发作，3岁以后才出现全面强直阵挛发作。发作频率个体差异很大，从每日数次到数月1次不等。早发性儿童失神癫痫及肌阵挛失张力癫痫（又称Doose综合征）是GLUT1-DS的表型之一。

2．阵发性运动障碍　目前被认为是GLUT1-DS的典型特征之一。特点为持续运动后诱发运动障碍，表现为突然的、短暂的肌张力不全，舞蹈、运动或劳累诱发的震颤等。

3. 其他发作性症状　如间歇性共济失调、发作性嗜睡、偏瘫、运动协调能力差等。颜面部运动障碍可导致构音障碍、吞咽困难、流涎等。

4. 小头畸形　出生时头围多正常，随着年龄增长头围增长减慢。

5. 发育落后　大多数患者可出现不同程度的认知及运动功能受损，几乎所有患者存在精细动作不协调。构音障碍的患者可出现语言发育延迟。

6. 不同程度的认知功能障碍　个体差异较大，从学习困难到严重智力低下，大多数患者与疾病严重程度相关。

7. 不典型的临床表现　周期性乏力、反复发作的头痛或腹痛、睡眠障碍。此外，部分患者还可出现锥体外系症状和发作性眼球运动异常。

上述神经系统症状如遇到饥饿或劳累等因素时可加重。

【遗传方式与相关致病基因】

GLUT1-DS遗传方式为常染色体显性遗传，其致病基因为*SLC2A1*。该基因位于染色体1p34.2，编码葡萄糖转运体1，基因变异类型多样，包括错义变异（52%）、移码变异（19%）、无义变异（19%）、缺失（10%）和剪切位点变异等[8]。

【实验室与辅助检查】

1. 葡萄糖浓度　脑脊液葡萄糖浓度减低。空腹脑脊液糖-血糖比值减低（0.19～0.46），正常人为0.65。

2. 脑脊液乳酸浓度　乳酸正常或轻度降低。

3. 红细胞葡萄糖转运体活性测定　红细胞摄取3-O-甲基-D-葡萄糖较正常对照下降50%。

4. 脑电图　可出现背景活动弥漫性慢波和/或前头部棘波发放，阵发高幅棘波；也有患者表现为中央区高幅α节律，部分患者醒睡期脑电图可正常。

5. 头颅MRI　基本正常。

6. 分子遗传学诊断　*SLC2A1*基因致病性变异检测。

【诊断标准】

葡萄糖转运体1缺陷综合征的诊断标准如下：①具有小头畸形、运动发育落后、阵发性运动障碍、癫痫发作或其他神经系统发作性症状（发作性共济失调、嗜睡、偏瘫、运动协调能力差等）的临床表现；②脑脊液葡萄糖水平减低，脑脊液糖-血糖比值减低；③常染色体显性遗传，发现*SLC2A1*基因致病性变异。

【治疗与预后】

1. 药物治疗　在本病确诊前，大多数患者曾接受至少2种抗癫痫药物的治疗，最常用的有丙戊酸、苯二氮䓬类、拉莫三嗪和左乙拉西坦。药物治疗对减少发作效果欠佳。

2. 饮食治疗

（1）生酮饮食对大多数病例控制癫痫发作有效，耐受性好，该方法对认知行为也有改善作用。

（2）改良的阿特金斯饮食法适用于不能坚持生酮饮食或者使用生酮饮食存在远期副作用的患者，疗效有待进一步研究[9]。

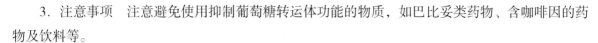

3. 注意事项　注意避免使用抑制葡萄糖转运体功能的物质，如巴比妥类药物、含咖啡因的药物及饮料等。

【遗传咨询与产前诊断】

1. 确定GLUT1-DS患儿的临床诊断，建立遗传咨询档案。临床诊断包括患儿是否存在发育落后，是否有癫痫、阵发性运动障碍或其他神经系统发作性症状、认知障碍等临床表现。脑脊液葡萄糖浓度是否减低，脑脊液糖–血糖比值是否减低。脑电图有无异常。

2. 收集先证者的家系发病情况，绘制家系图。

3. 对先证者进行*SLC2A1*基因检测，明确其致病性变异位点，可能是错义变异、移码变异、无义变异或剪切位点变异。

4. 若患儿父母一方携带该基因变异，其父母再生育出现该病的概率为50%，男女患病概率相等。母亲再生育时应行产前诊断。

三、早发性癫痫性脑病

早发性癫痫性脑病（early-onset epileptic encephalopathies）是指在新生儿或婴儿早期发病的一类癫痫，其频繁的癫痫发作与癫痫性放电对大脑发育和成熟极为有害，严重影响患儿认知功能和运动发育[10]。早发性癫痫性脑病不是一个独立的疾病，而是一组疾病的总称，包括大田原综合征（Ohtahara syndrome）、West综合征（West syndrome）、婴儿癫痫伴游走性局灶性发作（epilepsy of infancy with migrating focal seizures，EIMFS）、早期肌阵挛脑病（early myoclonic encephalopathies，EME）等，以及相当一部分尚未明确命名或分类的非特异性早发性癫痫性脑病。

【临床表型特征】

1. 大田原综合征　大田原综合征由日本学者大田原（Ohtahara）等人于1976年首次报道，其病因多为严重的先天性或围生期脑损伤，神经影像学多能发现比较大的结构性异常，如半侧巨脑回、局部皮质发育不良，脑穿通畸形，缺氧缺血性脑损伤等，少数未发现脑结构异常者可由基因变异导致。大田原综合征起病年龄在3个月内，多数早至2周内。主要发作类型为强直痉挛发作，表现为低头、弯腰、身体向前屈曲僵硬维持样姿势，多为成串发作，也可为孤立性发作。发作可以是全面性、对称性，也可能是单侧性。多数在清醒和睡眠时均可发作，有些只出现在清醒状态，每天可达上百次。30%患儿可出现其他发作形式，包括部分运动性发作、半侧阵挛或全面强直阵挛发作。

2. West综合征　West综合征又称婴儿痉挛症，由West于1841年首先详细描述，常见病因包括：围生期脑损伤、脑发育畸形、神经皮肤综合征（如结节性硬化症）、遗传代谢病（甲基丙二酸血症、苯丙酮尿症、吡哆醇依赖性癫痫）和染色体病等，少数未发现上述病因者，可能直接由基因变异导致。West综合征起病高峰年龄为4~6个月。发作形式为痉挛发作，分为屈肌型、伸肌型和混合型。屈肌型痉挛最多见，表现为颈、躯干、上肢和下肢屈曲，患儿突然点头，上股内收呈抱球样动作；伸肌型痉挛表现为颈、躯干向后伸展，上下肢伸直外展；混合型痉挛指同一患儿不同时期痉挛发作有屈肌型和伸肌型同时存在。成串痉挛发作是本病特点，刚入睡或刚睡醒时更容易发生。少数患儿痉挛发作可为孤立的痉挛发作。

3. 婴儿癫痫伴游走性局灶性发作（EIMFS）　该病于1995年由Coppola等首次报道，目前已发现至少8个基因变异可导致EIMFS。该病多在出生后6个月内起病，出生后40天至3个月为高峰期，临床表现为局灶性发作，有游走性发作特点。脑电图在发作期表现为游走性、多灶性放电特点。患儿有智力运动发育倒退，多伴后天性小头畸形。EIMFS发病较罕见，对抗癫痫药治疗反应不佳，通常预后较差。EIMFS的自然病程进展大致可分为3个阶段，①第一阶段：通常起始于出生后6个月内，表现为出生后数周或数月，甚至出生后第1天内出现零星的癫痫发作。患儿可表现为局灶性发作伴泛化，可时常出现自主神经症状，如呼吸暂停、面色潮红或发绀。该阶段的脑电图在发作间期可表现为弥漫性背景活动减慢，较广泛的慢波常由一侧大脑半球转移到另一侧。②第二阶段：也被描述为疾风骤雨式的阶段（stormy phase），患儿年龄从1个月至1岁不等，多样的局灶性发作变得非常频繁，可一日成簇发作5~30次不等，甚至连续几日近乎持续性发作。每次发作通常持续1~4min，但常常持续时间长，形成癫痫持续状态。临床表现包括头眼向一侧偏斜、眼睑眨动、一侧肢体单个或全部的阵挛或强直发作、面色潮红和或/发绀、咀嚼吞咽动作以及继发性全面强直阵挛发作。脑电图上的局灶性放电通常为游走性，但也可表现为局部固定的放电，同时在同侧大脑半球的其他区域或对侧大脑半球出现新的放电。③第三阶段：该阶段的年龄跨度较大，由1~5岁不等，甚至更大年龄。该阶段一般无发作，也可偶尔出现成簇发作或癫痫持续状态，且通常由其他疾病诱发。

4. 早期肌阵挛脑病（EME）　由Aicardi和Goutieres首次报道，Aicardi于1985年将其命名为EME。EME在起病前一般没有明显临床及影像学改变，但常有类似疾病的家族史，提示与遗传代谢障碍有一定关系。已经报道的病因包括非酮症高甘氨酸血症、甲基丙二酸血症、丙酸血症、维生素B$_6$缺乏、Menkes病、Zellweger综合征等。EME一般于出生后3个月内起病，多数于新生儿期即发病，甚至可于出生后数小时发病。主要发作类型为部分性或片段性游走性肌阵挛，主要累及四肢远端及面部小肌群（如手指、眼睑），位置不固定，左右可不同步。有些病例还可出现部分性发作，成簇或孤立的强直痉挛发作，游走的阵挛发作，不对称强直发作及继发全面性发作。

【遗传方式与相关致病基因】

不同类型的早发性癫痫性脑病所涉及的致病基因和遗传方式不同，目前已报道常见的相关致病基因见表23-1和表23-2[10-12]。

表23-1　早发性癫痫性脑病相关表型及其致病基因

疾病/表型	已报道的相关致病基因
大田原综合征	*ARX*、*SLC25A22*、*CDKL5*、*PLCB1*、*PNKP*、*STXBP1*、*SCN2A*、*KCNQ2*、*GNAO1*
West综合征	*ARX*、*CDKL5*、*PNKP*、*PLCB1*、*STXBP1*、*SPTAN1*、*FOXG1*、*MEF2C*、*SCN2A*、*GRIN2B*、*DNM1*、*ST3GAL3*、*PIGA*、*SLC35A2*
EIMFS	*KCNT1*、*SCN1A*、*SCN2A*、*SCN8A*、*PLCB1*、*SLC25A22*、*TBC1D24*、*SLC12A5*
EME	*SLC25A22*、*ERBB4*、*PNPO*

表23-2　非特异性早发性癫痫性脑病相关致病基因

基因名称	染色体位置	遗传方式	编码基因产物
ARX	Xp21.3	XLR	ARX蛋白（核转录调节因子）
CDKL5	Xp22.13	XLD	细胞周期依赖性激酶5
SLC25A22	11p15.5	AR	线粒体载体谷氨酸家族22
STXBP1	9q34.11	AD	突触融合蛋白结合蛋白1
SPTAN1	9q34.11	AR	非红细胞收缩蛋白1
SCN1A	2q24.3	AD	钠离子通道α1亚单位
KCNQ2	20q13.33	AD	电压门控钾离子通道KQT样亚家族成员2
ARHGEF9	Xq11.1	XLR	Rho鸟嘌呤核苷酸交换因子9
PCDH19	Xq22.1	XL	原钙黏蛋白19
PNKP	19q13.33	AR	双官能团多核苷酸磷酸酶/激酶
SCN2A	2q24.3	AD	钠离子通道α2亚单位
PLCB1	20p12.3	AR	磷脂酶C的β1亚单位
SCN8A	12q13.13	AD	钠离子通道α8亚单位
KCNT1	9q34.3	AD	钠离子活化的钾离子通道
ST3GAL3	1p34.1	AR	胞嘧啶核苷酸N-乙酰神经氨酸-β-1，4-半乳糖苷α-2，3-唾液酸转移酶
TBC1D24	16p13.3	AR	含TBC结构域和TLDc结构域的蛋白质
GNAO1	16q12.2	AD	鸟嘌呤核苷酸结合蛋白（G蛋白）的α亚单位
SZT2	1p34.2	AR	KICSTOR复合体蛋白SZT2
GABRA1	5q34	AD	γ氨基丁酸受体α1亚单位
PIGA	Xp22.2	XLR	磷脂酰肌醇N-乙酰氨基葡萄糖转移酶a亚基
NECAP1	12p13.31	AR	结合衔接蛋白突出部的包装蛋白1
SLC35A2	Xp11.23	XLD/体细胞嵌合	尿苷二磷酸-半乳糖转运蛋白
DOCK7	1p31.3	AR	胞质分裂作用因子7
HCN1	5p12	AD	钾/钠超极化激活环核苷酸门控通道蛋白1
SLC13A5	17p13.1	AR	溶质载体蛋白家族13成员5
KCNB1	20q13.13	AD	钾离子通道亚家族B成员1
GRIN2B	12p13.1	AD	N-甲基-D-天冬氨酸受体2B
WWOX	16q23.1-q23.2	AR	WW结构域的氧化还原酶
AARS	16q22.1	AR	胞质丙氨酸tRNA连接酶
SIK1	21q22.3	AD	苏氨酸特异性激酶SIK1

（续表）

基因名称	染色体位置	遗传方式	编码基因产物
DNM1	9q34.11	AD	发动蛋白1
KCNA2	1p13.3	AD	钾离子通道亚家族A成员2
EEF1A2	20q13.33	AD	真核翻译延伸因子1α2
SLC12A5	20q13.12	AR	溶质载体家族12成员5
ITPA	20p13	AR	三磷酸肌苷焦磷酸酶
ALG13	Xq23	XLD	尿苷二磷酸N乙酰氨基葡糖转移酶
FRRS1L	9q31.3	AR	具有DOMON结构域的类三价铁螯合物还原酶蛋白1
SLC25A12	2q31.1	AR	钙结合线粒体载体蛋白
GUF1	4p12	AR	线粒体蛋白翻译因子
SLC1A2	11p13	AD	兴奋性氨基酸转运体2
CACNA1A	19p13.13	AD	P/Q型电压门控钙通道α-1A亚单位
GABRB3	15q12	AD	γ氨基丁酸受体β3亚单位
UBA5	3q22.1	AR	泛素激活酶5
GABRB1	4p12	AD	γ氨基丁酸受体β1亚单位
GRIN2D	19q13.33	AD	N-甲基-D-天冬氨酸受体2D
FGF12	3q28-q29	AD	成纤维细胞生长因子12
AP3B2	15q25.2	AR	P-3复合体β2亚基
DENND5A	11p15.4	AR	具有DENN结构域的蛋白5A
CAD	2p23.3	AR	肉桂醇脱氢酶
MDH2	7q11.23	AR	线粒体苹果酸脱氢酶
SCN1B	19q13.11	AR/AD	钠离子通道β1亚基
SYNJ1	21q22.11	AR	突触小泡磷酸酶1
HNRNPU	1q44	AD	核内不均一核糖核蛋白U
PIGP	21q22.13	AR	磷脂酰肌醇N-乙酰葡萄糖氨基转移酶亚单位P
YWHAG	7q11.23	AD	14-3-3蛋白γ

注：XL，X-连锁；XLR，X-连锁隐性；XLD，X-连锁显性；AD，常染色体显性；AR，常染色体隐性。

【实验室与辅助检查】

1. 脑电图检查　大田原综合征的脑电图特点是爆发-抑制，睡眠及清醒时持续存在。West综合征脑电图特点是发作间期为高度失律，各导联出现杂乱的高波幅慢波与棘波组成的混合波，两侧不对称、不同步，棘波出现的部位与波幅变化毫无规律，或呈多灶性，棘波与慢波之间没有固定关系；成串痉挛发作时高度失律消失，EEG表现为高波幅慢波或棘慢波爆发，和/或广泛性低电压快波。EIMFS脑电图特点是背景减慢，发作间期、发作期有多灶性放电特点，临床游走性局灶性发作同期脑电图游走性放电的特点相对应。EME脑电图特点主要为不固定肌阵挛发作和爆发-抑制图形主要出现在睡眠期，深睡眠时更为明显，爆发-抑制时间及爆发间期更多变，多数肌阵挛发作同时无明显特征性改变，经常被误认为非癫痫事件。

2. 头颅MRI　大田原综合征患儿神经影像学多有脑发育异常、脑畸形等结构异常的发现，常为左右明显非对称性，脑萎缩多伴随发作的持续存在而进展。EME神经影像学检查早期无特殊发现，以后可呈进行性皮质萎缩及白质髓鞘化延迟。

3. 血、尿代谢筛查　除外遗传代谢病相关的癫痫性脑病。

4. 癫痫相关基因检测　可发现早发性癫痫性脑病致病基因。

【诊断标准】

结合患儿临床表现（特别是起病年龄、癫痫发作类型）、围产期病史、癫痫家族史、脑电图特点进行临床诊断；结合患儿头颅MRI、代谢筛查、癫痫基因检测结果寻找癫痫的病因学。

【治疗与预后】

1. 药物治疗　根据不同癫痫综合征及表型选择适合的抗癫痫药物。根据英国国家卫生与临床优化研究所（NICE）基于专家共识推荐用药指南，对于大田原综合征推荐的一线药物有肾上腺皮质激素和左乙拉西坦，其他可用的治疗主要有生酮饮食、唑尼沙胺、氨己烯酸和苯巴比妥；对于West综合征推荐的一线药物有肾上腺皮质激素（泼尼松龙或促肾上腺皮质激素）和氨己烯酸，其他可用的药物有苯二氮䓬类（硝西泮）、托吡酯、唑尼沙胺、生酮饮食；对于EIMFS推荐的一线药物有左乙拉西坦和氯硝西泮，其他可用的药物有司替戊醇、生酮饮食、肾上腺皮质激素和溴化物；对于EME推荐的一线药物有氯胺酮、苯甲酸钠（非酮症高甘氨酸血症），其他可用的药物有生酮饮食，避免的药物有氨己烯酸。对癫痫患儿进行遗传学诊断有助于预测疾病的预后及根据基因功能制定更加个体化的精准治疗方案。

2. 激素治疗　皮质类固醇激素已被用于治疗各种儿童难治性癫痫综合征。其可能通过神经肽作用于促肾上腺皮质激素，下调皮质激素的释放，并通过神经免疫机制调控γ氨基丁酸受体功能。目前关于激素的剂量及疗程，国内外尚无统一标准。

3. 生酮饮食　生酮饮食可作为癫痫性脑病治疗的又一选择，即使有些患儿经治疗后发作频率无减少，但仍可能受益于生酮饮食治疗。生酮饮食治疗可降低患儿癫痫发作强度、改善患儿行为，并减少抗癫痫药物的数量或剂量。

4. 手术治疗　手术对于难治性局灶性癫痫伴有神经影像学异常或同步脑电图显示异常放电起源者疗效较好。对于保守治疗欠佳的癫痫性脑病患儿，应早期接受外科评估及干预，尽可能减轻疾病的致残，改善其生活质量。EME的病情严重，早期出现神经功能发育停止或发育不全，约半数病例很快死亡，由于存在弥漫性大脑皮质受累，因此外科手术可能性不大。

早发性癫痫性脑病多数预后不良，患儿起病年龄早，癫痫难以控制，多数患儿出现智力、运动发育严重落后，少数可在1~2岁内死亡[13]。

【遗传咨询与产前诊断】

由于目前尚无确切有效的治疗方法，对受累家系成员开展遗传咨询、对高风险胎儿进行产前诊断是发现患胎的有效手段。

1. 遗传咨询

（1）确定咨询者家系中受累者的临床诊断，建立遗传咨询档案。

（2）绘制咨询者的家系图，明确遗传方式。

（3）对先证者进行癫痫相关基因检测，寻找可能存在的癫痫致病基因。

（4）进行致病性相关分析，并对家系成员进行共分离分析。

2. 产前诊断

（1）确认先证者的临床表型和致病基因变异的位点，确定遗传方式。

（2）在先证者母亲妊娠11～13周进行绒毛活检或16～22周羊膜腔穿刺抽取羊水进行胎儿细胞的致病基因变异检测，当确认为携带有与先证者相同变异时，提示为患胎，应在知情的情况下，由其父母决定是否继续妊娠。常染色体隐性遗传基因变异时，若胎儿仅携带一个与先证者相同的杂合变异，则提示为携带者，出现临床表型可能性较低，应在知情的情况下，由其父母决定是否继续妊娠。

（3）对于产前基因诊断后出生的新生儿，应进行出生后验证和长期随访。

四、限于女性的癫痫伴智力低下

限于女性的癫痫伴智力低下（epilepsy and mental retardation restricted to females，EFMR），是由编码原钙黏蛋白（protocadherin）19的基因*PCDH19*变异所致。EFMR是一种特殊的X-连锁遗传病，家系中携带*PCDH19*基因杂合变异的女性患有癫痫伴智力低下，而携带变异的半合子男性不受累（无癫痫及智力低下）。已有文献报道*PCDH19*基因嵌合变异的男性也可受累，说明该病不局限于女性[14]。此外有少数病例可不伴智力低下。因此，该病目前多以*PCDH19*基因相关癫痫命名。

【临床表型特征】

*PCDH19*基因相关癫痫患者起病年龄范围广（1～60个月），中位起病年龄为出生后10个月。癫痫发作类型主要包括全面强直阵挛发作、阵挛发作或强直发作、局灶性发作或局灶性发作继发双侧全面强直阵挛发作，其他少见的发作类型包括不典型失神、失张力和肌阵挛发作。癫痫发作的特点包括：①热敏感，即发热易诱发发作，且发热时发作明显加重；②丛集性发作，即1次热程或连续数天内有数次至数十次发作，每次发作持续1～5min，少数也可出现持续较长时间的发作甚至是癫痫持续状态；③发作类型以全面强直阵挛发作和局灶性发作为主。多数患者的癫痫发作在婴儿期和儿童期较难控制，但其发作频率随着年龄增长逐渐减少，一些患者到青少年期或成年期发作可完全缓解。发育过程可分为正常、迟滞、先正常后倒退或迟滞，常表现为运动和语言发育迟缓。智力水平从正常到重度智力低下，大部分患者诊断智力低下或在边缘状态。可伴有注意障碍、多动、焦虑、自闭症、强迫症、冲动、易激惹、攻击行为等精神行为障碍。脑电图可有广泛性或局灶性放电，发作间期可正常。头颅磁共振成像未见异常。

【遗传方式与相关致病基因】

*PCDH19*基因相关癫痫表现为特殊的X-连锁遗传，即女性杂合子和男性嵌合体受累，而男性半合子不受累。该病具有外显不全的特点，女性携带变异者外显率约为91%[15]。

*PCDH19*基因位于Xq22.1，编码细胞黏附分子原钙黏蛋白19，属于原钙黏蛋白δ原亚家族一员，为单次跨膜蛋白，包含一个信号肽（signal sequence），6个胞外区钙黏素（extracellular cadherin）结构域，一个跨膜区和一个含2个保守模体（conserved motif）的胞质区。

*PCDH19*基因变异最早是在EFMR家系中发现，随后的研究发现多数患者为散发病例，且多是新发变异[16]。*PCDH19*基因变异有错义变异（占48%）、无义变异（占18%）、碱基插入或缺失变异（占27%）、剪切位点变异和整个或部分基因缺失或重复（占4%），其余的变异不明。到目前为止，所有致病的错义变异均位于第一外显子的胞外区。大多数变异是独一无二的，最常见的两个复发性变异是c.1019A＞G（p.N340S）和c.1091dupC（p.Y366LfsX10）。

【实验室与辅助检查】

1．脑电图　患者丛集性发作期可记录到癫痫发作；发作间期脑电图可正常，或背景活动慢，或有局灶性或广泛性棘波、尖波、棘–慢复合波。

2．脑脊液　首次发作患儿应作脑脊液检查排除脑炎等感染性疾病。

3．影像学检查　首次发作患儿应作颅脑影像学检查排除结构性疾病。

4．神经心理发育评估　6岁以下患儿可进行Gesell发育量表对患儿从大运动、精细运动、个人–社会、语言和适应性行为五个方面测试。6岁以上患者进行Wechesler儿童智能量表测试。

5．基因诊断　可发现*PCDH19*基因的致病性变异。

【诊断标准】

限于女性的癫痫伴智力低下的诊断标准如下：①临床发作具有丛集性特点；②癫痫发作类型可为全面强直阵挛发作、局灶性发作、肌阵挛发作、不典型失神和失张力发作；③发作具有热敏感性；④伴有智力低下或发育迟滞；⑤有女性家系成员受累家族史；⑥*PCDH19*基因检测存在外显子缺失、重复或点变异等。

以上第①、②和⑥为必备条件。

【治疗与预后】

*PCDH19*基因相关癫痫患者通常最初表现药物难治性癫痫，多数需要多种抗癫痫药联合治疗。随着患者年龄增长，发作频率会逐渐下降，至青春期或成年期单药治疗即可控制发作。

1．抗癫痫药物治疗　苯妥英、溴化钾、氯巴占治疗有效（发作减少50%以上），但没有一种药物能明确阻止癫痫再发。其他药物包括托吡酯、丙戊酸、氯硝西泮、唑尼沙胺、苯巴比妥、卡马西平。苯妥英和苯巴比妥对急性期的丛集性发作有短暂的疗效。

2．生酮饮食　对抗癫痫药物无效的患儿可以尝试。

3．丛集性发作期的急救处理

（1）持续滴注咪达唑仑　可以抑制*PCDH19*基因相关癫痫患者正在进行的丛集性发作。这种治疗通常在低剂量[＜0.2mg/（kg·h）]时即有效。然而，该处理方式对于儿童期非常强烈的丛集性发作效果有限。

（2）糖皮质激素　文献报道激素可迅速改善患者急性期的症状，使丛集性发作迅速消失。建议甲泼尼龙，10～30mg/（kg·d），连用3天。

4．对症支持治疗　每个患者的发育水平不同，需定期进行检测，根据患儿具体情况尽早进行对症干预。

【遗传咨询与产前诊断】

由于目前尚无确切有效的治疗方法，对受累家系成员开展遗传咨询、对高风险胎儿进行产前诊断是发现患胎的有效手段。

1. 遗传咨询　家系中只有女性杂合子或男性嵌合体发病，男性半合子通常不发病。对于先证者*PCDH19*基因的致病性变异，即使其父母未查到相应的变异，但是父母再生育也需行产前诊断，因有可能为生殖细胞嵌合变异。

2. 产前诊断

（1）确认先证者的临床表型和*PCDH19*基因致病性变异的位点。

（2）在先证者母亲妊娠11～13周进行绒毛活检或16～22周羊膜腔穿刺抽取羊水进行胎儿细胞的*PCDH19*基因检测，当确认为携带有与先证者*PCDH19*基因相同变异的男性胎儿时，因男性携带者通常不发病，由其父母决定是否继续妊娠。

（3）若为携带与先证者相同基因变异的女性胎儿，因绝大多数女性携带者发病，应在知情的情况下，由其父母决定是否继续妊娠。

（4）对于患者有典型的临床表型和明确的*PCDH19*基因致病性变异，其父母外周血DNA未发现与患者相同的变异位点，也应在妊娠11～13周进行绒毛活检或16～22周进行羊水中胎儿细胞的*PCDH19*基因检测，因其父母有生殖细胞嵌合体的可能。

（5）对确认的携带者，也可选择进行植入前遗传学检测，避免患胎的治疗性流产。

（6）对于产前基因诊断后出生的新生儿，应进行先证者*PCDH19*基因变异的生后检测并进行随访和记录。

五、进行性肌阵挛癫痫

进行性肌阵挛癫痫（progressive myoclonic epilepsy, PME）以肌阵挛、癫痫发作、进行性神经功能倒退（痴呆、共济失调）为主要临床特征。PME的病因包括多种神经遗传病，由于分子遗传学检测手段的进步，明确了多种基因变异与PME相关。

【临床表型特征】

进行性肌阵挛癫痫的概念首先由Herman Lundborg在1903年提出，其临床特征包括显著的肌阵挛、形式多样的癫痫发作、进行性神经功能倒退。PME相关的神经遗传病通常在儿童或青少年时期起病，少数也可在婴幼儿期起病，在成人及儿童癫痫患者中约占1%[17, 18]。Shahwan等[17]根据临床表现及起病年龄对PME的病因进行分类，包括神经元蜡样质脂褐质沉积症（neuronal ceroid lipofuscinoses, NCL或CLN）、Unverricht-Lundborg病、Lafora病、唾液酸沉积症（sialidosis）、肌阵挛癫痫伴破碎红纤维（MERRF，详见第三十六章相关内容）、齿状核红核苍白球路易体萎缩症（dentatorubral pallidoluysian atrophy, DRPLA）、神经型戈谢病（neuronopathic Gaucher disease）。随着分子遗传学的进展，近年来发现了多种基因变异可导致PME表型，提高了对PME病因学的认识，也发现了一些新的PME类型，为PME的精确诊断、预后判断及遗传咨询提供了重要依据。

【遗传方式与相关致病基因】

除成人型CLN（Parry病）、DRPLA、家族性脑病伴神经系统包涵体和*KCNC1*基因变异导致的PME为常染色体显性遗传以及 MERRF为母系遗传外，现发现的其他的PME均为常染色体隐性遗传疾病。CLN是儿童PME最常见的病因，目前已经明确的CLN相关致病基因有14种（表23-3）。另外16种PME及其相关致病基因见表23-4。

表23-3　CLN分型及相关致病基因

分型	按起病年龄分型	遗传方式	基因	基因编码产物
CLN1	婴儿型、晚婴型、青少年型、成人型（Kufs病）	AR	*PPT1*	棕榈酰蛋白硫酯酶1
CLN2	晚婴型、青少年型	AR	*TPP1*	三肽基肽酶1
CLN3	青少年型、成人型（Kufs病）	AR	*CLN3*	Battenin
CLN4	成人型（Parry病）	AD	*DNAJC5*	热休克蛋白家族成员C5
CLN5	晚婴型、青少年型、成人型	AR	*CLN5*	CLN蛋白5
CLN6	晚婴型、成人型（Kufs病）	AR	*CLN6*	CLN蛋白6
CLN7	晚婴型、青少年型	AR	*MFSD8*	溶酶体膜蛋白
CLN8	晚婴型	AR	*CLN8*	CLN蛋白8
CLN9	青少年型	未知	未知	未知
CLN10	先天型、晚婴型、青少年型、成人型	AR	*CTSD*	组织蛋白酶D
CLN11	成人型（Kufs病）	AR	*GRN*	颗粒体蛋白
CLN12	青少年型	AR	*ATP13A2*	溶酶体P5型ATP水解酶
CLN13	成人型（Kufs病）	AR	*CTSF*	组织蛋白酶F
CLN14	婴儿型	AR	*KCTD7*	钾离子通道蛋白

注：AR，常染色体隐性；AD，常染色体显性。

表23-4　PME及相关致病基因

疾病	遗传方式	基因	基因编码产物
Unverricht-Lundborg病	AR	*CSTB*	半胱氨酸蛋白酶抑制剂超家族成员
Lafora病	AR	*EPM2A*	laforin碳水化合物双重结合特异性磷酸酶
		EPM2B	malin泛素E3连接酶
唾液酸沉积症	AR	*NEU1*	α-N-乙酰神经氨酸酶-1
肌阵挛性癫痫伴破碎红纤维	母系遗传	*MT-TK*	线粒体转移RNA
齿状核红核苍白球路易体萎缩症	AD	*ATN1*	多聚谷氨酰胺片段
神经型戈谢病	AR	*GBA*	溶酶体葡萄糖脑苷脂酶

（续表）

疾病	遗传方式	基因	基因编码产物
C型尼曼-匹克病	AR	*NPC1*	尼曼-匹克C1蛋白
		NPC2	附睾分泌蛋白E1
动作性肌阵挛-肾衰综合征	AR	*SCARB2*	溶酶体膜2型蛋白
进行性肌阵挛癫痫-共济失调综合征	AR	*PRICKLE1*	细胞极性信号通路的核心成员
进行性肌阵挛癫痫	AR	*GOSR2*	高尔基SNAP受体复合体成员2
脊肌萎缩症-PME	AR	*ASAH1*	溶酶体酸性神经酰胺酶
*KCNC1*基因变异相关PME	AD	*KCNC1*	钾离子电压门控通道亚家族C成员
*KCTD7*基因变异相关PME	AR	*KCTD7*	钾通道四聚体结构域包含蛋白7
*CARS2*基因变异相关PME	AR	*CARS2*	线粒体半胱氨酰-tRNA合成酶2
家族性脑病伴神经系统包涵体	AD	*SERPINI1*	丝氨酸蛋白酶抑制剂
*TBC1D24*基因变异相关PME	AR	*TBC1D24*	TBC1结构域家族成员24

注：AR，常染色体隐性；AD，常染色体显性。

【实验室与辅助检查】

1. 病理检查　CLN患者皮肤活检可发现特征性的超微结构异常（溶酶体中包含指纹体、卷曲状和膜状轮廓的内含物）。Lafora病患者汗腺的外分泌管胞质中可发现特征性高碘酸阳性的Lafora小体。MERRF患者肌肉活检发现破碎红纤维。DRPLA主要的神经病理改变包括齿状核红核和苍白球变性。神经型戈谢病的病理结果为吞噬溶酶体葡萄糖脑苷脂的巨噬细胞广泛沉积。C型尼曼-匹克病的病理特征为全身单核巨噬细胞和神经系统发现大量含脂质的泡沫细胞即尼曼-匹克细胞，部分病例在骨髓中可见海蓝组织细胞。

2. 其他实验室检查　唾液酸沉积症患者尿液中唾液酸排泄增加，基因分析或培养的成纤维细胞中可发现神经氨酸酶缺陷。动作性肌阵挛-肾衰综合征患者在青春前或在神经系统起病时可出现蛋白尿和肾小球硬化。

3. 脑电图　脑电图异常放电包括不同程度的背景活动减慢、广泛性棘慢波和多棘慢波，部分患者可出现光敏性棘慢波。

4. 磁共振　头颅磁共振早期可以正常，随病情进展可出现小脑和/或大脑皮层萎缩。

5. 基因检测　每种疾病可发现特异性的致病性基因变异。

【诊断标准】

PME的病因包括多种神经遗传病，诊断主要依据典型的临床表现、特征性的病理结果和实验室检查，基因检测结果有助于确诊。

【治疗与预后】

PME的病因多为神经遗传病，尚无特效治疗方法，目前的治疗主要包括控制癫痫发作和肌阵挛、对症支持治疗和康复治疗。

1. 控制癫痫发作和肌阵挛　PME中的肌阵挛和癫痫发作通常很难控制，且对抗癫痫药有耐药倾向。丙戊酸为首选药物，氯硝西泮通常用于添加治疗。已经证实高剂量的吡拉西坦可能仅对治疗肌阵挛有效。左乙拉西坦可能对肌阵挛和全面性癫痫发作均有效。托吡酯和唑尼沙胺作为添加治疗可能有效。迷走神经刺激术可能有效，但不作为常规治疗方案。避免使用已明确会加重肌阵挛的药物，包括氨己烯酸、奥卡西平、卡马西平、苯妥英和加巴喷丁。拉莫三嗪对于肌阵挛的效果无法预测，须谨慎使用。丙戊酸避免用于线粒体疾病。布瓦西坦是一种SV2A配体，美国食品药品管理局（FDA）已批准其用于治疗症状性肌阵挛，并被欧洲药物评审局（EMA）批准治疗进行性肌阵挛癫痫[19]。

2. 对症支持治疗　在肌阵挛暴发性加重或肌阵挛持续状态时，应在安静的房间内接受治疗、避免噪声和明亮的光线。急诊处理包括静脉注射苯二氮䓬类药物（地西泮、劳拉西泮、氯硝西泮、咪达唑仑）、丙戊酸和左乙拉西坦。注射重组人酸性β葡萄糖苷酶（rhGBA）对于Ⅰ型戈谢病是一种有效治疗方法，但是对于Ⅲ型戈谢病的效果仍有争议[19]。为了预防脾破裂、改善出血和感染症状，对Ⅰ型和部分Ⅲ型戈谢病患者建议行脾切除术，脾切除术适用于巨脾伴脾功能亢进、年龄在4~5岁以上的患者。

3. 康复治疗　多种病因的PME患者因频繁肌阵挛逐渐失去行走能力，需长期接受康复训练治疗。

4. 未来发展　大多数PME为单基因病，提示未来有可能通过针对单基因、基因功能和相关信号通路进行干预治疗[19]。

PME的病因包括多种神经遗传病，病程逐渐进展，大多预后不良。

【遗传咨询与产前诊断】

PME大多预后不良，且尚无特效治疗方法，对患者及其家庭均带来沉重的经济、精神负担。因此，对患者家系开展遗传咨询、对高风险胎儿进行产前诊断可有效发现受累胎儿。

1. 遗传咨询

（1）确立咨询者家系中PME的临床诊断，建立遗传咨询档案。确立临床诊断包括询问患者的起病年龄、主要的临床表现，如是否有突出的肌阵挛、多种类型的癫痫发作，是否出现进行性痴呆、行走不能等表现。

（2）对先证者进行基因检测，明确其致病性变异位点。常染色体显性遗传为先证者仅有一个变异位点，可为新发变异或遗传自患病的父母一方或表型正常的嵌合变异父母；常染色体隐性遗传则先证者有两个变异位点，通常分别来源于父母一方，也有少数患者一个位点来源于父母一方，另一个位点为新发变异；MERRF患者的变异可来源于母亲，也可为新发变异。

（3）绘制咨询者家系图，询问家系中是否有其他患者，并进行相应基因检测，确定是否符合家系共分离。

（4）常染色体显性遗传中若变异来自父母一方（患病或无表型嵌合变异），则父母再生育时需要行产前诊断；常染色体隐性遗传中父母再生育时需行产前诊断。

（5）部分PME患者起病数年后病情趋于稳定，少数患者可长期存活。若明确基因变异，生育时需进行产前诊断。

（6）由于线粒体肌病的异质性、高度表型变异性和阈值效应等，线粒体肌病的产前诊断和遗传咨询较为困难。MERRF患者母亲再生育和MERRF女性患者生育时可进行遗传咨询。

2．产前诊断

（1）确认先证者的临床表型和致病基因变异位点。

（2）常染色体显性遗传中确认父母是否为患者或表型正常的嵌合变异携带者，常染色体隐性遗传中确认变异是否分别来源于父母一方，MERRF患者确认是否来自母亲的线粒体DNA变异。

（3）常染色体显性遗传或常染色体隐性遗传中需行产前诊断者，于妊娠11~13周进行绒毛活检或16~22周羊膜腔穿刺抽取羊水进行胎儿细胞的基因检测，确认是否携带与先证者相同的变异。若基因型与先证者相同，提示为受累胎儿，应在知情的情况下，由其父母决定是否继续妊娠；若基因型与先证者不同，胎儿患相同疾病风险很低，由其父母决定是否继续妊娠。

（4）MERRF患者母亲再生育及MERRF女性患者生育时的产前诊断非常困难，目前临床应用尚不成熟。

（5）对于产前基因诊断后出生的新生儿，应进行随访记录。

（张月华）

第二节　克雅病

克雅病（Creutzfeldt-Jacob disease，CJD）是一种朊蛋白病（prion disease），又称为可传播性海绵状脑病（transmissible spongiform encephalopathies），是由异常朊蛋白（prion protein，PrP）所致的中枢神经系统致死性退行性脑病，可分为散发型CJD（sporadic CJD，sCJD）、家族型CJD（familial CJD，fCJD）、获得型CJD（acquired CJD，aCJD）和变异型CJD（variant CJD，vCJD），其中fCJD占10%~15%，是由于PRNP基因变异所致[20]。

【临床表型特征】

fCJD由Meggendorfer（1930年）首次报道，其临床表现与sCJD相似。fCJD平均发病年龄55岁（36~84岁），平均存活时间为15个月，约90%的患者于2年内死亡。其平均发病年龄低于sCJD，而发病后的生存期长于sCJD。大多数患者的首发症状是快速进行性痴呆，早期表现为注意力不集中、易疲劳、抑郁、头昏、乏力等，可持续数周。此后出现性格、行为的变化，情感反应异常和智能减退，并迅速发展为痴呆（95%~98%）。神经系统表现有锥体外系症状（50%），如手指徐动、指划样动作、肌张力增高、舞蹈样动作或静止性震颤；小脑性共济失调（70%）；锥体束损害症状和体征；视觉障碍，如视力模糊、视物变形、视野缩小、复视、失明等。上述症状均可为首发症状。肌阵挛（60%~70%）常在疾病早期出现并持续到晚期，晚期出现无动性缄默或昏迷。

【遗传方式与相关致病基因】

fCJD以常染色体显性方式遗传，外显率为50%~75%，其外显率与PRNP基因不同的变异有关。致病基因PRNP位于20p13，编码朊蛋白（PrP）。正常PrP（PrPᶜ）分子量为33~35kD，呈α螺旋结构，水溶性，可以被蛋白酶水解，分布在中枢神经细胞表面。变异PRNP基因表达的PrP

（PrP^{sc}）分子量只有27～30kD，呈β片状结构，不溶于水，不能被蛋白酶水解，且高度热稳定，无论紫外、离子辐射、羟胺等都不能使其丧失侵染能力。PrP^{sc}沉积在脑组织中，可引起神经细胞退行性改变，导致海绵状脑病。目前报道的*PRNP*基因致病变异有60余种，其中85%的变异是下面5种：p.E200K、p.V210I、p.V180I、p.P102L和 p.D178N。p.P102L与另一种朊蛋白病（Gerstmann - Sträussler - Scheinker disease）相关。*PRNP*基因变异的方式有点变异、终止密码子变异、插入或缺失变异以及8肽重复变异。

【实验室与辅助检查】

1. CSF 常规及生化检查正常，部分患者蛋白轻度升高，14-3-3蛋白检测可呈阳性。

2. 脑电图 发病早期表现为额叶间歇性无尖波的节律性δ活动，极期出现典型的周期发放的高幅棘-慢综合波（PSWC），约每秒1次。

3. 影像学改变 发病早期可见头颅MRI弥散加权像显示皮质缎带（ribbon）征，或壳核/尾状核异常高信号，随疾病进展更为明显，晚期则表现为脑萎缩。

4. 蛋白质印迹方法或PrP蛋白特异性抗体的免疫组织化学染色可检测出脑组织中的PrP^{sc}，是确诊CJD的重要指标。

5. *PRNP*基因检测 值得注意的是，fCJD患者14-3-3蛋白、脑电图PSWC以及头颅MRI缎带征的出现率均较sCJD低，且与*PRNP*基因不同的变异有关。

【诊断标准】

（1）快速进行性痴呆。

（2）在病程中出现典型的头颅MRI弥散加权像的皮质缎带（ribbon）征，和/或脑电图改变，和/或脑脊液14-3-3蛋白显阳性。

（3）至少具有以下4种临床表现中的2种：①肌阵挛；②视觉或小脑障碍；③锥体/锥体外系功能异常；④无动性缄默。

（4）阳性家族史或*PRNP*基因检出致病性变异。

【治疗与预后】

目前无有效治疗方法，一般采用对症治疗，对精神症状用抗精神病药物，对肌阵挛可用氯硝安定等，支持治疗。预后不良，多数病程不超过2年。

【遗传咨询与产前诊断】

约50%*PRNP*基因检出致病变异的患者没有家族史，临床表现与sCJD相似，因此对临床上疑为CJD的患者，要仔细询问家族史，无论是否有家族性患者，都建议行*PRNP*基因检测，以发现可能致病基因变异，并对家系成员进行检测，发现致病变异基因携带者应及时给予生育指导。

（李洵桦）

第三节 家族性致死性失眠症

家族性致死性失眠症（familial fatal insomnia，FFI）是一种罕见的常染色体显性遗传病，由

*PRNP*基因变异所致，是遗传性朊蛋白病（prion disease）的其中一种。

【临床表型特征】

家族性致死性失眠症由Lugaresi等在1986年首次报道。该病平均发病年龄为56岁（23～73岁），典型病程在6～24个月，平均病程大约11个月。主要临床特征如下：

1. 初起多为非特异性症状，如疲劳、情绪低落、焦虑、神经质等。

2. 进展性、顽固性睡眠障碍，包括失眠，白天觉醒和梦样不自主动作，可伴有幻觉、梦境状态、睡眠时肢体不自主动作增多、似睡非睡等。

3. 自主神经功能异常表现为交感神经功能亢进、多汗、不明原因发热、心动过速、高血压、呼吸不规则、体重明显减轻等。

4. 早期为波动性的记忆力衰退及注意力不集中，表情紧张、呆滞，行为异常，逐渐丧失语言和行为的能力。

5. 运动功能障碍，如肌阵挛、震颤、共济失调、反射亢进、肌强直等。

【遗传方式与相关致病基因】

FFI与*PRNP*基因发生c.532G＞A（p.D178N）的变异有关。同时，第129个密码子的多态性对FFI的表型有明显的修饰作用，p.D178N伴p.M129M（蛋氨酸纯合子）的患者，病程明显短于p.D178N伴p.M129V的患者。另外，p.D178N伴p.M129V变异的患者，有部分表现为CJD的临床特征[21]。

【实验室与辅助检查】

内分泌紊乱，有褪黑素、泌乳素、生长激素等的日夜周期性分泌节律失调，ACTH分泌减少，皮质醇分泌增加。头颅MRI无特殊表现，PET-CT显示以丘脑代谢减低为特征的脑代谢降低。多导睡眠图显示睡眠结构及节律紊乱，快速眼动睡眠显著减少，觉醒增加，多导睡眠呼吸监测提示重度阻塞性睡眠呼吸暂停综合征伴中度低氧血症。

【诊断标准】

家族性致死性失眠症的诊断标准如下：①顽固的睡眠障碍；②自主神经功能障碍；③运动功能障碍和认知功能损害；④多导睡眠图显示睡眠结构及节律紊乱，PET-CT显示丘脑代谢减低；⑤*PRNP*基因发生c.532G＞A或其他致病性变异。

【治疗与预后】

无有效治疗方法，主要予支持治疗及对症治疗，一般安眠药物对改变睡眠无效，可试用抗精神病药或抗抑郁药物。预后极差，平均病程不足1年。

【遗传咨询与产前诊断】

FFI一般在青中年后发病，病程短，患者一般不存在生育的问题，若有计划生育，建议开展产前诊断。对于患者的亲属，也建议行*PRNP*基因检测。由于该病目前无有效治疗方法，患者亲属对基因检测多有恐惧心理，因此原则上是自愿检测，如果发现是症状前的基因携带者，建议生育时作产前诊断。

（李洵桦）

第四节　结节性硬化症

结节性硬化症（tuberous sclerosis complex，TSC）又称Bourneville病，根据临床特征和致病基因的不同，分为结节性硬化症1型（TSC1）和结节性硬化症2型（TSC2）。TSC1是由于错构瘤蛋白（hamartin）基因缺陷所致，TSC2是由于马铃薯球蛋白（ruberin）基因缺陷所致。

【临床表型特征】

TSC1和TSC2的共同临床特征是面部皮肤血管瘤、癫痫发作和智能减退，多在儿童期发病，男性多于女性。

皮肤血管瘤对称蝶性分布于口鼻三角区，呈淡红色或红褐色，为针尖至蚕豆大小的坚硬蜡状丘疹（图23-1）。90%在4岁前出现，随年龄增长丘疹逐渐增大，青春期后融合成片。其他的皮损还有沿躯干四肢分布的长树叶形色素脱失斑、腰骶区的鲨鱼皮斑、甲床下纤维瘤和神经纤维瘤。

神经系统损害方面，70%~90%患者有癫痫发作，可自婴儿痉挛症开始，以后转化为全面性、简单部分性和复杂部分性发作。患者多有违拗、固执和呆滞等性格改变。智能减退多呈进行性加重。

50%患者有视网膜和视神经胶质瘤。部分患者有多指（趾）畸形、肾肿瘤和囊肿、心脏横纹肌瘤、肺癌和甲状腺癌等。

TSC1与TSC2在临床不易区别，但TSC2的癫痫发作更严重，智力障碍更突出[22]。

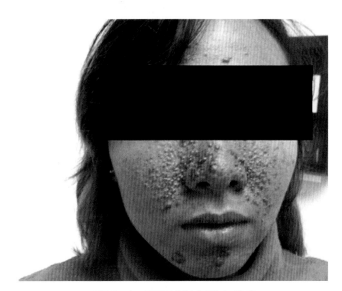

图23-1　面部皮肤纤维血管瘤

【遗传方式与相关致病基因】

TSC1和TSC2均为常染色体显性遗传。*TSC1*致病基因位于染色体9q34，编码错构瘤蛋白。*TSC2*致病基因位于染色体16q13.3，编码马铃薯球蛋白。*TSC1*和*TSC2*致病基因主要为点变异，*TSC2*基因新发变异较多。*TSC1*基因点变异以外显子15、17、18较常见，*TSC2*基因点变异以外显子40、33、37为多[22, 23]。

【实验室与辅助检查】

1．头颅平片可见脑内结节性钙化和因巨脑回而导致的巨脑回压迹。

2．头颅CT或MRI可发现侧脑室结节和钙化，皮层和小脑的结节。

3．EEG可见高幅失律及各种癫痫波。

4．尿常规可有蛋白尿和镜下血尿。

5．肾脏超声或CT可见肾脏错构瘤。

6．*TSC1*基因或*TSC2*基因致病性变异。

【诊断标准】

根据典型的皮肤血管瘤、癫痫发作及智能减退，临床诊断不难。如CT检查发现颅内钙化灶及室管膜下结节（图23-2），结合常染色体显性遗传家族史，可以确诊。基因诊断可确定患者是TSC1或是TSC2。

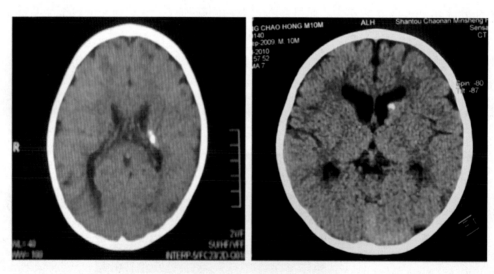

图23-2　头颅CT示侧脑室室管膜下可见小结节状高密度信号影

【治疗与预后】

1．常规治疗　根据发作类型选取抗癫痫药控制癫痫发作，对于部分难治性癫痫氨己烯酸可以减少发作，但需注意可能出现管状视野等不良反应。药物治疗无效者手术切除致痫灶可减少部分患者的发作。迷走神经刺激也可缓解患者症状。颅内巨细胞型星形细胞瘤手术常为首选治疗方案，完全切除的患者术后复发率较低。面部纤维血管瘤常影响患者美观，可在皮肤科行激光或手术治疗等。

2．特异性治疗　mTOR通路抑制剂依维莫司或西罗莫司是结节性硬化症很有前景的治疗方案[23, 24]。美国食品和药品管理局批准依维莫司用于结节性硬化症伴室管膜下巨细胞星形细胞瘤或肾血管肌脂肪瘤的治疗。依维莫司对于结节性硬化症难治性癫痫的治疗效果研究正在进行三期临床试验（NCT01713946）。雷帕霉素对于结节性硬化症神经精神症状、肺淋巴管平滑肌瘤病的临床试验也正在开展。临床上也有很多局部运用依维莫司治疗面部皮肤纤维血管瘤的案例报道。

3. 预后　从流行病学资料和临床跟踪的病例报道看，该病预后与致病基因和临床表型有关。*TSC2*基因变异患者通常预后较*TSC1*基因患者差。而相同致病基因变异患者，中枢神经系统解剖及功能异常是导致患者预后不良的首要原因。该病起病年龄早，以难治性癫痫起病的患者症状较重，预后较差。而仅有皮肤症状不伴其他系统损害的患者预后较好。

【遗传咨询与产前诊断】

1. 遗传咨询

（1）确定咨询者家系中TSC1或TSC2的临床诊断，建立遗传档案。确定临床诊断包括典型的皮肤血管瘤、癫痫发作及智能减退；头颅CT检查有颅内钙化灶及室管膜下结节；常染色体显性遗传家族史；基因检测确定患者有*TSC1*基因或*TSC2*基因致病性变异。

（2）绘制咨询者的家系图，是否符合常染色体显性遗传规律，系谱中一般每代均有患者，男女均可患病。有些家系可能无阳性家族史，其原因可能是：先证者为继父母收养、先证者双亲早亡未能及时诊断家族成员的TSC、先证者双亲发病延迟、先证者新发变异、先证者父母为生殖细胞嵌合变异。

（3）对先证者进行*TSC1*或*TSC2*基因检测，确定相应的基因致病性变异。若考虑为父源性精子嵌合变异，可对先证者父亲的精子进行高通量测序，找到精子嵌合变异的证据。

（4）先证者生育的子代一半为患者，一半为正常，男女患病概率均等。

（5）若确认先证者父亲的精子为嵌合变异，或怀疑先证者的母亲为生殖细胞嵌合变异，可对胎儿进行产前诊断，或植入前遗传学检测。

2. 产前诊断

（1）确认先证者的临床表型和*TSC1*基因或*TSC2*基因的致病性变异位点。

（2）确认遗传方式是典型的常染色体显性遗传。

（3）在妊娠11～13周进行绒毛活检或16～22周羊膜腔穿刺抽取羊水进行胎儿细胞的*TSC1*基因或*TSC2*基因检测，当确认胎儿带有与先证者的*TSC1*基因或*TSC2*基因相同变异的胎儿时，提示是患胎，应在知情的情况下，由其父母决定是否继续妊娠。

（4）对于患者有典型的临床表型和明确的*TSC1*基因或*TSC2*基因致病性变异，其父母临床表型正常，也应在母亲妊娠11～13周进行绒毛活检或16～22周进行羊水中胎儿细胞的*TSC1*基因或*TSC2*基因的检测，检查是否存在与先证者相同的变异，因其父母有生殖细胞嵌合变异的可能。

（5）对确认的父源性生殖细胞嵌合变异，也可选择进行植入前遗传学检测，避免患胎的治疗性流产。

（6）对于产前基因诊断后出生的新生儿，应进行随访和记录。

（张　成）

第五节　亨廷顿病

亨廷顿病（Huntington disease，HD）又称亨廷顿舞蹈病、慢性进行性舞蹈病（chronic progressive chorea）、遗传性舞蹈病（hereditary chorea），于1842年由Waters首报，1872年由美国医生George Huntington详细报道而得名。亨廷顿病是一种单基因常染色体显性遗传的基底节和大脑皮质变性疾病，由4号染色体IT15基因（又称HTT基因）中三核苷酸（CAG）重复序列拷贝数异常增多引起，拷贝数越多，发病年龄越早，临床症状越严重。

【临床表型特征】

HD通常起病于成年期，发病年龄在30～50岁。少数在青少年期起病（占5%～10%）。早至2岁，晚至80岁均可发病，不过10岁前和70岁后发病者少见。患者的连续后代中有发病提前倾向，称之为遗产早现（genetic anticipation），其中父系遗传（paternal descent）的遗传早现更为明显。绝大多数患者有阳性家族史。男女性别无明显差异。其临床表现主要为椎体外系症状、精神障碍、认知障碍及其他非特异性表现。

1. 椎体外系症状　包括不自主运动和自主运动障碍，以舞蹈样不自主运动最为典型，多为首发症状，通常由颜面部及上肢扩展至全身。典型表现为手指弹钢琴样动作和面部怪异表情，累及躯干可产生舞蹈样步态。此外，还可出现肌张力障碍、运动迟缓、肌强直等症状。自主运动障碍可导致手灵巧度降低、吞咽困难、言语不清、平衡障碍、易跌倒等。在疾病发展至晚期时，随着自主运动障碍的加重及肌强直的出现，患者舞蹈样症状可逐渐减轻。

2. 精神障碍　少数患者精神症状先于舞蹈样动作出现，以抑郁最为常见。此外，还包括焦虑、躁狂、强迫症状、冲动、退缩、反社会行为等。较少见的症状有性欲亢进和精神分裂症。

3. 认知障碍　患者常表现为注意力不集中、记忆力受损、知觉歪曲、智力减退、任务执行困难，逐渐发展为痴呆。

4. 其他非特异性症状　主要表现为睡眠周期紊乱、性功能障碍和体重减轻（无食欲减退）。

5. 少年型HD　20岁以前发病，多为父系遗传，其临床表现与成人典型症状差异较大。舞蹈样动作相对少见，主要表现为主动运动减少、肌强直、肌阵挛、构音障碍、共济失调、癫痫发作、精神障碍和认知减退[22, 25]。

【遗传方式与相关致病基因】

亨廷顿病为常染色体显性遗传疾病，其致病基因HTT位于染色体4p16.3，该基因的表达产物为huntingtin蛋白。在HTT基因5'端编码区内的三核苷酸（CAG）序列异常扩展性重复，可使huntingtin蛋白N端多聚谷氨酰胺链（polyQ）延长形成异常构象，从而使得huntingtin蛋白丧失正常功能而获得毒性作用，可杀死脑细胞，引起临近脑细胞毒性反应，使神经损伤而导致一系列神经退行性症状。CAG拷贝数越多，患者发病年龄越早，临床症状越严重[22]。

【实验室与辅助检查】

1. CT及MRI　部分患者可见大脑皮质、尾状核头部、壳核萎缩和脑室扩大；MRI T2提示壳核信号增强；MRS提示大脑皮质及基底节乳酸水平增高。

2. PET-CT　尾状核、壳核代谢明显降低。

3. 基因检测　CAG重复次数≥40，具有诊断价值[26]。

【诊断标准】

根据多中年起病、舞蹈样动作、精神障碍、认知障碍、阳性家族史和进行性发展做出诊断。CT、MRI及PET-CT检查结果可辅助诊断，基因检测（CAG≥40）可确诊[25]。

【治疗与预后】

本病尚无有效治疗方法，目前仅有对症治疗，基因治疗尚处于临床前阶段。

1. 对症治疗

（1）舞蹈样动作　目前首选多巴胺耗竭剂丁苯那嗪，若患者用药后疗效不佳或因抑郁等精神症状严重不能耐受，可换用为第二代抗精神病药物，其中首选奥氮平。此外还有第一代抗精神病药物氟哌啶醇、舒必利等也可酌情考虑使用。上述药物应随病程进展逐渐减量至停药，因HD患者晚期舞蹈样症状常消失，继续用药可加重其他运动障碍。

（2）肌强直、肌阵挛与肌张力失常　常用苯二氮䓬类药物，如氯硝西泮、巴氯芬、替扎尼定；抗帕金森药物，如金刚烷胺、左旋多巴、卡比多巴、溴隐亭。

（3）肌阵挛、抽搐与癫痫　肌阵挛可使用氯硝西泮或丙戊酸盐；抽搐可使用抗精神病药物、苯二氮䓬类或选择性5-羟色胺再摄取抑制剂。少年型HD伴癫痫首选丙戊酸盐。

（4）其他运动障碍　夜间磨牙可用肉毒毒素；构音障碍给予非药物干预措施，如创造安静环境、给予充足说话时间等。

（5）认知障碍　尚无有效药物。常使用心理治疗，如认知行为疗法等。

（6）精神障碍　抑郁患者可选用选择性5-羟色胺再摄取抑制剂（如舍曲林、西酞普兰）和其他抗抑郁药物（如米氮平、文拉法辛）；伴有躁狂的患者可用心境稳定剂（如丙戊酸盐、卡马西平）；强迫症状可用选择性5-羟色胺再摄取抑制剂等。

（7）其他非特异性症状　睡眠周期紊乱患者可睡前服用小剂量抗精神病药物、镇静性抗抑郁药（如曲唑酮）、培养良好的睡眠习惯等。

2. 基因治疗　亨廷顿病的基因治疗尚处于临床前阶段，目前所探索的主要方法有诱导变异基因沉默、加强异常huntingtin蛋白清除、导入神经营养因子基因、诱导神经干细胞分化以及纠正由异常huntingtin蛋白导致的细胞基因转录异常、钙信号传导异常和线粒体代谢紊乱等。国际首个临床试验也正在开展中[26]。

本病病程为10~25年，平均19年。患者最后常因吞咽困难、营养不良、肌无力、活动障碍、卧床不起，进而引起并发症而死亡。最常见的直接死因为肺炎和心力衰竭。

【遗传咨询与产前诊断】

由于目前亨廷顿病尚无确切有效的治疗方法，对HD患者家庭成员开展遗传咨询，对高风险胎儿进行产前诊断，是发现患胎的有效手段。

1. 遗传咨询

（1）确定咨询者家系中HD的临床诊断，建立遗传咨询档案。确定临床诊断包括询问HD患者的发病年龄，是否有舞蹈样不自主运动及自主运动障碍、精神障碍、认知障碍、睡眠周期紊乱等症状。CT及MRI检查是否可见大脑皮质、尾状核头部、壳核萎缩和脑室扩大；PET-CT检查是否可见尾状核、壳核代谢明显降低。

（2）绘制咨询者的家系图，判断是否符合常染色体显性遗传，判断是否均发病。系谱中是否每代均有男性和女性患者。有些家系可能无阳性家族史，其原因可能是：先证者为继父母收养、先证者双亲早亡、未能及时诊断家族成员的HD、先证者双亲发病延迟、先证者新发变异、先证者父母为生殖细胞嵌合变异。

（3）对先证者进行外周血DNA的*HTT*基因检测，明确*HTT*基因致病性的CAG重复序列。若考虑为父源性精子嵌合变异，可对先证者父亲的精子进行嵌合变异定量分析，找到精子嵌合变异的证据。

（4）先证者生育的子代一半为患者，一半为正常，男女患病概率均等。

（5）若确认先证者父亲的精子为嵌合体，或怀疑先证者的母亲为生殖细胞嵌合变异，可对胎儿进行产前诊断，或植入前遗传学检测。

2. 产前诊断

（1）确认先证者的临床表现型和*HTT*基因致病性的CAG拷贝数。

（2）确认遗传方式是典型的常染色体显性遗传。

（3）在妊娠11~13周进行绒毛活检或16~22周羊膜腔穿刺抽取羊水进行胎儿细胞的*HTT*基因检测，当确认胎儿带有与先证者相同的*HTT*基因变异时，提示是患胎，应在知情的情况下，由其父母决定是否继续妊娠。

（4）对于具有典型的临床表型和明确的*HTT*基因致病性变异的患者，其父母临床表型正常，也应在母亲妊娠11~13周进行绒毛活检或16~22周进行羊水中胎儿细胞的*HTT*基因的检测，检查是否存在与先证者相同的变异，因其父母有生殖细胞嵌合变异的可能。

（5）对确认的父源性生殖细胞嵌合变异，也可选择进行植入前遗传学检测，避免患胎的治疗性流产。

（6）对于产前基因诊断后出生的新生儿，应进行随访和记录。

（唐北沙）

第六节 Aicardi-Goutieres综合征

Aicardi-Goutieres综合征（Aicardi-Goutieres syndrome，AGS）是一种神经遗传病，其特点是获得性小头畸形、基底节钙化、脑白质营养不良、脑萎缩伴脑脊液淋巴细胞慢性增多和α干扰素增高[27-29]，由Aicardi和Goutieres于1984年首次报道，发病率尚不清楚。

【临床表型特征】

AGS常见的临床表现包括智力运动发育落后、肌张力不全、小头畸形、冻疮、基底节钙化、脑萎缩及脑白质病变。根据起病年龄及临床表现，分为新生儿型和晚发型。

1. 新生儿型 新生儿期发病，表现为易激惹、喂养困难、新生儿惊厥、肝脾大、转氨酶升高、一过性血小板减少、贫血等，常被误诊为宫内感染。

2. 晚发型　多数患者在生后4个月内发育正常，之后出现亚急性脑病表现，包括极度烦躁、睡眠障碍、喂养困难、无原因间歇性发热等，因此常被误诊为脑炎或脑膜炎，并逐渐出现智力运动发育落后或倒退，头围增长减慢，以及四肢瘫痪、肌张力不全等锥体束和锥体外系受累的表现，约50%会出现癫痫，脑病症状持续数月后患者病程将长期处于稳定状态，无进行性加重。40%基因诊断明确的AGS患者四肢末端、耳等部位可见冻疮，是提示AGS诊断的特征性体征。

【遗传方式与相关致病基因】

目前已发现7个AGS致病基因，人类在线孟德尔遗传病数据库（OMIM）根据致病基因将AGS分为AGS1~AGS7共7个亚型，其中AGS1和AGS6有常染色体隐性和常染色体显性两种遗传方式，致病基因分别为*TREX1*和*ADAR*。AGS2~AGS5为常染色体隐性遗传，致病基因分别为*RNASEH2B*、*RNASEH2C*、*RNASEH2A*、*SAMHD1*。AGS7为常染色体显性遗传，致病基因为*IFIH1*，有外显不全的报道[30, 31]，详见表23-5。*RNASEH2A*、*RNASEH2C*、*TREX1*双等位基因变异与新生儿型AGS有关，*RNASEH2B*、*SAMHD1*或*ADAR*双等位基因变异以及*ADAR*或*IFIH1*杂合变异与晚发型AGS相关[30, 31]。

表23-5　AGS致病基因及分型

表型	遗传方式	致病基因	百分比
AGS1	AR, AD	*TREX1*	23%
AGS2	AR	*RNASEH2B*	36%
AGS3	AR	*RNASEH2C*	12%
AGS4	AR	*RNASEH2A*	5%
AGS5	AR	*SAMHD1*	13%
AGS6	AR, AD	*ADAR*	7%
AGS7	AD	*IFIH1*	3%

注：数据整理自OMIM数据库（http：//www.omim.org/）和GeneReview数据库。AD为常染色体显性；AR为常染色体隐性。

7个致病基因均存在多种变异类型，除*ADAR*基因以小缺失变异种类最多以外，*TREX1*、*RNASEH2B*、*RNASEH2C*、*RNASEH2A*、*SAMHD1*、*IFIH1*均以点变异为主，*TREX1*、*RNASEH2B*、*SAMHD1*、*ADAR*还存在大片段的缺失或插入变异，还发现一种*ADAR*调控区域变异，详见表23-6[31]。

表23-6 AGS致病基因的变异类型

基因	变异类型数目（/%）								
	错义/无义	剪切位点	调控区域	小缺失	小插入	插入缺失	大片段缺失	大片段插入	总数
TREX1	32（49.2）	0（0）	0（0）	11（16.9）	21（32.3）	0（0）	0（0）	1（1.5）	65（100.0）

（续表）

基因	变异类型数目（/%）								
	错义/无义	剪切位点	调控区域	小缺失	小插入	插入缺失	大片段缺失	大片段插入	总数
RNASEH2B	27（71.1）	8（21.1）	0（0）	1（2.6）	1（2.6）	0（0）	1（2.6）	0（0）	38（100.0）
RNASEH2C	11（78.6）	1（7.1）	0（0）	1（7.1）	0（0）	1（7.1）	0（0）	0（0）	14（100.0）
RNASEH2A	11（52.3）	4（19.0）	0（0）	2（9.5）	2（9.5）	2（9.5）	0（0）	0（0）	21（100.0）
SAMHD1	28（57.1）	6（12.2）	0（0）	4（8.2）	1（2.0）	0	10（20.4）	0（0）	49（100.0）
ADAR	11（10.7）	17（16.5）	1（0.9）	50（48.5）	21（20.4）	2（1.9）	0（0）	1（0.9）	103（100.0）
IFIH1	17（85.0）	3（15.0）	0（0）	0（0）	0（0）	0	0（0）	0（0）	20（100.0）

注：资料来自Rice GI[31]。

【实验室与辅助检查】[27, 29-31]

1. 头颅影像学检查　是诊断AGS的重要辅助检查。所有AGS患者头颅CT可见颅内多发对称性钙化，主要累及基底节、小脑齿状核，亦可累及大脑白质；86%的AGS患者头颅MRI脑白质有T1W、T2W信号，部分患者可在颞叶形成囊肿，88%的AGS患者可出现脑萎缩。

2. 脑脊液检查　可见脑脊液内α-干扰素浓度增高、淋巴细胞增多，1岁以内较明显，并随年龄增长逐渐下降。

3. 外周血检查　干扰素增多导致某些基因外周血转录水平长期增高，可通过定量PCR测定，该方法创伤小且结果更稳定，是诊断AGS的重要生物标志物，称为干扰素标记。

4. 遗传学检测　TREX1、RNASEH2B、RNASEH2C、RNASEH2A、SAMHD1、ADAR之一复合杂合或纯合致病性变异或TREX1、ADAR、IFIH1之一杂合致病性变异。

【诊断标准】

1. 典型的临床表现　特征性的头颅CT和MRI表现；脑脊液内α干扰素浓度增高、淋巴细胞增多或外周血干扰素标记阳性。

2. 常染色体隐性遗传　ADAR、RNASEH2A、RNASEH2B、RNASEH2C、SAMHD1或TREX1致病性变异。

3. 常染色体显性遗传　TREX1、ADAR或IFIH1致病性变异。

【治疗与预后】

1. 目前AGS尚无特异性治疗方法，主要为对症支持治疗，包括药物治疗癫痫、积极预防并发症及姿势异常、胸部理疗治疗肺部感染等，同时需注意患者饮食和喂养方法，以确保摄入足够的热量。应用免疫抑制剂治疗AGS仍在研究阶段[32]。

2．AGS患者将长期存留神经系统症状，包括下肢痉挛、姿势异常、躯干肌张力低、竖头不稳、智力障碍等，病程长而稳定，死亡率低。

【遗传咨询与产前诊断】

由于目前尚无确切有效的治疗方法，对受累家系成员开展遗传咨询，检出女性致病基因携带者（特别是生育年龄妇女）、对高风险胎儿进行产前诊断是发现受累胎儿的有效手段。

1．遗传咨询

（1）确认咨询者家系中AGS患者的临床特征，如发病年龄、主要症状，体格检查、头颅影像学、脑脊液、外周血等检查结果。

（2）对临床怀疑AGS的患者进行遗传学检测，明确致病基因及致病性变异位点。变异可能是基因内的微小变异，也可能是大片段缺失或插入变异或调控区域变异。对患者父母及其他可获得标本的家系成员进行变异位点验证，绘制家系图，确认是否符合相应致病基因的遗传方式。患者需满足AGS的临床表现，同时存在相关基因的致病性变异，方可明确诊断。

（3）若常染色体隐性遗传患者的致病基因变异位点分别遗传自父母，则患者父母均为无症状的携带者；患者父母再次生育，胎儿为AGS患者、无症状携带者、野生型的概率分别为25%、50%、25%。

（4）常染色体显性遗传患者存在相关基因杂合变异，患者父母表型正常，基因型为野生型，根据生殖细胞嵌合变异以及同一个家庭第二次发生新发致病性变异的理论概率，先证者同胞患病的风险低于1%；少数患者*IFIH1*变异遗传自表型正常的父母一方。

2．产前诊断

（1）明确的基因诊断是产前分子诊断的必要条件，应在产前诊断人员怀孕以前确认AGS患者的临床表型、基因型以及相应家系成员的基因型，告知其胎儿的患病风险、可选择的产前诊断方法及产前诊断过程中存在的风险，由当事人决定是否进行产前诊断及进行何种方式的产前诊断。

（2）分子遗传学检测　均为致病基因携带者的患者父母再次生育时应进行产前分子诊断，可在自然怀孕后的妊娠11～13周进行绒毛活检或16～22周进行羊膜腔穿刺抽取羊水，提取胎儿样本基因组DNA并进行致病基因变异位点检测，需注意排除母源细胞污染。自然怀孕困难或想避免患胎的治疗性流产的致病基因携带者夫妇也可选择进行植入前遗传学检测。

（3）生化、影像学检查　在有AGS家族史的家系中，致病基因携带者夫妇再次怀孕后也可通过胎儿超声、MRI、脐血α-干扰素浓度测定来判断胎儿是否为受累胎儿，即自26孕周起每月进行一次胎儿超声、MRI检查，在发现脑损伤后进行脐血穿刺测定α-干扰素浓度。部分患胎孕期头颅MRI检查可正常，仅α-干扰素浓度升高。这种方法尤其适用临床确诊为AGS（典型的临床表现＋特征性的头颅CT和MRI＋脑脊液内α-干扰素浓度增高、淋巴细胞增多或外周血干扰素标记阳性）、但未行遗传学检测的AGS患儿家系。但需注意，因不知道AGS患胎干扰素开始增多的具体时间，故产前胎儿干扰素检测结果阴性并不能完全排除受累胎儿的可能性，尤其是对于晚发型AGS家系更难判断，检测结果阳性的胎儿需同时排除孕期感染。故在条件允许的情况下，仍建议明确先证者的基因诊断，在致病基因携带者父母怀孕后进行产前分子遗传学检测。

（4）当确认胎儿存在与患者相同的基因型或胎儿超声、头颅MRI发现脑损伤、脐血α-干扰素浓度升高，提示胎儿为受累胎儿，应作知情同意，由其父母决定是否继续妊娠。

（5）产前诊断结果仅能确认胎儿是否具有与患者相同的致病基因变异类型，不能排除胎儿携带有该基因其他致病性变异类型的可能性，也不排除胎儿携带其他遗传性疾病的可能。

（6）对于产前诊断后出生的新生儿，应进行随访和出生后基因型验证。

（王静敏）

第七节　泛酸激酶相关神经变性

泛酸激酶相关神经变性（pantothenate kinase-associated neurodegeneration, PKAN）是一种常染色体隐性遗传性疾病，是伴铁沉积的神经变性（neurodegeneration with brain iron accumulation）中的一种。既往文献中提及的"Hallervorden-Spatz病"或"苍白球黑质变性"大部分为PKAN，在其致病基因*PANK2*明确后，目前认为采用泛酸激酶相关神经变性这一名称更为恰当。

【临床表型特征】

PKAN分为两型，经典型和非经典型。经典型PKAN患者往往10岁之前起病，主要表现为锥体外系症状，锥体束可受累，色素性视网膜病变常见，疾病进展迅速，往往起病10~15年内失去行走能力。非经典型PKAN往往在20~30岁起病，主要症状为言语障碍、精神行为异常，病程后期可有锥体外系症状和锥体束受累，视网膜色素变性少见，病程进展缓慢，起病后15~40年内失去行走能力。

锥体外系症状是PKAN患者最主要的临床表现。大多数患者以异常的步态起病，此后病情逐渐进展，出现上肢肌张力不全，发音困难和吞咽障碍。部分患者有智力倒退，但关于智力倒退是否为PKAN的临床表现目前仍有争议，因为最近的研究发现，在经深部脑电极刺激治疗的PKAN患者中智力异常并不明显，可能是严重的运动障碍影响了对于这部分患者智力的评估。经典型PKAN患者中合并视网膜色素变性者大概占2/3，关于非经典型PKAN型病例中合并视网膜色素变性的比例，各家报道不一。另外，还有文献报道PKAN的患者可以合并HARP综合征，即低前β脂蛋白血症、棘红细胞增多症、视网膜色素变性和苍白球退行性变（hypoprebetalipoproteinemia, acanthocytosis, retinitis pigmentosa, and pallidal degeneration, HARP）四联征[33]。

【遗传方式与相关致病基因】

PKAN为常染色体隐性遗传疾病，致病基因为*PANK2*基因，为4种人类泛酸激酶基因之一，位于20p13，编码泛酸激酶2，此酶是由维生素B_5合成辅酶A过程中的第一个关键酶。

【实验室与辅助检查】

1. "虎眼征"即在头颅MRI上T2WI上苍白球区中央高信号被周围低信号环绕（图23-3），是PKAN特征性的影像学改变。曾有文献提及"虎眼征"可能随着病程逐渐演变，即在疾病的早期阶段未出现，随着疾病的进展苍白球区的T2WI高信号逐渐被铁沉积取代，变成均匀的低信号，在临床诊断中需警惕这两种特殊情况。

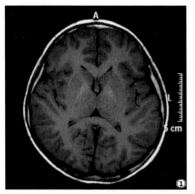 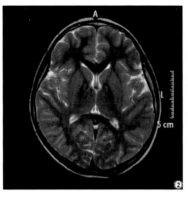 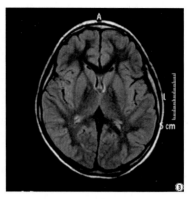

图23-3　头颅MRI的T1WI、T2WI和T2FLAIR序列，苍白球呈现典型"虎眼征"改变

2. 眼底存在视网膜色素变性。

3. 检测到PANK2基因致病性变异。

【诊断标准】

典型临床表现，头颅MRI有虎眼征，眼底检查存在视网膜色素变性可临床诊断，检测到PANK2基因致病性的复合杂合变异或纯合变异可确诊。

【治疗与预后】

1. 对症治疗　药物治疗，包括肌内注射肉毒素，口服巴氯芬、苯海索或鞘内注射巴氯芬来改善肌张力不全。

2. 物理治疗帮助维持正常的关节活动度，语言矫正治疗帮助发音困难的患者。

3. 部分研究认为深部脑电极刺激（deep brain stimulation）可较大程度改善患者运动功能[34]。

【遗传咨询与产前诊断】

由于目前没有确切有效的治疗手段对受累家系成员开展遗传咨询，检出父母携带者、对高风险胎儿进行产前诊断是发现患胎的有效手段。

1. 遗传咨询

（1）确定咨询者家系中的PKAN的临床诊断建立遗传咨询档案。确定临床诊断包括患儿是否存在锥体外系症状、运动倒退等，影像学检查是否存在"虎眼征"，眼底是否有视网膜色素变性。

（2）符合常染色体隐性遗传规律，父母通常为无症状的携带者，兄弟姐妹中存在患者和无相关症状者。

（3）对先证者进行PANK2基因测序，明确其致病位点。

（4）对先证者的父母进行PANK2基因检测，检出携带者。对先证者的兄弟姐妹进行基因检测，他们中25%可能为患者，50%可能为携带者，25%可能完全正常。对先证者父母的兄弟姐妹进行PANK2基因检测，他们中50%可能为携带者。

（5）若患儿父母一方未检测到致病变异，需首先考虑检测方法是否能覆盖缺失或重复变异（既往研究3%～5%的PANK2基因变异为片段缺失或重复），也不排除患儿出现新发变异可能。

（6）经典型PKAN的患者很少能生育。

2. 产前诊断

（1）确认先证者的临床表型和*PANK2*基因的变异位点。

（2）确认其父母为携带者，并各携带一个与患者相同的致病基因。

（3）其母在妊娠11~13周行绒毛活检或16~22周行羊膜腔穿刺抽取羊水进行胎儿*PANK2*基因检测。当确认携带者与先证者存在相同的两个等位基因变异时，提示患胎，应在知情的情况下，由其父母决定是否继续妊娠。若胎儿存在与先证者相同的一个等位基因变异，胎儿患病风险很低，由其父母决定是否继续妊娠。

（4）对产前基因诊断后出生的新生儿，应对其运动发育进行随访和记录。

（吴　晔）

第八节　Cockayne综合征

Cockayne综合征是一种罕见的、以生长发育迟缓伴小头畸形为基本特征的、多系统受累的退行性疾病，于1936年由英国儿科医生Edward Cockayne首次报道[35]，为常染色体隐性遗传，患病率为1/2 500 000。

【临床表型特征】

Cockayne综合征临床表现多样，涉及中枢神经、皮肤毛发、听觉、视觉、牙齿、骨骼肌肉、心血管、消化、肾脏、生殖、分泌腺等多个系统，其中发育迟缓、进行性体格生长迟滞、进行性小头畸形是Cockayne综合征的基本特征，也是诊断Cockayne综合征的主要标准；皮肤光敏感、视网膜色素变性和/或白内障、进行感觉神经性耳聋、牙釉质发育不良、眼窝凹陷是诊断Cockayne综合征的次要标准[36, 37]。

根据发病年龄及表型严重程度，Cockayne综合征分为Ⅰ型、Ⅱ型、Ⅲ型。

1. Cockayne综合征Ⅰ型　又称为经典型Cockayne综合征或中度Cockayne综合征，患儿产前生长发育正常，多在1岁以后出现生长发育迟缓，在病程的极期，身高、体重、头围均远低于第5百分位，并出现进行性的视力、听力、中枢和周围神经损害，从而导致严重的残疾，平均死亡年龄为16岁。

2. Cockayne综合征Ⅱ型　也称为重度Cockayne综合征或早发型Cockayne综合征，患儿在出生时即有发育迟滞，出生后神经系统不发育或发育不明显，可伴有先天性白内障或其他眼部的结构畸形。患儿出生后早期即出现脊柱（脊柱后凸、脊柱侧弯）和关节的挛缩，通常在7岁前死亡。

3. Cockayne综合征Ⅲ型　也称为轻度Cockayne综合征或晚发型Cockayne综合征，3~4岁以身材矮小、学习困难、共济失调等起病，逐渐出现认知下降、小脑症状、听力丧失等，平均死亡年龄为30岁[38]。随着病程进展，部分患儿可出现典型的鸟脸样面容，即面部皮下脂肪减少、鼻头突出、眼窝下陷、大耳朵、小下颌。

【遗传方式与相关致病基因】

Cockayne综合征为常染色体隐性遗传，有两个已知的致病基因*ERCC6*和*ERCC8*，分别位于染色体5q12.1和10q11.23。*ERCC6*和*ERCC8*均与核苷酸切除修复中的转录偶联修复有关，两个基因变异引起的Cockayne综合征分别称为Cockayne综合征A型和Cockayne综合征B型，Cockayne综合征B型约占Cockayne综合征的80%[38]。

人类基因变异数据库（HGMD professional 2017.2）已记录96种*ERCC6*基因变异，包括50种错义/无义变异、16种小缺失变异、13种剪切位点变异、8种小插入变异、7种大片段缺失变异、1种大片段插入变异以及1种个调控区域变异；41种*ERCC8*基因变异，包括15种错义/无义变异、10种剪切位点变异、7种大片段缺失变异、4种小缺失变异、2种小插入变异、2种插入缺失变异以及1种复杂变异。

【实验室与辅助检查】

1. 头颅影像学　头颅MRI提示脑白质营养不良，部分有颅内钙化。

2. 分子遗传学检测　*ERCC6*或*ERCC8*基因存在致病性变异。

【诊断标准】

典型的临床表现并存在*ERCC6*或*ERCC8*基因致病性变异。

【治疗与预后】

目前尚无可以缓解或停止疾病进展的方法，主要是对症支持治疗。

患者确诊Cockayne综合征后需常规进行视觉（眼底检查、视觉诱发电位）、听力（纯音和行为听力测试、脑十诱发电位）以及肾脏、肝脏功能检测，并定期进行血压、血糖评估。耳聋的患者可进行耳蜗植入，白内障的患者可进行白内障手术，皮肤光敏感患者应避免过度的阳光暴露、外出使用防晒剂，喂养困难的患者可进行鼻饲管喂养等。

Cockayne综合征患者发病后症状进行性恶化，最后多死于呼吸或肾脏功能衰竭，死亡年龄与发病年龄、症状严重程度有关，平均死亡年龄为12岁。

【遗传咨询与产前诊断】

1. 遗传咨询

（1）确认咨询者家系中Cockayne综合征患者的临床特征，包括询问Cockayne综合征患者的病史，如发病年龄、起始症状、病程进展情况，头颅影像学检查结果等。

（2）对临床诊断Cockayne综合征的患者进行遗传学检测，明确致病基因及致病性变异位点，变异可能是基因内的微小变异，也可能是大片段缺失或插入变异或调控区域变异。对患者父母及其他可获得标本的家系成员进行变异位点验证，绘制家系图，确认是否符合常染色体隐性遗传。患者需满足Cockayne综合征的临床诊断标准，同时存在*ERCC6*或*ERCC8*基因的致病性变异，方可基因确诊。

（3）若Cockayne综合征患者两个变异位点分别遗传自父母，则患者父母通常均为无症状的杂合携带者；若患者已成年则其无症状的同胞为无症状携带者、野生型的概率分别为2/3、1/3；患者父母再次生育，胎儿为Cockayne综合征患者、无症状携带者、野生型的概率分别为25%、50%、25%；部分症状较轻的Cockayne综合征Ⅲ型患者可结婚生育，当其与非Cockayne综合征患者婚配时，其子女均为携带者。需注意的是，由于Cockayne综合征女性患者骨盆和腹部较小，可能会影响胎儿的宫内生长，甚至引起早产，通常需剖宫产。

（4）若Cockayne综合征患者一个等位基因变异位点遗传自父母一方，另外一个等位基因的变异为新发变异，文献中已有此种情况的报道，根据生殖细胞嵌合变异以及同一个家庭第2次发生新发致病性变异的理论概率，患者同胞患Cockayne综合征的风险低于1%。

2. 产前诊断

（1）明确的基因诊断是产前分子诊断的必要条件，应在产前诊断人员怀孕以前确认Cockayne综合征患者的临床表型、基因型以及相应家系成员的基因型，告知胎儿的患病风险、可选择的产前诊断方法及产前诊断过程中存在的风险，由当事人决定是否进行产前诊断及进行何种方式的产前诊断。

（2）均为携带者的患者父母再次生育时应进行产前分子诊断，可在自然怀孕后的妊娠11～13周进行绒毛活检或16～22周行羊膜腔穿刺抽取羊水，提取胎儿样本基因组DNA并进行$ERCC6$或$ERCC8$变异位点检测，需注意排除母源细胞污染。自然怀孕困难或想避免患胎的治疗性流产的携带者夫妇也可选择进行植入前遗传学检测。

（3）当确认胎儿存在与患者相同的$ERCC6$或$ERCC8$基因型时，提示胎儿为患胎，应作知情同意，由其父母决定是否继续妊娠。

（4）产前诊断结果仅能确认胎儿是否具有与患者相同的$ERCC6$或$ERCC8$基因变异类型，不能排除胎儿携带有该基因其他致病性变异类型的可能性，也不排除胎儿携带其他遗传性疾病的可能。

（5）对于产前诊断后出生的新生儿，应进行随访和出生后基因型验证。

（王静敏）

第九节　婴儿神经轴索营养不良

婴儿神经轴索营养不良（infantile neuroaxonal dystrophy, INAD），又称Seitelberger病（Seitelberger disease），是一种罕见的神经变性病，为$PLA2G6$基因相关神经退行性疾病（PLA2G6-associated neurodegeneration, PLAN）中最主要的一类常染色体隐性遗传，其神经病理学特征为神经轴索球样改变。

【临床表型特征】

典型的INAD患儿多于6个月至3岁发病，病初多表现为运动、智力发育速度减慢，继而出现倒退，倒退速度存在个体差异，且智力及运动倒退可不同步。病初患儿肌张力减低，可逐渐转为痉挛性瘫痪，出现双侧锥体束征。患儿可出现斜视、眼震、眼球运动障碍、视神经萎缩甚至视力丧失等眼部症状，少数患儿可伴听力受累。本病常无癫痫发作及锥体外系症状，晚期少数患者可有癫痫发作，但非突出症状。自主神经系统受累时可出现哭时泪少及体温调节障碍。体征可有腱反射减弱或消失，病理反射阳性。尚有报道同时合并外貌异常者。

晚发型PLAN包括不典型神经轴索营养不良、青少年型神经轴索营养不良、成年型神经轴索营养不良和晚发型$PLA2G6$基因相关神经退行性疾病，多以步态不稳、精神行为改变、构音障碍、认知倒退等症状起病，较经典型INAD起病年龄晚，病程进展缓慢。

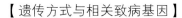

【遗传方式与相关致病基因】

INAD的致病基因*PLA2G6*发现于2006年[39]，位于22q13.1。该基因编码胞浆非钙离子依赖性的磷脂酶A2第Ⅵ组（iPLA2-ⅥA）具有5种剪切变体，其N端带有7～8个锚蛋白重复序列。iPLA2的生理功能为催化甘油磷脂的水解，产生游离脂肪酸，通常为花生四烯酸等。iPLA2-ⅥA蛋白为四聚体，在磷脂重塑、花生四烯酸的释放、白三烯和前列腺素合成以及细胞凋亡中均起作用，从而对于细胞膜的稳态维持也起重要作用。基因变异导致iPLA2-ⅥA蛋白功能障碍可能会引起细胞膜不能维持稳态，从而导致结构改变而发病，但该病确切的致病机制还需进一步进行变异功能研究。据推测，大多数变异会导致两个酶活性亚单位受累，部分变异会影响四聚体的形成。*PLA2G6*基因广泛表达于神经元组织、脊髓、背根神经节、视网膜和晶状体等胚胎组织中，提示其在神经系统发育和成熟中存在重要作用。

80%～90%的INAD患者可以检测到*PLA2G6*基因变异，早发型帕金森病等其他神经退行性疾病中也曾检测到*PLA2G6*基因变异。基因变异类型包括点变异和微缺失/微重复等。

【实验室与辅助检查】

1. 病理　本病的典型病理表现为中枢及外周的轴索球状体。脑、皮肤外周神经、结膜或肌肉活检可见神经轴索球样变表现，球状体位于营养不良的轴索远端，有髓及无髓轴索均可受累。电镜下可见气球样肿胀的神经轴索中含有线粒体、糖原样颗粒、致密体、囊泡及电子发光物质，亦可见到膜管状及粒囊状超微结构。视网膜电镜下可见神经元丢失及视网膜层萎缩。但轴索球状体并非本病所独有，还可见于泛酸激酶相关性神经变性、GM2神经节苷脂病、尼曼-匹克病，维生素E缺乏等。

2. 肌电图　多有前角细胞受累表现，神经传导速度多正常。

3. 脑电图　表现为背景慢活动，可有高幅快波节律，2岁后常有棘慢波。

4. 视听诱发电位常异常。

5. 头颅MRI　主要为进展性的小脑萎缩，小脑皮层可有T2高信号，40%～50%的患者可有齿状核或苍白球铁沉积所致T2低信号、大脑及脑干萎缩等。相比于典型的INAD患儿，晚发型PLAN患者的小脑萎缩较为少见，大脑萎缩则更为常见（70.6%）。

6. 分子遗传学检测　*PLA2G6*基因存在致病性变异。

【诊断标准】

Nardocci等[40]基于Aicardi与Castelein 1979年诊断标准[41]而提出的婴儿神经轴索营养不良的诊断标准：

1. 组织学证据（皮肤活检末梢神经成球样体）。

2. 3岁前发病。

3. 临床特征包括智力、运动倒退，对称性锥体束征，进展性病程至痉挛性四肢瘫痪，视力丧失及痴呆。

4. 各项化验未发现其他遗传代谢性疾病证据（如有机酸、氨基酸代谢病、神经元蜡样质脂褐素沉积症、线粒体病等）。

5. 诊断依赖于临床特点及病理检查相结合，随着*PLA2G6*基因在INAD中的发现，基因诊断也应列入诊断标准，有些临床典型病例如有确切的遗传证据也可不做活检。

【治疗与预后】

本病尚无特效治疗，目前治疗主要为对症性，包括改善肌张力、止惊、支持、康复等。本病预后差，患者常于10岁前死亡。也有少数不典型病例，表现为起病年龄晚，进展慢。

【遗传咨询与产前诊断】

由于目前尚无特效治疗，对受累家系成员开展遗传咨询、对高风险胎儿进行产前诊断，是发现患胎的有效手段。

1. 遗传咨询

（1）确定咨询者家系中INAD的临床诊断，建立遗传咨询档案。确定临床诊断包括询问INAD患儿的生长发育史及运动、智力倒退时间，是否出现斜视、眼震、眼球运动障碍、视神经萎缩、视力丧失等眼部症状，是否有听力受累，是否有癫痫发作、锥体外系症状、自主神经受累症状等。检查双侧锥体束征、病理征，肌电图、视听诱发电位有无异常等。

（2）绘制咨询者的家系图，判断是否符合常染色体隐性遗传。

（3）对先证者进行*PLA2G6*基因检测，明确其致病性变异位点，并验证其父母是否存在相同的变异。既往报道80%～90%的患儿可检测到*PLA2G6*基因变异，如先证者为纯合变异或复合杂合变异，其家系验证结果常见有以下3种情况：

a. 先证者为*PLA2G6*基因复合杂合变异（即携带2个不同变异位点），父母各携带其中1个与先证者相同位点的杂合变异。

b. 先证者为*PLA2G6*基因纯合变异，父母各携带1个与先证者相同位点的杂合变异。

c. 先证者为*PLA2G6*基因复合杂合变异，父母其中一人携带有与先证者相同位点的1个杂合变异，另一人为*PLA2G6*基因野生型，则先证者其中一个变异位点遗传自父母一方，另一个变异位点为新发变异。

以上3种情况为基因诊断明确。如患儿的2个变异位点均来自于无临床表型的父亲或母亲一方，则不能视为基因诊断明确。

如不符合上述基因诊断明确的情况，需要谨慎考虑以下几种情况：

a. 临床诊断是否清晰无误，是否为其他基因变异导致的PLAN样改变。

b. 先证者父母是否确定为先证者的生物学父母。

c. 是否存在更为少见的*PLA2G6*基因变异，例如单亲二倍体、拷贝数变异，父母一方或双方是否存在生殖细胞嵌合变异、变异位于非翻译区（untranslated regions, UTR）、内含子或基因调控序列等常规DNA测序无法检测的区域等。既往国内文献报道约24%的患者仅能检测到1个变异位点，7.7%的患者基因检测阴性，较国外报道多，提示在中国人群中这种少见变异的频率可能更高[42]。

d. 若确认先证者父母为*PLA2G6*基因变异携带者，则二人再次怀孕所生胎儿25%为该病患儿，50%为该病携带者，25%为*PLA2G6*基因野生型。

2. 产前诊断

（1）确认先证者的临床表型和*PLA2G6*基因致病性变异位点。

（2）确认先证者的父母双方*PLA2G6*基因变异情况，及其所携带变异是否与患者相同。

（3）签署知情同意书并告知产前诊断相应风险。

（4）在先证者之母妊娠11～13周行绒毛活检或16～22周行羊膜腔穿刺抽取羊水进行胎儿脱落细胞的*PLA2G6*基因检测，确认胎儿携带有与先证者相同*PLA2G6*基因纯合或复合杂合变异时，提示是患胎，应作知情同意，由其父母决定是否继续妊娠；若为与先证者相同*PLA2G6*基因变异位点杂合携带者或野生型，患病风险很低，应作知情同意，由其父母决定是否继续妊娠。

（5）对于产前诊断后出生的新生儿，应进行*PLA2G6*基因变异的出生后验证，再次确认产前诊断结果，并进行随访和记录。

（6）对于单亲二倍体等不符合经典常染色体隐性遗传方式的INAD家系进行产前诊断时，应对胎儿DNA进行相应的特殊检测。

（吴　晔）

第十节　遗传性脑白质病

遗传性脑白质病（genetic leukoencephalopathy），又称脑白质营养不良（leukodystrophy），是指一组主要累及中枢神经系统白质的进展性遗传性疾病，其基本特点为中枢白质的髓鞘发育异常或弥漫性变性。鉴于临床应用的便利性，遗传性脑疾病往往按照主要受累区域分为脑灰质病和脑白质病。由于许多所谓原发性脑白质营养不良也累及神经系统的非白质（非髓鞘）区域，所以目前多倾向于用更加宽泛的遗传性脑白质病替代脑白质营养不良作为疾病名称。本组疾病可由许多不同的机制导致，虽然存在着很多共性的地方，但其临床表现仍有各自不同的特征，而且很多其他的儿童时期神经遗传病也可以有中枢白质受累。因此，遗传性脑白质病的准确临床诊断常存在很多困难。

所有神经遗传病导致的脑白质病变具有一些共性的地方，例如智力发育、运动发育迟滞或倒退，视、听功能损害（长传导束受累），运动障碍，锥体束征阳性等。但是，这些疾病也存在很多不同点。总的来说，遗传性脑白质病主要或者仅累及中枢神经系统白质，灰质核团较少受累或者不是主要受累区域，神经系统以外的其他脏器大多数没有损害，也无生化代谢障碍。而其他伴有脑白质受累的神经遗传病，根据其不同的遗传缺陷，多数合并脑白质以外的其他神经系统部位或者神经系统以外的其他脏器损害表现。以下就几种常见的遗传性脑白质病分别进行阐述。

一、X-连锁肾上腺脑白质营养不良

X-连锁肾上腺脑白质营养不良（X-linked adrenoleukodystrophy，X-ALD）是一种最常见的过氧化物酶体病，呈X-连锁隐性遗传，男性受累，男性发病率为1/21 000，女性携带率约为1/14 000。

【临床表型特征】

X-ALD临床表型极其多样，大部分患者以神经系统症状为主，呈进行性智力、运动倒退，视、听功能障碍，癫痫发作，痉挛性瘫痪等。约2/3患者伴有肾上腺皮质功能不全，少数患者仅表

现为肾上腺皮质功能不全，而无神经系统症状。

X-ALD的临床表现复杂多样，根据发病年龄、受累部位、进展速度等不同，分为7型：

1. 儿童脑型（childhood cerebral）　该型约占所有ALD患者的35%，多于5~12岁发病，表现为进行性行为、认知和运动功能倒退。发病初期患儿表现为注意力不集中，记忆力减退，学习能力下降，视力、听力异常，步态不稳，行为异常等。部分患者伴有肾上腺皮质功能不全的症状。大部分患儿病情进展迅速，逐渐出现肢体痉挛性瘫痪、共济失调，2~4年内发展至完全瘫痪，呈植物人状态或死亡。

2. 青少年脑型（adolescent cerebral）　临床表现和病情进展情况与儿童脑型相似，发病年龄较晚，为11~21岁，进展较儿童脑型缓慢。

3. 肾上腺脊髓神经病型（adrenomyeloneuropathy，AMN）　起病年龄为28岁，根据是否同时合并脑白质脱髓鞘改变，又进一步分为2个亚型：单纯肾上腺脊髓神经病型（AMN-pure，AMNp）和脑-肾上腺脊髓神经病型（AMN-cerebral，AMNc）。前者仅表现为进行性双下肢痉挛性瘫痪，扩约肌功能障碍和性功能丧失，部分患者有肾上腺皮质功能受损，病程往往超过10年。后者除上述症状外，尚有人格改变，认知功能倒退等脑白质受累症状，病情进展迅速。此型大约占所有ALD患者的40%。

4. 成人脑型（adult cerebral）　21岁后发病，脑内进展迅速，呈急性进行性炎症性脱髓鞘改变，不伴肾上腺脊髓神经病变。临床表现与儿童内脑型相似，主要表现为行为、认知和情绪异常，及视力、听力减退等。

5. 橄榄-脑桥-小脑型（olivo-ponto-cerebellar）　见于青少年或成人，主要为小脑脑干受累，此类型极其少见。

6. 单纯Addison病型（Addison only）　主要表现为肾上腺皮质功能不全的症状、体征，无神经系统病变。大多数病人最终发展为肾上腺脊髓神经病型。

7. 无症状型（asymptomatic）　仅有ABCD1基因异常及生化改变，无神经系统和内分泌系统异常。

儿童脑型和肾上腺脊髓神经病型是2种最常见的临床类型，分别占35%和40%~46%；单纯Addison病型次之，占12%~17%；青少年脑型和成人脑型分别占4%~7%和2%~5%。此外，65%左右的女性携带者在60岁以后逐渐出现症状，以脊髓神经病变为主。患者常常有轻至中重度的痉挛性瘫痪、括约肌功能障碍和深浅感觉异常。表现为易摔倒、上下楼梯及跑步困难，严重者需借助于拐杖、轮椅行动。尿急、尿频、遗尿很常见，少数患者伴有大便功能障碍。查体常可发现肢体远端感觉异常，尤其是深感觉障碍，以及腱反射亢进和病理征。脑部受累（约2%）和肾上腺皮质功能不全（<1%）少见。

【遗传方式与相关致病基因】

X-ALD表现为X-连锁隐性遗传，其致病基因ABCD1位于Xq28，编码ALD蛋白。ABCD1基因变异种类繁多，鲜见热点变异，大多数变异为各个家系所特有。变异大多遗传自携带者母亲，新发变异仅占4%~5%。

【实验室与辅助检查】

1. 生化检查　血浆中极长链脂肪酸（very long chain fatty acids，VLCFAs）异常升高。

2．影像学检查

X-ALD特征性MRI表现为：①脑白质呈对称性长T1、长T2信号，并可累及胼胝体压部及脑干；②病变由后向前发展，逐一累及枕、顶、颞、额叶；③增强后病灶的周边区强化，呈蝴蝶状。此外，X-ALD的另一个特征改变为脑干皮质脊髓束受累。15%的脑型 X-ALD 具有不典型头颅MRI表现，以额叶或其他部位最先受累。肾上腺脊髓神经病型脊髓MRI可见脊髓萎缩，也可以正常。

3．基因变异分析　几乎所有的男性患者均可检测到ABCD1基因变异，女性携带者可检测到杂合变异。

4．内分泌功能检查　包括肾上腺皮质功能检查和性功能检查。伴肾上腺皮质功能不全的患者24h尿17-羟类固醇和17-酮类固醇排出减少，血浆ACTH升高，ACTH兴奋试验呈低反应或无反应。成人患者，特别是成人脊髓神经病型患者，有相当一部分具有性功能下降的临床表现与实验室指标异常，如血浆睾酮下降、黄体生成素和卵泡刺激素升高。

【诊断标准】

典型的临床表现包括血浆VLCFAs显著增高，颅脑MRI特征性改变，可伴肾上腺皮质功能减退。此外，遗传性脑白质病符合X-连锁隐性遗传的遗传方式，可检测到ABCD1基因变异。

【治疗与预后】

．激素替代治疗　伴有肾上腺皮质功能不全的X-ALD患者需行肾上腺皮质激素替代治疗，方法与其他原发性肾上腺皮质功能不全相同。

2．Lorenzo油与低脂饮食　Lorenzo油是三油酸甘油酯（GTO）和三芥酸甘油酯（GTE）按4：1比例制成的混合物。口服该油配合低脂饮食时，能使患者血浆内的VLCFAs在4周之内降至正常，但Lorenzo油并不能逆转已经出现神经系统症状。近期研究认为Lorenzo油对两种表型可能有效：一种是脑部MRI正常的无症状患儿，另一种是进展缓慢的单纯肾上腺脊髓神经病型患者。

3．造血干细胞移植治疗　提倡造血干细胞移植用于病程早期的脑型X-ALD患儿治疗，而不提倡用于处于疾病快速进展的中晚期患儿。另外，基于造血干细胞移植治疗的风险，不建议对头颅MRI正常的无症状患者及单纯肾上腺脊髓神经病型患者进行造血干细胞移植治疗[43]。

4．药物诱导基因治疗　目前，4-苯丁酸及其他丁酸盐衍生物、非诺贝特、他汀类药物、甲状腺激素等诱导ABCD1基因表达正在进行临床研究[44]。

5．基因治疗　2009年Nathalie Cartier等人报道了2例X-ALD患者接受了慢病毒载体介导的基因替代治疗，2例患儿在接受治疗14个月后其脑内脱髓鞘停止进展[45]。新型载体，例如腺相关病毒载体介导的基因治疗已在动物模型中取得一定进展，但其临床安全性及有效性尚待研究[46]。

6．对症与支持治疗　病程早期可行康复治疗、特殊教育；对有惊厥的患儿行抗癫痫治疗；疾病晚期患儿常常进展至植物人状态，需加强对患儿的护理，通过鼻饲提供足够的营养，必要时进行辅助通气支持。

【遗传咨询和产前诊断】

由于目前尚无确切有效的治疗方法，通过家系调查与相应的生化、影像与基因变异分析，检出无症状携带者（尤其是育龄女性）、对高风险胎儿进行产前诊断是发现患胎的有效手段。

1. 遗传咨询

（1）确定咨询者家系中X-ALD的临床诊断，建立遗传咨询档案。临床诊断通过追踪患儿生长发育史。

（2）对咨询者进行家系调查并绘制家系图，判断其遗传方式是否符合X-连锁隐性遗传。

（3）对先证者进行*ABCD1*基因变异分析，并验证先证者母亲是否携带相同位点变异。若先证者母亲携带与先证者相同变异，则应扩大家系，对家系中母系女性进行*ABCD1*基因分析，检出无症状携带者；携带者所生男孩，有50%患病概率，所生女孩，有50%概率为携带者，因此对于携带者，孕期应进行产前诊断。

（4）若先证者母亲未检出相同位点变异，不能排除生殖细胞嵌合变异可能，如果再生育也需进行产前诊断。

2. 产前诊断

（1）确认先证者的临床表型符合X-ALD的诊断，并且检出*ABCD1*基因致病性变异。

（2）确认先证者母亲携带与先证者相同位点*ABCD1*基因变异。

（3）在携带者妊娠11～13周取绒毛细胞或16～22周抽取羊水，进行*ABCD1*基因变异分析，若男胎携带与先证者相同变异，提示为患胎。应作知情同意，由其父母决定是否继续妊娠；若女胎携带与先证者相同变异，因绝大多数女性携带者无临床表型，应作知情同意，由其父母决定是否继续妊娠。

（4）对于患者临床表现符合X-ALD诊断，并且检出*ABCD1*基因致病性变异，但母亲未发现携带与患儿相同位点变异时，因无法排除母亲生殖细胞嵌合体可能，也可在妊娠11～13周取绒毛细胞或16～22周取羊水进行*ABCD1*基因检测。

（5）对于确认的携带者，也可选择植入前遗传学检测，避免患胎的治疗性流产。

（6）对于产前诊断后出生的新生儿，应定期随访，并进行*ABCD1*基因变异分析及极长链脂肪酸检测。

（包新华）

二、异染性脑白质营养不良

异染性脑白质营养不良（metachromatic leukodystrophy，MLD）是由芳基硫酸酯酶A（arylsulfatase A, *ARSA*）基因变异所致的常染色体隐性遗传脑白质病。*ARSA*基因变异致ARSA酶缺陷，使溶酶体内脑硫酯水解受阻，沉积于中枢神经系统的白质、周围神经系统及内脏组织，导致神经系统脱髓鞘而出现进行性神经系统功能倒退。

【临床表型特征】

MLD的临床表现及疾病进展速度存在个体差异，但几乎所有的患者最终均会出现运动或认知功能倒退[22]。MLD根据患者的发病年龄可分为3型：晚婴型（late-infantile onset）、青少年型（juvenile onset）及成人型（adult onset）。其中晚婴型最常见，占50%～60%；其次为青少年型，占20%～30%；成人型最少见，占15%～20%。

晚婴型MLD发病年龄多数为1～2岁，患儿一般有一段时间的正常发育，继而出现运动及认知方面的倒退，例如走路和说话能力倒退等。此类患儿最典型的临床表现包括笨拙、经常摔倒、用脚尖走路和口齿不清。疾病初期患者肌张力减低，继而患儿不能站立、口齿不清以及智力倒退、四肢出现肌张力增加及疼痛。晚婴型MLD患者的寿命多数为开始出现症状后3.5年左右。然而，随着护理技术的逐渐提高，此类患儿的寿命存在很大差异，部分患儿寿命可超过10岁。

2. 青少年型MLD　发病年龄为4～14岁。最初因出现学习成绩下降和行为问题被家长发现。早发病的青少年型MLD患者和晚发病的青少年型MLD患者的临床表现不同。早发病的青少年型MLD患者多数以神经肌肉疾病起病，而晚发病的青少年型MLD患者多以行为问题起病。最终，患者可出现笨拙、步态异常、口齿不清和行为怪异。在此病的任何时期都可能出现癫痫。青少年型MLD患者在最初明确诊断后多数可生存10～20年或更长时间。

3. 成人型MLD　起病年龄为14岁以上，少数患者直至40岁或50岁才发病。其临床症状存在较大差异。成人型MLD患者最初在学习或工作方面出现性格改变。因酗酒，吸毒或情绪不稳常被诊断为精神分裂症或抑郁症。患者可出现困惑、情感异常甚至幻听。也有部分成人型MLD患者最初以神经系统症状（例如强直痉挛）起病而被诊断为多发性硬化或神经退行性疾病。癫痫也是其常出现的临床表现。成人型MLD患者的病程变异较大。随着疾病的进展，患者出现肌张力异常性运动，痉挛性四肢瘫痪或去皮质体位，进而出现严重的挛缩和癫痫全身发作。最终，患者丧失语言能力。在此病的终末期，患者可出现失明、卧床不起以及对外界无反应。肺炎或其他感染常是此型患者的死因。成人型MLD患者在最初明确诊断后多数可生存20年以上。

【遗传方式与相关致病基因】

MLD表现为常染色体隐性遗传方式，其致病基因$ARSA$位于22q13.3。$ARSA$基因缺陷有错义/无义变异（74.19%）、小缺失变异（9.21%）、剪切位点变异（6.45%）、小插入变异（5.53%）、小缺失/小插入变异（1.84%）、大片段缺失变异（0.92%）、复杂重排变异（0.92%）、大片段插入变异（0.46%）及调节变异（0.46%）[47, 48]。

【实验室与辅助检查】

1. ARSA酶活性　ARSA酶缺乏指采用Baum法测定白细胞中ARSA酶活性低于正常对照的10%。ARSA酶假性缺乏指表现正常健康而白细胞中ARSA酶活性水平低，为正常对照的5%～20%。

2. $ARSA$基因检测　可检测出致病性变异。

【诊断标准】

对于存在MLD临床症状的患者进行头颅MRI检查，提示存在MLD的MRI表现（中央区脑白质现虎斑样斑脱髓鞘改变），同时测定患者的白细胞中ARSA酶活性，提示ARSA酶缺乏者，仍需满足以下几项中的1项或更多项，可明确诊断MLD：①$ARSA$基因检测存在变异；②脑硫酯聚集于MLD患者的肾脏上皮细胞中，最终脱落进入尿液中，采用薄层色谱法，高效液相色谱法或质谱分析技术测定患者24h尿中脑硫酯含量为正常对照的10～100倍。③神经或脑组织活检测定异染性的脂质沉积，患者神经系统组织中检测到异染性的脂质沉积可诊断MLD。

【治疗与预后】

1. 对症治疗　针对患者出现的可控制和改善的症状进行对症处理，若有癫痫发作，可用抗癫痫药，若出现痉挛，可用肌肉松弛剂，若出现感染，可进行抗感染治疗。

2. 造血干细胞移植　是目前唯一可能治疗或改善MLD中枢神经系统症状的治疗方法。此种治疗方法需要进行治疗前详细咨询及寻找合适的配型者。即使造血干细胞移植成功，在移植的细胞进入中枢神经系统前患者的病情仍在不断进展。最好的临床状况为在患者临床症状出现前使移植的细胞进入中枢神经系统。由于其存在一定的风险且长期疗效不明确，目前仍存在争议。

3. 酶替代治疗　早期曾有人采用，但后来认识到酶很难通过血脑屏障，治疗效果不明显。因此，目前酶替代治疗方法被认为不合理，很少在临床上应用。

4. 基因治疗　目前多数处于动物实验阶段[49]。2013年，Biffi等[50]将基因治疗应用于MLD患者，患者病情未进展，因此得出此治疗方法可能对MLD患者有效。虽然此方法存在一些技术和伦理问题，但前景广阔，将是未来MLD的有效治疗方法。

5. 预后　患者的预后较差，寿命与起病年龄相关，晚婴型MLD患者的寿命多数为开始出现症状后3.5年。然而，随着护理技术的逐渐提高，此类患儿的寿命存在很大差异，部分患儿寿命可超过10岁。青少年型及成人型MLD患者多数可生存20年以上。

【遗传咨询与产前诊断】

由于目前尚无确切有效的治疗方法，对受累家系成员开展遗传咨询，对高风险胎儿进行产前诊断是发现患胎的有效手段。

1. 遗传咨询

（1）确定咨询者家系中MLD的临床诊断，建立遗传咨询档案。确定临床诊断包括询问MLD患儿的生长发育史，是否出现进行性智力运动倒退，何时开始出现运动和认知倒退，白细胞中*ARSA*酶是否缺乏，头颅MRI是否存在中央区脑白质虎斑样脱髓鞘改变。

（2）绘制咨询者的家系图，是否符合常染色体隐性遗传。

（3）对先证者进行*ARSA*基因检测，明确其致病性变异位点。并验证其父母是否为相同变异的携带者。

（4）若先证者父母均为携带者，他们再生育的子代发病率为25%，变异类型与先证者相同，25%为野生型基因型，50%为携带者。

（5）如果父母双方或者一方基因未发现相应改变，那么先证者的变异可能是新发变异或者单亲二倍体，新发变异及单亲二倍体再发的风险极低，但是必须排除父母生殖细胞嵌合变异的可能性。父母生殖细胞嵌合变异的家庭难以评估再生患儿的风险，需进行产前诊断。

2. 产前诊断

（1）确认先证者的临床表型和*ARSA*基因致病性变异的位点。

（2）确认患者的父母是携带者，并携带有与患者相同的*ARSA*基因变异。

（3）在携带者妊娠11～13周进行绒毛活检或16～22周行羊膜腔穿刺抽取羊水进行胎儿细胞的*ARSA*基因检测，当确认其变异类型与先证者相同时，提示是患胎，应在知情的情况下，由其父母决定是否继续妊娠；若为携带与先证者父亲或母亲相同基因变异时，则发病风险很低，可由其父母决定是否继续妊娠。

（4）对于患者有典型的临床表型和明确的*ARSA*基因致病性变异，父母双方或者一方基因未发现相应改变，也应在妊娠11～13周行绒毛活检或16～22周行羊膜腔穿刺抽取羊水进行胎儿细胞的

ARSA基因检测，以确认是否存在与先证者相同的变异，因其父母有生殖细胞嵌合体的可能。

（5）对于产前基因诊断后出生的新生儿，应进行出生后验证和白细胞中ARSA酶活性的检测，并进行随访和记录。

（王静敏）

三、Canavan病

Canavan病（Canavan disease）是由天冬氨酸酰基转移酶基因（ASPA）缺陷所导致的一种罕见的常染色体隐性遗传的神经系统退行性的脑白质病[22]。

【临床表型特征】

本病主要临床表现为出生后3~6个月出现发育迟缓、大头和肌张力低下，尿代谢筛查N-乙酰天冬氨酸增高，头颅核磁景象（MRI）显示弥漫性大脑白质的异常信号，头颅磁共振波谱（MRS）显示N-乙酰天冬氨酸峰增高。

Canavan病分为3型，先天型、婴儿型和青少年型。

1. 先天型　也称新生儿型，少见，出生不久即发现肌张力低，吸吮和吞咽困难，多于数周内死亡。

2. 婴儿型　最常见，一般出生后3~6个月出现发育迟缓，以肌张力低、不能竖头、巨颅为主要临床表现。6个月后，发育迟缓现象更显著，以运动发育落后为主，6~18个月患儿常常出现视神经萎缩，肌张力减低愈发严重，最终演变为痉挛性瘫痪的大脑去强直状态。可表现睡眠障碍、癫痫。终末期出现假性球麻痹、喂养困难和胃食管反流，需要鼻饲。大多数患儿在青春期之前死亡。

3. 青少年型（轻型）　5岁以后起病，早期发育正常或以语言、运动轻度发育落后为主要临床表现，头围可正常，患儿可活至20岁。

【遗传方式与相关致病基因】

Canavan病为常染色体隐性遗传方式，其致病基因ASPA位于17p13，编码天冬氨酸酰基转移酶（ASPA）。天冬氨酸酰基转移酶变异类型有点变异、大片段缺失和小的缺失/插入等。

【实验室与辅助检查】

1. 头颅影像（主要为MRI）　脑白质营养不良表现，弥漫性大脑皮层下及中央区白质变性，可累及小脑和脑干，可累及丘脑，不累及壳核。青少年型影像学表现不典型。

2. 气相色谱-质谱法检测尿N-乙酰天冬氨酸　先天型或婴儿型患者尿液中N-乙酰天冬氨酸是正常人的200倍，青少年型仅数倍（4~6倍）升高。

3. 酶学诊断　检测培养的成纤维细胞中的天冬氨酸酰基转移酶活性，患者显著降低。由于正常成纤维细胞有时也可有酶活性缺乏，所以可靠性不如检测尿液N-乙酰天冬氨酸。

4. 基因诊断：ASPA基因变异检测，天冬氨酸酰基转移酶变异类型包括点变异、大片段缺失和小的缺失/插入。点变异可包括错义变异、无义变异和剪切位点变异等。

【诊断标准】

典型临床特征：头颅MRI提示弥漫性大脑皮层下及中央区白质变性，可累及小脑和脑干，可累及基底节，而青少年型影像学表现不典型；先天型或婴儿型患者尿液中N-乙酰天冬氨酸浓度为正常人的200倍，青少年型仅数倍（4～6倍）升高；*ASPA*基因致病性变异。

【治疗与预后】

Canavan病尚无有效治疗方法，预后与酶缺陷程度有关。柠檬酸锂和三醋酸甘油酯在模型小鼠和患者中已开展对照实验；基因治疗、酶补充治疗、干细胞治疗的研究已在基因敲除小鼠中开展；基因治疗的研究也已在个别患者中开展，尚未应用于大规模临床治疗[51, 52]。

1. 支持治疗　保证水和营养摄入，预防呼吸道疾病，积极治疗感染。吞咽困难和胃食管反流患者鼻饲或插胃管。

2. 康复治疗　早期干预，减缓肌肉挛缩，可进行肉毒杆菌注射缓解挛缩。青少年型患者提供语言、沟通等特殊教育。

3. 对症治疗　治疗癫痫发作，降低颅内压，缓解肌肉痉挛。

4. 预后　预后不良，先天型或婴儿型患儿多于青春期前死亡，青少年型患儿可活至20岁。

【遗传咨询与产前诊断】

由于本疾病目前尚无针对病因学的治疗方法，对于先证者家系开展遗传咨询、对该家系再生育进行产前诊断是发现患胎的重要手段。

1. 遗传咨询

（1）确定咨询者家系中Canavan病的临床诊断，建立遗传咨询档案。临床诊断的确定包括询问患儿的生长发育史，如竖头年龄，检查有无肌张力异常，头围是否大于同龄儿，有无喂养困难、易激惹、不追视，有无癫痫发作。尿液N-乙酰天冬氨酸是否增高，头颅MRI有无弥漫性大脑白质异常信号，头颅MRS是否出现N-乙酰天冬氨酸峰。

（2）绘制先证者家系图，是否符合常染色体隐性遗传。系谱中父母均正常，子代患病，男女性均可患病。家族中一般不出现连续几代遗传。

（3）对先证者进行*ASPA*基因检测，明确其致病位点，多为点变异，可为复合杂合变异或纯合变异，少数为大片段缺失或小片段缺失/插入。并对该家系进行共分离分析，即对母亲、父亲*ASPA*基因的两个相应位点进行检测，确定先证者致病基因的两个位点的来源。

（5）若确认先证者致病基因的两个变异位点分别遗传自父亲、母亲，则该家系再生育每一胎的患病率均为25%，且与胎儿性别无关。

2. 产前诊断

（1）确认先证者的临床表型和*ASPA*基因致病性变异。

（2）确认先证者的致病变异分别遗传自父亲、母亲或者其他遗传学上可以解释来源的变异。

（3）先证者母亲再次妊娠时，在妊娠11～13周进行绒毛活检或16～22周进行羊水穿刺取羊水脱落细胞，提取胎儿DNA，进行*ASPA*基因先证者致病位点的检测。当确认胎儿具有与先证者相同的基因型时，提示为受累胎儿，应在知情的情况下，由其父母决定是否继续妊娠。

（4）对于先证者确诊的家系，如果反复发生妊娠患胎的现象，可以选择进行植入前遗传学检测。

（5）对于行产前基因诊断后出生的新生儿，应进行生长发育史随访和记录，以及生后采血对新生儿进行产前诊断结果的验证。

（王静敏）

四、球形细胞脑白质营养不良

球形细胞脑白质营养不良（globoid cell leukodystrophy，GLD）于1916年由丹麦神经学家Krabbe首次描述，故也称为Krabbe病，是由溶酶体内半乳糖脑苷酯酶（galactocerebrosidase，GALC）缺陷引起的常染色体隐性遗传性脑白质病，患者脑组织病理可见异常贮积的多核巨噬细胞（称为球形细胞）[53]。GLD在美国的患病率约为1/100 000。

【临床表型特征】

根据发病年龄，GLD可分为4种类型：婴儿型（0~6个月起病）、晚发婴儿型（6个月至3岁起病）、少年型（3~8岁起病）、成年型（8岁以后起病）。婴儿型是最常见的类型，占总GLD患者的85%~95%[54]，患儿病程一般分为3个阶段：①阶段Ⅰ，表现为烦躁易激惹，不明原因哭闹，肌张力增高，反复发热和发育迟缓；②阶段Ⅱ，发病后2~4个月时出现角弓反张，腱反射亢进，阵发性抽搐发作，视力减退和视神经萎缩，脑脊液蛋白增高；③阶段Ⅲ，耗竭期，患儿逐渐进入植物人状态，失明，对周围失去反应，并多在2岁前死亡。后3种类型（晚发婴儿型、少年型、成年型）统称为晚发型，仅占全部GLD患者的10%左右[54]。晚发型症状较轻，进展较慢，发病前可表现正常，起病症状可为肌无力、视力下降、智力倒退等，症状逐渐加重。

【遗传方式与相关致病基因】

GLD为常染色体隐性遗传，1994年发现其致病基因为GALC。GALC基因位于14q31，编码半乳糖脑苷酯酶。人类基因变异数据库（HGMD professional 2017.2）已记录230种GALC基因变异，包括153种（66.5%，153/230）错义/无义变异，28种（12.2%，28/230）小缺失变异，14种（6.1%，14/230）剪切位点变异，11种（4.8%，11/230）小插入变异，9种（3.9%，9/230）大片段缺失，7种（3.0%，7/230）小插入缺失变异，6种（2.6%，6/230）调控区域变异，2种（0.8%，2/230）大片段插入变异。

【实验室与辅助检查】

1. 头颅影像学检查　是诊断GLD的重要辅助检查。最常见的头颅MRI特点为锥体束一致性受累，在T2相和FLAIR相高信号。脑白质受累也较明显，脑室周围和半卵圆中心区白质及深部灰质核团异常信号，晚期皮质下U形纤维可受累，并出现进行性、弥漫性、对称性脑萎缩[55]。头颅CT可见对称性的双侧丘脑、小脑、内囊后肢和脑干的高信号，严重时可累及半卵圆中心，随疾病进展逐渐加重。

2. 电生理检查

（1）脑电图　发病初期可正常，随着病程进展逐渐变为异常，背景活动变慢、杂乱无章。

（2）肌电图　可见运动神经传导速度降低，部分成年型GLD神经传导速度可正常。

婴儿型GLD患儿的视觉诱发电位、听觉诱发点图、神经传导速度、脑电图均会出现严重异常。

3. 酶学检查　可见半乳糖脑苷酯酶（GALC酶）活性缺陷，即血液白细胞或皮肤成纤维细胞的GALC酶活性为正常范围的0%~5%。需注意，GALC酶活性降低在正常人群中也存在，部分多肽可导致GALC酶活性降低。

4. 基因诊断　*GLAC*基因致病性变异。

【诊断标准】

1. 典型的临床表现　典型头颅影像学改变，GALC酶活性缺陷。

2. 基因检测　*GALC*基因致病性变异。

【治疗与预后】

目前尚没有针对GLD的确切有效的疗法，主要为对症支持治疗，部分症状前患者进行造血干细胞移植治疗。

1. 对症支持治疗　对于阶段Ⅱ、阶段Ⅲ的婴儿型Krabbe病患者，仅能给予对症支持治疗，缓解患儿的激惹、痉挛状态。

2. 造血干细胞移植　对于症状前的婴儿及症状较轻的年长患者可进行造血干细胞移植治疗，文献报道造血干细胞移植治疗可提高、保留患者的认知功能，但仍会出现外周神经系统的进行性倒退。

3. 其他治疗方法　基因治疗、酶替代疗法、神经干细胞移植、减少底物疗法以及化学伴侣疗法等在动物试验阶段。

4. 预后　婴儿型GLD预后不良，平均死亡年龄为13个月。晚发婴儿型GLD多数在发病2年后死亡。少年型GLD和成年型GLD病程进展差异较大，预后相对较好。

【遗传咨询与产前诊断】

GLD，尤其是婴儿型，是严重的致残致死性疾病，且目前尚无确切有效的治疗方法，对受累家庭开展遗传咨询、对高风险胎儿进行产前分子诊断是发现患胎的有效手段。

1. 遗传咨询

（1）确认咨询者家系中GLD患者的临床特征，包括询问GLD患儿的病史，如发病年龄、起始症状、病程进展情况，头颅影像学检查结果，GALC酶活性等。

（2）对临床诊断GLD的患者进行遗传学检测，明确*GALC*基因致病性变异位点，变异可能是基因内的微小变异，也可能是大片段缺失或插入变异或调控区域变异。对患者父母及其他可获得标本的家系成员进行变异位点验证，绘制家系图，确认是否符合常染色体隐性遗传。患者需满足GLD的临床诊断标准，同时存在*GALC*基因致病性变异方可确诊。

（3）若GLD患者两个变异位点分别遗传自父母，则患者父母一般均为无症状的杂合携带者；患者同胞为GLD患者、无症状携带者、野生型的概率分别为25%、50%、25%。症状较轻的晚发型，尤其是成年型GLD患者可结婚生育，GLD患者与非GLD患者婚配，其子女均为携带者。

（4）若GLD患者一个等位基因变异位点遗传自父母一方、另外一个等位基因的变异为新发变异，根据生殖细胞嵌合体以及同一个家庭第2次发生新发致病性变异的理论概率，患者同胞患GLD的风险<1%。

2. 产前诊断

（1）明确的基因诊断是产前分子诊断的必要条件，应在产前诊断人员怀孕以前确认GLD患者的临床表型、基因型以及相应家系成员的基因型，告知胎儿的患病风险、可选择的产前诊断方法及产前诊断过程中存在的风险，由当事人决定是否进行产前诊断及进行何种方式的产前诊断。

（2）分子遗传学检测。均为携带者的患者父母再次生育时应进行产前分子诊断，可在自然怀孕后的妊娠11~13周进行绒毛活检或16~22周行羊膜腔穿刺抽取羊水，提取胎儿样本基因组DNA并进行*GALC*基因变异位点检测，需注意排除母源细胞污染。自然怀孕困难或想避免患胎的治疗性流产的携带者夫妇也可选择进行植入前遗传学检测。

（3）生化遗传学检测。生育过GLD患者的父母再次生育时也可直接检测胎儿细胞的GALC酶活性，即在妊娠11~13周进行绒毛活检获取胎儿绒毛组织或16~22周行羊膜腔穿刺抽取羊水，进行胎儿细胞的GALC酶活性检测。但需注意假性酶活性缺陷可能干扰对胎儿疾病状态的判断，为此患者父母孕前应进行GALC酶活性检测确定是否携带假性缺陷等位基因。产前诊断所用样本需注意排除母源细胞污染。

（4）当确认胎儿携带有与患者相同的*GALC*基因致病性变异或GALC酶活性明显缺陷时，提示胎儿为患胎，应作知情同意，由其父母决定是否继续妊娠。

（5）产前诊断结果仅能确认胎儿是否具有与患者相同的*GALC*基因变异类型，不能排除胎儿携带有该基因其他致病性变异类型的可能性，也不除外胎儿携带其他遗传性疾病的可能。

（6）对于产前诊断后出生的新生儿，应进行随访和生后基因型验证。

（王静敏）

五、亚历山大病

亚历山大病（Alexander disease，AxD）是一种罕见的常染色体显性遗传性脑白质病（外显率接近100%），由编码星形胶质细胞特有的胶质纤维酸性蛋白（glial fibrillary acidic protein，GFAP）的基因变异所致，是第1个被发现的遗传性星形胶质细胞病[56]。本病确切患病率目前尚不清楚。据报道，在日本本病的患病率大约为1/2 700 000，但随着基因检测技术在本病中的应用，越来越多的不典型患者被诊断，目前认为本病患病率要高于上述数据。

【临床表型特征】

关于AxD临床分型有多种方式，存在一定争议。传统临床分型是按照起病年龄来进行分类，分为婴儿型（0~2岁）、少年型（2~12岁）及成人型（>12岁）。传统分型尤其是在少年型与成年型存在一定交叉重叠，且随着*GFAP*基因诊断在临床中的应用，越来越多不典型的患者被陆续诊断，因此有学者提出了新的分型标准，建议不再以年龄作为界定分型的主要标准。

Prust等于2011年分析了*GFAP*基因变异，提出根据临床表现及头颅MRI特点可分为两型，Ⅰ型AxD患儿主要特点为发病相对早（通常<4岁），发育迟缓，头围大，伴随癫痫发作，发作性加重多见，主要表现为在感染或外伤后突然不能行走或肢体运动障碍，之后可缓慢好转，头颅MRI有典型改变；Ⅱ型AxD患者通常发病晚，临床特点为自主功能异常、眼球运动障碍、腭肌阵挛及延髓症状等，头颅MRI常不典型。Ⅰ型AxD病情进展比Ⅱ型AxD迅速，Ⅰ型AxD患者的平均存活时间为14.0年，Ⅱ型AxD患者为25.0年[57]。

头颅MRI对AxD的诊断起着重要作用，2001年由van der Knaap等提出AxD的影像学特征为：①以额叶为主的广泛对称性的脑白质异常；②脑室周围白质在T1加权像呈低信号，在T2加权像呈高信号；③基底节和丘脑异常，可表现为肿胀、萎缩或T2加权像异常信号；④脑干异常，尤其中脑和延髓易受累；⑤一个或多个结构（包括脑室周围、额叶白质、视交叉、穹窿、基底节、丘脑、齿状核和脑干）可被强化。典型表现（图23-4）应至少符合上述5项中的4项[58]。但随着*GFAP*基因诊断技术的应用和对本病临床认识的加深，发现此标准主要适用于Ⅰ型AxD。

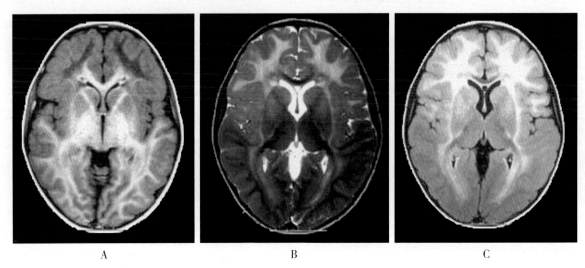

图23-4　Ⅰ型AxD患儿头颅MRI

A、B、C分别为T1加权像、T2加权像及T2FLAIR像。可见以额叶为主的对称性白质T1加权像低信号、T2加权像高信号、T2FLAIR像高信号，累及皮层下白质，双侧基底节对称性T2加权像及T2FLAIR像高信号。

2014年Jonathan Graff-Radford等[59]通过对13例Ⅱ型AxD患者进行分析，总结其MRI特点为延髓及脊髓萎缩或信号异常，此外小脑中脚和软脑膜FLAIR像信号异常也是重要的诊断线索，部分患儿出现大脑白质异常信号，表现为脑室周围白质T2加权像高信号、T1加权像低信号。目前已报道的Ⅱ型AxD影像特点发现多数患者头颅MRI出现脑干（尤其是延髓）及脊髓的萎缩（图23-5），有些患者延髓与脊髓萎缩程度不同呈现"蝌蚪萎缩"的影像特点；部分还会出现脑干、小脑齿状核、小脑白质等部位的异常信号，与Ⅰ型AxD患儿前头部为主的对称性脑白质异常不同，有些Ⅱ型AxD患儿因白质或脑干部位出现局灶性信号异常而误诊为肿瘤或多发性硬化；少数Ⅱ型AxD患者头颅MRI特点不明显甚至无异常，但Ⅱ型AxD患者头颅MRI亦可随病程进展出现新的病灶或萎缩。因此需要认识到Ⅱ型AxD是一种慢性进行性疾病，其临床及影像学都会随着病程的延长而进展[60]。

【遗传方式与相关致病基因】

本病表现为常染色体显性遗传，致病基因*GFAP*位于17q21，编码胶质纤维酸性蛋白（glial fibrillary acidic protein, GFAP）。*GFAP*基因是目前AxD已知唯一的致病基因，外显率几乎为100%。婴儿型AxD患者多为新发变异，约50%晚发型AxD患者其变异遗传自父母一方。*GFAP*基因变异多在基因的编码区，少数变异也可发生在启动子区域。绝大多数AxD患者（>95%）可通过基因测序方法检测到*GFAP*基因变异。绝大多数基因变异为错义变异，仅少数报道发现了一些小的缺失和插入变异。

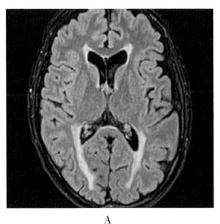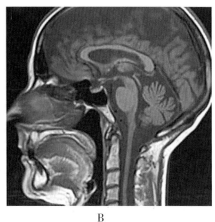

图23-5 Ⅱ型AxD患儿头颅MRI

A.脑室前后角旁白质FLAIR像高信号；B.延髓、小脑及颈髓萎缩。

【实验室与辅助检查】

1. 头颅影像（主要为MRI） 呈亚历山大病的典型表现，但需注意影像学的不典型表现。

2. 组织病理活检 脑组织病理检查是致病基因被确定前确诊本病的必需手段，病理改变的严重程度取决于其发病年龄及临床表现。婴儿型AxD患者可肉眼观察到额叶皮层下或齿状核的空洞样病灶、侧脑室增大及中脑导水管狭窄。显微镜下可观察到胶质增多，星形胶质细胞肥大并表达过量的中间纤维、GFAP、波形蛋白，细胞突起水肿及含有罗森塔尔纤维（rosenthal fibers，RFs）的核周体。RFs为AxD的特征性病理改变，主要包含GFAP、αB-晶体蛋白（αB-crystallin）、热休克蛋白27和泛素蛋白，主要在软脑膜及室管膜下血管周围星形胶质细胞的终足聚集。大脑灰质与白质中的星形胶质细胞均有同样的病理改变，但白质中的更为明显，尤其在脑干病理特点尤为突出。

3. 基因诊断 *GFAP*基因的致病性检测。

【诊断标准】

本病的临床诊断主要依赖于临床表现和典型的MRI表现，确诊需要靠基因诊断或病理诊断。

【治疗与预后】

Ⅰ型AxD病情进展比Ⅱ型AxD更迅速，Ⅰ型AxD患者的平均存活时间为14.0年，Ⅱ型AxD为25.0年。目前本病尚无有效的治疗手段，主要是对症治疗，例如控制癫痫发作，功能锻炼以及避免感染、头部外伤及惊吓等发作性加重的诱因。适当的康复治疗及有效的护理可以有效提高患者生存年限。

【遗传咨询与产前诊断】

由于目前尚无特效治疗，对受累家系成员开展遗传咨询、对高风险胎儿进行产前诊断，是发现患胎的有效手段。

1. 遗传咨询

（1）确定咨询者家系中AxD的临床诊断，建立遗传咨询档案。确定临床诊断包括询问AxD患儿的生长发育史，是否有癫痫发作及锥体外系症状，神经受累症状等。

（2）绘制咨询者的家系图，判断是否符合常染色体显性遗传。

（3）对先证者进行*GFAP*基因检测，明确其致病性变异位点，并对其父母进行验证是否存在相同的变异。

（4）若确认先证者为*GFAP*基因新发变异，则先证者父母再次怀孕所生胎儿的患病概率<10%，但不排除生殖细胞嵌合变异的可能；若确认先证者父母其中一方为*GFAP*基因变异携带者，则二人再次怀孕所生胎儿50%为该病患儿，50%为*GFAP*基因野生型。

2. 产前诊断

（1）确认先证者的临床表型和*GFAP*基因致病性变异位点。

（2）确认先证者的父母*GFAP*基因变异情况。如其中一方为携带者，则需进一步确认其所携带变异是否与患者相同。

（3）签署知情同意书并告知产前诊断相应风险。

（4）在先证者之母妊娠11~13周行绒毛活检或16~22周行羊膜腔穿刺抽取羊水，检测胎儿脱落细胞的*GFAP*基因，确认胎儿携带有与先证者相同*GFAP*基因杂合变异时，提示是患胎，应当充分告知，由其父母决定是否继续妊娠；若胎儿不存在与先证者相同的*GFAP*基因变异位点，那么患相同疾病的概率很低，由其父母决定是否继续妊娠。

（5）对于产前诊断后出生的新生儿，应进行*GFAP*基因变异的出生后验证，再次确认产前诊断结果，并进行随访和记录。

（吴　晔）

六、白质消融性脑白质病

白质消融性脑白质病（vanishing white matter disease，VWM）是第1个已知的由于真核细胞蛋白质翻译启动异常所导致的常染色体隐性遗传病。致病基因是*EIF2B1-5*，分别编码真核细胞翻译启动因子2B（eukaryotic translation initiation 2B，eIF2B）的5个亚单位α、β、γ、δ及ε，是真核细胞中蛋白质翻译启动过程的重要因子。

【临床表型特征】

根据起病年龄，VWM可分为5型：先天型VWM、婴儿型VWM（<2岁）、早期儿童型VWM（2~6岁）、青少年型VWM（6~18岁）和成人型VWM，其中早期儿童型VWM又称为经典型VWM，是最常见的临床表型。VWM的临床表现主要是运动倒退，而认知倒退相对较轻。部分患者在病程中可出现癫痫发作和视神经萎缩合并视力倒退，极少数患者出现周围神经系统受累。发作性加重是VWM的显著临床特点，诱因包括发热、感染、头部外伤或受惊吓等。总的来说，VWM的临床起病越早，病情越重，进展越快，存活时间越短。VWM头颅MRI主要表现为T1加权像低信号、T2加权像高信号和T2FLAIR像高信号伴部分低信号。大脑白质弥漫对称性受累，可累及小脑和脑干，部分患者出现丘脑和苍白球受累，而皮层下U形纤维、胼胝体外缘、内囊和前联合相对保持完好，在晚期可出现大脑和小脑的萎缩。随着病程进展，大脑白质可出现进行性液化，最终甚至完全被液体所替代，部分患者可出现弥散加权像高信号。婴儿型VWM和成人型VWM的头颅MRI表现可能不如早期儿童型VWM典型。

【遗传方式与相关致病基因】

VWM 表现为常染色体隐性遗传方式，致病基因为*EIF2B1-5*，任何一个基因的致病性变异均可患该病。国外报道的变异多位于*EIF2B5*基因和*EIF2B2*基因[60, 61]。而在中国患者中最常见的为*EIF2B3*基因和*EIF2B5*基因，其中*EIF2B3*基因的c.1037T＞C（p.I346T）为中国患者的始祖（founder）变异[62]。大约90%变异类型为错义变异，移码变异和无义变异很少见，且报道仅见于复合杂合变异案例中[60]。

【实验室与辅助检查】

VWM主要依靠临床表现和头颅MRI进行诊断，实验室检测发现少数的异常标志物，如脑脊液中甘氨酸升高和去唾液酸转铁蛋白降低，但是对于诊断VWM的敏感性和特异性尚不明确。

【诊断标准】

1998年van der Knaap 等[63]提出了VWM的临床诊断依据：

1. 既往智力、运动发育正常或轻度落后。

2. 神经系统症状慢性进行性及发作性加重。

3. 神经系统症状体征主要包括小脑共济失调及痉挛性瘫痪，可伴视神经萎缩，可伴癫痫但非突出症状，认知功能也可受累但较运动受累轻。

4. MRI显示对称性大脑白质受累，质子像、T1加权像、T2加权像及FLAIR像中部分或全部脑白质接近或等于脑脊液信号。可有轻至重度小脑萎缩，主要累及小脑蚓部。MRS可作为支持依据，典型表现为白质正常波谱明显减低或消失，代之以乳酸及葡萄糖峰。

2001—2002年该病致病基因被确定之后，需进行基因诊断以确诊该病。

【治疗与预后】

目前VWM尚无有效的治疗手段，主要是对症治疗以及避免感染、头部外伤及惊吓。应对确诊患者的家庭进行遗传咨询，如有条件可通过变异检测行产前诊断。Kaplan-Meier生存分析提示中国VWM患儿（早期儿童型）中位生存时间为8.83年。

【遗传咨询与产前诊断】

1. 遗传咨询

（1）确定咨询者家系中VWM的临床诊断，建立遗传咨询档案。确定临床诊断包括询问VWM患儿的发育里程碑、首发症状、运动功能进展、头颅影像学特点和有无发作性加重等。

（2）对先证者进行*EIF2B1-5*基因检测，明确其致病性变异位点，并对其变异来源进行父母验证。

（3）同为携带者的父母再生育，无论男孩还是女孩，其中25%为该病患儿，50%为携带者。

2. 产前诊断

（1）确认先证者的临床表型和*EIF2B1-5*基因致病性变异的位点。

（2）并对其变异来源进行父母验证。

（3）在母亲妊娠11～13周进行绒毛活检或16～22周行羊膜腔穿刺抽取羊水，进行胎儿细胞的*EIF2B1-5*基因检测，当确认为携带有与先证者*EIF2B1-5*基因相同变异的胎儿时，提示是患胎，应在知情的情况下，由其父母决定是否继续妊娠；若为野生型或者携带者罹患该病的概率低，由其父母决定是否继续妊娠。

（4）对于产前基因诊断后出生的新生儿，应进行*EIF2B1-5*基因的检测进行验证。

（吴　晔）

七、髓鞘化低下性脑白质营养不良

髓鞘化低下性脑白质营养不良（hypomyelinating leukodystrophy，HLD）是因中枢神经系统髓鞘化形成缺陷导致的以脑白质发育不良为主要表现的一类遗传性疾病，在2009年由 Schiffmann 及 van der Knaap首先报道。头颅MRI表现为脑白质T2加权像高信号及T1加权像等信号或稍高信号。可由基因变异或染色体异常导致。该类疾病较为罕见，患病率为0.78/100 000，发病率为1.40/100 000活产婴儿[64, 65]。目前已报道的HLD超过20种（表23-7），其中OMIM数据库以HLD命名的有13种，而佩梅病（Pelizaeus-Merzbacher disease，PMD）最为常见。

表23-7　HLD的分型

HLD	基因	遗传方式	临床表现	头颅MRI表现
HLD1/佩梅病（PMD）	*PLP1*	XLR	眼震，发育迟缓，肌张力低下，共济失调，椎体外系征，痉挛性截瘫	脑白质弥漫均一性T2加权像高信号，胼胝体萎缩，小脑萎缩
HLD2/佩梅样病（PMLD）	*GJC2*	AR	同PMD相似	同PMD相似
HLD3	*AIMP1*	AR	严重的神经系统倒退，重度发育迟缓，小头畸形，痉挛性截瘫，眼震	髓鞘化低下，脑萎缩（尤胼胝体）
HLD4/线粒体HSP60分子伴侣病	*HSPD1*	AR	发育迟缓，痉挛，眼震，肌张力低下，癫痫	均一髓鞘化低下，胼胝体、小脑及脑干萎缩
HLD5/伴先天性白内障的髓鞘化低下	*FAM126A*	AR	先天性白内障，发育迟缓，椎体系征，小脑功能受损，肌肉无力及萎缩	髓鞘化低下，皮质及深部灰质核团相对正常
HLD6/伴有基底节及小脑萎缩的髓鞘发育不良（HABC）	*TUBB4A*	AD	眼震，发育迟缓，肌张力地下，椎体外系征	髓鞘化低下，壳核及尾状核萎缩或消失，幕上及小脑萎缩
HLD7/HLD8：RNA聚合酶Ⅲ相关性脑白质营养不良	*POLR3A/POLR3B*	AR	生长及发育迟缓，小脑受损症状，椎体外系征，牙齿发育异常，性发育异常	髓鞘化低下，小脑萎缩，视放射、内囊后肢、丘脑、苍白球T2加权像低信号
HLD9	*RARS*	AR	发育迟缓，痉挛，眼震，共济失调，小头，椎体征，椎体外系征	脑白质弥漫性T2加权像高信号，胼胝体萎缩，脑萎缩

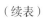

（续表）

HLD	基因	遗传方式	临床表现	头颅MRI表现
HLD10	*PYCR2*	AR	发育迟缓及倒退，小头，痉挛性截瘫，癫痫，畸形	髓鞘化低下，脑萎缩，胼胝体薄
HLD11	*POLR1C*	AR	发育迟缓，震颤，痉挛，小脑受损，视力减退，牙齿发育不良	髓鞘化低下，胼胝体薄，小脑萎缩
HLD12	*VPS11*	AR	运动发育倒退，视力及听力受损，认知障碍，癫痫，小头	髓鞘化低下，胼胝体萎缩
HLD13	*C11orf73*	AR	喂养困难，全面性发育迟缓，眼震，进行性小头，躯干肌张力低下，下肢痉挛	髓鞘化低下，脑室旁白质改变，脑室旁囊性变
累及脑干及脊髓并伴下肢痉挛的髓鞘化低下（HBSL）	*DARS*	AR	重度痉挛性截瘫，全面性发育迟缓，眼震	髓鞘化低下，幕上脑，脑干，小脑及脊髓损伤
叶酸转运障碍导致的神经退行性病	*FOLR1*	AR	叶酸反应性癫痫，认知发育迟缓，共济失调	髓鞘化低下，小脑及顶-颞叶脑萎缩，豆状核及周边脑白质钙化
PCWH综合征	*SOX10*	AD	外周神经病，髓鞘发育不良，Waardenburg综合征，Hirschsprung病	髓鞘化低下，伴或不伴幕上脑、小脑及脑干萎缩，迷路及发育不良及耳蜗神经发育不良
毛发低硫性脑白质营养不良	*ERCC2/ERCC3/GTF2H5/MPLKIP/GTF2E2/RNF113A*	AR/XL	发育迟缓，鱼鳞病，光过敏，毛发稀疏、脆，免疫缺陷	髓鞘化低下，中央骨硬化
染色体18q缺失综合征	—		生长及发育迟缓，畸形，多系统受损累及神经系统，免疫系统，内分泌系统，心血管系统	脑白质髓鞘化轻度低下
Cockayne综合征	*CSB（ERCC6）/CSA（ERCC8）*	AR	发育迟缓，小头，面部畸形，光过敏，视网膜色素变性，白内障，神经性耳聋	髓鞘化低下，小脑及脑干萎缩，皮层下白质或壳核钙化
岩藻糖贮积症	*FUCA1*	AR	发育迟缓，血管角质瘤，神经系统病变，粗糙面容，多发性成骨不全症	髓鞘化低下苍白球、丘脑、黑质T1加权像高信号及T2加权像低信号，可出现小脑及幕上脑萎缩

（续表）

HLD	基因	遗传方式	临床表现	头颅MRI表现
GM1神经节苷脂累积病	*GLB1*	AR	发育迟缓/倒退，肝脾肿大，眼底樱桃红斑，粗糙面容，肌张力低下，Mongolian斑，多发性成骨不全症	髓鞘化低下，幕上脑萎缩，基底节T2加权像高信号，苍白球T2加权像低信号
GM2神经节苷脂累积病	*HEXA/HEXB*	AR	发育迟缓/倒退，听觉过敏，肌张力低下，痉挛，癫痫，视力减退	弥漫性髓鞘化低下，丘脑T2加权像低信号及T1加权像高信号

注：AD，常染色体显性；AR，常染色体隐性；XL，X-连锁；XLR，X-连锁隐性。

【临床表型特征】

HLD多在婴幼儿期起病，临床表现主要包括[65]：①发育落后，其中运动发育更为明显，但部分患儿初期发育可较轻或正常。随病程进展可出现发育倒退，已获得的发育里程碑消失，最终患儿失去站立、行走能力。②眼震，多为双眼水平眼震，在出生时或出生后1年内出现。③神经系统异常，可不同程度出现椎体系、椎体外系、小脑受损，癫痫，脑干受损表现。④部分HLD可表现其他系统异常，如RNA聚合酶Ⅲ相关的脑白质病可有牙齿发育不良，HLD5可有白内障，部分HLD患儿可能出现体格生长落后，如小头等。

脑白质髓鞘化低下是HLD的特征性表现。表现为头颅MRI脑白质弥漫性T2加权像高信号，T1加权像呈等信号或稍高信号。此外，还可有基底节、小脑或胼胝体萎缩或消失，脑干椎体束异常T2加权像高信号等，皮质不受累或受累较轻。晚期可出现脑萎缩。

【遗传方式与相关致病基因】

HLD可呈X-连锁隐性遗传、常染色体隐性遗传及常染色体显性遗传方式，已报道的致病基因超过20种，其中以位于X染色体的*PLP1*基因最为常见（62%）。此外，18号染色体长臂末端缺失亦可导致HLD[63]。

【实验室与辅助检查】

1. 视听诱发电位可出现传导延迟。

2. 头颅MRI典型髓鞘化低下表现。

3. HLD相关致病基因检测。

【诊断标准】

1. 典型的临床表现　发育落后，神经系统异常，伴有眼震、肌张力低下、共济失调、痉挛性截瘫等。

2. 头颅MRI髓鞘化落后表现　>1岁的，或间隔6个月以上无改善的脑白质T2加权像高信号及T1加权像等信号或稍高信号，排除髓鞘化延迟，脱髓鞘、中毒、孕期感染及围产期异常导致的脑白质T2加权像高信号的脑白质病。

3. 基因检测　发现相关基因致病性变异。

【治疗与预后】

目前尚无确切治疗方法。可采取对症治疗、康复训练及产前分子诊断等。

患儿预后严重程度不一。较重者运动功能逐渐丧失，出现严重的神经系统症状；表现较轻的患儿可通过特殊教育获得生活自理能力。患者寿命可接近正常，严重者可在婴幼儿期或青少年期早期死亡。

【遗传咨询及产前诊断】

对受累家系成员开展遗传咨询，检出变异基因携带者（特别是生育年龄妇女），并进行产前分子诊断是目前最有效的预防HLD的方法。

1. 遗传咨询　根据诊断标准，明确临床诊断，建立遗传咨询档案。绘制咨询者的家系图，判断是否符合HLD的遗传方式，并根据不同的遗传方式进行遗传咨询，详见第七章相关内容。

2. 产前诊断

（1）确认先证者的临床表型和致病性变异位点。

（2）确认变异是否来源于父母或是新发变异。新发变异个体父母往往无相关临床表型，但不排除父母生殖细胞嵌合体的可能，需作产前诊断。

（3）在患儿母亲妊娠11~13周进行绒毛活检或16~22周行羊膜腔穿刺抽取羊水，进行胎儿细胞的变异位点检测。①X-连锁隐性遗传：若男胎与先证者基因型相同则提示为受累男胎；若女胎携带先证者变异基因则提示是携带者；②常染色体隐性或显性遗传：若胎儿与先证者基因型相同时，则提示是受累胎儿，由其父母决定是否继续妊娠。

八、佩梅病

佩梅病（Pelizaeus–Merzbacher disease，PMD）是最早报道的HLD，在1885年及1910年分别由德国医生Pelizaeus F及Merzbacher L描述。1985年，该病的致病基因定位于X染色体的*PLP1*基因。该病在OMIM数据库中编号为HLD1，是最常见的HLD，在新生儿中发病率为0.2/100 000 ~ 0.33/100 000[65]。

【临床表型特征】

PMD呈X-连锁隐性遗传，绝大多数为男性发病。女性为携带者，无症状或症状很轻。患儿于出生后1年内起病，最初可表现为眼震，伴全身或中轴肌张力低下。运动发育严重落后。部分患儿一直抬头不稳，无法获得独坐、独站或独走能力等。认知障碍相对较轻。随病情进展，患儿可能出现发育倒退，并有痉挛性截瘫、锥体外系征、小脑受损及脑干功能不全等。该病根据临床严重程度可分为先天型PMD、中间型PMD及经典型PMD（表23-8），其中先天型PMD最重，经典型PMD最轻，中间型PMD介于两者之间。

头颅MRI可表现为弥漫性T2加权像及T2FLAIR像白质均高信号，T1加权像呈等信号或稍高信号，胼胝体萎缩，小脑萎缩，以及基底节、红核、黑质异常低信号等。

表23-8 PMD临床分型

临床表现	先天型PMD	经典型PMD
眼震出现时间	出生后数天或数周	出生后数月

（续表）

临床表现	先天型PMD	经典型PMD
肌张力低	有	有
吞咽困难	出现症状时伴有	晚期出现
是否有语言发育	无	有
运动发育落后程度	始终不能独走	10岁前运动功能缓慢进展
是否可获得上肢运动功能	否	是
死亡年龄	婴儿期或儿童期	30～70岁

【遗传方式与相关致病基因】

PMD呈X-连锁隐性遗传，其致病基因PLP1基因位于Xq22.2，编码PLP1蛋白及其剪切异构体DM20蛋白。PLP1基因常见的变异形式为大片段重复变异（50%～70%），点变异（小片段的插入变异、无义变异、剪切位点变异和错义变异等，10%～25%）及缺失变异（2%）[66]。

【实验室与辅助检查】

1. 视听诱发电位可出现传导延迟。

2. 头颅MRI典型髓鞘化低下表现。

3. PLP1基因检测。由于PLP1基因常见的变异形式为大片段重复变异（50%～70%），可首先进行PLP1基因重复变异，若检测结果阴性，进行点变异或缺失变异等检测。

【诊断标准】

PMD典型的临床表现：X-连锁隐性遗传，眼震，发育迟缓尤其是运动发育迟缓，肌张力低下，进行性加重的锥体系、椎体外系及小脑症状，头颅MRI示脑白质T2加权像及T2加权像、FLAIR像弥漫均一高信号，T1加权像呈等信号或稍高信号，并可有胼胝体、小脑及大脑萎缩。此外，需排除脱髓鞘、中毒、孕期感染及围产期异常导致的脑白质T2加权像高信号的脑白质病，因其他基因变异所导致的髓鞘低下性脑白质营养不良，及髓鞘化延迟等。发现PLP1基因致病性变异可确诊。

【治疗与预后】

目前尚无确切治疗方法。可采取对症治疗、康复训练等。患儿多逐渐出现运动倒退及严重的神经系统症状，部分患儿表现较轻，并可获得生活自理能力。患者寿命可接近正常，严重者可能在婴幼儿期死亡。

【遗传咨询及产前诊断】

同"X-ALD"遗传咨询及产前诊断。

九、佩梅样病

佩梅样病（Pelizaeus-Merzbacher-like disease，PMLD）呈常染色体隐性遗传，其临床表现与佩梅病相似，因此最初被命名为PMLD[67]。2004年其致病基因定位于1号染色体的GJC2基因。曾有研究将除佩梅病外的具有髓鞘化低下的脑白质病定义为PMLD，其中由GJC2基因变异导致的为PMLD1；目前则将PMD、PMLD统一归入HLD范畴中，其中GJC2基因变异导致的为HLD2。

【临床表型特征】

PMLD临床及头颅MRI表现与PMD相似。除发育落后、眼震等典型PMD症状外，患者还可有癫痫、发育倒退、肌张力增高等皮层受损表现。有报道称PMLD可有脑桥被盖及小脑中脚T2加权像异常高信号。

【遗传方式与相关致病基因】

PMLD呈常染色体隐性遗传，其致病基因*GJC2*位于1q42，编码缝隙蛋白Cx47。变异形式包括错义变异、小片段插入/缺失变异、无义变异、剪切位点变异，非编码区变异等。

【实验室与辅助检查】

1. 视听诱发电位可出现传导延迟。

2. 头颅MRI典型髓鞘化低下表现。

3. *GJC2*基因变异检测。

【诊断标准】

PMLD的临床表型仍待进一步完善，目前临床诊断参照PMD。但是PMLD呈常染色体隐性遗传方式，患者可有癫痫、发育倒退、肌张力增高等皮层受损表现，且脑桥被盖及小脑中脚可发现T2加权像异常高信号。*GJC2*基因纯合变异或复合杂合变异可明确诊断。

【治疗与预后】

目前尚无确切治疗方法。可采取对症治疗、康复训练等。预后不良，患儿多逐渐出现运动倒退及严重的神经系统症状。

【遗传咨询及产前诊断】

同"Canavan病"遗传咨询及产前诊断。

（王静敏）

十、线粒体脑白质病

线粒体脑白质病（mitochondrial leukoencephalopathy）是指与线粒体功能相关的基因变异所导致的主要累及中枢神经系统白质的一种遗传性脑白质病，影像学常表现为空洞性脑白质病。致病基因包括线粒体基因和与线粒体功能密切相关的核基因变异，以核基因变异为主，为常染色体隐性遗传。

【临床表型特征】

线粒体脑白质病临床表型详见表23-9和表23-10。

表23-9　线粒体基因相关脑白质病

基因	功能	临床表现	遗传方式
MT-ATP6	ATP合成酶6	癫痫，肌无力，痉挛性瘫痪，NARP综合征	母系遗传
MT-TE	—	肌病，肌张力低下，小头畸形，小脑共济失调	母系遗传
MT-ND3	复合物Ⅰ结构亚基	癫痫，肌无力，感觉异常，视力下降，视神经萎缩，Leigh综合征，MELAS	母系遗传

（续表）

基因	功能	临床表现	遗传方式
MT-ND6	复合物Ⅰ结构亚基	运动倒退，步态异常，Leigh综合征，MELAS	母系遗传
MT-CO2	复合物Ⅳ结构亚基	智力运动倒退，肌无力，共济失调，视网膜色素变性，视神经萎缩	母系遗传
MT-CO3	复合物Ⅳ结构亚基	脑病，肌病，运动耐力下降，乳酸酸中毒，Leigh综合征，MELAS	母系遗传

注：NARP综合征为周围神经病变伴共济失调和视网膜色素变性；MELAS为线粒体脑肌病伴乳酸酸中毒及卒中样发作。

表23-10 线粒体核基因相关脑白质病

基因	功能	临床表现	遗传方式
NDUFS1	复合物Ⅰ结构亚基	见下文	AR
NDUFS2	复合物Ⅰ结构亚基	神经功能倒退，脑肌病，肌张力低下，Leigh综合征，眼震，视神经萎缩，白内障，肝病，肾小管疾病，心肌病	AR
NDUFS3	复合物Ⅰ结构亚基	智力、运动倒退，惊厥，肌张力低下，吞咽困难，视盘苍白，视神经萎缩，多脏器功能衰竭，Leigh综合征	AR
NDUFS6	复合物Ⅰ结构亚基	脑病，乳酸酸中毒	AR
NDUFS8	复合物Ⅰ结构亚基	智力运动发育落后，肌无力，共济失调，构音障碍，眼外肌麻痹，Leigh综合征	AR
NDUFV1	复合物Ⅰ结构亚基	运动倒退，乳酸酸中毒，心肌病，Leigh综合征	AR
NDUFV2	复合物Ⅰ结构亚基	肥厚性心肌病，脑病	AR
NDUFA1	复合物Ⅰ结构亚基	Leigh综合征	AR
NDUFA2	复合物Ⅰ组装因子	发育落后，癫痫，乳酸酸中毒，肥厚性心肌病，猝死，Leigh综合征	AR
NDUFA10	复合物Ⅰ组装因子	运动落后，肌张力低下，Leigh综合征	AR
NDUFAF5	复合物Ⅰ组装因子	婴儿致死性复合物1缺陷，Leigh综合征	AR
NDUFA9	复合物Ⅰ组装因子	Leigh综合征，代谢性酸中毒，听力损害，视网膜色素变性	AR
NDUFA12	复合物Ⅰ组装因子	Leigh综合征，运动发育落后，运动倒退，肌萎缩	AR
ACAD9	复合物Ⅰ组装因子	肌张力低下，乳酸酸中毒，小头畸形	AR
NUBPL	复合物Ⅰ组装因子	发育落后，共济失调，眼震	AR
SDHA	复合物Ⅱ结构亚基	癫痫，共济失调，喂养困难，肌张力低下，视神经萎缩，乳酸酸中毒，心肌病，Leigh综合征	AR
SDHAF1	复合物Ⅱ组装因子	运动倒退，运动耐力下降，肌张力低下，痉挛性瘫痪，肝功能衰竭，听力损害	AR

（续表）

基因	功能	临床表现	遗传方式
LYRM7	复合物Ⅲ组装因子	周围神经病变，吞咽困难，眼球震颤，眼肌麻痹	AR
APOPT1	复合物Ⅳ结构亚基	急性神经功能失调，急性运动倒退，失语，癫痫，锥体外系症状	AR
SCO1	复合物Ⅳ结构亚基	肌张力低下，低血糖，乳酸酸中毒，肝功能衰竭，呼吸衰竭	AR
COX6B1	复合物Ⅳ结构亚基	新生儿期夭折，肌无力，运动落后，认知倒退，视力损害	AR
COX10	复合物Ⅳ组装因子	认知运动倒退，癫痫，共济失调，锥体外系症状，肌无力，构音障碍，肝功能衰竭，听力丧失，Leigh综合征	AR
COA7	复合物Ⅳ组装因子	周围神经病变	AR
LRPPRC	复合物Ⅳ组装因子	癫痫，脑病，智力运动发育落后，肌张力低下，喂养困难，小头畸形，肥厚型心肌病，乳酸酸中毒，Leigh综合征	AR
SURF1	复合物Ⅳ组装因子	Leigh综合征	AR
NFU1	复合物Ⅰ+Ⅱ+Ⅲ组装因子 铁硫簇支架	代谢性酸中毒，高乳酸水平，喂养困难，肺动脉高压	AR
BOLA3	复合物Ⅰ+Ⅱ+Ⅳ组装因子 铁硫簇的组装和保持	喂养困难，肌张力低下，癫痫，高乳酸血症，呼吸功能不全，肥厚型心肌病	AR
ISCA2	复合物Ⅰ+Ⅱ组装因子	智力运动倒退，癫痫，乳酸酸中毒	AR
IBA57	复合物Ⅰ+Ⅱ组装因子 铁硫簇的生物合成	喂养困难，肌张力低下，癫痫，运动倒退，痉挛性瘫痪，视神经萎缩，周围神经病，高乳酸血症	AR
EARS2	编码谷氨酸-tRNA合成酶	运动发育落后，癫痫，肌张力低下，痉挛性瘫痪，喂养困难，乳酸酸中毒，肝功能异常，脑病	AR
DARS2	编码天冬氨酰-tRNA合成酶	伴脑干或脊髓受累、乳酸升高的脑白质病	AR
RARS2	编码线粒体氨酰基tRNA合成酶	癫痫，脑病，智力运动发育落后，肌张力低下，喂养困难，小头畸形	AR
POLG	编码DNA聚合酶催化亚基，与线粒体复制和修复有关（mtDNA稳定性）	发育落后，认知倒退，脑肌病，癫痫，共济失调，多神经病，吞咽困难，构音障碍，眼肌麻痹，角膜水肿，白内障，听力丧失，肝功能衰竭	AR
OPA1	编码类似于线粒体发动蛋白的120kD蛋白，与线粒体融合和凋亡有关	周围神经病变，共济失调，肌无力，脑肌病，肥厚型心肌病，视神经萎缩	AR
PYCR2	编码吡咯啉5羧酸盐还原酶2，编码脯氨酸生成途径的酶	小头畸形	AR

（续表）

基因	功能	临床表现	遗传方式
EFG1	线粒体延长因子，线粒体蛋白翻译	Leigh 综合征	AR
EFTu	线粒体延长因子，线粒体蛋白翻译	婴儿型空洞性脑白质病、多脑回畸形	AR

注：*AR*，常染色体隐性。

1. 线粒体*MT-TK*基因变异所致线粒体脑白质病　*MT-TK*基因的m.8344A＞G变异常见临床表型为肌阵挛癫痫伴破碎红纤维（MERRF，详见第三十六章），其典型表现为肌阵挛癫痫、共济失调、肌病伴破碎红纤维病理改变。部分m.8344A＞G变异也可表现为Leigh综合征，影像学特征表现为基底节、丘脑、脑干和脊髓对称性病变。

少数文献报道m.8344A＞G变异致空洞性脑白质病[67]。婴儿期以运动倒退起病，同时合并眼震、肌张力低下、喂养困难表现，典型影像学特点为双侧脑室旁白质对称性片状长T1、长T2，T2FLAIR高信号（其中混合低信号，提示存在边界清楚的空洞），急性期DWI呈高信号（图23-6）。

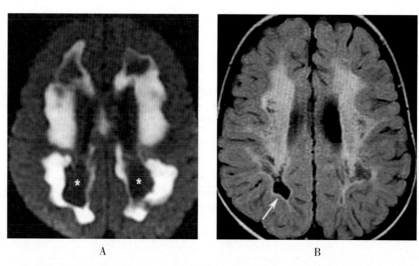

A   B

图23-6　线粒体*MT-TK*基因变异所致线粒体脑白质病头颅MRI

A. 双侧脑室旁对称性DWI高信号；B. 双侧脑室旁对称性T2FLAIR高信号，其中混合边界清楚低信号（白色长箭头），提示边界清楚的空洞存在。

2. 线粒体相关核基因*NDUFS1*变异所致线粒体脑白质病　线粒体核基因*NDUFS1*变异可有多种临床表型，可表现为肌张力低下，喂养困难，智力、运动发育落后，智力、运动倒退，小头畸形，高乳酸血症，代谢性酸中毒，贫血，肝功能异常，肾小管功能障碍，心肌病，线粒体脑肌病伴乳酸酸中毒及卒中样发作综合征（MELAS，详见第三十六章）及Leigh综合征。也有文献报道*NDUFS1*基因变异所致空洞性脑白质病[68]，以急性运动倒退起病，多在婴儿期起病，起病前可有感染诱因，同时可合并癫痫发作。之后病情处于相对静止状态，无进行性恶化，部分可逐步恢复。典型影像学特点表现为双侧脑室旁白质及皮层下白质长T1、长T2，T2FLAIR高信号（其中混合低信号，提示存在边界清楚的空洞），急性期DWI高信号，并累及胼胝体（图23-7）。

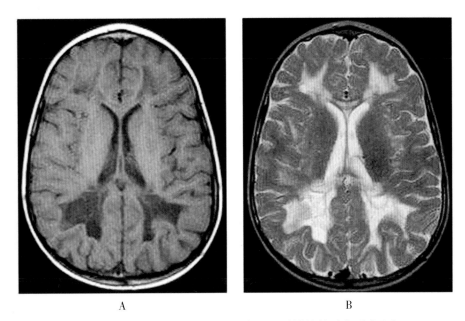

图23-7　线粒体相关核基因*NDUFS1*变异所致线粒体脑白质病头颅MRI

A. 双侧脑室旁对称性T2FLAIR高信号，其中混合边界清楚低信号，提示边界清楚的空洞存在；
B. 双侧脑室旁对称性DWI高信号。

【遗传方式与相关致病基因】

线粒体是一种半自主性细胞器，存在于所有真核细胞内，是细胞有氧呼吸氧化磷酸化的主要场所，参与呼吸链的电子转移和ATP的形成，其生物合成和功能调控受核基因组（nDNA）和线粒体基因组（mtDNA）两套遗传系统共同作用。mtDNA由16 569bp核苷酸组成，编码13种重要的氧化磷酸化酶复合体亚单位、22种tRNA和2种rRNA。常见变异包括点变异、基因缺失、插入及重排。mtDNA遗传方式为母系遗传，且具有遗传异质性和阈值效应，即mtDNA可在特异性组织或器官同时存在变异型和野生型，变异型所占比例可在0～100%间波动。不同标本的变异检出率有所不同。线粒体相关核基因编码氧化磷酸化酶复合体亚单位及装配因子、维持mtDNA结构稳定性的因子、参与线粒体生物合成的因子（如线粒体完整性、代谢、离子平衡、线粒体内蛋白质合成等）。线粒体相关核基因遗传方式遵循孟德尔遗传定律，包括常染色体显性、常染色体隐性、X-连锁遗传。

目前已报道的与脑白质病相关的mtDNA基因与线粒体相关核基因见表23-9和表23-10。

【实验室与辅助检查】

1. 血、脑脊液乳酸检测　可正常或升高。

2. 头颅MRI　脑干、基底节区易受累，白质受累多呈对称性、弥漫性改变或呈空洞改变，随病情变化呈动态改变，DWI常呈高信号。MRS谱线出现乳酸峰。

3. 肌肉组织活检　组织化学染色和电镜观察线粒体结构形态进行病理诊断；线粒体呼吸链复合物酶（复合物Ⅰ～Ⅴ）活性分析提示活性降低或缺陷。

4. 基因检测 检测mtDNA变异、变异比例或结构异常（大片段缺失/重复），必要时检测线粒体相关核基因变异。

【诊断标准】

1. 常见临床特点 发育落后或运动倒退、可伴喂养困难、肌张力低下、高乳酸血症。

2. 头颅MRI 大脑白质对称性改变，呈T2加权像高信号、T1加权像低信号及T2FLAIR高信号，部分白质为空洞改变（表现为T2FLAIR呈边界清晰的低信号），DWI上述异常区域可有高信号，部分可伴脑干、基底节、小脑受累。

3. 肌肉组织 可有呼吸链复合物酶活性降低或缺陷。

4. 基因检测 检测到mtDNA变异或线粒体相关核基因变异。

【治疗与预后】

目前线粒体病尚无特效治疗，多为能量支持治疗，包括辅酶Q10、左卡尼汀、肌氨酸、维生素在内的鸡尾酒疗法被广泛应用。但对于该疗法的随机对照试验系统性分析显示其并无显著临床疗效[69]。大剂量辅酶Q10、左卡尼汀对线粒体病的治疗有一定帮助。

【遗传咨询与产前诊断】

由于目前尚无确切有效的治疗方法，对受累家系成员开展遗传咨询、对高风险胎儿进行产前诊断是发现患胎的有效手段。

1. 遗传咨询

（1）确定咨询者家系中线粒体脑白质病的临床诊断，建立遗传咨询档案。确定临床诊断包括询问患儿的生长发育史、围生期情况、起病年龄、起病诱因、首发症状、伴随症状、影像学检查结果等。若已进行肌肉活检，核查是否存在线粒体数量、结构、形态异常或呼吸链复合物酶（复合物Ⅰ~Ⅴ）活性降低或缺陷。

（2）绘制咨询者的家系图，推测其可能的遗传方式。对先证者进行mtDNA及线粒体相关核基因检测，明确其致病性突，并验证其父母是否存在相同的变异，且验证其是否符合mtDNA遗传特点或孟德尔遗传定律。

（3）mtDNA变异呈母系遗传，男性患者不会传给后代，女性患者的遗传咨询至今尚无可靠方法；nDNA变异按孟德尔遗传定律，即常染色体显性或隐性及X-连锁遗传，可行相应的家系分析。

2. 产前诊断

（1）确认先证者的临床表型和基因致病性变异的位点。

（2）mtDNA变异呈母系遗传，且具有遗传异质性和阈值效应，目前尚无法进行可靠的产前诊断。线粒体相关核基因变异符合孟德尔遗传定律，根据相应遗传方式进行遗传咨询，详见第七章内容。常染色体显性遗传、X-连锁显性遗传多为新发变异，需要警惕存在生殖细胞嵌合体的可能性，同样需行产前诊断。

（3）先证者母亲再次生育时，于妊娠11~13周进行绒毛活检或16~22周行羊膜腔穿刺抽取羊水，进行胎儿细胞的线粒体相关核基因检测，判定胎儿是否与先证者携带同样的致病性变异，在知情同意情况下，由其父母决定是否继续妊娠。

（4）对确认的携带者或患者，也可选择进行植入前遗传学检测，避免患胎的治疗性流产。

（5）对于产前基因诊断后出生的新生儿，应进行随访和记录。

（吴　晔）

第十一节　多巴反应性肌张力障碍

多巴反应性肌张力障碍（dopa-responsive dystonia, DRD）是一种少见的遗传性运动障碍疾病。该病有2种遗传方式，可表现为常染色体显性遗传或常染色体隐性遗传，以前者多见。编码GTP环化水解酶Ⅰ（GTP cyclohydrolase Ⅰ）的*GCH1*基因变异所致的DRD为常染色体显性遗传；小部分由编码酪氨酸羟化酶（tyrosine hydroxylase）的*TH*基因或编码墨蝶呤还原酶（sepiapterin reductase）的*SPR*基因变异所致，呈常染色体隐性遗传。

【临床表型特征】

*GCH1*基因变异所致的DRD临床上相对常见，占DRD患者80%～90%。典型的临床表现为儿童期或青少年期起病，女性多见，男女比为1：（2～4），以单侧下肢肌张力障碍起病，足尖（tiptoe）走路，逐渐缓慢累及四肢，症状呈昼夜波动，晨轻暮重。不典型患者可晚至成人期起病，仅表现为痉挛性斜颈、书写痉挛等。常染色体显性遗传的DRD存在外显不全的现象，部分个体无临床症状。不同个体表现差异很大，同一家系中也可出现不同的临床表现。*GCH1*基因变异所致DRD患者的症状进展缓慢，对小剂量多巴胺治疗长期有效且无运动并发症。

*TH*基因变异所致DRD呈常染色体隐性遗传，是DRD疾病谱中最严重的表型，其主要表现为婴幼儿期的帕金森综合征、痉挛性截瘫等。

大部分*SPR*基因变异所致DRD呈常染色体隐性遗传，少部分为常染色体显性遗传。婴儿期或幼儿期起病，以全身性肌张力障碍及帕金森样症状为主要表现，症状有昼夜波动。

【遗传方式与相关致病基因】

*GCH1*基因位于染色体14q22.2，编码含GTP环化水解酶Ⅰ，该蛋白是三磷酸鸟苷酸（GTP）合成四氢生物蝶呤（BH4）的限速酶，因BH4参与合成重要的神经递质儿茶酚胺和5-羟色胺，故*GCH1*基因的缺陷将影响单胺类神经递质的合成，最终导致中枢神经系统多巴胺合成减少而致病。*GCH1*基因变异多为点变异，以错义变异最为常见，如c.607G＞A（p.G203R），少数为*GCH1*基因大片段的缺失重复或是剪切位点变异。

*TH*基因定位于染色体11p15.5，编码酪氨酸羟化酶。*TH*基因变异多为纯合错义变异。

*SPR*基因定位于染色体2p13.2，编码墨蝶呤还原酶。已报告的变异位点有p.K251Y、p.D69E等[11]。

【实验室与辅助检查】

1. 患者血、尿、便常规，肝肾功能及头颅影像等检查通常正常。

2. 部分患者脑脊液中高香草酸及生物喋呤含量可降低。

3. 多数患者为*GCH1*基因点变异或大片段的缺失/重复。

4. 5%～10%患者为*TH*基因纯合变异或复合杂合变异，3%患者*SPR*基因纯合变异或复合杂合变异。

【诊断标准】

1. 典型的临床表现　如儿童期或青少年期起病，单侧下肢肌张力障碍起病，症状呈昼夜波动，晨轻暮重。少数患者表现为帕金森样症状。

2. 诊断性治疗　口服小剂量的多巴制剂可有显著持久的疗效。

3. 基因检测　相关致病基因的致病性变异。

【治疗与预后】

虽然DRD为神经系统遗传性疾病，但由于口服小剂量的多巴制剂有显著、持久的疗效，故属于可治性遗传病范畴。临床上患者出现典型表现时，不必等待基因检测结果，即可给予小剂量的左旋多巴治疗。一般从小剂量左旋多巴 25～50mg/d开始治疗，逐步增大剂量至临床症状改善，如剂量增至左旋多巴100mg，每日3次仍无效，可排除DRD诊断。

DRD患者长期应用小剂量多巴胺有效，病情进展很慢，预后良好，大多数患者的生命期限接近正常。

【遗传咨询与产前诊断】

1. 遗传咨询

（1）确定咨询者家系中DRD的临床诊断，建立遗传咨询档案。确定临床诊断包括询问DRD患者的临床表现，是否为自足部开始的肌张力障碍，是否有晨轻暮重现象，病程进展是否缓慢，小剂量左旋多巴治疗是否有效。

（2）绘制咨询者的家系图，根据不同的遗传方式进行遗传咨询，详见第七章内容。对于新发变异个体，不能排除父母为生殖细胞嵌合体的可能。父母再生育时，同样需要进行产前诊断。

2. 产前诊断

（1）确认先证者的临床表型和相关基因致病性变异的位点。

（2）在妊娠11～13周进行绒毛活检或16～22周行羊膜腔穿刺抽取羊水进行胎儿细胞的致病基因检测，当确认胎儿带有与先证者相同基因变异时，提示是患胎，应在知情的情况下，由其父母决定是否继续妊娠。

（3）对于患者有典型的临床表型和明确的*GCH1*基因致病性变异，其父母临床表型正常，也应在妊娠11～13周进行绒毛活检或16～22周进行羊水中胎儿细胞的*GCH1*基因的检测，确定是否存在与先证者相同的变异，因其父母有生殖细胞嵌合体的可能或由于外显不全而无症状。

（4）对确认的父源性生殖细胞嵌合体，也可选择进行植入前遗传学检测，避免患胎的治疗性流产。

（5）对于产前基因诊断后出生的新生儿，应进行随访和记录。

（利　婧）

第十二节　发作性运动诱发性运动障碍

发作性运动诱发性运动障碍（paroxysmal kinesigenic dyskinesia, PKD或Kinesigenic Dyskinesia 1,

EKD1），也称为发作性运动诱发性舞蹈手足徐动症（paroxysmal kinesigenic choreoathetosis, PKC）或遗传性原发性肌张力障碍10型（dystonia 10，DYT10），是由于*PRRT2*基因变异所致[71]。

【临床表型特征】

PKD一般在儿童期或青春期早期起病，发病年龄3～33岁，平均约为8.8岁。发作频率和程度随年龄增长逐渐减轻，40岁以后绝大多数不再发作。男女患者之比为3∶1～4∶1。

PKD的特征性表现是静止状态下突然运动诱发发作。此外，匀速运动中突然加速，平稳运动中突然增加负荷、幅度、改变方向等均可诱发发作。发作时表现为肌张力障碍、舞蹈症、手足徐动症、颤束等不自主运动。多累及一侧肢体，可波及对侧，面、舌、躯干肌肉可同时受累，可导致言语困难和跌倒，但意识始终清醒。发作持续时间短（几秒至数十秒），但一般不超过1min。发作次数不定，最多可达每日上百次。发作前可有先兆，如紧张感、发麻和奇怪的感觉。神经系统检查无异常体征。

【遗传方式与相关致病基因】

呈常染色体显性遗传，致病基因*PRRT2*位于染色体16p11.2，编码富含脯氨酸的跨膜蛋白2（proline-rich transmenbrane protein 2）。主要变异部位在2、3号外显子，以无义变异多见，其他变异方式有错义变异、剪切位点变异和插入变异等。

【实验室与辅助检查】

头颅影像学一般无异常，EEG一般无异常发放。SPECT检查可能发现基底节灌注异常，但对诊断意义不大。基因检测有*PRRT2*基因变异。

【诊断标准】

1. 突然运动诱发的舞蹈、手足徐动和肌张力障碍，持续数秒至数十秒，一般不超过1min，发作时意识清醒。

2. 发作间期无神经系统阳性体征。

3. 剂量卡马西平治疗有显著疗效。

4. 阳性家族史或检出*PRRT2*基因的致病变异。

要注意与继发于神经系统其他疾病的继发性PKD相鉴别，后者常有神经系统的阳性体征和神经系统辅助检查的异常。

【治疗与预后】

对具有*PRRT2*基因变异的PKD，少量抗癫痫药物治疗即可收到显著效果。首选卡马西平，效果不理想者可酌情加量。也可选用其他抗癫痫药物，如托吡酯、拉莫三嗪或奥卡西平等。治疗过程注意向患者解释PKD与癫痫的不同，尤其是家族性患者，需帮助患者克服自卑和恐惧的心理。

遗传性及特发性PKD有一定的自限性，往往在30岁以后发作逐渐减少，直至发作完全停止，预后良好。

【遗传咨询与产前诊断】

虽然PKD治疗效果好，且可于中年后逐渐自愈，但对先证者家系成员仍需开展遗传咨询。

1. 遗传咨询

（1）确定咨询者PKD的临床诊断，建立遗传咨询档案。由于PKD存在明显临床异质性，一个家系中症状轻重不一，重者发作频繁，发作时因双侧肌张力异常而倒地；轻者则表现一过性的乏力、动作不灵活等，发作的年限也较短，故应注意详细询问家族史，若能发现一些不典型发作的患者，有助于家族性PKD的诊断。

（2）绘制咨询者的家系图，是否符合常染色体显性遗传。若无阳性家族史，可能的原因有：先证者为继父母收养、先证者双亲早亡、未能及时诊断家系成员的PKD、先证者双亲发病延迟或外显不全、先证者自发新变异、父母为生殖细胞嵌合体。

（3）对先证者进行*PRRT2*基因检测，明确*PRRT2*基因致病性变异。若考虑为父源性精子嵌合体，可对先证者父亲的精子进行高通量测序，找到精子嵌合体的证据。

（4）先证者每生育1个子代，都有1/2的概率为致病基因携带者，1/2的概率正常，男女患病概率均等。

（5）若确认先证者父亲的精子为嵌合体，或怀疑先证者的母亲为生殖细胞嵌合体，可对胎儿进行产前诊断或植入前遗传学检测。

2. 产前诊断　由于PKD治疗效果良好，并可随年龄增大而自愈，产前诊断并非必需，可根据患者的要求来做。

（1）确认先证者的临床表型和*PRRT2*基因致病性变异的位点。

（2）确认遗传方式是典型的常染色体显性遗传。

（3）在妊娠11～13周进行绒毛活检或16～22周行羊膜腔穿刺抽取羊水，进行胎儿细胞的*PRRT2*基因检测，当确认胎儿带有与先证者*PRRT2*基因相同变异的胎儿时，提示是患胎，应在知情的情况下，由其父母决定是否继续妊娠。

（4）对于患者有典型的临床表型和明确的*PRRT2*基因致病性变异，其父母临床表型正常，也应在母亲妊娠11～13周进行绒毛活检或16～22周行羊膜腔穿刺抽取羊水，进行胎儿细胞的*PRRT2*基因检测，验证胎儿是否存在与先证者相同的变异，因其父母有生殖细胞嵌合体的可能。

（5）对确认的父源性生殖细胞嵌合体，也可选择进行植入前遗传学检测，避免患胎的治疗性流产。

（6）对于产前基因诊断后出生的新生儿，应进行随访和记录。

（李洵桦）

第十三节　家族性基底节钙化

家族性基底节钙化，又称家族性特发性基底节钙化（familial idiopathic basal ganglia calcification，FIBGC），是一种自发性的基底节及大脑其他部位钙化所引起的神经、精神和认知障碍的一种临床罕见神经系统疾病。德国学者Karl Theodor Fahr在1930年首次对该病患者进行了尸检描述，因此又称Fahr病。其病因复杂不清，临床表现多样，多具有遗传异质性。

【临床表型特征】

本病自儿童至老年均可发病，多于30～60岁起病，病程进展缓慢，无明显性别差异。主要有

3个发病类型：①儿童型，罕见，起病于婴儿期，一般死于出生后几年。②成人早发型，于20～40岁发病，常以精神分裂症样精神病和紧张性症状为首发。③成人迟发型，发病40～60岁，以痴呆和运动障碍多见。

临床表现主要有：①运动障碍，如震颤、肌强直、舞蹈症、肌张力障碍、共济失调等症状；②精神障碍，如精神分裂症、心境障碍、强迫症等；③痴呆和认知损害；④癫痫发作，包括强直阵挛发作、肌阵挛、失神发作等。大约有1/3的患者无明显临床症状。

【遗传方式与相关致病基因】

目前FIBGC最常见的遗传方式为常染色体显性遗传，2012年发现FIBGC的第1个致病基因*SLC20A2*[72]，其位于染色体8p11.21，编码Ⅲ型钠磷协同转运体PiT2，其变异可损害磷的摄取，引起细胞外阴离子聚集，导致钙磷沉积。约40%的FIBGC患者是由于*SLC20A2*基因变异引起[72-74]，已报道的相关致病变异类型包括错义变异、剪切变异、移码变异、无义变异、插入缺失变异和拷贝数变异等。之后陆续发现有多个基因变异均可导致FIBGC，2013年发现位于5q32的*PDGFRB*基因和位于22q13.1的*PDGFB*基因，这两个基因变异分别可导致常染色体显性遗传的FIBGC；2015年发现位于1q25.3的*XPR1*基因变异亦可导致FIBGC，遗传方式为常染色体显性。2015年发现位于1p36.33的*ISG15*基因纯合变异可导致FIBGC，遗传方式为常染色体隐性遗传[73]；2018年再次发现位于9p13.3的*MYORG*基因纯合变异可导致FIBGC，遗传方式为呈现常染色体隐性遗传[74]。

【实验室与辅助检查】

1. 生化检查　FIBGC患者血钙血磷正常，无甲状旁腺疾病、假性甲状旁腺功能减退、线粒体疾病、结节性硬化等与基底节钙化有关的疾病。

2. 头颅CT　CT是发现FIBGC患者脑钙化程度的最佳方法，钙化灶常见于基底节，也可见于小脑、脑干、半卵圆中心和皮质下白质的部位。

3. 头颅MRI　钙化灶在T2加权像一般表现为低信号；在T1加权像既可表现为低信号，也可表现为高信号。

【诊断标准】

1. 影像学检查可见双侧基底节钙化，可累及颅脑其他部位，包括小脑、脑干、半卵圆中心和皮质下白质等。

2. 进行性神经功能缺损，包括常见的运动障碍和/或神经精神症状。发病年龄一般在30～60岁，也可见于儿童或婴儿。

3. 生化检查正常，无线粒体疾病、代谢疾病和其他系统性疾病的症状和体征。

4. 无感染、中毒或外伤的病因。

5. 家族史符合常染色体显性或隐性遗传特征，且有相关致病基因的致病性变异。

【治疗与预后】

目前FIBGC无特效治疗方法，主要是对症治疗。抗帕金森药物、肌松药可用于改善肌强直、肌张力障碍等症状。对于焦虑、抑郁等可以使用抗焦虑和抗抑郁药物改善症状，精神异常者可使用抗精神病药物。抗癫痫药可用于治疗癫痫发作。

FIBGC为慢性疾病，病程可长达数十年。

【遗传咨询和产前诊断】

先确定FIBGC的遗传方式，一旦确诊，需根据不同基因变异的遗传方式，对受累家族开展遗传咨询、对高风险胎儿进行产前诊断是发现患胎或阻断基因遗传给下一代的有效手段。

1. 遗传咨询

（1）确定咨询者家系中FIBGC的临床诊断，建立遗传咨询档案。确认先证者是否有锥体外系症状、精神症状或癫痫等症状，是否存在基底节钙化，还需排除其他可引起基底节钙化的疾病。

（2）绘制咨询者的家系图，是否符合常染色体显性或隐性遗传。

（3）对符合临床诊断标准的先证者及其父母进行外周血DNA的相关基因检测，常染色体显性遗传方式的先证者可携带*SLC20A2*、*PDGFRB*、*PDGFB*或*XPR1*基因的致病性变异，父母一方通常为患者，并携带相同的基因变异。常染色体隐性遗传方式的先证者可发现有*ISG15*基因或*MYORG*基因的纯合或复杂杂合变异，其父母各携带1个相关致病变异。

（4）先证者的后代患病概率与不同基因变异的遗传方式有关，如果是常染色体显性遗传方式，其后代50%的概率为患者，50%的概率为正常人，男女患病概率均等。如果是常染色体隐性遗传方式，其后代一般是正常携带者。

2. 产前诊断

（1）确认先证者的临床表型和相关基因致病性变异的位点。

（2）在先证者母亲妊娠11～13周进行绒毛活检或16～22周行羊膜腔穿刺抽取羊水，进行胎儿细胞的相关基因检测，当确认胎儿携带有与先证者相关基因相同的变异时，提示是患胎，在知情同意的情况下，由其父母决定是否继续妊娠；如果未携带相同的致病变异，罹患该病的风险很低，由其父母决定是否继续妊娠。

（3）对于产前基因诊断出生的新生儿，应进行随访和记录。

（陈定邦）

第十四节　遗传性共济失调

遗传性共济失调（hereditary ataxias）占神经遗传病的10%～15%，包含一大类遗传性神经退行性疾病，迄今已报道百余种类型，具有高度的遗传异质性和临床异质性，在罕见病中属于比较常见的一组疾病。

对于遗传性共济失调曾有过多种不同的称谓和分类，在相当长的时期内存在命名的混乱和复杂性。随着基因（组）学研究的发展，目前是基于遗传方式和致病基因进行分类和分型。从遗传方式上分为：①常染色体显性遗传共济失调（autosomal dominant cerebellar ataxia），特指脊髓小脑共济失调（spinocerebellar ataxia, SCA）；②常染色体隐性遗传共济失调（autosomal recessive cerebellar ataxia）；③X-连锁共济失调（X-linked ataxia）；④线粒体遗传共济失调（mitochondrial disorder with ataxia）；⑤发作性共济失调（episodic ataxia, EA），也是常染色体显性遗传方式。

一、脊髓小脑共济失调

常染色体显性遗传共济失调以脊髓小脑共济失调（SCA）为主要类型，以SCA系列命名，自1993年SCA1致病基因定位以来，根据研究者对于致病基因定位的时间顺序，由国际人类基因组组织命名委员会[The Human Genome Organisation（HUGO）Gene Nomenclature Committee]进行命名。

【临床表型特征】

各型SCA的发病年龄范围跨度大，从幼儿期至中年期，大多数在青年期起病，由于不同的致病基因和变异类型以及患者个体差异而出现发病年龄的变化。大多隐匿起病，症状缓慢进行性加重，有些患者在怀孕生产或者由于外伤卧床后自觉起病。主要表现为平衡协调运动障碍、构音障碍、眼球运动障碍等，主要累及小脑，不同类型可伴有复杂的神经系统损害，如锥体系、锥体外系、视觉、听觉、脊髓、周围神经损害等，有些类型伴有智力障碍。神经影像学检查头颅核磁共振可显示脑干、小脑和脊髓萎缩，部分类型还可出现大脑皮层萎缩（图23-8）。

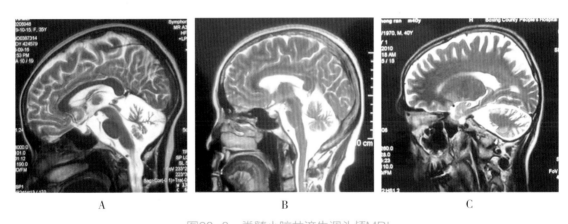

图23-8　脊髓小脑共济失调头颅MRI

A. 单纯小脑萎缩；B. 脑干小脑萎缩；C. 小脑萎缩伴大脑皮层萎缩。

【遗传方式与相关致病基因】

SCA具有常染色体显性遗传特点，绝大多数家系可追溯数代患者。需要注意的是，SCA中多种类型属于三核苷酸重复疾病（triplet repeat disease），重复序列的拷贝数在细胞减数分裂过程中可发生变化，称为动态变异（dynamic mutation）。正常的重复序列变化很少超过一定的范围，从而保持遗传的稳定性。当三核苷酸重复扩展超过一定的阈值时，将出现疾病表型。在大部分三核苷酸重复疾病中，三核苷酸拷贝数在世代相传中呈逐代增多趋势，临床上表现为发病年龄逐代提前，症状逐代加重，即遗传早现（anticipation），父系遗传常常更为明显。重复次数在很大程度上与发病年龄成负相关，即重复次数越多，发病年龄越低。另外，部分共济失调患者没有明确的家族史，在这些"散发性共济失调"中，尤其是40岁之前起病的患者，需要考虑SCA可能性。

目前SCA已经定位43个致病基因区间，SCA9、SCA24、SCA33空出，SCA4/SCA31、SCA15/SCA16/SCA29、SCA19/SCA22分别同属于一个区间，应为不同研究者基于各自的家系研究报道了同一类型疾病，目前已克隆37个致病基因（表23-11）[75]，SCA18、SCA20、SCA25、SCA30、SCA32

和SCA39亚型目前仅定位了致病基因区间，相关致病基因尚未被克隆。部分SCA亚型的发病与其致病基因编码区内CAG重复序列异常扩增有关，包括SCA1、SCA2、SCA3、SCA6、SCA7、SCA17及DRPLA，另外SCA8、SCA10、SCA12和SCA36为致病基因非编码区的重复序列异常扩增，SCA31为大片段重复序列插入变异，其余已克隆致病基因的类型与点变异或小片段缺失/插入等变异有关，SCA36相关致病基因也发现了点变异。

表23-11　脊髓小脑共济失调基因分型

疾病表型名称	染色体位置	基因	动态变异类型
SCA1	6p22.3	ATXN1	编码区CAG重复变异
SCA2	12q24.1	ATXN2	编码区CAG重复变异
SCA3/MJD	14q32.1	ATXN3	编码区CAG重复变异
SCA4	16q22.1		
SCA5	11q13.2	SPTBN2	—
SCA6	19p13.1	CACNA1A	编码区CAG 重复变异
SCA7	3p14.1	ATXN7	编码区CAG重复变异
SCA8	13q21.3	ATXN8OS	CTG重复变异
SCA10	22q13.3	ATXN10	ATTCT重复扩展变异
SCA11	15q15.2	TTBK2	
SCA12	5q32	PPP2R2B	非编码区CAG重复变异
SCA13	19q13.3	KCNC3	
SCA14	19q13.4	PRKCG	
SCA15，16，29	3p26.1	ITPR1	—
SCA17	6q27	TBP	编码区CAG 重复变异
SCA18	7q22-q32	—	—
SCA19	1p13.2	KCND3	
SCA20	11q12		
SCA21	1p36.3	TMEM240	
SCA22	1p13.2	KCND3（同SCA19）	—
SCA23	20p13	PDYN	—
SCA25	2p15-p21	—	—
SCA26	19p13.3	EEF2	—
SCA27	13q33.`	FGF14	—
SCA28	18p11.2	AFG3L2	
SCA30	4q34.3-q35.1		

（续表）

疾病表型名称	染色体位置	基因	动态变异类型
SCA31	16q21	*BEAN*	内含子TGGAA重复插入
SCA32	7q32	—	—
SCA34	6q14.1	*ELOVL4*	—
SCA35	20p13	*TGM6*	—
SCA36	20p13	*NOP56*	GGCCTG重复扩展
SCA37	1p32.2	*DAB1*	—
SCA38	6p12	*ELOVL5*	—
SCA39	11q21	—	—
SCA40	14q32	*CCDC88C*	—
SCA41	4q27	*TRPC3*	—
SCA42	17q21	*CACNA1G*	—
SCA43	3q25	*MME*	—
SCA44	6q24	*GRM1*	—
SCA45	5q32	*FAT2*	—
SCA46	19q13	*PLD3*	—
SCA47	1p35	*PUM1*	—
SCA48	16q13	*STUB1*	—
DRPLA	12p13.31	*ATROPHIN1*	编码区CAG重复变异

基于不同种族人群的研究提示，SCA主要类型在各个人群中比例不同，有些类型可能存在始祖效应。经基因学分析，在中国，SCA中以SCA3（MJD）最为多见，占遗传性共济失调的40%～60%，次之为SCA2、SCA1[75-77]。

【实验室与辅助检查】

对于遗传性共济失调，基因学检测是最终的诊断手段。临床上表现为共济失调的遗传病种类很多，在进行基因检测时，首先需要尽可能全面细致地采集表型信息，结合现有的遗传病知识库信息，充分考虑表型与致病基因的相关性。其中动态变异类型的检测，主要采用荧光标记PCR结合毛细管电泳片段分析；大片段插入变异可采用特异引物PCR结合酶切方法进行检测；其他致病基因多为点变异，或者小缺失/插入，主要采用高通量测序进行检测。由于SCA中动态变异类型占75%～80%，目前高通量测序难以检测动态变异，因此对于大多数患者而言，建议首先检测动态变异，或者二者同时检测，以免漏诊。

1. 动态变异检测　通过详细询问家族史，一般可发现遗传早现，但是也有一些家系代间重复变化不明显，发病年龄接近。对于临床拟诊SCA的患者，建议首选毛细管电泳片段分析检测动态变异（图23-9），对于扩展重复片段较长的类型，可采用三引物PCR结合荧光标记毛细管电泳进行检测，如SCA10。重复序列的正常和异常范围参考值见表23-12，正常和异常重复次数来自世界范围内各个国家和地区的家系研究报道，随着更多的家系数据积累，该范围经过了多次修正。

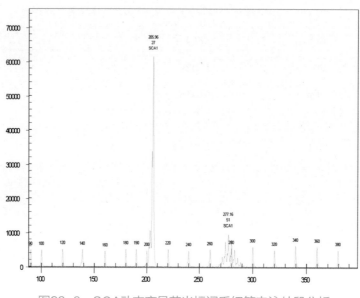

图23-9　SCA动态变异荧光标记毛细管电泳片段分析

一例SCA1患者(CAG)n为27/51次，其中51次为异常扩展重复。横坐标为片段长度，纵坐标为荧光信号强度。左侧蓝峰为正常等位基因，右侧蓝峰为扩展等位基因。红峰为分子内标。

表23-12　SCA致病基因动态变异参考标准

基因	重复序列的位置	重复序列的组成	正常重复次数（参考值）*	异常重复次数（参考值）*
SCA1	编码区	(CAG)n	6～39	41～83
SCA2	编码区	(CAG)n	14～32	33～77
SCA3	编码区	(CAG)n	12～40	51～86
SCA6	编码区	(CAG)n	4～18	20～31
SCA7	编码区	(CAG)n	4～27	37～200
SCA8	3'非翻译区	(CAG)n	15～37	＞100
SCA10	内含子区	(ATTCT)n	10～22	800～4 500
SCA12	5'非翻译区	(CAG)n	7～32	55～93
SCA17	编码区	(CAG)n	25～42	45～66
DRPLA	编码区	(CAG)n	3～36	49～88
SCA36	内含子区	(GGCCTG)n	5～14	25～2 500

注：正常和异常重复范围来源于世界各个国家和地区的家系研究报道，随着更多的家系数据积累，该范围不断被修正。在动态突变检测中，对于携带中间重复的个体，需要结合临床表型和家系分析来判断重复序列的致病性。

2. 高通量测序　需要尽可能包括相关致病基因和保证覆盖度，以减少假阴性。

【诊断标准】

共济失调的诊断应基于详细病史、全面细致的体格检查、辅助检查（神经影像学和神经电生理）以及相应的实验室检测（基因检测和生化检测）。首先需要尽可能排除继发性疾病，家族史对于正确进行临床判断以提高基因检测的针对性尤为重要，需绘制详细的家系图，并据此推断遗传方式。诊断过程中应注意以下几个方面：①诱发因素，如中毒、感染、免疫介导；②家族史；③发病年龄；④临床表现中重要的伴发症状；⑤神经影像学检查；⑥生化检测；⑦基因检测（需根据已知疾病致病基因的变异类型，选取不同的检测方式）。

明确致病变异是脊髓小脑共济失调诊断和分型的基础。

【治疗与预后】

遗传性共济失调包括上百种疾病，目前在临床采用的治疗方法主要包括对症药物治疗和康复训练和心理支持。这类疾病呈进展性病程，根据疾病类型、致病变异类型和程度（动态变异）、患者的生活条件等的不同，疾病进展速度不同，对患者寿命可造成不同程度的影响。目前尚缺乏十分有效的针对性治疗方法，治疗策略主要包括两个方面：①综合干预，随着对于疾病病因和发病机制深入研究，以及对于疾病表型的细致观察分析，目前划分的对症治疗和疾病修饰治疗，将逐步转化为上游针对病因到中游针对发病机制环节，再到下游针对表型的一系列综合干预方式；②针对不同疾病；根据每种疾病的病因、发病环节、表型特征建立不同的干预方式，向精准治疗方向发展。

【遗传咨询与产前诊断】

1. 遗传咨询 SCAs呈常染色体显性遗传，患者的一个亲代患病，绝大多数家系可追溯数代患者。患者的每一个后代均有50%的概率遗传致病变异，患者的每一个同胞均有50%的概率携带致病变异。动态变异类型的家系内的患者发病年龄可能变化较大，有些被误认为是其他疾病，或者上一代在发病前因为其他原因去世，因此需要详细询问家系上下代以及旁系亲属的情况。部分共济失调患者没有明确的家族史，可能的原因包括：①患者与父母离散（如被收养者）；②父母在发病年龄以前因故死亡；③父母为轻症患者或中间型患者，不自觉有病（经细致查体及基因检测可明确），这个问题在SCA2和SCA3尤为突出，父系遗传致病变异的后代发病年龄提前较多，症状较严重，父子或者父女的临床表现差异较大，此时需要仔细检查父亲的情况并做相应的基因检测；④亲代与子代的表型差异大，不被认为是同一疾病；⑤患者出现了新发变异。因此，对于缺乏家族史的共济失调患者不能排除常染色体显性遗传疾病可能性，必要时需进行基因检测，遗传咨询也应慎重。

由于目前SCAs尚缺乏针对性治疗方法，对于致病变异携带者，无法阻止或者延缓其发病。因此，对于致病基因明确的患者，其家系后代的遗传咨询分为以下几种情况：①对于未成年（＜18周岁）且未发病的后代，不建议做基因检测，以免引起知情负担；②对于已成年（＞18周岁）且已发病的后代，原则上应携带与亲代患者同样的致病变异，动态变异类型可能出现进一步扩展，如有生育要求，建议做基因检测以进一步明确诊断，并为产前诊断/植入前遗传学诊断提供可靠依据；③对于已成年但未发病的后代，需要明确告知有50%的概率携带致病变异，如检出携带致病变异，目前无法预测其发病年龄、发病后严重程度以及病程进展速度，如有生育要求，建议做基因检测，主要目的是为产前诊断/植入前遗传学诊断提供可靠依据。

2. 产前诊断/胚胎植入前诊断　致病变异的确认是产前诊断/胚胎植入前遗传学诊断的基础，进行相关操作需要严格遵守伦理和专业技术规范。

阻断致病变异的传递，对于SCA家系十分重要，尤其是动态变异类型。在动态变异检测用于产前和胚胎植入前遗传学诊断中，需要注意两点：①亲代的异常扩展重复序列遗传给子代时可能发生比较大的扩展，在父系遗传时尤其需要注意；②如果母亲携带异常扩展，子代遗传异常的重复序列一般扩展不明显，此时需要特别注意排除母源污染的问题。其他变异类型疾病的产前诊断/胚胎植入前遗传学诊断需要注意生殖细胞嵌合变异等问题。

（顾卫红）

二、Friedreich共济失调

Friedreich共济失调（Friedreich's ataxia, FRDA）是一类常染色体隐性遗传共济失调，是西方人群中患病率最高的常染色体隐性遗传共济失调，调查显示西欧人群中FRDA患病率为1/125 000 ～ 1/20 000，而变异携带频率高达1/110 ～ 1/60，该病目前在我国及其他东亚地区未见报道。目前认为FRDA包括两种类型，FRDA1和FRDA2。FRDA1的致病基因是*FXN*（9q21.11），是主要的FRDA类型；*FRDA2*基因定位于9p23-p11，但基因迄今未被克隆，亦未见其他病例报道。为叙述方便，本节以下所述FRDA均指FRDA1。

【临床表型特征】

FRDA神经系统损害主要累及脊髓后索、脊髓小脑束和锥体束，患者一般于20岁前发病，青春期前后（10岁左右）为高发年龄段，起病隐袭，起始症状多为行走不稳，躯干及肢体共济失调症状逐渐加重，易摔跤、行走困难，并伴有眼震、构音障碍、肢体无力、病理征、深感觉障碍，晚期可出现吞咽困难、肌肉萎缩、括约肌功能障碍，部分患者可伴有视力障碍、视神经萎缩、白内障、耳聋[78]。

FRDA神经系统之外的损害主要累及骨骼、心脏与胰腺。60% ～ 80%患者出现脊柱侧弯；50% ～ 75%患者伴有弓形足。50% ～ 75%的FRDA患者存在心肌病变，部分为无症状性，有症状者多表现为心悸、气短、下肢水肿、心律不齐、心脏杂音，晚期可继发心力衰竭而死亡。约10%FRDA患者出现糖尿病，尤其在发病年龄早于10岁患者中多见；约20%患者出现糖耐量异常。

FRDA临床表型与基因型相关，*FXN*基因1号内含子区GAA重复扩增变异次数越多，患者发病年龄越早，病程进展越快，合并心肌病变、骨骼畸形、糖尿病的概率越高；*FXN*基因点变异靠近Frataxin蛋白羧基端者临床症状较重，靠近氨基端者常表现为不典型的临床症状，且相对症状较轻。

FRDA有以下5种不典型临床表现[78]：

1. 晚发型FRDA　见于*FXN*基因GAA短链重复次数较少的患者，可晚至50 ～ 70岁发病，主要表现为步态不稳与肢体共济失调，病程进展相对缓慢，骨骼畸形（脊柱侧弯及弓形足）、心肌病变、构音障碍的发生率相对较低，部分患者腱反射保留。

2. 痉挛性共济失调　表现类似于痉挛性截瘫，目前认为与两种分子机制相关：①GAA重复次数为120 ～ 156次，见于阿卡迪亚人，发病年龄为38 ～ 45岁；②*FXN*基因的一个等位基因是靠近

Frataxin蛋白氨基端半侧的错义变异。

3. FRDA伴腱反射保留（FRDA with retained reflexes）　临床表现与典型FRDA相同，但腱反射保留。

4. 早发快速进展型　发病早，10岁前发病，肢体无力明显，常伴有弓形足、糖尿病，病情进展快，20岁前进展至不能行走，完全依靠轮椅。多见于*FXN*基因的一个等位基因是靠近Frataxin蛋白羧基端的错义变异，另一等位基因是GAA重复扩增变异。

5. 阿卡迪亚型　指发生于北美地区的法国后裔人群（阿卡迪亚人）中的一种FRDA表型，表型较轻，心肌病变发生率相对较低，其携带*FXN*基因的GAA重复次数为中间范围（120～156）。

【遗传方式与相关致病基因】

FRDA为常染色体隐性遗传，其致病基因为*FXN*，定位于9q21.11，编码分子量为18kDa的Frataxin蛋白。*FXN*基因变异形式包括1号内含子区GAA重复扩增变异（＞90%）和点变异（4%～6%）等[78-79]。

*FXN*基因1号内含子区GAA重复次数在正常人为5～33次（最常见为6～12次）；前变异34～65次，其中34～43次表型正常，44～66次可能出现临床表型；全变异66～1 700次，最常见600～1 200次；可见到GAA重复扩增序列中间被其他核苷酸插入的现象。

*FXN*基因已发现至少17种致病点变异，均发生在蛋白进化保守区域，截短变异常见于1号外显子，错义变异常见于*FXN*基因的最后3个编码外显子区，最常见的点变异为p.I154F和p.G130V。

大部分FRDA患者为*FXN*基因1号内含子区GAA重复扩增纯合变异，但2个等位基因GAA重复次数常不完全相同；小部分患者为*FXN*基因复合杂合变异（一个等位基因为1号内含子区GAA重复扩增变异、另一个等位基因为点变异）；但目前未见到两个等位基因均为点变异的患者[80]。

【实验室与辅助检查】

1. MRI可见脊髓、小脑、脑干萎缩。

2. 心电图检查可发现心律失常（Q-T间期延长、T波倒置等）；心脏彩超可见左室向心性肥大，室中隔不对称性肥厚，左室收缩功能下降。

3. 空腹血糖及糖耐量试验异常。

4. 血维生素E水平正常。

5. 采用长片段PCR等方法检测*FXN*基因1号内含子区GAA重复扩增次数（判断标准见上文）；采用一代测序或高通量测序检测*FXN*基因点变异。

【诊断标准】

1. 典型的临床表现为20岁前起病，进行性步态不稳及肢体共济失调，双下肢腱反射减弱或消失，双下肢深感觉障碍，伴有心脏病变、糖耐量异常或糖尿病、脊柱侧弯、弓形足有助于诊断。

2. 常染色体隐性遗传家族史有助于本病的诊断。

3. 应注意与共济失调伴维生素E缺乏症相鉴别（血维生素E水平、*TTPA*基因检测）。

4. 基因检测发现*FXN*基因的致病变异。

【治疗与预后】

1. 特异性治疗　该病无特效治疗方法。部分研究表明辅酶Q10与维生素E可能有助于改善患者共济失调症状；艾地苯醌可改善合并有心肌肥厚患者的心脏功能；另外两项抗氧化药物EPI-743及VP20629尚在临床试验中；基因疗法还在探索之中[81]。

2. 对症治疗 对合并心脏并发症者，针对性使用抗心律失常药物、抗心衰药物、抗凝药、心脏起搏器等；对糖尿病者使用降血糖药物及胰岛素；对肢体痉挛严重者使用抗痉挛药物；对脊柱侧弯及弓形足者进行外科矫形；对活动困难者提供拐杖、轮椅等辅助工具；对合并有睡眠呼吸暂停综合征者提供持续气管正压通气治疗；对无法进食者，予以留置胃管；给予患者心理疏导、精神支持以及必要时的药物治疗。

3. 预后 本病预后不良。

【遗传咨询与产前诊断】

对受累家系成员开展遗传咨询、对高风险胎儿进行产前诊断是发现患胎的有效手段。

1. 遗传咨询

（1）确定咨询者家系中FRDA的临床诊断，建立遗传咨询档案，包括详细的病史、体格检查及辅助检查资料。

（2）绘制咨询者的家系图，本病为常染色体隐性遗传，先证者父母通常均为携带者，可携带GAA重复扩增全变异（或前变异）、点变异，携带者表型正常。

（3）如患者的无症状父母所携带的GAA异常扩增为全变异范围（双方均为GAA扩增全变异；或一方为GAA扩增全变异，另一方为点变异）时，患者同胞有25%概率为患者，50%概率为携带者（无症状），25%概率为正常人；男女患病概率相同。

（4）因GAA扩增前变异在代际传递过程中，并非一定扩增为致病变异；因此，如果患者的无症状父母一方携带的GAA异常扩增为前变异范围，则患者同胞有25%概率会遗传两个变异，但患病概率<25%；50%概率为携带者；25%概率为正常人；男女患病概率相同。

（5）如患者配偶为正常人，则患者后代有50%概率为无症状携带者，50%概率为正常人；如患者配偶为GAA全变异携带者，则后代有50%概率为患者，50%概率为无症状携带者；如患者配偶为GAA前变异携带者，则后代患病概率<50%。

（6）部分FRDA可表现为"假显性遗传"模型，可能的原因包括：患者双亲均为FRDA患者，但父亲为晚发型FRDA而被误认为正常人；人群中FRDA携带率高，如家系中多名患者的配偶均为FRDA无症状携带者，则可出现类似于显性遗传的遗传方式。

2. 产前诊断

（1）确认先证者的临床表型和FXN基因变异形式。

（2）检测患者及其配偶的FXN基因变异状态，评估其子代患病风险。

（3）在妊娠11～13周进行绒毛活检或16～22周行羊膜腔穿刺抽取羊水，进行胎儿细胞基因检测，如确认是患胎，应在知情的情况下，由其父母决定是否继续妊娠。

（4）对于产前基因诊断后出生的新生儿，应再次采集其外周血DNA进行验证，并进行随访和记录。

（江　泓）

三、周期性共济失调

周期性共济失调（episodic ataxia，EA）又称发作性共济失调，是一组具有临床异质性与遗传性的神经系统遗传病，表现为发作性躯干及肢体的共济失调，发作持续数秒至数天不等，部分可伴有眩晕、眼震、肌肉束颤、偏头痛、不自主运动等。流行病学数据提示EA发病率<1/100 000，但存在被低估的可能。目前根据临床表现和基因，已定义8种类型EA（分别为EA1~8），均为常染色体显性遗传；尚有部分EA目前还无法归类及定义。此外，还有一些其他伴有周期性共济失调表现的神经系统遗传病，如周期性共济失调伴发作性舞蹈症及强直（DYT9）、周期性共济失调伴有癫痫及肌阵挛、发作性运动障碍（PKD）等。

【临床表型特征】

EA常见的诱发因素包括过度疲劳、兴奋、精神压力、饥饿、发热、饮酒、用力、体育锻炼等，不同类型EA的临床表现各有特点，现将各型EA的发病年龄、共济失调发作持续时间、发作时伴随症状、发作间期表现、对乙酰唑胺治疗反应、致病基因信息等归纳于表23-13中[82-88]。

表23-13　EA分类及临床表现

类型	遗传方式	发病年龄(岁)	发作持续时间	发作时伴随症状	发作间期症状及体征	对乙酰唑胺反应	基因/染色体位置
EA1	AD	2~15	数秒至数分钟	眩晕、构音障碍、无力、震颤、部分性癫痫发作、特征性肢体远端或面部肌肉颤搐	特征性小肌肉（眼周或手部）颤搐	偶尔有效	*KCNA1*/12q13
EA2	AD	2~20	数小时	眩晕、构音障碍、复视、向上眼震、头痛、癫痫、肌张力障碍、认知障碍	眼震、共济失调（部分患者后期可出现进行性共济失调）	效果明显	*CACNA1A*/19p13
EA3	AD	1~42	1min~6h	眩晕、复视、视物模糊、无力、耳鸣、头痛、	肌纤维颤搐	效果明显	基因未知/1q42
EA4	AD	23~60	短	眩晕、复视	眼震、平滑追踪障碍	无效	未知
EA5	AD	30~40	数小时，偶尔数周	眩晕、构音障碍	眼震、共济失调	短暂效果	*CACNB4*/2q23.3
EA6	AD	<10	数小时~数天	眩晕、无力、癫痫	眼震、共济失调	无效	*SLC1A3*/5p13.2
EA7	AD	<20	数小时~数天	眩晕、构音障碍、无力	无	未知	基因未知/19q13
EA8	AD	1~2	数分钟至数小时	眩晕、无力	眼震、共济失调、肌肉颤搐	未知	可能为*UBR4*/1p36.13

注：AD，常染色体显性。

【遗传方式与相关致病基因】

目前已定义8种类型EA均为常染色体显性遗传，已明确的致病基因4个（*EA1*、*EA2*、*EA5*、*EA6*），高度怀疑相关的致病基因1个（*EA8*），可疑基因2个（*EA3*、*EA7*），暂无基因定位信息1个（*EA4*）；在已发现的致病基因中，绝大部分是基因外显子区的点变异，EA2中发现了*CACNA1A*基因小的缺失变异。

【实验室与辅助检查】

1. 大部分EA患者头部MRI正常，但部分病程长的患者特别是EA2患者可见小脑萎缩。

2. 神经电生理检查提示感觉和运动神经传导速度正常；EA1肌电图可见肌肉颤搐电位，运动单位一般无改变；EA2单纤维肌电图可见阻滞，提示有神经肌接头传递障碍。

3. EA1发作期血肌酸激酶可增高。

4. 基因检测发现EA相关基因的致病变异。

【诊断标准】

1. 典型的临床表现常见于儿童期及青少年期起病，常在过度疲劳、精神压力、用力等状态下发作，表现为反复发作性躯干及肢体共济失调，可伴有肌肉颤搐、眼震、眩晕、耳鸣、肢体无力等表现。

2. 阳性家族史有助于本病的诊断。

3. 散发病例应注意与癫痫、短暂性脑缺血发作、多发性硬化、重症肌无力、副肿瘤综合征等相鉴别。

4. 基因检测发现EA相关基因的致病变异。

【治疗与预后】

1. 药物治疗　乙酰唑胺对EA2、EA3有效；对EA1、EA5偶尔有效，可减少发作次数；对EA4、EA6无效；尚不清楚是否对EA7、EA8有效。苯妥英钠可减轻或缓解肌肉颤搐症状，合并癫痫者应选用抗癫痫药物。

2. 预后大多数患者随着年龄增长，症状有减轻趋势，总体预后良好。

【遗传咨询与产前诊断】

对受累家系成员开展遗传咨询、对高风险胎儿进行产前诊断是发现患胎的有效手段。

1. 遗传咨询

（1）确定咨询者家系中EA的临床诊断，建立遗传咨询档案，包括详细的病史、体格检查及辅助检查资料。

（2）绘制咨询者的家系图，判断可能的遗传方式。有些家系可能无阳性家族史，可能的原因有：先证者是新发变异（其中25%的EA2患者为新发变异）、先证者父母为生殖细胞嵌合体、先证者父母外显不全（EA5中已有外显不全案例报道）、先证者双亲早亡、先证者为继父母收养、家系中其他EA患者未诊断。

（3）对先证者进行EA基因检测，首选高通量测序；对于经济条件的许可的患者，建议同时送检家系（先证者+父亲+母亲）DNA，可有效提高检测效率。

（4）在明确EA的变异基因位点及变异类型后，若考虑双亲存在体细胞嵌合体可能，应加做高精度高通量测序。若考虑可能为双亲的生殖细胞嵌合体，可对先证者父亲的精子进行高通量测序，找到精子嵌合体的证据；若确认先证者父亲的精子为嵌合体，或怀疑先证者的母亲为生殖细胞嵌合体，可对胎儿进行产前诊断，或植入前遗传学检测。

（5）先证者生育的子代患病风险由其致病基因的遗传方式所决定：目前所发现的EA均为常染色体显性遗传，其子代为患者的概率是50%，为正常人的概率是50%，男女患病概率均等。

2．产前诊断

（1）确认先证者的临床表型和EA致病基因变异位点。

（2）确认该基因的遗传方式，评估其子代患病风险。

（3）母亲再孕时，应在妊娠11～13周进行绒毛活检或16～22周羊膜腔穿刺抽取羊水进行胎儿细胞基因检测，确认胎儿是否与先证者存在相同的EA致病基因的致病变异，评估胎儿为患儿的风险，如确认是患胎，应在知情的情况下，充分告知该疾病的信息，由其父母决定是否继续妊娠。

（4）若患者有典型的临床表型和明确的EA致病基因致病性变异，其父母临床表型正常，患者父母也应在下一次妊娠11～13周进行绒毛活检或16～22周进行羊水中胎儿细胞的该基因的检测，判断是否存在与先证者相同的变异，因其父母有生殖细胞嵌合体的可能。

（5）对确认的父源性生殖细胞嵌合体，也可选择进行植入前遗传学检测，避免患胎的治疗性流产。

（6）对于产前基因诊断后出生的新生儿，应再次采集其外周血DNA进行验证，并进行随访和记录。

（江　泓）

❧❧ 第十五节　遗传性痉挛性截瘫 ❧❧

遗传性痉挛性截瘫（hereditary spastic paraplegia，HSP）是一组具有高度临床异质性与遗传异质性的神经系统遗传病，也称为家族性痉挛性截瘫，或Strumpell-Lorrain综合征。本病在世界各种族和地区均有发病，流行病学调查显示HSP患病率约为3/100 000。

【临床表型特征】

HSP的临床表现各异，不同病例的发病年龄及严重程度差异较大。HSP多于儿童或青春期起病，男性较多，起始症状多为抬脚困难、行走拖曳、痉挛步态，缓慢进行性加重；一部分患者最终丧失行走能力，需要坐轮椅或者卧床；而另一部分患者病程相对缓慢，多年以后仍可行走，不需要辅助工具。儿童期起病患者尚可见到弓形足、短足畸形、腓肠肌假性挛缩、双腿发育落后变细等先天发育异常。体格检查可以见到肌张力增高、腱反射亢进、病理征阳性、剪刀步态等，肌力下降或正常[89]。

根据临床症状的不同，本病可分为单纯型及复杂型。

1．单纯型　也称Steumpell型，较多见，仅有痉挛性截瘫。病初感到双下肢僵硬，走路易跌，上楼困难，体检可见双下肢肌张力增高、剪刀步态、腱反射亢进、病理征阳性，可以合并尿失禁、尿急症状以及足部的振动觉减退。随着病情进展双上肢也可出现锥体束征，有时可以出现轻度构音障碍，多数患者有弓形足或空凹足。

2. 复杂型　除上述痉挛性截瘫外，常合并各种不同程度的肌萎缩、小脑性共济失调、帕金森样症状、肌张力障碍、手足徐动症、视神经萎缩、视网膜变性、听力障碍、癫痫、鱼鳞病、精神发育迟滞或痴呆，构成各种综合征。主要包括Ferguson-Critchley综合征、HSP伴有锥体外系体征、Behr综合征、Kjellin综合征、Sjogren-Larsson综合征、Troyer综合征、HSP伴有多发性神经病、Mast综合征等。

【遗传方式与相关致病基因】

HSP遗传方式包括常染色体显性遗传、常染色体隐性遗传、X-连锁遗传和线粒体遗传，以常染色体显性遗传最为常见。

迄今所发现的HSP致病基因已79个，其中64个已经被克隆（表23-14），基因变异形式包括点变异、插入/缺失变异、重复变异等，最常见的为点变异[89-91]。

表23-14　HSP致病基因/位点以及蛋白功能

类型	染色体位置	基因	遗传方式	蛋白功能
SPG1	Xq28	L1CAM	XLR	神经细胞黏附与信号传导
SPG2	Xq22.2	PLP1	XLR	髓鞘形成和轴索生存
SPG3A	14q22.1	ATL1	AD	神经突生长，膜交换，内质网和高尔基体
SPG4	2p22.3	SPAST	AD	微管动力蛋白，膜融合，内质网形态发生，BMP信号传导
SPG5A	8q12.3	CYP7B1	AR	脑胆固醇合成
SPG6	15q11.2	NIPA1	AD	细胞镁离子代谢，内体/内质网形态发生，蛋白折叠
SPG7	16q24.3	PGN	AD/AR	线粒体蛋白酶，核糖体成熟
SPG8	8q24.13	WSHC5	AD	内体形态发生，蛋白折叠
SPG9A	10q24.1	ALDH18A1	AD	脯氨酸、鸟氨酸及精氨酸的合成
SPG9B	10q24.1	ALDH18A1	AR	脯氨酸、鸟氨酸及精氨酸的合成
SPG10	12q13.3	KIF5A	AD	微管动力相关蛋白
SPG11	15q21.1	KIAA1840	AR	囊泡筛选
SPG12	19q13.32	RTN2	AD	内质网形态发生
SPG13	2q33.1	HSPD1	AD	线粒体蛋白折叠和组装
SPG14	3q27-q28	—	AR	—
SPG15	14q24.1	ZFYVE26	AR	内体膜交换，自噬，胞质分裂

（续表）

类型	染色体位置	基因	遗传方式	蛋白功能
SPG16	Xq11.2	—	XLR	—
SPG17	11q12.3	BSCL2	AD	脂质代谢，内质网应激反应
SPG18	8p11.23	ERLIN2	AR	ERAD通路调控
SPG19	9q	—	AD	—
SPG20	13q13.3	SPG20	AR	蛋白折叠，线粒体流通，微管动力学
SPG21	15q22.31	ACP33	AR	内体膜交换和筛选
SPG22	Xq13.2	SLC16A2	XL	膜转运（轴索发育）
SPG23	1q32.1	DSTYK	AR	
SPG24	13q14	—	AR	—
SPG25	6q23–q24.1	—	AR	—
SPG26	12q13.3	B4GALNT1	AR	神经节苷脂生成
SPG27	10q22.1–q24.1	—	AR	—
SPG28	14q22.1	DDHD1	AR	脂肪酸或磷脂代谢
SPG29	1p31.1–p21.1	—	AD	
SPG30	2q37.3	KIF1A	AR	轴突顺行转运
SPG31	2p11.2	REEP1	AD	分子伴侣活动，内质网形态发生
SPG32	14q12–q21	—	AR	—
SPG33	10q24.2	ZFYVE27	AD	特殊spastin结合蛋白
SPG34	Xq24–q25	—	XLR	—
SPG35	16q23.1	FA2H	AR	鞘酯类合成
SPG36	12q23–q24	—	AD	
SPG37	8p21.1–q13.3	—	AD	
SPG38	4p16–p15	—	AD	—
SPG39	19p13.2	PNPLA6	AR	维持运动神经元的完整性以及磷脂稳态
SPG40	—	—	—	—
SPG41	11p14.1–p11.2	—	AD	—
SPG42	3q25.31	SLC33A1	AD	乙酰辅酶A转运蛋白
SPG43	19q12	C19orf12	AR	未知
SPG44	1q42.13	GJC2	AR	缝隙连接的形成、离子与细胞分子在细胞间的直接融合
SPG45	10q24.32–q24.33	NT5C2	AR	维持细胞内嘌呤和嘧啶代谢
SPG46	9p13.3	GBA2	AR	神经节苷脂的生物合成

（续表）

类型	染色体位置	基因	遗传方式	蛋白功能
SPG47	1p13.2	AP4B1	AR	囊泡形成、分子组装
SPG48	7p22.1	KIAA0415	AR	DNA修复时的解螺旋酶
SPG49	14q32.31	TECPR2	AR	细胞内自噬
SPG50	7q22.1	AP4M1	AR	囊泡形成，分子组装
SPG51	15q21.2	AP4E1	AR	囊泡形成，分子组装
SPG52	14q12	AP4S1	AR	囊泡形成，分子组装
SPG53	8p22	VPS37A	AR	筛选泛素化的跨膜蛋白进入内部囊泡
SPG54	8p11.23	DDHD2	AR	细胞内磷脂酶
SPG55	12q24.31	C12orf65	AR	线粒体翻译机器的多肽链终止
SPG56	4q25	CYP2U1	AR	脂肪酸羟基化
SPG57	3q12.2	TFG	AR	肿瘤形成，囊泡生物合成，膜融合
SPG58	17p13.2	KIF1C	AR	高尔基体向内质网逆向转运
SPG59	15q21.2	USP8	—	去泛素化酶
SPG60	3p22.2	WDR48	—	去泛素化调节因子
SPG61	16p12.3	ARL6IP1	AR	蛋白转运
SPG62	10q24.31	ERLIN1	AR	内质网相关降解途径
SPG63	1p13.3	AMPD2	AR	嘌呤代谢中催化AMP向IMP脱氨基转化
SPG64	10q24.1	ENTPD1	AR	水解ATP和其他核酸，调节嘌呤转运
SPG65	10q24.32~q24.33	NT5C2	AR	嘌呤及嘧啶代谢
SPG66	5q32	ARSI	—	水解硫酸酯，激素合成
SPG67	2q33.1	PGAP1	AR	糖基磷脂酰肌醇生物合成
SPG68	11q13.1	FLRT1	AR	细胞融合及受体信号
SPG69	1q41	RAB3GAP2	AR	神经递质与激素的细胞外分泌
SPG70	12q13	MARS	—	胞质中mtRNA合成
SPG71	5p13.3	ZFR	—	可能参与RNA定位
SPG72	5q31	REEP2	AR	内质网成形蛋白
SPG73	19q13.33	CPT1C	AD	将长链脂肪酸从胞质转入内质网中
SPG74	1q42.13	IBA57	AR	亚铁血红色合成
SPG75	19q13.12	MAG	AR	磷脂维持、胶质细胞与轴突相互作用
SPG76	11q13.1	CAPN1	AR	突触可塑性，突触重建，轴突成熟与维持
SPG77	6p25.1	FARS2	AR	催化氨基酸与tRNA结合

（续表）

类型	染色体位置	基因	遗传方式	蛋白功能
SPG78	1p36.13	*ATP13A2*	AR	溶酶体P5型转运ATP酶
SPG79	4p13	*UCHL1*	AR	泛素化连接酶，蛋白降解
Ua	2q31.1	*GAD1*	AR	GABA合成
Ua	5p15.2	*CCT5*	AR	蛋白质折叠与组装
Ua	19q13.32	*OPA3*	—	线粒体活动的调节
Ua	9q22.31	*BICD2*	AD	蛋白质转运
Ua	19q13.1	*MAG*	AR	髓鞘的组分
Ua	1q42.3	*LYST*	AR	溶酶体交换调节
Ua	Mit	*MT-ATP6*	母系遗传	线粒体ATP产生
SPOAN	11q13	*KLC2*	AR	—

注：AD，常染色体显性；AR，常染色体隐性；XL，X-连锁；XLR，X-连锁隐性；Mit，线粒体；Ua，未分类的SPG。

【实验室与辅助检查】

1. 脑和脊髓的CT或MRI多正常或有脊髓变细。

2. 运动诱发电位（MEP） 大部分患者下肢运动诱发电位消失或中枢运动潜伏期（CML）延长，波幅降低。

3. 体感诱发电位（SEP） 约2/3患者的SEP波幅显著降低和峰潜伏期显著延长，约1/2患者有脑干诱发电位异常。

4. 基因检测发现HSP相关基因的致病变异。

【诊断标准】

1. 典型的临床表现包括儿童或青春期起病，缓慢进行性加重的双下肢痉挛性截瘫，体格检查可见双下肢肌张力增高、腱反射亢进、病理征阳性、剪刀步态、远端轻度的振动觉减退。部分患者还可伴有视神经萎缩、视网膜色素变性、锥体外系症状、共济失调、肌肉萎缩、智力障碍、皮肤病变等。

2. 阳性家族史有助于本病的诊断。

3. 基因检测发现HSP相关基因的致病变异。

【治疗与预后】

1. 药物治疗 左旋多巴、巴氯芬、乙哌立松和苯二氮䓬类药物可以诱导肌肉松弛，部分缓解痉挛症状。

2. 康复治疗 理疗、按摩和适当运动可改善肌力，减少肌肉萎缩程度，预防肌肉挛缩。

3. 预后 预后不良。

【遗传咨询与产前诊断】

由于目前尚无确切有效的治疗方法，对受累家系成员开展遗传咨询，对高风险胎儿进行产前诊断是发现患胎的有效手段。

1. 遗传咨询

（1）确定咨询者家系中HSP的临床诊断，建立遗传咨询档案。确定临床诊断包括询问患者起病时间、典型症状，了解有无合肌张力障碍、肌肉萎缩、共济失调、视力障碍、皮肤异常等症状。其脑和脊髓的CT/MRI检查多正常或有脊髓变细，可有助于与其他疾病相鉴别；运动诱发电位、体感诱发电位、脑干诱发电位可见异常。

（2）绘制咨询者的家系图，判断可能的遗传方式并作遗传咨询，详见第七章相关内容。

（3）对先证者进行HSP相关基因检测，首选高通量测序；对于经济条件的许可的患者，建议同时送检家系（先证者+父亲+母亲）DNA进行检测，可有效提高检测效率；必要时应考虑线粒体基因组全长测序。

（4）SPG4致病基因SPAST的变异类型包括了CAG重复扩增变异；与此同时，部分脊髓小脑性共济失调（如SCA3）可以出现痉挛性截瘫表现，而复杂型HSP也可伴有共济失调。二者在临床表型上存在重叠，必要时应加做相关基因的动态变异检查以明确患者基因诊断。

（5）在明确HSP的变异基因位点及变异类型后，若考虑为双亲存在体细胞嵌合体可能，应加做高精度高通量测序。若考虑可能为双亲的生殖细胞嵌合体，可对先证者父亲的精子进行高通量测序，找到精子嵌合体的证据；若确认先证者父亲的精子为嵌合体，或怀疑先证者的母亲为生殖细胞嵌合体，可对胎儿进行产前诊断，或植入前遗传学检测。

2. 产前诊断

（1）确认先证者的临床表型和HSP致病基因变异位点。

（2）确认该基因的遗传方式，评估其子代患病风险。

（3）在妊娠11～13周进行绒毛活检或16～22周羊膜腔穿刺抽取羊水进行胎儿细胞基因检测。当确认胎儿与先证者存在相同的HSP致病基因的致病变异，再次根据该疾病的遗传方式，评估胎儿为患儿的风险，如确认是患胎，应在知情的情况下，由其父母决定是否继续妊娠。

（4）对于患者有典型的临床表型和明确的HSP致病基因致病性变异，其父母没有发现和先证者相同的致病变异，其母亲应在下一次妊娠11～13周进行绒毛活检或16～22周进行羊水中胎儿细胞的该基因的检测，核查是否存在与先证者相同的变异，因其父母有生殖细胞嵌合变异的可能。

（5）对确认的父源性生殖细胞嵌合变异，也可选择进行植入前遗传学检测，避免患胎的治疗性流产。

（6）目前线粒体DNA变异引起的HSP产前诊断是难点，需谨慎。

（7）对于产前基因诊断后出生的新生儿，应再次采集其外周血DNA进行验证，并进行随访和记录。

（江　泓）

第十六节　家族性肌萎缩侧索硬化症

肌萎缩侧索硬化症（amyotrophic lateral sclerosis，ALS）是一种以大脑、脑干和脊髓运动神经元选择性凋亡致肌肉萎缩的神经变性疾病，约10%的患者为家族性，称为家族性肌萎缩侧索硬化症（familial amyotrophic lateral sclerosis, FALS）[92, 93]。

【临床表型特征】

FALS通常30~50岁起病，常以单侧肢体肌无力和肌萎缩起病，最先出现手不对称性肌无力，扣纽扣、用钥匙开门等手部动作不灵活，肌肉萎缩由手部大小鱼际肌、骨间肌开始，并逐渐延至前臂、上臂、下肢肌及口咽肌，肌萎缩区明显肌束震颤（图23-10）。累及上运动神经元出现四肢肌张力高，腱反射亢进，病理反射阳性。一般无感觉及大小便功能障碍。多于发病后3~8年因呼吸衰竭死亡。

各型家族性肌萎缩侧索硬化症的起病年龄及临床表现稍有差异（表23-15）。

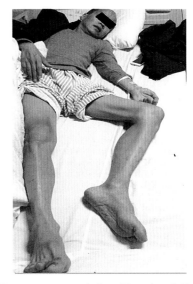

图23-10　ALS患者可见四肢肌肉萎缩

表23-15 各型家族性肌萎缩侧索硬化症的临床表型特征

分型	起病年龄	临床表现	特殊表现	疾病进展
FALS1型	40~50岁	以单侧肢体无力和肌萎缩起病，最先出现手不对称性肌无力，逐渐延至前臂、上臂及下肢肌及口咽肌，肌萎缩区明显肌束震颤。累及上运动神经元出现四肢肌张力高，腱反射亢进，病理反射阳性。一般无感觉及大小便功能障碍	无	发病后3~8年因呼吸衰竭死亡
FALS4型	儿童期或青少年期起病	以双侧锥体束受累出现行走困难为首发表现，后逐渐出现双手及下肢远端的肌肉无力、萎缩	无	相对良性过程，进展缓慢，多不影响患者自然寿命
FLAS6型	40岁左右	约1/3的患者以延髓麻痹症状为首发表现	部分患者合并额颞叶痴呆	较FALS1型迅速，多于4年内死亡
FALS8型	30~45岁	以下运动神经元受损为主要表现，患者可有延髓受累，出现吞咽困难、构音不清	所有患者均有肌肉痉挛，姿势性震颤	—
FALS10型	50岁左右	以一侧肢体出现肌肉萎缩、无力、变细为首发症状，在出现首发症状后，病情进展迅速，3~6个月即出现累及延髓的症状，约在延髓麻痹症状之后3~6个月因呼吸肌麻痹而死亡	无	病情进展迅速，从发病到死亡平均8~18个月

【遗传方式与相关致病基因】

多数FALS表现为常染色体显性遗传，最常见为FALS1型、FALS4型、FALS6型、FALS8型、FALS10型。其中FALS1型占所有FALS患者的20%～25%。常见各型家族性肌萎缩侧索硬化症的致病基因及遗传方式见表23-16。

表23-16 常见各型家族性肌萎缩侧索硬化症的致病基因及遗传方式

分型	基因	染色体位置	遗传方式	常见变异类型及位点
FALS1型	SOD1	21q21.11	AD	p.A4V，即GCC变为GTC，使SOD1蛋白的第4位氨基酸的A变为V
FALS4型	SETX	9q34.13	AD	错义变异
FALS6型	FUS	16p11.2	AD	最常见的变异位点位于FUS基因的第14、15号外显子，如c.1561C>T（p.R521C）及c.1562G>A（p.R521H）
FALS8型	VAPB	20q13.32	AD	常见为错义变异
FALS10型	TARDBP	1p36.22	AD	错义变异，常见的位点有c.892G>A（p.G298S）

注：AD，常染色体显性。

【实验室与辅助检查】

1. 肌电图 有很大的诊断价值，为肌肉出现失神经支配现象，表现为病变处肌肉插入电位延长，静止时出现纤颤电位，随意收缩时运动单位动作电位数量减少，时限增宽，波幅增高，波型以混合相或单纯相多见，可见巨大电位。运动神经传到速度可能下降或正常，而感觉神经传导速度正常。

2. CT或MRI 脊髓变细，腰膨大和颈膨大处较明显，余无特殊发现。

3. 基因检测 FALS相关基因致病性变异。

【诊断标准】

1. 选择性上下运动神经元损害，病情进行性加重，无大小便障碍和感觉障碍。

2. 肌肉轻度收缩时肌电图的波幅高、时相宽，神经传导速度正常。

3. 常染色体显性遗传，FALS相关基因发现致病性变异。

【治疗与预后】

1. 目前尚无特效治疗，主要是对症、支持疗法和综合治疗。其中保持营养状态，尽量维持体重，对于有吞咽障碍的患者宜适时胃造瘘，保证水、营养和药物的给予。当肺活量下降为预计值的50%时，宜用双小平正压无创呼吸机。良好护理和心理支持也很重要。

2. FALS患者预后差，进行性瘫痪导致运动功能丧失，晚期多死于呼吸肌麻痹和肺部感染。

【遗传咨询与产前诊断】

同本章第十二节"发作性运动诱发性运动障碍"。

（张　成　利　婧）

第十七节 脊髓性肌萎缩症

脊髓性肌萎缩症（spinal muscular atrophy, SMA）是由于运动神经元存活基因1（survival motor neuron gene 1, *SMN1*）变异致使SMN蛋白功能缺陷所致的遗传性神经肌肉病。SMA以脊髓前角运动神经元退变和丢失导致的肌无力和肌萎缩为临床特征。

【临床表型特征】

SMA主要临床表现为肌无力。肌无力表现为对称性、进行性加重，近端重于远端，下肢重于上肢。智力发育和感觉神经正常，腱反射减弱或消失。依据国际分型标准[94]，按照发病年龄和获得的最大运动功能患者的临床表型分为4种类型。

1. Ⅰ型SMA 也称为Werdnig-Hoffmann病，为严重型。Ⅰ型患儿多在6个月前发病，举头困难，不能独坐。新生儿期或最初几个月，因延髓受累导致患儿吸吮和吞咽困难、生长迟缓、四肢和躯干肌肉萎缩。肋间肌无力伴萎缩，导致腹式呼吸和"钟"形胸。患儿可见舌肌萎缩和肌束震颤，偶尔可见手指的姿势性震颤。Ⅰ型患儿常常由于肺部并发症死于呼吸衰竭。

2. Ⅱ型SMA 也称为Dubowitz病，即中间型。此型患儿在6~18个月发病，生长发育延缓，但能缓慢达到独坐的运动里程碑。最大运动功能是扶站，但不能自主站立。大部分患者在青少年时期会丧失独坐的能力。部分患儿因延髓受累导致吞咽困难和体重不增。伸手或握持时出现手部细震颤。疾病后期出现骨骼问题，有脊柱后弯或侧弯，关节挛缩。呼吸肌无力导致咳嗽和气管分泌物清除困难，部分患者因肺部并发症导致死亡。

3. Ⅲ型SMA 也称为Kugelberg-Welander病或青少年型SMA。此型患者在18个月之后发病，能够独立行走，可能步态不稳，呈现鸭步，或经常跌倒，或在2~3岁时出现上下楼困难。大多数患儿随着时间的推移而丧失行走能力。可见脊柱侧弯，也可发生吞咽困难、咳嗽无力和夜间肺换气不足。大部分患者能达到自然寿命。

4. Ⅳ型SMA 为成年型，也是最轻型。20~30岁发病，行走基本正常，运动功能障碍较轻，无呼吸系统或胃肠道等问题。能达到自然寿命。

【遗传方式与相关致病基因】

SMA为常染色体隐性遗传，其致病基因*SMN1*位于5q13.2，编码运动神经元存活蛋白（SMN）。*SMN1*基因表现为丧失功能（loss-of-function）变异，90%~95% SMA个体表现*SMN1*基因纯合缺失变异，约5%个体表现为复合杂合变异，即一个*SMN1*等位基因缺失，另一个等位基因发生致病性点变异，包括无义变异、移码变异、剪切位点变异、错义变异等形式。

同样位于5q13.2的*SMN2*基因是SMA表型的修饰基因。*SMN2*基因与*SMN1*基因高度同源，编码相同的SMN蛋白。位于第7外显子c.840C>T是两者在编码序列唯一的差异碱基，它使80%~90%的*SMN2*基因转录产物跳跃了7号外显子，编码的截短SMN蛋白被机体快速降解。*SMN2*基因拷贝数对于SMA表型修饰呈现明显的负相关，患者携带的*SMN2*基因拷贝数越多则表型越轻，在严重的Ⅰ型患儿通常携带1~2个*SMN2*基因拷贝数，Ⅱ型患儿以3个*SMN2*基因拷贝为主，Ⅲ型患儿的*SMN2*基因拷贝数多为3~4个。

【实验室与辅助检查】

1. 血清CK正常或轻微升高，升高范围通常小于正常值上限的5倍。

2. 肌电图显示神经源性损害。

3. 肌活检在Ⅰ型SMA患者显示肌纤维肥厚，Ⅱ型SMA和Ⅲ型SMA中均存在成群的肌纤维萎缩。

4. SMN1基因纯合缺失或杂合缺失伴随致病性点变异。

【诊断标准】

1. 临床表现　对称性躯干和四肢的肌无力、近端重于远端、下肢重于上肢。伴有舌颤、手震颤。

2. 辅助检查　肌电图显示神经源性改变；血清CK正常或轻度升高；肌肉活检显示神经源性改变。

3. 基因诊断　SMN1基因外显子7纯合缺失或SMN1复合杂合变异（一个SMN1等位基因缺失，另一个SMN1等位基因存在致病性点变异）。

【治疗与预后】

1. 药物治疗诺西那生钠（nusinersen, spinraza）是首个获得美国FDA批准用于治疗SMA的药物，诺西那生钠（nusinersen）并于2019年2月24日获得中国食品药品监督管理局批准，用于治疗各型5qSMA患者。这是一种反义寡核苷酸药物，通过调控SMN2基因剪切，促进SMN蛋白产生[95]。诺西那生钠注射液规格为每支12mg/5mL，鞘内注射，每次1支。治疗起始的63天内间隔给予4次负荷剂量，此后每4个月给予1次维持剂量。基因替代治疗的Zolgensma (AVXS-101) 于2019年5月24日获得美国FDA批准，治疗小于2岁的Ⅰ型SMA患者[96]。该方法是由腺相关病毒载体携带外源SMN cDNA（scAAV9-SMN），进入患者体内细胞核表达SMN蛋白。小分子化合物RO7034067（RG7916）正在进行Ⅱ/Ⅲ期临床试验。该药物也是通过调控SMN2基因剪切，促进SMN蛋白产生[97]。

2. 营养管理　胃肠功能障碍、营养不良等问题普遍存在于SMA患儿，特别是Ⅰ型患儿。在营养/喂养评估基础上，建议采取积极的营养支持，明显的生长障碍可通过放置鼻胃管、胃造瘘等方法解决。胃食管反流可应用酸中和药物（碳酸镁或钙）和抑制排酸药物。

3. 呼吸支持　Ⅰ型和Ⅱ型SMA患儿，表现出进行性的呼吸功能下降。呼吸功能下降导致咳嗽能力受损伴下呼吸道分泌物清除不当，睡眠期间肺换气不足，以及复发性肺炎。呼吸衰竭通常是导致这类患者死亡的主要原因。患者确诊后应尽快进行呼吸系统评估，进行肺部长期管理，早期使用咳痰机和家用无创呼吸机等辅助设备，积极预防肺部感染的发生以及改善潜在慢性缺氧状态，起到延缓SMA疾病进展的治疗作用。

4. 康复及矫形　Ⅱ型SMA和Ⅲ型SMA患者存在脊柱侧凸、关节挛缩等问题。进行性脊柱侧弯可损害肺功能，严重者甚至损害心脏输出量。可以手术治疗脊柱侧凸，但需考虑脊柱弯曲程度、肺功能和骨骼成熟度。SMA患者应定期评估肌肉和骨骼功能。鼓励适量运动和日常活动，包括在辅助设备或者矫形器的辅助下行走。加强护理有助于维持患儿的肌肉强度和减缓骨骼畸变的速度。

5. 预后　Ⅰ型SMA患儿预后不良，生命期限通常≤2岁，少数患儿也有可能存活更长时间。Ⅱ型患儿70%可存活至25岁。Ⅲ型和Ⅳ型患者生命期限接近正常。

【遗传咨询与产前诊断】

SMA为常染色体隐性遗传。先证者经基因检测确诊后，家庭成员应在孕前进行遗传咨询和风险评估，风险亲属可进行携带者筛查，高危妊娠者可进行风险胎儿的产前诊断。

1. 遗传咨询

（1）先证者父母　约98%患儿的父母为无症状的*SMN1*基因变异携带者。约2%的父母不是*SMN1*基因变异携带者（血液细胞），其受累患儿是新发变异所致。

（2）先证者同胞　先证者的每位同胞均有25%概率患病，50%概率为无症状的携带者，25%概率为正常个体。如果先证者父母一方具有[2+0]*SMN1*基因型，另一方存在*SMN1*基因外显子7杂合缺失或序列变异时，同胞的再发风险也为25%。约2%的先证者从携带者父母一方遗传了已知变异，另一个变异为先证者个体新发，理论上其同胞的再发风险低于常染色体隐性遗传方式。但由于*SMN1*基因变异未明确的父母一方可能存在*SMN1*基因变异的生殖细胞嵌合体，因此，不能排除这些同胞仍具有SMA的患病风险。

（3）先证者子女　轻型SMA患者可生育，其所有后代均为无症状的携带者。轻型SMA患者的伴侣应进行携带者检查。如果其伴侣显示至少存在两个*SMN1*基因拷贝，则其存在1/670概率成为携带者（正常人群存在2% *SMN1*的[2+0]基因型，同时也有很小风险存在*SMN1*基因点变异）。因此，这一对夫妇生育受累患儿的风险为1/1 340。

2. 产前诊断

（1）确认先证者的临床表型和*SMN1*基因的致病性变异。

（2）确认先症者父母是携带者，并携带有与患者相同的*SMN1*基因变异。

（3）在携带者妊娠11～13周进行绒毛活检或16～22周羊膜腔穿刺抽取羊水进行胎儿细胞的*SMN1*基因检测，当确认为携带有与先证者*SMN1*基因相同变异的胎儿时，提示是患胎，应在知情的情况下，由其父母决定是否继续妊娠。

（4）先证者为*SMN1*基因外显子7纯合缺失，父母均为*SMN1*外显子7杂合缺失携带者，其同胞的产前诊断或植入前遗传诊断可以应用与先证者相同的拷贝数分析技术进行诊断。

（5）先证者为复合杂合变异，父母一方为*SMN1*外显子7杂合缺失携带者，另一方为*SMN1*基因的序列变异。由于*SMN1*基因的序列变异需要区分高度同源的*SMN2*基因，对于产前诊断具有一定难度。这类先证者同胞的产前诊断或植入前遗传诊断建议应用拷贝数分析，并结合家系的5q11.2-q13.3微卫星位点的连锁分析。

（6）对于先证者有典型的临床表型和明确的*SMN1*基因致病性变异，其父母一方未检测出与患者相同的致病性变异，也应如期进行胎儿细胞的*SMN1*基因检测，确定是否存在与先证者相同的变异，因其父母存在携带致病性变异的生殖细胞嵌合体的可能。

（7）对于产前基因诊断后出生的新生儿，应进行随访和记录。

（宋　昉）

第十八节　脊髓延髓肌萎缩症

脊髓延髓肌萎缩症（spinal and bulbar muscular atrophy, SBMA），又称Kennedy病，是一种X-连锁隐性遗传病，雄激素受体（androgen receptor, *AR*）基因第1号外显子(CAG) n拷贝数异常扩增是导致本病的原因。在本病得到充分认识和正确诊断的地区，该病的患病率为1/40 000[98, 99]。

【临床表型特征】

多见于中年男性，好发年龄为30～50岁，隐袭起病，以对称性下运动神经元损害和不完全性雄激素不敏感综合征的表现为突出特点。

1. 不完全性雄激素不敏感综合征　见于大部分患者，先于肌萎缩无力前数年发生，表现为男子乳腺发育、性腺功能减退、进行性性欲下降、勃起功能障碍、睾丸萎缩、精液少或精子缺乏等症状。

2　下运动神经元损害　多以下肢带肌受累为首发症状，随后累及肩胛带肌和延髓肌，出现上楼和起蹲困难、双上肢上举困难、梳头和洗脸困难、受累肌肉纤颤、构音含糊、吞咽困难和饮水呛咳等症状，双侧症状和体征对称。

3. 其他　常伴有姿势性震颤，多累及双手，部分患者可有反复发作的喉痉挛，也有部分患者合并腓肠肌肥大。

【遗传方式与相关致病基因】

脊髓延髓肌萎缩症是由*AR*基因1号外显子三核苷酸(CAG) n异常扩增所致，属于动态变异性遗传病，具遗传早现现象，即在同一家族中，发病逐代提前，症状逐代加重。*AR*基因定位于Xq12，(CAG) n的拷贝数与雄激素受体的转录激活呈负相关。(CAG) n具有多态性和遗传稳定性，不同种族间存在差异，正常人该序列的拷贝数为9～34个，而脊髓延髓肌萎缩症患者高达38～72个，且失去遗传稳定性。(CAG) n与起病年龄和病情严重性相关，拷贝数越多，发病年龄越早，病情越重。

【实验室与辅助检查】

1. 血清肌酶　血清肌酸激酶、丙氨酸氨基转移酶、天冬氨酸氨基转移酶和乳酸脱氢酶呈轻至中度升高，偶有病例呈重度升高。

2. 血脂　表现为Ⅱ型高脂血症。Ⅱa型患者表现为低密度脂蛋白增加，总胆固醇升高，甘油三酯正常；Ⅱb型患者表现为极低密度脂蛋白和低密度脂蛋白均增加，低密度脂蛋白胆固醇＞3.65mmol/L，总胆固醇和甘油三酯均高。也有患者表现为低β脂蛋白血症。

3. 性激素水平　86%患者存在雄激素抵抗，68%患者血清睾酮升高，也见催乳素和雌激素水平升高。

4. 肌电图　表现为神经源性损害，静息状态下见纤颤电位和正锐波等自发电位，轻收缩时运动单位动作电位时限延长和波幅升高，重收缩时呈单纯混合相，有时可见巨大电位及卫星电位。

5. 基因检测　检测*AR*基因第1号外显子上的(CAG) n。

【诊断标准】

典型的下运动神经元损害和不完全性雄激素不敏感综合征的临床表现；血清肌酶水平轻至中度升高；肌电图示神经源性损害；X–连锁隐性遗传的家系特点；*AR*基因第1号外显子上(CAG)n≥38 [22, 98]。

【治疗与预后】

目前尚无特效的药物可以根治脊髓延髓肌萎缩症，治疗以防治并发症为主，针对摔跤、骨折、误吸和运动功能下降等常见的并发症，做好预防和对症处理。醋酸亮丙瑞林和姜黄素类似物ASC-J9可能对患者有一定疗效 [100, 101]。

该病预后较好，接近正常生命年限。

【遗传咨询与产前诊断】

由于目前尚无根治本病的治疗方法，对受累家系成员开展遗传咨询、检出携带者（特别是育龄女性）、对高风险胎儿进行产前诊断是发现患胎的有效手段。

1. 遗传咨询

（1）确定咨询者家系中脊髓延髓肌萎缩症的临床诊断，建立遗传咨询档案。确定临床诊断包括询问脊髓延髓肌萎缩症患者的日常生活能力，如有无上楼梯困难、下蹲起立困难、洗脸和梳头困难，是否有说话声音改变、吞咽困难和饮水呛咳，是否有性欲和性功能下降，是否有乳房发育，检查有无翼状肩胛。血清肌酸激酶是否为轻至中度升高，血脂和性激素水平是否异常，肌电图是否有神经源性损害。

（2）绘制咨询者的家系图，是否符合X–连锁隐性遗传。系谱中只有男性患者，先证者的兄弟、舅父、姨表兄弟可能是患者。

（3）对先证者进行*AR*基因检测，明确1号外显子(CAG)n的拷贝数，并对其母亲进行验证，是否(CAG)n≥38。

（4）若先证者母亲其中一个*AR*等位基因1号外显子(CAG)n≥38，说明其母亲是*AR*基因致病性变异的携带者，通常不发病。

（5）应对先证者家系中母系所有准备生育的女性（孕前）进行*AR*基因检测，明确1号外显子(CAG)n的拷贝数，检出携带者。

（6）若确认该家系的女性为*AR*基因变异的携带者，所生男孩50%为该病患儿，所生女孩50%为该病的携带者。

2. 产前诊断

（1）确认先证者的临床表型和*AR*基因1号外显子(CAG)n≥38。

（2）确认患者的母亲是携带者，即为*AR*基因1号外显子(CAG)n≥38的携带者。

（3）在携带者妊娠11～13周进行绒毛活检或16～22周羊膜腔穿刺抽取羊水进行胎儿细胞的*AR*基因1号外显子(CAG)n检测，当确认为*AR*基因第1号外显子(CAG)n≥38的男胎时，提示是患胎，应在知情的情况下，由其父母决定是否继续妊娠；若为*AR*基因1号外显子(CAG)n≥38的携带女胎，因绝大多数女性携带者不发病，胎儿患病可能性很低，由其父母决定是否继续妊娠。

（4）对于患者有典型的临床表型和明确的*AR*基因致病性变异，其患者母亲无与患者相同的变异位点，也应在妊娠11~13周进行绒毛活检或16~22周进行羊水中胎儿细胞的*AR*基因的检测，明确是否存在与先证者相同的变异，因其母亲有生殖细胞嵌合体的可能。

（5）对确认的携带者，也可选择进行植入前遗传学检测，避免选择性流产。

（6）对于产前基因诊断后出生的新生儿，应进行血清肌酸激酶的检测，并进行随访和记录。

（杨　娟）

第十九节　腓骨肌萎缩症

腓骨肌萎缩症（Charcot-Marie-Tooth, CMT）又称遗传性运动感觉性神经病（hereditary motor and sensory neuropathy），由法国的Charcot、Marie和英国的Tooth医师首先系统描述，故此得名，是一组最常见的同时具备高度临床和遗传异质性的周围神经单基因遗传病。可呈现常染色体显性、常染色体隐性和X-连锁显性遗传等多种方式。其发病率约为40/100 000[102, 103]。根据其电生理和病理特点临床上将其分为两型：脱髓鞘型（CMT1型）和轴突型（CMT2型）。

【临床表型特征】

CMT患者发病隐匿，进展缓慢，多在儿童晚期或青少年期隐袭起病，从足和小腿开始，数年后波及手部肌和前臂肌。双侧对称性趾长伸肌、腓骨长肌、腓骨短肌、足部固有肌等伸肌最先受累，屈肌基本正常。特征性改变为小腿和大腿下1/3的肌肉明显萎缩，形似"鹤腿"或"倒立的香槟酒瓶"（图23-11），跨阈步态，不能足跟走路，跟腱反射消失，手套和袜套样痛温觉减退；晚期可产生马蹄内翻足、明显的弓形足、垂足和爪形手。

各型腓骨肌萎缩症起病年龄及临床表现稍有差异（表23-17）[102, 103]。

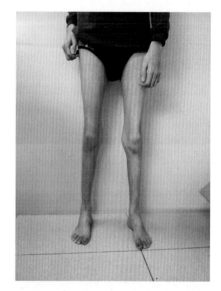

图23-11　CMT患者特征性的"鹤腿"

表23-17　各型腓骨肌萎缩症的临床表型特征

分型	起病年龄	临床表现	特殊表现	疾病进展
CMT 1A型	多在儿童晚期或青少年期	小腿和大腿下1/3的肌肉明显萎缩，跨阈步态，不能足跟走路，手套和袜套样痛温觉减退；晚期可产生马蹄内翻足、弓形足、垂足和爪形手	无	预后良好，大多数患者的生命期限接近正常

（续表）

分型	起病年龄	临床表现	特殊表现	疾病进展
CMT 1B型	同CMT 1A型	同CMT 1A型	可出现皮肤粗糙、肢端发凉、少汗或发绀等自主神经功能障碍	同上
CMT 2A型	1～66岁	同CMT 1A型	部分患者感觉正常	同上
CMT 2B型	无明确好发年龄	同CMT 1A型	无	同上
CMT X型	男性：5～20岁，女性：30岁左右	同CMT 1A型，男性受累程度较女性重	无	同上，女性较男性好

【遗传方式与相关致病基因】

　　CMT可表现常染色体显性、常染色体隐性和X-连锁显性遗传，常见为CMT 1A型、CMT 1B型、CMT 2A型、CMT 2B型和CMT X型。其中CMT 1A型占50%，CMT X型约占10%～20%。常见各型腓骨肌萎缩症的致病基因及遗传方式如下表23-18[102, 103]。

表23-18　常见各型腓骨肌萎缩症的致病基因及遗传方式

分型	基因	染色体位置	编码蛋白	遗传方式	常见变异类型及位点
CMT 1A型	*PMP22*	17p12	周围神经髓鞘蛋白22	AD	主要为重复变异，少数为点变异
CMT 1B型	*MPZ*	1q23.3	髓鞘蛋白0	AD	中国常见点变异有c.371C>T
CMT 2A型	*MFN2*或*KIF1B*	1p36.2	线粒体融合核蛋白（含有ATP/GTP结合位点）；驱动动力蛋白1B	AD	无
CMT 2B型	*RAB7*	3q21.3	*RAS*相关GTP结合蛋白7	AD	常见为p.L129P和p.V162M点变异
CMT X型	*GJB1*	Xq13.1	连接蛋白32	XLD	无

　　注：AD，常染色体显性；XLD，X-连锁显性。

【实验室与辅助检查】

　　1. CMT 1型

　　（1）正中神经运动传导速度＜38m/s。

　　（2）血清肌酸激酶正常。

　　（3）周围神经组织活检为脱髓鞘和施万细胞（schwann cell，又名雪旺细胞）增生，形成洋葱头样改变。

　　（4）基因检测。CMT 1A型*PMP22*基因重复变异或点变异等；CMT 1B型*MPZ*基因致病性变异。

　　2. CMT 2型

　　（1）神经传导速度检测。正中神经运动传导速度正常，但存在显著的复合肌肉动作电位下降。绝大多数患者存在感觉神经动作电位异常或消失。

（2）血清肌酸激酶正常。

（3）肌活检提示神经源性肌萎缩，周围神经组织活检显示有髓神经纤维数量减少，未见脱髓鞘改变。

（4）基因检测。CMT 2A型*MFN2*或*KIF1B*基因致病性变异；CMT 2B型*RAB7*基因致病性变异。

3. CMT X型

（1）正中神经和尺神经运动传导速度轻–中度减慢，男性为30～40m/s，女性为30～50m/s，同一神经不同部位或不同神经间运动传导速度可不均一，可见到波形弥散、运动神经传导阻滞。

（2）血清肌酸激酶正常。

（3）周围神经组织活检显示年龄相关的有髓神经纤维丢失，同时存在轴索的簇状再生。

（4）基因检测。*GJB1*基因致病性变异。

【诊断标准】

各型经基因检测发现相关致病基因变异可确诊，同时还可见典型临床特征。

1. CMT 1型 典型的临床表现如"鹤腿"、跨阈步态、弓形足；运动神经传导速度＜38m/s；周围神经组织活检有"洋葱头"样改变。

2. CMT 2型 典型的临床表现如"鹤腿"、弓形足；正中神经运动传导速度正常，然而出现显著的复合肌肉动作电位下降，以及感觉神经动作电位异常或消失；周围神经组织活检显示有髓神经纤维数量减少，未见脱髓鞘改变。

3. CMT X型 典型的临床表现如"鹤腿"、跨阈步态、弓形足；正中神经和尺神经运动传导速度轻/中度减慢，波形弥散，运动神经传导阻滞；周围神经组织活检显示年龄相关的有髓神经纤维丢失，同时存在轴索的簇状再生。

【治疗与预后】

1. 目前尚无特效治疗，主要是对症、理疗及矫形手术，患者需要终身接受康复治疗，以减轻关节挛缩。垂足或足畸形可穿矫形鞋，明显的跟腱挛缩可做跟腱延长的手术。

2. CMT患者病情进展缓慢，预后良好。大多数患者的生命期限接近正常。

【遗传咨询与产前诊断】

由于目前尚无确切有效的治疗方法，对受累家系成员开展遗传咨询、对高风险胎儿进行产前诊断是发现患胎的有效手段。

1. 遗传咨询

（1）确定咨询者家系中CMT的临床诊断，建立遗传咨询档案。确定临床诊断包括询问CMT患者的运动发育史，是否有跨阈步态、弓形足、"鹤腿"等特征性体征。电生理检查是否显示周围神经运动传导速度轻/中度的减慢，波形弥散和运动传导阻滞；神经活检是否显示特征性"洋葱头"样改变；或有髓神经纤维减少伴或不伴轴索的簇状再生。

（2）绘制咨询者的家系图，明确其遗传方式并作遗传咨询，详见第七章相关内容。

（3）对先证者进行基因检测，明确基因的致病变异。若考虑为父或母源性生殖细胞嵌合体，可对先证者父或母的生殖细胞进行高通量测序，找到生殖细胞嵌合体的证据，可对胎儿进行产前诊断，或植入前遗传学检测。

2. 产前诊断

（1）确认先证者的临床表型和基因致病性变异。

（2）在妊娠11～13周进行绒毛活检或16～22周羊膜腔穿刺抽取羊水进行胎儿细胞的致病基因检测，当确认胎儿带有与先证者致病基因相同变异的胎儿时，提示是患胎，应在知情的情况下，由其父母决定是否继续妊娠。

（3）对于患者有典型的临床表型和明确的基因致病性变异，其父母临床表型正常，也应在妊娠11～13周进行绒毛活检或16～22周进行羊水中胎儿细胞的致病基因的检测，明确是否存在与先证者相同的变异，并由其父母决定是否继续妊娠。

（4）对确认的父源性生殖细胞嵌合体，也可选择进行植入前遗传学检测，避免患胎的治疗性流产。对于产前基因诊断后出生的新生儿，应进行随访和记录。

（操基清）

第二十节　遗传性压迫易感性神经病

遗传性压迫易感性神经病（hereditary neuropathy with liability to pressure palsy，HNPP）是一种罕见的周围神经病，具有以下特征：①对压力易感，甚至很轻微的压迫或者缺血性病变也会诱发症状；②数周或数月内症状可自行恢复；③具有反复发生的倾向，随着发生次数增多会遗留轻至中度神经功能缺损；④呈常染色体显性遗传，小部分为散发病例[103, 104]。

【临床表型特征】

HNPP最早由De Jong报道，一些先证者的家属经常在刨土豆后出现腓总神经损伤，因此曾被称为"刨土豆病"。该病多在10～30岁发病，男女发病率无明显差异，临床表现为轻微的压迫或外伤后反复出现的与应力点相关的周围神经损伤，症状多在数周或数月内自行恢复，常有家族史。常见的临床疾病谱有肘管综合征、腕管综合征、腓骨头受压所致足下垂。首次或早期发生周围神经损伤症状后多可完全恢复，反复多次出现周围神经损伤症状后常会遗留轻至中度神经功能缺损。

【遗传方式与相关致病基因】

HNPP呈常染色体显性遗传方式，其致病基因为定位于17p12的PMP22基因，与CMT 1A型致病基因相同，但CMT 1A型是1.5Mb片段的重复变异所致，而HNPP病例中80%是1.5Mb片段缺失所致，另有20%是PMP22基因点变异所致。

【实验室与辅助检查】

1. 血清CK多数正常。

2. 肌电图检查提示轻度脱髓鞘性周围神经病，伴有远端潜伏期延长，压迫点以远神经传导速度减慢。

3. 周围神经超声检查可见局灶压迫部位有压迹。

4. 周围神经活检及病理可见神经纤维因局灶性髓鞘增厚，呈腊肠样改变（图23-12），该病理改变具有提示诊断价值。

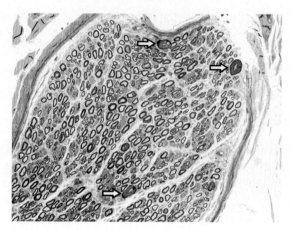

图23-12　HNPP病理改变（箭头）：可见神经纤维因局灶性髓鞘增厚（北大医院孟令超供图）

5. 基因检测优先考虑PMP22基因的1.5Mb缺失，再行PMP22基因点变异的检测，也可二者同时考虑。

【诊断标准】

1. 临床诊断

（1）复发性局灶性压迫性周围神经病。

（2）常染色体显性遗传家族史。

2. 支持诊断依据

（1）轻微的多发性单神经性周围神经病。

（2）体检可发现局灶性神经功能缺损、萎缩或感觉缺失。

（3）跟腱反射消失（50%～80%）。

（4）腱反射弥漫性减低（15%～30%）。

（5）轻到中度弓形足外观（20%）。

3. 神经电生理诊断

（1）神经远端潜伏期延长，如在腕关节记录正中神经传导。

（2）双侧腕管感觉和运动神经传导速度减慢伴有至少一处腓总神经运动传导速度异常。

（3）压迫部位的神经传导速度减慢。

（4）大部分运动神经传导速度正常（＞40m/s），部分患者有轻微的多发单神经性周围神经病的电生理证据。

4. 病理诊断　腓肠神经活检呈脱髓鞘性周围神经病理改变，伴有腊肠样改变，后者并非特异，也可见于其他一些周围神经病的病理改变。

5. 基因诊断　PMP22基因可见1.5Mb片段缺失所致，或致病性点变异。

6. 鉴别诊断　*PMP22*基因相关的周围神经病，如CMT1A、HNPP（表23-19）[103, 104]。

表23-19　*PMP22*基因相关的疾病鉴别诊断列表

	CMT 1A（*PMP22*基因片段重复）	HNPP（*PMP22*基因片段缺失）
临床表现	通常在20岁以内起病； 难以走路和跑步； 远端对称性肌萎缩和无力，下肢重于上肢； 常见高弓足； 感觉症状常不显著，下肢重于上肢； 疼痛较常见； 腱反射减弱或缺失； 临床表现差异大，甚至在家族内亦可见	局灶性复发性麻木、肌无力和肌萎缩； 继发于轻微的神经压迫； 通常在10～30岁起病； 4%～47%患者出现高弓足； 50%发作可完全恢复，通常需数天或数周； 后遗症轻微； 家族内临床表现差异大
神经电生理	同源性和弥漫性MCV和SCV减慢； CMAP降低，尤其是下肢远端； SNAP常降低至难以测出	远端运动潜伏期延长，尤其是正中和腓总神经； 压迫局部运动传导阻滞； 其他节段MCV正常或轻度下降； SCV减慢及SNAP常降低
神经病理	神经全长髓鞘异常 洋葱球 神经纤维髓鞘松散	节段性髓鞘缺失及再生 可见腊肠样改变，但缺乏特异性 有可能存在大纤维缺失

注：MCV，运动传导速度；SCV，感觉传导速度；CMAP，复合肌肉动作电位；SNAP，感觉神经动作电位。

【治疗与预后】

1. 药物治疗　可考虑采用神经营养治疗，如神经生长因子，B族维生素等。目前没有更多的证据表明激素、免疫球蛋白、血浆置换、免疫抑制剂等有治疗及预防作用。

2. 辅助支具治疗　如可以考虑用腕部支具缓解腕管综合征症状，用足托缓解足下垂症状。

3. 避免诱因　避免重体力劳动、外伤和易导致神经受压的姿势，如盘腿久坐、用肘部支撑身体重量、压迫膝关节外侧方、反复活动腕关节及压迫腕部，避免使用对神经有毒性的药物，如长春新碱等。

4. 手术治疗　目前认为手术神经减压可能不会缓解症状，还有加重损伤的可能。

【遗传咨询与产前诊断】

HNPP呈常染色体显性遗传方式，患者后代中有50%的个体会患病，进行产前诊断有助于检出患儿，但对于这种成年起病的遗传性疾病，较少人会选择进行产前诊断。

（莉海山）

第二十一节　多发性神经纤维瘤病

多发性神经纤维瘤病（neurofibromatosis, NF）是一种累及中枢及周围神经系统，以及其他靶器官的遗传性、异质性、肿瘤性疾病。NF一共分为3种类型：其中最常见的是神经纤维瘤病1型NF1，约占96%，主要表现为皮肤的牛奶咖啡斑及神经纤维瘤样皮肤肿瘤；其次是神经纤维瘤病2型NF2，约占3%，主要表现为中枢型神经纤维瘤病，如前庭位听神经施万细胞瘤，皮肤改变罕见；还有非常罕见的施万细胞（schwann cell，又名雪旺细胞）瘤病，也有人将其归于NF2。NF是常染色体显性遗传疾病，与外胚层及中胚层发育障碍有关[105, 106]。

【临床表型特征】

1. NF1　又称为von Recklinghausen病，发病率1/3 000～1/2 500，临床上主要表现为皮肤的牛奶咖啡斑和神经纤维瘤样皮肤肿瘤，常伴有恶性肿瘤，如周围神经鞘瘤、神经胶质瘤、白血病、嗜铬细胞瘤、胃肠道间质瘤，此外还伴有脊柱畸形、智力障碍、胫骨假关节、虹膜结节（Lisch结节）（图23-13）。

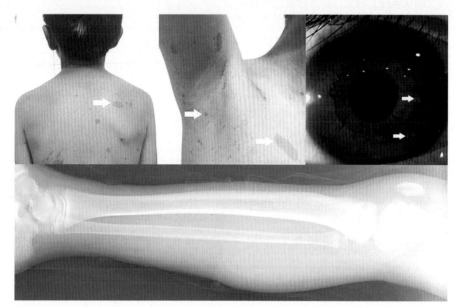

图23-13 NF1临床表现为皮肤的牛奶咖啡斑、腋窝雀斑、虹膜Lisch结节、胫骨假结节

2. NF2　又称为双侧前庭位听神经施万细胞瘤或者中枢性神经纤维瘤，发病率1/25 000，患病率1/60 000，于20岁左右起病。常见双侧前庭位听神经施万细胞瘤，伴有脑膜瘤、室管膜瘤、视神经异常，但常不伴有皮肤的神经纤维瘤，其预后因素与确诊年龄、脑膜瘤状态、是否到专业机构就诊有关。

3. 施万细胞瘤病　非常罕见，主要表现为周围神经多发性施万细胞瘤，但不伴发前庭位听神经的受累，由于其发病具有一定的特殊性，常被界定为第3型神经纤维瘤病。虽然临床表现和NF2具有部分重叠，有学者将其归为NF2，但两者致病基因不同，诊断标准有差异[105]。

【遗传方式与相关致病基因】

NF呈常染色体显性遗传。NF1致病基因为位于17q11.2的神经纤维瘤抑制基因（*NF1*），该基因是人体最大的基因之一，编码神经纤维瘤蛋白（neurofibromin），该蛋白属于肿瘤抑制蛋白GTPase活化家族，调节RAS/MAPK信号通路，是mTOR的作用靶点。大约50%的患者为新发变异，因此很多患者并没有家族史。而有家族史的遗传性致病性变异，具有很高的外显率。但家族成员之间的临床表现差异较大，这可能与基因的表观修饰有关。基因变异主要有无义变异、移码变异、点变异等形式，目前已有1 500种位于基因全长的不同的变异被鉴定。

NF2致病基因为位于22q12.2的*NF2*基因，编码Merlin蛋白，又称神经膜蛋白（schwannomin），其失活与NF2发生密切相关。50%以上的患者为新发变异，因此很多患者并没有家族史。施万细胞瘤病致病基因为位于22q11.23的*SMARCB1*基因[105]。大部分患者为新发变异，有家族史的患者呈常染色体显性遗传方式。即便在有家族史患者中，能检出*SMARCB1*基因的患者仅占40%~50%，提示仍有未被鉴定的致病基因存在。

【实验室与辅助检查】

1. X线　可见皮下结节影，有利于发现NF1脊柱畸形、胫骨假关节、蝶骨翼发育不良，NF2内听道扩大、脊神经孔扩大或骨质改变等表现[105]。

2. MRI　对肿瘤的发现更具敏感性及特异性，尤其对NF1视神经胶质瘤、丛状神经纤维瘤、周围神经鞘瘤、嗜铬细胞瘤，NF2双侧前庭位听神经施万细胞瘤、脑膜瘤、室管膜瘤等具有很好的诊断价值。同时，MRI有助于确定肿瘤的大小和位置，但是无法确定肿瘤的良恶性。此外，NF1可见特征性双基底节苍白球异常信号也具有诊断价值（图23-14）。

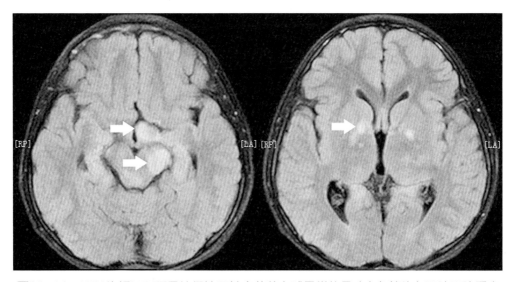

图23-14　NF1头颅MRI可见特征性双基底节苍白球异常信号（白色箭头）及脑干胶质瘤

3. 肌电图　并非必须检查，但可以帮助判断周围神经肿瘤具体部位及周围神经病变程度。

4. 周围神经超声　作为一种新兴的检查手段，周围神经超声在丛状神经纤维瘤、周围神经鞘瘤方面具有很好的诊断价值，而且可以作为定位活检或随访观察的重要手段，随着超声分子影像学的发展，周围神经超声在多发性神经纤维瘤的诊断中价值愈发明显。

5. 病理学　肿瘤细胞的排列分为两种类型：①束状型（Antoni A型），肿瘤细胞呈栅栏状外观，呈旋涡状或平行排列；②网状型（Antoni B型），组织结构松散，细胞无定型排列，细胞间常有微小囊肿或小泡，内含水肿液[106, 107]。

6. 基因检测　相关致病基因的致病性检测。

【诊断标准】

1. NF1[105]　符合以下2项或2项以上。

（1）至少有2个牛奶咖啡斑（青春期前直径＞5mm，青春期后直径＞15mm）。

（2）腋窝或腹股沟区可见雀斑。

（3）视神经胶质瘤。

（4）至少2个Lisch结节。

（5）至少2个任何类型的神经纤维瘤，或者1个丛状神经纤维瘤。

（6）特异性骨损坏（蝶骨翼发育不良或胫骨假关节）。

（7）有一级亲属确诊NF1。

2. NF2[105]

（1）主要标准（2选1）。

a. 双侧前庭位听神经施万细胞瘤。

b. 有一级亲属确诊NF2，同时①单侧前庭位听神经施万细胞瘤，或②以下任意2项：脑膜瘤、胶质瘤、施万细胞瘤、青少年型晶状体后囊包膜下浑浊。

（2）附加标准。

a. 单侧前庭位听神经施万细胞瘤，伴有以下任意2项：脑膜瘤、胶质瘤、施万细胞瘤、青少年型晶状体后囊包膜下浑浊。

b. 至少2处脑膜瘤，同时①单侧前庭位听神经施万细胞瘤，或②以下任意2项：胶质瘤、神经纤维瘤、施万细胞瘤、白内障。

3. 施万细胞瘤病[105]

（1）临床标准（2选1）。

a. 至少2个非皮肤活检证实的施万细胞瘤，伴有在高场强MRI上未见双侧前庭位听神经施万细胞瘤的影像学表现。

b. 1个非皮肤活检证实的施万细胞瘤，或颅内脑膜瘤伴有一级亲属有施万细胞瘤病的家族史。

（2）分子诊断标准（2选1）。

a. 活检证实施万细胞瘤或脑膜瘤，伴有*SMARCB1*基因变异。

b. 至少2个活检证实的施万细胞瘤或脑膜瘤，伴有不同于*NF2*基因变异表现的*SMARCB1*基因变异表现。

【治疗与预后】

1. 对症治疗　依据患者的临床症状给予相关的治疗，比如抗癫痫治疗、止痛治疗等。

2. 药物治疗　目前还没有疗效确切的治疗药物，但有一些药物进入了临床试验。雷帕霉素抑制了小鼠视神经胶质瘤的生长，因此也被用于临床试验，治疗NF1相关胶质瘤。伊马替尼（针对c-kit信号通路）正在进行治疗NF1相关的丛状神经纤维瘤的临床试验。洛伐他汀（非选择性RAS抑制剂）被用于治疗儿童NF1相关的认知症状。贝伐单抗（VEGF抗体）被用于治疗进展性NF2，至少50%的患者听力改善及肿瘤缩小。拉帕替尼、厄洛替尼、依维莫司等也正在进行NF2治疗的临床试验[108]。将来转基因治疗和干细胞治疗有望成为NF1治疗的突破性方法[109]。

3. 手术治疗　依据肿瘤是否对神经产生压迫症状，是否有明显占位性症状，是否为多发性病变，是否有恶变倾向，考虑是否予患者进行手术切除，手术的方式以直接切除或激光治疗为主。如果患者有明显颅内占位性症状，或病灶累及皮层出现癫痫症状，必要时予以开颅手术治疗。如果患者为多发性病变，或者没有明显临床症状，暂时不考虑手术治疗。

4. 预后　目前的治疗方案仅能缓解患者临床症状，尚缺乏治愈方案，患者临床症状会缓慢进展，多数不影响患者寿命。但当肿瘤侵犯重要脏器，或引起严重的神经功能缺损，预后不佳。针对容易导致失明的视神经胶质瘤，多数专家建议定期进行影像学检查，在患者出现临床症状前选择合适的时机进行手术治疗，但由于患者影像学表现无异常时即可能产生症状，所以国家神经纤维瘤基地视觉通路工作组（National Neurofibromatosis Foundation Optic Pathway Task Force）不建议进行常规影像学检查。

【遗传咨询与产前诊断】

由于NF属于常染色体显性遗传方式，后代中有50%的概率患病，而且有家族史的遗传性致病性变异，具有很高的外显率，因此明确诊断NF的患者如有生育的需求，必须进行遗传咨询及产前诊断。在先证者明确致病基因及变异位点后，进行孕妇羊水的基因检测，同时进行连锁分析，判断胎儿是否为致病基因携带者，作出产前诊断建议。如为阳性结果，是否继续妊娠由患胎父母决定。也可以选用第三代试管婴儿技术，在胚胎植入前，取胚胎的遗传物质进行分析，筛选健康胚胎植入，获得健康婴儿。

（蒋海山）

第二十二节　弥漫性体表血管角质瘤病

弥漫性体表血管角质瘤病又称为法布里病（Fabry病），是一种罕见的X-连锁遗传性溶酶体贮积病（lysosomal storage diseases），因Xq22的α-半乳糖苷酶A（α-Gal A）相关 *GLA* 基因变异导致代谢底物三己糖酰基鞘脂醇（GL3）及相关的鞘糖脂在人体各器官贮积，诱发的一组临床综合征[110]。1898年Fabry和William Anderson首次报道该病的皮肤症状；1947年Pompen等[111]因为发现细胞内有异常小泡，认为法布里病可能属于溶酶体贮积病；1967年Brady等[112]发现疾病由缺乏半乳糖苷酶引起；20世纪80年代后期基因序列被确定。法布里病常见的临床表现有皮肤血管角质瘤、手心或脚心灼痛、少汗或无汗、眼底小血管迂曲、角膜涡状浑浊、心肌梗死或心肌病、肾功能障碍等。

【临床表型特征】

Fabry病属于溶酶体贮积病，常累及多个系统及器官，临床表现多样。

1. 皮肤　最经典表现为皮肤血管角质瘤，常分布于"坐浴区"（臀部、大腿内侧及会阴部），也可见于口周、脐周、背部，呈小而凸起的红色斑点。可出现特征性面容，如额部隆起、眶上嵴外凸以及嘴唇增厚[110]。

2. 周围神经系统　表现为小纤维性周围神经病的临床特点，主要表现为四肢远端疼痛，尤其具有特点的是患者会描述存在手心或脚心的烧灼痛，该表现除了见于法布里病外，还常见于中毒性周围神经病中。此外还有明显的自主神经功能症状，表现为少汗或无汗，严重者还可以出现血压调节障碍诱发的晕厥。

3. 中枢神经系统　表现为复发性卒中，依据受累部位不同，具有不同的临床表现，比如偏瘫、偏盲、偏身感觉障碍，部分患者可以表现为非特异性症状，如头痛、头晕、认知功能障碍。

4. 眼部　眼部经典的表现有眼底小血管屈曲、角膜涡状浑浊（反折光十字征），后者形成的原因是结晶型鞘糖脂在角膜上沉积所致。

5. 心脏　常见肥厚型心肌病，尤其左心室肥厚，以及心脏传导阻滞、快速性心律失常、心脏瓣膜病变、心肌梗死，严重者可出现心力衰竭。部分男性患者心脏受累可能是唯一症状[113]。

6. 其他脏器　肾脏受累者可出现泌尿功能损害及蛋白尿、血尿，严重者可出现肾功能衰竭；胃肠道受累者可出现胃肠道蠕动功能障碍，腹泻、便秘、腹痛及消化功能障碍；呼吸系统受累者可出现慢性阻塞性肺病相关症状，容易继发感染；骨骼受累者常见骨质疏松。

【遗传方式与相关致病基因】

既往认为法布里病属于X-连锁隐性遗传方式，但目前发现女性携带者也有症状，不属于严格意义上X-连锁隐性遗传方式。其致病基因为Xq22.1的*GLA*基因，有超过400个变异曾经被报道。相对来说，男性患者多见，发病率为1/（40 000～117 000），携带有致病变异的女性其后代中男性约50%发病，女性约50%为携带者。男性患者后代中男性均正常，女性均为携带者。女性携带者由于有另一条正常X染色体，因此临床症状相对较轻。

【实验室与辅助检查】

1. 血液生化　可以通过检测外周血白细胞，及培养的成纤维细胞进行α-Gal A的活性检测。通常男性患者可以通过酶学检测直接确诊，但由于女性携带者存在正常的X染色体，许多人的酶活性在正常范围。此外，还可以检测血、尿三己糖酰基鞘脂醇（GL3）水平，GL3检测较α-Gal A检测敏感性高。

2. 肌电图　由于法布里病以小纤维性周围神经损伤为主，初期肌电图改变多不特异或无异常，可以通过检测小纤维性周围神经损害的神经电生理检测手段提高检测敏感性。

3. 影像学　头颅MRI可见典型的Pulvinar征，双侧丘脑底核可见CT、T1WI高信号，T2低信号的改变[110]。

4. 病理学　特征性病理改变是电镜下在受累组织细胞胞质中出现嗜锇"髓样小体"，光镜下也可以观察到受累组织内细胞空泡样变，但不具有特异性。

5. 基因检测　是诊断的"金标准"，尤其当病理检查没有特异性发现，或者患者拒绝进行病理学检查时，应进行血液细胞或组织细胞的*GLA*基因检测。

【诊断标准】

根据临床表现和血浆α-Gal A的水平，可以将法布里病分为两大类，经典型和迟发型。其中迟发型可进一步分为肾脏型和心脏型，男性患者绝大部分是经典型，女性患者绝大部分是迟发型，各型临床表现见表23-20[110]。

表23-20　Fabry病各型临床表现

临床表现	经典型	肾脏型	心脏型
发病年龄	4~8岁	>25岁	>40岁
平均寿命	41岁	未知	>60岁
血管角质瘤	有	有或无	无
肢端感觉异常	有	有或无	无
少汗/无汗	有	有或无	无
角膜、晶状体浑浊、眼底小血管屈曲	有	有或无	无
心脏病变	左心室肥厚、心肌缺血	左心室肥厚	左心室肥厚、心肌病
脑血管病变	短暂性脑缺血发作、脑卒中	未知	无
肾脏病变	蛋白尿、肾功能衰竭	蛋白尿、肾功能衰竭	微量蛋白尿
α-Gal A活性	<5%	>5%	>5%

诊断依据典型的临床表现，结合血液生化、病理学检查可以做出临床诊断，对疑诊患者进行基因检测，如能检出致病变异可以诊断，但是由于很多患者存在新发变异，所以阴性结果不能排除法布里病诊断。

【治疗与预后】

溶酶体贮积病的首选治疗方案目前都是酶替代治疗，将来的治疗方案以转基因治疗为主。但由于这2种治疗方案价格昂贵，普及程度不高，尤其是国内难以进行，所以目前的治疗以非特异性治疗为基础，结合特异性治疗。

1. 特异性治疗　根据疾病的发病机制，选择针对性酶替代治疗方案，利用基因重组技术体外合成α-Gal A，用于纠正由于基因变异造成的α-Gal A的缺失，从而改善症状。除此之外，还可以根据发病机制，采用糖苷神经酰胺合成酶抑制剂减少GL3蓄积，采用α-Gal A代谢抑制剂减少α-Gal A降解，都可以间接减少鞘糖脂的贮积[114]。

2. 非特异性治疗　针对患者受累脏器及功能障碍的程度，经验性选择可以改善相关症状的药物治疗，由于并不是从发病机制上给予患者针对性治疗，疗效有限。

3. 基因治疗　基于酶替代治疗价格昂贵、容易产生抗体、需要长期甚至终身给药等缺点，通过基因治疗纠正基因变异，可根本上纠正酶缺陷问题。相比酶替代治疗，基因治疗具有低免疫原性、可以影响远隔细胞、不需要长期给药、价格相对便宜等优点，尤其适合于单基因变异引起的Fabry病[115]。FDA于2019年2月批准了候选基因疗法ST-920治疗Fabry病的新药临床研究申请。

4. 预后　患者预期寿命依据基因变异情况有不同程度的缩短，纯合子患者预期寿命缩短20年，杂合子患者预期寿命缩短10~15年。预期寿命的缩短还与受累脏器及病变严重程度有关，肾脏受累、心脏受累、中枢神经系统受累的患者预期寿命缩短严重。

【遗传咨询与产前诊断】

Fabry病是一种罕见的X-连锁遗传性疾病。携带有致病变异基因的女性，其后代中男性约50%

发病（半合子），女性约50%为携带者；男性患者后代中，男性均正常，女性均为携带者。女性携带者由于有另一条正常X染色体，因此临床症状相对较轻。对所有患者而言，均需在生育前进行遗传咨询，仅有男性患者的男性后代不需要进一步的检查。除此之外，在妊娠11～13周时取胎儿绒毛或16～22周时取羊水细胞，鉴定α-Gal A酶活性，可以帮助判断是否为患病胎儿，在知情同意的前提下，由胎儿父母决定是否继续妊娠。此外，有生育需求的患者，可以进行第3代辅助生殖技术以规避患儿出生。

（蒋海山）

∞ 第二十三节　血卟啉病性周围神经病 ∞

血卟啉病由Stokvis于1889年首次报道，因为卟啉在合成血红素过程中，卟胆原脱氨酶缺乏，体内卟胆原积聚，导致血红素生成障碍，进而引发的一组临床综合征。该病主要累及肝脏或红细胞的生成，根据临床表现主要分为两大类，即红细胞生成性卟啉症和肝性卟啉病。血卟啉病中有四种亚型会累及神经系统，急性间歇性卟啉症（acute intermittent porphyria，AIP），遗传性粪卟啉病（hereditary coproporphyria，HCP），混合型卟啉症（variegate porphyria，VP），δ氨基乙酰丙酸脱水酶（δ-aminolevulinate dehydratase，ALAD）缺乏性卟啉病。血卟啉病性周围神经病（porphyric neuropathy）是血卟啉病基础上出现的以周围神经病变为主要临床表现的症候群，在血卟啉病患者有10%～40%会出现周围神经病变[116, 117]。

【临床表型特征】

血卟啉病性周围神经病临床表型特征分为两大类，一是血卟啉病系统表型特征，二是周围神经病表型特征。

1. 血卟啉病系统表型特征　临床症状多表现为神经内脏综合征，常持续1～2周，可能的诱因有药物、激素改变、应激、饥饿等。诱因可能是直接导致氨基乙酰丙酸合酶（ALAS）功能增强，从而导致肝脏合成神经毒性代谢产物δ-氨基乙酰丙酸（ALA）、胆色素源（PBG）增多，或者肝脏正铁血红素合成需求的增加[116]。

血卟啉病经典临床表现为三联征：腹痛、精神障碍、周围神经病。腹痛常非常剧烈，但没有明确的定位，可伴有恶心、呕吐、便秘和胃肠道动力减退。血卟啉病甚至可能被误诊为肠梗阻而错误地采用手术治疗。自主神经功能障碍在血卟啉病中也较常见，主要表现为心动过速、出汗过多、心律异常、不稳定性高血压。皮肤症状可见于HCP及VP中，表现为光敏性皮炎、皮肤易发红、破损、形成大疱，紫外线照射检查时出现红色荧光。

2. 周围神经病表型特征　血卟啉病性周围神经病属于轴索性周围神经病，而且以运动神经受累为主，其原因为血红素生成障碍导致的能量衰竭及卟啉前体的神经毒性作用所致，这可以用于和其他获得性周围神经病进行鉴别，例如糖尿病性周围神经病或肾性周围神经病，后二者感觉神经受累相对明显。另外，血卟啉病性周围神经病和大多数代谢性周围神经病不同的地方是，它以上肢近端无力为主，而其他代谢性周围神经病多以下肢远端无力为主[116]。颅神经也可受累，其中最常受累的颅神经是面神经和迷走神经。如果病情严重患者会出现四肢瘫，甚至可累及呼吸肌。

【遗传方式与相关致病基因】

血卟啉病依据分型不同，遗传方式不同，AIP、HCP、VP呈常染色体显性遗传方式，但ALAD呈常染色体隐性遗传方式。常见卟啉病亚型类型、相关缺陷酶的遗传学基础（表23-21）[116]。

表23-21　常见卟啉病亚型类型、相关缺陷酶的遗传学基础

卟啉症类型	缺陷酶	致病基因	染色体位置	遗传方式
ALAD	ALA脱氢酶	*ALAD*	9q32	AR
AIP	卟胆原脱氨酶	*HMBS*	11q23.3	AD
HCP	粪卟啉原Ⅲ氧化酶	*CPOX*	3q11.2	AD
VP	原卟啉原Ⅸ氧化酶	*PPOX*	1q23.3	AD

注：AD，常染色体显性；AR，常染色体隐性。

【实验室与辅助检查】

1. 尿ALA、PBG水平　二者在所有血卟啉病各亚型中都可见升高，其中PBG浓度会比正常值上限有10倍以上的增高，但ALA在血卟啉病急性期并非至关重要，它可以帮助进行鉴别诊断，例如铅中毒性周围神经病，会出现ALA增高但PBG不增高。ALAD缺乏性血卟啉病或者遗传性酪氨酸血症1型也有类似的代谢特点。

2. 使粪卟啉Ⅲ、原卟啉Ⅸ水平　帮助区分疾病亚型，VP患者原卟啉Ⅸ＞粪卟啉Ⅲ，HCP患者粪卟啉Ⅲ增高，而AIP、ALAD患者未检出上述成分。

3. 肌电图　呈轴索性周围神经病肌电图表现，以运动神经病变为主，可伴有程度不同的感觉神经病变。运动神经病变主要表现为低CMAPs波幅，但是没有研究证实CMAPs与血卟啉病性周围神经病预后相关，而重要的鉴别诊断吉兰巴雷综合征，低CMAPs波幅（小于正常值10%）被认为和预后不良有关。

【诊断标准】

血卟啉病性周围神经病应早诊断、早治疗，因为延迟治疗将会造成持久性、不可逆的周围神经功能障碍。而血卟啉病性周围神经病早期误诊率很高，这与该病临床表现多样、复杂有关，甚至有10%的患者可以完全没有常见的临床表现。基因检测有助于疾病确诊。

【治疗与预后】

血卟啉病的治疗主要分为病因治疗及对症治疗，尤其要注意避免诱因。

1. 严格控制饮食及摄入药物　血卟啉病常由食源性或药源性因素诱发，尤其是药源性因素，要做好宣教工作，告知何类药物相对是安全的。同时患者要避免代谢性应激、抽烟、低卡路里饮食、过度节食，这些都可能诱发血卟啉病。因此，饮食提倡采用碳水化合物负荷饮食，这样有利于降低ALA合成酶的活性，从而减少ALA和PBG的产生。

2. 对症治疗　避免日光暴晒，腹痛可选用阿片类药物，便秘可选用乳果糖，心动过速或高血压可选用β受体阻滞剂，癫痫可选用加巴喷汀、左乙拉西坦，同时要纠正电解质紊乱，尤其是低钠

血症，苯二氮䓬类对处理癫痫、焦虑、失眠有效，如果累及呼吸肌，应常规检测肺功能，必要时转入重症监护病房进一步治疗。

3. 静脉输血　通过静脉输入红细胞有助于抑制ALA合成酶活性。静脉输血的推荐剂量为3~4mg/（kg·d），持续4天。目前对血卟啉病性周围神经病的指南也进一步强调了早期输入红细胞的重要性，如果治疗不及时将会导致严重的神经元损伤及不良预后。

4. 肝移植　Wahlin等回顾了35例进行了肝移植的血卟啉病病例，43%的患者在一年内复发，1年生存率为77%，5~10年生存率为66%。但患者不能耐受手术时的灯光照射，往往会引起较重的皮肤病变[118]。

5. 转基因治疗　目前还未成为临床治疗方案，但Unzu等通过重组腺相关病毒（rAAV）将翻译PBGD蛋白的基因导入经苯巴比妥诱发的血卟啉病性周围神经病AIP小鼠模型体内，发现AIP小鼠的肝内可以持续翻译PBGD蛋白，干扰卟啉前体物质的产生，对周围神经具有保护作用[119]。

6. 预后　血卟啉病性周围神经病可用于判断预后的指标有限，轴索性病变的严重程度有可能影响患者的预后，导致难以恢复的四肢瘫痪。早期采用静脉输入红细胞的治疗有助于改善患者的预后。

【遗传咨询与产前诊断】

根据不同基因变异的遗传方式予患者进行遗传咨询，详见第七章。对于基因变异已明确的家系，可用分子诊断技术进行基因诊断和产前基因诊断。如果发现疑似血卟啉病胎儿，可通过测定羊水中尿卟啉原Ⅰ含量或培养羊水细胞UROS酶活性来对患胎进行产前诊断。

（蒋海山）

第二十四节　先天性肌无力综合征

先天性肌无力综合征（congenital myasthenic syndromes，CMS）是一组罕见的遗传性神经肌肉接头疾病，是由不同基因致病性变异导致的运动终板（连接运动轴索及其支配的骨骼肌纤维的结构）神经肌肉间递质传递障碍。最初根据变异蛋白的表达部位分为突触前、基底膜和突触后缺陷。近20年已发现至少20种CMS的致病基因（表23-22），最常见的CMS病因是乙酰胆碱受体缺陷，其次是影响了终板发育和维持的基因致病性变异[120]。

表23-22　目前已知的先天性肌无力综合征亚型及其致病基因

分类	疾病	基因
突触前	乙酰胆碱转移酶缺陷	*CHAT*
	突触小泡不足和量子释放减少	无明确基因
	SNAP25缺陷	*SNAP25*
突触基底膜	*COLQ*基因变异引起的终板乙酰胆碱酯酶缺乏	*COLQ*
	Laminin（层粘连蛋白）-β2缺陷	*LAMB2*

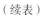
（续表）

分类	疾病	基因
乙酰胆碱受体缺陷	原发性乙酰胆碱受体缺陷	*CHRNE*，*CHRNA1*，*CHRND*，*CHRNG*
	乙酰胆碱受体动力学缺陷：	
	慢通道综合征	*CHRNE*，*CHRNA1*，*CHRNB1*，*CHRND*
	快通道综合征	*CHRNE*，*CHRNA1*，*CHRND*
终板发育和维持缺陷	Agrin（聚集蛋白）缺乏	*AGRN*
	LRP4缺陷	*LRP4*
	MuSK缺陷	*MUSK*
	Dok-7缺陷	*DOK7*
	Rapsyn（突触受体相关蛋白）缺陷	*RAPSN*
先天性糖基化缺陷	GFPT1缺陷	*GFPT1*
	DPAGT1缺陷	*DPAGT1*
	ALG2和ALG14缺陷	*ALG2*，*ALG14*
其他肌无力综合征	PREPL缺失综合征（张力减退–胱酸尿症综合征）	*SLC3A1/PREPL*
	网蛋白（Plectin）缺陷	*PLEC*
	钠离子通道缺陷	*SCN4A*
	肌无力相关先天性肌病	*BIN1*，*MTM1*，*DNM2*，*TPM3*，*RYR1*
	线粒体柠檬酸载体缺陷有关的肌无力症状	*SLC25A1*

【临床表型特征】

CMS典型临床表现包括出生后到儿童早期起病，疲劳性肌无力累及眼肌、球部肌肉和肢体肌肉，阳性家族史，抗乙酰胆碱受体（AChR）抗体和抗肌肉特异性酪氨酸激酶（MuSK）抗体阴性，低频（2～3Hz）重复刺激复合肌肉动作电位（compound muscle action potential，CMAP）波幅递减或单纤维肌电图表现为单神经纤维刺激出现重复CMAP。

CMS的发病机制对于理解其临床表型以及选择治疗药物非常关键，即使同一基因的不同位点变异，因为影响的结构域不同，其致病机制也不完全相同。如*CHRNE*基因变异配体通道结构域或者通道孔结构域的显性变异可以引起慢通道综合征，而一个隐性变异和另一个等位基因上的无效或者低表达变异组成的复合杂合变异，往往也会引起快通道综合征。这两个综合征在电生理改变上是完全相反的。因此当在一个候选基因发现了一个新的变异，需要分析其所在结构域的功能，并进一步根据候选基因的功能选择以下不同的方法，对变异引起的蛋白表达和功能改变进行探讨：通过对比野生型和变异型产物来检测基因表达和功能；通过体内的神经肌肉接头的微电极试验和单通道膜片钳研究等方法去分析乙酰胆碱受体变异后的动力学效果，对比CHAT、DPAGT1和乙酰胆碱酯酶野生型和变异型的酶活性等。

【遗传方式与相关致病基因】

目前已发现20种CMS相关基因（表23-23），均位于常染色体上，遗传方式以常染色体隐性遗传为主，少数为常染色体显性遗传（慢通道综合征、*SNAP23B*基因变异以及*SYT2*基因变异）。根据基因所编码的蛋白功能不同，分为6类：突触前、突触基底膜、乙酰胆碱受体缺陷、终板发育和维持缺陷、先天性糖基化缺陷以及其他肌无力综合征，分别影响了突触结构的不同位置，最终均造成神经肌肉间递质传递障碍。不同基因的常见变异类型不同，以错义变异最常见，也有剪切位点变异，插入、缺失、重复变异，少数基因有同义变异。后文会对各个基因的位置、编码蛋白和变异特点逐一阐述。

表23-23　先天性肌无力综合征的诊断线索

诊断线索	CMS亚型及其相关基因
早期起病（新生儿、婴儿早期）	乙酰胆碱转移酶缺陷，突触结合蛋白-2缺陷，乙酰胆碱酯酶缺乏，慢通道综合征，快通道综合征，AGRIN基因变异，LRP4基因变异，MUSK基因变异，DOK7基因变异，RAPSYN基因变异，GFPT1基因变异，ALG2基因变异，ALG14基因变异，PREPL基因变异，PLECTIN基因变异，钠离子通道缺陷
晚期起病（儿童期、青少年期和成人期）	乙酰胆碱酯酶缺乏，慢通道综合征，AGRIN基因变异，钠离子通道缺陷
肢带型肌营养不良样表型	GFPT1基因变异，LRP4基因变异，PLECTIN基因变异
发作性呼吸暂停	乙酰胆碱转移酶缺陷，钠离子通道缺陷
喉喘鸣和声嘶	DOK7基因变异
癫痫和智力障碍	DPAGT1基因变异
小脑共济失调	SNAP25基因变异
上睑下垂	原发乙酰胆碱受体缺陷，DOK7基因变异，SNAP25基因变异，AGRIN基因变异，MUSK基因变异，RAPSYN基因变异，PREPL基因变异
眼外肌麻痹（±斜视）	RAPSYN基因变异，原发乙酰胆碱受体缺陷，MUSK基因变异，DOK7基因变异
瞳孔对光反射迟钝	COLQ相关的终板乙酰胆碱酯酶缺陷
面肌无力	AGRIN基因变异，MUSK基因变异，DOK7基因变异，RAPSYN基因变异，PREPL基因变异
颈肌无力	慢通道综合征，DOK7基因变异
先天性关节畸形和早发关节挛缩	RAPSYN基因变异，乙酰胆碱转移酶缺陷，乙酰胆碱受体缺陷（CHRND或CHRNG基因变异），SNAP25基因变异，突触结合蛋白-2缺陷
先天畸形	LAMININ-β2基因变异，RAPSYN基因变异，GFPT1基因变异
缺氧缺血性脑病样表现	RAPSYN基因变异，钠离子通道缺陷
单纯性大疱表皮松解症	PLECTIN基因变异
低频重复刺激CMAP降低>50%，恢复>5~10min	乙酰胆碱转移酶缺陷
肌浆网管聚集	GFPT1基因变异，DPAGT1基因变异，ALG2基因变异
自噬空泡性肌病	GFPT1基因变异，DPAGT1基因变异
胆碱酯酶抑制剂加重	ColQ相关的终板乙酰胆碱酯酶缺陷，DOK7基因变异，MUSK基因变异，AGRIN基因变异，LRP4基因变异，PLECTIN基因变异，LAMININ-β2基因变异

CMS的致病基因数目众多，有的基因临床表型有一定的特点，如*CHAT*基因变异常合并突发的周期性呼吸窘迫，但有的基因具有临床异质性，同一基因的不同位点变异，由于累及的结构域不同，临床表现轻重程度差异很大，如*CHRNE*基因变异既可引起原发性乙酰胆碱受体缺陷，也可引起受体动力学缺陷。因此CMS的基因型表型关系非常复杂。

【实验室与辅助检查】

　　1. 血清肌酸激酶（CK）一般正常，可以与肌营养不良相鉴别。

　　2. 抗乙酰胆碱受体（AChR）抗体和抗骨骼肌特异性受体酪氨酸激酶（MuSK）抗体的检测均为阴性。在1岁后发病或存在关节挛缩的婴儿，需常规进行以卜抗体检测，以排除自身免疫性重症肌无力。

　　3. 肌电图。低频（2～3Hz）重复刺激后复合肌肉动作电位（CMAP）波幅递减或单纤维肌电图表现为单神经纤维刺激出现重复CMAP。部分患者2～3Hz刺激不能诱发递减反应，而在10Hz持续刺激5～10min可诱发显著递减反应。如果在两处近端和两处远端肌肉检测CMAP的波幅均正常，应进一步检测面部肌肉。

　　4. 肌活检。主要用于不典型病例的鉴别诊断，以排除先天性肌病和肌营养不良。肌无力综合征合并先天性肌病的患者，肌活检可见先天性肌病的特征性改变。

　　5. 基因诊断。对候选基因进行致病性变异检测。

【诊断标准】

　　具有典型的临床表现，包括出生后早期起病（常小于2岁），疲劳性肌无力累及到眼肌、球肌和肢体肌肉，低频（2～3Hz）刺激CMAP呈递减反应或单纤维肌电图显示单一刺激出现重复CMAP，血清抗AChR抗体和抗MuSK抗体阴性，免疫抑制剂治疗无效，有阳性家族史，即可临床诊断CMS。但在新生儿期时，这些典型的症状（易疲劳、上睑下垂和眼外肌麻痹）不容易被观察到，往往是表现为其他非特异性症状，如肌张力低下、关节畸形，有时候仅仅表现为呼吸困难。而一些晚发型的患者则可能出现类似肢带型肌营养不良的表现。有一些临床线索，包括临床特点、电生理检查或病理检查特点，可以指向某些特定的CMS亚型（表23-23）。但确诊仍需要进行基因检测，发现相关基因的致病变异，以明确诊断。

【治疗与预后】

　　目前的CMS药物治疗包括：①胆碱酯酶抑制剂，即溴吡斯的明；②突触前通道阻滞剂，如氨吡啶；③乙酰胆碱受体离子通道的长效开放通道阻滞剂，如氟西汀和奎尼汀；④肾上腺素受体激动剂，如沙丁胺醇和麻黄碱。需要注意的是，药物对一种CMS有效，但可能对另一种无效，甚至有害。例如，有乙酰胆碱受体低表达或快通道变异的患者应用胆碱酯酶抑制剂有改善；而乙酰胆碱受体慢通道变异的患者应用这些药物则出现病情恶化；Dok-7变异的患者应用胆碱酯酶抑制剂治疗，快速恶化，但应用肾上腺素受体激动剂明显好转。因此分子诊断对于治疗的选择是必须的。另外需要注意不同药物的起效时间不同，胆碱酯酶抑制剂溴吡斯的明和阿米吡啶服用后，药物一旦吸收就开始发挥作用，而肾上腺素受体激动剂和乙酰胆碱受体通道阻滞剂作用慢得多，需要数天、数周，甚至数月。

　　对于有急性缺氧发作的患者，应该建议患者使用便携式呼吸机，并在家中进行经皮血氧饱和度监测。

【遗传咨询与产前诊断】

由于CMS临床异质性明显，明确分了诊断非常重要，一方面有助于选择治疗药物，一方面可以帮忙了解疾病的预后。对受累家系成员开展遗传咨询，发现致病变异携带者，对高风险胎儿进行产前诊断，可以避免再次生育受累患儿。

1. 遗传咨询

（1）CMS遗传方式主要为常染色体隐性遗传，目前已知的亚型中只有3种为常染色体显性遗传，包括慢通道综合征、SNAP23B基因变异以及SYT2基因变异。通过系谱调查明确遗传方式，有助于明确诊断。

（2）常染色体显性遗传的CMS，先证者在某些特殊情况下可能无阳性家族史，如先证者为继父母收养、先证者双亲早亡、未能及时诊断家族成员的CMS、先证者双亲发病延迟或外显不全、患者人为新发变异或父母生殖细胞嵌合体等。

（3）DPAGT1基因有个别复合杂合变异中，其中一个等位基因是同义变异，可导致外显子跳跃增加，引起编码蛋白表达减少。这类同义变异应用高通量测序分析时，常常被过滤掉，当仅发现一个DPAGT1基因致病变异时，可以对原始数据进一步深度分析以发现同义变异。

2. 产前诊断　在进行产前诊断之前，首先一定要明确先证者的基因变异，并确定父母是否携带致病基因变异，有患胎高风险的家庭可在母亲妊娠11～13周时进行绒毛活检或16～22周行羊膜腔穿刺抽取羊水进行DNA检测，以明确诊断胎儿的基因型。

（魏翠结　熊　晖）

第二十五节　假肥大型肌营养不良症

假肥大型肌营养不良症（pseudohypertrophy muscular dystrophy）包括杜兴型肌营养不良症（Duchenne muscular dystrophy，DMD）和贝克型肌营养不良症（Becker muscular dystrophy，BMD），二者均是由于抗肌萎缩蛋白基因（DMD）缺陷所致的X-连锁隐性遗传肌肉病。DMD病情进展快，BMD病情相对缓和[22]。

【临床表型特征】

DMD男性患儿一般于3～5岁隐袭起病，特征性改变为肌肉假性肥大，触之坚韧，以双侧腓肠肌最为明显（图23-15），为首发症状之一，此为萎缩肌纤维周围被脂肪及纤维结缔组织替代所致。因患儿骨盆带肌肉无力，患儿从仰卧位爬起时呈现特殊体征——Gowers征，即以双手支撑地面和下肢缓慢站起；行走时出现鸭步步态[22, 121-123]。

DMD患者不同年龄临床表现存在一定规律，可分为以下几期：①新生儿时期至3岁前，主要表

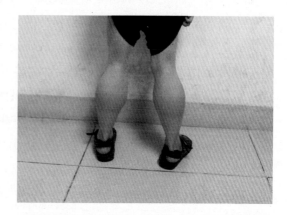

图23-15 DMD患儿特征性的腓肠肌假性肥大

现为运动发育延迟，多数患儿在18个月后开始走路，行走能力比同龄儿差。出生后患儿的血清肌酸激酶（CK）水平就显著升高，可为正常值的10～20倍。②学龄前期（3～5岁），主要表现为双小腿腓肠肌假肥大、足尖走路、易跌跤、上楼梯、跳跃等运动能力较同龄儿明显落后。5岁左右血清CK值达最高峰，可为正常值的50～100倍。③学龄早期（6～9岁），除上述症状外，还可表现出四肢近端肌萎缩、Gowers征、腰前凸、鸭步逐渐加重，下蹲不能起立，上楼更加困难，常有踝关节挛缩。④学龄晚期（10～12岁），上述症状进行性加重，马蹄内翻足明显，行走很困难或不能行走。虽无明显心脏症状，但超声心动图常显示左心房和左心室扩大。X线检查可有脊柱侧弯。⑤青少年期（13～17岁），患者表现为起居等生活不能自理，需用轮椅外出活动，常有双膝关节、髋关节、肘关节挛缩，脊柱侧弯，摸头困难，曾经肥大的腓肠肌逐渐萎缩。⑥成年期（18岁以上），表现为全身肌肉萎缩、脊柱侧弯、关节挛缩进行性加重，生活完全不能自理，呼吸困难，二氧化碳潴留，常因肺部感染诱发呼吸衰竭和心力衰竭。

BMD的发病年龄比DMD晚，行走能力可保留到12岁之后，为鉴别DMD与BMD的临床依据之一。最轻型的BMD可以只表现出肌痛、肌肉痉挛、运动不能和肌红蛋白尿，无症状性血清CK增高或出现轻度肢带肌无力。

女性携带者常无症状，偶尔表现为假性肌肥大和盆带肌轻度无力。肌活检可见到从完全正常到显著的局灶性肌营养不良的各种表现。女性DMD患者少见，常由于一条X染色体失活而另一条X染色体携带DMD变异基因所致。

【遗传方式与相关致病基因】

DMD表现为X-连锁隐性遗传，其致病基因位于Xp21，编码抗肌萎缩蛋白（dystrophin）。抗肌萎缩蛋白基因*DMD*缺陷，包括外显子缺失变异（占65%）、重复变异（占10%）、微小变异和点变异（占25%）。点变异有插入变异、无义变异、剪切位点变异和错义变异等[122, 123]。

【实验室与辅助检查】

1. 血清CK显著升高，可达正常值的50～100倍。

2. 心动图可有心房心室增大，心电图可有异常Q波。

3. 肌电图为肌源性损害。

4. 肌活检为肌营养不良改变，男性DMD患者骨骼肌膜抗肌萎缩蛋白抗体染色阴性，而BMD及女性DMD患者染色部分阳性。

5. 使用MLPA和测序方法检测*DMD*基因外显子缺失、重复或点变异等[121]。

【诊断标准】

1. 典型的临床表现　血清CK显著增高、心动图心房心室增大、肌电图肌源性损害。肌活检骨骼肌膜抗肌萎缩蛋白抗体染色检测阴性（DMD）或部分阳性（BMD）。

2. X-连锁隐性遗传　*DMD*基因外显子缺失、重复或点变异等。

【治疗与预后】

1. 药物治疗　糖皮质激素在患儿4岁后开始服用，同时注意补充钙片、维生素D和氯化钾，并嘱其控制饮食和适量运动。如需停用泼尼松，应逐渐减量至停止。

2. 康复治疗　患者需要终身接受不同类别的康复治疗，以维持肌肉的伸展性和预防关节挛缩。

3．肺功能训练　用呼吸训练器锻炼肺功能；肺活量低于50%的患者应及时使用无创呼吸机。当患者咳嗽无力和不能排痰时，应气管切开吸痰，保持呼吸道通畅。

4．心脏病的治疗　用血管紧张素转化酶抑制剂（ACEI）、血管紧张素受体Ⅱ阻滞剂；心动过速可用β受体阻滞剂。

5．外科矫形治疗　可纠正DMD患者的脊柱侧凸、后凸和马蹄内翻足畸形。

6．特异性的治疗　外显子跳跃治疗、PTC124治疗和目前正在进行临床研究的腺相关病毒载体介导的小基因治疗[124-126]。

DMD患儿的预后不良，大多数BMD患者的生命期限接近正常。

【遗传咨询与产前诊断】

由于目前尚无确切有效的治疗方法，对受累家系成员开展遗传咨询。当检出女性携带者时，特别是生育年龄妇女，对高风险胎儿进行产前诊断是发现患胎的有效手段。

1．遗传咨询

（1）确定咨询者家系中DMD的临床诊断，建立遗传咨询档案。确定临床诊断包括询问DMD患儿的生长发育史，如独立行走年龄，是否可以跑跳，是否有走路易跌倒、上楼梯困难、下蹲起立困难，检查双小腿腓肠肌是否肥大，血清CK是否显著升高，肌电图是否有肌源性损害；若已进行肌肉活检，应确认骨骼肌细胞膜上的抗肌萎缩蛋白抗体染色为阴性（DMD）或弱阳性（BMD）。

（2）绘制咨询者的家系图，判断是否符合X-连锁隐性遗传。因家系谱中通常只有男性患者，先证者的兄弟、舅父、姨表兄弟可能是患者。

（3）对先证者进行*DMD*基因检测，明确其致病性变异位点，可能是*DMD*基因外显子缺失、重复、微小变异或点变异。并验证其母亲是否存在相同的变异。

（4）若先证者母亲的*DMD*基因变异与先证者相同，其为母亲的*DMD*基因变异的携带者，通常不发病。

（5）应对先证者家系中母系育龄女性（孕前）进行*DMD*基因检测，检出携带者。

（6）若确认该家系的女性为*DMD*基因变异的携带者，其所生男孩为该病患儿的概率为50%，正常的概率为50%；所生女孩为该病的携带者的概率为50%，正常的概率为50%。

（7）约有2/3的DMD/BMD患者的母亲为携带者，其余1/3的患者母亲的DNA中没有检测到与先证者相同的*DMD*基因的致病性变异，可能是患儿*DMD*基因为新发变异，也可能是先证者母亲为生殖细胞嵌合变异。

（8）对于临床和基因检测均已明确的DMD先证者，虽然其母亲的*DMD*基因没有相应的变异，但是如果再生育建议行产前诊断，因其母亲有可能存在生殖细胞嵌合变异。

（9）DMD男性患者多于成年前死亡，一般不能生育；BMD男性患者可生育，其儿子均正常，而其女儿均为携带者。

2．产前诊断

（1）确认先证者的临床表型和*DMD*基因致病性变异的位点。

（2）确认患者的母亲是携带者，并携带有与患者相同的*DMD*基因变异。

（3）在携带者妊娠11～13周抽取绒毛组织或16～22周抽取羊水进行胎儿细胞的*DMD*基因检

测，当确认为携带有与先证者*DMD*基因相同变异的男胎时，提示是患胎，应在知情的情况下，由其父母决定是否继续妊娠。

（4）对于患者有典型的临床表型和明确的*DMD*基因致病性变异，若其母亲没有发现与患者相同的变异位点，建议在妊娠11～13周进行绒毛活检或16～22周进行羊水中胎儿细胞的DMD基因的检测，以明确是否存在与先证者相同的变异，因其母亲有生殖细胞嵌合体的可能。

（5）对明确致病变异的*DMD*基因携带者，也可选择进行胚胎植入前遗传学检测，避免患胎的治疗性流产。

（6）对于进行产前基因诊断后出生的新生儿，应进行血清CK的检测并进行随访和记录。

（张　成　黎　青）

❧ 第二十六节　面肩肱型肌营养不良症 ❧

面肩肱型肌营养不良症（facioscapulohumeral muscular dystrophy, FSHD）包括FSHD1和FSHD2，4q35亚端粒区4qA单体型D4Z4重复单元缩短或*SMCHD*基因变异使D4Z4微卫星DNA重复单元甲基化不足是导致患者发病的原因。FSHD1呈常染色体显性遗传，FSHD2以散发病例为主。估计患病率为1/8 333[127, 128]。

【临床表型特征】

本病呈隐匿起病，多于20岁前起病，主要临床表现为进行面肌、肩胛带肌及上肢肌群的肌无力和萎缩，双侧表现通常不对称，可见猫脸、鱼嘴、翼状肩、垂肩和双上臂肌萎缩、游离肩、突唇等典型外观，亦可见Bell征和Beevor征，后期可逐渐侵犯骨盆带肌、腹肌、足背屈肌等。骨骼肌系统外的症状有听力下降、视网膜血管病变，部分重症患者还可出现癫痫和智能障碍。起病年龄和疾病严重程度在不同患者有明显差异，20岁时外显率约为95%。FSHD患者临床表现与疾病受累部位对应，如图23-16所示。

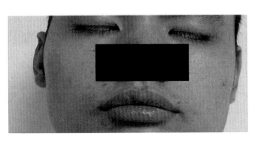
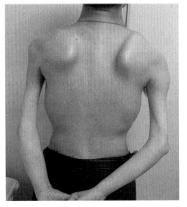

A

B

图23-16　FSHD患者的临床表现

A. Bell征和突唇；B. 翼状肩、垂肩和双上臂肌萎缩。

1. 面肌　眼睑闭合不全，鼓腮漏气，不能吹口哨，不能皱眉和蹙额，可见猫脸和鱼嘴、突唇和Bell征。

2. 肩胛带肌和上臂肌　垂肩、翼状肩和游离肩等典型外观，上肢抬举无力，相关的刷牙、洗脸和梳头困难，双侧症状通常不对称。

3. 胸大肌　锁骨和第一肋骨突出。

4. 腹肌　出现Beevor征，即患者仰卧抬头时肚脐向上移动的现象。

5. 其他　有时可见三角肌和腓肠肌假性肥大。

【遗传方式与相关致病基因】

FSHD发病与4q35亚端粒区D4Z4微卫星DNA重复单元甲基化不足有关。在D4Z4下游有多态性片段，即4qA/4qB单体型，4qA单体型D4Z4重复单元数量减少（≤10个）引起FSHD1，4qB单体型D4Z4重复单元数量减少不致病。有4qA单体型的遗传背景，且D4Z4重复单元数量正常，但18p11.32上的*SMCHD1*基因变异使D4Z4区DNA甲基化水平小于25%引起FSHD2。FSHD1呈常染色体显性遗传。FSHD2以散发病例多见，部分家系呈常染色体显性遗传，也可呈常染色体隐性遗传[127, 128]。

【实验室与辅助检查】

1. 血生化　血清肌酸激酶、乳酸脱氢酶水平轻至中度升高，无特异性。

2. 肌电图　肌源性损害。

3. 肌肉活检　肌营养不良改变。

4. 基因检测　常规Southern blot检测，发现4qA单体型D4Z4重复单元数量减少（≤10个），即可诊断FSHD1。分子梳（molecular combing）的应用将FSHD1的诊断阳性率进一步提高[129]。如果有4qA单体型的遗传背景，且D4Z4重复单元数量正常，则行甲基化检测，如甲基化水平小于25%，进一步行*SMCHD1*基因测序，如*SMCHD1*基因变异，则可诊断为FSHD2。

【诊断标准】

面肌（额肌、眼轮匝肌、口周围肌和口轮匝肌）无力；肩胛带肌或足背屈肌无力；常染色体显性遗传；基因分析发现4qA单体型D4Z4重复单元数量减少（≤10个），或*SMCHD1*基因变异使D4Z4区域甲基化水平<25%。

【治疗与预后】

本病尚无特效治疗方法，目前仍以对症和支持治疗为主。

适当的功能锻炼、矫形手术和有氧运动可改善肢体功能和缓解慢性疼痛；夜间使用眼膏防治暴露性角膜炎。

病情进展缓慢，一般不影响寿命，但致残率高，约20%患者最终需坐轮椅，严重影响患者的生存质量。

【遗传咨询与产前诊断】

由于目前尚无根治本病的治疗方法，对受累家系成员开展遗传咨询、检出致病变异携带者、对高风险胎儿进行产前诊断是发现患胎的有效手段。FSHD以FSHD1多见，遗传方式确切，以下内容以FSHD1家系为例。

1. 遗传咨询

（1）确定咨询者家系中的临床诊断，建立遗传咨询档案。仔细询问病史和进行体格检查，明确患者有无面肌、肩胛带肌、上臂肌和骨盆带肌萎缩无力的表现，有无猫脸、鱼嘴、翼状肩、游离肩等典型外观，肌无力是否对称，血清肌酶是否升高，肌电图是否表现为肌源性损害，若已行肌肉活检，活检结果是否符合肌源性损害的表现。

（2）绘制咨询者的家系图，是否符合常染色体显性遗传。常染色体显性遗传以垂直传递、代代相传和男女皆可发病为特点。FSHD外显率在不同年龄和性别间有显著的差别，8到30岁时，外显率达83%，此时男性的外显率为95%，而女性为69%，少部分家系不外显。因此，针对家族史阴性的家系，需考虑先证者父母为4qA单体型D4Z4重复单元数量减少，但处于症状前状态或在发病前已过世。

（3）对先证者进行D4Z4重复序列检测，明确4qA单体型D4Z4重复单元数量减少，并验证其双亲是否存在相同的变异。

（4）若先证者父（或母）携带有与先证者相同的4qA单体型D4Z4重复单元数量减少，说明其父（或母）为患者。

（5）应对家系中父（或母）系中所有准备生育的男性和女性（孕前）进行4qA单体型D4Z4重复单元数量检测，检出致病变异的携带者。

（6）若确认该家系的男性或女性为4qA单体型D4Z4重复单位数量减少者，其子女有50%的概率为患者，50%的概率为正常，男女患病概率均等。

2. 产前诊断

（1）确认先证者的临床表型和4qA单体型D4Z4重复单元数量减少变异。

（2）确认先证者的父或母是患者，且携带与先证者相同的4qA单体型D4Z4重复单元数量减少变异。

（3）携带4qA单体型D4Z4重复单元数量减少变异者，于妊娠11～13周进行绒毛活检或16～22周行羊膜腔穿刺抽取羊水进行胎儿细胞的4qA单体型D4Z4重复单元数量检测，当确认为携带与先证者相同的4qA单体型D4Z4重复单元数量减少变异的患胎，应在知情的情况下，由胎儿父母决定是否继续妊娠。

（4）如先证者为新发变异，在不能完全排除生殖细胞嵌合体的情况下，也应在妊娠11～13周进行绒毛活检或16～22周进行羊水中胎儿细胞的4qA单体型D4Z4重复单元数量检测，明确胎儿是否存在与先证者相同的变异。

（杨　娟）

第二十七节　肢带型肌营养不良症

肢带型肌营养不良症（limb-gridle muscular dystrophy，LGMD）是一类以进行性骨盆带肌和肩胛带肌无力与萎缩为主要临床表现的常染色体遗传性肌营养不良症，具有高度遗传异质性和表型异质性。估计所有类型肢带型肌营养不良症的总患病率为1/145 000 ~ 1/123 000。根据不同的基因变异，肢带型肌营养不良症可分为不同的亚型[130-133]。

【临床表型特征】

1. 任何年龄均可起病，通常于儿童或成人起病，起病年龄多在20 ~ 30岁。

2. 肌无力及肌萎缩首先累及骨盆带和肩胛带，进行性加重，逐渐累及上下肢带的全部肌群，腱反射减弱或消失。

3. 部分患者可累及心肌，大部分不累及眼外肌。

4. 不同亚型间疾病进展速度、临床表型之间有较大差异。表23-24根据疾病分型介绍各型LGMD临床表现[133]。

表23-24　各型肢带型肌营养不良症的临床表型特征

肌病名称	起病年龄	血清CK水平	临床表现	骨骼肌外临床表现	疾病进展
LGMD1A	18 ~ 40岁	正常或轻度增高（9倍增高）	四肢近端肌无力；跟腱挛缩	心肌可受累；构音障碍	起病后10 ~ 20年丧失行走能力
LGMD1B	出生到成人皆可（出生 ~ 65岁），50%患者为儿童期起病	正常或轻度增高（<正常上限的5倍）	下肢近端肌无力起病；轻度肘关节挛缩	扩张型心肌病，心律失常和其他心脏并发症；猝死	常于起病20 ~ 30年后出现心源性猝死
LGMD1C	5岁 ~ 71岁	3 ~ 30倍增高	痉挛，轻中度近端肌无力，腓肠肌肥大	心脏受累常见：扩张型心肌病	—
LGMD1D	9 ~ 50岁	5 ~ 10倍增高	四肢近端肌无力，Pelger-Huet畸形	心脏受累：扩张型心肌病，心脏传导障碍；吞咽困难；呼吸功能不全	—
LGMD1E	25 ~ 50岁	1 ~ 10倍增高	近端肌无力	—	成年起病，60多岁仍可行走；儿童起病，成年早期丧失行走能力
LGMD1F	1 ~ 58岁	正常至3倍增高	四肢近端肌无力，盆带肌先受累；关节挛缩	儿童或青少年起病者可有呼吸功能不全	—
LGMD1G	13 ~ 53岁	正常至9倍增高	四肢近端肌无力（下肢>上肢），手指和足趾进行性屈曲受限	白内障	—

（续表）

肌病名称	起病年龄	血清CK水平	临床表现	骨骼肌外临床表现	疾病进展
LGMD1H	10～50岁，多数40～50岁	正常到10倍增高	四肢近端肌无力、萎缩，腓肠肌肥大	—	疾病进展相对慢，寿命晚期保持行走能力
LGMD2A	2～55岁	正常或5～80倍增高	四肢近端肌无力；早期肘关节挛缩，脊柱侧弯	—	起病后11～28年内丧失行走能力
LGMD2B	出生～73岁，大多数起病于青少年或成年早期	通常100倍增高	多以下肢近端肌无力起病，跑步困难，不能足尖行走	—	疾病进展相对缓慢，起病后16～45年内丧失行走能力
LGMD2C、LGMD2D、LGMD2E、LGMD2F	3～15岁	10～70倍增高	完全运动功能缺失：四肢近端肌无力；部分运动功能缺失：痛性痉挛，活动无耐力；腓肠肌肥大	心肌受累：LGMD2C可有，LGMD2D少见，LGMD2E、LGMD2F常见；巨舌	疾病进展快，多在15岁之前丧失行走能力
LGMD2G	9～15岁	3～17倍增高	四肢近端肌无力，跑步困难，垂足，部分患者远端肌无力、萎缩	一半患者心脏受累	发病约18年后丧失行走能力
LGMD2H	8～27岁	4～30倍增高	下肢近端肌无力，颈肌、面肌无力，部分可见腓肠肌萎缩		寿命晚期丧失行走能力
LGMD2I	婴儿期～40岁	10～20倍增高	下肢近端肌无力，四肢远端肌无力；腓肠肌肥大；腰椎前凸	约50%患者有扩张型心肌病；巨舌	发病后23～26年丧失行走能力
LGMD2J	5～25岁	10～40倍	四肢近端肌无力；下肢远端肌无力、萎缩		发病约20年后丧失行走能力
LGMD2K	1～3岁	10～40倍增高	易疲劳，轻度肌无力，近端重于远端；腓肠肌和大腿肥大	智力障碍，语言发育迟滞；心脏可受累	成年早期丧失行走能力

（续表）

肌病名称	起病年龄	血清CK水平	临床表现	骨骼肌外临床表现	疾病进展
LGMD2L	10岁~成年后期	1~15倍增高	明显的不对称的大腿肌萎缩，下肢远端肌无力；肌痛	—	疾病进展速度变化大，起病后2~31年丧失行走能力
LGMD2M	4月~14岁	10~70倍增高	躯干、四肢近端肌无力，下肢重于上肢；可见腓肠肌、大腿肌肥大	心肌受累，智商低	—
LGMD2N	出生~55岁	5~15倍增高	下肢近端肌无力，腓肠肌肥大	智力障碍显著，生长发育迟滞；心脏传导障碍	起病18~35年丧失行走能力
LGMD2O	2~12岁	2~10倍增高	四肢近端肌无力，颈肌无力；腓肠肌、股四头肌肥大	严重的近视	—
LGMD2P	儿童早期	20倍增高	四肢肌无力，近端重于远端	智力发育障碍	—
LGMD2Q	儿童早期	10~50倍增高	近端肌无力	晚发型肌营养不良患者可有大疱性表皮松懈症	—
LGMD2R	成年早期	正常	近端肌无力，面肌无力，呼吸肌无力；高腭弓；脊柱侧弯	严重的心脏房室传导障碍，需安装心脏起搏器	—
LGMD2S	1岁~儿童早期	9~16倍增高	近端肌无力；肌张力障碍；关节挛缩；脊柱强直	中枢神经系统受累：生长发育迟滞，舞蹈症，躯干共济失调，MRI显示大脑容量减少；白内障	—
LGMD2T	出生~40岁	5~7倍增高	近端肌无力；早发型患者肌张力低；晚发型患者可有腓肠肌肥大，横纹肌溶解，肌痉挛	早发型患者：智力障碍，部分患者有癫痫；晚发型患者可有心脏受累	—
LGMD2U	儿童早期	3~50倍增高	近端肌无力；肌肉肥大	心脏受累：左心室功能不全	大多数在青少年早期丧失行走能力

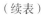

（续表）

肌病名称	起病年龄	血清CK水平	临床表现	骨骼肌外临床表现	疾病进展
LGMD2V	婴儿期至成年	1~20倍增高	婴儿患者：扩张型心肌病，肌张力降低；成年患者：近端肌无力，呼吸功能不全	心肌可受累	—
LGMD2W	儿童期	25倍增高	严重的上肢近端和下肢肌无力；巨舌；三角舌；腓肠肌肥大	心脏受累：30岁以上患者可有扩张型心肌病	—
LGMD2X	成年期		下肢近端肌无力	心脏传导障碍可致晕厥发作	起病后20年内丧失行走能力
LGMD2Y	10~30岁	正常或增高	下肢近端肌无力，逐渐四肢近端肌无力、萎缩；关节挛缩；脊柱强直	肺功能不全；可有轻度心脏受累	—
LGMD2Z	青年期	轻度增高	四肢近端肌无力、萎缩		

【遗传方式与相关致病基因】

根据遗传方式的不同，将常染色体显性遗传的肢带型肌营养不良症称为LGMD1，常染色体隐性遗传的肢带型肌营养不良症称为LGMD2。

常见类型为LGMD2A、肌聚糖（sarcoglycan）肌病、LGMD2B、LGMD2I，其中LGMD2A占所有LGMD患者的15%~40%。肌聚糖肌病占儿童起病的68%，占成人起病的10%。现将各型肢带型肌营养不良症的致病基因及遗传方式总结于表23-25中[133]。

表23 25 肢带型肌营养不良症基因分型

分型	遗传方式	基因	染色体位置	常见变异类型及位点
LGMD1A	AD	*MYOT*	5q31.2	错义变异，人多数位于外显子2
LGMD1B	AD	*LMNA*	1q22	基因变异多分布于外显子1~10，多见产生截短蛋白的移码变异
LGMD1C	AD	*CAV3*	3p25.3	
LGMD1D	AD	*DES*	2q35	大多数为错义变异，多数位于*DES*基因的2B结构域。p.S13F较为常见
LGMD1E	AD	*DNAJB6*	7q36.3	纯合的错义变异多见，变异位于*DNAJB6*基因的G/F结构域

（续表）

分型	遗传方式	基因	染色体位置	常见变异类型及位点
LGMD1F	AD	TNPO3	7q32.1	—
LGMD1G	AD	HNRNPDL	4q21.22	—
LGMD1H	AD	未知	3p25.1-p23	—
LGMD2A	AR	CAPN3	15q15.1	约60%为错义变异，且大多数为复合杂合变异。c.550delA为热点变异
LGMD2B	AR	DYSF	2p13.2	大多数为复合杂合变异，移码变异和错义变异多见
LGMD2C	AR	SGCG	13q12.12	错义变异和移码变异多见，c.525delT和p.C283Y较为常见
LGMD2D	AR	SGCA	17q21.33	多为无义变异和错义变异，较为常见的是c.229C>T（p.R77C），和c.409G>A（p.E137K）
LGMD2E	AR	SGCB	4q12	多为错义变异，移码变异和无义变异
LGMD2F	AR	SGCD	5q33.2-q33.3	—
LGMD2G	AR	TCAP	17q12	—
LGMD2H	AR	TRIM32	9q33.1	—
LGMD2I	AR	FKRP	19q13.32	纯合或复合杂合变异，错义变异c.826C>A（p.L276I）最多见
LGMD2J	AR	TTN	2q31.2	—
LGMD2K	AR	POMT1	9q34.13	—
LGMD2L	AR	ANO5	11p14.3	纯合或复合杂合点变异，c.2272C>T（p.R758C）最常见
LGMD2M	AR	FKTN	9q31.2	—
LGMD2N	AR	POMT2	14q24.3	错义变异，剪切位点变异
LGMD2O	AR	POMGNT1	1p34.1	—
LGMD2P（MDDGC9）	AR	DAG1	3p21.31	—
LGMD2Q	AR	PLEC1	8q24.3	—
LGMD2R	AR	DES	2q35	—
LGMD2S	AR	TRAPPC11	4q35.1	外显子点变异，包括错义变异、剪切位点变异，c.2938G>A错义变异较为常见
LGMD2T	AR	GMPPB	3p21.31	—
LGMD2U	AR	ISPD	7p21.2-p21.1	—
LGMD2V	AR	GAA	17q25.3	—

（续表）

分型	遗传方式	基因	染色体位置	常见变异类型及位点
LGMD2W	AR	*LIMS2*	2q14.3	—
LGMD2X	AR	*BVES*	6q21	—
LGMD2Y	AR	*TOR1AIP1*	1q25.2	—
LGMD2Z	AR	*POGLUT1*	3q13.33	—

注：AD，常染色体显性；AR，常染色体隐性。

【实验室与辅助检查】

1. 血清CK通常升高，亦可正常。各型LGMD血清CK水平见表23-24。

2. 肌电图显示为肌源性损害。

3. 肌活检通常为非特异的肌病或肌营养不良的改变，通常显示肌萎缩与肌肉再生共同存在。可以通过肌活检的免疫组化来确定各型LGMD的特异蛋白的缺失。

4. 基因检测。确定LGMD相关基因致病性变异。

【诊断标准】

1. 典型的骨盆带肌和肩带肌缓慢进行性萎缩无力的临床表现，血清CK通常升高，肌电图和肌活检显示肌源性损害。

2. 常染色体隐性或显性遗传，LGMD相关基因致病变异。

【治疗与预后】

目前对于LGMD没有特异的治疗方法。

1. 康复治疗。应根据患者的临床症状，指导患者接受不同类别的康复治疗，以维持肌肉的伸展性和预防关节挛缩，如站立床、石膏矫正、水疗等。

2. 外科矫形治疗。当患者出现的脊柱侧凸等骨骼畸形，可进行外科手术治疗。

3. 有心脏受累者予对症处理，如氯沙坦等药物治疗，必要时予心脏除颤器、起搏器等辅助治疗。

4. 预后一般。

【遗传咨询与产前诊断】

LGMD目前尚无确切有效的治疗方法，对受累家系成员开展遗传咨询，检出致病基因携带者、对高风险胎儿进行产前诊断是发现患胎的有效手段。

1. 遗传咨询

（1）确定咨询者家系中LGMD的临床诊断，建立遗传咨询档案。确认先证者是否为四肢近端肌肉萎缩无力；血清CK水平通常中度增高；肌电图、肌活检显示肌源性损害。

（2）绘制咨询者的家系图，是否符合常染色体隐性或显性遗传。

（3）对符合临床诊断标准的先证者及其父母进行外周血DNA的LGMD相关基因检测。

（4）对于常染色体显性遗传的LGMD：①先证者为特定LGMD相关基因的杂合变异；②先证者父母一方多携带先证者相同的致病基因杂合变异，亦为有症状患者，但其起病年龄、疾病进展等临床表现与先证者可不一样；③先证者为新发变异时，先证者父母可能为生殖细胞嵌合体；④若患者的双亲一方是致病基因的携带者，再生育的后代有1/2的概率为携带致病基因杂合变异的患儿，1/2的概率为正常儿；⑤先证者双亲临床表型正常，外周血DNA的LGMD相关致病基因检测正常，再生育患儿的可能性很低，但不能排除先证者父母存在生殖细胞嵌合体的可能性。

（5）对于常染色体隐性遗传的LGMD：①先证者为特定LGMD相关基因的纯合变异或复合杂合变异，有临床症状；②父母通常为杂合子，无临床症状；③患者的双亲表型正常，但往往都是致病基因的携带者，其后代有25%的概率为患儿、25%的概率为正常儿、25%的概率为表型正常的致病基因携带者；④某些常染色体隐性遗传的LGMD家系会出现单亲二倍体，即致病基因只来源于父母一方，单亲二倍体携带者不发病。

2. 产前诊断

（1）确认先证者的临床表型和特定LGMD相关基因致病性变异的位点。

（2）确认先证者父母是否为LGMD相关基因致病变异位点携带者，是否携带与先证者相同的致病变异位点。

（3）在先证者母亲妊娠11～13周进行绒毛活检或16～22周行羊膜腔穿刺抽取羊水进行胎儿细胞的致病基因检测。当确认胎儿携带有与先证者LGMD相关基因相同的致病性变异时，提示是患胎，在知情同意的情况下，由其父母决定是否继续妊娠；若胎儿为LGMD相关基因没有致病变异，或仅为携带者（对于常染色体隐性遗传的LGMD），罹患相同疾病的概率很低，可由其父母决定是否继续妊娠。也可考虑植入前遗传学检测，避免患胎出生。

（4）对于进行产前基因诊断后出生的新生儿，应进行随访和记录。

（张为西　张　成）

⊶ 第二十八节　埃德肌营养不良症 ⊷

埃德肌营养不良症（Emery-Dreifuss muscular dystrophy，EDMD）是一组与细胞核膜组装和稳定性有关的基因变异所致的遗传性肌肉病，临床上分7个亚型，均以早期出现肘部屈肌、颈部伸肌和小腿腓肠肌挛缩，以及不同程度心脏受累的表现为临床特征，临床表现具有明显的异质性[134-136]。

【临床表型特征】

多于儿童早期起病，常于10～20岁出现关节挛缩（图23-17），肌萎缩无力常先累及小腿腓肠肌，随后累及肩胛带肌和骨盆带肌，病情缓慢进行性加重，继关节挛缩后20年左右出现心脏受累的症状，表现为心悸、晕厥前兆、晕厥、劳力性呼吸困难和充血性心力衰竭。

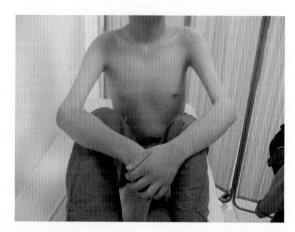

图23-17　双肘关节挛缩和双上肢近端肌萎缩

【遗传方式与相关致病基因】

EDMD表现为X-连锁隐性遗传、常染色体显性遗传和常染色体隐性遗传3种遗传方式，致病基因包括*EMD*、*LMNA*、*SYNE1*、*SYNE2*、*FHL1*和*TMEM43*等。各表型对应的致病基因和遗传方式详见表23-26。

表23-26 EDMD基因型与遗传方式

表型	遗传方式	基因	染色体位置
EDMD1	XLR	*EMD*	Xq28
EDMD2	AD	*LMNA*	1q22
EDMD3	AR	*LMNA*	1q22
EDMD4	AD	*SYNE1*	6q25.2
EDMD5	AD	SYNE2	14q23.2
EDMD6	XLR	*FHL1*	Xq26.3
EDMD7	AD	*TMEM43*	3p25.1

注：AD，常染色体显性；AR，常染色体隐性；XLR，X-连锁隐性。

【实验室与辅助检查】

1. 血生化　血清肌酸激酶、乳酸脱氢酶和醛缩酶显著升高，CK-MB中度升高。

2. 心电图　心律失常、心脏传导阻滞和交界逸搏心律。

3. 超声心动图　左右心房扩大、左室扩大和射血分数下降。

4. 肌电图　肌源性损害，运动单位电位不规则，表现为持续时间更长，面积更大，波幅更高。

5. 基因检测：可发现与临床表型相应的致病基因（*EMD*、*LMNA*、*SYNE1*、*SYNE2*、*FHL1*或*TMEM43*等）变异。

【诊断标准】

有阳性家族史，谱系图分析符合X染色体连锁遗传、常染色体显性遗传或常染色体隐性遗传的遗传方式，结合典型的临床表现，包括肱-腓肌萎缩无力、多关节挛缩、脊柱强直和肢带肌萎缩无力，以及心悸、反复晕厥、劳力性呼吸困难和充血性心力衰竭等心脏受累的表现；基因检测发现相关致病基因变异可确诊。

【治疗与预后】

关节挛缩松解术和脊柱侧凸矫形术有助于改善关节功能和脊柱的正常曲度；使用辅具协助患者活动；当出现心律失常和心力衰竭等心脏病变的表现时，予相应的对症处理。在疾病早期，物理治疗或拉伸训练可防治关节挛缩，安装心脏起搏器有利于防治心律失常所致的猝死。

【遗传咨询与产前诊断】

由于目前尚无确切有效的治疗方法，对受累家系成员开展遗传咨询、检出致病基因携带者、对高风险胎儿进行产前诊断是发现患胎的有效手段。

1. 遗传咨询

（1）确定咨询者家系中EDMD的临床诊断，建立遗传咨询档案。确定临床诊断包括关节挛缩、腓肠肌和肢带肌分布为主的肌萎缩无力、反复晕厥和劳力性呼吸困难、心悸和胸闷。并判断血清肌酸激酶水平是否为中度升高，肌电图是否为肌源性损害。如已做肌肉活检，抗emerin抗体染色是否显示emerin蛋白缺失。

（2）绘制咨询者的家系图，是否符合X-连锁遗传、常染色体显性遗传或常染色体隐性遗传，并提供遗传咨询，详见第七章相关内容。

2. 产前诊断

（1）确认先证者的临床表型和致病基因的变异位点。

（2）确认先证者父母的临床表型和致病基因的携带情况。

（3）携带致病基因变异者，于妊娠11~13周进行绒毛活检，或16~22周羊膜腔穿刺抽取羊水进行胎儿细胞的致病基因检测，当确认为携带与先证者致病基因变异相同的患胎或携带胎，应在知情的情况下，由其父母决定是否继续妊娠。

若先证者为新发变异，在不能完全排除生殖细胞嵌合体的情况下，也应在妊娠11~13周进行绒毛活检或16~22周行羊膜腔穿刺抽取羊水进行胎儿细胞的致病基因检测，明确胎儿是否存在与先证者相同的变异。

（杨　娟）

第二十九节　眼咽型肌营养不良症

眼咽型肌营养不良症（oculopharyngeal muscular dystrophy，OPMD）是由*PABPN1*基因变异所致的遗传性肌肉病，患病率为1/100 000[137-141]。

【临床表型特征】

通常40岁以后隐袭起病，进展缓慢，绝大多数为常染色体显性遗传。

1. 眼部表现　双上睑下垂，双眼闭合无力（图23-18），眼球活动障碍，可有复视。双瞳对光反射存在。

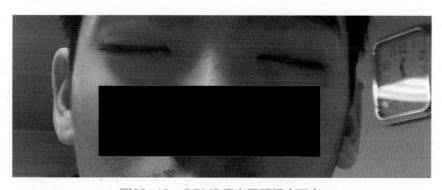

图23-18　OPMD患者双眼闭合不全

2. 咽部表现 构音障碍，声音嘶哑，吞咽困难。

3. 其他 胸锁乳突肌萎缩者出现屈颈和耸肩乏力，四肢近端轻度肌萎缩，肌力基本正常。

常染色体隐性遗传的病例罕见，这类患者起病年龄早，病情进展快，临床表现重，于36岁前起病，首发症状多为双侧眼睑下垂或胫前肌乏力，以面肌和眼外肌受累最明显，四肢肌肉受累始于远端肌肉，数十年后病情严重至需与轮椅相依，部分患者合并认知功能下降和精神异常。

【遗传方式与相关致病基因】

OPMD由*PABPN1*基因变异所致，以常染色体显性遗传为主要遗传方式，少数病例呈常染色体隐性遗传。*PABPN1*基因定位在14q11.2。正常个体1号外显子的(GCN) n的重复序列数为6，患者为7～13，重复序列数与病情严重性呈正相关[138, 139]。

【实验室与辅助检查】

1. 血清酶学 肌酸激酶水平正常或轻至中度升高。

2. 电生理 肌电图显示肌源性损害。

3. 基因诊断 *PABPN1*基因1号外显子(GCN) n≥7[138]。

【诊断标准】

1. 家族中两个或两个以上受累个体。

2. 眼睑下垂。休息状态下，至少有一侧眼裂小于8mm视为阳性。

3. 吞咽困难。令患者喝80mL冰水，如吞咽时间超过7s视为阳性。

4. *PABPN1*基因外显子1的(GCN) n≥7。

【治疗与预后】

提上睑肌腱膜切除术或眼睑前悬术等在内的眼部整形术或许对眼睑下垂有一定疗效。环咽肌切除术通常用于治疗吞咽困难。积极处理吸入性肺炎、营养不良和社会功能下降等并发症。基于针对*PABPN1*基因的基因治疗有望获得应用[140]。本病预后良好。

【遗传咨询与产前诊断】

由于目前尚无根治本病的治疗方法，对受累家系成员开展遗传咨询、检出致病变异携带者、对高风险胎儿进行产前诊断是发现患胎的有效手段。鉴于本病于成年期起病，几乎不影响智能和寿命，对社会功能的损害轻，对有需求的家庭应提供相应的指导和帮助。本病表现为常染色体隐性遗传的病例非常罕见，以下内容以常染色显性遗传的家系为例。

1. 遗传咨询[141]

（1）确定咨询者家系中的临床诊断，建立遗传咨询档案。询问患者有无眼睑下垂和吞咽困难，以及面肌和四肢近端肌无力，并对患者进行详细的体格检查，必要时行视频内窥镜吞咽研究和视频吞咽功能研究评估其吞咽功能。

（2）绘制咨询者的家系图，是否符合常染色体显性遗传。常染色体显性遗传以垂直传递、代代相传和男女皆可发病为特点。

（3）对先证者进行*PABPN1*基因检测，明确其致病性变异位点，并对其双亲之一进行验证是否存在相同的变异。

（4）若先证者父（或母）携带有与先证者相同的*PABPN1*基因变异，说明其父（或母）为患者。

（5）应对家系中父系或母亲中所有准备生育的男性和女性（孕前）进行*PABPN1*基因的致病性筛查检测。

（6）若确认该家系的男性或女性为*PABPN1*基因变异者，其子女有50%的概率为患者，50%的概率为正常儿，男女患病概率均等。

2. 产前诊断

（1）确认先证者的临床表型和*PABPN1*基因致病性变异的位点。

（2）确认先证者的父或母是患者，且携带与先证者相同的*PABPN1*基因变异。

（3）携带*PABPN1*基因致病变异者，于妊娠11～13周进行绒毛活检或16～22周行羊膜腔穿刺抽取羊水进行胎儿细胞的*PABPN1*基因检测，当确认为携带与先证者*PABPN1*基因相同变异的患胎，应在知情的情况下，由胎儿父母决定是否继续妊娠。

（4）如先证者为新发变异，在不能完全排除生殖细胞嵌合体的情况下，也应在妊娠11～13周进行绒毛活检或16～22周行羊膜腔穿刺抽取羊水进行胎儿细胞的*PABPN1*基因检测，明确胎儿是否存在与先证者相同的变异。

（杨　娟）

第三十节　先天性肌营养不良

先天性肌营养不良（congenital muscular dystrophy, CMD）是一组生后至婴儿期起病的原发性、慢性进行性、遗传性肌病，肌肉病理表现为肌营养不良样病理改变，同时缺乏先天性肌病的典型特征性改变。1903年Batten第一个描述了CMD的病例，此后专家学者陆续报道了不同类型的CMD。其主要亚型包括先天性肌营养不良1A型（又称merosin缺乏症）、α抗肌萎缩相关糖蛋白病、Ullrich先天性肌营养不良、LMNA相关先天性肌营养不良以及*SEPN1*变异所致先天性肌营养不良伴早期脊柱强直。CMD并不常见，这些疾病虽然单种疾病发病率低，但总体并不少见，是松软儿的重要病因之一，具有显著临床和遗传异质性，发病机制尚不明确。至今已知导致CMD的致病基因有28个，多数基因庞大，外显子数目众多，无热点变异，常需进行多个候选基因变异检测，耗时长、花费大，既往基因诊断阳性率低。几乎所有遗传性CMD存在晚发型或轻型等位基因病，相对常见的几种CMD介绍如下[142]。

一、Merosin 蛋白缺失型先天性肌营养不良

Merosin 蛋白缺失型先天性肌营养不良，又称先天性肌营养不良1A型（merosin-deficient congenital muscular dystrophy type 1A, MDC1A），是我国最常见的CMD亚型[143]。MDC1A与层粘连蛋白-2的3个亚单位之一的α2链（laminin-α2，也叫merosin）缺陷有关。该蛋白缺乏可造成细胞骨架与细胞外基质的连接破坏。该病是由*LAMA2*基因变异所致的常染色体隐性遗传病[144]。

【临床表型特征】

MDC1A患儿通常于出生后6个月内起病，以运动系统受累为突出表现，表现为严重的肌无力

和肌张力低下。患儿主动活动明显减少，多不会蹬被。哭声及吸吮力弱，喂养困难，持续体重不增、发育落后、感染后体重骤降是常见症状。逐渐出现运动发育落后甚至停滞，绝大部分患儿终生不能获得行走能力。

多数患儿在出生后第 1 年可出现缓慢进展的关节挛缩。早期易发生在肩关节、肘关节、髋关节和膝关节，逐渐累及颞下颌关节、四肢远端关节和颈椎，有部分患儿可观察到远端指关节过伸现象。脊柱畸形可导致早期胸腰段脊柱前凸，10 岁左右时出现脊柱侧凸，并逐渐进展。可导致胸廓活动受限，气道受压，加剧通气功能障碍，继而引发呼吸功能不全。青春期儿童颈椎前凸可导致严重的颈部过伸，影响吞咽功能，造成进食困难，并可增加误吸的风险。

呼吸衰竭是患儿死亡的主要原因。由于肋间肌和辅助呼吸肌受累，胸廓活动度进行性受限。患儿早期的胸廓顺应性明显降低，继而引起肺容量降低，肺泡通气不足，肺不张，支气管黏液栓阻塞等。由于患儿咳嗽无力，对气道分泌物的清除能力降低，更容易发生反复的肺部感染和夜间换气不足。吞咽困难和胃食管反流也将增加误吸的风险。肺部感染又可引起肺不张，呼吸储备功能降低，增大了急性呼吸衰竭的发生风险。患儿需要呼吸支持的两个高峰时期分别为出生后至5岁，10 ~ 15岁。第 1 个高峰时期发生原因主要是因为该阶段呼吸肌力弱，肌张力低，呼吸肌易疲劳。第 2 个高峰是由于胸廓活动度受限进行性加重，限制性肺疾病逐渐进展，呼吸功能进一步恶化。

典型脑白质病变多在半岁之后出现，1岁后稳定无变化。主要累及脑室旁和皮层下白质，而胼胝体和内囊不受累，在头颅 MRI 上呈长T1信号、长T2信号、FLAIR高信号。这种改变可能继发于脑血管基底膜对水的通透性增加，因此白质病变程度随年龄增加无明显加重。合并脑结构异常者少，仅占5%，常见的结构异常有枕叶巨脑回或无脑回畸形，脑桥小脑发育不良，并伴有不同程度的认知障碍。患儿认知功能通常正常，仅有少数智力发育落后或合并癫痫，伴皮层发育不良者可发展成难治性癫痫。

此外，由于laminin α2也在施万细胞表达，蛋白缺失在周围神经也会引起相应病变。髓鞘形成异常性运动感觉神经病可见于儿童期患儿，临床表现通常轻微或无症状。部分患儿还可有无症状的心血管系统受累、眼外肌麻痹等，可致眼球活动受限，最早可在2岁时出现。上视受限明显，下视通常不会受累。视功能正常。

【遗传方式与相关致病基因】

MDC1A表现为常染色体隐性遗传，其致病基因*LAMA2*定位于6q22-23，编码层粘连蛋白α2链。基因变异类型主要有无义变异（32%）、拷贝数变异（20%）、微小缺失或插入（19%）、剪切位点变异（15%）、错义变异（12%）等。拷贝数变异多为外显子缺失变异，重复变异少有报道。曾有生殖细胞嵌合体的案例报道。根据患者的起病年龄和病情轻重不同，临床表型可分为婴儿早期起病、症状重的先天性肌营养不良（CMD），和儿童期或以后起病、症状相对较轻的肢带型肌营养不良。

【实验室与辅助检查】

1. 血清肌酸激酶显著升高　新生儿期可达数十倍甚至上百倍升高，1岁以后可降至正常值的4倍以上。之后随疾病进展，肌肉组织破坏，肌酸激酶逐渐下降，6岁之后患儿肌酸激酶水平可降至正常水平。

2. 头颅MRI　半岁以后的患儿可见典型脑白质异常信号。

3. 肌电图　表现为肌源性损害，部分患者可见周围神经损害表现。

4. 肌活检　为肌营养不良样病理改变，MDC1A患者肌肉merosin抗体染色可以完全缺失，也可部分缺失。除merosin表达缺失外，还可有laminin α4和laminin α5表达增加。

5. 基因诊断　*LAMA2*基因存在致病性变异。

【诊断标准】

MDC1A的诊断主要依据临床表现和辅助检查。典型临床表现包括出生时至婴儿早期出现肌无力、肌张力减低，运动发育落后，关节挛缩，智力多正常。重要的辅助检查项目包括：血清肌酸激酶水平增高；头颅MRI显示脑白质异常信号；肌电图呈肌源性损害；肌活检merosin完全缺失或部分缺失。*LAMA2*基因发现致病性变异可确诊[143]。

【治疗与预后】

目前缺乏MDC1A根治性治疗方法，主要强调对患者的长期随访和多学科综合管理，包括营养支持、呼吸支持、物理康复治疗和外科矫形等。

1. 病情评估　包括喂养情况、营养发育状况、消化功能、呼吸功能、肌肉力量和关节活动度、是否有惊厥发作、心功能等。

2. 康复治疗　患者需要终身接受不同类别的康复治疗，以维持肌肉的伸展性和预防关节挛缩。

3. 5岁及以上患儿需要进行肺功能检查　评价指标包括用力肺活量（FVC）、1s用力呼气量（FEV-1）、咳嗽效力（咳嗽峰流速和最大呼气及吸气压）。FVC低于60%预测值，或有睡眠问题者（睡眠增多、晨起头痛、注意力障碍者）需要进行夜间睡眠氧饱和度监测，评价是否有低通气、高碳酸血症和阻塞性睡眠呼吸暂停。无创呼吸机间歇正压通气可提高肺顺应性、咳嗽峰流速及清除分泌物的能力。使用咳痰机辅助咳痰可以提高胸廓的扩张度，预防及治疗肺不张，降低下气道感染风险。

4. 外科矫形治疗　可纠正脊柱侧凸，评估胸廓活动是否受限。

5. 消化功能评估　内镜检查、动力学检查、PH监测和电视透射检查。

6. 心脏功能评估　包括心电图和超声心动图检查。由呼吸功能不全引起的右心功能不全需要充分改善肺部情况，针对原发的左心功能不全或心律失常给予相应治疗。

7. 药物治疗　合并惊厥发作者使用抗癫痫药物治疗通常效果较好，伴皮层发育不良的难治性癫痫可能需要联合使用多种药物。

8. 预后　MDC1A患儿的预后不良，主要取决于患儿的起病年龄、肌肉免疫组化染色merosin的缺失程度，以及*LAMA2*基因变异类型和变异导致的蛋白质功能改变。

【遗传咨询与产前诊断】

由于目前尚无确切有效的治疗方法，对受累家系成员开展遗传咨询、对高风险胎儿进行产前诊断是发现患胎的有效手段。

1. 遗传咨询

（1）确定咨询者家系中先证者的MDC1A临床诊断，建立遗传咨询档案。

（2）家系调查，绘制咨询者的家系图，分析家系谱是否符合常染色体隐性遗传病的遗传规律。

（3）基因诊断，对先证者进行*LAMA2*基因检测，明确其致病性变异位点。并对父母进行验证，是否分别携带与先证者相同的致病变异，是否符合常染色体隐性遗传病的遗传规律。

（4）若先证者父母均为*LAMA2*致病变异携带者，说明变异由双亲遗传。再次生育的再发风险为25%，男女患病风险相同。

（5）若先证者父母未检测到与先证者相同的*LAMA2*致病变异，说明该变异为新发变异或先证者父母生殖细胞嵌合变异，再次生育时也须进行产前诊断，男女患病风险相同。

2．产前诊断

（1）对先证者作出正确诊断，明确*LAMA2*基因致病变异位点。

（2）验证先证者父母是否携带相同变异，进一步分析致病变异为双亲遗传或新发变异，不排除生殖细胞嵌合变异的可能。

（3）在再次妊娠11～13周行绒毛活检或16～22周行羊膜腔穿刺抽取羊水进行胎儿细胞的*LAMA2*基因检测，以明确胎儿的基因型。当确认为携带有与先证者相同变异时，提示是患胎，应在知情的情况下，由其父母决定是否继续妊娠；若为携带者，则罹患相同疾病风险很低，可由其父母决定是否继续妊娠。

（4）对确认的携带者，也可选择进行植入前遗传学检测，避免患胎的治疗性流产。

（5）对于进行产前基因诊断后出生的新生儿，应进行血清肌酸激酶的检测并进行随访和记录。

二、Bethlem肌病和Ullrich先天性肌营养不良

Bethlem肌病（Bethlem myopathy, BM）和Ullrich先天性肌营养不良（Ullrich congenital muscular dystrophy, UCMD）属于Ⅵ型胶原蛋白病，二者是由于编码Ⅵ型胶原蛋白的基因致病性变异所导致的遗传性肌病。据报道，北英格兰BM和UCMD的患病率分别为0.77/100 000和0.13/100 000，而我国尚无患病率报道。BM和UCMD位于Ⅵ型胶原蛋白病谱系的两端，二者无明显界限，BM表型较轻，UCMD表型较重。

【临床表型特征】

UCMD患者于出生后或婴儿早期隐匿起病，部分患者孕期可出现胎动减少，主要表现为肌张力低下和近端为主的肌无力，运动发育里程碑落后。患儿可出现先天性髋关节脱位、先天性斜颈、远端关节过度伸展（指/趾关节、腕关节、踝关节）。随着病情进展，患儿出现关节挛缩（肩关节、肘关节、髋关节、膝关节和踝关节），脊柱强直和侧弯。其他典型特征包括：手足掌皮肤柔软，上下肢伸侧皮肤毛囊过度角化，异常瘢痕疙瘩形成或卷烟纸样瘢痕形成，足跟突出，马蹄内翻足，圆脸以及高腭弓等，智力正常[145-147]。

根据患者的最大运动能力、临床严重程度和病情进展情况，UCMD分为以下 3 种类型：①早期严重型UCMD（early-severe UCMD），患儿终生不能独走，但能够独坐、翻滚和爬行；②中度进展型UCMD（moderate progressive UCMD），患儿在2岁左右获得独走能力，但最终于5～15岁（平均年龄10岁）丧失独走能力，或仅保持室内运动能力，或8岁前应用轮椅；③轻型UCMD（mild UCMD），患者能够独走至成年早期，步态有明显异常，最终丧失独走能力。

呼吸功能不全是UCMD致命的并发症，通常在患儿失去行走能力后出现，限制性呼吸功能障碍通常在10～20岁内迅速进展，表现为低氧血症和睡眠结构紊乱。无创正压通气可以在数年内有效缓解呼吸功能不全，否则患者会因呼吸衰竭而死亡。

BM起病比UCMD晚，通常在儿童早期起病，也可于成年期起病，患者通常在10岁内或20岁内出现症状，表现为孕期胎动减少，新生儿期肌张力低下，近端肌无力，轻度运动发育里程碑落后，多发性关节挛缩，先天性髋关节发育不良和斜颈，脊柱强直或侧弯，踮脚行走，皮肤异常，如明显的增生性瘢痕或毛囊过度角化。BM重要特征是屈肌挛缩的出现和进展，尤其是跟腱和指长屈肌挛缩，累及肘关节、腕关节、踝关节和指间关节。病情缓慢进展，约半数患者于50岁后行走需要辅助。呼吸功能不全和远端关节过度伸展少见或较UCMD轻。

【遗传方式与基因型】

BM的遗传方式为常染色显性遗传，UCMD多数为显性新发变异，少数为常染色体隐性遗传[146, 148-151]，其致病基因包括*COL6A1*、*COL6A2*和*COL6A3*。*COL6A1*和*COL6A2*等基因头尾相连，中间间隔150bp基因组DNA，共同定位于21q22.3，*COL6A1*编码α1胶原纤维（Ⅵ），*COL6A2*编码α2胶原纤维（Ⅵ）；*COL6A3*定位于2q37，编码α3胶原纤维（Ⅵ）。常见的变异类型包括错义变异、剪切位点变异、无义变异、微缺失和插入等。此外，也有线粒体基因组变异相关的临床案例报道[152]。

【实验室与辅助检查】

1. 血清CK正常至轻度升高，一般不超过正常值的5倍。

2. 心电图和超声心动图正常。

3. 肌电图大多为肌源性损害，也可正常或为神经源性损害。

4. 肌肉MRI可见对称性弥漫性大腿脂肪浸润，内侧肌肉（缝匠肌、股薄肌和内收肌长头）受累较轻，股直肌可见中央阴影征或靶环征，股外侧肌可见三明治征（图23-19）。

5. 肌活检为肌肉病样或肌营养不良样病理改变，免疫组化或免疫荧光可见Ⅵ型胶原蛋白完全缺失或肌膜下特异性缺失。

6. 基因诊断：检测到*COL6A1*、*COL6A2*或*COL6A3*基因致病变异。

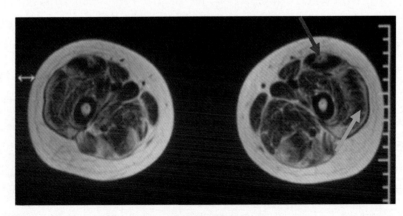

图23-19　UCMD患者下肢肌肉MRI

股直肌可见中央阴影征或靶环征（红色箭头），股外侧肌可见三明治征（绿色箭头）。

【诊断标准】

典型临床表现包括肌无力、肌张力减低，关节和皮肤改变；血清CK正常或轻度升高；肌电图肌源性损害为主；肌肉MRI可见对称性弥漫性大腿脂肪浸润，股直肌可见中央阴影征或靶环征，股外侧肌可见三明治征、内侧肌肉受累轻；肌活检为肌肉病样或肌营养不良样病理改变，免疫组化或免疫荧光可见Ⅵ型胶原蛋白完全缺失或肌膜下特异性缺失；*COL6A1*基因、*COL6A2*基因、*COL6A3*基因检测到致病变异。

【治疗与预后】

目前尚无根治性治疗方法，需要对患者进行多学科综合管理，包括营养支持、呼吸支持、物理康复治疗和矫形外科手术等[153]。

UCMD患者早期出现呼吸功能不全，部分患儿因呼吸衰竭死亡，因此患儿需定期评估呼吸功能，进行肺功能检查和多功能睡眠监测。肺功能FVC＜60%预测值者或有睡眠问题（白天瞌睡、晨起头痛、注意力障碍）或反复肺部感染者或存在睡眠低通气、高碳酸血症和阻塞性睡眠呼吸暂停者，需要规律应用无创呼吸机，患者咳嗽无力可应用咳痰机辅助咳嗽。

患者需长期坚持进行物理康复训练，延缓关节挛缩和脊柱侧弯的进展，必要时应用矫形器，或进行恰当的矫形外科手术干预，如先天性斜颈纠正术、髋关节脱位纠正术、跟腱延长术等，以提高患儿的生活质量。

其他治疗方法包括低蛋白饮食或雷帕霉素或CsA诱导自噬，抗凋亡药物Omigapil，多能间充质干细胞移植疗法，以及基因治疗[154]。这些治疗方法目前仍处于基础研究阶段，尚未应用于临床治疗。

UCMD患者终生不能独走或独走后丧失独走能力，部分患者死于呼吸衰竭。而BM患者能独走至50岁以后，呼吸受累少见或较轻，如给予呼吸支持，该病患者可长期生存。

【遗传咨询与产前诊断】

由于目前无根治性治疗方法，对于明确诊断的先证者家庭，应为其提供准确的遗传咨询和产前诊断。

1. 遗传咨询

（1）该病的遗传方式包括常染色显性遗传和常染色隐性遗传。进行遗传咨询时，应该首先明确先证者诊断无误，确定临床诊断符合BM或UCMD，通过系谱调查明确遗传方式，并对先证者及其父母进行基因检测结果验证，明确其致病变异位点，然后根据不同遗传方式进行遗传咨询。

（2）常染色体显性遗传方式的UCMD，多数为新发变异，先证者无阳性家族史。若先证者为新发变异，其家庭再次妊娠的发病风险接近普通人群；若先证者父母一方为生殖细胞嵌合变异，再次生育的发病风险高于普通人群。对于新发变异的先证者家庭，不能完全排除父母生殖细胞嵌合变异的可能，因此再次生育建议进行产前诊断。部分Bethlem肌病患者的基因变异也可以是新发的。

（3）常染色体显性遗传的BM，先证者有阳性家族史，父母一方为患者，再生育有50%的概率为患者，应进行产前诊断。

（4）常染色体隐性遗传的BM和UCMD，先证者家庭再生育有25%的概率为患者，应进行产前诊断。

2．产前诊断

（1）产前诊断前需明确先证者临床表型和基因变异位点，并进行基因变异结果验证。

（2）于妊娠11～13周进行绒毛活检或16～22周行羊膜腔穿刺抽取羊水进行胎儿相关基因检测，如携带与先证者相同的基因变异，提示胎儿为患者，应在知情的情况下，由其父母决定是否继续妊娠。

（3）先证者家庭可选择进行植入前遗传学检测，避免患胎的治疗性流产或引产。

（4）产前诊断后出生的新生儿，应于分娩时取脐带血或采集新生儿外周血，提取基因组DNA，检测相关基因位点，验证产前诊断结果，并进行随访和记录。

三、LMNA相关先天性肌营养不良

LMNA相关先天性肌营养不良（LMNA-related congenital muscular dystrophy, L-CMD）是由于*LMNA*基因变异所导致的肌营养不良，属于核纤层蛋白病谱系疾病之一。LMNA相关肌营养不良具有显著的临床及遗传异质性，主要表现为肌无力、肌张力低下、关节畸形、心脏传导异常等。病情严重程度及进展速度不一，常见死因为严重的心律失常及呼吸衰竭。

【临床表型特征】

L-CMD患者于出生时或出生后数月发病，严重者可有宫内胎动减少，运动发育里程碑落后伴倒退，首发症状为肌无力、全身肌张力低下即松软儿，肌无力以上肢近端、下肢远端和颈轴肌无力为主，面肌无力少见，由于颈肌无力，患儿表现为竖头无力即"垂头征"。患儿可早期出现关节挛缩，随病情进展出现脊柱强直和前凸。随年龄增长患儿可出现呼吸受累，心脏传导异常和心律失常，可因严重心律失常和呼吸衰竭死亡[155-157]。

【遗传方式与基因型】

该病大部分为散发病例，基因变异类型为显性新发变异，极少数由父母生殖细胞变异遗传。其致病基因为*LMNA*，位于1q22，编码核纤层蛋白A/C，主要分布于细胞核内膜下层，在维持细胞骨架的稳定性、基因组的稳定性、信号传导通路的调节等方面起着重要作用。*LMNA*变异大多数为错义变异，其他变异类型包括小缺失和重复等[158, 159]。

【实验室与辅助检查】

1．血清肌酸激酶轻度或中度升高。

2．心电图提示心律失常（如房性心动过速、心房颤动、房室传导阻滞、室性心动过速等），严重的窦性心动过缓甚至心脏停搏是该病发生猝死的主要原因。

3．肌电图提示肌源性损害。

4．肌肉MRI可见对称性弥漫性大腿脂肪浸润伴萎缩，半膜肌与股二头肌长头普遍受累，可伴不同程度股内侧肌、股外侧肌及股中间肌受累，部分有大收肌受累，而股直肌、缝匠肌及股薄肌很少受累[160]。

5．肌活检提示肌肉病样病理改变或肌营养不良样病理改变，可伴大量炎性细胞浸润，电镜下可见肌细胞核形态异常。

6．基因检测发现*LMNA*基因的致病变异。

【诊断标准】

典型临床表现包括上肢近端、下肢远端、颈轴肌无力，脊柱强直前凸，头低垂；血清CK轻度或中度升高；肌电图提示肌源性损害；肌肉MRI可见对称性弥漫性大腿脂肪浸润伴萎缩，股直肌、缝匠肌及股薄肌很少受累；肌活检提示肌肉病样病理改变或肌营养不良样病理改变，可伴大量炎性细胞浸润，电镜下可见肌细胞核形态异常；*LMNA*基因检测到致病变异。

【治疗与预后】

目前该病尚无明确有效的治疗方法，应早期进行综合治疗与干预，主要包括糖皮质激素治疗、营养支持、物理康复训练、肺功能与心脏检测、生活护理等。

患儿应长期坚持进行物理康复训练，延缓关节挛缩和脊柱畸形进展，必要时应用矫形器，或进行矫形外科手术干预，如跟腱延长术、脊柱内固定术等。

应定期对患儿进行心脏监测，严重心律失常可应用植入性心律转复除颤器，扩张性心肌病和心功能衰竭者可应用抗血管紧张素抑制剂（ACEI）、β受体阻滞剂，严重者可行心脏移植。患儿需定期评估呼吸功能，进行肺功能检查和多功能睡眠监测，必要时应用无创呼吸机以及咳痰机辅助咳嗽。

L-CMD预后较差，患儿终生不能行走或仅能独坐，患儿多因严重的心律失常和呼吸衰竭死亡。

【遗传咨询与产前诊断】

由于该病目前无根治性治疗方法，对于明确诊断的先证者家庭，应为其提供准确的遗传咨询和产前诊断。

1. 遗传咨询

（1）应该首先明确先证者临床诊断符合L-CMD，并对先证者及其父母进行基因检测验证，明确其致病变异位点。

（2）该病的遗传方式为常染色显性遗传，大多为新发变异，先证者无阳性家族史。先证者如为新发变异，其父母再次妊娠的发病风险接近普通人群；极少数先证者的父母　方为生殖细胞嵌合体，再生育的发病风险高于普通人群。对于新发变异的先证者家庭，不能完全排除其父母是否为生殖细胞嵌合体，因此，再次生育时建议进行产前诊断。

（3）先证者有阳性家族史，父母一方为患者，再次生育时50%的概率为患者，应进行产前诊断。

2. 产前诊断

（1）应明确先证者临床表型和基因变异位点，并进行基因变异结果验证。

（2）于妊娠11～13周进行绒毛活检或16～22周进行羊膜腔穿刺抽取羊水，提取胎儿细胞DNA，进行*LMNA*基因相关位点检测，如携带与先证者相同的基因变异，提示胎儿为患者，应在知情的情况下，由其父母决定是否继续妊娠。

（3）先证者家庭也可选择进行植入前遗传学检测，避免行治疗性流产或引产。

（4）产前诊断后出生的新生儿，应于分娩时取脐带血或采集新生儿外周血，提取基因组DNA，检测相关基因位点，验证产前诊断结果，并进行随访和记录。

（熊　晖）

第三十一节　周期性麻痹

周期性麻痹（periodic paralysis, PP）是最早被发现与离子通道变异相关的遗传性骨骼肌离子通道病，是一大组以发作性肌无力伴血钾浓度改变为主要临床特征的疾病。根据发作期血钾浓度PP分为：低钾型周期性麻痹（hypokalemic periodic paralysis, HypoPP）、高钾型周期性麻痹（hyperkalemic periodic paralysis, HyperPP）和正常血钾型周期性麻痹（normokalemic periodic paralysis, NormoPP）。HypoPP由编码骨骼肌钙通道的*CACNA1S*基因或编码骨骼肌钠通道的*SCN4A*基因变异所致，HyperPP和NormoPP都是由编码骨骼肌钠通道的*SCN4A*基因变异所致。

一、低钾性周期性麻痹

低钾型周期性麻痹（hypokalemic periodic paralysis, HypoPP）呈常染色体显性遗传，致病基因为*CACNA1S*基因和*SCN4A*基因，尚有部分患者致病基因未明。

【临床表型特征】

HypoPP是最常见的周期性麻痹类型。其特征性的临床表现为：①多在1~20岁起病，男性多于女性。②一般在晨起时发现四肢无力，经数小时至数日可逐渐恢复。四肢肌肉较易受累，近端重于远端；通常颅神经支配肌肉和呼吸肌不易受累；少数严重患者可出现呼吸肌瘫痪或心律失常而危及生命。③发作间期一般肌力正常，但有部分患者（约25%）可发展成为持久性肌无力或肌萎缩。发作频率不等，15~35岁期间发作频率最高，之后随年龄增长发作次数逐渐减少。④诱发因素包括：饱食、剧烈运动、感染、创伤、情绪激动、月经、受寒。

与西方国家相比，我国HypoPP就诊患者更为少见，发病年龄相对晚，高峰在10~30岁。与钠通道基因变异患者相比，钙通道基因变异患者发病年龄更早[161, 162]。

【遗传方式与相关致病基因】

HypoPP呈常染色体显性遗传，80%患者为*CACNA1S*基因变异（称为Ⅰ型），该基因位于染色体1q32，编码L-型电压门控钙通道α型亚单位[161, 163]；10%患者为*SCN4A*基因变异（称为Ⅱ型），*SCN4A*基因位于染色体17q23，编码电压门控钠通道α型亚单位；仍有10%患者的致病基因至今未知。

【实验室与辅助检查】

1. 血清钾检测　正常人血钾水平为3.5~5.5mmol/L，HypoPP患者在发作期血钾低于正常水平，发作间期血钾正常。

2. 心电图　HypoPP患者在发作期心电图可出现S-T段下降，T波低平、增宽、双向、倒置，U波增高。患者出现各种心律失常，以窦性心动过速、室性早搏、阵发性心动过速为最常见。

3. 神经电生理检查　运动诱发试验有助于在发作间期对周期性麻痹进行诊断，在发病间期，对小指展肌进行长时运动诱发试验，并在该肌肉记录复合肌肉动作电位（compound muscle action potential, CMAP）波幅，运动后在小指展肌记录的波幅比运动前明显下降，并且小指展肌的肌力和外展幅度也下降。短时运动诱发试验无明显异常。

4. 肌肉病理　变异基因相关，钙通道基因变异患者肌纤维出现空泡样变，钠通道基因变异患者表现为管状聚集。

5. 基因检测　对*CACNA1S*基因和*SCN4A*基因进行变异检测。

【诊断标准】

目前尚无明确诊断标准，一般根据以下临床特征和实验室检查确诊。临床表现符合：发作性四肢无力一般大于2h，发作时伴有血钾降低，补钾治疗有效。诱发因素：运动后、碳水化合物摄入过多等。排除继发性低钾血症。有阳性家族史。发作间期长时运动诱发试验阳性（CMAP减少超过40%），基因检测证实携带*CACNA1S*基因或*SCN4A*基因变异。

【治疗与预后】

1. 急性发作的治疗　有两个目的：①迅速纠正低钾血症；②缩短发作时间。这两个目的往往不是同时实现，常常是血清钾恢复正常数小时后肌无力才开始恢复。补钾治疗可以直接纠正低钾血症，并间接缓解肌无力。治疗方法首选口服钾盐，不仅有效，且可避免医源性高钾血症，首次口服10%氯化钾或枸橼酸钾30~40mL，此后每2h口服20mL，直到症状好转，24h内给予钾总量可达10~15g。一般在数小时内可见疗效，疗效欠佳者可继续口服10%氯化钾或枸橼酸钾30~60mL/d，直到好转。如果有呕吐，吞咽困难者可给予静脉补钾，注意10%氯化钾30mL加入5%甘露醇1 000mL静脉滴注，避免使用葡萄糖和盐水，因为它们可能加重肌无力，在静脉补钾过程中应做心电图和血清钾水平检测，避免发生高钾血症。

2. 预防治疗

（1）首先应避免诱发因素　包括高碳水化合物饮食、过劳、过饱、出汗过多、饮酒、受寒，对肾上腺素、胰岛素、激素类药物应慎用；推荐低钠、低碳水化合物和富钾饮食。

（2）发作频繁者，需要药物预防发作。①可长期口服氯化钾，1~2/次，3次/d；②服用碳酸酐酶抑制剂：针对坚持补钾仍有频繁发作的患者，建议服用碳酸酐酶抑制剂——乙酰唑胺或醋甲唑胺，125~250mg/次，2~3次/d，同时应服用大量的水以预防肾结石的发生，或双氯非那胺（dichlorphenamide）50~200mg/d，分次口服；③服用保钾利尿药，针对服用碳酸酐酶抑制剂无效或加重的HypoPP患者，可使用保钾利尿药氨苯蝶啶（50~150mg/d），或安体舒通（25~100mg/d）[164]。

3. 预后

本病预后良好，随年龄增大，发作可逐渐减少或停止，大部分患者的寿命同正常人。少数患者可发展成持久性肌无力。极少数患者因严重低钾导致心律失常而死亡。

【遗传咨询与产前诊断】

对家族中有HypoPP患者的夫妇应进行遗传咨询和产前诊断。

1. 遗传咨询

（1）确定咨询者家系中HypoPP的临床诊断，建立遗传档案。确定临床诊断包括发作性四肢无力症状、血清钾水平，神经电生理检查长时运动诱发试验阳性，常染色体显性遗传家族史，基因检测确定患者有*CACNA1S*或*SCN4A*基因变异。

（2）绘制咨询者的家系图，系谱是否符合常染色体显性遗传规律。有些家系可能无阳性家族史，可能的原因有：先证者为继父母收养、先证者双亲早亡、未能及时诊断家族成员、先证者双亲发病延迟或外显不全、先证者自发新变异、父母为生殖细胞嵌合体、部分女性突变基因携带者不外显。

（3）对先证者进行*CACNA1S*基因或*SCN4A*基因检测，确定相应的基因致病性变异。

（4）先证者生育的子代患病与不患病的概率均等，男女变异基因携带率相等，但女性变异基因携带者外显率明显较低，所以HypoPP患者男性居多。

2. 产前诊断

（1）确认先证者的临床表型和*CACNA1S*或*SCN4A*基因的致病性变异位点。

（2）确认遗传方式是典型的常染色体显性遗传。

（3）在妊娠11～13周进行绒毛活检或16～22周行羊膜腔穿刺抽取羊水，进行胎儿细胞的*CACNA1S*基因或*SCN4A*基因检测，当确认胎儿带有与先证者的*CACNA1S*基因或*SCN4A*基因相同变异时，提示是患胎，应在知情的情况下，由其父母决定是否继续妊娠。

（4）对于患者有典型的临床表型和明确的*CACNA1S*基因或*SCN4A*基因致病性变异，即使其父母临床表型正常，也应在妊娠11～13周进行绒毛活检或16～22周进行羊水中胎儿细胞的*CACNA1S*基因或*SCN4A*基因的检测，确认胎儿是否存在与先证者相同的变异，因其父母有生殖细胞嵌合变异的可能。

（5）HypoPP是常染色体显性遗传病，当先证者的父母携带致病性变异位点明确后，也可选择植入前遗传学检测，避免患胎的治疗性流产。

（6）对于经产前诊断出生的新生儿，应进行随访和记录。

二、高钾性周期性麻痹（HyperPP）

高钾型周期性麻痹（hyperkalemic periodic paralysis，HyperPP）是由于编码骨骼肌钠通道的*SCN4A*基因缺陷所致[165, 166]。

【临床表型特征】

主要表现为发作性肌无力伴血钾升高。①多在10岁前起病，男性多。②发作常在晨起后早饭前出现四肢无力，持续时间15min至1h，多自行缓解，适当活动可以缩短发作时间。发作期常伴有肌肉疼痛、僵硬感，手肌、舌肌可有肌强直发作，在面部、舌、鱼际及手指伸肌易观察到肌强直，但不影响患者的自主活动，一般不伴有心律失常和呼吸肌无力。③诱因主要有高钾饮食、升高血钾的药物、运动后休息、饥饿、紧张、受寒。④一般病初发作次数少，随着年龄的增加发作频率和严重性逐渐增加，直到约50岁后，频率开始显著减少。部分患者可发展成为持久性肌无力和肌萎缩，主要累及下肢的肌肉。⑤与HypoPP的区别除了发作时血钾浓度不同外，还有发作短暂而频繁，饱食后不诱发，口服氯化钾症状加重。

【遗传方式与相关致病基因】

呈常染色体显性遗传，电压门控钠通道*SCN4A*基因变异所致，引起HyperPP常见的变异位点有：p.L689I、p.I693T、p.T704M、p.A1156T、p.M1360V、p.I1495F、p.M1592V等。75% HyperPP携带p.T704M或p.M1592V变异[165, 167]。

【实验室与辅助检查】

1. 血清钾检测　50% HyperPP患者在发作期血钾高于正常水平。

2. 心电图改变　发作期可表现T波高而尖、S-T段压低，P-R间期延长，P波增宽、低平、消失，Q-T间期延长，QRS增宽与T波融合等高血钾的表现。

3. 神经电生理检查　肌电图表现为发作期运动单位减少或无反应；在发作间期，50%的患者可以出现肌强直电位；部分患者，尤其是有持久性肌无力的患者可有肌病表现。发作间期的运动诱发试验可有助于诊断：短时运动诱发实验阳性，患者CMAP波幅较正常对照增高；长时运动诱发实验阳性，患者CMAP较对照下降明显，尤其在运动后的前20min内下降速度最快。

4. 肌肉病理　可呈"空泡样肌病"表现，但没有特异性。

5. 基因检测　检测SCN4A基因的致病性变异。

【诊断标准】

目前尚无明确的诊断标准，一般根据以下临床特征和实验室检查确诊此病。

1. 临床表现。发作性四肢无力一般小于2h，发作时伴有血钾升高。

2. 诱发因素包括运动后休息，钾负荷，禁食。

3. 排除继发性高钾血症。

4. 有阳性家族史。

5. 发作间期长时运动诱发试验阳性（CMAP减少≥40%）.

6. 基因检测证实携带SCN4A基因变异。

【治疗与预后】

1. 急性期治疗　可选用以下治疗手段：①通过持续温和地运动，部分患者可缓解发作；②葡萄糖酸钙（0.5～2g静脉注射）；③静脉注射葡萄糖和胰岛素；④沙丁胺醇吸入。

2. 预防治疗　①避免诱发因素，避免高钾饮食（例如果汁）和药物、禁食、剧烈的体力劳动、暴露于寒冷环境。②服用排钾利尿剂，可服用噻嗪类利尿剂预防发作，利尿剂可以小剂量，剂量尽可能低，双氢克尿噻25～75mg/d，或隔日服用。严重病例建议服用双氢克尿噻50～75mg/d，晨起服用。③碳酸酐酶抑制剂，乙酰唑胺、醋甲唑胺或双氯非那胺（用法同HypoPP），有报导乙酰唑胺对SCN4A基因p.T704M变异所致HyperPP持久性肌无力有显著的治疗效果[168]。④美西律有利于治疗肌强直。⑤患者在需要麻醉的时候应避免使用阿片类或去极化麻醉药，例如抗胆碱酯酶、琥珀胆碱等。同时注意防止患者恶性高热。⑥随访和监测，患者应该定期检测肌力，如果发生持久性肌无力应坚持服用碳酸酐酶抑制剂，并监测血钾浓度。

3. 预后　本病预后良好，随年龄增大，发作可逐渐减少或停止。

【遗传咨询与产前诊断】

同低钾性周期性麻痹（HypoPP）。

三、正常血钾周期性麻痹

正常血钾周期性麻痹（normokalemic periodic paralysis, NormoPP）是由于SCN4A基因缺陷所致。

【临床表型特征】

临床上主要表现为发作性肌无力伴随血清钾浓度正常。多在10岁前发病，肌无力的时间较长，往往持续数天至数周，发作期血钾及尿钾均在正常范围，限制盐的摄入或补充钾盐可诱发和加重本病，补钠后好转。

【遗传方式与相关致病基因】

NormoPP为常染色体显性遗传，电压门控钠通道*SCN4A*基因变异所致，常见变异为p.R675G/Q/W（位于钠通道结构域Ⅱ S4第三个精氨酸位点）[169-171]。

【实验室与辅助检查】

1. 发作期血清钾水平及心电图正常。

2. 神经电生理提示短时运动诱发试验CMAP升高，长时运动诱发试验CMAP下降，下降幅度≥440%，同时可有肌强直电位发放。

3. 肌肉病理可呈"空泡样肌病"表现。

4. 基因检测。*SCN4A*基因的致病性变异。

【诊断标准】

目前无明确的诊断标准，一般根据以下临床特征和实验室检查确诊此病。临床表现符合：发作性四肢无力，一般持续数天，发作时伴有血钾正常，补钾治疗无效。有阳性家族史。发作间期长时运动诱发试验阳性（CMAP下降幅度≥40%），基因检测证实携带*SCN4A*基因变异。

【治疗与预后】

发作期可以给予葡萄糖酸钙（0.5～2g，静脉注射）治疗，大剂量生理盐水静脉滴注可使部分患者肌无力症状好转。预防发作可服用乙酰唑胺/醋甲唑胺（125～250mg/次，3次/d）。尚需保持高钠低钾饮食，防止过劳、寒冷和过热。

本病预后良好，随年龄增大，发作可逐渐减少或停止。

【遗传咨询与产前诊断】

同低钾性周期性麻痹（HypoPP）。

（柯　青）

第三十二节　强直性肌营养不良症

强直性肌营养不良症（myotonic dystrophy, DM）是一组多系统受累的常染色体显性遗传病，包括强直性肌营养不良症1型（myotonic dystrophy 1, DM1）和强直性肌营养不良症2型（myotonic dystrophy 2, DM2），分别由*DMPK*基因3'端非翻译区三核苷酸串联重复序列(CTG) n拷贝数异常扩增（DM1）和*CNBP*基因内含子1中四核苷酸串联重复序列(CCTG) n异常扩增所致（DM2）。DM的估计患病率为12.5/100 000[172]。

【临床表型特征】

DM1以肌强直、肌萎缩、白内障、性腺机能减退和肌电图改变为主要表现，临床上分四型：

先天型、儿童型、青少年型和成人型[172]。

1. 先天型　羊水过多和胎动少，出生后症状重，以全身无力、肌张力低下、气促和喂养困难为突出表现，患儿通常在出生后1个月内死亡。存活的患儿运动发育迟缓，智能减退，语言功能差，听力障碍，检查可发现脑萎缩和心室扩大。

2. 儿童型　通常表现为认知和听力障碍，伴肌肉功能退化，早期症状缺乏特异性，容易被误诊。

3. 青少年型和成人型　以四肢远端肌无力、上睑下垂和面肌萎缩无力为核心症状，患者可出现典型的"斧状脸"，颈部屈肌受累也较常见，患者用力抓握或叩诊可诱发肌强直，部分患者因延髓肌、舌肌和面肌受累影响构音、吞咽和咀嚼，甚至引起睡眠-呼吸暂停综合征，部分晚期患者需无创呼吸机辅助通气。内分泌异常包括睾丸萎缩、睾酮分泌不足、甲状腺功能不全、胰岛素抵抗、2型糖尿病、维生素D缺乏。

DM2又称为近端型强直性肌营养不良症（proximal myotonic myopathy），临床表现与成人型DM1类似。早期症状为肌肉疼痛、肌肉僵硬和疲劳感，逐渐发展至近端肌无力，智力减退很少见，其余临床表现与DM1类似。

DM1患者的肌强直现象突出，见于所有患者，肌肉在用力收缩后短时间内难以放松，寒冷和紧张诱发症征加重，以面肌和手内肌最明显。肌强直现象见于50%～75%的DM2患者，严重程度在不同个体间有明显差异。

怀孕可诱发加重DM1和DM2患者的肌强直、肌痛和白内障。

心律失常是DM1的主要死因，但因心脏原因死亡的DM2病例少见。心肌病不多见，但DM2患者常并发冠心病。

【遗传方式与相关致病基因】

DM1和DM2均为常染色体显性遗传。

*DMPK*基因定位于19q13.32，编码强直性肌营养不良蛋白激酶（dystrophia myotonia protein kinase，DMPK）。(CTG)n拷贝数可预测疾病严重性和起病年龄，拷贝数越高，起病年龄越早，病情越重。正常人拷贝数为5～37，拷贝数为38～49被视作前变异，拷贝数为50～100被视作全变异，前变异和全变异均可增加(CTG)n扩增的不稳定性。而母源性遗传有增加生殖细胞(CTG)n拷贝数异常扩增的可能性。(CTG)n拷贝数为38～100时，携带者可无症状，或仅表现为白内障等轻微症状。成人型患者(CTG)n拷贝数通常超过100，而先天型患者则高达1 000以上。DM1有遗传早现现象，即发病逐代提前，症状逐代加重[172-174]。

*CNBP*基因位于3q21.3，编码的锌指蛋白-9（ZNF9）含有7个锌指结构域，是RNA结合蛋白。正常人*CNBP*基因内含子1的(CCTG)n拷贝数通常为11～26，部分正常人拷贝数可达30次，患者的扩增次数高达75～11 000次。DM2无遗传早现现象。体细胞中(CCTG)n拷贝数随时间变化发生变异，患者的重复扩增次数通常小于父母。(CCTG)n拷贝数与病情严重性和起病年龄无相关性[172, 175]。

在体细胞中，受累个体(CTG)n或(CCTG)n拷贝数随时间变化发生变异，且(CTG)n或(CCTG)n拷贝数存在组织和细胞差异性。DM2异常扩增的(CCTG)n片段大，体细胞中DM2的扩增片段不稳定[172, 173, 175]。

【实验室与辅助检查】

1. 血清学　血清肌酸激酶呈轻至中度升高，DM2患者血清肌酸激酶也可正常；转氨酶升高，尤其是γ-谷氨酰转肽酶升高较常见；DM2患者可有风湿免疫指标升高和高脂血症；男性患者通常伴有黄体生成素和促卵泡生成激素升高。

2. 心电图　P-R间期或QRS间期延长、心房纤颤和心房扑动等心律失常，扩张型心肌病的心电图表现等。

3. 肌电图　受累肌肉可出现20～80Hz的高频强直电位，肌电图扬声器发出类似轰炸机俯冲样声音，以及肌病的电生理改变。DM2早期，患者肌电图可能表现为正常，有必要隔期复查肌电图。

4. 肌肉病理　骨骼肌病理改变与肌强直程度无关，但与肌力减退的程度呈正相关。早期表现为肌纤维大小不一，肥大肌纤维明显增多，可见肌纤维分裂和散在的小角化肌纤维，并有不同程度的结缔组织增生。中心核、核聚集和肌浆块是本病的特征性病理改变。

5. MRI　肌肉组织表现为脂肪组织浸润，DM1以下肢肌肉受累明显，最先受累的肌肉为比目鱼肌和腓肠肌；DM2早期以股前肌受累为主，股直肌相对不受累。先天型、青少年型和晚期成人型DM1患者，头颅MRI扫描可见白质改变；DM2患者头颅MRI扫描完全正常。

6. 基因检测　DMPK基因3'非翻译区(CTG) n＞50[172]或CNBP基因内含子1的(CCTG) n≥75[173]。

【诊断标准】

1. DM1　常染色体显性遗传，结合典型的临床表现，包括进行性远端肌和延髓肌萎缩无力、肌强直、额秃顶、白内障和血清肌酸激酶升高、肌电图发现肌强直电位。DMPK基因3'非翻译区(CTG) n＞50。

2. DM2　常染色体显性遗传，以大腿肌肉为主的近端肌无力，白内障，肌电图发现肌强直电位，CNBP基因内含子1的(CCTG) n≥75。

【治疗与预后】

目前尚无特效的治疗方法，临床上以对症处理为主。可予美西律或氟卡尼（50～100mg/次，2次/d）和普罗帕酮（150～300mg，2次/d）减轻肌强直。康复理疗有助于保存患者的肌肉功能，改善患者生活质量。对合并其他病变的患者，可予相应的对症处理。

DM进展缓慢，病程和预后差异大，起病年龄越早，预后越差，部分患者可因心律失常或心力衰竭猝死，部分病例由于严重肌萎缩及并发的心肺疾病丧失工作能力和生活自理能力，多数患者因肺部感染和心力衰竭等并发症而死亡。轻症患者可接近正常生命年限。

【遗传咨询与产前诊断】

由于目前尚无确切有效的治疗方法，对受累家庭成员开展遗传咨询，主要针对患病先证者的双亲或其他家系成员、曾生育过DM患者的夫妇，指导高风险夫妇的知情选择和通过产前诊断选择性淘汰患胎，以及对上述家庭妊娠风险和症状前期的病例进行风险评估，是进行DM遗传咨询的重点。

1. 遗传咨询

（1）确定咨询者家系中DM的临床诊断，建立遗传咨询档案。确定临床诊断包括以大腿肌肉为

1047 第二十三章 神经系统与肌肉系统遗传性疾病

主的近端肌无力、肌强直、内分泌改变、心律失常、白内障、肌电图发现肌强直电位等临床特征。

（2）绘制咨询者的家系图，是否符合常染色体显性遗传。系谱中出现垂直传递，代代相传，男女皆可发病的常染色显性遗传的特点。

（3）对先证者进行 *DMPK* 或 *CNBP* 基因检测，明确(CTG)n或(CCTG)n拷贝数，并验证其双亲是否存在相同的变异，由于DM是常染色显性遗传病，且外显率变异很大，先证者双亲之一可为无症状携带者，也可能处于症状前期，甚至其变异为前变异。

（4）携带者将变异基因遗传给子代的总概率接近50%，且女性携带者的遗传率高于男性携带者，遗传自受累母亲的患者病情重于源自受累父亲者。先证者所生育的每一个子代，患病和正常的概率均等。

（5）对于先天型DM1患儿，多数由母亲遗传给患儿。当母亲的(CTG)n拷贝数为300以内时，这种情况的发生概率为10%；如果母亲的(CTG)n拷贝数超过300，或已生育过先天型DM1儿，这种情况的再发风险达50%以上。

（6）在病情严重的病例中，少数患者是由(CTG)n拷贝数扩增的纯合子所致。

（7）通过分子筛查可及时发现受累家系中处于症状前期或无症状携带者个体，告知无症状患者可能因心脏受累而发生猝死的情况，但开展这类症状前诊断应遵循知情同意的原则，尤其要注意咨询者的心理疏导，实施过程宜慎重。

（8）高风险胎儿的产前诊断须依赖分子诊断技术，已知胎儿双亲的(CTG)n或(CCTG)n拷贝数是实施产前诊断的前提。

（9）外周血DNA分析表明，受累个体(CTG)n或(CCTG)n拷贝数随时间变化发生变异，且(CTG)n拷贝数存在组织差异性，体细胞中DM2的扩增片段不稳定，故在判断病情、预测病情和分子诊断过程中需注意。

2．产前诊断

（1）确认先证者的临床表型和 *DMPK* 基因(CTG)n或 *CNBP* 基因(CCTG)n拷贝数。

（2）确认先证者的父或母是患者，且存在 *DMPK* 基因(CTG)n或 *CNBP* 基因(CCTG)n拷贝数异常扩增。

（3）携带 *DMPK* 基因(CTG)n或 *CNBP* 基因(CCTG)n拷贝数异常扩增者，于妊娠11～13周进行绒毛活检或16～22周羊膜腔穿刺抽取羊水，进行胎儿细胞的 *DMPK* 基因(CTG)n或 *CNBP* 基因(CCTG)n拷贝数检测，当确认为存在 *DMPK* 基因(CTG)n或 *CNBP* 基因(CCTG)n拷贝数异常扩增的患胎，应在知情的情况下，由胎儿父母决定是否继续妊娠。

（4）如先证者为新发变异，在不能完全排除生殖细胞嵌合体的情况下，也应在妊娠11～13周进行绒毛活检或16～22周进行羊水中胎儿细胞的 *DMPK* 基因(CTG)n或 *CNBP* 基因(CCTG)n拷贝数检测，明确胎儿是否存在 *DMPK* 基因(CTG)n或 *CNBP* 基因(CCTG)n拷贝数异常扩增。

（杨　娟）

第三十三节　先天性肌强直症

先天性肌强直症（congenital myotonia）包括Becker病（Becker disease）和Thomsen病（Thomsen disease），二者均是由*CLCN1*基因变异所致的遗传性肌肉病，前者为常染色体隐性遗传，后者呈常染色体显性遗传。通常男性重于女性，Becker病重于Thomsen病。Thomsen病的患病率为1/25 000，Becker病的患病率为1/400 000[176-178]。

【临床表型特征】

1. Becker病　通常男性重于女性，最显著的特征是全身骨骼肌均可发生肌强直（肌肉兴奋后，肌肉松弛延迟的病态现象），反射性活动或自主活动均可诱发，可见热身现象（如肌强直于肌肉反复收缩后缓解）。肌强直后有短暂乏力，持续数秒钟。习步儿易摔倒，抓握或走路等动作笨拙。长期不自主的肌肉收缩致患者体形似运动员，但肌力正常，或因肌肉缩短限制腕关节和足背屈，使患者出现足尖走路和代偿性脊柱前弯。下肢肌肉明显肥大。上述症状进行性加重，至成人期趋于稳定。病情严重者，不能胜任工作，需要专人护理。少数成人期起病的Becker病患者表现为某些肌群的持续乏力、远端肌萎缩和血清肌酸激酶显著升高。怀孕和甲状腺功能减退可诱发加重病情。

2. Thomsen病　临床表现类似Becker病，但症状轻，无肌肉缩短所致的腕关节和足背屈受限的表现，患者双上肢肌肉发达（图23-20）。

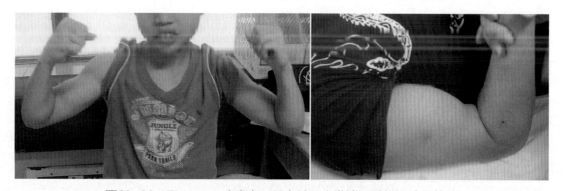

图23-20　Thomsen病患者，双上肢肌肉发达，酷似运动员体型

【遗传方式与相关致病基因】

先天性肌强直症是由*CLCN1*基因变异所致，*CLCN1*基因定位于7q34，编码氯离子通道蛋白1（CLCN1）。*CLCN1*基因变异可引起Becker病和Thomsen病，前者为常染色体隐性遗传，后者呈常染色体显性遗传，*CLCN1*基因缺陷有错义变异、无义变异和缺失变异等[179-182]。

【实验室与辅助检查】

1. 血清肌酸激酶　轻度升高，不超过正常上限的3～4倍。

2. 肌电图　肌强直电位，插入电位延长，扬声器发出轰炸机俯冲般或蛙鸣样声音，运动单位时限缩短，波幅下降，神经传导速度正常。

3. *CLCN1*基因　基因检测发现致病性变异。

【诊断标准】

典型的临床表现：血清肌酸激酶水平轻度升高；肌电图提示肌强直电位；常染色体隐性遗传（Thomsen病）或常染色体显性遗传（Becker病）的家系特点；*CLCN1*基因提示致病性变异。

【治疗与预后】

当肌强直影响到日常生活，建议进行药物干预，推荐美西律（200mg/次，2～3次/d），阶梯性减量，以最小有效剂量维持治疗。若患者不能耐受美西律，可选择卡马西平（200mg/次，2次/d）或苯妥英钠（100mg/次，3次/d）。服药过程中需注意美西律和苯妥英钠对心脏起搏的影响以及苯妥英钠诱发低钠血症的不良反应。雷诺嗪和氟卡尼均亦可改善肌强直，且雷诺嗪副作用小。琥珀胆碱、肾上腺素、β肾上腺素能受体激动剂、心得安和秋水仙碱可能会加重病情，应避免使用。肉毒素不能改善本病的肌强直和疼痛。

本病预后良好，寿命不受影响。

【遗传咨询与产前诊断】

由于目前尚无根治本病的治疗方法，对受累家系成员开展遗传咨询、检出携带者（特别是育龄女性）、对高风险胎儿进行产前诊断是发现患胎的有效手段。

1. 遗传咨询

（1）确定咨询者家系中的临床诊断，建立遗传咨询档案。询问患者有无肌强直的表现，肌强直是否于寒冷或紧张时加重，是否有热身现象；观察患者的体型是否似运动员一样健壮；检查患者是否有腕关节和足背屈受限，轻叩舌肌或四肢肌肉是否有肌球产生。血清肌酸激酶升高的范围是否在正常上限的4倍以内。肌电图检查是否发现肌强直电位。

（2）绘制咨询者的家系图，是否符合常染色体显性或常染色体隐性遗传，并做相应遗传咨询，参见第七章相关内容。

2. 产前诊断

（1）确认先证者的临床表型和*CLCN1*基因致病性变异的位点。

（2）确认先证者的父或母是患者（Thomsen病）或先证者父母是携带者（Becker病），且携带与先证者相同的*CLCN1*基因变异。

（3）携带*CLCN1*基因致病变异者，于妊娠11～13周进行绒毛活检或16～22周羊膜腔穿刺抽取羊水，进行胎儿细胞的*CLCN1*基因检测，当确认为携带与先证者*CLCN1*基因相同变异的患胎，应在知情的情况下，由胎儿父母决定是否继续妊娠。

（4）明确诊断为Thomsen病的患者，如先证者为新发变异，在不能完全排除生殖细胞嵌合体的情况下，也应在妊娠11～13周进行绒毛活检或16～22周进行羊水中胎儿细胞的*CLCN1*基因检测，明确胎儿是否存在与先证者相同的变异。

（5）对已经明确的携带者，也可选择进行植入前遗传学检测，避免选择性流产。

（6）对经产前诊断出生的新生儿，推荐进行血清肌酸激酶检测并，进行随访和记录。

（杨　娟）

第三十四节　GNE肌病

GNE肌病又称为股四头肌未受累的包涵体肌病（vacuolar myopathy sparing quadriceps）、伴镶边空泡的远端肌病（distal myopathy with rimmed vacuoles）、Nonaka肌病，是由于*GNE*基因变异引起的以肌纤维内出现异常管丝状包涵体病理改变为特征的常染色体隐性遗传的骨骼肌疾病。

【临床表型特征】

通常于30岁以前发病，缓慢进行性发展，以四肢远端骨骼肌无力、萎缩为特征，胫前肌受累最明显，双下肢远端细小。有时臀部肌群轻度萎缩，但股四头肌极少受累。

【遗传方式与相关致病基因】

呈常染色体隐性遗传，*GNE*基因位于染色体9p13.3，编码尿苷二磷酸–N–乙酰葡糖2表位酶/N–乙酰甘露糖激酶。该病外显率可能不是100%，有报道*GNE*基因纯合变异或复合杂合变异的高龄患者没有相关临床症状[183-188]。

【实验室与辅助检查】

1. 血清肌酸激酶（CK）水平正常或轻度升高，一般不超过正常值的2～5倍。

2. 肌电图改变以肌源性损害为主，有时肌源性和神经源性损害可同时出现。

3. 肌活检　肌营养不良改变伴镶边空泡和管丝状包涵体（电镜）。

4. *GNE*基因测序可发现致病性变异。

【诊断标准】

1. 特征性临床表现：缓慢进展的以胫前肌受累明显的肢体远端肌无力和肌萎缩，股四头肌相对不受累。

2. 血清CK正常或轻度增高。

3. 肌电图提示肌源性损害。

4. 肌活检提示肌营养不良改变伴随镶边空泡。

5. *GNE*基因检测发现致病性变异。

【治疗与预后】

1. 目前尚无特效治疗，主要是对症治疗。

2. 本病病情进展很慢，预后良好。大多数患者的生命期限接近正常。

【遗传咨询与产前诊断】

1. 遗传咨询

（1）确定咨询者家系中GNE肌病患者的临床诊断，建立遗传咨询档案。确定临床诊断包括询问GNE患者的运动发育史，是否有以胫前肌受累明显的肢体远端肌无力和肌萎缩，股四头肌不受累或相对不受累等特征性体征。肌电图是否提示肌源性损害，肌活检是否提示肌营养不良改变伴随镶边空泡。

（2）绘制咨询者的家系图，是否符合常染色体隐性遗传。

（3）对符合临床诊断标准的先证者及其父母进行外周血DNA的*GNE*基因检测，先证者一般为*GNE*基因的纯合变异或复合杂合变异；若其父母为杂合子携带者，通常无相关临床症状。

（4）GNE肌病家系中患者的分布往往是散发性的，通常看不到连续传递的现象。

（5）患者的双亲表型正常，但往往都是致病基因的携带者，其每一个子代有25%的概率为患儿、25%的概率为正常、50%的概率为表型正常的致病基因携带者。

GNE肌病家族若近亲婚配，子女的发病率比非近亲婚配者高。

2．产前诊断

（1）确认先证者的临床表型和*GNE*基因的致病性变异位点。

（2）确认先证者父母是*GNE*基因致病变异位点携带者，分别携带与先证者相同的致病变异位点。

（3）在先证者母亲妊娠11～13周进行绒毛活检或16～22周羊膜腔穿刺抽取羊水进行胎儿细胞的*GNE*基因检测，当确认胎儿携带有与先证者*GNE*基因相同的纯合变异或复合杂合变异时，提示是患胎，在知情同意的情况下，由其父母决定是否继续妊娠；若胎儿为*GNE*基因杂合变异或没有变异，胎儿罹患相同疾病的概率很低，可由其父母决定是否继续妊娠。

（4）GNE肌病是常染色体隐性遗传病，当先证者父母的*GNE*基因致病性变异位点明确后，也可选择植入前遗传学检测，避免患胎的治疗性流产。

（5）对育龄期的携带*GNE*基因杂合变异的家系成员，应对组建家庭的对方进行*GNE*基因检测，降低患胎的出生风险。

（6）经产前诊断出生的新生儿应进行随访和记录。

（操基清）

第三十五节　核黄素反应性脂质沉积症

核黄素反应性脂质沉积症（riboflavin responsive lipid storage myopathy, RR-LSM）是由电子转运黄素蛋白α肽/β肽（electron transfer flavoprotein alpha polypeptide/beta polypeptide，*ETFA/ETFB*）基因或电子转运黄素蛋白脱氢酶（electron transfer flavoprotein dehydrogenase, *ETFDH*）基因变异所致的。

【临床表型特征】

2～64岁均可起病，10～40岁好发，男女比例相当。饥饿、寒冷、感染和妊娠等应激状态可诱发肌无力发作。起病隐匿，慢性或亚急性病程，呈持续性或波动性肌无力。运动不耐受表现为行走数百米即出现明显疲劳伴肌肉酸痛，休息后可缓解。90%以上患者有四肢近端和躯干肌肉受累，表现为蹲起费力，上楼困难。多数患者躯干肌和颈伸肌群受累严重，表现为抬头无力，严重时出现"垂头"征。约50%的患者咀嚼肌受累，不能食用较硬的食物，进食期间需要多次停顿休息，类似重症肌无力的病态疲劳现象，但无明显晨轻暮重表现。轻症患者肌萎缩不明显，重症者可见肢体近端和躯干肌肉萎缩，椎旁肌尤为显著[189]。

【遗传方式与相关致病基因】

RR-LSM为常染色体隐性遗传，致病基因为*ETFDH*或*ETFA/ETFB*基因。目前报道的中国RR-LSM

均为*ETFDH*基因变异引起。*ETFDH*基因定位于染色体4q32.1，编码含电子转运黄素蛋白脱氢酶。目前已经发现了*ETFDH*基因140个以上致病性变异位点，主要为点变异，70%为复合杂合变异。我国南方人群变异热点为c.250G＞A（p.A84T），北方人群变异热点为c.770A＞G（p.Y257C）和c.1227A＞C（p.L409F）[189-191]。

【实验室与辅助检查】

1. 肌电图检查提示为肌源性损害。部分患者运动、感觉神经传导测定可见异常。

2. 血清肌酸激酶可正常或轻至中度升高，多在2 000U/L以下。

3. 发作期尿有机酸分析显示戊二酸等多种有机酸的浓度升高。血酯酰肉碱谱分析可见中、长链酯酰肉碱增高。

4. 少数患者可有无症状性低血糖和高氨血症。

5. 肌肉病理。肌纤维内可见大量脂肪沉积；油红O染色显示肌纤维内空泡为脂肪沉积，两型肌纤维均可受累，以Ⅰ型肌纤维为主；琥珀酸脱氢酶（SDH）染色可见酶活性弥漫性减低。

6. 高通量基因分析是具有高度异质性的*ETFDH*或*ETFA/ETFB*基因致病性变异检测的有效检测方法，并且其结果对RR-LSM的治疗具有指导意义[192]。

【诊断标准】

1. 隐匿起病，波动性肌无力、肌肉酸痛和运动不耐受，对称性四肢近端和躯干肌受累，颈肌、咀嚼肌受累相对明显，可伴有四肢近端和躯干肌萎缩。

2. 核黄素治疗有显著疗效。

3. 肌肉活检提示肌纤维内大量脂肪沉积，且排除线粒体肌病和类固醇肌病等继发性肌肉脂肪沉积。

4. 血脂酰肉碱谱分析可见，中、长链脂酰肉碱增高，游离肉碱多正常。

5. 基因检测。发现*ETFDH*或*ETFA/ETFB*基因致病性变异。

【治疗与预后】

核黄素反应性脂质沉积性肌病对核黄素治疗有显著疗效，对高度疑诊该病的患者无需等待基因检测结果，即可予以核黄素诊断性治疗。推荐核黄素治疗剂量为30～120mg/d，1～2周后多数患者临床症状开始有改善，4～6周后肌力明显恢复，1～3个月后多数患者体力劳动或运动能力完全恢复正常。有些患者使用大剂量辅酶Q10（150～500mg/d）治疗也可取得很好的效果。肉碱可作为核黄素治疗的辅助用药，但并不增加疗效。

经长期随访发现，多数患者服用核黄素3～6个月后可停药且无复发。少数患者在感染或劳累后可出现肌酸痛无力，补充核黄素后症状可再次缓解。长期服用小剂量核黄素可避免上述症状复发。

【遗传咨询与产前诊断】

对于患病孕妇给予临床管理指导已经有成功案例：饮食方面，满足其怀孕期间的营养需求，提供高碳水化合物，低脂肪，定期多次补充蛋白质；医学方面，早期逐渐增加左旋肉碱补充剂，监测血清酰基-肉碱谱的链长C6-C14水平和血清氨基酸谱在正常范围内，可以使怀孕进展顺利而生育健康小孩[193]。

其余的可以参考"GNE肌病"。

（利　婧）

参考文献

[1] Xu X, Yang X, Wu Q, et al. Amplicon resequencing identified parental mosaicism for approximately 10% of "de novo" SCN1A mutations in children with Dravet syndrome [J]. Hum Mutat, 2015, 36: 861−872.

[2] Cetica V, Chiari S, Mei D, et al. Clinical and genetic factors predicting Dravet syndrome in infants with SCN1A mutations [J]. Neurology, 2017, 88: 1037−1044.

[3] Steel D, Symonds JD, Zuberi SM, et al. Dravet syndrome and its mimics: beyond SCN1A [J]. Epilepsia, 2017, 58: 1807−1816.

[4] Dravet C, Oguni H. Dravet syndrome (Severe myoclonic epilepsy in infancy) [J]. Handb Clin Neurol, 2013, 111: 627−633.

[5] Nunes VD, Sawyer L, Neilson J, et al. Diagnosis and management of the epilepsies in adults and children: Summary of updated NICE guidance [J]. BMJ, 2012, 344: e281.

[6] Sakauchi M, Oguni H, Kato I, et al. Mortality in Dravet syndrome: search for risk factors in Japanese patients [J]. Epilepsia, 2011, 52 Suppl 2: 50−54.

[7] de Vivo DC, Trifiletti RR, Jacobson RI, et al. Defective glucose transport across the blood−brain barrier as a cause of persistent hypoglycorrhachia, seizures, and developmental delay [J]. N Engl J Med, 1991, 325: 703−709.

[8] Szczepanik E, Terczyńska I, Kruk M, et al. Glucose transporter type 1 deficiency due to SLC2A1 gene mutations——a rare but treatable cause of metabolic epilepsy and extrapyramidal movement disorder: own experience and literature review [J]. Dev Period Med, 2015, 19: 454−463.

[9] Fujii T, Ito Y, Takahashi S, et al. Outcome of ketogenic diets in GLUT1 deficiency syndrome in Japan: a nationwide survey [J]. Brain Dev, 2016, 38: 628−637.

[10] Helbig I, Tayoun AA. Understanding genotypes and phenotypes in epileptic encephalopathies [J]. Mol Syndromol, 2016, 7: 172−181.

[11] Nieh SE, Sherr EH. Epileptic encephalopathies: new genes and new pathways [J]. Neurotherapeutics, 2014, 11: 796−806.

[12] Galanopoulos AS, Moshé SL. Pathogenesis and new candidate treatments for infantile spasms and early life epileptic encephalopathies: a view from preclinical studies [J]. Neurobiol Dis, 2015, 79: 135−149.

[13] Joshi C, Kolbe DL, Mansilla MA, et al. Reducing the cost of the diagnostic odyssey in early onset epileptic encephalopathies [J]. Biomed Res Int, 2016, 2016: 6421039.

[14] Depienne C, Bouteiller D, Keren B, et al. Sporadic infantile epileptic encephalopathy caused by mutations in PCDH19 resembles Dravet syndrome but mainly affects females [J]. PLoS Genet, 2009, 5: e1000381.

[15] 刘爱杰, 许小菁, 孙丹, 等. 原钙黏蛋白19基因相关癫痫的遗传特点及临床表型谱研究 [J]. 癫痫杂志, 2017, 4: 283−291.

[16] Hynes K, Tarpey P, Dibbens LM, et al. Epilepsy and mental retardation limited to females with PCDH19 mutations can present de novo or in single generation families [J]. J Med Genet, 2010, 47: 211−216.

[17] Shahwan A, Farrell M, Delanty N. Progressive myoclonic epilepsies: a review of genetic and therapeutic aspects [J]. Lancet Neurol, 2005, 4: 239−248.

[18] Kälviäinen R. Progressive Myoclonus Epilepsies [J]. Semin Neurol, 2015, 35: 293–299.

[19] Minassian BA. Post–modern therapeutic approaches for progressive myoclonus epilepsy [J]. Epileptic Disord, 2016, 18: 154–158.

[20] Takada LT, Kim MO, Cleveland RW, et al. Genetic prion disease: experience of a rapidly progressive dementia center in the United States and a review of the literature [J]. Am J Med Gen（Part B）, 2017, 174: 36–69.

[21] Llorens F, Zarranz JJ, Fischer A, et al. Fatal familial insomnia: clinical aspects and molecular alterations [J]. Genet B Neuropsychiatr Genet, 2017, 17: 30.

[22] 刘焯霖, 梁秀龄, 张成. 神经遗传病学 [M]. 3版. 北京: 人民卫生出版社, 2012: 305–309.

[23] Franz DN, Belousova E, Sparagana S, et al. Everolimus for subependymal giant cell astrocytoma in patients with tuberous sclerosis complex: 2–year open–label extension of the randomised EXIST–1 study [J]. Lancet Oncol, 2014, 15: 1513–1520.

[24] Krueger DA, Wilfong AA, Holland–Bouley K, et al. Everolimus treatment of refractory epilepsy in tuberous sclerosis complex [J]. Ann Neurol, 2013, 74: 679–687.

[25] 吴江, 贾建平. 神经病学8年制 [M]. 3版. 北京: 人民卫生出版社, 2015, 304–305.

[26] Rollnik JD. Hope for Huntington's disease patients: first clinical gene silencing study in progress [J]. Fortschr Neurol Psychiatr, 2017, 85: 463–466.

[27] Rice G, Patrick T, Parmar R, et al. Clinical and molecular phenotype of Aicardi–Goutieres syndrome [J]. Am J Hum Genet, 2007, 81: 713–725.

[28] Crow YJ, Livingston JH. Aicardi–Goutières syndrome: an important Mendelian mimic of congenital infection [J]. Dev Med Child Neurol, 2008, 50: 410–416.

[29] 季涛云, 王静敏, 李慧娟, 等. Aicardi–Goutieres综合征一家系并文献复习 [J]. 中华儿科杂志, 2014, 52: 822 827.

[30] Crow YJ, Chase DS, Lowenstein Schmidt J, et al. Characterization of human disease phenotypes associated with mutations in TREX1, RNASEH2A, RNASEH2B, RNASEH2C, SAMHD1, ADAR, and IFIH1 [J]. Am J Med Genet A, 2015, 167A: 296–312.

[31] Rice GI, Forte GM, Szynkiewicz M, et al. Assessment of interferon–related biomarkers in Aicardi–Goutieres syndrome associated with mutations in TREX1, RNASEH2A, RNASEH2B, RNASEH2C, SAMHD1, and ADAR: a case–control study [J]. Lancet Neurol, 2013, 12: 1159–1169.

[32] Crow YJ, Vanderver A, Orcesi S, et al. Therapies in Aicardi–Goutieres syndrome [J]. Clin Exp Immunol, 2014, 175: 1–8.

[33] Houlden H, Lincoln S, Farrer M, et al. Compound heterozygous PANK2 mutations confirm HARP and Hallervorden–Spatz syndromes are allelic [J]. Neurology, 2003, 61: 1423–1426.

[34] Timmermann L, Volkmann J. Deep brain stimulation for treatment of dystonia and tremor [J]. Nervenarzt, 2010, 81: 680–687.

[35] Karikkineth AC, Scheibye–Knudsen M, Fivenson E, et al. Cockayne syndrome: clinical features, model systems and pathways [J]. Ageing Res Rev, 2017, 33: 3–17.

[36] Laugel V. Cockayne syndrome: the expanding clinical and mutational spectrum [J]. Mech Ageing Dev, 2013, 134: 161–170.

[37] Wilson BT, Stark Z, Sutton RE, et al. The Cockayne syndrome natural history （CoSyNH） study: clinical findings in 102 individuals and recommendations for care [J]. Genet Med, 2016, 18: 483–493.

[38] Licht CL, Stevnsner T, Bohr VA. Cockayne syndrome group B cellular and biochemical functions [J]. Am J Hum Genet, 2003, 73: 1217–1239.

[39] Khateeb S, Flusser H, Ofir R, et al. PLA2G6 mutation underlies infantile neuroaxonal dystrophy [J]. Am J Hum Genet, 2006, 79: 942–948.

[40] Nardocci N, Zorzi G, Farina L, et al. Infantile neuroaxonal dystrophy: clinical spectrum and diagnostic criteria [J]. Neurology, 1999, 52: 1472–1478.

[41] Aicardi J, Castelein P. Infantile neuroaxonal dystrophy [J]. Brain, 1979, 102: 727–748.

[42] Morgan NV, Westaway SK, Morton JE, et al. PLA2G6, encoding a phospholipase A2, is mutated in neurodegenerative disorders with high brain iron [J]. Nat Genet, 2006, 38: 752–754.

[43] Stradomska TJ, Drabko K, Moszczynska E, et al. Monitoring of very long–chain fatty acids levels in X–linked adrenoleukodystrophy, treated with haematopoietic stem cell transplantation and Lorenzo's Oil [J]. Folia Neuropathol, 2014, 52: 159–163.

[44] Tolar J, Orchard PJ, Bjoraker KJ, et al. N–acetyl–L–cysteine improves outcome of advanced cerebral adrenoleukodystrophy [J]. Bone Marrow Transplant, 2007, 39: 211–215.

[45] Cartier N, Hacein–Bey–Abina S, Bartholomae CC, et al. Hematopoietic stem cell gene therapy with a lentiviral vector in X–linked adrenoleukodystrophy [J]. Science, 2009, 326: 818–823.

[46] Gong Y, Mu D, Prabhakar S, et al. Adenoassociated virus serotype 9–mediated gene therapy for x–linked adrenoleukodystrophy [J]. Mol Ther, 2015, 23: 824–834.

[47] Luzi P, Rafi MA, Rao HZ, et al. Sixteen novel mutations in the arylsulfatase A gene causing metachromatic leukodystrophy [J]. Gene, 2013, 530: 323–328.

[48] Wang J, Yu H, Zhang VW, et al. Capture–based high–coverage NGS: a powerful tool to uncover a wide spectrum of mutation types [J]. Genet Med, 2016, 18: 513–521.

[49] Biffi A, Aubourg P, Cartier N. Gene therapy for leukodystrophies [J]. Hum Mol Genet, 2011, 20: R42–R53.

[50] Biffi A, Montini E, Lorioli L, et al. Lentiviral hematopoietic stem cell gene therapy benefits metachromatic leukodystrophy [J]. Science, 2013, 341: 1233158.

[51] Gessler DJ, Li D, Xu H, et al. Redirecting N–acetylaspartate metabolism in the central nervous system normalizes myelination and rescues Canavan disease [J]. JCI Insight, 2017, 2: e90807.

[52] Surendran S, Shihabuddin LS, Clarke J, et al. Mouse neural progenitor cells differentiate into oligodendrocytes in the brain of a knockout mouse model of Canavan disease [J]. Brain Res Dev Brain Res, 2004, 153: 19–27.

[53] Compston A. A new familial infantile form of diffuse brain–sclerosis [J]. Brain, 2013, 136: 2649–2651.

[54] Wenger DA. Krabbe Disease. 2000 Jun 19. GeneReviews® [Internet]. 1993–2017.

[55] Loes DJ, Peters C, Krivit W. Globoid cell leukodystrophy: distinguishing early-onset from late-onset disease using a brain MR imaging scoring method [J]. AJNR Am J Neuroradiol, 1999, 20: 316-323.

[56] Messing A, Brenner M, Feany MB, et al. Alexander disease [J]. J Neurosci, 2012, 32: 5017-5023.

[57] Prust M, Wang J, Morizono H, et al. GFAP mutations, age at onset, and clinical subtypes in Alexander disease [J]. Neurology, 2011, 77: 1287-1294.

[58] van der Knaap MS, Naidu S, Breiter SN, et al. Alexander disease: diagnosis with MR imaging [J]. AJNR Am J Neuroradiol, 2001, 22: 541-552.

[59] Graff-Radford J, Schwartz K, Gavrilova RH et al. Neuroimaging and clinical features in type II（late-onset）Alexander disease [J]. Neurology, 2014, 82: 49-56.

[60] Bugiani M, Boor I, Powers JM, et al. Leukoencephalopathy with vanishing white matter: a review [J]. J Neuropathol Exp Neurol, 2010, 69: 987-996.

[61] van der Lei HD, van Berkel CG, van Wieringen WN, et al. Genotype-phenotype correlation in vanishing white matter disease [J]. Neurology, 2010, 75: 1555-1559.

[62] Zhang H, Dai L, Chen N, et al. Fifteen novel EIF2B1-5 mutations identified in Chinese children with leukoencephalopathy with vanishing white matter and a long term follow-up [J]. PLoS One, 2015, 10: e0118001.

[63] van der Knaap MS, Kamphorst W, Barth PG, et al. Phenotypic variation in leukoencephalopathy with vanishing white matter [J]. Neurology, 1998, 51: 540-547.

[64] Numata Y, Gotoh L, Iwaki A, et al. Epidemiological, clinical, and genetic landscapes of hypomyelinating leukodystrophies [J]. J Neurol, 2014, 261: 752-758.

[65] Hobson GM, Garbern JY. Pelizaeus-Merzbacher disease, Pelizaeus-Merzbacher-like disease 1, and related hypomyelinating disorders [J]. Semin Neurol, 2012, 32: 62-67.

[66] Inoue K. PLP1-related inherited dysmyelinating disorders: Pelizaeus-Merzbacher disease and spastic paraplegia type 2 [J]. Neurogenetics, 2005, 6: 1-16.

[67] Biancheri R, Rossi D, Cassandrini D, et al. Cavitating leuko-encephalopathy in child carrying the mitochondrial A8344G mutation [J]. AJNR Am J Neuroradiol, 2010, 31: E78-E79.

[68] Ferreira M, Torraco A, Rizza T, et al. Progressive cavitating leukoencephalopathy associated with respiratory chain complex I deficiency and a novel mutation in NDUFS1 [J]. Neurogenetics, 2011, 12: 9-17.

[69] Pfeffer G, Majamaa K, Turnbull DM, et al. Treatment for mitochondrial disorders [J]. Cochrane Database Syst Rev, 2012, 4: CD004426.

[70] Bugiani M, Boor I, Powers JM, et al. Leukoencephalopathy with vanishing white matter: a review [J]. J Neuropathol Exp Neurol, 2010, 69: 987-996.

[71] Tan GH, Liu YY, Wang L, et al. PRRT2 deficiency induces paroxysmal kinesigenic dyskinesia by regulating synaptic transmission in cerebellum [J]. Cell Res, 2018, 28: 90-110.

[72] Wang C, Li Y, Shi L, et al. Mutations in SLC20A2 link familial idiopathic basal ganglia calcification with phosphate homeostasis [J]. Nat Genet, 2012, 44: 254-256.

[73] Hsu SC, Sears RL, Lemos RR, et al. Mutations in SLC20A2 are a major cause of familial idiopathic basal ganglia calcification [J]. Neurogenetics, 2013, 14: 11–22.

[74] Nicolas G, Richard AC, Pottier C, et al. Overall mutational spectrum of SLC20A2, PDGFB and PDGFRB in idiopathic basal ganglia calcification [J]. Neurogenetics, 2014, 15: 215–216.

[75] ATAXIAS: General. Neuromuscular Disease Center, Washington University, St. Louis, Mo USA http: // neuromuscular.wustl.edu/ataxia/aindex.html.

[76] Sandford E, Burmeister M. Genes and genetic testing in hereditary ataxias [J]. Genes（Basel）, 2014, 5: 586–603.

[77] 王俊岭, 吴允钦, 雷立芳, 等. 中国汉族人群脊髓小脑性共济失调1、2、3、6、7、8、10、12、17亚型和齿状核红核苍白球路易体萎缩亚型多核苷酸正常重复次数范围研究 [J]. 中华医学遗传学杂志, 2010, 27: 501–505.

[78] Parkinson MH, Boesch S, Nachbauer W, et al. Clinical features of Friedreich's ataxia: classical and atypical phenotypes [J]. J Neurochem, 2013, 126 Suppl 1: 103–117.

[79] Koeppen AH. Friedreich's ataxia: pathology, pathogenesis, and molecular genetics [J]. J Neurol Sci, 2011, 303: 1–12.

[80] Galea CA, Huq A, Lockhart PJ, et al. Compound heterozygous FXN mutations and clinical outcome in friedreich ataxia [J]. Ann Neurol, 2016, 79: 485–495.

[81] Strawser CJ, Schadt KA, Lynch DR. Therapeutic approaches for the treatment of Friedreich's ataxia [J]. Expert Rev Neurother, 2014, 14: 949–957.

[82] Choi KD, Choi JH. Episodic Ataxias: clinical and Genetic Features [J]. J Mov Disord, 2016, 9: 129–135.

[83] D'Adamo MC, Hasan S, Guglielmi L, et al. New insights into the pathogenesis and therapeutics of episodic ataxia type 1 [J]. Front Cell Neurosci, 2015, 9: 317.

[84] Steckley JL, Ebers GC, Cader MZ, et al. An autosomal dominant disorder with episodic ataxia, vertigo, and tinnitus [J]. Neurology, 2001, 57: 1499–1502.

[85] Damji KF, Allingham RR, Pollock SC, et al. Periodic vestibulocerebellar ataxia, an autosomal dominant ataxia with defective smooth pursuit, is genetically distinct from other autosomal dominant ataxias [J]. Arch Neurol, 1996, 53: 338–344.

[86] Escayg A, De Waard M, Lee DD, et al. Coding and noncoding variation of the human calcium-channel beta4-subunit gene CACNB4 in patients with idiopathic generalized epilepsy and episodic ataxia [J]. Am J Hum Genet, 2000, 66: 1531–1539.

[87] Jen JC, Wan J, Palos TP, et al. Mutation in the glutamate transporter EAAT1 causes episodic ataxia, hemiplegia, and seizures [J]. Neurology, 2005, 65: 529–534.

[88] Kerber KA, Jen JC, Lee H, et al. A new episodic ataxia syndrome with linkage to chromosome 19q13 [J]. Arch Neurol, 2007, 5: 749–752.

[89] Lo Giudice T, Lombardi F, Santorelli FM, et al. Hereditary spastic paraplegia: clinical-genetic characteristics and evolving molecular mechanisms [J]. Exp Neurol, 2014, 261: 518–539.

[90]　Novarino G, Fenstermaker AG, Zaki MS, et al. Exome sequencing links corticospinal motor neuron disease to common neurodegenerative disorders [J]. Science, 2014, 343: 506–511.

[91]　Kara E, Tucci A, Manzoni C, et al. Genetic and phenotypic characterization of complex hereditary spastic paraplegia [J]. Brain, 2016, 139: 1904–1918.

[92]　Zarei S, Carr K, Reiley L, et al. A comprehensive review of amyotrophic lateral sclerosis [J]. Surg Neurol Int, 2015, 6: 171.

[93]　Ingre C, Roos PM, Piehl F, et al. Risk factors for amyotrophic lateral sclerosis [J]. Clin Epidemiol, 2015, 7: 181–193.

[94]　Russman BS. Spinal muscular atrophy: clinical classification and disease heterogeneity [J]. J Child Neurol, 2007, 22: 946–951.

[95]　Finkel RS, Chirilooga CA, Vajsar J, et al. Treatment of infantile–onset spinal muscular atrophy with nusinersen: a phase 2, open–label, dose–escalation study [J]. Lancet, 2016, 388: 3017–3026

[96]　Mendell JR, Al–Zaidy S, Shell R, et al. Single–dose gene–replacement therapy for spinal muscular Atrophy [J]. N Engl J Med, 2017, 377: 1713–1722.

[97]　Sivaramakrishnan M, McCarthy KD, Campagne S, et al. Binding to SMN2 pre–mRNA–protein complex elicits specificity for small molecule splicing modifiers [J]. Nat Commun, 2017, 8: 1476.

[98]　Querin G, Bede P, Marchand–Pauvert V, et al. Biomarkers of spinal and bulbar muscle atrophy (SBMA): a comprehensive review [J]. Front Neurol, 2018, 9: 844.

[99]　Fischbeck KH. Kennedy disease [J]. J Inherit Metab Dis, 1997, 20: 152–158.

[100]　Katsuno M, Banno H, Suzuki K, et al. Efficacy and safety of leuprorelin in patients with spinal and bulbar muscular atrophy（JASMITT study）: a multicentre, randomised, double–blind, placebo–controlled trial [J]. Lancet Neurol, 2010, 9: 875–884.

[101]　Hashizume A, Katsuno M, Suzuki K, et al. Efficacy and safety of leuprorelin acetate for subjects with spinal and bulbar muscular atrophy: pooled analyses of two randomized–controlled trials [J]. J Neurol, 2019, 266: 1211–1221.

[102]　Sivera R, Sevilla T, Vilchez JJ, et al. Charcot–Marie–Tooth disease: genetic and clinical spectrum in a Spanish clinical series [J]. Neurology, 2013, 81: 1617–1625.

[103]　van Paassen BW, van der Kooi AJ, van Spaendonck–Zwarts KY, et al. PMP22 related neuropathies: Charcot–Marie–Tooth disease type 1A and hereditary neuropathy with liability to pressure palsies [J]. Orphanet J Rare Dis, 2014, 9: 38.

[104]　Rana AQ, Masroor MS. Hereditary neuropathy with liability to pressure palsy: a brief review with a case report [J]. Int J Neurosci, 2012, 122: 119–123.

[105]　Kresak JL, Walsh M. Neurofibromatosis: a review of NF1, NF2, and Schwannomatosis [J]. J Pediatr Genet, 2016, 5: 98–104.

[106]　Nix JS, Blakeley J, Rodriguez FJ. An update on the central nervous system manifestations of neurofibromatosis type 1 [J]. Acta Neuropathol. 2019 Apr 8. doi: 10.1007/s00401–019–02002–2.

[107] Al-Adnani M. Soft tissue perineurioma in a child with neurofibromatosis type 1: a case report and review of the literature [J]. Pediatr Dev Pathol, 2017, 20: 444-448.

[108] Goutagny S, Kalamarides M. Medical treatment in neurofibromatosis type 2. Review of the literature and presentation of clinical reports [J]. Neurochirurgie, 2018, 64: 370-374.

[109] Wegscheid ML, Anastasaki C, Gutmann DH. Human stem cell modeling in neurofibromatosis type 1 (NF1) [J]. Exp Neurol, 2018, 299: 270-280.

[110] 中国法布里病专家协作组. 中国法布里病（Fabry病）诊治专家共识 [J]. 中华医学杂志, 2013, 93: 243-247.

[111] Pompen AW, Rutiter M, Wyers HJ. Angiokeratoma corporis diffusum (universale) Fabry, as a sign of an unknown internal disease; two autopsy reports [J]. Acta Med Scand, 1947, 128: 234-255.

[112] Brady RO. Enzymatic abnormalities in diseases of sphingolipid metabolism [J]. Clin Chem, 1967, 13: 565-577.

[113] Schiffmann R. Fabry disease [J]. Handb Clin Neurol, 2015, 132: 231-248.

[114] Ranieri M, Bedini G, Parati EA, et al. Fabry disease: recognition, diagnosis, and treatment of neurological features [J]. Curr Treat Options Neurol, 2016, 18: 33.

[115] Ruiz de Garibay AP, Solinís MA, Rodríguez-Gascón A. Gene therapy for fabry disease: a review of the literature [J]. BioDrugs, 2013, 27: 237-246.

[116] Lin CS, Park SB, Krishnan AV. Porphyric neuropathy [J]. Handb Clin Neurol, 2013, 115: 613-627.

[117] Tracy JA, Dyck PJ. Porphyria and its neurologic manifestations [J]. Handb Clin Neurol, 2014, 120: 839-849.

[118] Wahlin S, Stal P, Adam R, et al. European Liver and Intestine Transplant Association. Liver transplantation for erythropoietic protoporphyria in Europe [J]. Liver Transpl, 2011, 17: 1021-1026.

[119] Unzu C, Sampedro A, Mauleón I, et al. Sustained enzymatic correction by rAAV-mediated liver gene therapy protects against induced motor neuropathy in acute porphyria mice [J]. Mol Ther, 2011, 19: 243-250.

[120] Engel AG, Shen XM, Selcen D, et al. Congenital myasthenic syndromes: pathogenesis, diagnosis, and treatment [J]. Lancet Neurol, 2015, 14: 420-434.

[121] Uttley L, Carlton J, Woods HB, et al. A review of quality of life themes in Duchenne muscular dystrophy for patients and carers [J]. Health Qual Life Outcomes, 2018, 16: 237.

[122] Yang J, Li SY, Li YQ, et al. MLPA-based genotype-phenotype analysis in 1053 Chinese patients with DMD/BMD [J]. BMC Med Genet, 2013, 14: 29.

[123] Li X, Zhao L, Zhou S, et al. A comprehensive database of Duchenne and Becker muscular dystrophy patients (0-18 years old) in East China [J]. Orphanet J Rare Dis, 2015, 10. 5.

[124] Dowling JJ. Eteplirsen therapy for Duchenne muscular dystrophy: skipping to the front of the line [J]. Nat Rev Neurol, 2016, 12: 675-676.

[125] Kerem E, Konstan MW, De Boeck K, et al. Ataluren for the treatment of nonsense-mutation cystic fibrosis: a randomised, double-blind, placebo-controlled phase 3 trial [J]. Lancet Respir Med, 2014, 2: 539-547.

[126] Chamberlain JR, Chamberlain JS. Progress toward gene therapy for Duchenne muscular dystrophy [J]. Mol

Ther, 2017, 25: 1125–1131.

[127] DeSimone AM, Pakula A, Lek A, et al. Facioscapulohumeral muscular dystrophy [J]. Compr Physiol, 2017, 7: 1229–1279.

[128] Lemmers RJLF, Miller DG, van der Maarel SM. Facioscapulohumeral muscular dystrophy. GeneReviews® [Internet]. 1993–2017.

[129] Vasale J, Boyar F, Jocson M, et al. Molecular combing compared to Southern blot for measuring D4Z4 contractions in FSHD [J]. Neuromuscul Disord, 2015, 25: 945–951.

[130] Narayanaswami P, Weiss M, Selcen D, et al. Evidence–based guideline summary: diagnosis and treatment of limb–girdle and distal dystrophies: report of the guideline development subcommittee of the American Academy of Neurology and the practice issues review panel of the American Association of Neuromuscular & Electrodiagnostic Medicine [J]. Neurology, 2014, 83: 1453–1463.

[131] Chu ML, Moran E. The Limb–Girdle muscular dystrophies: is treatment on the horizon? [J]. Neurotherapeutics, 2018, 15: 849–862.

[132] Nigro V, Savarese M. Genetic basis of limb–girdle muscular dystrophies: the 2014 update [J]. Acta Myol, 2014, 33: 1–12.

[133] Thompson R, Straub V. Limb–girdle muscular dystrophies–international collaborations for translational research [J]. Nat Rev Neurol, 2016, 12: 294–309.

[134] Madej–Pilarczyk A. Clinical aspects of Emery–Dreifuss muscular dystrophy [J] Nucleus, 2018, 9: 268–274.

[135] Pillers DA, Von Bergen NH. Emery–Dreifuss muscular dystrophy: a test case for precision medicine [J]. Appl Clin Genet, 2016, 9: 27–32.

[136] Lampe AK, Dunn DM, von Niederhausern AC, et al. Automated genomic sequence analysis of the three collagen VI genes: applications to Ullrich congenital muscular dystrophy and Bethlem myopathy [J] J Med Genet, 2005, 42: 108–120.

[137] Raz Y, Raz V. Oculopharyngeal muscular dystrophy as a paradigm for muscle aging [J]. Front Aging Neurosci, 2014, 6: 317.

[138] Brais B, Bouchard JP, Xie YG, et al. Short GCG expansions in the PABP2 gene cause oculopharyngeal muscular dystrophy [J]. Nat Genet, 1998, 18: 164–167.

[139] Richard P, Trollet C, Stojkovic T, et al. Correlation between PABPN1 genotype and disease severity in oculopharyngeal muscular dystrophy [J]. Neurology, 2017, 88: 359–365.

[140] Malerba A, Klein P, Bachtarzi H, et al. PABPN1 gene therapy for oculopharyngeal muscular dystrophy [J]. Nat Commun, 2017, 8: 14848.

[141] Richard P, Trollet C, Gidaro T, et al. PABPN1 （GCN） 11 as a dominant allele in oculopharyngeal muscular dystrophy–consequences in clinical diagnosis and genetic counselling [J]. J Neuromuscul Dis, 2015, 2: 175–180.

[142] Bönnemann CG, Wang CH, Quijano–Roy S, et al. Diagnostic approach to the congenital muscular dystrophies [J]. Neuromuscul Disord, 2014, 24: 289–311.

[143] Hattori A, Komaki H, Kawatani M, et al. A novel mutation in the LMNA gene causes l40 with dropped head and brain involvement [J]. Neuromuscul Disord, 2012, 22: 149-151.

[144] Makri S, Clarke NF, Richard P, et al. Germinal mosaicism for LMNA mimics autosomal recessive congenital muscular dystrophy [J]. Neuromuscul Disord, 2009, 19: 26-28.

[145] Foley AR, Hu Y, Zou Y, et al. Autosomal recessive inheritance of classic Bethlem myopathy [J]. Neuromuscul Disord, 2009, 19: 813-817.

[146] Bozorgmehr B, Kariminejad A, Nafissi S, et al. Ullrich congenital muscular dystrophy （UCMD）: clinical and genetic correlations [J]. Iran J Child Neurol, 2013, 7: 15-22.

[147] Miscione MT, Bruno F, Ripamonti C, et al. Body composition, muscle strength, and physical function of patients with Bethlem myopathy and Ullrich congenital muscular dystrophy [J]. Scientific World J, 2013, 2013: 152684.

[148] Foley AR, Hu Y, Zou Y, et al. Large genomic deletions: a novel cause of Ullrich congenital muscular dystrophy [J]. Ann Neurol, 2011, 69: 206-211.

[149] Demir E, Sabatelli P, Allamand V, et al. Mutations in COL6A3 cause severe and mild phenotypes of Ullrich congenital muscular dystrophy [J]. Am J Hum Genet, 2002, 70: 1446-1458.

[150] Camacho Vanegas O, Bertini E, Zhang RZ, et al. Ullrich scleroatonic muscular dystrophy is caused by recessive mutations in collagen type VI [J]. Proc Natl Acad Sci USA, 2001, 98: 7516-7521.

[151] Bönnemann CG. The collagen VI-related myopathies: muscle meets its matrix [J]. Nat Rev Neurol, 2011, 7: 379-390.

[152] Zamurs LK, Idoate MA, Hanssen E, et al. Aberrant mitochondria in a Bethlem myopathy patient with a homozygous amino acid substitution that destabilizes the collagen VI α2（VI）chain [J]. J Biol Chem, 2015, 290: 4272-4281.

[153] Merlini L, Bernardi P. Therapy of collagen VI-related myopathies （Bethlem and Ullrich）[J]. Neuro therapeutics, 2008, 5: 613-618.

[154] Angelin A, Tiepolo T, Sabatelli P, et al. Mitochondrial dysfunction in the pathogenesis of Ullrich congenital muscular dystrophy and prospective therapy with cyclosporins [J]. Proc Natl Acad Sci USA, 2007, 104: 991-996.

[155] Kang PB, Morrison L, Iannaccone ST, et al. Evidence-based guideline summary: evaluation, diagnosis, and management of congenital muscular dystrophy: Report of the Guideline Development Subcommittee of the American Academy of Neurology and the Practice Issues Review Panel of the American Association of Neuromuscular & Electrodiagnostic Medicine [J]. Neurology, 2015, 84: 1369-1378.

[156] Lee Y, Lee JH, Park HJ, et al. Early-onset LMNA-associated muscular dystrophy with later involvement of contracture [J]. J Clin Neurol, 2017, 13: 405-410.

[157] Sahinoz M, Khairi S, Cuttitta A, et al. Potential association of LMNA-associated generalized lipodystrophy with juvenile dermatomyositis [J]. Clin Diabetes Endocrinol, 2018, 4: 6.

[158] Tan D, Yang H, Yuan Y, et al. Phenotype-genotype analysis of Chinese patients with early-onset LMNA-

related muscular dystrophy [J]. PLoS One, 2015, 10: e0129699.

[159] Ishiyama A, Iida A, Hayashi S, et al. A novel LMNA mutation identified in a Japanese patient with LMNA–associated congenital muscular dystrophy [J]. Hum Genome Var, 2018, 5: 19.

[160] Lin HT, Liu X, Zhang W, et al. Muscle magnetic resonance imaging in patients with various clinical subtypes of LMNA–related muscular dystrophy [J]. Chin Med J（Engl）, 2018, 131: 1472–1479.

[161] 柯青, 吴卫平, 徐全刚, 等. 低钾型周期性麻痹基因型和表型相关性研究 [J]. 中华神经科杂志, 2006, 39: 323–327.

[162] Levitt JO. Practical aspects in the management of hypokalemic periodic paralysis [J]. J Transl Med, 2008, 6: 18.

[163] Cannon SC. An atypical CaV1.1 mutation reveals a common mechanism for hypokalemic periodic paralysis [J]. J Gen Physiol, 2017, 149: 1061–1064.

[164] Matthews E, Portaro S, Ke Q, et al. Acetazolamide efficacy in hypokalemic periodic paralysis and the predictive role of genotype [J]. Neurology, 2011, 77: 1960–1964.

[165] Charles G, Zheng C, Lehmann–Horn F, et al. Characterization of hyperkalemic periodic paralysis: a survey of genetically diagnosed individuals [J]. J Neurol, 2013, 260: 2606–2613.

[166] Lee YH, Lee HS, Lee HE, et al. Whole–body muscle MRI in patients with hyperkalemic periodic paralysis carrying the SCN4A mutation T704M: evidence for chronic progressive myopathy with selective muscle involvement [J]. J Clin Neurol, 2015, 11: 331–338.

[167] Finsterer J, Wakil SM, Laccone F, et al. Pregnancy reduces severity and frequency of attacks in hyperkalemic periodic paralysis due to the mutation c.2111C>T in the SCN4A gene [J]. Ann Indian Acad Neurol, 2017, 20: 75–76.

[168] Dejthevaporn C, Papsing C, Phakdeekitcharoen B, et al. Long–term effectiveness of acetazolamide on permanent weakness in hyperkalemic periodic paralysis [J]. Neuromuscul Disord, 2013, 23: 445–449.

[169] Fu C, Wang Z, Wang L, et al. Familial normokalemic periodic paralysis associated with mutation in the SCN4A p.M1592V [J]. Front Neurol, 2018, 9: 430.

[170] Fan C, Lehmann–Horn F, Weber MA, et al. Transient compartment–like syndrome and normokalaemic periodic paralysis due to a Ca(v)1.1 mutation [J]. Brain, 2013, 136: 3775–3786.

[171] Vicart S, Sternberg D, Fournier E, et al. New mutations of SCN4A cause a potassium–sensitive normokalemic periodic paralysis [J]. Neurology, 2004, 63: 2120–2127.

[172] Udd B, Krahe R. The myotonic dystrophies: molecular, clinical, and therapeutic challenges [J]. Lancet Neurol, 2012, 11: 891–905.

[173] Bird TD. Myotonic Dystrophy Type 1. GeneReviews® [Internet]. 1993–2017.

[174] Santoro M, Masciullo M, Silvestri G, et al. Myotonic dystrophy type 1: Rolr of CCG, CTC and CGG interruptions within DMPK alleles in the pathogenesis and molecular diagnosis [J]. Clin Genet, 2017, 92: 355–364.

[175] Dalton JC, Ranum LPW, Day JW. Myotonic Dystrophy Type 2. GeneReviews® [Internet]. 1993–2017.

[176] Varkey B, Varkey L. Muscle hypertrophy in myotonia congenita [J]. J Neurol Neurosurg Psychiatry, 2003, 74: 338.

[177] Cassandrini D, Trovato R, Rubegni A, et al. Congenital myopathies: clinical phenotypes and new diagnostic tools [J]. Ital J Pediatr, 2017, 43: 101–110.

[178] Portaro S, Altamura C, Licata N, et al. Clinical, molecular, and functional characterization of CLCN1 mutations in three families with recessive myotonia congenita [J]. Neuromolecular Med, 2015, 17: 285–296.

[179] Chin HJ, Kim CH, Ha K, et al. Electrophysiological characteristics of R47W and A298T mutations in CLC-1 of myotonia congenita patients and evaluation of clinical features [J]. Korean J Physiol Pharmacol, 2017, 21: 439–447.

[180] Harper PS, Johnston DM. Recessively inherited myotonia congenita [J]. J Med Genet, 1972, 9: 213–215.

[181] Miryounesi M, Ghafouri-Fard S, Fardaei M. A novel missense mutation in CLCN1 gene in a family with autosomal recessive congenital myotonia [J]. Iran J Med Sci, 2016, 41: 456–458.

[182] Liu XL, Huang XJ, Shen JY, et al. Myotonia congenita: novel mutations in CLCN1 gene [J]. Channels (Austin), 2015, 9: 292–298.

[183] Nishino I, Noguchi S, Murayama K, et al. Distal myopathy with rimmed vacuoles is allelic to hereditary inclusion body myopathy [J]. Neurology, 2002, 59: 1689–1693.

[184] Ikeda-Sakai Y, Manabe Y, Fujii D, et al. Novel mutations of the GNE gene in distal myopathy with rimmed vacuoles presenting with very slow progression [J]. Case Rep Neurol, 2012, 4: 120–125.

[185] Su F, Miao J, Liu X, et al. Distal myopathy with rimmed vacuoles: spectrum of *GNE* gene mutations in seven Chinese patients [J]. Exp Ther Med, 2018, 16: 1505–1512.

[186] Hoshi A, Yamamoto T, Kikuchi S, et al. Aquaporin-4 expression in distal myopathy with rimmed vacuoles [J]. BMC Neurol, 2012, 12: 22–26.

[187] Bucelli RC, Arhzaouy K, Pestronk A, et al. SQSTM1 splice site mutation in distal myopathy with rimmed vacuoles [J]. Neurology, 2015, 85: 665–674.

[188] Malicdan MC, Noguchi S, Nishino I. A preclinical trial of sialic acid metabolites on distal myopathy with rimmed vacuoles/hereditary inclusion body myopathy, a sugar-deficient myopathy: a review [J]. Ther Adv Neurol Disord, 2010, 3: 127–135.

[189] 操基清, 张成, 李亚勤, 等. 核黄素反应性脂质沉积性肌病临床特征与基因变异分析: 两家系三例报告并文献复习 [J]. 中国现代神经疾病杂志, 2014, 14: 479–484.

[190] Wang ZQ, Chen XJ, Murong SX, et al. Molecular analysis of 51 unrelated pedigrees with late-onset multiple acyl-CoA dehydrogenation deficiency（MADD）in southern China confirmed the most common ETFDH mutation and high carrier frequency of c.250G＞A [J]. J Mol Med（Berl）, 2011, 89: 569–576.

[191] Law LK, Tang NL, Hui J, et al. Novel mutations in ETFDH gene in Chinese patients with riboflavin-responsive multiple acyl-CoA dehydrogenase deficiency [J]. Clin Chim Acta, 2009, 404: 95–99.

[192] Goh LL, Lee Y, Tan ES, et al. Patient with multiple acyl-CoA dehydrogenase deficiency disease and ETFDH mutations benefits from riboflavin therapy: a case report [J]. BMC Med Genomics, 2018, 11: 37.

[193] Creanza A, Cotugno M, Mazzaccara C, et al. Successful pregnancy in a young woman with multiple acyl-CoA dehydrogenase deficiency [J]. JIMD Rep, 2018, 39: 1–6.

责任编委：睢瑞芳

第二十四章
眼科遗传性疾病

　　眼科遗传病是一组由于基因缺陷导致的眼部疾病。临床常见的眼科遗传病有视网膜变性、先天性青光眼、先天性白内障、遗传性视神经病变及一些累及眼部的综合征等。遗传方式包括常染色体显性遗传、常染色体隐性遗传、X-连锁遗传及线粒体遗传等。熟练掌握各类眼科遗传病的临床表现特点，明确临床表型，对于指导基因检测具有重要意义。不同的致病基因有其相应的遗传方式，明确致病基因变异是进行眼科遗传病遗传咨询和产前诊断的关键。

◆ 第一节　先天性白内障 ◆

　　先天性白内障（congenital cataract）是指出生前后即存在或出生后1年内逐渐形成的先天遗传或发育障碍导致的白内障，是一种严重影响婴幼儿视力及神常发育的眼病，患病率为（0.63～9.74）/10 000[1]。在天津、上海和北京市致盲原因调查中显示，22%～30%的盲童由先天性白内障所致，排失明原因的第2位。

　　【临床表型特征】

　　1. 症状　由于婴幼儿不能自诉不适，因此先天性白内障常由患儿父母或者筛查发现。患儿常见的表现为白瞳征，即患眼瞳孔区会出现白色反光。除此之外，由于严重的先天性白内障患者通常视力低下或双眼视力不平衡，因此会合并如眼球震颤、眼位偏斜、不能注视等表现。

　　2. 体征　先天性白内障基本的眼部体征即为晶状体混浊（图24-1），然而先天性白内障患者的晶体混浊与老年性白内障相比有明显不同，其混浊形态及混浊部位均较为多样。先天性白内障可表现为囊膜性、前极性、后极性、缝性、核性、绕核性、粉尘状、点状、盘状、珊瑚状、花冠状、全白内障。先天性白内障也会合并如小角膜、圆锥角膜、小眼球、青光眼、永存瞳孔膜、虹膜缺损、脉络膜缺损等眼部发育异常表现。

　　【遗传方式与相关致病基因】

　　先天性白内障的病因主要包括遗传因素、环境因素及不明原因3大类，约25%的先天性白内障病例具有遗传性，最常见的遗传方式为常染色体显性遗传，而常染色体隐性遗传和X-连锁遗传也有报道[2]。目前至少有40个基因被证实与遗传性白内障的发生相关[3]，这些基因主要包括以下几类。

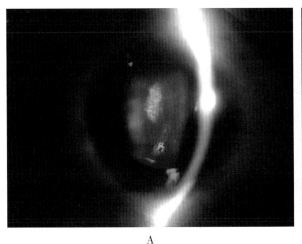
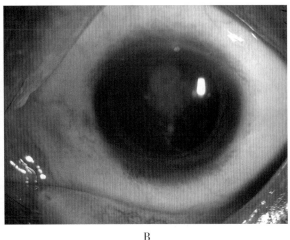

图24-1　先天性白内障

A. 裂隙灯侧照下显示晶状体核性混浊和前囊膜下小片混浊。B. 同一患者裂隙灯弥散光下显示的晶
状体核性混浊。

1. 晶体蛋白基因　晶状体蛋白是晶状体内含量最丰富的结构蛋白，约占晶体水溶性蛋白总量的90%，对晶状体的透明性和屈光性起重要作用。晶体蛋白可分为 3 型，分别为α-晶体蛋白（α-crystallin），β-晶体蛋白（β-crystallin）和γ-晶体蛋白（γ-crystallin），由11种晶体蛋白基因所编码[2]。晶体蛋白基因的变异会导致晶状体蛋白的结构发生改变，引起晶状体纤维结构和排列的异常，从而引起晶状体混浊。

2. 膜蛋白基因　晶状体纤维细胞依赖上皮细胞维持物质代谢和离子交换平衡，而晶状体细胞表面的膜蛋白能够运输营养物质及代谢产物，介导细胞间信号转导，其基因变异会对细胞功能产生重要影响，使晶状体的内稳态及透明性受到破坏。这类基因包括主要内源性蛋白基因（major intrinsic protein, MIP）[4]，晶状体特异性链接蛋白（lens specific connexins）[2]，晶状体内在膜蛋白2基因（lens intrinsic membrane protein 2, LIM2）[5]等。

3. 细胞骨架蛋白基因　细胞骨架是由细胞内一系列丝状结构组成的网络，对维持细胞正常形态起重要作用。晶状体内细胞骨架和晶状体蛋白的相互作用，是晶状体细胞结构的正常发育和透明性得以维持的基础。目前已发现的存在于晶状体内的细胞骨架蛋白为念珠状纤维蛋白（beaded filament structural protein, BFSP），由BFSP1和BFSP2基因编码，其基因变异会导致成纤维细胞延长不全，进而影响晶状体的透明性。

4. 生长因子及转录因子基因　晶状体的发育受一系列生长因子及转录因子的精确调控，这些调节蛋白使晶状体能够在特定分化时期进行特异性的分化和转录。编码生长因子及转录因子的基因的变异往往引起包括先天性白内障在内的多种眼前段发育异常。这类基因包括HSF4、MAF、PITX3。此外一些上游调控基因如PAX6、FOXE3、VSX2的变异也能够引起先天性白内障[6]。

5. 其他基因　包括*FTL*、*EPHA2*、*GCNT2*等多种基因的变异亦可引起不同程度、不同类型的先天性白内障。

【实验室与辅助检查】

1. 视力检查。

2. 检眼镜和裂隙灯检查。检查晶状体形态、混浊部位及程度。

3. 光学相干断层扫描和眼部彩超，了解视网膜及玻璃体等眼后部情况，排除合并其他眼病。

4. 视觉电生理。了解视网膜功能，排除其他眼底疾病。

5. 基因检测，明确致病基因变异。

【诊断标准】

对于有明显白瞳征的先天性白内障患儿，临床诊断并不困难，但要与其他能够引起白瞳征的疾病如早产儿视网膜病变、永存原始玻璃体增生症、视网膜母细胞瘤等疾病相鉴别。对于体征不明显的先天性白内障患儿，诊断存在一定的难度。婴幼儿不能自诉不适，单眼患儿对侧眼视力好，某些白内障类型如后囊白内障或后极部白内障不易被发现，婴幼儿视力难以评估，上述诸多因素均易引起疾病的漏诊。因此需要患儿家属及眼科医生对疑似患病的患儿进行细致地观察和检测，以做出准确和及时的诊断。

先天性白内障病因复杂，有时会合并眼部和其他系统异常，需全面评估眼部情况及全身其他系统情况，这些对于疾病的诊断、治疗方案的选择、预后评估均有重要的意义。同时，基因检测对于疾病的明确诊断及遗传方式的确定有着重要的意义。

【治疗与预后】

先天性白内障的治疗方式为手术治疗。

婴幼儿时期为视觉发育的关键时期，先天性白内障的存在会影响视觉的正常发育，产生形觉剥夺性弱视，因此及时的手术治疗意义重大。同时婴幼儿存在眼球仍在发育、术后炎症反应重、麻醉风险大、依从性不佳等问题，给手术及术后进一步治疗带来了较大的挑战。依据白内障严重程度的不同，先天性白内障手术时机选择有异，其中单眼、双眼完全性白内障和位于视轴中央、混浊明显的白内障，应尽早手术，最迟不超过6个月；对视力影响较小的白内障可酌情决定手术与否以及手术时机。

常用的手术方式为超声乳化白内障吸除术，需根据患儿年龄决定是否安装人工晶体并应根据年龄选择合适的人工晶体度数。

本病预后与手术时机及术后屈光不正的矫正和系统的弱视训练有关，因此应及时发现白内障并进行手术治疗，术后应根据情况进行屈光不正的矫正和弱视训练，这些对于视力的恢复以及视觉的发育都有着重要的作用。

【遗传咨询及产前诊断】

1. 由于先天性白内障病例中有一大部分与遗传相关，因此患者有必要进行遗传咨询。

2. 应尽量对家系成员作详细全面的眼科检查，以明确疾病诊断。

3. 对患者及家系成员进行基因检测，以明确致病基因及变异位点，并根据不同的遗传方式进行遗传咨询，详见第七章相关内容。

4. 若先天性白内障患者的致病变异已经明确，可在先证者生育下一代时进行产前诊断，在妊娠11~13周进行绒毛活检或16~22周行羊膜腔穿刺抽取羊水，进行胎儿细胞的基因检测，以确认胎儿是否携带与先证者相同变异。

（孙子系　睢瑞芳）

第二节　原发性先天性青光眼

原发性先天性青光眼（primary congenital glaucoma, PCG）是指出生后即存在或3岁内发生的青光眼，占所有青光眼的1%~5%。PCG的患病率在不同人群中从1/70 000~1/1 250[7]。在中国，PCG占所有先天性眼病的5.1%[8]，成为儿童致盲的主要疾病之一，占儿童视力致残的6.3%[9]。伴其他眼疾的先天性青光眼患者罹患其他全身性疾病的风险比单纯PCG患者高出三倍[10]。合并眼部先天发育异常的儿童期青光眼包括Axenfeld Rieger综合征/异常、Peter异常、先天性无虹膜症及先天性小眼球等。本节重点介绍原发性先天性青光眼。

【临床表型特征】

PCG的眼部表现为典型的三联征：溢泪、畏光和眼睑痉挛（图24-2）。

眼部检查的表现还包括：由于眼压升高引起的角膜扩大和眼轴变长；角膜水肿，角膜基质致密混浊；视盘扩张或视杯均匀扩大。PCG典型的房角表现为开放房角，虹膜嵌入位置高，可见虹膜基质薄而低色素，后部虹膜色素层的周边呈扇贝线及房角异常组织。

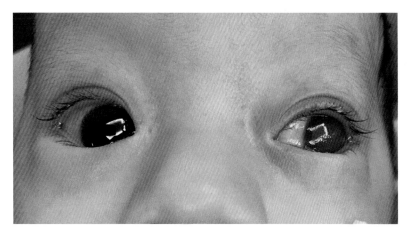

图24-2　先天性青光眼患儿眼部特征：溢泪、角膜水肿、角膜基质致密混浊和角膜扩大

【遗传方式与相关致病基因】

原发性先天性青光眼是由于房角、小梁网的发育异常，导致房水外流阻力增加，眼压增高，从而出现视神经及角膜等的病理改变。虽然大多数PCG病例是散发性的，但多达40%为家族性[11]。目前已知的PCG致病基因包括*CYP1B1*、*LTBP2*和*TEK*[12]。

*CYP1B1*基因定位于2p22.2，编码的CYP1B1蛋白是一种膜结合蛋白，是细胞色素P450家族B亚族

的唯一成员。*CYP1B1*基因在人体多种组织中表达，包括角膜、睫状体、虹膜及视网膜；其在胎儿眼组织中的表达比成人眼组织中高，提示*CYP1B1*基因在人眼组织的发育和成熟中可能起着重要作用。CYP1B1蛋白在PCG患者中的病理作用还不清楚，目前认为可能和前房发育的代谢机制有关，尤其是小梁网形成。已知与PCG有关的*CYP1B1*基因变异超过150个[13]。这些变异导致CYP1B1蛋白的酶活性和功能破坏。*CYP1B1*基因变异呈常染色体隐性遗传方式，是PCG患者最常见的变异基因。

*LTBP2*基因位于染色体14q24.3。LTBP2是一种细胞外基质分泌蛋白，在组织修复和细胞黏附过程中起作用。LTBP2在富含弹性纤维的组织中高表达，如肺和动脉。LTBP2也在眼组织中表达，对眼前房角的正常发育及维持睫状肌张力起重要作用[14]。*LTBP2*基因的变异可能导致眼部结构先天性异常，这可能导致眼压升高和PCG的发生。*LTBP2*基因变异呈常染色体隐性遗传方式。

*TEK*基因位于染色体9p21.2，为常染色体显性遗传。TEK调节血管生成并在血管和淋巴内皮细胞以及Schlemm管的内皮细胞中高度表达[15]。尽管TEK在青光眼发病的特定作用尚不清楚，但*TEK*基因变异可能引起维持房水正常外流和调节眼内压所必需的眼结构发育的改变，从而导致先天性青光眼的发生。家系分析可见*TEK*基因变异引起的PCG具有外显不全和表现度差异的特点[16]。

【实验室与辅助检查】

检测相关致病基因。

【诊断标准】

大部分婴幼儿和低龄儿童需要在麻醉下或镇静条件下进行眼部检查。PCG患者诊断标准为：①不明原因的溢泪、畏光及眼睑痉挛；②眼压升高>21mmHg；③角膜直径增大，角膜水肿，角膜后弹力层破裂；④眼底的杯/盘比值增大；⑤排除合并全身及眼部其他先天性或继发性异常。

原发性先天性青光眼要和以下疾病相鉴别：

1. X-连锁遗传大角膜　双侧角膜直径增大（>13mm），眼压不升高。除了前房加深外，还表现有散光、虹膜基质萎缩，继发干瞳孔开大肌无力的小瞳孔、虹膜震颤、晶状体全或不全脱位。*CHRDL1*是大角膜的致病基因[17]。

2. 先天性遗传性角膜营养不良（congenital hereditary endothelial dystrophy）　表现为角膜增厚混浊、内皮细胞形态改变和Descemet膜异常胶原沉积。眼球大小和角膜直径的检查有助于与PCG进行鉴别。

3. 青光眼相关综合征　有许多青光眼相关的综合征，其中一部分是以青光眼为首发症状。除了有青光眼的表现外，还有其他眼部和全身结构和功能异常的表现。

【治疗与预后】

原发性先天性青光眼常常需要手术治疗。药物辅助治疗能减轻症状，用于术前减轻角膜水肿。PCG的主要手术方式是前房角手术，包括前房角切开术和小梁切开术；也可以行小梁切除和引流管手术，以及睫状体光凝。PCG是一种特殊的功能障碍性疾病，治疗青光眼的同时，应当对视觉发育进行评价，并通过矫正屈光不正和弱视治疗来改善视功能，提高生活质量。

【遗传咨询与产前诊断】

1. 由于PCG存在很强的异质性，疾病相关位点、外显率及不同人种疾病的表达都存在显著不同，为了提供准确的遗传咨询，先天性青光眼患儿的父母和兄弟姐妹都应该进行眼科检查。

2. 大部分PCG病例是散发或常染色体隐性遗传，有些家族表现为常染色体显性遗传，应根据不同的遗传方式进行遗传咨询，详见第七章相关内容。基因检测明确基因变异，使产前诊断或胚胎植入前遗传学检测成为可能。

（周　崎　睢瑞芳）

第三节　Leber先天性黑矇

Leber先天性黑矇（Leber congenital amaurosis, LCA）是一种严重的致盲性遗传性视网膜疾病，多数患者呈常染色体隐性遗传，占视网膜变性的5%，先天性失明病例的10%~18%[18]，患病率约为1/80 000[19]。LCA是第一个在人类中进行基因治疗的疾病，目前对视网膜色素上皮特异性65kD蛋白（retinal pigment epithelial cells 65 kDa protein, RPE65）相关LCA的治疗显示出了良好的疗效。

【临床表型特征】

LCA由德国眼科医生Theodor Leber在1869年命名，其诊断标准包括在出生时或出生不久即有严重的视力丧失，可伴有眼球震颤、黑矇瞳孔、畏光等，视网膜电流图（electroretinogram，ERG）表现为熄灭型或者严重降低。LCA的眼底表现可正常，也可有轻度的血管扭曲、假性视神经乳头水肿、黄斑萎缩、色素沉着（骨细胞样、椒盐样、缗钱样等）、周边黄色融合病灶、白色点状病变、大理石样眼底等（图24-3）。

多数LCA患者存在屈光不正（远视或近视），多为高度远视。眼窝深陷、指眼征（图24-4）及圆锥角膜是LCA患者的重要面部特征。指眼征为用手指使劲反复按压眼球。这种持续推压眼球的运动，会导致眶脂肪萎缩，进而引起眼窝凹陷，增加圆锥角膜和并发性白内障的风险。

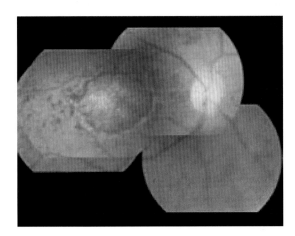

图24-3　LCA患者眼底，黄斑萎缩、色素沉着

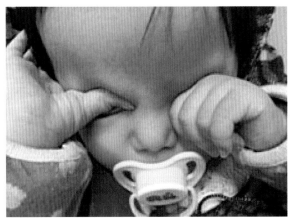

图24-4　LCA患者指眼征，手指用力按压眼球

LCA患者存在一定的基因型-表型相关性[19]，不同的基因变异对疾病临床表现的严重程度和预后存在相关性[18]，例如GUCY2D基因变异患者的临床病程较稳定；RPE65基因变异的患者表现为短暂的病情改善，随后逐渐恶化；AIPL1、CRB1和CEP290基因变异的患者病情在几十年内逐渐发展。NMNAT1基因变异相关性表型发生较晚，且病情较轻[20]。

【遗传方式与相关致病基因】

目前已在LCA中识别了22个基因，共能解释大约75%的病例，多数患者呈常染色体隐性遗传，少数患者呈常染色体显性遗传。这些基因中的部分变异可导致相关综合征（如Joubert综合征）。LCA相关基因编码的蛋白具有多种功能，涉及视网膜光电信号的传导过程（*AIPL1*、*GUCY2D*）、视网膜内维生素A在光信号中的代谢循环（*RPE65*、*RDH12*、*LRAT*）、鸟嘌呤的合成（*IMPDH1*）、视网膜光感受器细胞的分化和发育（*CRB1*、*CRX*）、蛋白转运和正常分布（*AIPL1*、*RPGRIP1*）、光感受器纤毛转运过程（*CEP290*、*LCA5*、*RPGRIP1*、*TULP1*）和感光细胞外节的吞噬作用（*MERTK*）。其中西方人群中最多见的为*CEP290*（15%）、*GUCY2D*（12%）和*CRB1*（10%）。*CRB1*是中国人最常见的致病基因[21]。

【实验室与辅助检查】

1. 视网膜电图检测，各波形严重降低或记录不到波形。

2. 相关基因检测，明确致病基因变异。

【诊断标准】

1. 诊断标准[22]

（1）6个月龄前出现严重视力低下或盲，可伴有眼球震颤、指眼征、黑矇瞳孔等。

（2）ERG熄灭型或严重降低。

（3）不伴有其他系统的先天发育异常。

（4）相关基因检测结果有致病变异。

2. 鉴别诊断　LCA的临床表现复杂，其他综合征或非综合征眼病也可有相似表现，容易误诊。临床上容易误诊的疾病包括全色盲、先天性静止性夜盲、眼型白化病和视神经发育不全等。

（1）眼型白化病　是一种非进行性的X-连锁视网膜退行性疾病，患者在出生后6周即表现为视力低下、眼球震颤、眼底临床表现正常而中心凹区发育不良和眼底色素减少。通过ERG与LCA鉴别，白化病患者ERG基本正常，而LCA患者ERG严重降低。

（2）视神经发育不良　表现为先天视力低下、眼球震颤、眼底正常、视神经乳头异常。在DesMorsier综合征中通常与大脑发育不良相关（视-隔发育不全）。该病的主要致病机制是神经节细胞轴突的退行性变。大部分患者ERG正常，可与LCA鉴别。

（3）全色盲　是一种静止性视网膜病变，患者往往视力下降较早，但多数能达0.1，没有色觉，视网膜表现正常，OCT大致正常，可伴有眼球震颤及畏光。ERG表现为视锥细胞的波形消失，而视杆细胞反应正常；而LCA表现为视锥和视杆细胞均无波形。

（4）综合征性眼病　多种综合征都可以有类似LCA的眼部表现，而且有的系统性表现出现较晚，以眼病表现为首发。常见的有Alstrom综合征、Batten病、Joubert综合征、过氧化物酶体病和Senior-Loken综合征。

【治疗与预后】

LCA的致病基因多、发病机制复杂，预后不良，因此治疗需要有针对性。主要的治疗方向包括：光感受器和RPE细胞移植或干细胞移植，基因替代治疗和药物治疗。目前研究较多、技术较为成熟的是LCA的基因替代治疗。

LCA基因治疗主要以RPE细胞和光感受器细胞为靶向。前者包括*RPE65*基因[23]和*LRAT*基因，后者包括*RPGRIP1*基因、*GUCY2D*基因、*AIPL1*基因以及*CEP290*基因的治疗。*RPE65*的基因治疗已经进入临床试验阶段，并且显示出良好的治疗效果[23]。2017年12月，美国FDA批准基因治疗药物Luxturna可用于治疗*RPE65*基因变异引起的LCA。除了针对*RPE65*基因的治疗，针对*LRAT*、*AIPL1*、*GUCY2D*等基因的治疗也进入了临床前期研究，在动物实验中取得了显著的效果。将来的基因治疗可能在儿童时期的患者中效果更好，因为其能够维持更多的光感受器细胞结构和功能。但是基因治疗仍存在很多难以解决的问题和挑战，如治疗时机的选择、基因载体的安全性和转染效率等，还需要研究者不懈的努力和探索。

【遗传咨询与产前诊断】

1. 由于遗传异质性，每个LCA患者都应接受遗传咨询和基因诊断。根据基因变异和家族史判断遗传方式，并提供相应的遗传咨询，详见第七章相关内容。

2. 对于家中已有患儿且基因诊断明确的家庭，如再次生育可在妊娠11~13周进行绒毛活检或16~22周行羊膜腔穿刺抽取羊水进行胎儿细胞的基因检测，以确认胎儿是否携带与先证者相同变异。

（邹　绚　睢瑞芳）

第四节　青少年黄斑营养不良

青少年黄斑营养不良是一组主要侵犯黄斑部的遗传性视网膜变性，病因及发病机制复杂，临床表型多样，最常见的类型包括Stargardt病、Best卵黄样黄斑营养不良及视锥细胞营养不良。

一、Stargardt病

Stargardt病，又名眼底黄色斑点症，是青少年最常见的黄斑营养不良类型，患病率为1/10 000~1/8 000[24]，大多数病例由*ABCA4*基因变异所引起且具有较强的临床异质性。

【临床表型特征】

Stargardt病具有较强的临床异质性，不同患者在发病时间、疾病严重程度、疾病进展速度等方面均存在一定差异。发病年龄多为6~20岁，表现为双眼慢性进行性中心视力下降，可伴有不同程度的色觉异常。早期眼底可无明显病变，只表现为中心凹反射消失。随着疾病进展出现黄斑区色素紊乱或黄色小点，后逐渐形成横椭圆形、边界清楚的黄斑区萎缩灶，呈靶样或牛眼样外观。有些病例在视网膜后极部及近周边部可出现黄色斑点，形态不一，可呈点状或条纹状等，为该病较特异性的表现。斑点吸收后残留RPE萎缩，间有色素脱失及色素沉着，形成斑驳状外观。

患者视野表现为不同程度的中心暗点，周边视野多数正常。视网膜电图检查通常表现为不同程度的视网膜功能下降，且视锥细胞功能下降较视杆细胞严重。荧光造影表现为黄斑区牛眼状强荧光，另外由于视网膜色素上皮细胞内异常沉积的脂褐质遮挡了脉络膜荧光，导致造影图像背景荧光普遍减弱，出现特征性的"脉络膜湮没征"表现。光学相干断层扫描（optical coherence mography, OCT）可显示黄斑区视网膜明显变薄。自发荧光可因黄斑区萎缩而显示为低荧光，早期的黄色斑点呈现高自发荧光，自发荧光检查为一种无创的检查，能够比较方便地观测并记录疾病的进展情况。典型Stargardt病临床表现见图24-5。

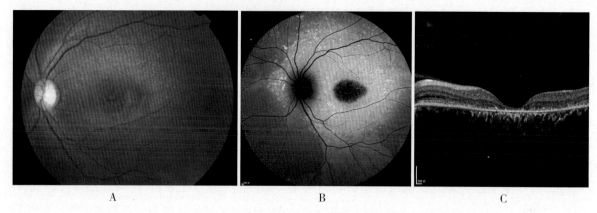

图24-5　典型Stargardt病临床表现

A. 眼底彩照显示黄斑区萎缩及后极部黄色斑点。B. 自发荧光检查显示黄斑卵圆形低自发荧光区，黄色斑点呈现高自发荧光表现。C. OCT提示黄斑中心视网膜显著变薄，椭圆体带消失。

【遗传方式与相关致病基因】

Stargardt病的遗传方式通常为常染色体隐性遗传。致病基因为*ABCA4*基因。该基因位于1p22.1，编码ABCA4蛋白。ABCA4蛋白为ATP结合盒式转运蛋白（ATP-binding cassette transporters）家族中的一员，表达于感光细胞外节，是视循环中间代谢废物的"清除剂"，其功能障碍将导致视网膜毒性产物的聚集，从而发生视网膜色素上皮细胞和感光细胞的凋亡，进而影响视网膜功能。罕见的与Stargardt病相关基因还包括*ELOVL4*、*PROM1*、*STGD4*和*PRPH2*[24]。上述基因所致Stargardt病的遗传方式为常染色体显性遗传。

【实验室与辅助检查】

1. 视网膜电图检测，视锥细胞功能降低或各波形均正常。

2. 相关基因检测，明确致病基因变异。

【诊断标准】

主要的临床诊断标准包括：①黄斑区萎缩；②眼底黄色斑点；③荧光造影检查显示脉络膜湮没征。典型的Stargardt病不难做出临床诊断。但并不是所有病例都会出现以上三种表现，且疾病的不同病程阶段的临床表现也不尽相同，例如病程早期黄斑区萎缩不明显，而病程后期黄色斑点及脉络膜湮没征常消失，表现为以黄斑区为中心的大范围视网膜萎缩。因此对于不典型的病例要根据病史及既往检查结果进行综合分析，着重与卵黄样黄斑营养不良、图形样黄斑营养不良、视锥细胞营养不良、视锥视杆细胞营养不良等视网膜变性类疾病进行鉴别。而基因诊断对本病的确诊有着重要作用，由于本病大多数由*ABCA4*基因的变异所引起，因此对*ABCA4*基因的筛查有助于对不典型病例进行确诊。

【治疗与预后】

本病尚无有效的治疗方法。目前国外已开展*ABCA4*基因相关STGD的基因治疗Ⅰ/Ⅱ期临床试验（NCT01367444）；应用人类胚胎干细胞来源的RPE细胞治疗年龄相关性黄斑变性和STGD的Ⅰ/Ⅱ期临床试验（NCT01469832）也已开展，初步结果证实了其安全性和有效性[25]。希望这些新的治疗方法能够取得确实的疗效，使这类疾病的治疗有所突破。

【遗传咨询及产前诊断】

1. 本病大多数由*ABCA4*基因变异所引起，应对患者进行基因检测。

2. 对于由*ABCA4*基因变异所引起的Stargardt病，遵循常染色体隐性遗传规律，应避免近亲结婚，否则易增加后代患病风险。

3. 有研究表明*ABCA4*基因变异在人群中的携带率较高[26]，因此若*ABCA4*基因变异的Stargardt患者欲生育下一代时，有必要对其配偶进行*ABCA4*基因筛查，以排除配偶携带*ABCA4*致病变异的可能性。

4. 若夫妻二人均为*ABCA4*基因变异携带者，则其所育后代患Stargardt病概率为25%，为*ABCA4*基因变异携带者的概率为50%，为正常基因型的概率为25%。

5. 妊娠11~13周进行绒毛活检或16~22周羊膜腔穿刺抽取羊水进行胎儿细胞的基因检测，预防患儿的出生。

二、Best卵黄样黄斑营养不良

Best卵黄样黄斑营养不良（best vitelliform macular dystrophy, BVMD）又称Best病，是一种青少年起病的遗传性黄斑营养不良疾病，因其典型表现为黄斑卵黄状病损而得名。

【临床表型特征】

典型的病例发病年龄自幼年早期至青春期不等，根据本病的典型临床表现将其分为4期：

（1）卵黄前期　此期眼底所见黄斑区相对正常，可能有少许黄点，而眼电图（electrooculography, EOG）多已发生异常。

（2）卵黄病变期　黄斑区出现典型的卵黄样边界清晰的圆形或椭圆形隆起，此期眼底病变明显，但视力常无明显下降，不易被发现。

（3）卵黄破裂期　随着病情进展，卵黄样物质崩解破碎，出现不规则的结构，病灶内物质脱水凝聚，沉积在囊下部，形成液平，呈"假性前房积脓样"外观。

（4）萎缩期　病程晚期，病变区域的RPE及感光细胞萎缩，形成瘢痕，造成永久性视力损害。

辅助检查：EOG检查为诊断BVMD较为特异的指标，表现为Arden比（明/暗反应比）下降，当患者眼底未出现明显病损时即可发现EOG的异常。眼底荧光造影检查表现多样，疾病的不同病程会有不同的荧光造影表现。卵黄病变期，由于卵黄样物质遮蔽脉络膜背景荧光，因此呈现低荧光状态。卵黄破裂期呈现透见荧光和遮蔽荧光并存的混合荧光。萎缩期表现为透见荧光，如有脉络膜新生血管，则出现荧光渗漏。OCT检查作为一项无创检查，能够较直观且方便地观察病程各期的病灶形态及发展过程，在疾病的随访中应用广泛。本病典型表现见图24-6。

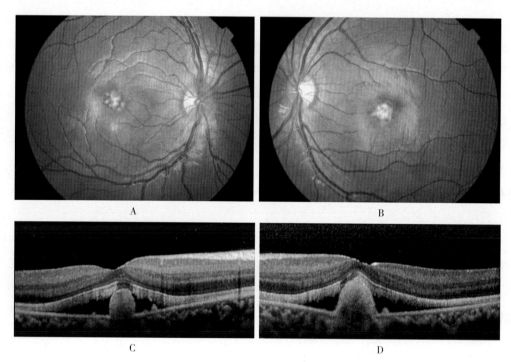

图24-6　典型Best病临床表现

　　A、B. 眼底彩照显示黄斑区黄色病灶，患者为卵黄破裂期。C、D. OCT提示黄斑中心视网膜下堆积物质和液体。

【遗传方式与相关致病基因】

　　Best病大多由BEST1基因变异引起，多数病例遗传方式为常染色体显性遗传，存在外显不全现象，也有报道存在常染色体隐性遗传[27]。BEST1基因定位于11q12.3，主要在视网膜色素上皮层表达，其编码产物为Bestrophin 1蛋白，具有氯离子通道的功能，同时能够调节细胞内钙离子介导的信号转导过程，可能在RPE对感光细胞外节的吞噬过程中起作用[28, 29]。引起BVMD的BEST1基因变异大多数为错义变异，BEST1基因的变异可能引起Bestrophin蛋白功能障碍，从而改变RPE细胞内外离子环境，进一步影响RPE细胞的正常功能，导致脂褐素等代谢产物在视网膜内积聚，形成卵黄样物质沉积。

【实验室与辅助检查】

　　1. 眼电图检测提示Arden比下降。

　　2. 相关基因检测，明确致病基因变异。

【诊断标准】

　　主要的临床诊断标准包括：①青少年起病的双眼视力下降；②眼底黄斑区卵黄样病变；③EOG检查提示Arden比下降。对于典型病例临床诊断并不困难，但对于眼底尚未出现明显改变的早期病例、黄斑区呈萎缩状态的晚期病例和卵黄破裂期的眼底不规则形态病例，临床诊断相对困难，易与其他黄斑疾病混淆。需要与成年型卵黄样黄斑营养不良（adult-onset vitelliform macular dystrophy，AVMD）、常染色体隐性遗传Best病、隐匿性黄斑营养不良、年龄相关性黄斑变性等疾病相鉴别。本病大多数由BEST1基因的变异所引起，因此对BEST1基因的筛查有助于对不典型病例进行确诊。

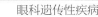

【治疗与预后】

本病目前无有效治疗方法，如并发脉络膜新生血管可应用光动力疗法或抗VEGF治疗。

【遗传咨询与产前诊断】

1. 本病为*BEST1*基因变异所致，应对患者进行遗传检测及遗传咨询。本病为常染色体显性遗传，患者的亲兄弟姐妹及后代均有50%的概率为患者。但本病存在外显不全现象。

2. 由于*BEST1*基因变异可引起数种视网膜变性类疾病，其中某些疾病临床表型相似但遗传方式各不相同，因此应详细询问患者家族史，绘制家系图，对家系成员进行基因检测，明确疾病诊断及遗传方式。

3. 若患者的致病变异已经明确，可在其生育下一代时进行产前基因检测，在妊娠11～13周进行绒毛活检或16～22周行羊膜腔穿刺抽取羊水进行胎儿细胞的基因检测。

三、视锥细胞营养不良

视锥细胞营养不良（cone dystrophy）是一组以视锥细胞功能下降为主要临床特点的遗传性视网膜变性类疾病。本病主要累及视锥细胞，但疾病进展至一定病程阶段时，常常合并有视杆细胞功能的异常。因此本病与视锥视杆细胞营养不良（cone rod dystrophy）不能完全划分界限，常在一起进行描述和讨论。

【临床表型特征】

多数病例10岁内或10～20岁起病，首发症状为轻度的视力下降、色觉障碍及畏光，早期眼底可正常或仅表现为中心凹反射消失。随着病程逐渐进展，可出现较为明显的视力下降，眼底出现黄斑区金箔样反光、靶心样萎缩、色素改变等表现。后期病变范围继续增大，可扩展至整个后极部或周边部视网膜，出现广泛的视网膜色素沉着、视网膜萎缩等改变。OCT检查显示视网膜外层变薄，尤以黄斑区明显。自发荧光检查显示黄斑区低荧光。全视野ERG主要表现为视锥反应振幅下降，视杆反应振幅大致正常或轻度下降，该项检查为诊断视锥细胞营养不良的重要依据。同时眼底与全视野ERG表现常不匹配，眼底未见明显异常时，ERG检测可能已出现明显的视锥功能下降，该特点也是视锥细胞营养不良诊断及鉴别诊断的重要线索。典型视锥细胞营养不良病例临床表现见图24-7。

【遗传方式与相关致病基因】

本病遗传异质性强，多个基因的变异能导致疾病的发生，遗传方式可为常染色体显性遗传、常染色体隐性遗传或X-连锁隐性遗传，尚有大量散发病例。目前已经发现的相关致病基因包括*CRX*、*GUCY2D*、*GUCA1A*、*ABCA4*、*RPGRIP1*及*RPGR*等，部分病例未能明确致病基因变异。

【实验室与辅助检查】

1. 视网膜电图检测，视锥功能明显降低，视杆细胞功能正常或降低。

2. 相关基因检测。

【诊断标准】

根据幼年或青少年开始的进行性视力下降、色觉异常、畏光等症状，不同程度黄斑萎缩的眼底改变，以及全视野ERG呈现视锥反应振幅下降，可以做出临床诊断。疾病后期视网膜可能呈现较为广泛的萎缩，有时难以得出明确的诊断。本病应与氯喹性视网膜病变、其他遗传性黄斑营养不良等疾病相鉴别。基因检测有助于明确诊断。

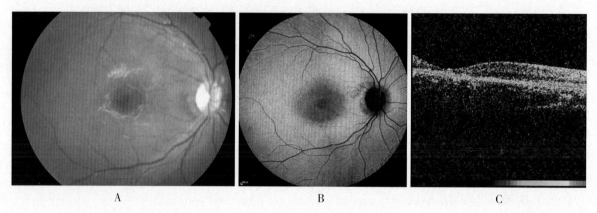

图24-7　典型视锥细胞营养不良临床表现

A.眼底彩照未见明显异常。B.自发荧光检查显示黄斑低自发荧光区。C.OCT提示视网膜变薄，尤以黄斑区明显，椭圆体带消失。

【治疗与预后】

尚无特殊有效治疗方法。基因治疗和细胞治疗是未来的方向。

【遗传咨询及产前诊断】

1. 本病病因复杂，可由多个基因的变异引起，遗传方式各不相同，因此每个患者都应接受遗传咨询，详见第七章相关内容。

2. 详细询问患者家族史，绘制家系图，对家系成员进行基因检测，明确诊断及遗传方式。若患者的致病变异及疾病遗传方式已明确，可在其生育下一代时进行产前基因检测。

3. 对于家中已有患儿且基因诊断明确的家庭，如再次生育可在妊娠11~13周进行绒毛活检或16~22周羊膜腔穿刺抽取羊水进行胎儿细胞的基因检测，以确认胎儿是否携带与先证者相同变异。

（孙子系　睢瑞芳）

第五节　视网膜色素变性

视网膜色素变性（retinitis pigmentosa, RP）是一组以进行性视网膜光感受器细胞凋亡和色素上皮变性为主要特征的遗传性视网膜变性疾病，具有显著临床及遗传异质性。RP是最常见的遗传性致盲眼病，世界范围内患病率为1/7 000~1/3 000[30]。RP可分成2大类：非综合征型RP和综合征型RP（占20%~30%）。前者仅局限于眼部异常，后者与其他遗传综合征相关。与RP有关的综合征包括30余种疾病，如Usher综合征、Bardet-Biedl综合征、Alstrom综合征、Refsum综合征、Cockayne综合征、Hunter综合征等。本节重点介绍非综合征型RP。

【临床表型特征】

大多RP患者于青少年时期起病，首先是视杆细胞逐渐丧失功能，随后出现视锥细胞受累，视网膜色素上皮细胞死亡。因此通常以夜盲为首发症状，而且夜盲出现得越早，患者的病情往往越严重。虽然周边视野缺损也发生较早，但患者通常意识不到，很少以此作为疾病早期的主诉。病情逐渐发展为中心视力下降，视野进一步缩窄，多数在40岁之前就成为法定盲人。患者的视功能损伤程度可与遗传方式相关，通常认为常染色体显性遗传的RP患者视力预后较好，大部分患者在30岁之前视力优于0.6；X-连锁遗传的男性RP患者视力预后最差，几乎所有的患者在50岁以后视力均低于0.1；常染色体隐性遗传的RP患者和散发的RP患者严重程度介于两者之间。

患者的眼底表现与疾病所处的阶段相关。疾病早期患者眼底可表现正常，随着病情的进展，典型的眼底表现为视网膜骨细胞样色素沉积合并中周部视网膜萎缩，还常可见视盘蜡黄、视网膜血管变细等。视网膜血管变细是一种继发改变，并非RP的原发病变。OCT常表现为椭圆体带消失、RPE层变薄，但中心凹下的椭圆体带通常能保留到疾病晚期（图24-8）；ERG可表现为不同程度的视杆、视锥细胞反应下降，其中以视杆细胞反应下降为主，疾病晚期可表现为熄灭型。其他常见的并发症还包括黄斑囊样变性、后囊下白内障、玻璃体尘样颗粒、视神经乳头玻璃膜疣等并发症；少见的并发症有Coat样视网膜病变。

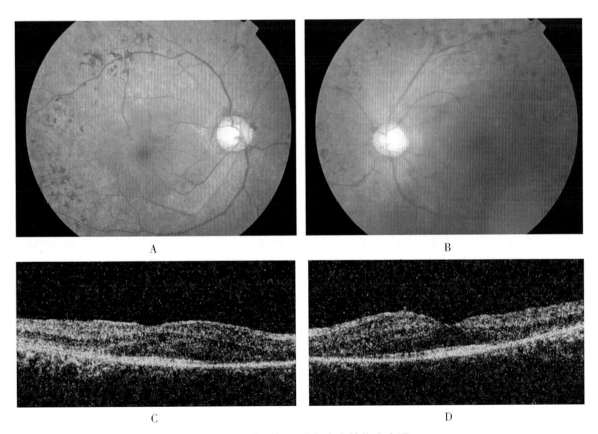

A   B

C   D

图24-8　典型视网膜色素变性临床表现

A、B. 眼底彩照可见血管弓周围骨细胞样色素沉着。C、D. OCT提示黄斑区视网膜增厚，仅黄斑中心凹椭圆体带存在，其他部位消失。

【遗传方式与相关致病基因】

RP的遗传方式多种多样，主要包括常染色体显性遗传（25%～40%）、常染色体隐性遗传（50%～60%）及X染色体连锁遗传（5%～15%），双基因遗传RP及线粒体遗传RP十分罕见。目前已经确定81个与RP相关的致病基因，其中常染色体显性遗传26个，常染色体隐性遗传52个，X-连锁遗传3个。这些基因在许多截然不同的生物学通路中起作用，包括光信号转导、视黄醇（维生素A）循环、基因转录、RNA剪切、胞内物质运输、CO_2和碳酸氢盐的平衡、光感受器结构、吞噬和细胞间互相作用等。目前报道的基因可解释60%患者的致病原因，仍有约40%的患者的致病基因尚不明确。在这些基因中，RHO和RPGR是西方人群中最常见的致病基因[31]。

【实验室与辅助检查】

1. 视网膜电图检测提示各波形严重降低、视杆功能明显降低或视锥功能轻度下降（早期）。

2. 相关基因检测，明确致病基因变异。

【诊断标准】

1. 患者在出现视力下降之前首先表现夜间或暗处视力差。

2. 周边视野缺损。

3. 国际标准ERG　符合其中5项为暗视反应显著降低，较明视反应严重。晚期患者波形记录不到。

4. 眼底检查提示：①视盘颜色蜡黄；②视网膜血管细；③异常色素，骨细胞样色素或椒盐样色素或灰白色素或不规则色素团块。

以上条件符合1+（2或3）+4（3条中符合2条）的患者可临床确诊，基因检测有助于明确病因。

该病需要注意与以下疾病鉴别诊断。

（1）锥杆细胞营养不良　此病主要损害视锥细胞，也伴有不同程度的视杆细胞损害。病变主要累及黄斑区，晚期也可发生周边部的视网膜色素变性。视锥细胞损害发生较早，因此主要症状为视力减退和色觉异常。ERG的表现为明视反应损害比暗视反应严重，疾病晚期明、暗视反应均严重降低，此时其表现与视网膜色素变性很难区别。

（2）Usher综合征　是综合征性RP最常见的类型，以RP感音神经性耳聋伴或不伴前庭功能障碍为特点的常染色体隐性遗传病，是盲聋最常见的原因，总体患病率为2/100 000～6.2/100 000，共有3种临床亚型。患者合并听力或前庭功能障碍，是与非综合征性RP鉴别的要点。

（3）LCA　发病早，视功能损害严重，大多数患者属于盲童。通常家长在孩子出生后6个月内就能观察到视力异常。同时患儿还伴有眼球震颤，瞳孔反射迟钝或近乎消失，畏光，高度远视和圆锥角膜，ERG呈熄灭型。RP患者发病通常比LCA晚，视功能损害不如LCA严重。

（4）无脉络膜症（choroideremia）　需要与X-连锁RP相鉴别。无脉络膜症也是X-连锁隐性遗传，早期眼底赤道部可出现点片状的脉络膜萎缩以及对应区域的色素脱失；病变逐渐从周边向后极部发展，脉络膜毛细血管层和RPE层萎缩范围扩大，可见暴露的脉络膜大血管；晚期RPE层完全被破坏，脉络膜血管萎缩并消失，露出巩膜白色反光。ERG早期可完全正常；大多数20～30岁患者明视反应中度至重度下降，暗视反应严重下降或记录不到；最终呈熄灭型。

【治疗与预后】

近年来，随着对RP发病机制认识的不断深入，不同类型的治疗方式在积极研究中，包括补充维生素A、神经保护、基因治疗、干细胞治疗以及人工视网膜等。有研究表明，口服棕榈酸维生素A（15 000IU/d）可以减缓RP患者视网膜功能丧失[32]。但服用棕榈酸维生素A只针对维生素A循环有关的基因变异所致的RP才能缓解症状。而其他基因型，如ABCA4基因相关的常染色体隐性遗传性RP患者服用可能加重病情发展[33]。此外，患者长期服用棕榈酸维生素A，需定期检查肝功能和血中维生素A含量。

基因治疗的进展是近年来成果最为显著的。临床上已开展多种RP相关基因的临床治疗研究：针对MERTK基因相关的RP的基因治疗已完成Ⅰ期临床试验，初步结果显示良好的安全性，注射眼较对侧眼治疗后视力有所提高[34]。针对其他基因的实验性治疗也进入了动物实验阶段，例如，Beltran等[35]已在两个犬模型中进行有关RPGR/RP3的基因治疗，用rAAV/5载体携带人类RP3基因注入犬的视网膜下腔，与对照眼相比，视杆细胞和视锥细胞感光功能都处在较高的水平，能保护外丛状层的厚度。对于ADRP，一个双基因治疗策略（siRNA抑制RDS的基因治疗和携带有siRNA的AAV载体进行的基因替代治疗）通过向视网膜下腔注射治疗视网膜色素变性模型rds小鼠，抑制了小鼠视网膜中RDS基因的表达，减缓了光感受器细胞的退化[36]。

【遗传咨询与产前诊断】

1. 视网膜色素变性遗传异质性较大，确定致病基因才能确定遗传方式，进而推测再发风险，指导优生优育。

2. 进行产前诊断的关键也在于确定先证者的基因变异。

（1）对于常染色体显性遗传性RP患者，大多父母双方中有一方亦为患者。极少数情况父母双方均正常，则先证者可能携带新发变异或父母存在生殖细胞嵌合体。常染色体显性遗传性RP患者的亲兄弟姐妹及后代均有50%的概率为患者。

（2）对常染色体隐性遗传性RP患者，其父母为杂合子，各携带一个变异等位基因。在常染色体隐性遗传性RP中，携带者一般临床表型与正常人无差别，因此这类患者常常主诉无眼科遗传病家族史，但常有近亲婚配史。常染色体隐性遗传性RP患者的亲兄弟姐妹均有25%的概率为患者，50%的概率为携带者。

（3）X-连锁隐性遗传性RP以男性患者多见，男性患者女性后代100%为携带者，女性携带者男性后代有50%为患者，女性后代50%为携带者。家系呈现隔代遗传现象。女性携带者可无临床表现或表现出特征性的眼底色素改变和异常的视网膜电图，但表型较男性患者轻。

3. 对于家中已有患儿且基因诊断明确的家庭，如再次生育可在妊娠11~13周进行绒毛活检或16~22周羊膜腔穿刺抽取羊水进行胎儿细胞的基因检测，以确认胎儿是否携带与先证者相同变异。

（邹　绚　睢瑞芳）

第六节　史蒂克勒（Stickler）综合征

Stickler综合征由Stickler等[37]于1965年首次报道，是一种遗传性多器官受累的胶原结缔组织病，主要以眼部、关节、口面部及听力损伤为特征。该病具有遗传异质性和临床异质性，根据是否存在眼部异常、玻璃体表型及分子遗传学特征将Stickler综合征分为5型[38]。其中Ⅰ、Ⅱ、Ⅲ型为常染色体显性遗传，Ⅳ型、Ⅴ型为常染色体隐性遗传。该病在新生儿中的发病率为1/9 000～1/7 500[39]。

【临床表型特征】

Stickler综合征受累器官主要包括眼部、口面部、内耳、骨骼及关节。

1. 眼部表现　包括先天性近视、玻璃体异常、视网膜脱离、白内障和青光眼[37]。大多数Stickler综合征患者都伴有近视，通常为先天性高度近视，且近视度数稳定不进展；先天性玻璃体异常是Stickler综合征的特征性病变，分为膜型玻璃体异常（Ⅰ型Stickler综合征，图24-9）和念珠型玻璃体异常（Ⅱ型Stickler综合征）；视网膜变性主要包括放射状血管旁视网膜变性、后极部脉络膜视网膜萎缩和周边部视网膜格子样变性等；最严重的眼部表现为孔源性视网膜脱离。另外，Stickler综合征患者大多患有先天性或早发性、以皮质曲线性混浊为特征的白内障。由于前房角发育异常，Stickler综合征患者更易患青光眼。

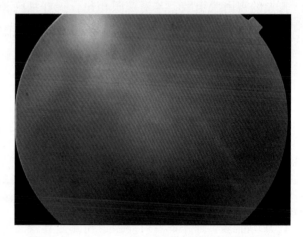

图24-9　Stickler综合征患者膜型玻璃体异常

Ⅲ型Stickler综合征只有全身表现而无眼部异常；Ⅳ型和Ⅴ型Stickler综合征的表现包括眼部异常和全身表现。

2. 口面部表现　典型口面部特征包括面中部扁平、低鼻梁、短鼻、鼻孔前倾和小颌（图24-10），或有Pierre Robin序列征（包括小颌、腭裂和舌后坠），这些特征一般在儿童时期比较典型，随年龄增长而逐渐变得不明显。另外约1/4患者会出现悬雍垂裂和腭裂[40]。

3. 听力异常　Stickler综合征患者常伴有听力障碍，约40%的患者会出现不同程度的感音神

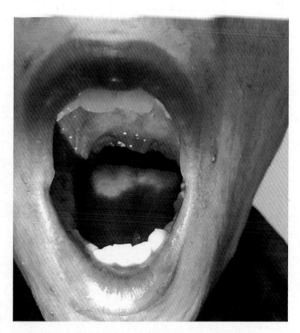

图24-10　Stickler综合征患者悬雍垂裂

经性听力障碍，特别是对高频的听力丧失。通常Ⅱ型和Ⅲ型Stickler综合征患者的感音神经性听力障碍程度较Ⅰ型严重。也有些患者表现为传导性听力障碍[40]。

4. 骨骼关节异常　Stickler综合征的骨骼关节异常包括早发性关节炎、关节活动度过大和脊椎骨骺发育不良等。多数患者关节病变程度较轻，部分患者早发性关节炎病情较重，以至于到中年时不得不行关节置换术。另外，患者常因脊柱异常而出现慢性背痛。X线检查可见关节轮廓不规则和关节腔消失。

【遗传方式与相关致病基因】

Stickler综合征是由Ⅱ型、ⅩⅠ型或Ⅸ型胶原的合成异常引起的遗传性异质性疾病。

Ⅰ型Stickler综合征最为常见，表现为常染色体显性遗传。其致病基因为*COL2A1*基因，位于12q13.11，编码Ⅱ型胶原的α1（Ⅱ）链。Ⅱ型胶原主要存在于软骨和玻璃体，是由三条α1链组成的同源三聚体，80%~90%病例由该基因变异所致[41]。

Ⅱ型和Ⅲ型Stickler综合征均表现为常染色体显性遗传，其致病基因分别为*COL11A1*和*COL11A2*。前者位于1p21，编码ⅩⅠ型胶原的α1链，后者位于6p21.3，编码ⅩⅠ型胶原的α2链。ⅩⅠ型胶原主要存在于软骨和玻璃体，是由α1、α2和α3三条不同肽链组成的异源三聚体。10%~20%案例由*COL11A1*基因变异所致[41]，*COL11A2*基因变异案例相对罕见。

Ⅳ型和Ⅴ型Stickler综合征均表现为常染色体隐性遗传，其致病基因分别为*COL9A1*和*COL9A2*。前者位于6q13，编码Ⅸ型胶原的α1链，后者位于1p34.2，编码Ⅸ型胶原的α2链。Ⅸ型胶原是由α1链、α2链及α3链组成的异源三聚体，是透明软骨中的主要胶原成分。

编码基因α3链的*COL9A3*基因定位于20q13.3，基因变异可引起常染色体隐性遗传的Stickler综合征，目前病例报道较少[42]。*BMP4*基因变异也可导致常染色体显性遗传的Stickler综合征[43]，而*LOX3*基因变异可见于罕见类型的常染色体隐性遗传Stickler综合征[44]。

【实验室与辅助检查】

1. 眼部B超显示膜型或念珠型玻璃体异常。

2. 听力检测有感音神经性或传导性听力降低。

3. X线检查见关节轮廓不规则和关节腔消失，骨骺发育不良。

4. 对相关致病基因的测序。

【诊断标准】

目前尚无统一的临床诊断标准，一般应至少具备以下4项中的2项：①眼部表现包括高度近视、玻璃体异常、孔源性视网膜脱离，先天性或早期发作的白内障等眼部表现。②口面部表现，面中部扁平、低鼻梁、短鼻、鼻孔前倾、悬雍垂裂或腭裂，小颌，Robin序列征等口面部表现。③耳部表现包括感音神经性或传导性听力损伤、中耳系统活动度增强。①关节异常包括早发性关节炎、关节活动度过大等。

常染色体显性遗传或常染色体隐性遗传，相关致病基因致病性变异即可确诊。

【治疗与预后】

1. 眼科治疗　患者应避免进行可能导致视网膜脱离的冲撞性运动，并告知患者若出现眼前闪光感、眼前阴影遮挡等症状时要及时到医院就诊。发生视网膜裂孔的患者，可行激光光凝以封闭视网膜裂孔。如同时出现视网膜脱离，可采用巩膜外加压、巩膜环扎术或玻璃体切除联合气体或硅油充填术。如有重度先天性白内障，可行白内障手术治疗。

2. 关节病的治疗　患者应尽量避免进行对关节有剧烈磨损的运动，运动前后采用非处方抗炎药物以缓解症状。严重的关节病变则需行关节置换术。

3. 口面部的矫形治疗　包括腭裂修复术、下颌矫形术、畸齿矫正等，以纠正患者的正常咬合功能。

4. 耳部治疗　反复发作的中耳炎可行鼓膜切开术。

5. 预后　Stickler综合征患者的视网膜脱离多为难治性视网膜脱离，预后不良。

【遗传咨询与产前诊断】

对受累家系成员开展遗传咨询、检出患者或携带者（特别是生育年龄妇女）、对高风险胎儿进行产前诊断是发现患胎的有效手段。

1. 遗传咨询

（1）确定咨询者家系中Stickler综合征的临床诊断，建立遗传咨询档案。确定临床诊断包括：①询问患者是否有视物不清，是否有听力下降，是否有背痛、关节痛；②观察患者是否有面中部扁平、低鼻梁、短鼻、鼻孔前倾等面部特征或查看患者儿童时期的照片以明确其是否有以上面部特征；③检查眼部是否有高度近视、玻璃体异常、先天性或早发性白内障；④听力检测是否有感音神经性或传导性听力降低；⑤口腔是否有舌后坠、腭裂；⑥X线检查是否存在脊椎骨骺发育不良、关节轮廓不规则或关节腔消失。

（2）绘制咨询者的家系图，是否符合常染色体显性遗传或常染色体隐性遗传。根据先证者的临床表现及遗传学特点进行分型诊断，并进行相对应的基因检测，明确其致病性变异位点。并根据相应的遗传类型提供遗传咨询，详见第七章相关内容。

2. 产前诊断

（1）确认先证者的临床表型和致病性变异位点。

（2）对于Ⅰ型、Ⅱ型或Ⅲ型Stickler综合征家系，确认胎儿的父母一方为患者，并携带有与先证者相同的致病性变异。对于Ⅳ型或Ⅴ型Stickler综合征家系，确认胎儿父母一方为患者，或者双方均为携带者，且携带有与先证者相同的致病性变异。

（3）在妊娠11～13周进行绒毛活检或16～22周羊膜腔穿刺抽取羊水进行胎儿细胞的致病性基因检测。在Ⅰ型、Ⅱ型或Ⅲ型Stickler综合征家系，当确认为携带有与先证者相同的致病性基因变异时，提示为患病胎儿；在Ⅳ型或Ⅴ型Stickler综合征家系，当确认为与先证者有相同的致病性基因变异的纯合子时，提示为患病胎儿。应在知情的情况下，由其父母决定是否继续妊娠。在Ⅳ型或Ⅴ型Stickler综合征家系，若胎儿为与先证者有相同的致病性基因变异的携带者，胎儿罹患相同疾病的概率很低，由其父母决定是否继续妊娠。

（4）对确认的患者或携带者，也可进行胚胎植入前遗传学检测，避免患胎的治疗性流产。

（5）对于产前基因诊断后出生的新生儿，应进行眼部、口面部、听力及关节检查，并进行随访和记录。

（李凤荣　睢瑞芳）

第七节　Waardenburg综合征

Waardenburg综合征是一类以听觉及色素异常为特征的综合征，该病具有明显的遗传异质性[45]，根据不同的临床表现可分为4种类型，其中第Ⅱ型最为常见。Waardenburg综合征发病率为1/50 000～1/420 00，占所有先天性耳聋患者的2%～5%[46]。

【临床表型特征】

Waardenburg综合征患者主要的临床表现为感音神经性耳聋，以及皮肤、眼睛、头发色素的改变。特征性的改变为早白发、白额发（图24-11）、虹膜异色、明亮的蓝虹膜等，并可伴发皮肤及眼底的低色素、白眉毛和睫毛、一字眉、眉毛中部潮红、鼻根宽大、鼻翼发育不全等。Ⅰ型和Ⅱ型Waardenburg综合征的区别在于前者有内眦的异位，而后者则没有这种病理改变。Ⅲ型Waardenburg综合征很罕见，患者除了表现出与Ⅰ型类似的色素异常外，还会出现严重的肩、臂及手挛缩和发育不良。Ⅳ型患者除了色素异常外，还合并有先天性巨结肠。

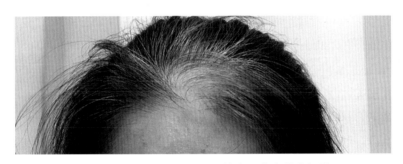

图24-11　Waardenburg综合征患者的白额发

【遗传方式与相关致病基因】

Waardenburg综合征属常染色体显性和隐性遗传，但以前者多见。目前发现与Waardenburg综合征明确相关的致病基因有6个：PAX3、MITF、EDNRB、EDN3、SOX10、SNAI2基因。PAX3基因与Ⅰ型和Ⅲ型Waardenburg综合征相关，其中PAX3基因的复合杂合变异或者纯合变异可导致严重的Ⅲ型Waardenburg综合征，甚至死亡。MITF和SNAI2基因与Ⅱ型Waardenburg综合征相关。EDNRB和EDN3基因与Ⅳ型Waardenburg综合征相关。SOX10基因与Ⅱ型和Ⅳ型Waardenburg综合征相关。

PAX3基因定位于2q36.1，是一种转录因子，在小鼠的神经管发育的脑组织、神经嵴及其衍生物中均有表达，主要功能是通过控制靶基因来调控胚胎的生长发育，在骨骼肌肉的形成过程中发挥重要作用。MITF基因定位于3p13，编码一个碱性的螺旋环螺旋亮氨酸拉链蛋白。MITF基因可与其他多个基因协同，在神经嵴细胞的迁徙和黑色素细胞的发育过程中起着重要的调控作用。SNAI2基因定位于8q11.21，编码含有5个锌指结构域的蛋白，在迁徙的神经嵴细胞中表达。目前发现MITF可与SNAI2的启动子E盒相互作用而调节色素细胞的生长发育。EDN3基因定位于20q13.32，

EDN3蛋白能有效促进胚胎组织色素细胞的有丝分裂，并可改变其分化过程，使其具有胶质细胞-色素细胞双向分化潜能，其受体基因*EDNRB*定位于13q22.3，编码EDN3蛋白的受体。*EDN3*和*EDNRB*在肠道神经元和间充质细胞中表达，提示它们在神经嵴和肠道间充质细胞的迁移分化中起重要作用，对于神经嵴细胞的正常发育也极为重要[47]。*SOX10*定位于22q13.1，在胚胎神经细胞发育中最先表达并促进神经嵴和外周神经系统的发育，其主要特征是具有一个高度保守的HMG-box基序，可以和DNA序列进行特异性的结合[48]。

【实验室与辅助检查】

1. 听力检测显示感音神经性耳聋。

2. 裂隙灯检查显示虹膜异色、蓝虹膜。

3. 相关基因检测，明确致病基因变。

【诊断标准】

目前Waardenburg综合征的诊断标准主要根据Waardenburg协会提出的5项主要标准和5项次要标准来界定。

1. 主要标准　①感音神经性耳聋；②虹膜色素异常（虹膜异色或虹膜呈亮蓝色）；③头发低色素（白额发）；④内眦异位（内眦的侧向移位，W指数大于1.95）；⑤一级亲属患病。

2. 次要标准　①皮肤色素减退（先天性白化病、皮肤白斑）；②一字眉或眉中部潮红；③鼻根宽大；④鼻翼发育不全；⑤早年白发（早于30岁）。

患者被诊断为Waardenburg综合征，需具备2项主要标准或者1项主要标准加上2项次要标准[56]。

其中Ⅰ型、Ⅱ型Waardenburg综合征之间的鉴别可通过W指数判断，测量内眦（a）、睑裂（b）及外眦（c）的长度（mm），并用以下公式计算进行。

$$W = X + Y + a/b$$

$$X = (2a - 0.2119c - 3.909)/b$$

$$Y = (2a - 0.2479b - 3.909)/b$$

如果W>1.95，表示患者是Ⅰ型Waardenburg综合征；W<1.95则为Ⅱ型Waardenburg综合征。

鉴别诊断包括白化病、白斑、斑驳病（piebaldism）等。白化病由于酪氨酸酶的缺陷导致黑色素产生障碍，患者没有听觉障碍。白斑一般在出生后出现。低色素斑的颜色时有变化，也没有听觉异常。斑驳病为先天性色素低下，没有听觉丧失，为*KIT*基因变异所致。以上患者如同时患有听觉病变，则会增加鉴别诊断的难度。

相关致病基因的致病变异有助于疾病的确诊。

【治疗与预后】

目前尚无有效的办法治疗该病，但早期的诊断至关重要，可以尽早进行听力治疗，佩戴助听器和植入人工耳蜗，其余临床表现均不会进一步发展。

【遗传咨询与产前诊断】

本病以常染色体显性遗传多见，家族史阳性家系的再发风险为50%。如先证者母亲再次生育可在妊娠11～13周进行绒毛活检或16～22周羊膜腔穿刺抽取羊水进行胎儿细胞的基因检测，以确认胎儿是否携带与先证者相同变异，有助于预防缺陷儿的出生。Ⅱ型Waardenburg综合征占多数，但大多数为散发性出现。Waardenburg综合征是虹膜异色性最常见的原因，故在遇到伴耳聋和花斑的虹膜异色性患者应引起对本病的高度警惕。

（吴世靖　睢瑞芳）

第八节　Lowe综合征

Lowe综合征（Lowe syndrome）是一种累及多系统性的疾病，但以眼器官、神经系统和肾脏病变为主，故又称眼-脑-肾综合征（oculocerebrorenal syndrome）。该病的患病率为1/50 000[49]，以男性患者多见。

【临床表型特征】

1. 眼部表现　先天性白内障是最常见和最突出的特点，几乎发生在所有的Lowe综合征患者。异常晶状体于妊娠7~9周开始形成，并通常在出生前可以出现。胚胎期晶状体上皮细胞异常的迁移是白内障形成的初发原因，故在妊娠20~24周可以出现晶状体的病理改变。其他的眼部异常包括青光眼、小眼畸形、视力下降、角膜混浊、蓝色巩膜、前房角发育不良、虹膜畸形、眼球震颤及斜视。

2. 神经系统　新生儿通常出现肌张力降低、智力障碍、癫痫及行为异常。肌张力降低的首发症状通常是伴随深腱反射消失的新生儿重症肌无力。患者的平均智力水平（IQ）为40~54，癫痫可见于50%的患者。行为异常包括暴躁易怒、发脾气、攻击性行为及复杂重复无目的的动作等。另外，多数患者有频繁自残表现，且在8~13岁最为严重。

3. 肾脏　肾小管性Fanconi综合征是肾损害的主要表现，包括重碳酸尿症、肾小管性酸中毒、氨基酸尿症、磷酸尿症、低分子量蛋白尿、高钙尿症、溶酶体酶尿、高钙尿症、酸中毒（高氯性代谢性酸中毒）、高磷酸盐尿、糖尿及管性蛋白尿等，其严重性和发病年龄差异很大。近端肾小管功能障碍通常于出生后数周或数月发病，患者通常在20~30岁时发生缓慢进行性肾功能衰竭。

4. 其他　主要包括骨骼肌肉异常、生长迟缓、口腔和牙齿异常、凝血异常、隐睾及皮肤异常。骨骼肌肉异常包括关节运动过强、挛缩、脊柱侧凸、骨质疏松、腱鞘炎、关节炎、髋关节异位、非痛性关节肿胀和皮下结节。严重的生长发育迟缓是该综合征的典型特征。口腔和牙齿异常包括釉质发育不全、牙本质形成发育不良、迟发性牙萌出、腭部狭窄、拥挤的牙齿、骨骼畸形、下颌短及阻生牙等。

【遗传方式与相关致病基因】

本病遗传方式为X-连锁隐性遗传。其致病基因OCRL定位于Xq25-q26区带，编码具有磷脂酰肌醇4，5-二磷磷酸酶[Phosphatidylinositol 4，5-bisphosphate-5-phosphatase，简称PtdIns（4，5）P2磷酸酶]活性的蛋白。基因变异包括缺失和多种不同的点变异等，目前报道有超过200多个致病变异，并集中在8~13外显子，曾有生殖细胞嵌合体病例的报道[50]。在累及基因位点的X/常染色体易位，可以使OCRL1基因受破坏而导致疾病的发生。除造血细胞外，OCRL基因在所有的人体细胞均有表达。OCRL1蛋白在一系列细胞过程中起重要作用，包括跨膜转运、吞噬作用、细胞黏附与迁移、胞浆移动、细胞内信号传导等。OCRL基因变异导致OCRL1蛋白受损，从而导致一系列症状的产生。

除了*OCRL*基因变异外，Lowe综合征的发生可能与线粒体DNA变异相关，已有线粒体DNA缺失发生的多个病例的报道[51]。此外，也有多个散发性Lowe综合征病例的报道[52, 53]。

【实验室与辅助检查】

1．大部分患者的血清酸性磷酸酶升高。

2．约2/3患者的血清蛋白电泳α-2带明显升高。

3．4岁后患者的血清总蛋白通常升高，可高达90g/L。

4．血清总胆固醇明显升高。

5．基因检测，明确致病基因变异。

【诊断标准】

目前尚无统一的临床诊断标准，可根据以上的眼、神经、肾脏三大系统的临床表现可以作出临床诊断。

基因检测发现相关基因致病性变异有助于确诊。

【治疗和预后】

对Lowe综合征的处理首先是对眼部疾病的治疗。一旦确诊此病后，可用手术方法将白内障摘除，并作相应的无晶状体的屈光矫正。其他主要眼科处理包括对青光眼和角膜混浊的治疗。

其他系统对症治疗主要是对神经系统和异常行为的精神科治疗，并且要及早进行。从2岁开始，要定期（通常每隔3个月）观察肾功能，及时预防和发现进行性肾功能衰竭的发生。对血清酸性磷酸酶的监测是最简单可靠的方法。低蛋白饮食有助于减少肾功能减退的发生。

【遗传咨询与产前诊断】

由于目前尚无确切有效的治疗方法，对受累家系成员开展遗传咨询、检出女性携带者（特别是生育年龄妇女）、对高风险胎儿进行产前诊断是发现患胎的有效手段。

1．遗传咨询　本病多属X-连锁隐性遗传。女性杂合子通常表现出晶状体混浊改变，结合家族史可作初步的杂合子诊断。杂合子孕妇男性胎儿发病的风险为50%。在遇到累及Xq25-q26的X染色体或常染色体易位的病例时，要警惕因为X染色体断裂使*OCRL1*基因受破坏，从而导致本病发生的可能性。嵌合体病例在咨询过程必须引起注意。

2．产前诊断

（1）对先证者进行*OCRL1*基因变异的检测。

（2）对高风险家系病例，可以使用与*OCRL1*连锁的DNA标志进行连锁分析，但注意使用连锁紧密的多个DNA标志。

（3）对于基因变异明确的家系，可使用PCR方法对患者的RNA或DNA进行直接检测，但不同的家系之间存在高度的等位基因异质性。

（4）羊水细胞*OCRL1*基因mRNA的分析，可以对本病作出产前诊断；羊水细胞的Ptdlns（4，5）P2磷酸酶活性的分析也是本病产前诊断的方法。

（5）利用母体血清α-AFP的测定也是一种简单的Lowe综合征的产前诊断方法。有报道证明，在胎儿患病时，母体血清α-AFP明显升高，通常大于2.0MoM，羊水α-AFP也明显升高。

（6）此外，对胎儿晶状体的超声波检查也是产前诊断的一种方法。需要注意的是：超声波检查对异常晶状体检测的敏感性不高，曾有漏诊的报道。使用FISH方法可以将缺失性基因变异病例诊断出来。

（苑志胜　睢瑞芳）

第九节　Usher综合征

Usher综合征（Usher syndrome, USH）又称遗传性视网膜色素变性-感音神经性耳聋综合征，主要表现为不同程度的视网膜色素变性和感音神经性耳聋（sensorineural hearing loss），伴或不伴前庭功能障碍。视网膜色素变性以夜盲为首发症状，视野向心性缩小进展为管状视野，最终中心视力受损。

【临床表型特征】

USH的视网膜色素变性（图24-12）和感音神经性耳聋（图24-13）表现不同，根据临床表现、发病时间和病变程度可以分为3型：USHⅠ型为先天性双侧重度感音神经性耳聋，前庭反应消失，青少年期出现视网膜色素变性；USHⅡ型为中重度感音神经性耳聋，前庭反应正常，视网膜色素变性发生较晚；USHⅢ型为进行性感音神经性耳聋，前庭反应不确定，视网膜色素变性发生时间不确定。

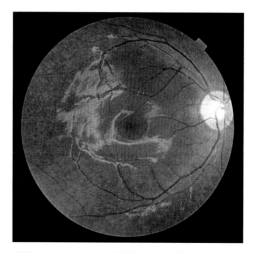

图24-12　Usher综合征患者的视网膜色素变性眼底

USHⅠ型的特点患者有严重的先天性双侧性感音神经性耳聋，出生时就是全聋或者在出生后几年内听力受损，通常都是聋哑人。前庭功能障碍出生时即有，患儿有动作发育迟缓的表现，坐、立、走均迟于同龄儿。视网膜色素变性在儿童期开始出现，视野进展性缩小，视力下降迅速，最终致盲。在2~3岁的时候，视网膜电流图可出现异常，有助于该病的早期诊断。

与USHⅠ型患者相比，USHⅡ型患者视网膜色素变性症状发生较晚。听力损伤是非渐进性的，程度相对较轻，听力曲线为缓降型，以高频听力损伤为主。患者前庭功能正常。

USHⅢ型发病率低，视网膜色素变性症状发生年龄不定，感音性听力损失多发生在10~30岁，为语后性，最初发病时，与USHⅡ型患者听

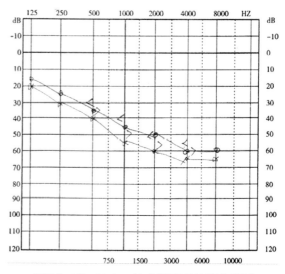

图24-13　Usher综合征患者的听力测试

力损伤相似，但之后呈渐进性加重。约一半患者前庭功能减退。

这3型中USH Ⅰ型最为严重，USH Ⅱ型最为常见，约占70%。

【遗传方式与相关致病基因】[54-56]

USH的大多数为常染色体隐性遗传，极少数为常染色体显性遗传和X-连锁隐性遗传。目前已经发现的亚型有14个，已经克隆出的致病基因有11个。与USH Ⅰ型相关已定位的亚型有9个，分别为USH1B、USH1C、USH1D、USH1E、USH1F、USH1G、USH1H、USH1J和USH1K；已经克隆的致病基因有6个，分别为*MYO7A*、*USH1C*、*CDH23*、*PCDH15*、*USH1G*和*CIB2*。变异类型多样，包括错义变异、无义变异、剪切位点变异、基因重排、插入和缺失导致移码等变异。

在与Usher综合征Ⅰ型相关的致病基因中，*MYO7A*基因是最主要的致病基因，其次是*CDH23*基因，再其次是*PCDH15*基因，最后是*USH1C*和*USH1G*。

与USH Ⅱ型相关已定位的亚型有3个，分别为USH2A、USH2C和USH2D，致病基因分别为*USH2A*、*GPR98*和*DFNB31*基因。*USH2A*基因是最主要的致病基因，其中c.2299delG是最常见的变异。*GPR98*和*DFNB31*基因变异所占比例较低。

与Ⅲ型相关已定位的亚型有2个USH3A和USH3B，前者致病基因为*CLRN1*，定位于3q25.1，为常染色体隐性遗传；后者致病基因为*HARS*，定位于5q31.3。

【实验室与辅助检查】

1. 视网膜电流图表现为视杆细胞功能下降或视杆视锥细胞功能下降。

2. 视野可表现为环形暗点、环形暗点逐渐扩大、管状视野和中心视野丧失。

3. 纯音测听表现为听力下降或耳聋。

4. 与USH相关的致病基因变异。

【诊断标准】

1. 眼睛为视网膜色素变性和视网膜色素相关的眼科表现。

2. 耳朵表现为感音神经性耳聋。

3. 前庭反应消失或正常。

4. 基因检测发现相关基因的致病性变异。

【治疗与预后】

目前该病尚无有效的治疗方法。

1. 眼睛的预防性保护 可佩戴防紫外线眼镜保护眼睛。除未成年人及哺乳期妇女以外的患者，补充适量维生素A可以延缓视网膜色素变性进展。使用牛磺酸和二十二碳六烯酸（DHA）干预异常生化代谢，对视网膜色素变性防治有积极作用。钙阻滞剂拮抗光电转化中的异常可以延缓光感受器细胞的变性和凋亡。

2. 并发症治疗 患者如出现并发性白内障等并发症应积极手术治疗，可行白内障摘除加人工晶体植入。

3. 听力治疗 对于听力损伤者特别是年龄小的患儿行人工耳蜗移植或佩戴助听器可部分改善听力。

4. 语言训练　语言障碍者应该接受特殊训练以便日常生活交流。

5. 尚在研究中的治疗　目前已经研发出针对携带*MYO7A*变异的USHⅠ型成年患者的基因治疗药物UshStat，目前已获得NIH批准进入临床试验。针对视网膜色素变性和USH综合征Ⅱ型和Ⅲ型可以延缓感光细胞凋亡的睫状神经生长因子药物的临床试验也在进行中，骨髓干细胞和视网膜干细胞移植治疗视网膜色素变性的研究也正在进行中。

6. 预后　USH预后不良，与所属分型引起的疾病严重程度有关。

【遗传咨询与产前诊断】

由于目前尚无确切有效的治疗方法，对受累家系成员开展遗传咨询、检测出患者的致病基因、对高风险胎儿进行产前诊断是发现患胎的有效手段。

1. 遗传咨询

（1）确定咨询家系中USH的临床诊断，建立遗传咨询档案。确定患者的临床分型。记录患者听力损害和视力视野损害的发病时间，进行耳科和眼科的检查。

（2）绘制咨询者的家系图，确定遗传方式，并提供遗传咨询，详见第七章。

（3）对先证者进行USH相关的基因检测，明确其致病性变异位点，并在家系中进行验证。

2. 产前诊断　应在妊娠11～13周进行绒毛活检或16～22周进行羊水中胎儿细胞的USH相关致病基因的检测，根据遗传方式和特点确定是否为患胎。

（梁小芳　睢瑞芳）

第十节　其他罕见眼及面部异常综合征

其他罕见眼及面部异常综合征包括眼—面—心—齿综合征（oculofaciocardiodental syndrome，简称OFCD综合征）、BOF综合征（branchio-oculo-facial syndrome）、TC综合征（Treacher Collins syndrome）等。

一、OFCD综合征

OFCD综合征是一种累及多系统的疾病，主要以眼、面部、牙齿及心脏系统异常为特点。

【临床表型特征】

1. 眼部表现　小眼球和先天性白内障。

2. 面部表现　长而窄的脸，高鼻梁和腭裂。

3. 其他系统表现　主要包括牙齿、心脏和骨骼畸形。牙齿异常包括出牙延迟和乳牙滞留时间延长；心脏症状包括房间隔缺损和/或室间隔缺损或二尖瓣脱垂等；骨骼畸形包括第二、第三脚趾畸形和上尺桡关节融合。

【遗传方式与相关致病基因】

本病遗传方式为X-连锁显性遗传，男性携带者有致死效应，其致病基因为*BCOR*（BCL6 corepressor）基因，位于Xp11.4。其编码的BCRO蛋白是转录阻遏因子BCL6的辅阻遏蛋白，在胚胎发育过程中起重要作用。BCRO蛋白在全身组织广泛表达，尤其是在眼、脑、神经管和鳃弓。

最常见的变异类型是移码变异，且集中在4号、7号、9号、10号、11号、13号及14号外显子。发病机理尚不明确。

【实验室与辅助检查】

1. X线检查见骨骼畸形。

2. *BCOR*基因检测。

【诊断标准】

目前尚无统一的临床诊断标准，根据典型的眼、面部及全身表现可做出诊断，其中最重要的临床标准是牙齿异常，特别是特征性的犬齿[57]，基因检测发现致病基因变异可确诊。

【治疗和预后】

尚无有效的治疗办法。

【遗传咨询与产前诊断】

由于目前尚无确切有效的治疗方法，对受累家系成员开展遗传咨询、检出女性携带者（特别是生育年龄妇女）、对高风险胎儿进行产前诊断是发现患胎的有效手段。OFCD综合征是一种X-连锁显性遗传的综合征，且对男性携带者有致死效应。

1. 遗传咨询

（1）确定咨询者家系中OFCD综合征的临床诊断，建立遗传咨询档案。确定临床诊断包括：①询问患者是否有小眼球和先天性白内障，是否有心脏系统异常及骨骼异常；②观察患者是否有长而窄的脸、高鼻梁和腭裂等面部特征或查看患者儿童时期的照片以明确其是否有以上面部特征；③检查眼部是否有小眼球、先天性白内障；④检查口腔是否有腭裂；⑤X线检查是否存在骨骼畸形。

（2）绘制咨询者的家系图，是否符合X染色体显性遗传。若患者的姐妹也同患此病，则其姐妹患病的概率为50%。

（3）根据先证者的临床表现及遗传学特点进行分型诊断，并进行相对应的基因检测，明确其致病性变异位点。并验证其父母或子女是否存在相同的变异。

（4）对先证者家系中所有准备生育的夫妇（孕前）进行相应的基因检测，检出患者或携带者。

（5）若确认该家系中母亲为患者，所生孩子中50%为该病患者，50%为正常人。

（6）如果先证者父母任何一方都没有检测到与先证者一致的致病性变异，可能是先证者为新发基因变异，或父母生殖细胞嵌合变异所致。

2. 产前诊断

（1）确认先证者的临床表型和致病性变异位点。

（2）在妊娠11~13周行绒毛活检或16~22周行羊膜腔穿刺抽取羊水进行胎儿细胞的致病性基因检测。当确认为携带有与先证者相同的致病性基因变异时，提示为患胎，应在知情的情况下，由其父母决定是否继续妊娠。

（3）对确认的患者或携带者，也可进行胚胎植入前遗传学检测，避免患胎的治疗性流产。

（4）对于产前基因诊断后出生的新生儿，应进行眼部、口面部及骨节检查，并进行随访和记录。

二、BOF综合征

BOF综合征是一种罕见的累及多系统的综合征，以皮肤、眼和面部表现为主。

【临床表型特征】

1. 眼部表现　小眼球或无眼、白内障、缺损、斜视、上睑下垂和鼻泪管阻塞。

2. 面部表现　眼距过宽、耳郭畸形、宽鼻尖、唇腭裂、宽鼻梁高额头和睑裂向上向外倾斜。

3. 其他表现　颈部、耳下和/或耳郭上部皮肤缺损、头皮囊肿、异位皮肤胸腺组织、稀疏且过早花白的头发和先天性听力障碍。

【遗传方式与相关致病基因】

本病为常染色体显性遗传，其致病基因为*TFAP2A*，是一种维甲酸诱导基因，主要在颅神经嵴细胞中表达，包括内侧和外侧的间充质的衍生物鼻突和上颌突。该基因的4号和5号外显子是变异热点区域。致病机制尚不清楚。

【实验室与辅助检查】

1. 听力检测有感音神经性或传导性听力降低。

2. *TFAP2A*基因检测。

【诊断标准】

目前尚无统一的临床诊断标准，因该病具有3个典型的主要特征表现，包括皮肤咽部缺陷、眼异常以及特异性的面部异常，故可据此做出诊断。另外，若患者具有上述3个特征中的两个且家系中有直系亲属患病或患者还有异位胸腺，也可诊断为该病。基因检测发现致病性变异有助于确诊该病。

【治疗与预后】

咽部皮肤的缺损可能会自行消退或痊愈，但通常需要外科手术治疗，先天性面部畸形需要通过整形手术进行矫正治疗，听力异常可进行听力矫正。同时应仔细观察患者是否有牙齿发育不全或无牙，通过眼科检查对患者进行视觉限制、斜视和鼻泪管通畅的评估。

【遗传咨询与产前诊断】

对受累家系成员开展遗传咨询、检出患者或携带者（特别是生育年龄妇女）、对高风险胎儿进行产前诊断是发现患胎的有效手段。

1. 遗传咨询

（1）确定咨询者家系中BOF综合征的临床诊断，建立遗传咨询档案。确定临床诊断包括：①询问患者是否有视物不清，是否有听力下降；②观察患者是否有眼距过宽、耳郭畸形、宽鼻尖、唇腭裂、宽鼻梁、高额头和睑裂向上向外倾斜等面部特征或查看患者儿童时期的照片以明确其是否有以上面部特征；③检查眼部是否有小眼球或无眼、白内障、缺损、斜视、上睑下垂和鼻泪管阻塞；④听力检测是否有感音神经性或传导性听力降低。

（2）绘制咨询者的家系图，是否符合常染色体显性遗传，并根据常染色体显性遗传规律提供遗传咨询，详见第七章内容。

（3）根据先证者的临床表现及遗传学特点进行分型诊断，并进行相对应的基因检测，明确其致病性变异位点。并验证其父母或子女是否存在相同的变异。

（4）对先证者家系中所有准备生育的夫妇（孕前）进行相应的基因检测，检出患者或携带者。

（5）若确认该家系中父母一方为患者，所生孩子中50%的概率为该病患者，50%的概率表型正常。

（6）如果先证者父母任何一方都没有检测到与先证者一致的致病性变异，先证者可能为新发基因变异或父母生殖细胞为嵌合变异。

2. 产前诊断

（1）确认先证者的临床表型和致病性变异位点。

（2）对于BOF综合征家系，确认胎儿的父母一方为患者，并携带有与先证者相同的致病性变异。

（3）在妊娠11~13周行绒毛活检或16~22周行羊膜腔穿刺抽取羊水进行胎儿细胞的致病性基因检测。当确认为携带有与先证者相同的致病性基因变异时，提示为患胎，应在知情的情况下，由其父母决定是否继续妊娠。

（4）对确认的患者或携带者，也可进行胚胎植入前遗传学检测，避免患胎的治疗性流产。

（5）对于产前基因诊断后出生的新生儿，应进行眼部、口面部、听力及皮肤检查，并进行随访和记录。

三、TC综合征

TC综合征是一种以头项部异常为特征的综合征，因具典型的面部特征，又称鸟面综合征或颌面骨发育不全及耳聋综合征，其患病率为1/50 000[58]。

【临床表型特征】

1. 眼部表现　下眼睑缺损、睑裂向下倾斜及眼睑内侧睫毛缺乏。

2. 面部表现　双颌前突及后缩、外侧眼眶发育不全、外耳发育不全或小耳畸形、唇裂伴或不伴腭裂、头发位移耳郭前、喙状鼻和颧骨发育不全。

3. 其他表现　气管功能障碍（气管造口或后鼻孔狭窄/闭锁）、外耳道闭锁、外耳道狭窄、传导性听力下降等。

【遗传方式与相关致病基因】

本病遗传方式为常染色体显性或隐性遗传，其致病基因包括TCOF1、POLR1D及POLR1C，其中TCOF1为主要致病基因。TCOF1和POLR1D基因表现为常染色显性遗传，常染色体隐性遗传的基因包括POLR1D和POLR1C[58]。TCOF1基因位于5q32-q33，编码的蛋白Treacle是一种核仁磷酸蛋白。蛋白Treacle参与前核糖体及核糖体的合成。

TCOF1基因最常见的变异类型是移码变异，其中外显子15、16、23及24是该基因的变异热点区域[59]。TCOF1基因变异能够破坏神经嵴细胞和神经上皮细胞中核糖体的生物合成。POLR1D基因位于13q12.2，编码的蛋白参与RNA聚合酶Ⅰ和Ⅲ亚基的合成，参与核糖体RNA和小RNA转录。*POLR1C*基因位于6p21.1，编码的蛋白参与RNA聚合酶Ⅰ和Ⅲ亚基的合成。致病机制可能为在胚胎发育的过程中，这两个基因的变异导致RNA聚合酶Ⅰ和Ⅲ功能障碍，进而使得胚胎发育过程中的神经上皮细胞和神经嵴细胞中的成熟核糖体数量不足，最终激活细胞凋亡通路[60]。

【实验室与辅助检查】

1.X线及CT检查见面部骨骼发育不全。

2.*TCOF1*、*POLR1D*及*POLR1C*基因检测。

【诊断标准】

目前尚无统一的临床诊断标准，通过特征性的面部特征结合X线及CT检查可诊断为鸟面综合征，同时建议对患者进行基因检测，发现*TCOF1*、*POLR1D*及*POLR1C*基因的致病变异可确诊。产前诊断方法包括行羊膜腔穿刺、绒毛活检及超声成像结合连锁分析。

【治疗和预后】

该病的治疗需要多个学科的综合干预治疗，面部畸形可通过手术治疗矫正，同时还需要心理干预。新生儿早期治疗措施包括持气道通畅、保证适当营养、密切监测婴儿生长参数等。

【遗传咨询与产前诊断】

使用二维超声进行产前诊断的特征在于识别面部畸形和羊水过多。三维超声具有容易显示患病胎儿这些面部畸形的能力，这能使父母更好地了解胎儿的畸形从而作胎儿保留与否（特别是在孕晚期）的决定[61]。

其他的遗传咨询与产前诊断内容同"BOF综合征"。

（苑志胜　睢瑞芳）

参考文献

[1] Sheeladevi S, Lawrenson J, Fielder A, et al. Global prevalence of childhood cataract: a systematic review [J]. Eye (Lond), 2016, 30: 1160–1169.

[2] Pichi F, Lembo A, Serafino M, et al. Genetics of congenital cataract [J]. Dev Ophthalmol, 2016, 57: 1–14.

[3] Shiels A, Hejtmancik JF. Genetics of human cataract [J]. Clin Genet, 2013, 8: 120–127.

[4] Yuan C, Han T, Su P, et al. A novel MIP mutation in a Chinese family with congenital cataract [J]. Ophthalmic Genet, 2018, 39: 473–476.

[5] Yi J, Yun J, Li ZK, et al. Epidemiology and molecular genetics of congenital cataracts [J]. Int J Ophthalmol, 2011, 4: 422–432.

[6] 胡姗姗. 先天性白内障致病基因研究进展 [J]. 中华实验眼科杂志, 2015, 33: 568–572.

[7] Yu Chan JY, Choy BN, Ng AL, et al. Review on the management of primary congenital glaucoma [J]. J Curr Glaucoma Pract, 2015, 9: 92–99.

[8] Liu B, Huang W, He M, et al. An investigation on the causes of blindness and low vision of students in blind school in Guangzhou [J]. Yan Ke Xue Bao, 2007, 23: 117–120.

[9]　傅培, 杨柳, 薄绍晔, 等. 全国0～6岁儿童视力残疾抽样调查 [J]. 中华医学杂志, 2004, 84: 1545-1548.

[10]　Midha N, Sidhu T, Chaturvedi N, et al. Systemic associations of childhood glaucoma: a review [J]. J Pediatr Ophthalmol Strabismus, 2018, 55: 397-402.

[11]　Lewis CJ, Hedberg-Buenz A, DeLuca AP, et al. Primary congenital and developmental glaucomas [J]. Hum Mol Genet, 2017, 26: R28-R36.

[12]　Souma T, Tompson SW, Thomson BR, et al. Angiopoietin receptor TEK mutations underlie primary congenital glaucoma with variable expressivity [J]. J Clin Invest, 2016, 126: 2575-2587.

[13]　Stenson PD, Mort M, Ball EV, et al. The Human Gene Mutation Database: building a comprehensive mutation repository for clinical and molecular genetics, diagnostic testing and personalized genomic medicine [J]. Hum Genet, 2014, 133: 1-9.

[14]　Khan AO. Genetics of primary glaucoma [J]. Curr Opin Ophthalmol, 2011, 22: 347-355.

[15]　Park DY, Lee J, Park I, et al. Lymphatic regulator PROX1 determines Schlemm's canal integrity and identity [J]. J Clin Invest, 2014, 124: 3960-3974.

[16]　Souma T, Tompson SW, Thomson BR, et al. Angiopoietin receptor TEK mutations underlie primary congenital glaucoma with variable expressivity [J]. J Clin Invest, 2016, 126: 2575-2587.

[17]　Webb TR, Matarin M, Gardner JC, et al. X-linked megalocornea caused by mutations in CHRDL1 identifies an essential role for ventroptin in anterior segment development [J]. Am J Hum Genet, 2012, 90: 247-259.

[18]　Fazzi E, Signorini SG, Scelsa B, et al. Leber's congenital amaurosis: An update [J]. Eur J Paediatr Neurol, 2003, 7: 13-22.

[19]　Galvin JA, Fishman GA, Stone EM, et al. Evaluation of genotype-phenotype associations in leber congenital amaurosis [J]. Retina, 2005, 25: 919-929.

[20]　Kumaran N, Ruddle JB, Michaelides M. A novel association of NMNAT1 associated early-onset retinal dystrophy: extending the phenotypic spectrum [J]. Retin Cases Brief Rep, 2018 Jul 11.

[21]　Wang H, Wang X, Zou X, et al. Comprehensive molecular diagnosis of a large Chinese leber congenital amaurosis cohort [J]. Invest Ophthalmol Vis Sci, 2015, 56: 3642-3655.

[22]　Foxman SG, Heckenlively JR, Bateman JB, et al. Classification of congenital and early onset retinitis pigmentosa [J]. Arch Ophthalmol, 1985, 103: 1502-1506.

[23]　Wang X, Yu C, Tzekov RT, et al. The effect of human gene therapy for RPE65-associated Leber's congenital amaurosis on visual function: a systematic review and meta-analysis [J]. Orphanet J Rare Dis, 2020, 15: 49.

[24]　Tsang SH, Sharma T. Stargardt Disease [J]. Adv Exp Med Biol, 2018, 1085: 139-151.

[25]　Mehat MS, Sundaram V, Ripamonti C, et al. Transplantation of human embryonic stem cell-derived retinal pigment epithelial cells in macular degeneration [J]. Ophthalmology, 2018, 125: 1765-1775.

[26]　Allikmets R, Zernant J, Lee W. Penetrance of the ABCA4 p.Asn1868Ile allele in stargardt disease [J]. Invest Ophthalmol Vis Sci, 2018, 59: 5564-5565.

[27]　Tripathy K, Joe S. Best Disease.StatPearls [Internet]. Treasure Island（FL）: StatPearls Publishing, 2019, April 28.

[28] Abramoff MD, Mullins RF, Lee K, et al. Human photoreceptor outer segments shorten during light adaptation [J]. Invest Ophthalmol Vis Sci, 2013, 54: 3721-3728.

[29] Johnson A, Guziewicz K, Lee C, et al. Bestrophin 1 and retinal disease [J]. Prog Retin Eye Res, 2017, 58: 45-69.

[30] Haim M. Epidemiology of retinitis pigmentosa in Denmark [J]. Acta Ophthalmol Scand Suppl, 2002, 80: 1-34.

[31] Hartong DT, Berson EL, Dryja TP. Retinitis pigmentosa [J]. Lancet, 2006, 368: 1795-1809.

[32] Berson EL, Weigel-DiFranco C, Rosner B, et al. Association of Vitamin A supplementation with disease course in children with retinitis pigmentosa [J]. JAMA Ophthalmol, 2018, 136: 490-495.

[33] Radu RA, Yuan Q, Hu J, et al. Accelerated accumulation of lipofuscin pigments in the RPE of a mouse model for ABCA4-mediated retinal dystrophies following vitamin A supplementation [J]. Invest Ophthalmol Vis Sci, 2008, 49: 3821-3829.

[34] Ghazi NG, Abboud EB, Nowilaty SR, et al. Treatment of retinitis pigmentosa due to MERTK mutations by ocular subretinal injection of adeno-associated virus gene vector: results of a phase I trial [J]. Hum Genet, 2016, 135: 327-343.

[35] Beltran WA, Cideciyan AV, Lewin AS, et al. Gene augmentation for X-linked retinitis pigmentosa caused by mutations in RPGR [J]. Cold Spring Harb Perspect Med, 2014, 5: a017392.

[36] Petrs-Silva H, Yasumura D, Matthes MT, et al. Suppression of rds expression by siRNA and gene replacement strategies for gene therapy using rAAV vector [J]. Adv Exp Med Biol, 2012, 723: 215-223.

[37] Stickler GB, Belau PG, Farrell FJ, et al. Hereditary propressive arthro-ophthalmopathy [J]. Mayo Clin Proc, 1965, 40: 433-455.

[38] Robin NH, Moran RT, Ala-Kokko L. Stickler Syndrome [J]. GeneReviews® [Internet]. 1993-2019.

[39] Hoornaert KP, Vereecke I, Dewinter C, et al. Stickler syndrome caused by COL2A1 mutations: genotype-phenotype correlation in a series of 100 patients [J]. Eur J Hum Genet, 2010, 18: 872-880.

[40] McLeod D, Black GC, Bishop PN. Vitreous phenotype: genotype correlation in Stickler syndrome [J]. Graefes Arch Clin Exp Ophthalmol, 2002, 240: 63-65.

[41] Acke FR, Malfait F, Vanakker OM, et al. Novel pathogenic COL11A1/COL11A2 variants in Stickler syndrome detected by targeted NGS and exome sequencing [J]. Mol Genet Metab, 2014, 113: 230-235.

[42] Hanson-Kahn A, Li B, Cohn DH, et al. Autosomal recessive Stickler syndrome resulting from a COL9A3 mutation [J]. Am J Med Genet A, 2018, 176: 2887-2891.

[43] Nixon TRW, Richards A, Towns LK, et al. Bone morphogenetic protein 4 (BMP4) loss-of-function variant associated with autosomal dominant Stickler syndrome and renal dysplasia [J]. Eur J Hum Genet, 2019, 27: 369-377.

[44] Chan TK, Alkaabi MK, ElBarky AM, et al. LOXL3 novel mutation causing a rare form of autosomal recessive Stickler syndrome [J]. Clin Genet, 2019, 95: 325-328.

[45] Somashekar PH, Girisha KM, Nampoothiri S, et al. Locus and allelic heterogeneity and phenotypic variability in Waardenburg syndrome [J]. Clin Genet, 2019, 95: 398-402.

[46] Rawlani SM, Ramtake R, Dhabarde A, et al. Waardenburg syndrome: a rare case [J]. Oman J Ophthalmol, 2018, 11: 158–160.

[47] Bondurand N, Dufour S, Pingault V. News from the endothelin–3/EDNRB signaling pathway: role during enteric nervous system development and involvement in neural crest–associated disorders [J]. Dev Biol, 2018, Suppl 1: S156–S169.

[48] Southard–Smith EM, Angrist M, Ellison JS, et al. The Sox10（Dom） mouse: modeling the genetic variation of Waardenburg–Shah (WS4) syndrome [J]. Genome Res, 1999, 9: 215–225.

[49] Loi M. Lowe syndrome [J]. Orphanet J Rare Dis, 2006, 1: 16.

[50] Draaken M, Giesen CA, Kesselheim AL, et al. Maternal de novo triple mosaicism for two single OCRL nucleotide substitutions (c.1736A＞T, c.1736A＞G) in a Lowe syndrome family [J]. Hum Genet, 2011, 129: 513–519.

[51] Moraes CT, Zeviani M, Schon EA, et al. Mitochondrial DNA deletion in a girl with manifestations of Kearns–Sayre and Lowe syndromes: an example of phenotypic mimicry? [J]. Am J Med Genet, 1991, 41: 301–305.

[52] Song E, Luo N, Alvarado JA, et al. Ocular pathology of oculocerebrorenal syndrome of Lowe: novel mutations and genotype–phenotype analysis [J]. Sci Rep, 2017, 7: 1442.

[53] David S, De Waele K, De Wilde B, et al. Hypotonia and delayed motor development as an early presentation of Lowe syndrome: case report and literature review [J]. Acta Clin Belg, 2019, 74: 460–464.

[54] Jouret G, Poirsier C, Spodenkiewicz M, et al. Genetics of Usher syndrome: new insights from a Meta–analysis [J]. Otol Neurotol, 2019, 40: 121–129.

[55] Aller E, Larrieu L, Jaijo T, et al. The USH2A c.2299delG mutation: dating its common origin in a Southern European population [J]. Eur J Hum Genet, 2010, 18: 788–793.

[56] Dreyer B, Brox V, Tranebjaerg L, et al. Spectrum of USH2A mutations in Scandinavian patients with Usher syndrome type II [J]. Hum Mutat, 2008, 29: 451.

[57] Lozic B, Ljubkovic J, Panduric DG, et al. Oculo–facio–cardio–dental syndrome in three succeeding generations: genotypic data and phenotypic features [J]. Braz J Med Biol Res, 2012, 45: 1315–1319.

[58] Vincent M, Genevieve D, Ostertag A, et al. Treacher Collins syndrome: a clinical and molecular study based on a large series of patients [J]. Genet Med, 2016, 18: 49–56.

[59] Splendore A, Jabs EW, Passos–Bueno MR. Screening of TCOF1 in patients from different populations: confirmation of mutational hot spots and identification of a novel missense mutation that suggests an important functional domain in the protein treacle [J]. J Med Genet, 2002, 39: 493–495.

[60] Dauwerse JG, Dixon J, Seland S, et al. Mutations in genes encoding subunits of RNA polymerases I and III cause Treacher Collins syndrome [J]. Nat Genet, 2011, 43: 20–22.

[61] Pereira DC, Bussamra LC, Araujo Júnior E, et al. Prenatal diagnosis of treacher–collins syndrome using three–dimensional ultrasonography and differential diagnosis with other acrofacial dysostosis syndromes [J]. Case Rep Obstet Gynecol, 2013, 2013: 203976.